JN293198

最新版

よくわかる ツボ 健康百科

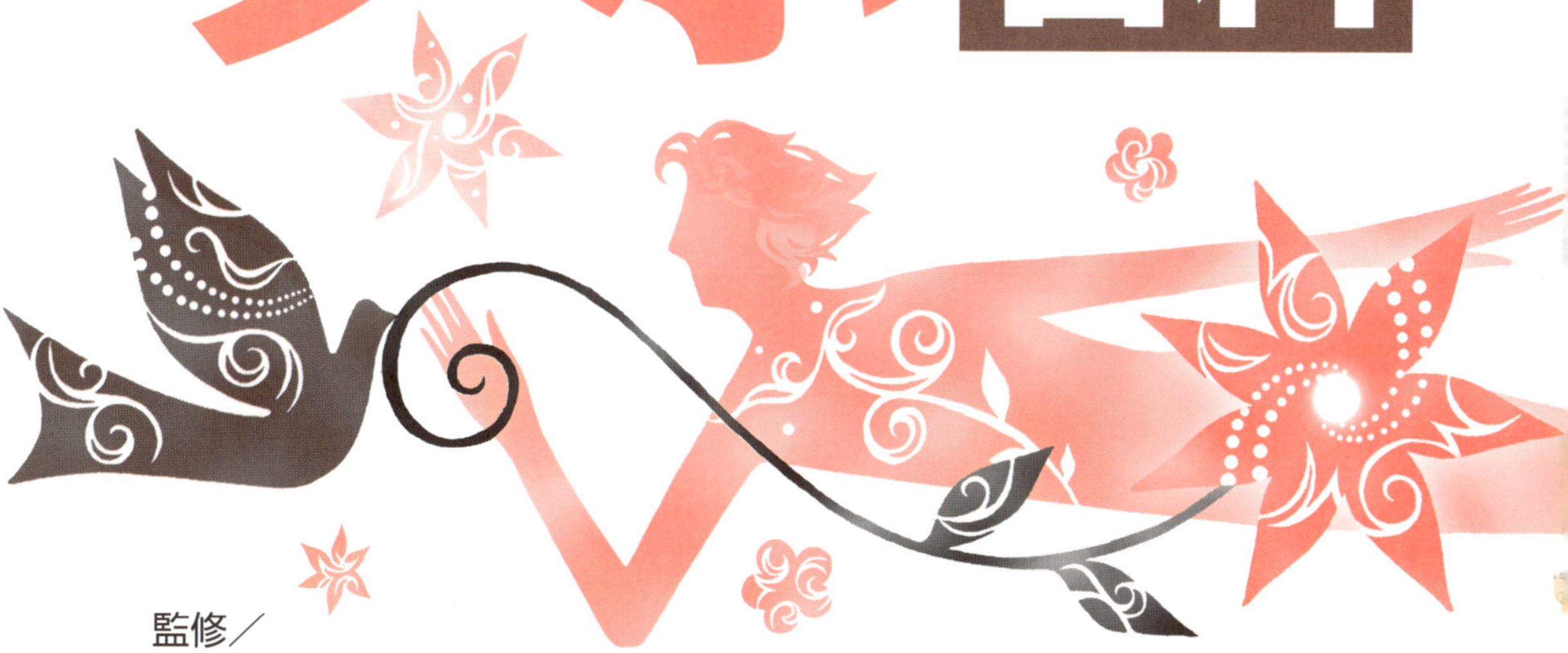

監修／
明治国際医療大学名誉教授
医学博士
尾崎昭弘

主婦と生活社

はじめに

数千年に及ぶ東洋医学の長い伝統に支えられたツボ療法は、家庭で手軽にできることから、日ごろの健康づくりや、不快な症状の改善のために活用する人が増えています。現在では日本、中国、韓国などアジア圏だけでなく、欧米各国の人々の間にも普及の輪が広がっています。

しかし、ツボ（経穴）の名称や効能は同じでも、その位置が国によって異なるものも多く、長年、専門家の間で問題となってきました。そこで、より国際的な統一基準を策定しようと各国の研究者による協議が重ねられ、ようやく二〇〇八年にＷＨＯ（世界保健機関）から「標準経穴部位」が発表されました。これにより、ツボ療法はさらなる世界的な普及に向けて新たな一歩を踏み出したといえるでしょう。

本書は、ＷＨＯの標準経穴部位に基づいて、旧版の『図解・よくわかるツボ健康百科』を全面改訂し、新装版として出版したものです。原著者である故・芹澤勝助筑波大学名誉教授は東洋医学におけるツボ研究の第一人者で、同書はツボ解説の詳しさ、明解さなどにより、これまで数多くの版を重ねてきました。

芹澤先生は、私が東京教育大学（現・筑波大学）に在学中の恩師であり、このたびの全面改訂では、身近で指導を受けた門下生の私が、その遺志を継ぐというかたちで監修を務めさせていただくことになりました。

　ツボ療法を効果的に進めるためには、ツボの位置や指圧の方法について正しく知っておく必要があります。その点、本書はまったくの初心者の方でも家庭で正しいツボ療法を実践できるように、次のような工夫がなされています。

①豊富なイラストと図解で、特効ツボの位置と指圧・マッサージの実際がひと目でわかります。

②ポイントを押さえたわかりやすい解説で、ツボの見つけ方、ツボ療法の進め方が理解できます。

③一〇〇を超える症状・病気別に、二〇〇の特効ツボを紹介。幅広い治療目的に役立つ情報がすぐに引き出せます。

　ツボ療法は自分一人でもできますが、十分な効果を上げるためには、ほかの人が協力して治療にあたるのが基本です。プロの治療師による治療の実際をイラスト化し、指圧するときの患者と治療者双方の正しい姿勢がよくわかるのも本書の特長といえます。

　このように本書には、家庭で正しくツボ療法を行なうための実用知識がふんだんに盛り込まれています。あなたご自身が、あるいはご家族の方がからだの不調を感じたときは、さっそく本書を手本にツボ療法を始めてください。ツボ療法は健康増進や症状の改善ばかりでなく、家族のスキンシップを深めるうえでも役立ちます。監修者として、本書がその一端を担えることを願っています。

明治国際医療大学名誉教授　尾崎昭弘

この本の使い方

●本書は、ツボ療法で最もよく用いられる二〇〇のツボ（経穴《けいけつ》）を中心に、「症状・病気別のツボ療法」（第2章→P35～160）を解説しています。治療したい症状や病気を「もくじ」から選び、該当ページを開いてください。

●本書の後半部には、部位別のツボを詳しく解説した「部位別ツボ２００詳細解説」（第3章→P161～251）を掲載しました。全身のどこにどんなツボがあって、どんな症状や病気に効果があるのかなど、ツボ療法についてさらに詳しく理解することができます。

●本書で紹介したツボには、①～(200)までの番号がつけてあります。この番号は「部位別ツボ２００詳細解説」に登場するツボの順序に一致します。各ツボについて詳しく知りたい場合は、この番号を目安にすると、すばやく解説ページを引くことができます。

●治療の時間・回数は、患者（治療を受ける人）が疲れない程度に行なうのが基本です。目安としては、一か所（局所）の治療時間は五～一五分、指圧をくり返す回数は、患者が気持ちよく感じる程度を適度な回数とします。

●症状・病気
本書の中心となる第2章「症状・病気別のツボ療法」では、全身およびからだの部位ごとに起こりやすい症状と病気をタイトルとしました。

●解説
その症状・病気の特徴を「症状の見方」で解説し、ツボ療法の指針を「治療のポイント」にまとめました。このポイントを押さえたうえで、各ツボの治療を進めてください。

●治療の進め方
特効ツボのうち、とくに重要で治療効果の高いツボについて、ツボの探し方、その効能、治療の際の注意点などを解説してあります。

●特効ツボ
該当する症状・病気に対して治療効果の高いツボを、からだの部位ごとのイラストで示しました。

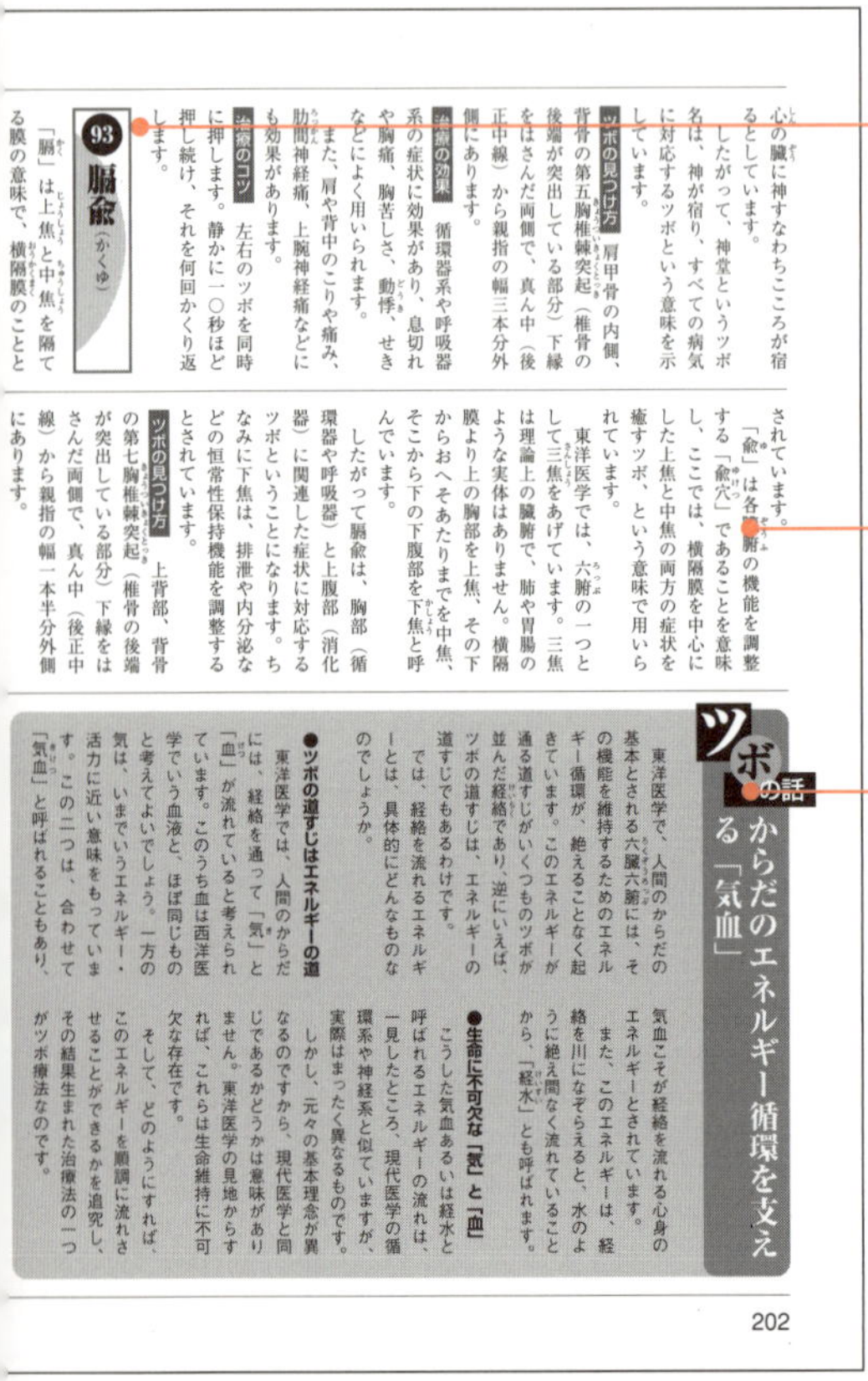

●ツボ番号
①から(200)までのツボ番号の順に解説を並べてあります。

●ツボ解説
第3章「部位別ツボ200詳細解説」では、本書で紹介する各ツボについて、名前の由来、ツボの位置の見つけ方、治療対象と効果などをわかりやすく解説しました。

●ツボの話
東洋医学におけるツボ療法の考え方を11のコラムにまとめてあります。コラムをはじめから順を追って読むと、ツボ療法についてさらに理解を深められる構成になっています。

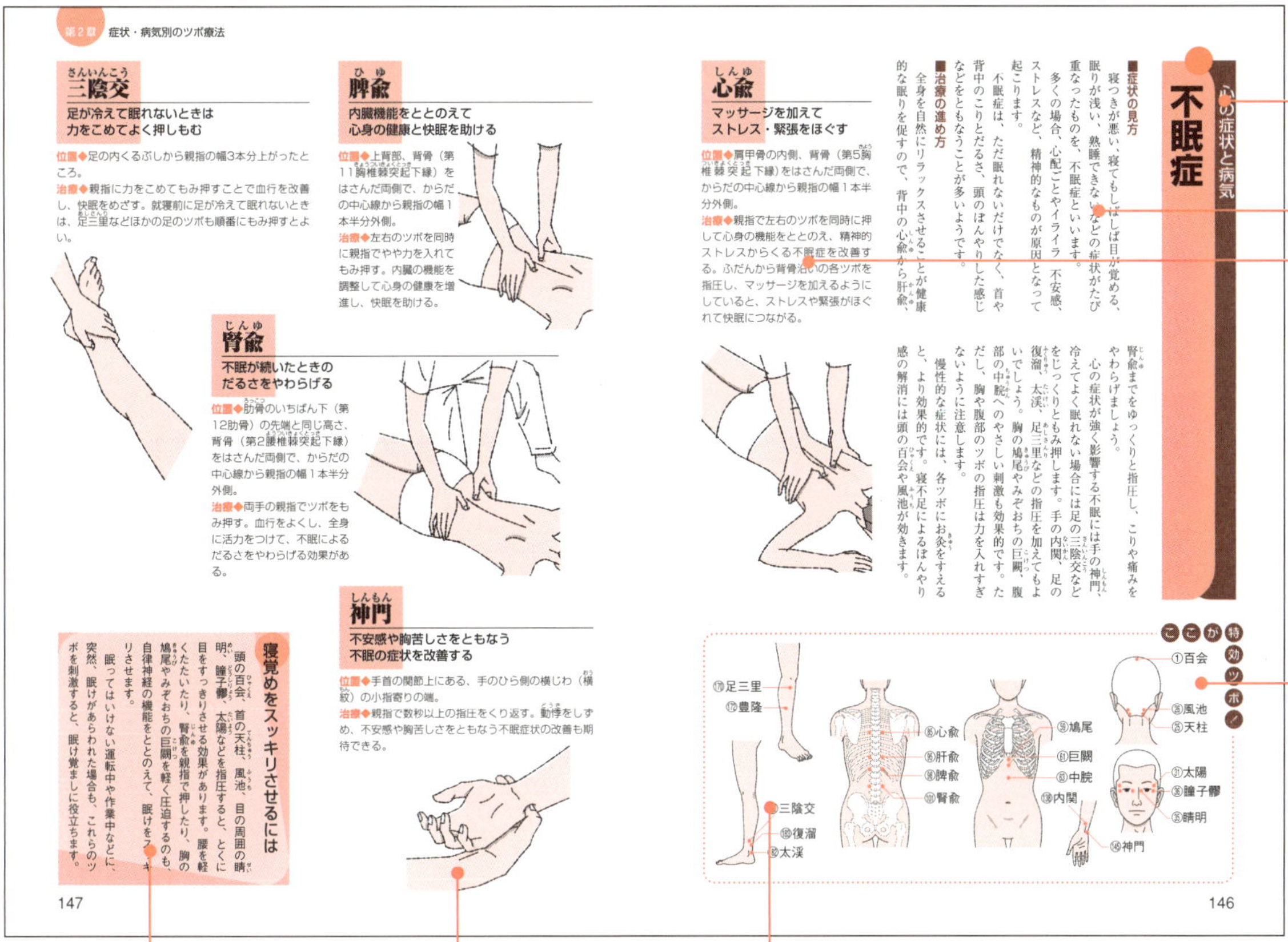

第2章 症状・病気別のツボ療法

心の症状と病気

不眠症

■症状の見方
寝つきが悪い、寝てもしばしば目が覚める、眠りが浅い、熟睡できないなどの症状がたび重なったものを、不眠症といいます。

多くの場合、心配ごとやイライラ、不安感、ストレスなど、精神的なものが原因となって起こります。

不眠症は、ただ眠れないだけでなく、首や背中のこりとだるさ、頭のぼんやりした感じなどをともなうことが多いようです。

■治療の進め方
全身を自然にリラックスさせることが健康的な眠りを促すので、背中の心兪《しんゆ》から肝兪《かんゆ》、腎兪《じんゆ》までをゆっくりと指圧し、こりや痛みをやわらげましょう。

心の症状が強く影響する不眠には手の神門《しんもん》、冷えてよく眠れない場合には足の三陰交《さんいんこう》などをじっくりともみ押しします。手の内関《ないかん》、足の復溜《ふくりゅう》、太渓《たいけい》、足三里《あしさんり》などの指圧を加えてもよいでしょう。胸の鳩尾《きゅうび》やみぞおちの巨闕《こけつ》、腹部の中脘《ちゅうかん》へのやさしい刺激も効果的です。ただし、胸や腹部のツボの指圧は力を入れすぎないように注意します。

慢性的な症状には、各ツボにお灸《きゅう》をすえると、より効果的です。寝不足によるぼんやり感の解消には頭の百会《ひゃくえ》や風池《ふうち》が効きます。

心兪《しんゆ》
マッサージを加えて
ストレス・緊張をほぐす

位置◆肩甲骨の内側、背骨（第5胸《きょう》椎棘突起《ついきょくとっき》下縁）をはさんだ両側で、からだの中心線から親指の幅1本半分外側。

治療◆親指で左右のツボを同時に押して心身の機能をととのえ、精神的ストレスからくる不眠症を改善する。ふだんから背骨沿いの各ツボを指圧し、マッサージを加えるようにしていると、ストレスや緊張がほぐれて快眠につながる。

脾兪《ひゆ》
内臓機能をととのえて
心身の健康と快眠を助ける

位置◆上背部、背骨（第11胸椎棘突起《きょうついきょくとっき》下縁）をはさんだ両側で、からだの中心線から親指の幅1本半分外側。

治療◆左右のツボを同時に親指でやや力を入れてもみ押す。内臓の機能を調整して心身の健康を増進し、快眠を助ける。

三陰交《さんいんこう》
足が冷えて眠れないときは
力をこめてよく押しもむ

位置◆足の内くるぶしから親指の幅3本分上がったところ。

治療◆親指に力をこめてもみ押すことで血行を改善し、快眠をめざす。就寝前に足が冷えて眠れないときは、足三里《あしさんり》などほかの足のツボも順番にもみ押すとよい。

腎兪《じんゆ》
不眠が続いたときの
だるさをやわらげる

位置◆肋骨《ろっこつ》のいちばん下（第12肋骨）の先端と同じ高さ、背骨（第2腰椎棘突起《ようついきょくとっき》下縁）をはさんだ両側で、からだの中心線から親指の幅1本半分外側。

治療◆両手の親指でツボをもみ押す。血行をよくし、全身に活力をつけて、不眠によるだるさをやわらげる効果がある。

神門《しんもん》
不安感や胸苦しさをともなう
不眠の症状を改善する

位置◆手首の関節上にある、手のひら側の横じわ（横紋《おうもん》）の小指寄りの端。

治療◆親指で数秒以上の指圧をくり返す。動悸《どうき》をしずめ、不安感や胸苦しさをともなう不眠症状の改善も期待できる。

寝覚めをスッキリさせるには
頭の百会《ひゃくえ》、首の天柱《てんちゅう》、風池《ふうち》、目の周囲の睛《せい》明《めい》、瞳子髎《どうしりょう》、太陽《たいよう》などを指圧すると、とくに目をすっきりさせる効果があります。腰を軽くたたいたり、腎兪《じんゆ》を親指で押したり、胸の鳩尾《きゅうび》やみぞおちの巨闕《こけつ》を軽く圧迫するのも、自律神経の機能をととのえて、眠けをスッキリさせます。

眠ってはいけない運転中や作業中などに、突然、眠けがあらわれた場合も、これらのツボを刺激すると、眠け覚ましに役立ちます。


ここが特効ツボ！

① 百会
㉖ 風池
㉕ 天柱
㉛ 太陽
㊱ 瞳子髎
㉟ 睛明
(59) 鳩尾
(61) 巨闕
(63) 中脘
(138) 内関
(145) 神門
(85) 心兪
(95) 肝兪
(98) 脾兪
(101) 腎兪
(170) 足三里
(172) 豊隆
三陰交
(183) 復溜
(182) 太渓

147　146

●コラム
それぞれの症状・病気に関連した内容のコラムを設けました。知っておいて役立つ応急的なツボ療法や家庭療法などを紹介してあります。

●イラスト
各ツボの治療の実際を、指圧を中心にイラストで示しました。ツボの位置はもちろん、治療者と患者の位置関係、指圧をする際の指先のかたちや力の入れぐあいなど、イラストを参考にして実際の治療に役立ててください。

●ツボ番号
「治療の進め方」で図解されていない、その他の特効ツボです。ツボの位置の探し方や効能を知りたい場合は、この番号を目印にして、第3章「部位別ツボ200詳細解説」の該当ページを参照してください。

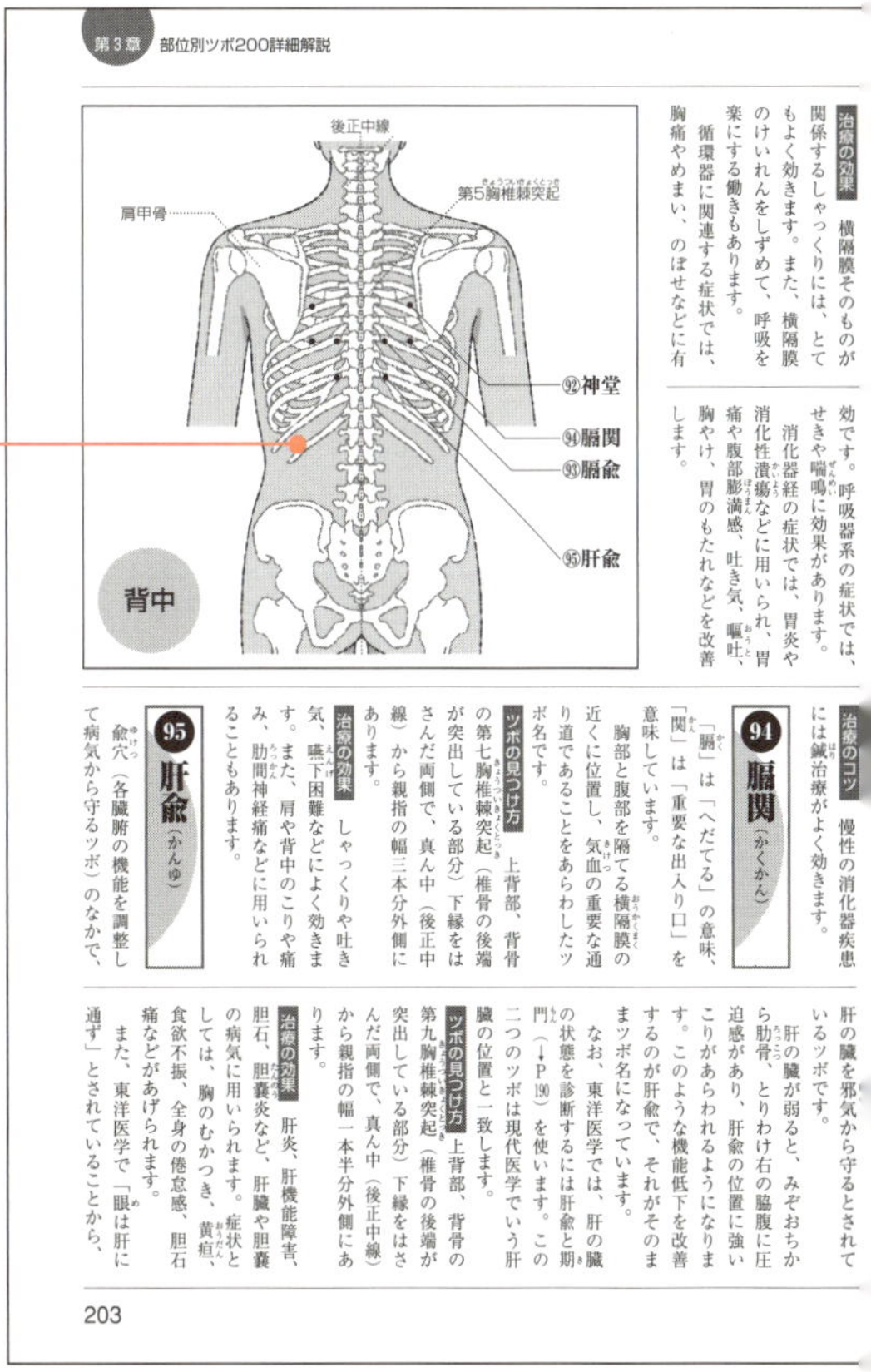

第3章 部位別ツボ200詳細解説

治療の効果 横隔膜そのものが関係するしゃっくりには、とてもよく効きます。また、横隔膜のけいれんをしずめて、呼吸を楽にする働きもあります。

循環器に関連する症状では、胸痛やめまい、のぼせなどに有効です。呼吸器系の症状では、せきや喘鳴《ぜんめい》に効果があります。

消化器経の症状では、胃炎や消化性潰瘍《かいよう》などに用いられ、胃痛や腹部膨満《ぼうまん》感、吐き気、嘔吐《おうと》、胸やけ、胃のもたれなどを改善します。

治療のコツ 慢性の消化器疾患には鍼《はり》治療がよく効きます。

94 膈関（かくかん）
「膈《かく》」は「へだてる」の意味、「関《かん》」は「重要な出入り口」を意味しています。
胸部と腹部を隔てる横隔膜《おうかくまく》の近くに位置し、気血《きけつ》の重要な通り道であることをあらわしたツボ名です。
ツボの見つけ方 上背部、背骨の第七胸椎棘突起《きょうついきょくとっき》（椎骨の後端が突出している部分）下縁をはさんだ両側で、真ん中（後正中線）から親指の幅三本分外側にあります。
治療の効果 しゃっくりや吐き気、嚥下《えんげ》困難などによく効きます。また、肩や背中のこりや痛み、肋間《ろっかん》神経痛などに用いられることもあります。

95 肝兪（かんゆ）
兪穴《ゆけつ》（各臓腑の機能を調整して病気から守るツボ）のなかで、肝の臓を邪気から守るとされているツボです。

肝の臓が弱ると、みぞおちから肋骨《ろっこつ》、とりわけ右の脇腹に圧迫感があり、肝兪の位置に強いこりがあらわれるようになります。このような機能低下を改善するのが肝兪で、それがそのままツボ名になっています。

なお、東洋医学では、肝の臓の状態を診断するには肝兪と期門《きもん》（→P190）を使います。この二つのツボは現代医学でいう肝臓の位置と一致します。

ツボの見つけ方 上背部、背骨の第九胸椎棘突起《きょうついきょくとっき》（椎骨の後端が突出している部分）下縁をはさんだ両側で、真ん中（後正中線）から親指の幅一本半分外側にあります。

治療の効果 肝炎、肝機能障害、胆石、胆嚢《たんのう》炎など、肝臓や胆嚢の病気に用いられます。症状としては、胸のむかつき、黄疸《おうだん》、食欲不振、全身の倦怠感、胆石痛などがあげられます。

また、東洋医学で「眼《め》は肝に通ず」とされていることから、

203

●イラスト
からだの部位別イラストに、各ツボの位置を見やすい大きさで示しました。ツボ解説の中の「ツボの見つけ方」とこの図を参考にすると、ツボの位置をより正確に知ることができます。

最新版『よくわかるツボ健康百科』

もくじ

第1章 ツボ療法の基礎知識

第2章 症状・病気別のツボ療法

第3章 部位別ツボ200詳細解説

第1章

ツボ療法の基礎知識

ツボ療法とは何か

ツボの不思議な効果

東洋医学では、人間のからだのなかには心身機能を正常に保ちつづけるためのエネルギーがあって、それが絶えず循環していると考えられています。このエネルギーが循環する道すじは「経絡《けいらく》」と呼ばれています。

それぞれの経絡は、人間が生命を維持していくうえで大切な六臓六腑《ろくぞうろっぷ》に対応して肺経《はいけい》、大腸経《だいちょうけい》、脾経《ひけい》、胃経《いけい》、心経《しんけい》、小腸経《しょうちょうけい》、腎《じん》経《けい》、膀胱経《ぼうこうけい》、肝経《かんけい》、胆経《たんけい》、心包経《しんぽうけい》、三焦経《さんしょうけい》があり、「正経《せいけい》一二経」と総称されます。これにからだの中心を通る任脈《にんみゃく》と督脈《とくみゃく》を合わせたものは「正経一四経」と呼ばれ、健康づくりに役立てられています（下記コラム参照）。

また、からだの前面に出てくる腑に関係する経絡を陽明《ようめい》、臓に関係する経絡を太陰《たいいん》といいます。からだの側面に出てくる腑に関係する経絡は少陽《しょうよう》、臓に関係する経絡は厥陰《けついん》、背面ならそれぞれ太陽《たいよう》、少陰《しょういん》といって、各経絡の正確な呼称に加えられています。

ツボ療法に用いられるツボは、これら経絡という道すじに並んでいるからだの表面のポイントで、正式には「経穴《けいけつ》」と呼ばれます。

理論と経験に基づいたツボ療法

ツボ療法はしばしば「神秘的」といわれます。それは、「一見、何の関係もなさそうなからだの表面への刺激が、からだの内部の機能調整に驚くほどよく効く」からです。

しかし、これは東洋医学の長年にわたる研究と理論に基づくもので、何も不思議なことではありません。からだの表面のどの部分とどの臓腑の機能が関係しているのか、また、ツボ同士がどうかかわっているのかを体験的にまとめ上げた「臓腑経絡による経穴理論」のもとで治療が進められ、その効果が臨床例として確かめられているのです。

その結果、ツボ療法は、内臓や組織にはっきりとした病変はないものの、症状として苦痛があるような場合や、半健康でありながらどこか症状が思わしくないという場合などに、とくによく効くことがわかっています。

また、季節の変わり目や天候の崩れ、心身のバランスの崩れなどから起こる症状にも効果があります。一方、感染症や急性疾患を完治させる効果はあまり期待できませんが、症状をやわらげるのには役立ちます。

からだの機能と関係のある経絡

経絡《けいらく》は、六臓六腑《ろくぞうろっぷ》の機能にそれぞれ関係しています。

たとえば肺経《はいけい》は、正式名称を「手の太陰《たいいん》肺経」といい、肺の臓に関係して、その機能調整をになうといわれています。

また、任脈《にんみゃく》や督脈《とくみゃく》のように臓腑に対応しない場合は、それぞれの経絡の相互関係を調整する役割を果たしています。

肺経（手の太陰肺経）＝肺の臓に関係。
大腸経《だいちょうけい》（手の陽明《ようめい》大腸経）＝大腸の腑に関係。
脾経《ひけい》（足の太陰脾経）＝脾の臓に関係。
胃経《いけい》（足の陽明胃経）＝胃の腑に関係。
心経《しんけい》（手の少陰《しょういん》心経）＝心の臓に関係。
小腸経《しょうちょうけい》（手の太陽小腸経）＝小腸の腑に関係。
腎経《じんけい》（足の少陰腎経）＝腎の臓に関係。
膀胱経《ぼうこうけい》（足の太陽膀胱経）＝膀胱の腑に関係。
肝経《かんけい》（足の厥陰《けついん》肝経）＝肝の臓に関係。
胆経《たんけい》（足の少陽胆経）＝胆の腑に関係。
心包経《しんぽうけい》（手の厥陰心包経）＝心包の臓に関係。
三焦経《さんしょうけい》（手の少陽三焦経）＝三焦の腑に関係。
任脈・督脈＝右記一二経絡の機能の相互関係を調節する大切な経絡。

主なツボと経路

●ここでは本書に登場する主なツボと経絡を図示しました。P13の任脈とP14の督脈を除き、経絡および経絡上のツボは、からだの左右対称の位置に2つずつあります。
●ツボ名に添えられた①～200の番号は、「第3章 部位別ツボ200詳細解説」に登場する順番をあらわしています。この番号を目安にすると、各ツボの詳細解説を素早く見つけることができます。

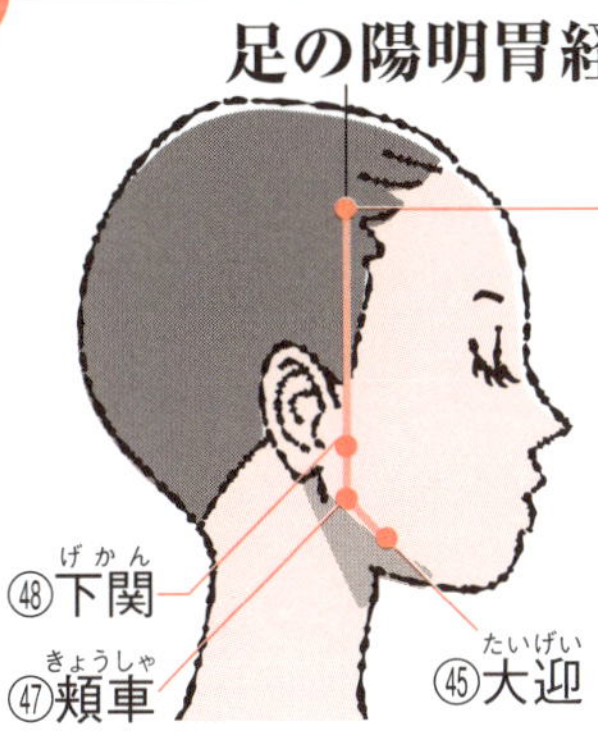

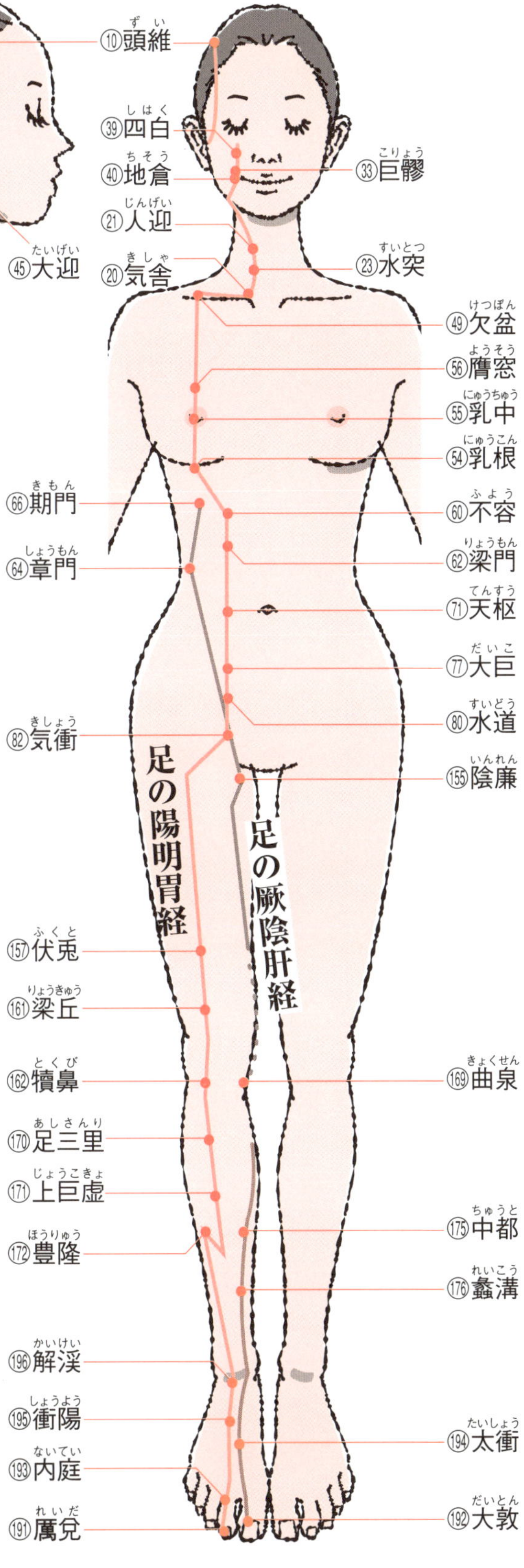

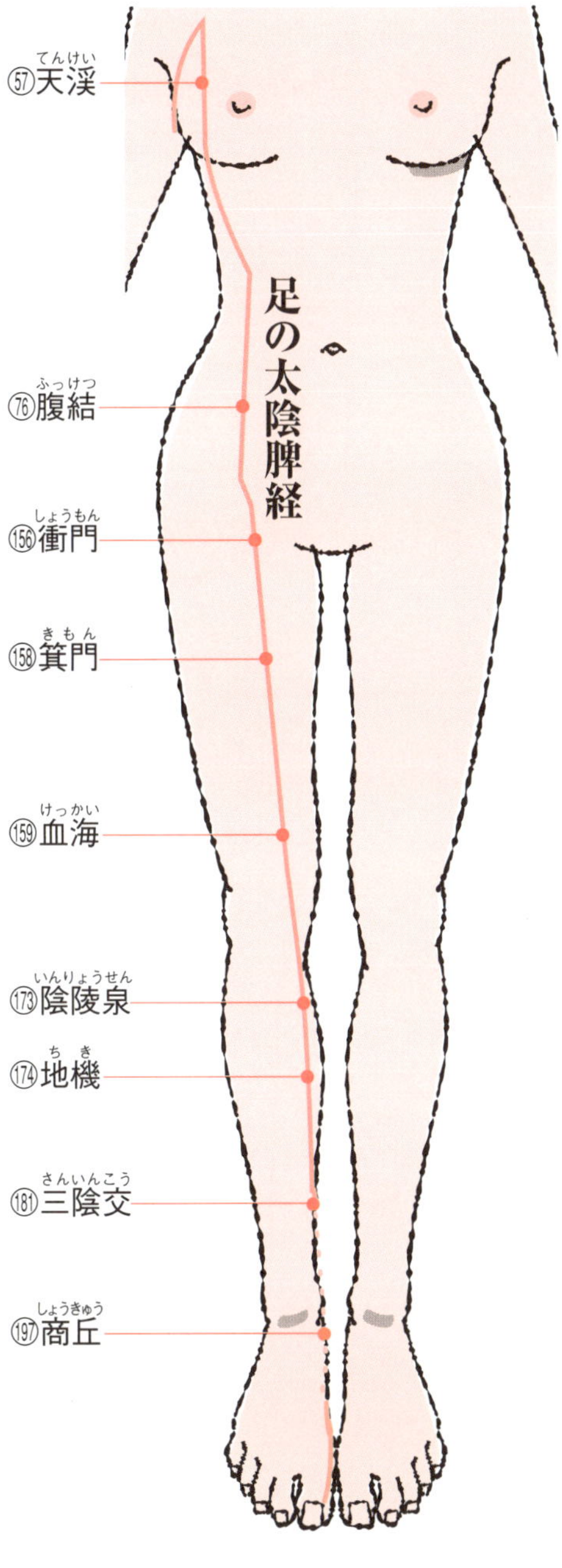

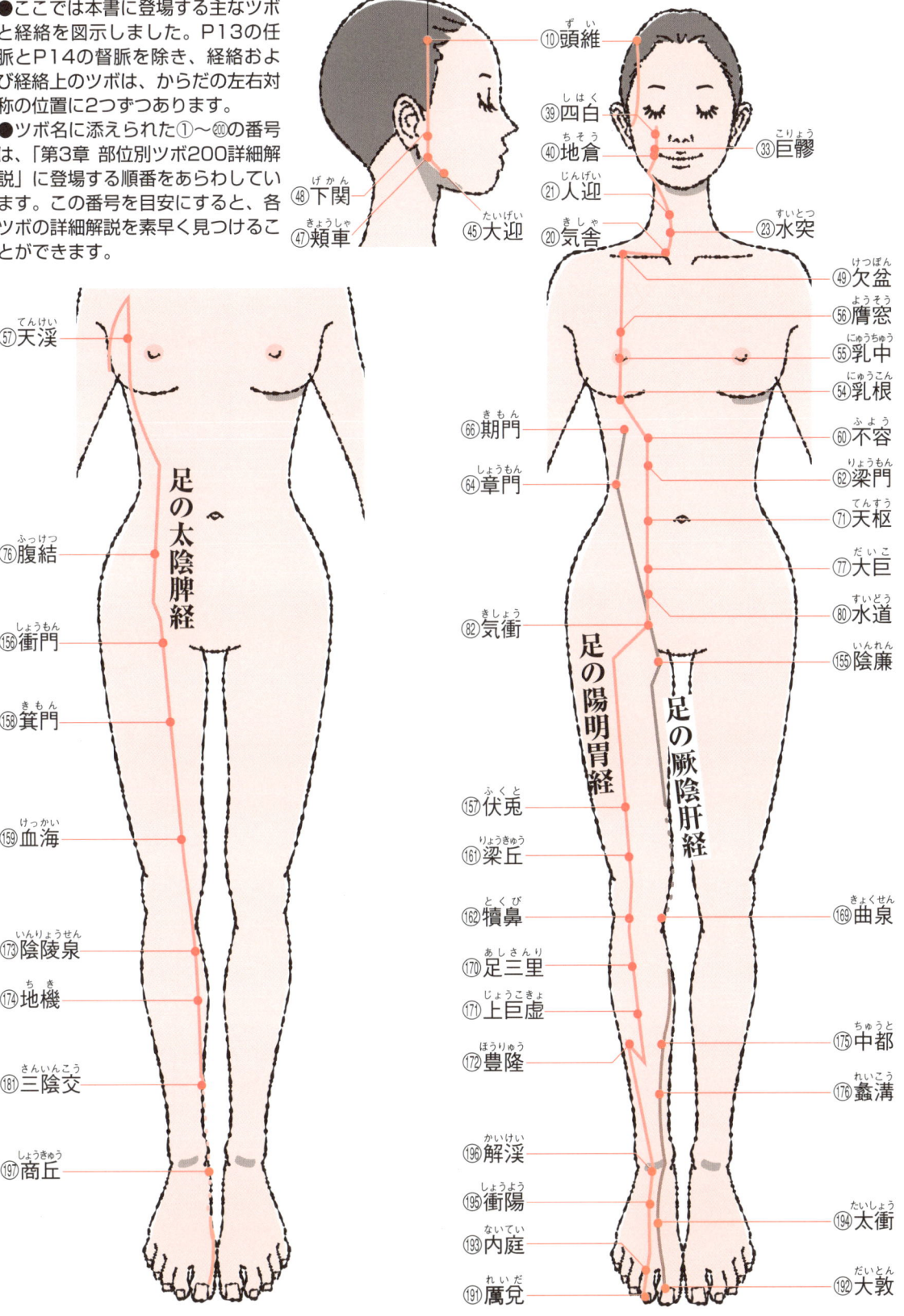

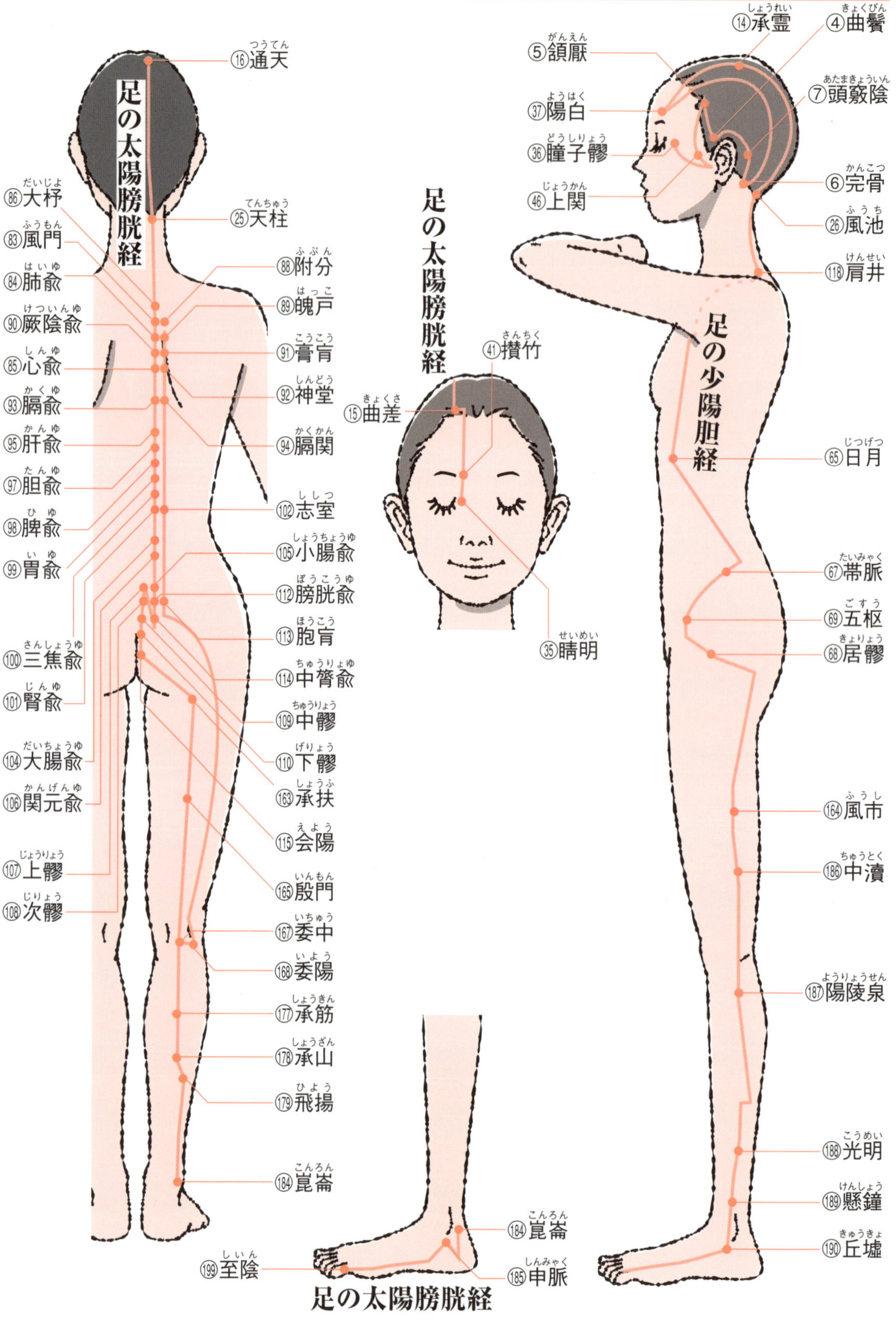
⑯通天《つうてん》
足の太陽膀胱経
㉕天柱《てんちゅう》
(86)大杼《だいじょ》
(83)風門《ふうもん》
(84)肺兪《はいゆ》
(90)厥陰兪《けついんゆ》
(85)心兪《しんゆ》
(93)膈兪《かくゆ》
(95)肝兪《かんゆ》
(97)胆兪《たんゆ》
(98)脾兪《ひゆ》
(99)胃兪《いゆ》
(100)三焦兪《さんしょうゆ》
(101)腎兪《じんゆ》
(104)大腸兪《だいちょうゆ》
(106)関元兪《かんげんゆ》
(107)上髎《じょうりょう》
(108)次髎《じりょう》
(88)附分《ふぶん》
(89)魄戸《はっこ》
(91)膏肓《こうこう》
(92)神堂《しんどう》
(94)膈関《かくかん》
(102)志室《ししつ》
(105)小腸兪《しょうちょうゆ》
(112)膀胱兪《ぼうこうゆ》
(113)胞肓《ほうこう》
(114)中膂兪《ちゅうりょゆ》
(109)中髎《ちゅうりょう》
(110)下髎《げりょう》
(163)承扶《しょうふ》
(115)会陽《えよう》
(165)殷門《いんもん》
(167)委中《いちゅう》
(168)委陽《いよう》
(177)承筋《しょうきん》
(178)承山《しょうざん》
(179)飛揚《ひよう》
(184)崑崙《こんろん》
足の太陽膀胱経
㊶攅竹《さんちく》
⑮曲差《きょくさ》
㉟睛明《せいめい》
(184)崑崙《こんろん》
(199)至陰《しいん》
(185)申脈《しんみゃく》
足の太陽膀胱経
⑭承霊《しょうれい》
④曲鬢《きょくびん》
⑤頷厭《がんえん》
⑦頭竅陰《あたまきょういん》
㊲陽白《ようはく》
㊱瞳子髎《どうしりょう》
⑥完骨《かんこつ》
㊻上関《じょうかん》
㉖風池《ふうち》
(118)肩井《けんせい》
足の少陽胆経
(65)日月《じつげつ》
(67)帯脈《たいみゃく》
(69)五枢《ごすう》
(68)居髎《きょりょう》
(164)風市《ふうし》
(186)中瀆《ちゅうとく》
(187)陽陵泉《ようりょうせん》
(188)光明《こうめい》
(189)懸鐘《けんしょう》
(190)丘墟《きゅうきょ》

主なツボと経路

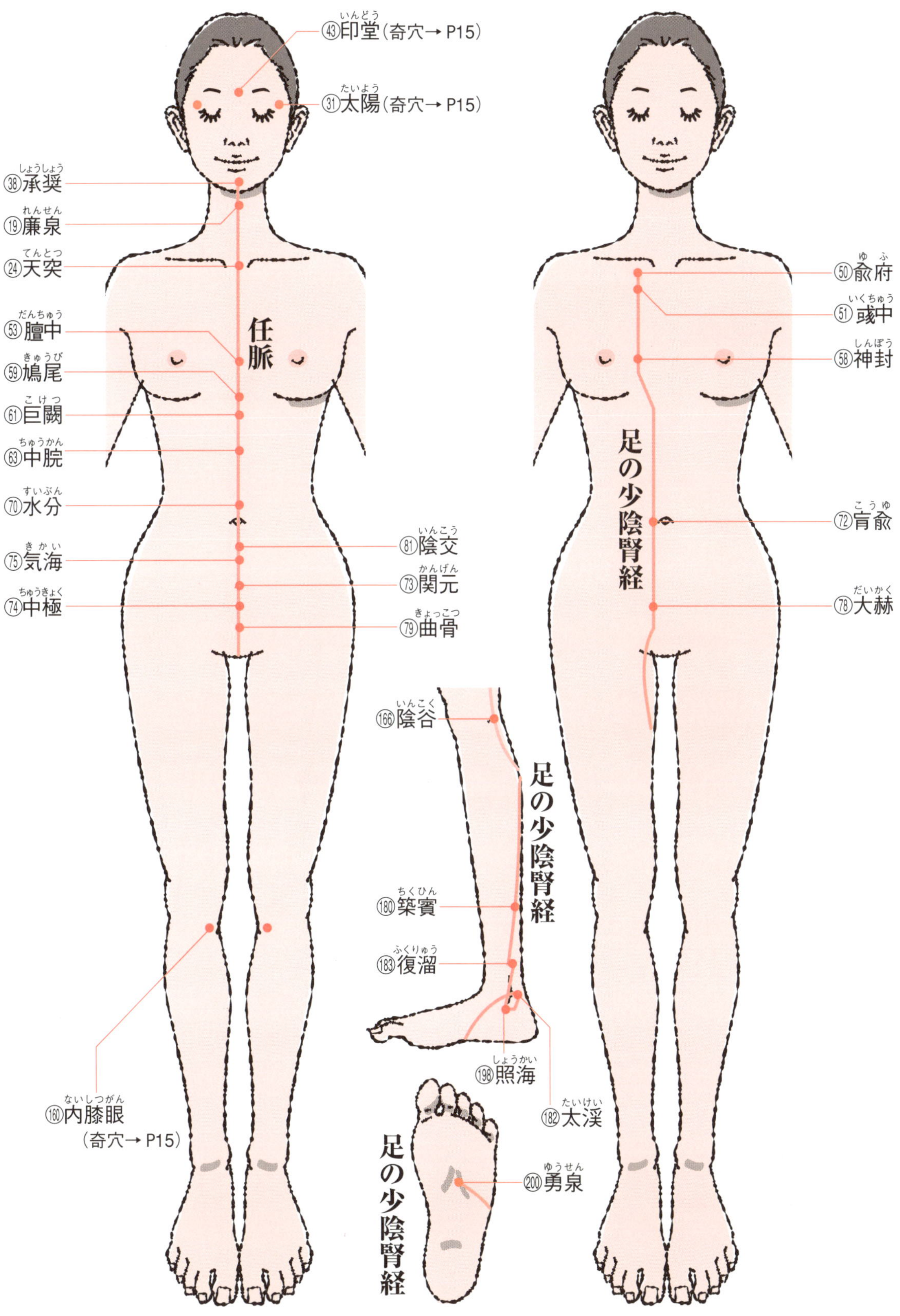

㊸印堂《いんどう》(奇穴→ P15)
㉛太陽《たいよう》(奇穴→ P15)
㊳承漿《しょうしょう》
⑲廉泉《れんせん》
㉔天突《てんとつ》
(53)膻中《だんちゅう》
(59)鳩尾《きゅうび》
(61)巨闕《こけつ》
(63)中脘《ちゅうかん》
(70)水分《すいぶん》
(75)気海《きかい》
(74)中極《ちゅうきょく》
任脈
(81)陰交《いんこう》
(73)関元《かんげん》
(79)曲骨《きょっこつ》
(160)内膝眼《ないしつがん》
(奇穴→ P15)
㊿兪府《ゆふ》
(51)彧中《いくちゅう》
(58)神封《しんぽう》
足の少陰腎経
(72)肓兪《こうゆ》
(78)大赫《だいかく》
(166)陰谷《いんこく》
足の少陰腎経
(180)築賓《ちくひん》
(183)復溜《ふくりゅう》
(198)照海《しょうかい》
(182)太渓《たいけい》
足の少陰腎経
(200)勇泉《ゆうせん》

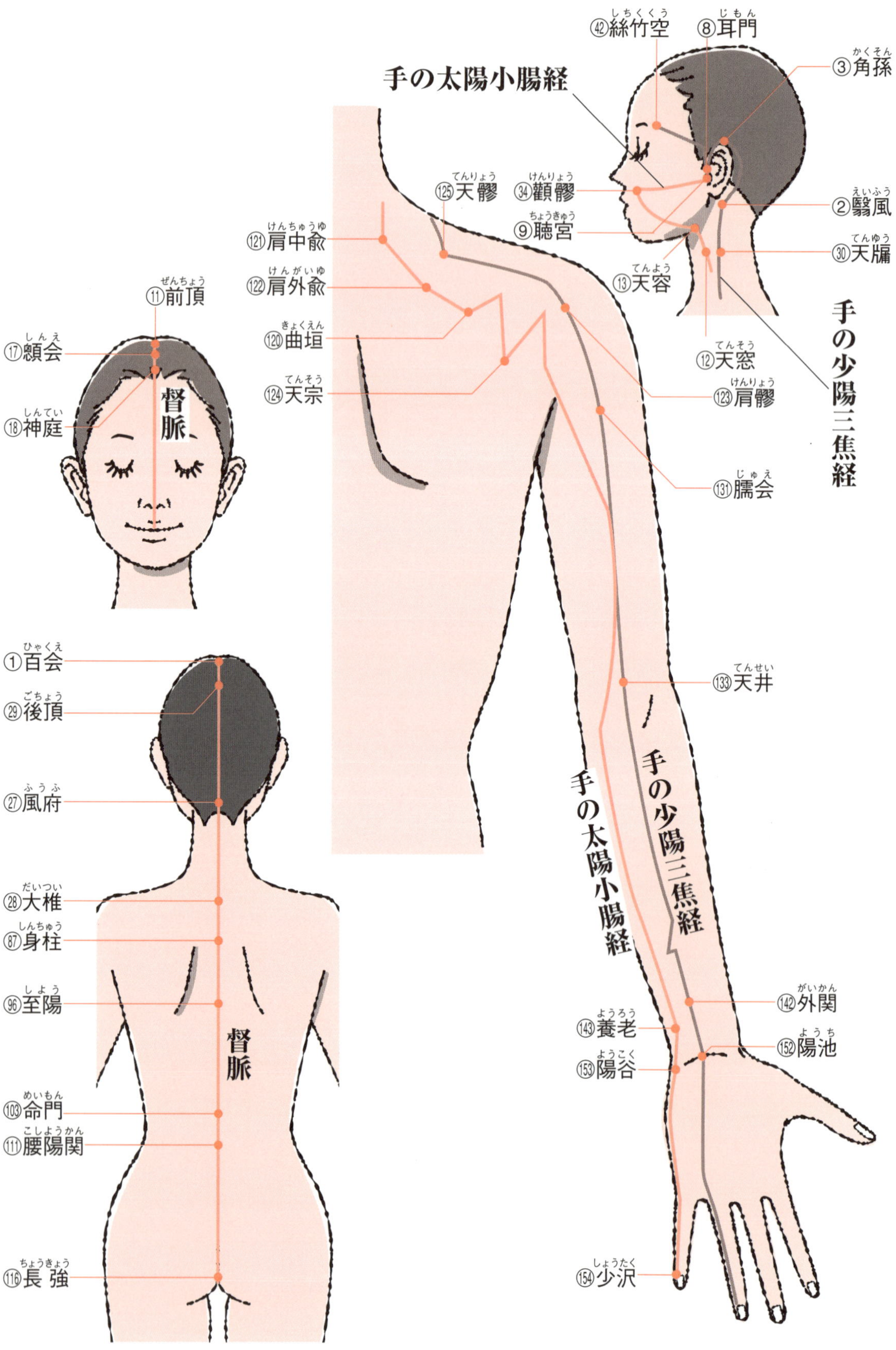

㊷絲竹空《しちくくう》
⑧耳門《じもん》
③角孫《かくそん》
手の太陽小腸経
(125)天髎《てんりょう》
㉞顴髎《けんりょう》
②翳風《えいふう》
⑨聴宮《ちょうきゅう》
(121)肩中兪《けんちゅうゆ》
㉚天牖《てんゆう》
⑬天容《てんよう》
(122)肩外兪《けんがいゆ》
⑪前頂《ぜんちょう》
(120)曲垣《きょくえん》
⑰顖会《しんえ》
⑫天窓《てんそう》
(124)天宗《てんそう》
(123)肩髎《けんりょう》
⑱神庭《しんてい》
督脈
手の少陽三焦経
(131)臑会《じゅえ》
①百会《ひゃくえ》
(133)天井《てんせい》
㉙後頂《ごちょう》
手の少陽三焦経
手の太陽小腸経
㉗風府《ふうふ》
㉘大椎《だいつい》
(87)身柱《しんちゅう》
(96)至陽《しよう》
督脈
(142)外関《がいかん》
(143)養老《ようろう》
(152)陽池《ようち》
(153)陽谷《ようこく》
(103)命門《めいもん》
(111)腰陽関《こしようかん》
(116)長 強《ちょうきょう》
(154)少沢《しょうたく》

主なツボと経路

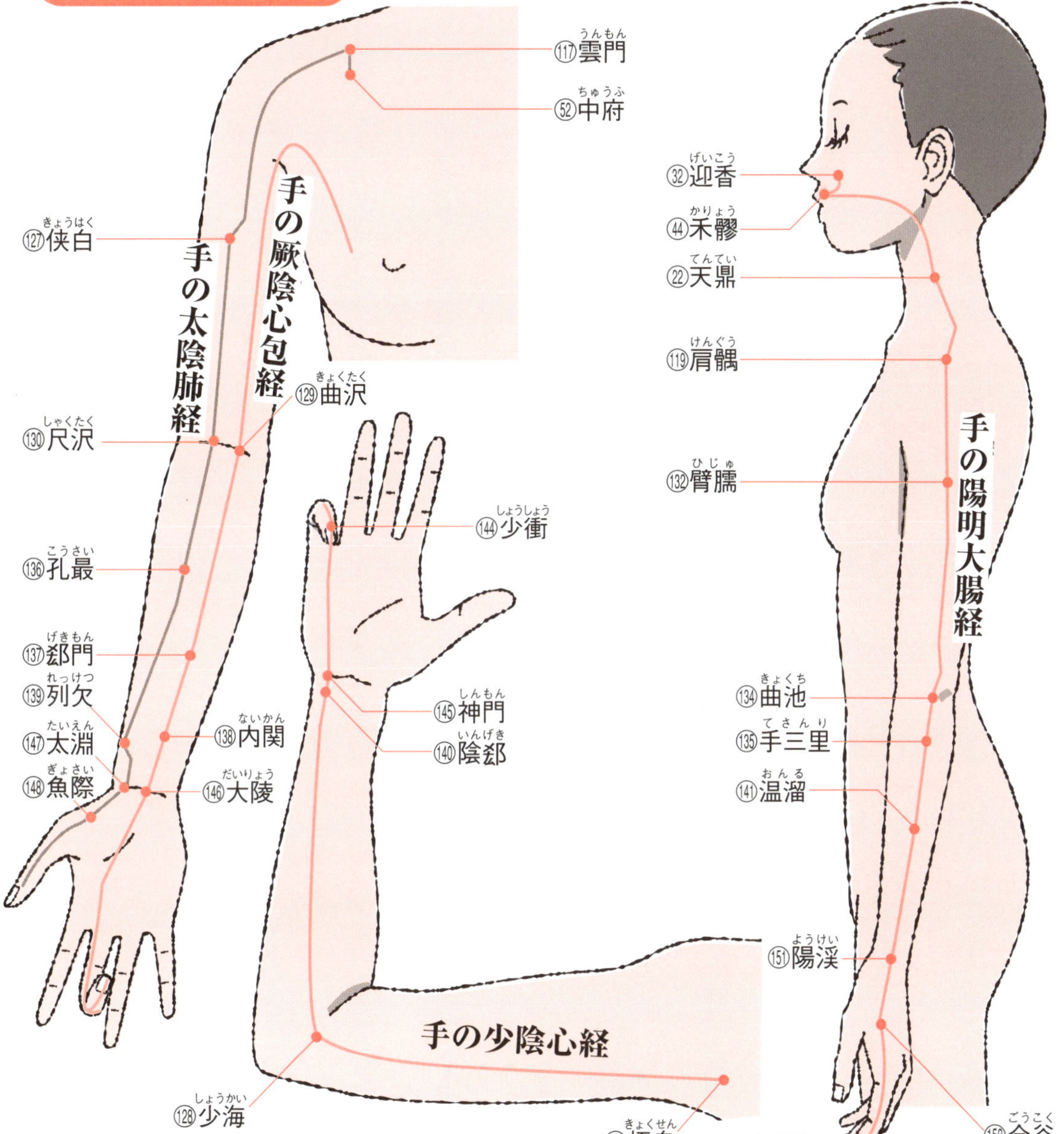

一四経絡に属さないツボ「奇穴」

健康づくりに用いられるツボはほとんどが正経《せいけい》一四経（→P10）と呼ばれる経絡《けいらく》上に並んでいますが、この一四経絡に属さない経絡・ツボも存在します。たとえば「奇経《きけい》」の「奇穴《きけつ》」と呼ばれるツボもその一つで、特定の病状に対してすぐれた治療効果を発揮します。ツボの位置も明確です。

WHO（世界保健機関）では現在、四八の奇穴を定めています。なかでも、本書で紹介している顔の印堂《いんどう》や太陽《たいよう》、足の内膝眼《ないしつがん》などを含む一四の奇穴は、治療効果の高いツボとして重視されています。

また、東洋医学には「阿是穴《あぜけつ》」というツボがあります。これは圧痛点や反応点とも呼ばれるもので、その部位や数は一定しません。たとえば、奇穴の印堂は「左右の眉の間」というように位置が定められていますが、阿是穴には定位置がありません。圧痛や反応の感じ方は人によって異なるので、阿是穴の位置や数には個人差があります。

簡単にツボを見つけるコツ

ツボの位置には個人差がある

からだの大きさやかたちが人それぞれ違っているように、ツボの位置も、個人個人で少しずつ違っています。

したがって、ツボの書き込まれた人体図や、骨格・筋肉などの関係から言葉で示されたツボの位置は、あくまでもツボを探す目安の一つと考えましょう。

実際に治療や健康づくりに役立つ「生きたツボ」は、これらのツボを示す図や言葉を参考に、その周囲の皮膚の状態、筋肉のしこり具合、押したときの感触、痛みなどといったさまざまな反応を観察して、はじめて見つけることができます。

皮膚には痛覚、温度覚、触覚、圧覚があるので、これらの感覚に異常があれば、そのツボと関連する心身機能の異常を知る手がかりになるのです。

生きたツボをさわったときの感触や反応は、その周囲のほかの場所に比べてカサカサしていたり、しこっていたり、熱かったり、冷たかったり、あるいは皮膚の色が違っているなど、さまざまです。また、押したときに痛みを感じたり、気持ちよく感じたりすることもあります。

ツボを探すときのものさし

ツボの位置を言葉で示すときには、「○寸○分」という単位がよく使われています。ただし、これは曲尺《きょくしゃく》の寸や分とは異なります。

ツボを探すときに使われる寸の単位は、治療を受ける本人の、親指のいちばん太い部分の幅を、だいたい一寸としています。これは、その人の中指の第二関節を折り曲げたときにできるしわの端から端までの長さともほぼ一致します。また、親指以外の指を四本そろえた幅は三寸と数えます。

本書では、ツボの位置をよりわかりやすくするため、寸と分の表記をすべて親指の幅であらわすことにしました。したがって、「からだの中心線から親指の幅一本分外側」という表記があった場合は、それぞれ治療を受ける本人の親指の幅を考えることが大切です。

ツボの寸法

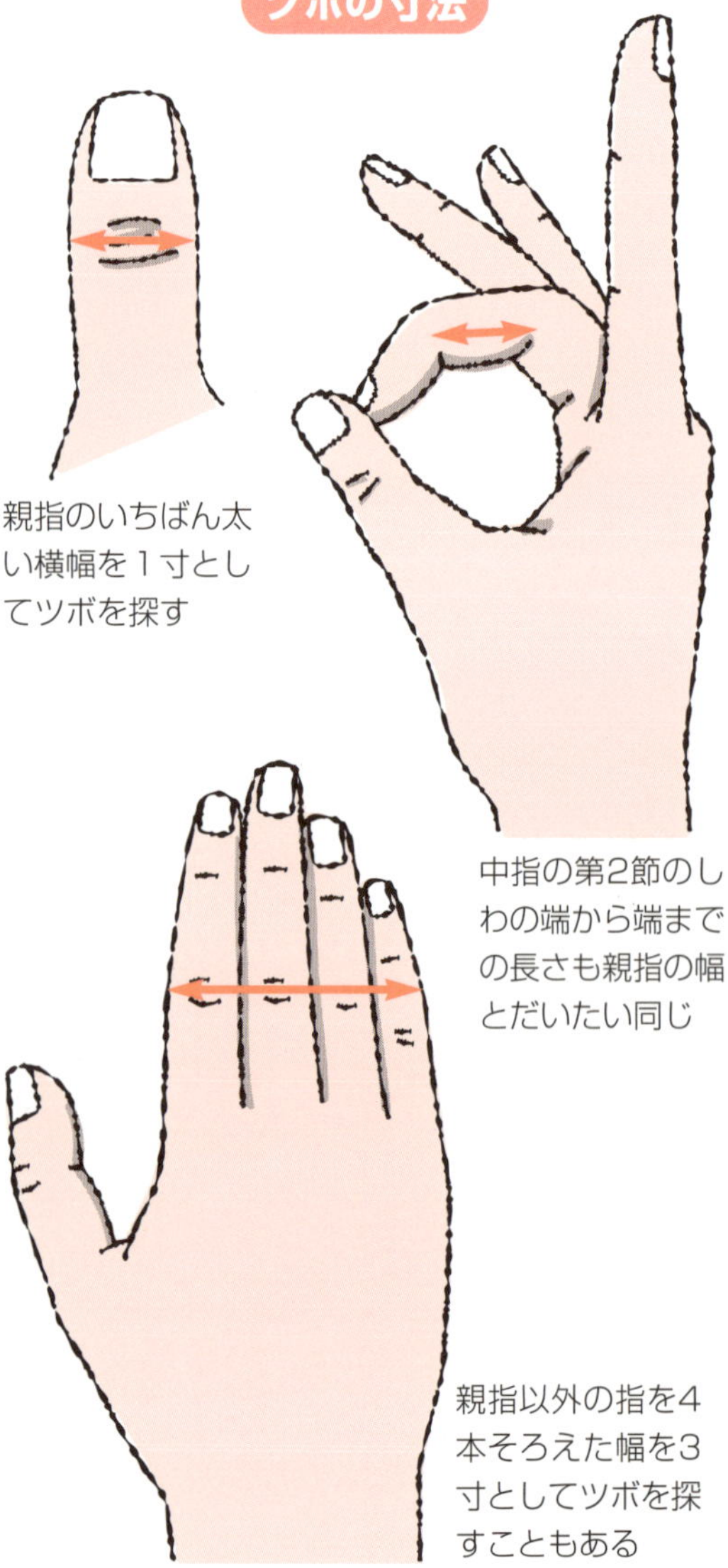

親指のいちばん太い横幅を１寸としてツボを探す

中指の第2節のしわの端から端までの長さも親指の幅とだいたい同じ

親指以外の指を4本そろえた幅を3寸としてツボを探すこともある

さわってみる・なでてみる

まずは皮膚の感触で
ほかと違う部分を探る

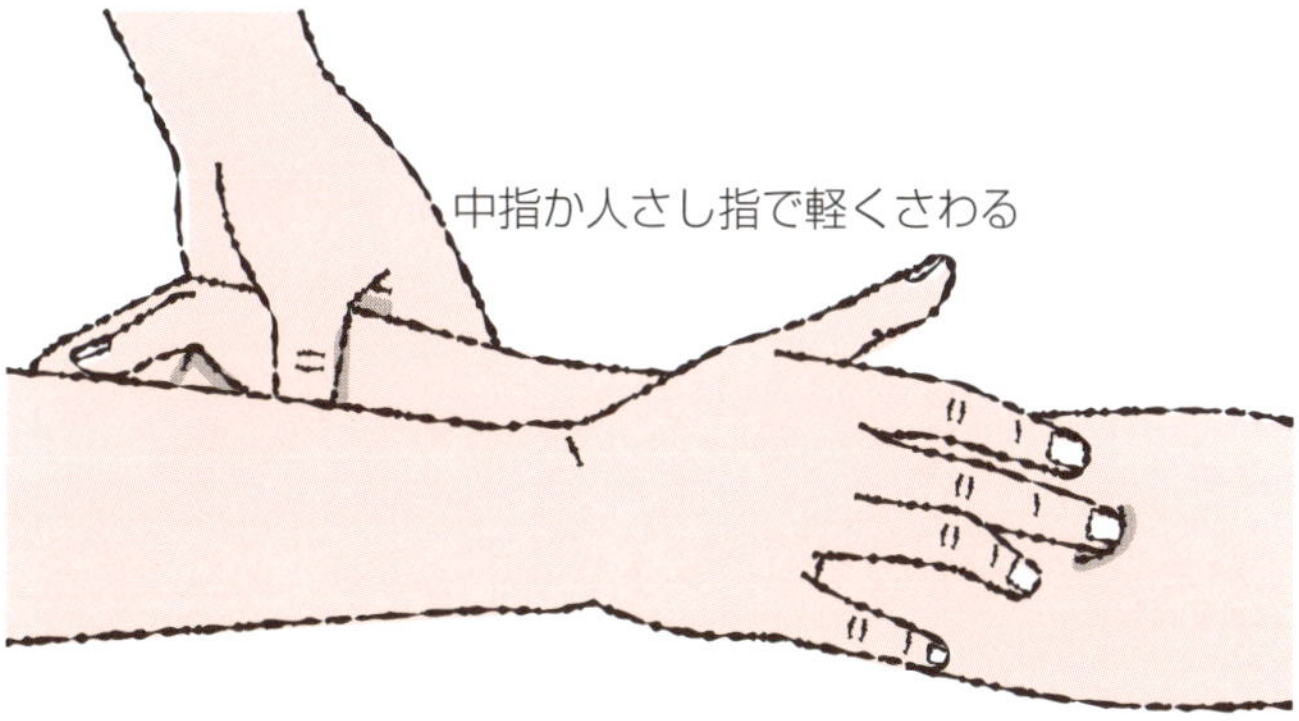
中指か人さし指で軽くさわる

本書の図や解説文に示されたツボの位置を参考にして、探したいツボの周辺の皮膚を指先で軽くさわり、なでる。皮膚の血行が悪く黒ずんでいる、赤らんでいる、冷たい、ほてる、表皮がザラザラ・カサカサする、表皮の皮脂の分泌が多いなど、ほかの部分と違った感触があれば、そこがツボである可能性が高い。

つまんでみる

2〜3回軽くつまんでもんで
痛みがある場所を見つける

皮膚をさわったりなでたりしたうえで、ほかの部分との違いがわかったら、今度は軽くその部分を中心とした皮膚を何か所かつまんでみるとよい。親指と人さし指で2〜3回軽くつまんだりもんだりしていると、患者本人にとって刺すような痛みを感じるところが見つかる。

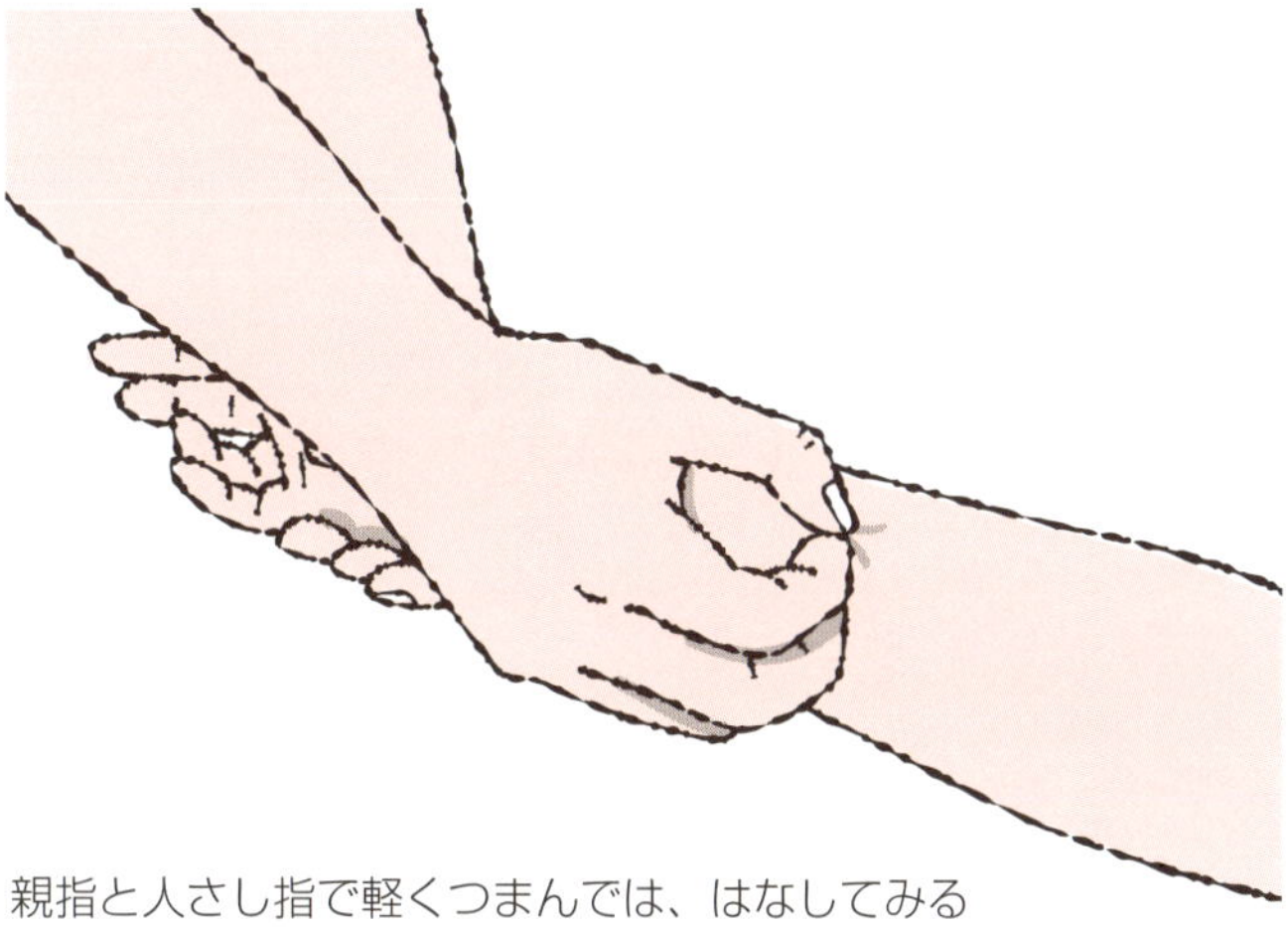

親指と人さし指で軽くつまんでは、はなしてみる

押してみる

しこりに触れるところ
痛みがひびくところ
気持ちよいところが「ツボ」

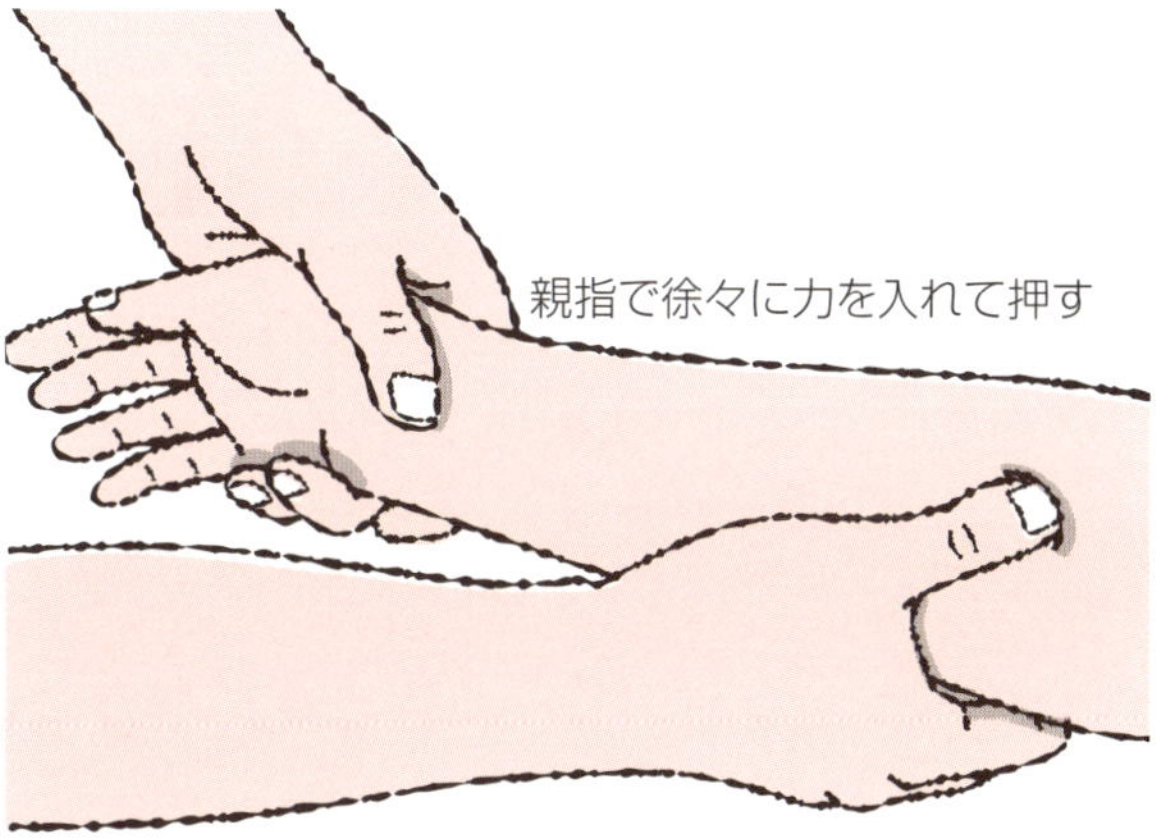
親指で徐々に力を入れて押す

軽くつまんでみて痛かった部分を親指か人さし指で軽く押してみたとき、かたい点状、すじ状、かたまり状のしこりに触れたら、それは皮下組織が緊張している感触。こうして見つけられたツボが、治療効果を生む「生きたツボ」になる。わかりにくければ、押したとき患者本人にとって痛みがひびく場所や、気持ちよく感じる場所を目安としてもよい。

効果的に治療するための正しい姿勢

治療者（治療をする人）も患者（治療を受ける人）も、ツボ療法で指圧やマッサージを行なうときは、正しい姿勢でのぞむことが大切です。

指圧で上手にツボへ圧力をかけられるかどうかは、治療者の姿勢が大きく関係します。治療者は、自分の体重ができるだけ患者のツボの位置にまっすぐ（垂直に）かかるよう、姿勢を正しましょう。指の位置がツボを押さえていても、まっすぐに圧力がかからないのでは、正しい指圧とはいえません。

また、患者側も、ベルトやコルセット、きつい下着などをはずし、リラックスします。

よい治療姿勢、悪い治療姿勢の例は、左のイラストのとおりです。

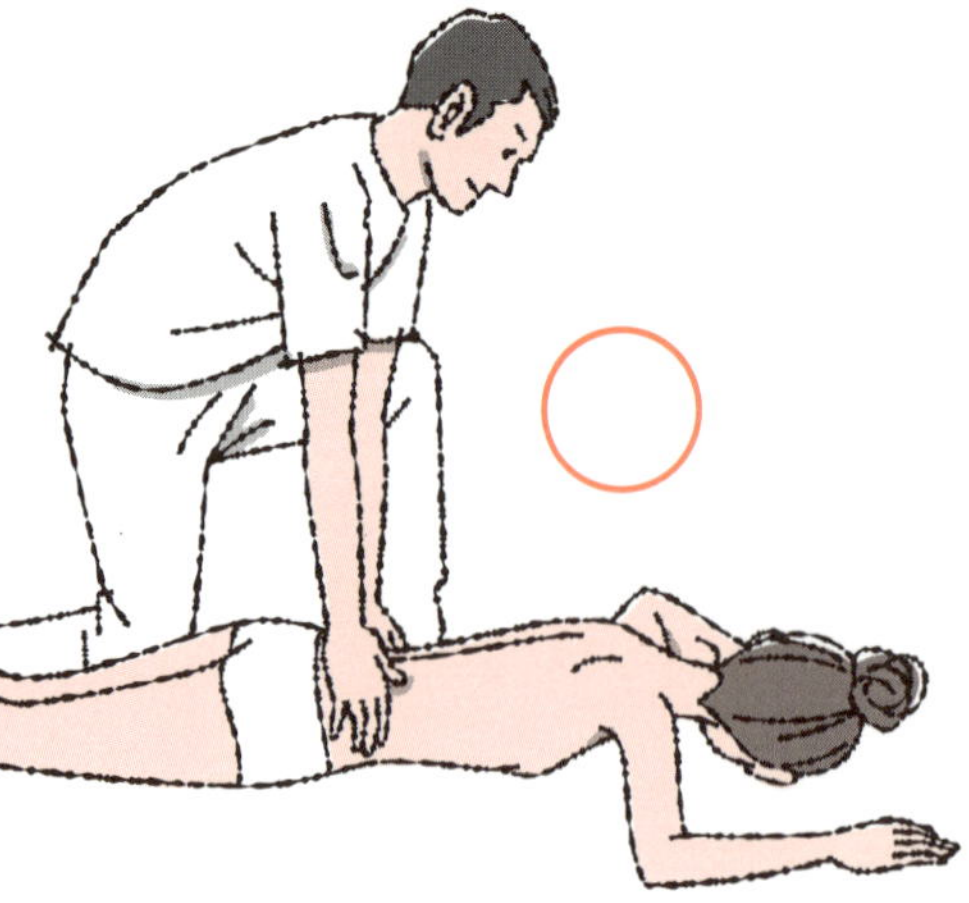

まっすぐ下ろした両腕に均等に重心をかけて指圧する

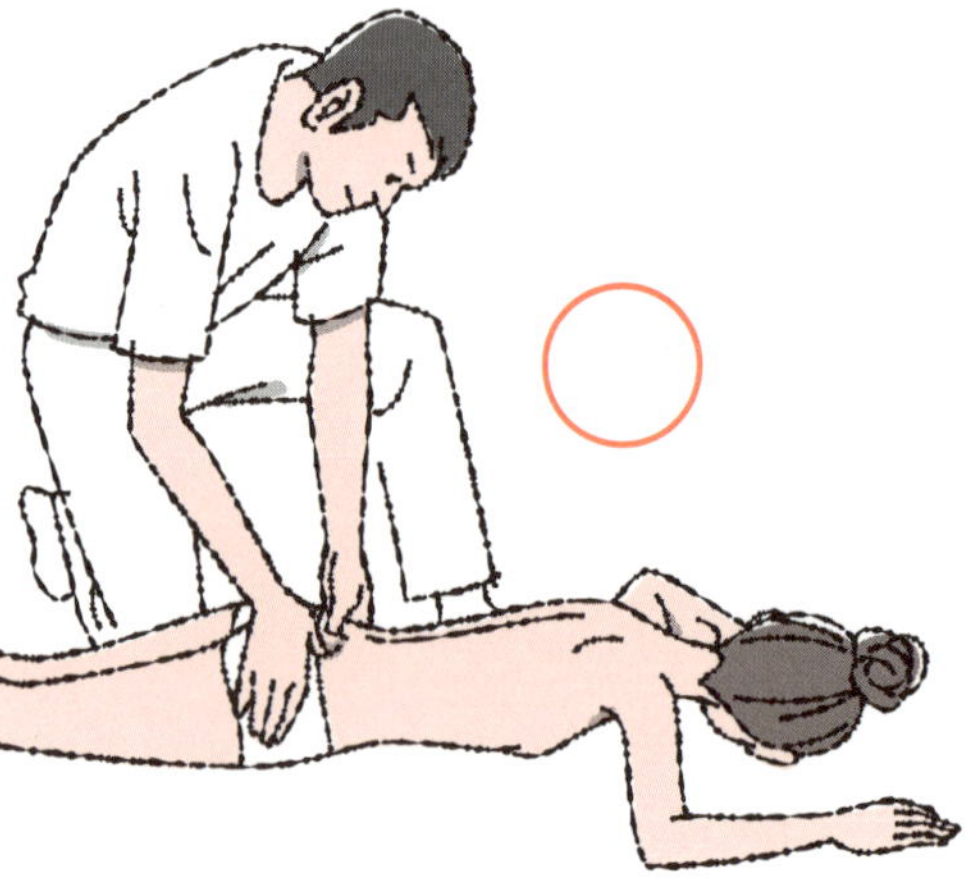

ツボの位置を移動しても、常に患者の方へ自分のからだの正面を向け、からだが開かないように注意する

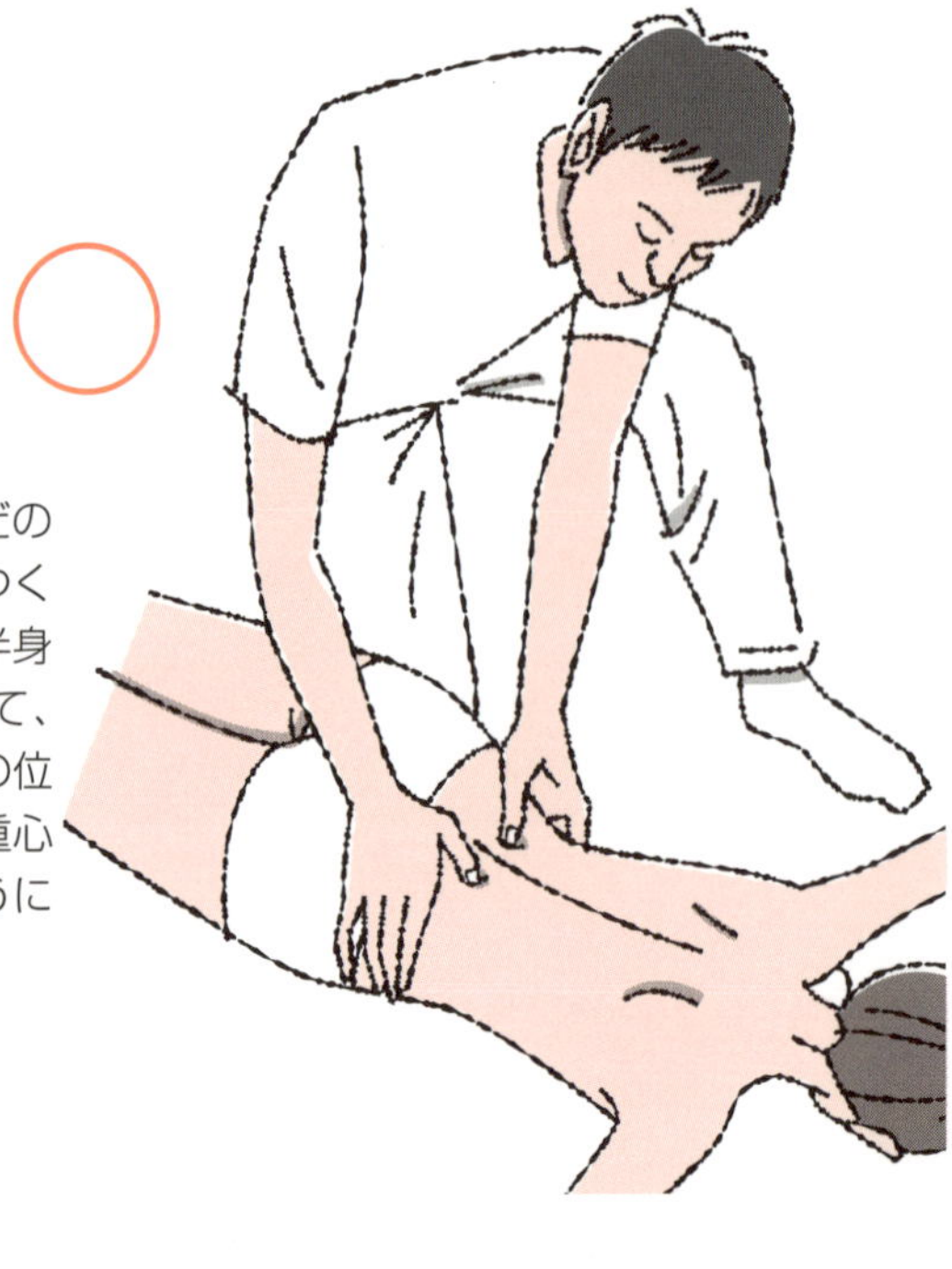

患者のからだの脇にひざをつくときは、上半身を乗り出して、左右のツボの位置に均等に重心がかかるようにする

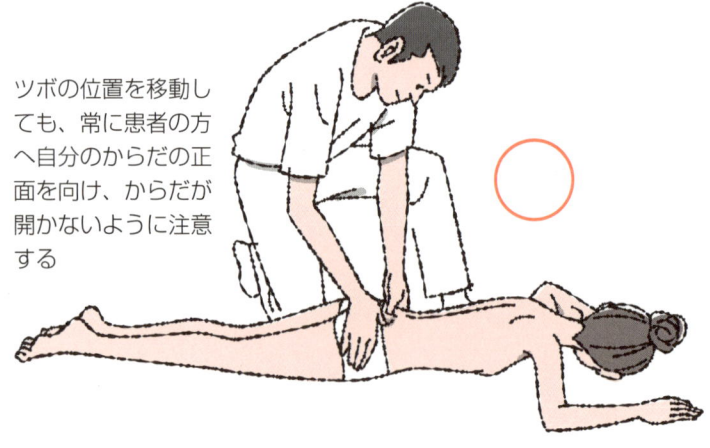

悪い姿勢

重心のバランスが悪いと治療効果が弱くなる

治療者が患者のツボの位置にかける重心のバランスが悪いと、せっかくの治療も効果が弱まる。ひざをつくときも、手を動かすときも、治療者は常に重心の移動に気を配っていないと、知らずしらずのうちに姿勢が崩れてしまうので注意する。

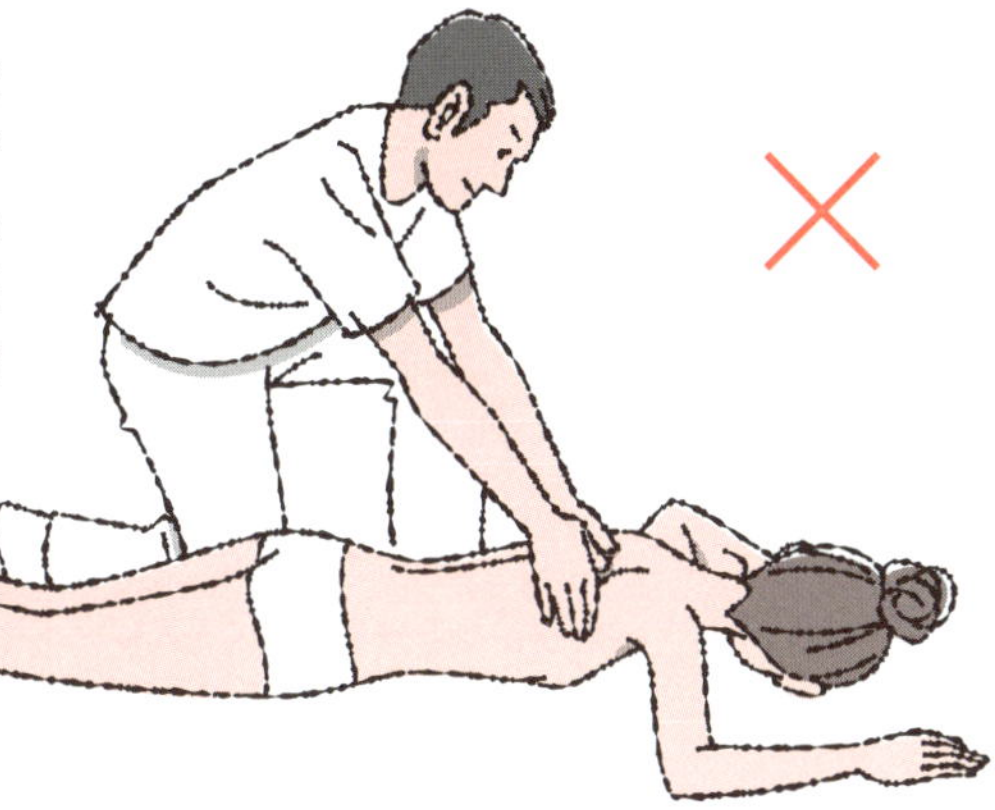

治療者が患者のツボの位置から離れすぎている悪い例。重心のバランスがよい圧力をかけられず、治療効果が弱まる

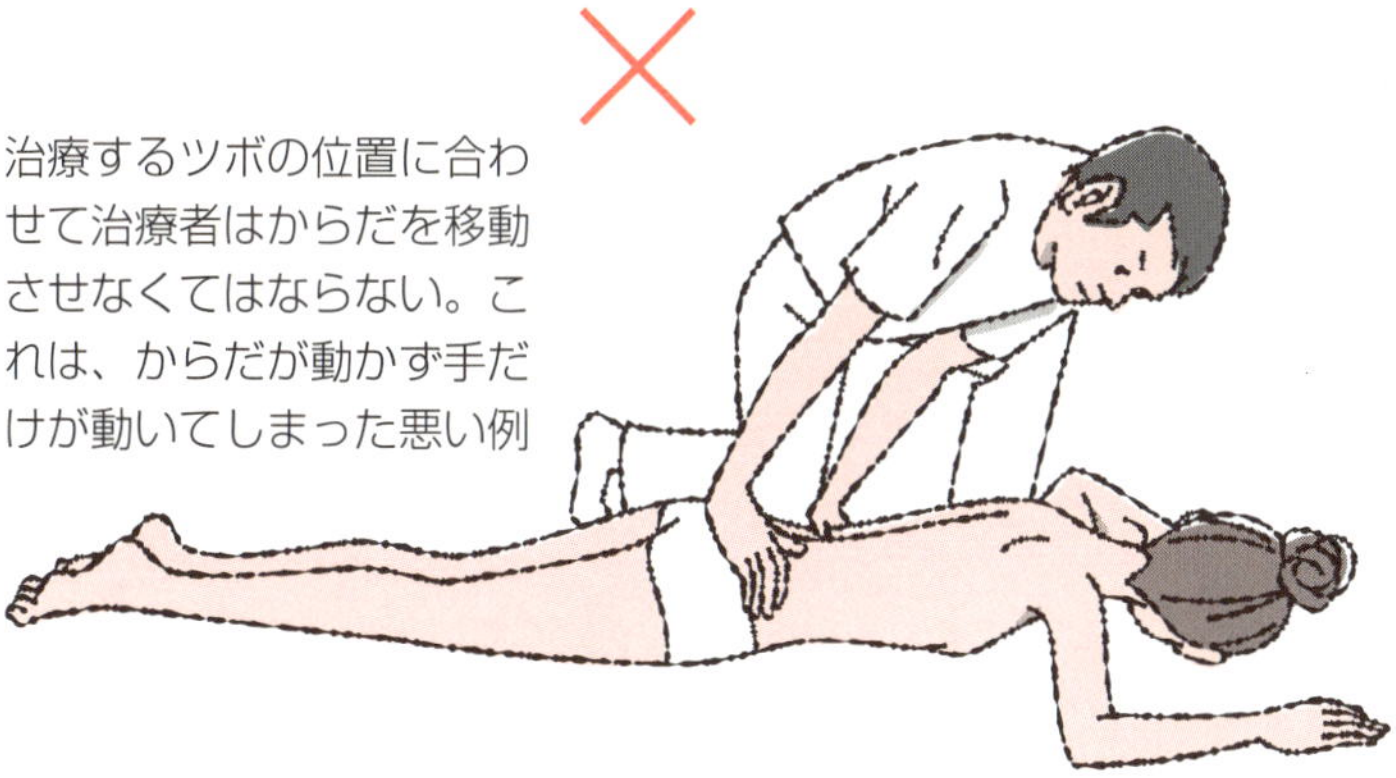

治療するツボの位置に合わせて治療者はからだを移動させなくてはならない。これは、からだが動かず手だけが動いてしまった悪い例

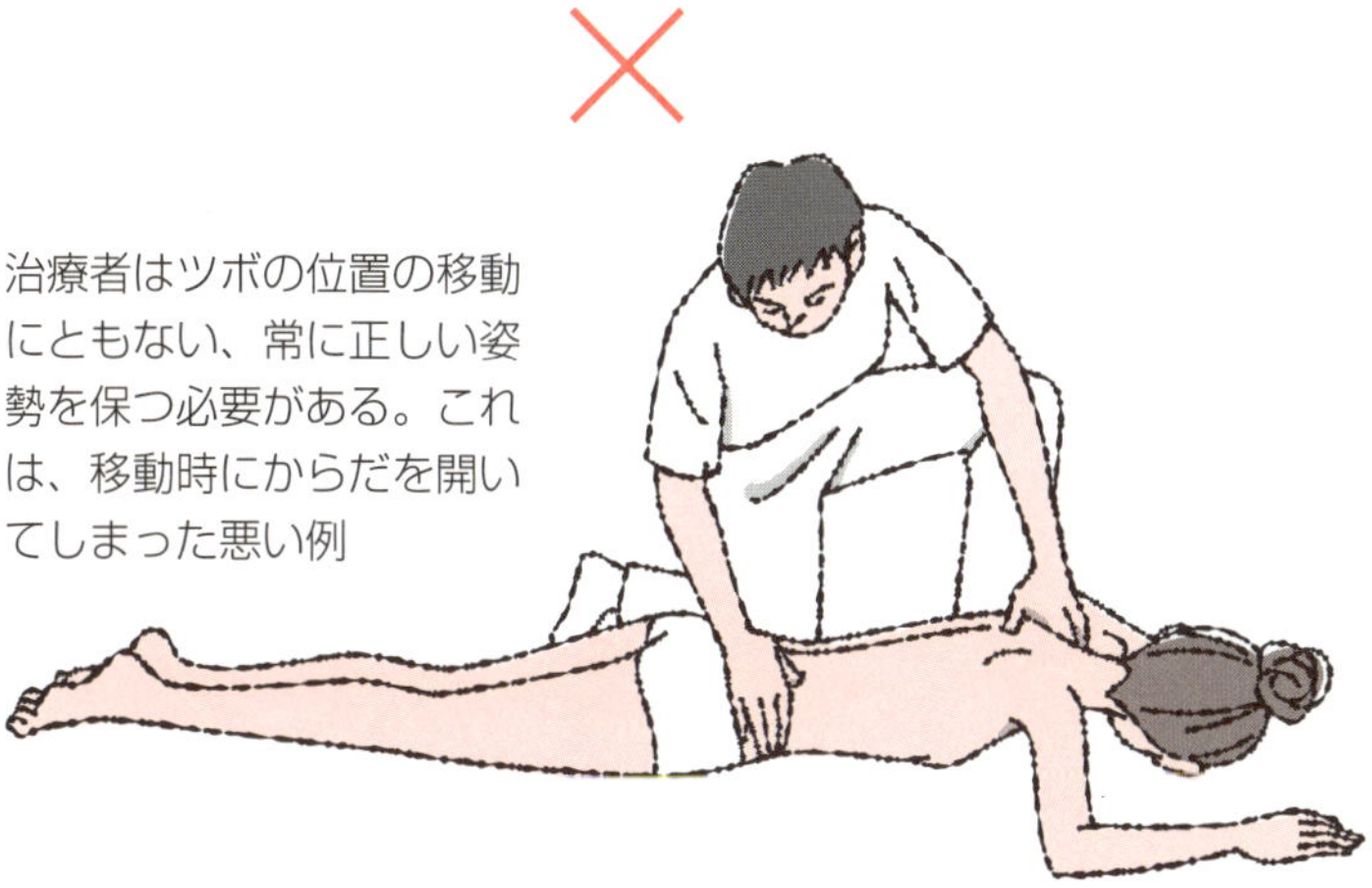

治療者はツボの位置の移動にともない、常に正しい姿勢を保つ必要がある。これは、移動時にからだを開いてしまった悪い例

よい姿勢

治療者は両腕に平均的に重心をかけることが大切

治療者はまっすぐ伸ばした両腕に平均的に重心をかけることが大切。肩や背中、腰などを治療する場合の患者の姿勢はうつぶせとし、患者の腕の位置が、背骨に対して直角になるのが望ましい。このとき、患者の胸や腹部が床面に当たって痛むようであれば、バスタオルなどを折ってはさむとよい。

１か所（局所）の治療時間は5～15分とし、患者が疲れないように気を配る。

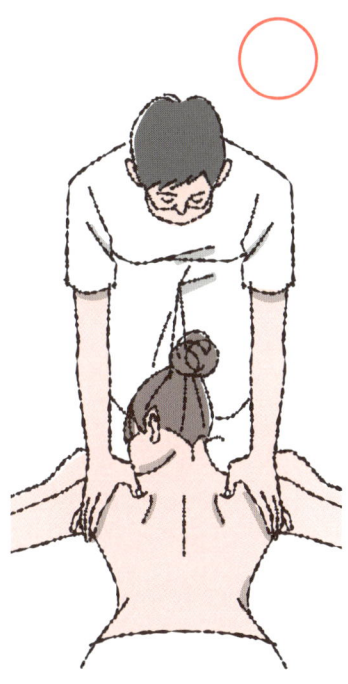

治療者は、ツボの位置に合わせて正しく重心をかけられる位置へ移動する。肩の周囲の指圧は、患者の頭側へひざをついて上半身を乗り出すと行ないやすい

基本手技の正しい方法

ツボ療法には、鍼《はり》、お灸《きゅう》、通電など、いろいろな刺激のしかたがあります。なかでも指圧とマッサージは、これといった器具もいらず、家庭で、誰にでも手軽にできる方法です。

東洋医学で用いられるマッサージは、按摩《あんま》（抑按調摩《よくあんちょうま》の法）と呼ばれます。これは、ツボの並んだ道すじ（経絡《けいらく》→P10）に沿って、「按」＝「押す」ことで機能の高ぶりをおさえ、「摩」＝「なでる」ことで機能の衰えをととのえようとする治療法です。その基本的な手技は、「なでる」「もむ」「押す」「こねる」「たたく」「ふるわせる」に大別されます。

なでる

マッサージをする部分に手をぴったりとつけて、軽い圧力を加えながらなでたり、さすったりする。背中など、からだの広い部分は手のひら全体を用い、せまい部分は、人さし指・中指・薬指をそろえたり、指１本だけを用いる。

首すじ

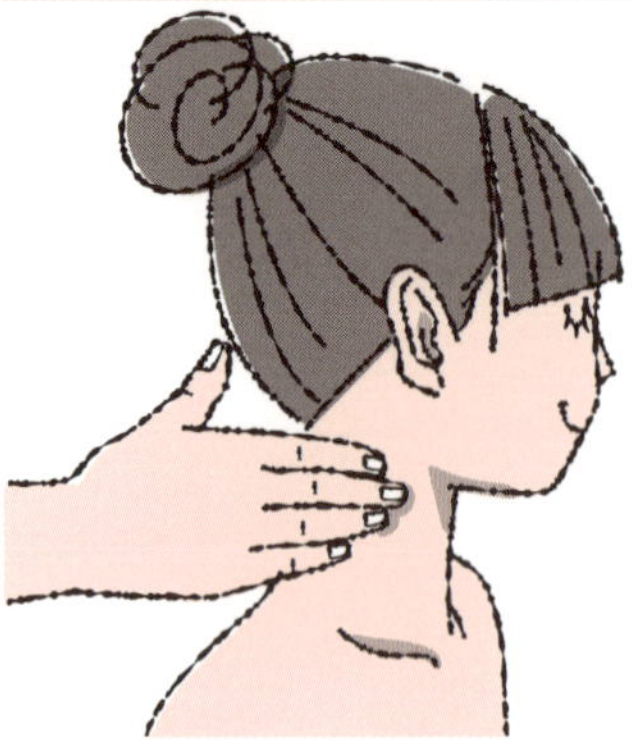

手の指をそろえ、首すじに沿ってなでる

腰

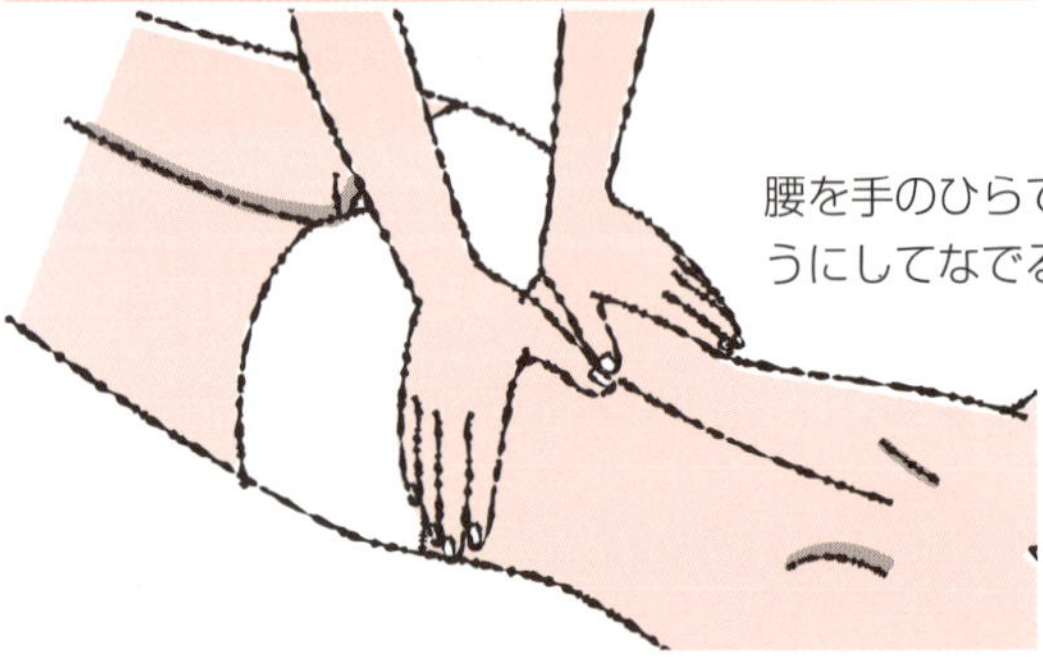

腰を手のひらで包むようにしてなでる

腕

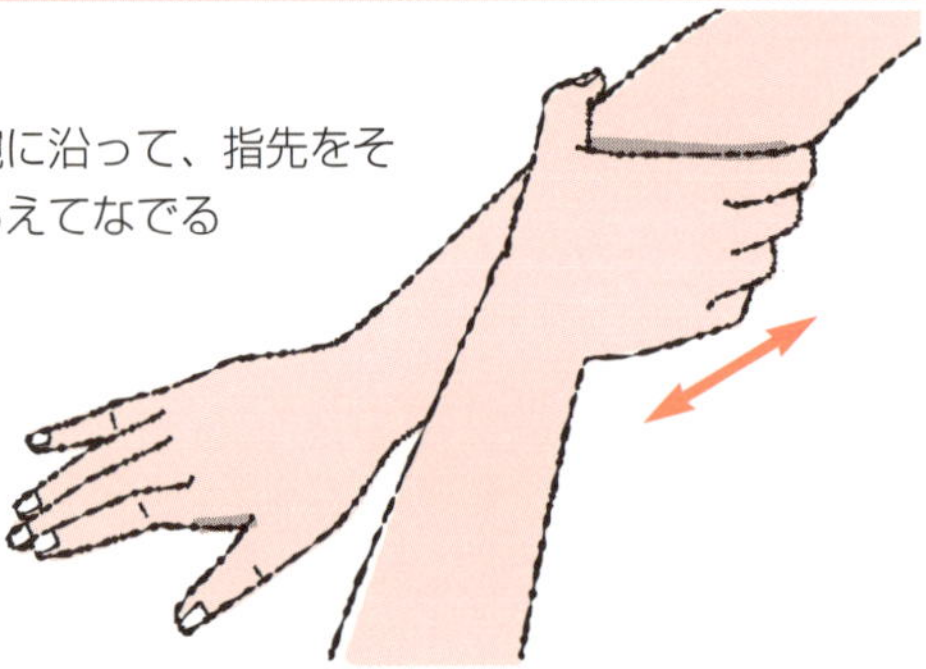

腕に沿って、指先をそろえてなでる

背中

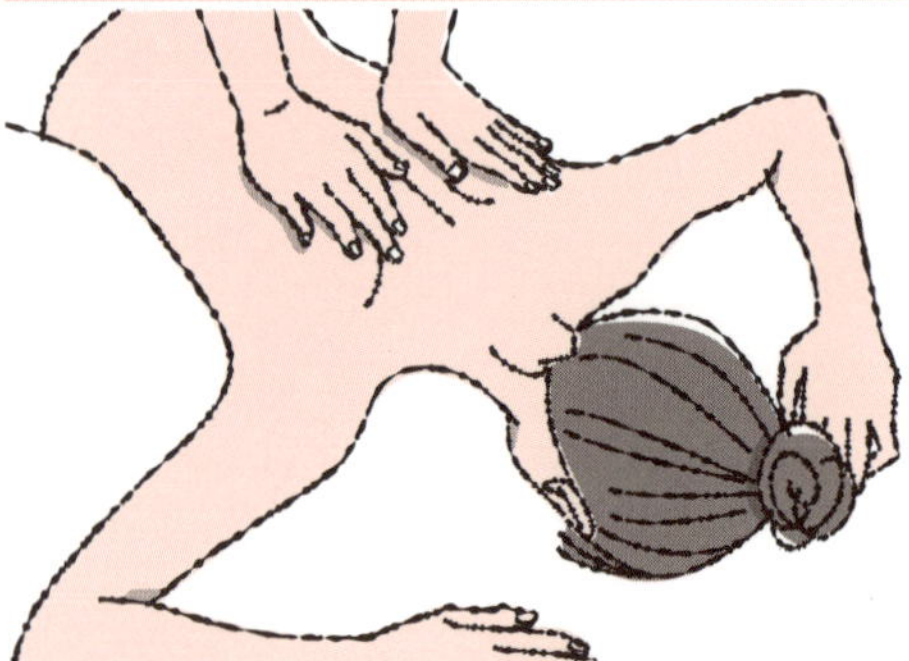

手のひら全体をぴったりとつけてなでる

もむ

　手のひら全体あるいは指の腹全体で、軽くやわらかくもむ。指先だけでもむのは、皮膚をすりむくので好ましくない。なお、ここでは主として筋肉に対して行なわれる「もむ」を取り上げ、こねるように押しもむのとは区別する。

顔

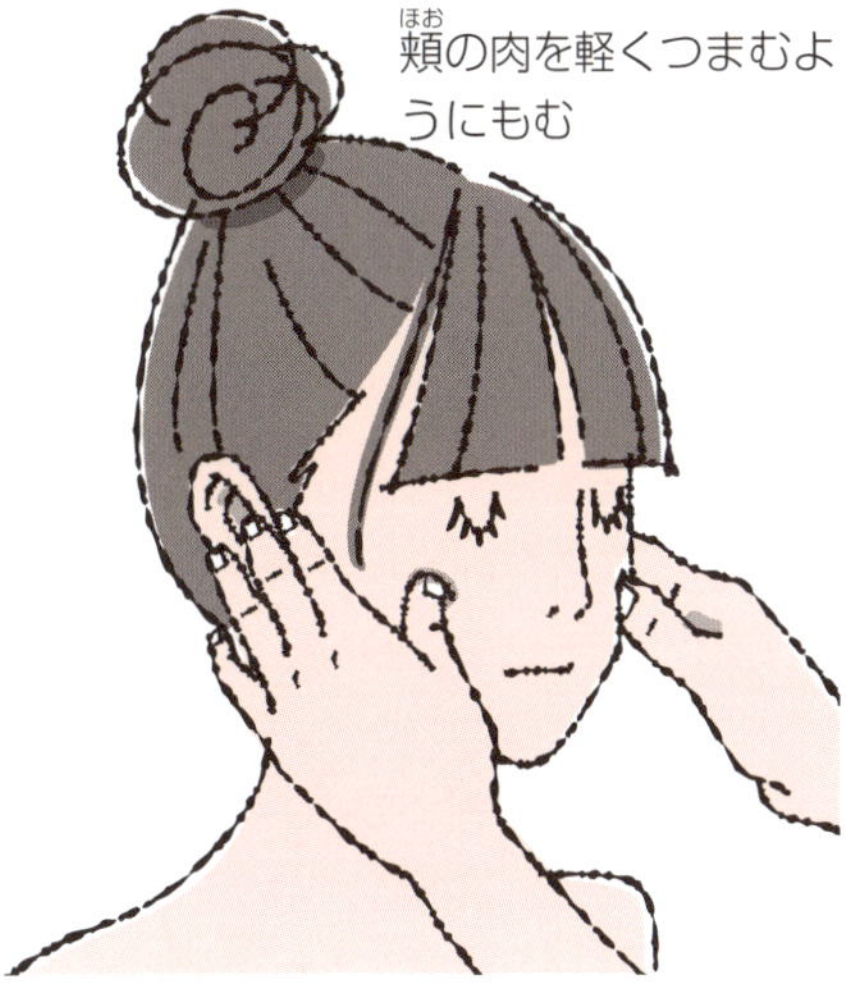

頬《ほお》の肉を軽くつまむようにもむ

腹部

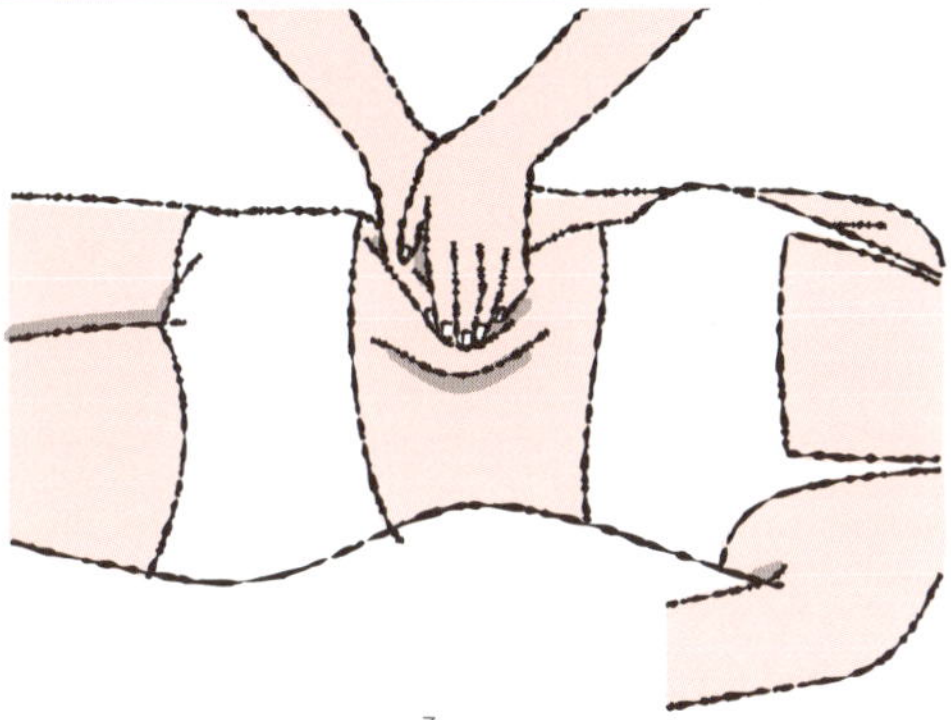

両手を合わせ、船の櫓《ろ》をこぐように移動させてもむ。内臓を圧迫しすぎないように注意

手

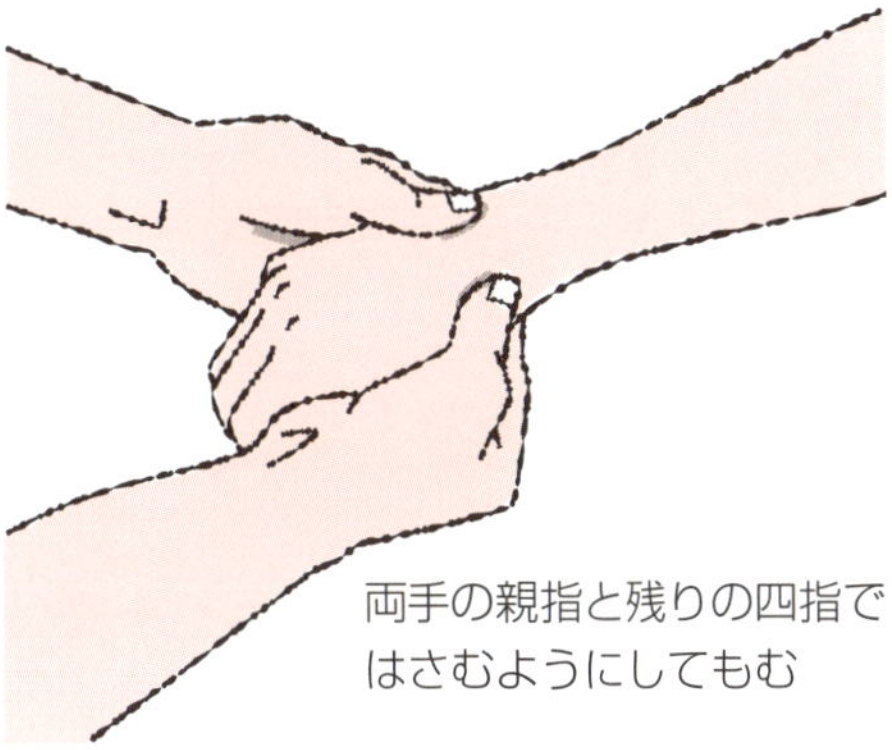

両手の親指と残りの四指ではさむようにしてもむ

肩

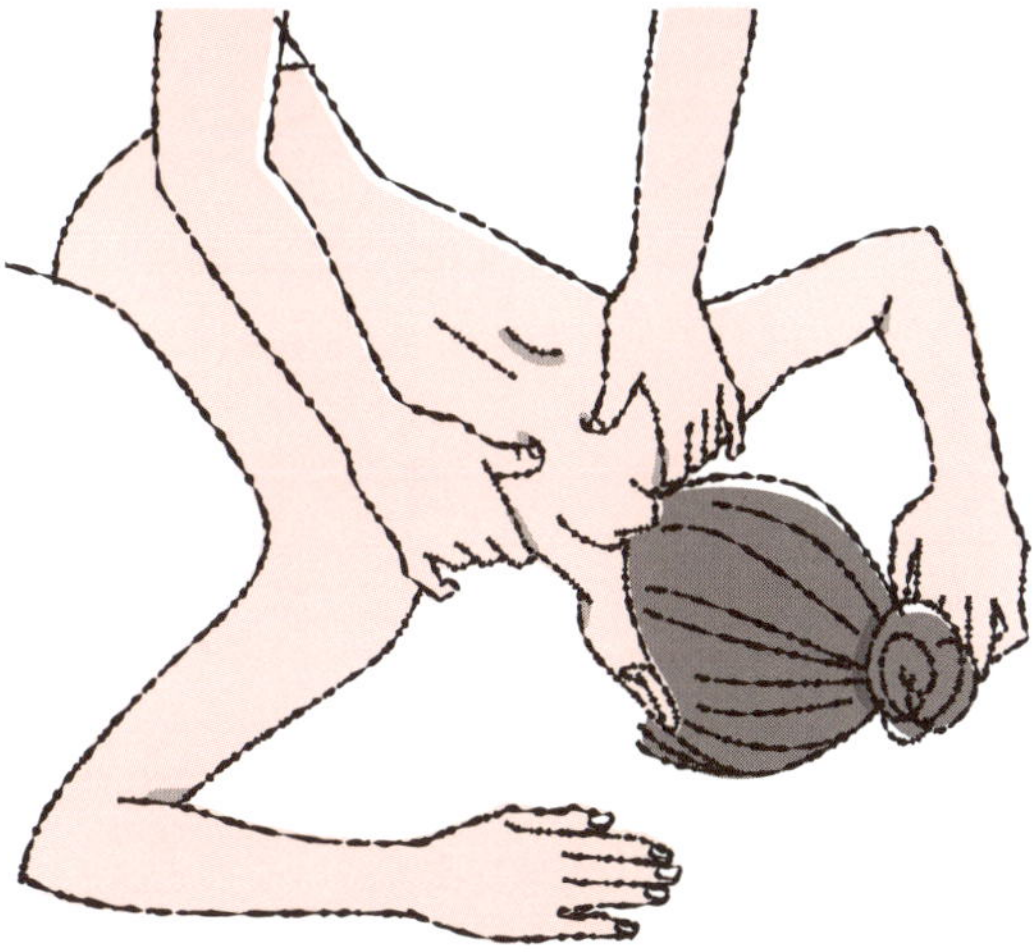

手のひらと指でつかむようにしてもむ

足

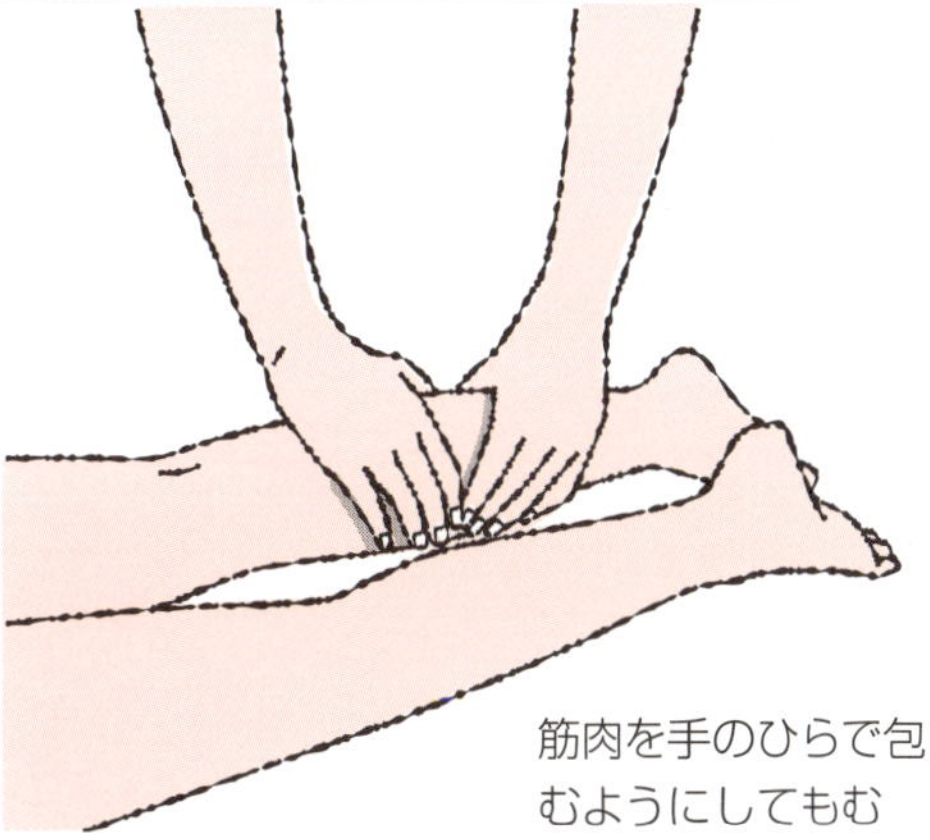

筋肉を手のひらで包むようにしてもむ

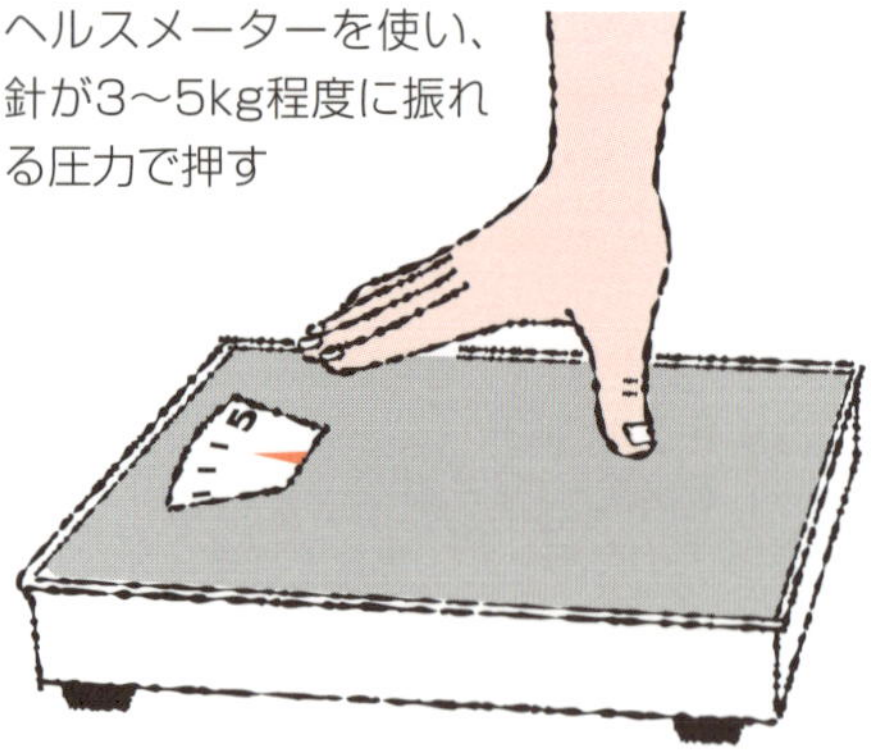

ヘルスメーターを使い、針が3〜5kg程度に振れる圧力で押す

手のひらや指で3〜5kgの圧力をかける。ヘルスメーターを使って力の入れ方を練習するのもよい方法。体重を手のひらや指先にかけて、ゆっくり力を強めるのがコツ。数秒押したらゆっくりと力を抜き、数秒休んで再び押す。くり返す回数は、患者が気持ちよく感じる程度を適度な回数とし、押す方向はいつも患者のからだの中心に向かうようにする。

胸やのど、背中のツボを押すときは、患者の呼吸に合わせて力を入れたり抜いたりするのが望ましい。

この方法はさまざまな治療で用いられ、神経や筋肉の緊張をほぐしたり、筋肉のけいれんをしずめたりするのに効果がある。

頭

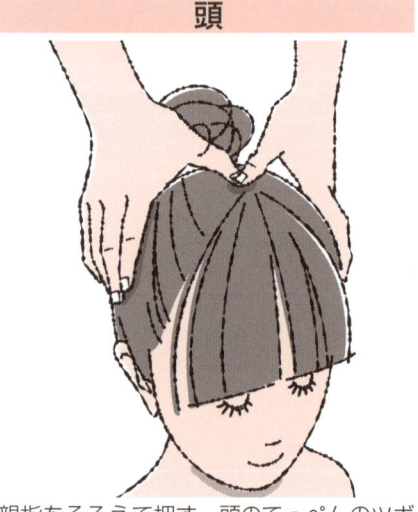

親指をそろえて押す。頭のてっぺんのツボは、まっすぐからだの芯《しん》に抜けるように押すのがコツ

顔

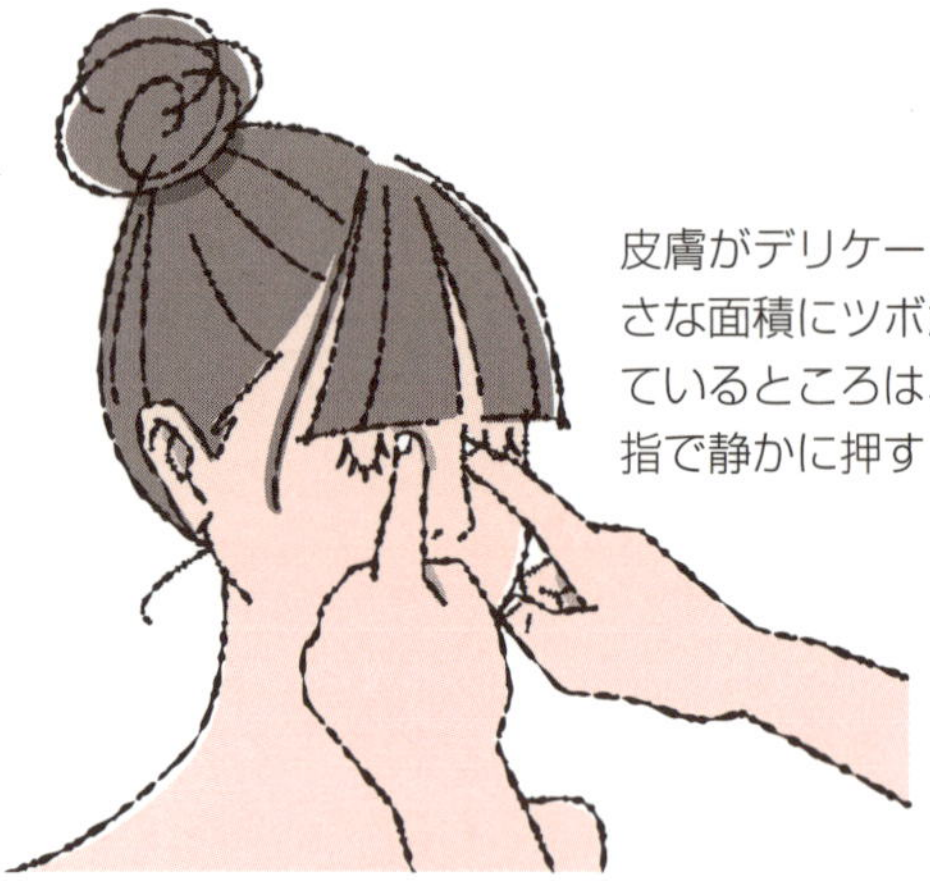

皮膚がデリケートで、小さな面積にツボが集まっているところは、人さし指で静かに押す

手

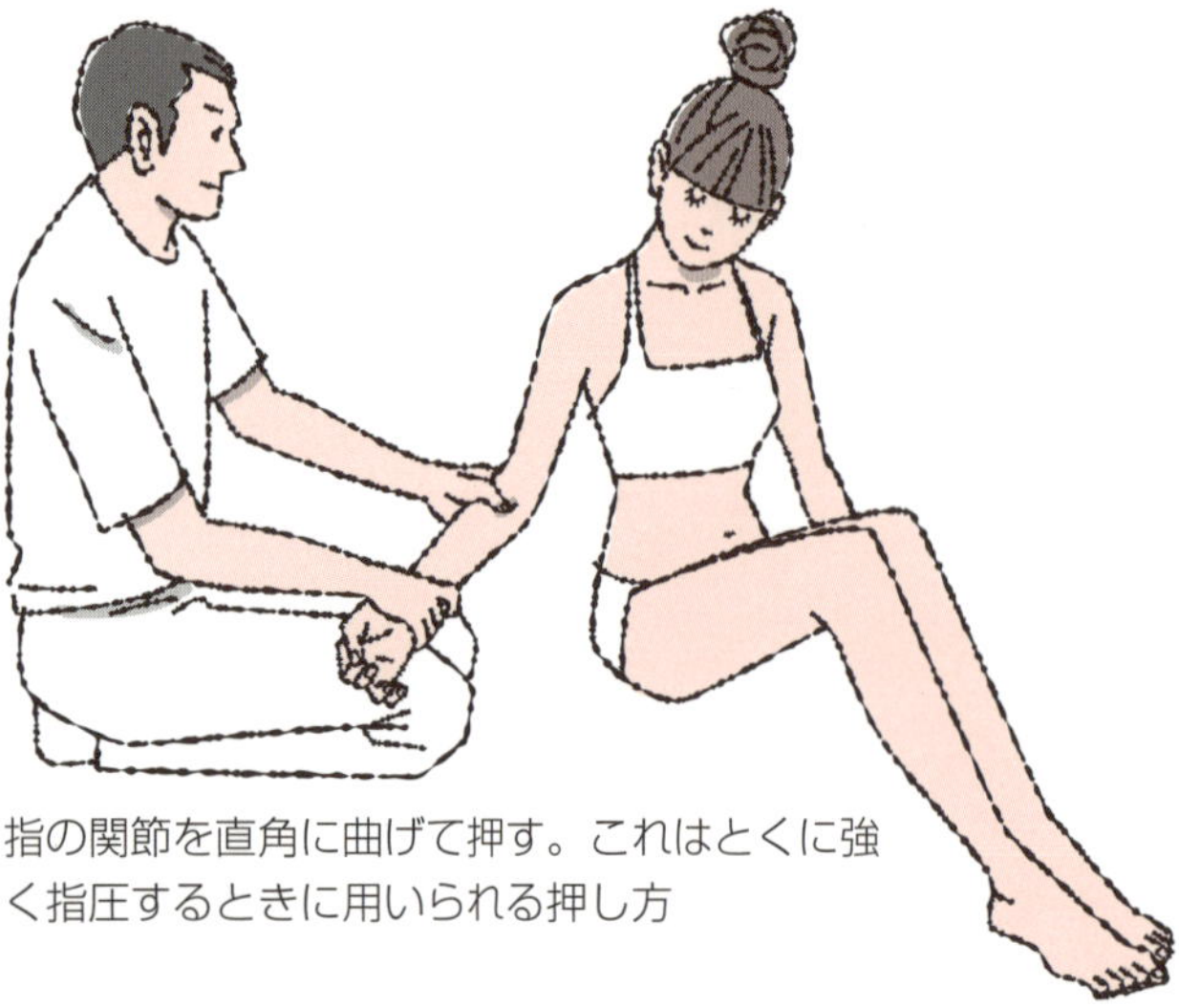

指の関節を直角に曲げて押す。これはとくに強く指圧するときに用いられる押し方

首

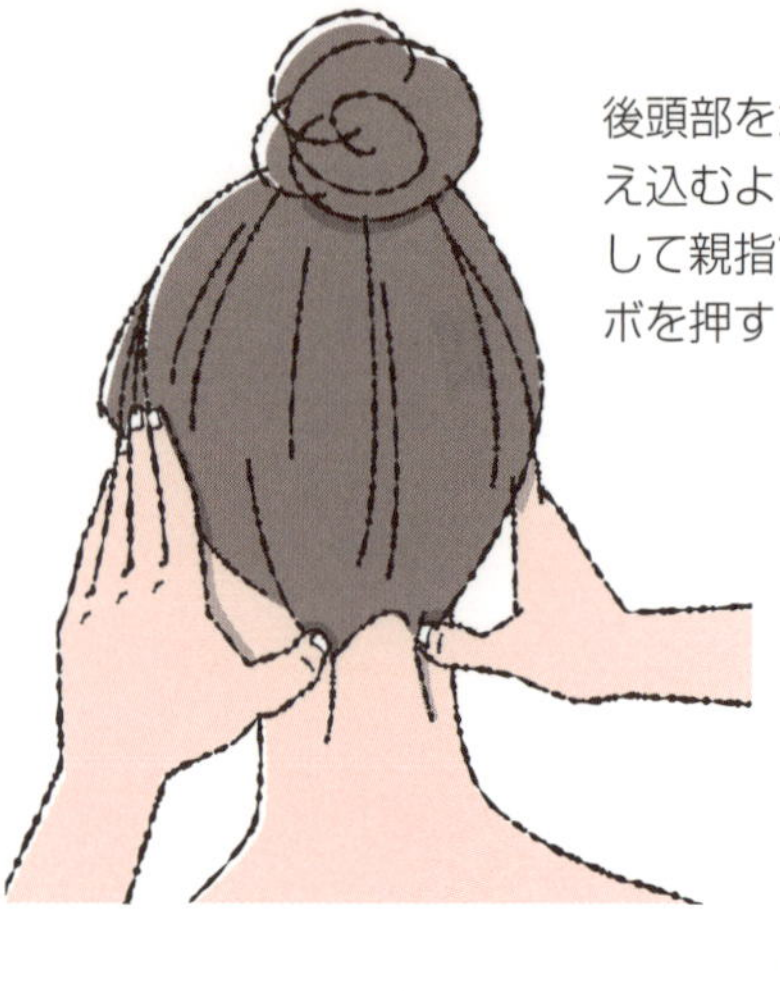

後頭部をかかえ込むようにして親指でツボを押す

胸

からだの中心線上にあるツボは、両手の指先をそろえて重ね、静かに押す。息苦しくないよう、力の入れ方に注意する。ツボの位置によっては、両手の親指を重ねて押す場合もある

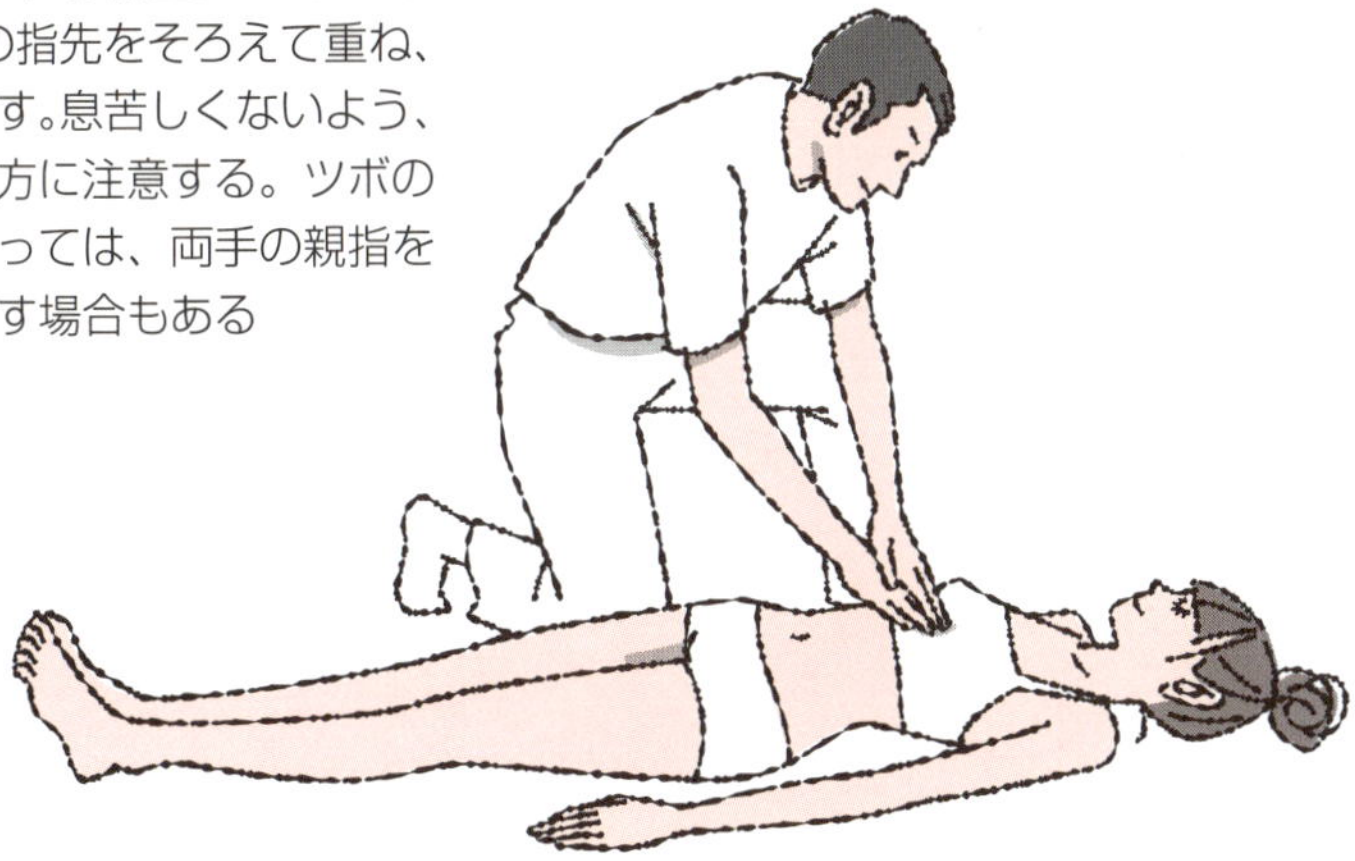

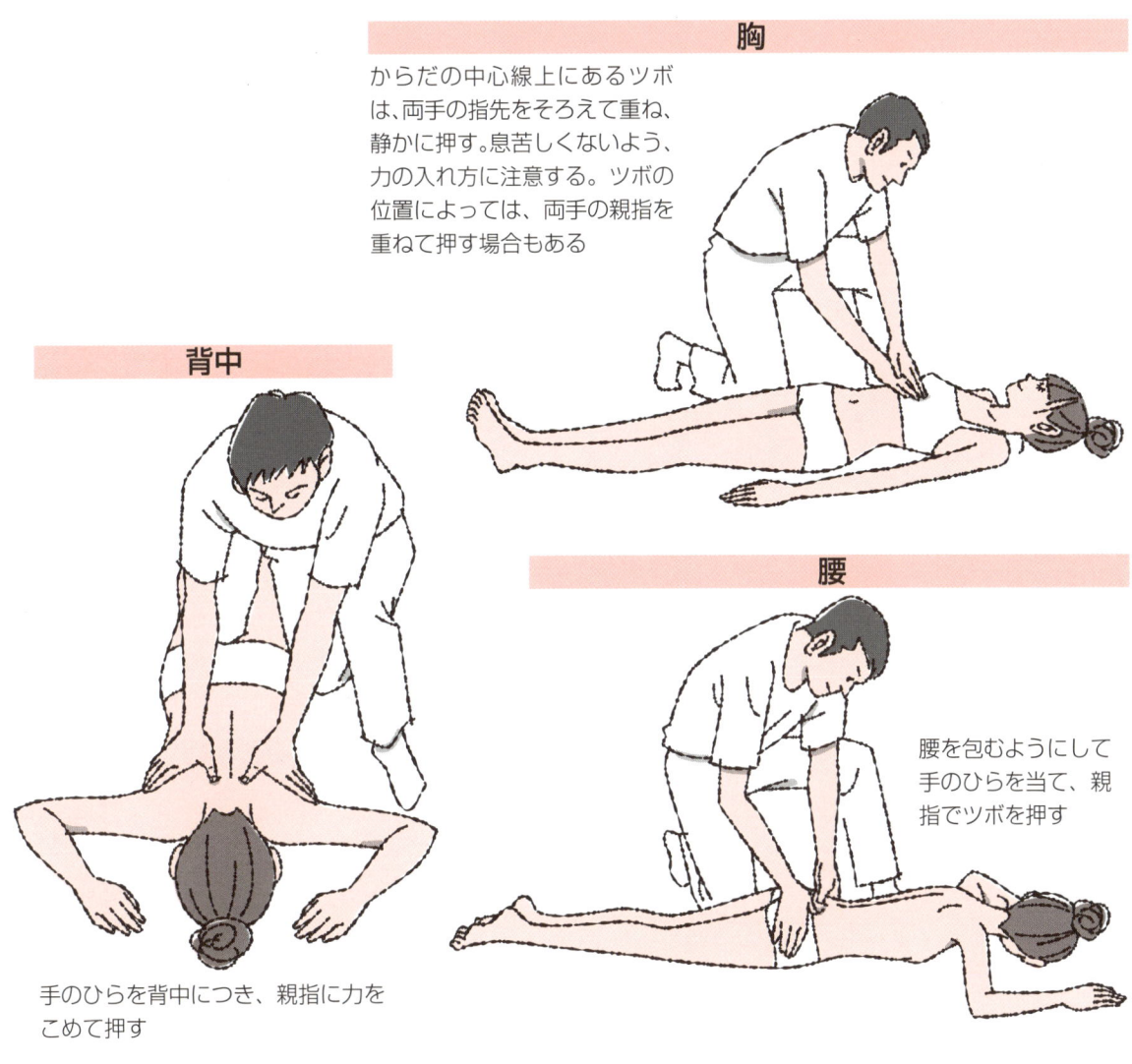

背中

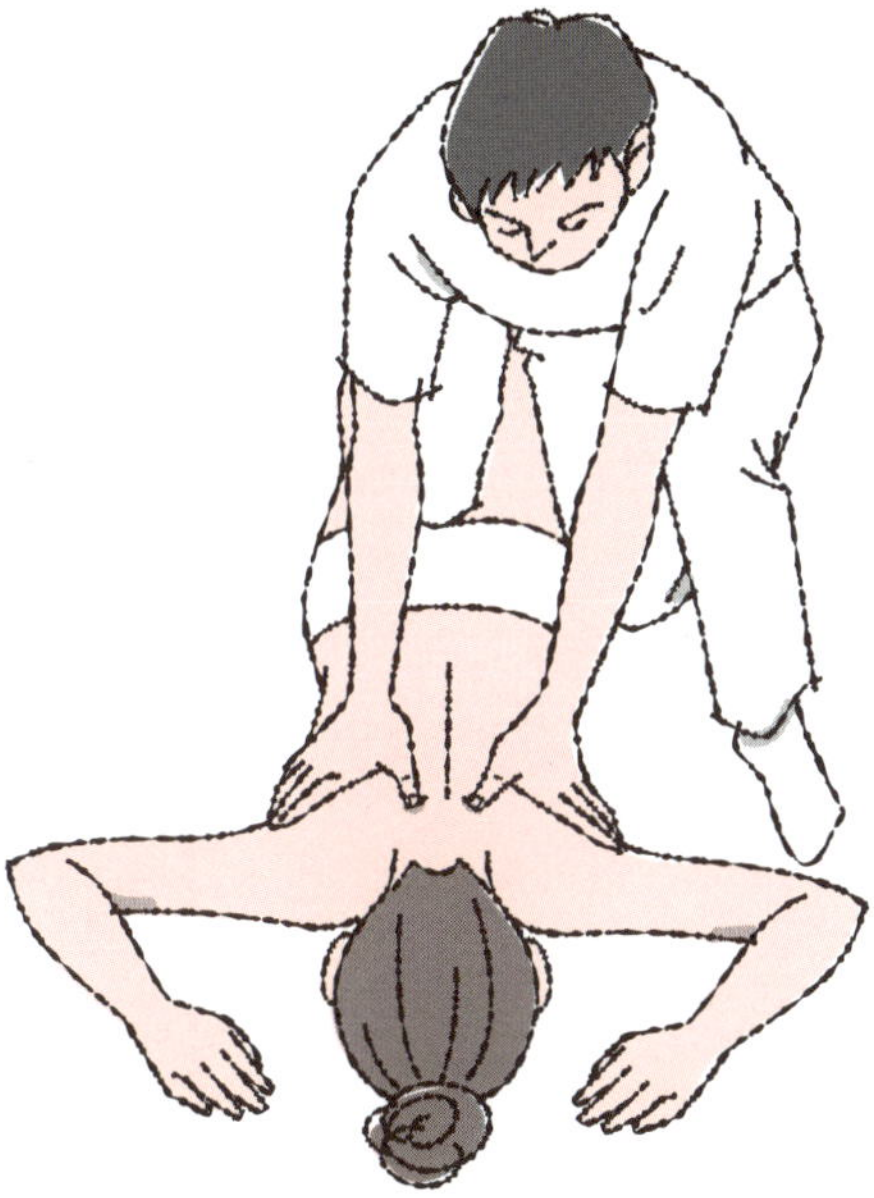

手のひらを背中につき、親指に力をこめて押す

腰

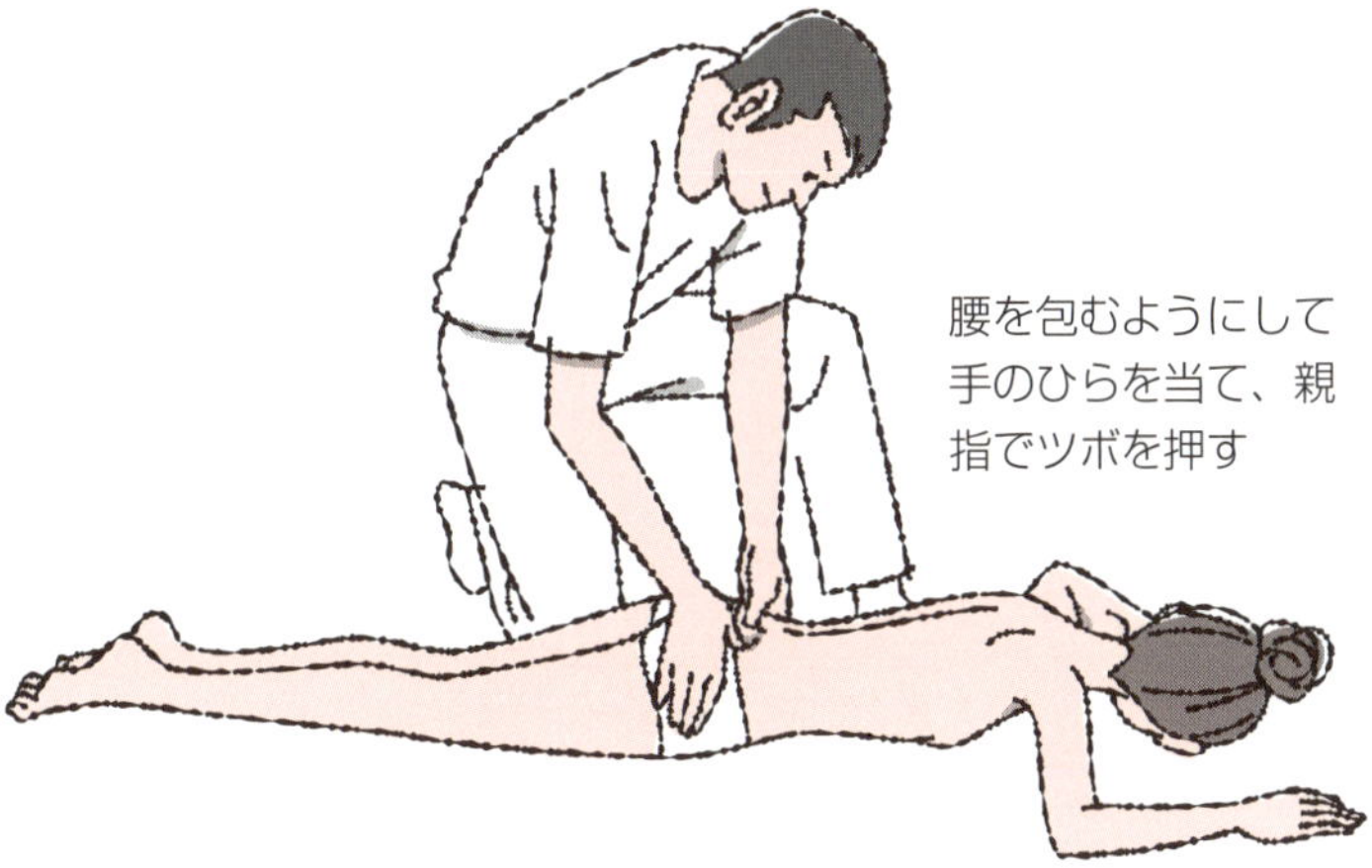

腰を包むようにして手のひらを当て、親指でツボを押す

足

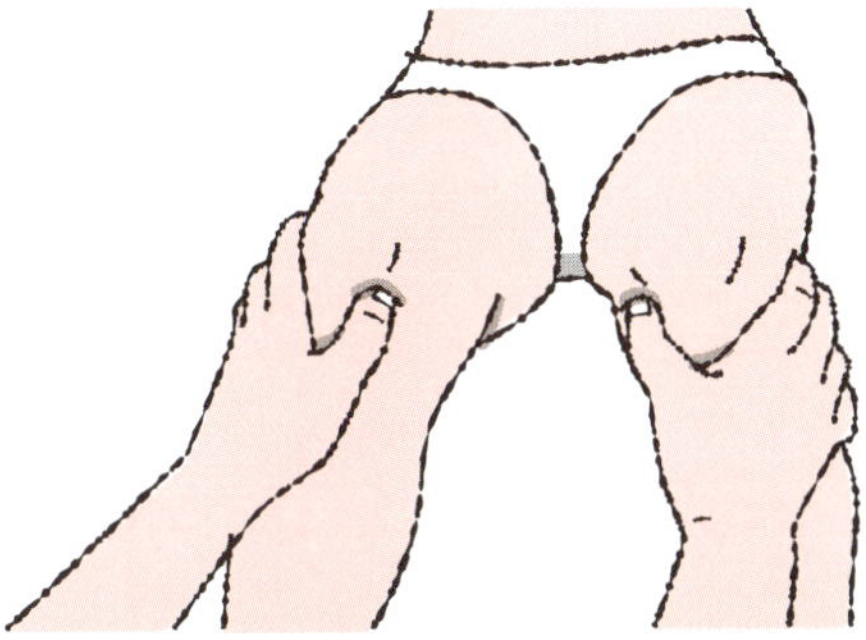

親指に力をこめて押す

腹部

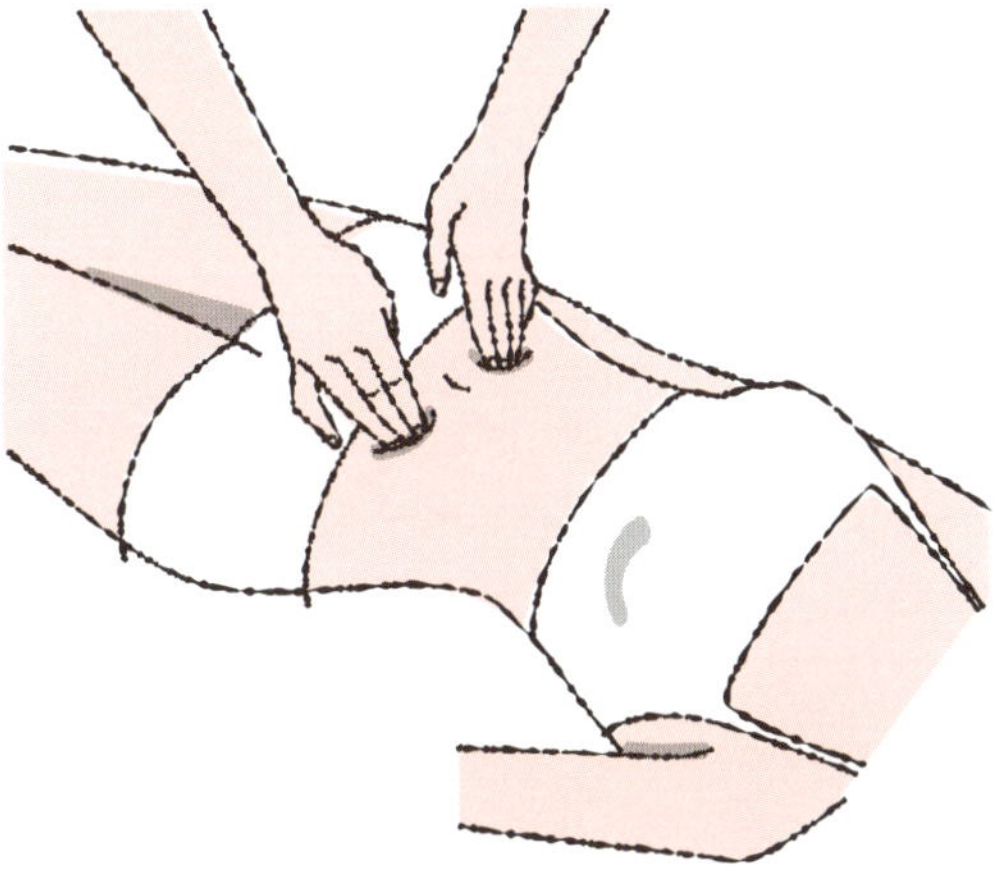

人さし指・中指・薬指をそろえて、腹部の脂肪が軽くへこむ程度に押す

たたく

片手または両手を使って、患者のからだを軽くたたく。あくまでもやさしく刺激するつもりでたたくのがコツ。手首をやわらかくはずませて、リズミカルにたたくとよい。軽く速くたたくと神経や筋肉の興奮性が高まり、強めにゆっくりたたくと神経や筋肉への鎮静作用がある。

ただし、力の入れすぎや長時間の連打、頭にひびくような強いたたき方は、絶対にしてはいけない。顔やのど、胸、腹部などには、この方法は用いない。

背中

親指を外に出してゆるくこぶしをつくり、両手で交互にリズミカルにたたく。頭や顔、のど、胸、腹部を除くすべての部位に用いてよい

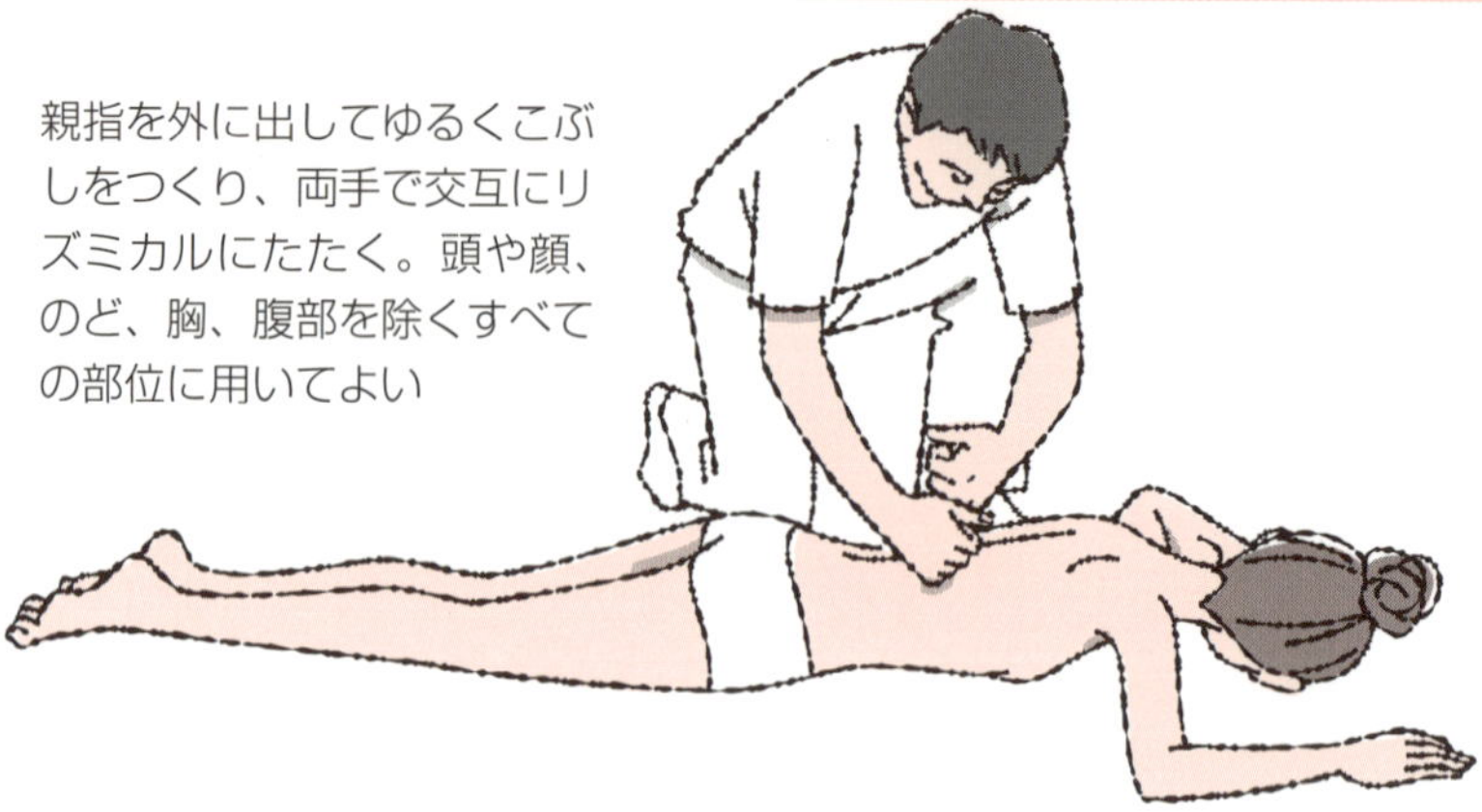

両手のひらを合わせ、軽くリズミカルにたたく。頭、背中、腰、殿部《でんぶ》、太ももなどの治療に用いるとよい

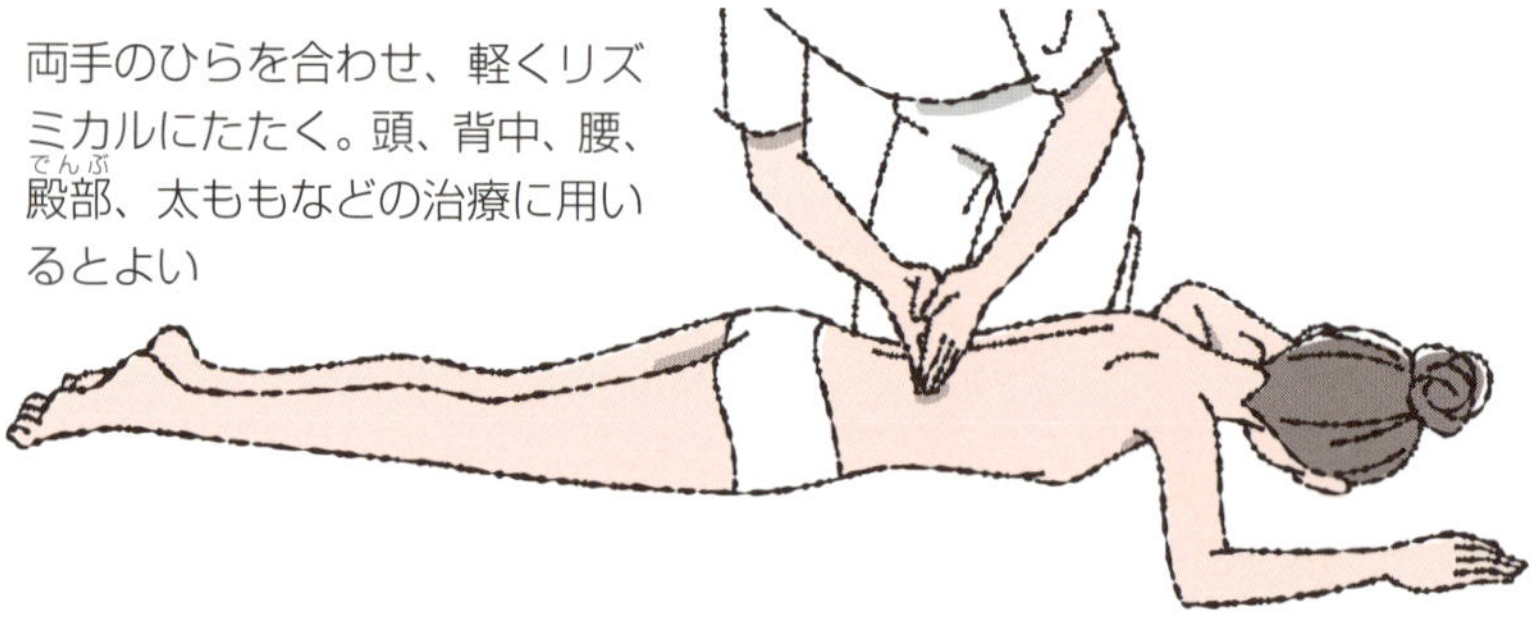

肩

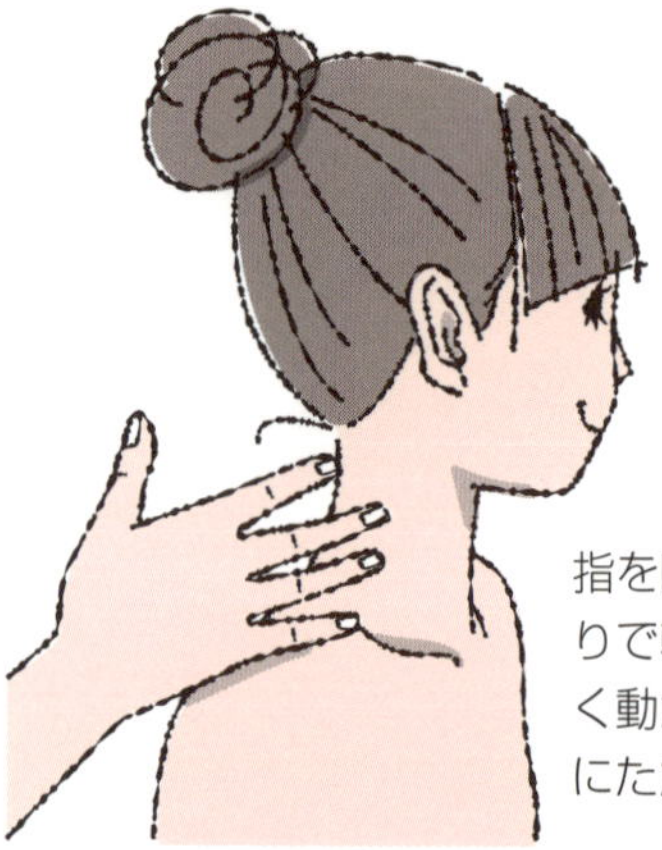

指を開き、手のひらの小指側のへりで軽くたたく。手首をやわらかく動かし、左右交互にリズミカルにたたく

ふるわせる

手のひらや指をからだに当てて、軽く圧力をかけながらふるわせ、細かいリズミカルな振動を与える。このような振動は、細い神経や指先などの小さな筋肉の機能を高めるので、筋肉の衰えからまひやしびれが起こったときに用いると効果的。

腕

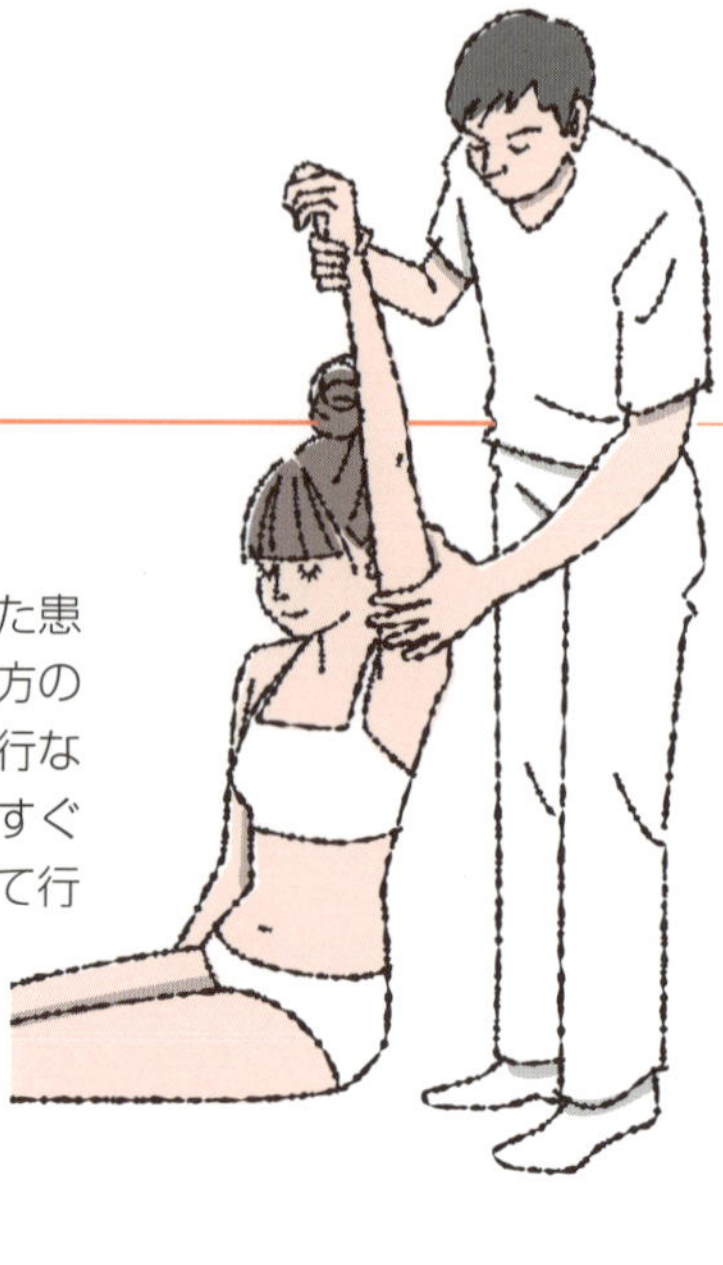

一方の手で、まっすぐ伸ばした患者の腕の手首を持ち、もう一方の手で筋肉をふるわせる。足に行なうときは患者を寝かせ、まっすぐに伸ばした足の、足首を持って行なう

こねる

「押す」に加えて用いることが多い方法。指の腹でツボを押したとき、じんわりと刺激が行き渡るように、指の腹で小さな円を描くようにこねるのがコツ。「もみ押す」といった感覚で行なうとよい。

　手足に刺激を浸透させたいときや、筋肉のこりをほぐしたいときなどに、よく用いられる。

顔

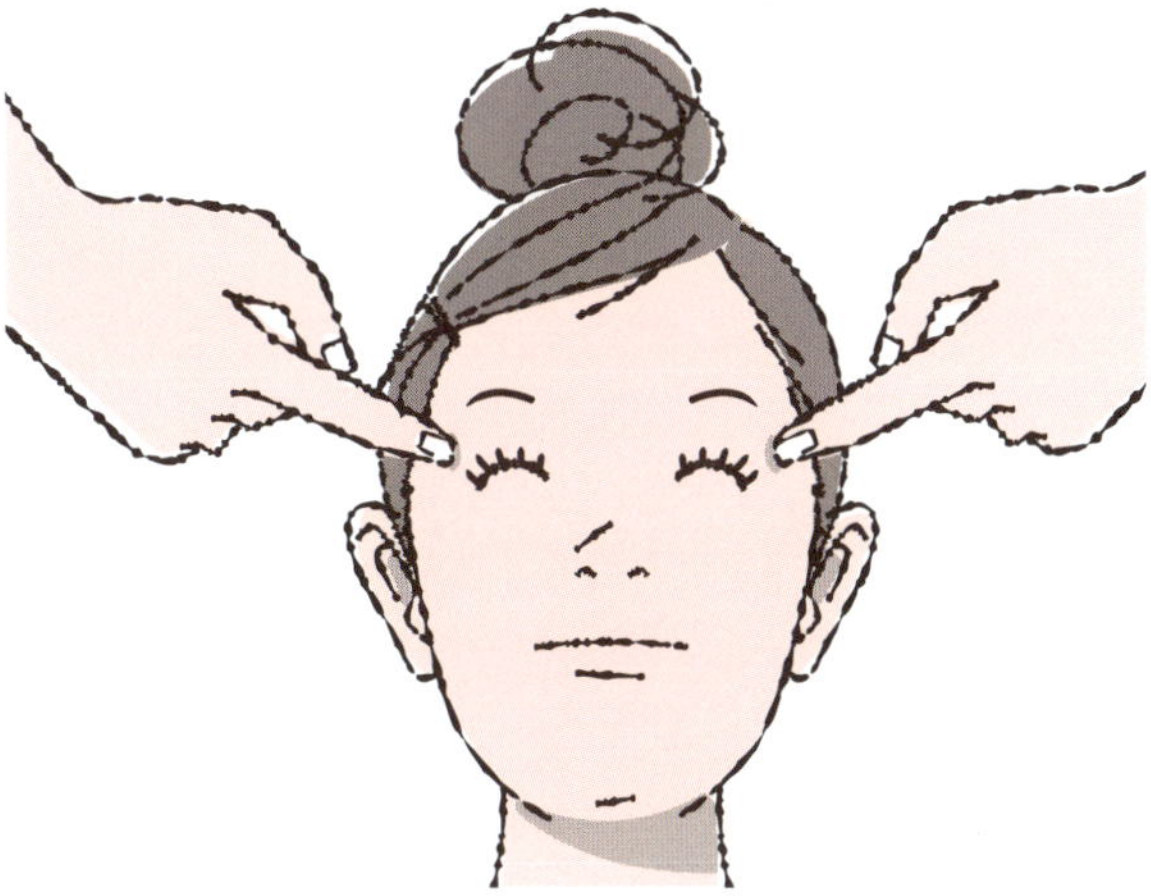

ツボの位置に押し当てた指で、小さな円を描くようにクルクルとこねる

手

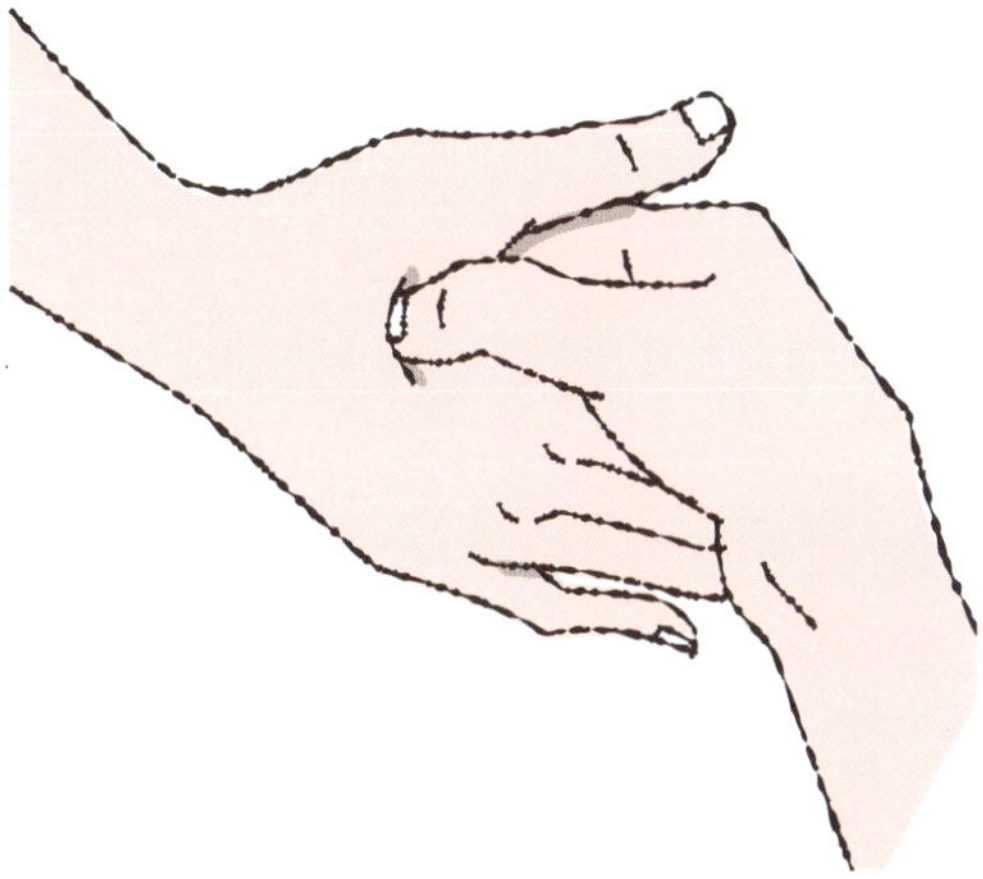

親指の関節を曲げてしっかりツボに押し当て、指先をクルクル回すようにする

首

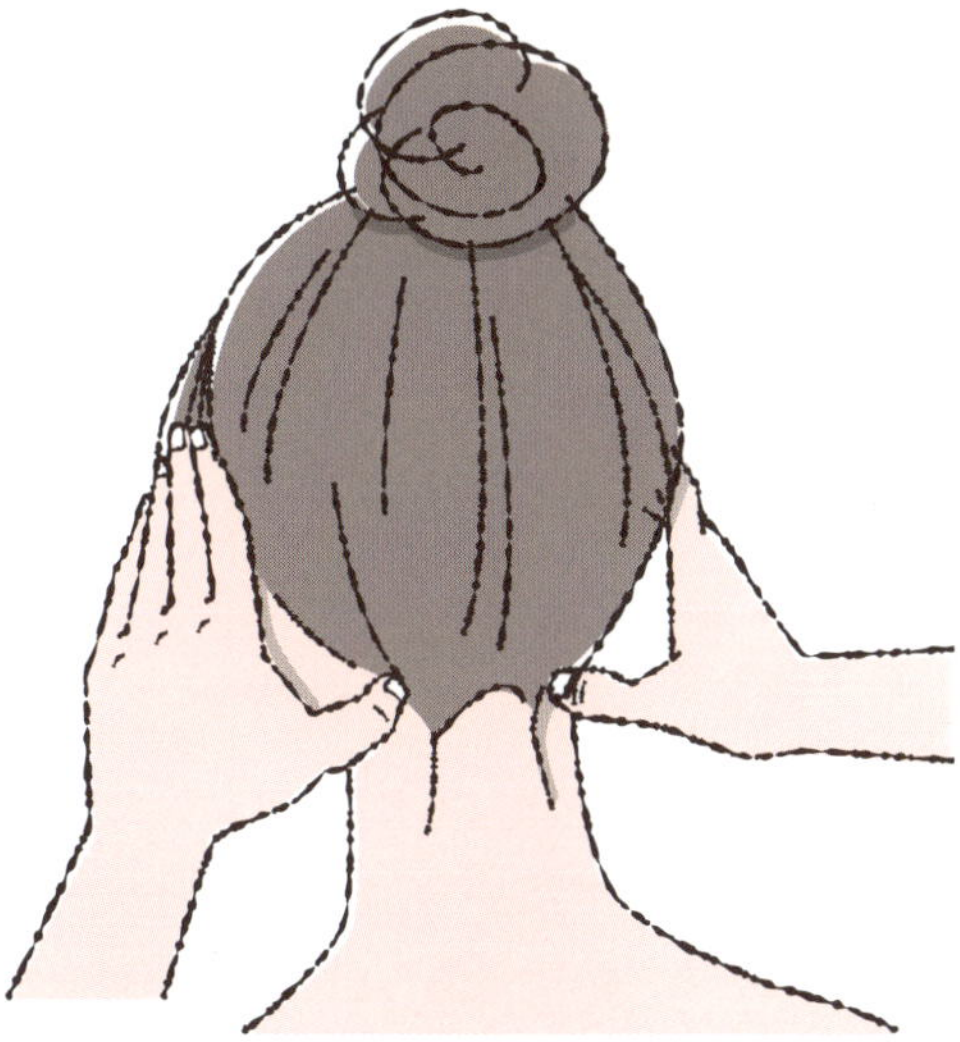

頭を手のひらで抱え込むようにして、親指の腹でツボをこねるように押す

足

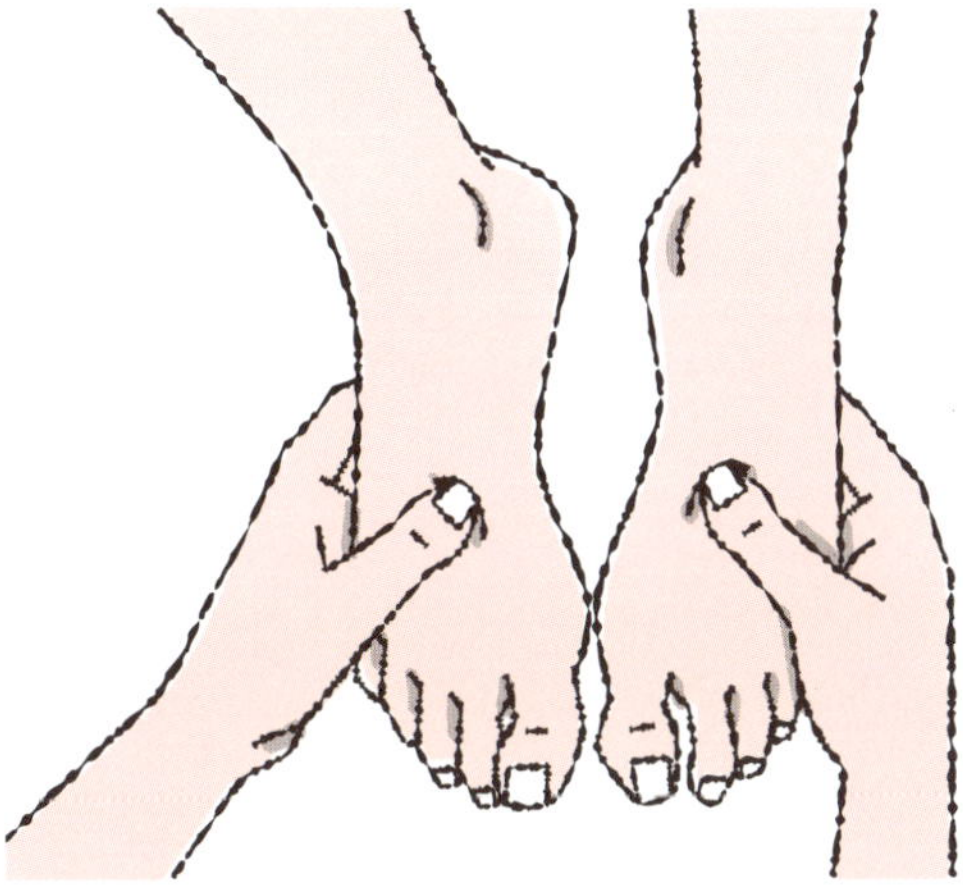

じんわりとした刺激を加えたいときは親指でこねるように押す

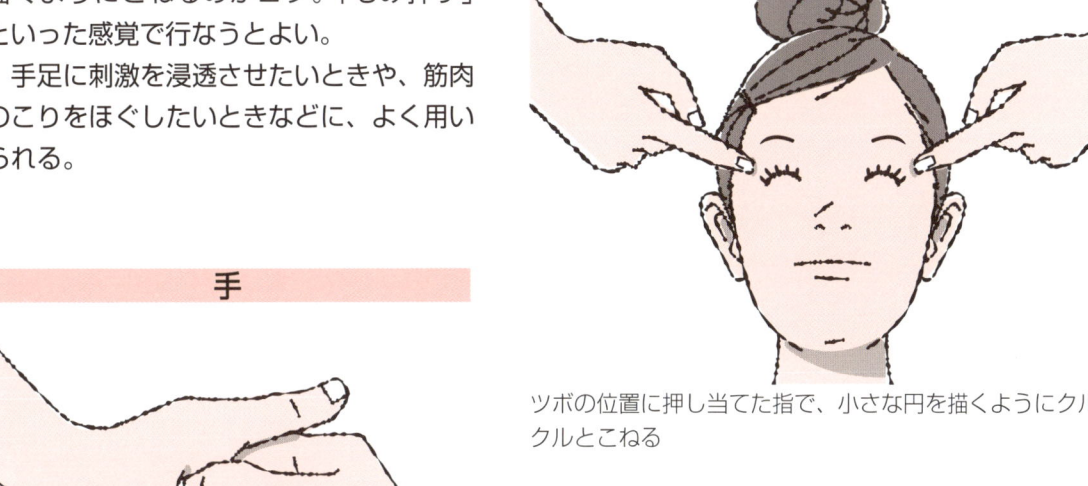

一人でできるツボ療法

ツボ療法は、患者が一人で行なうと無理な体勢になることがあるので、治療者が協力して行なうのが基本です。しかし、治療する部位によっては患者が一人で無理せず行なえるものもあります。たとえば、首や肩のこり、手・足・腰の痛みやだるさなどがあるとき、椅子に腰かけるなどの工夫をすれば、一人でも楽な姿勢で無理なくツボ療法を行なうことができます。「一人でできるツボ療法」は、ちょっとした気分転換をしたいときや、軽い疲れを感じたときなどにも取り入れると、心身をリフレッシュさせる効果を発揮します。

頭・首

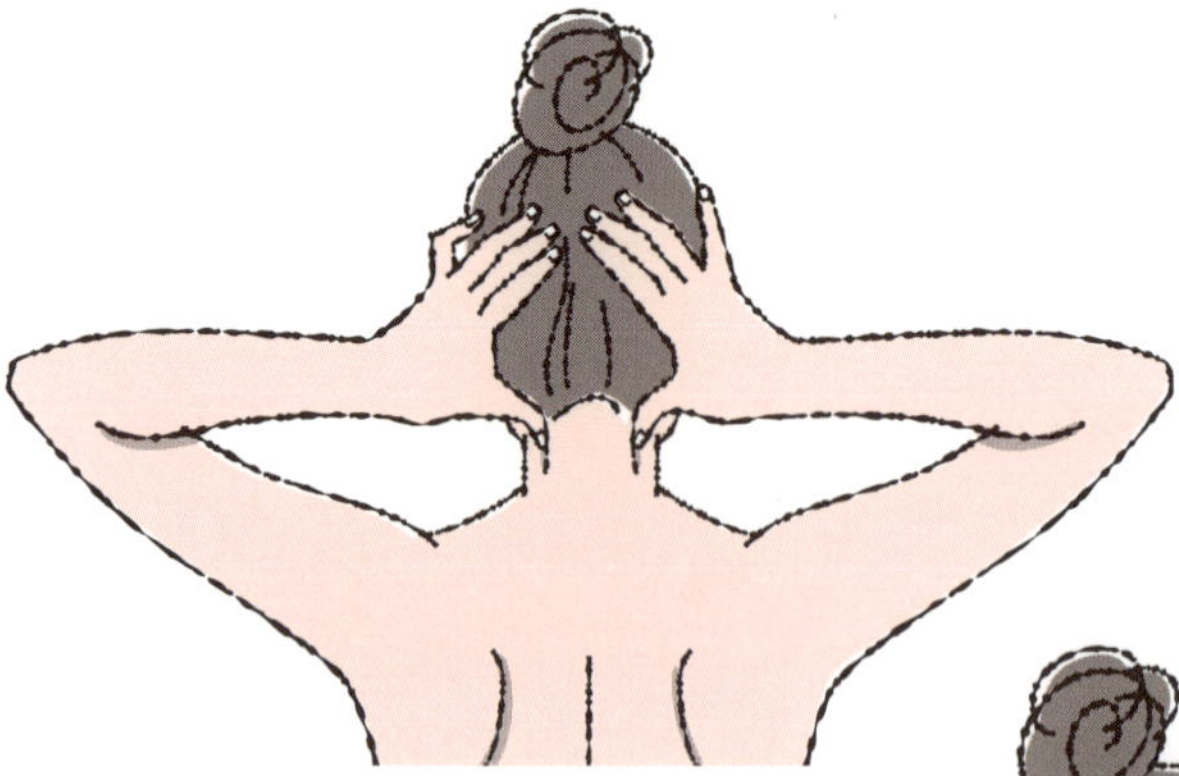

天柱《てんちゅう》・風池《ふうち》・風府《ふうふ》など、後頭部や首の後ろのツボを指圧するときは、ひじを左右に張り出して、両手で頭をかかえるようにして親指でツボを押す

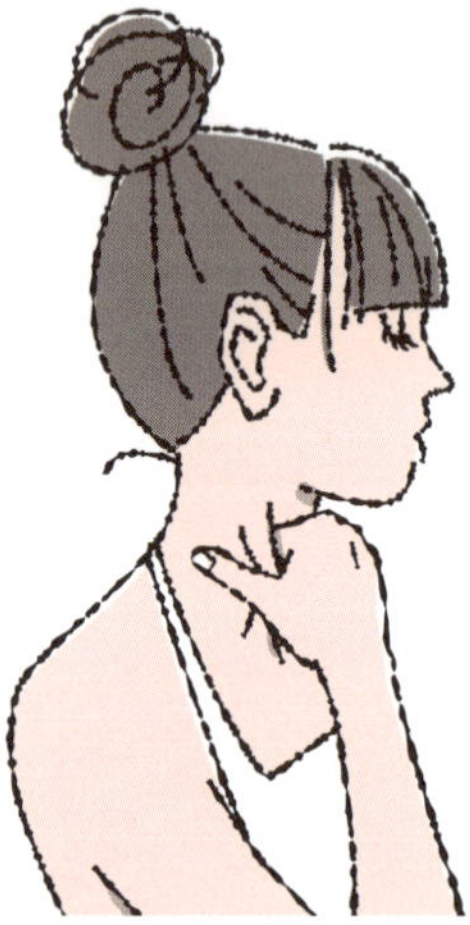

のどの調子が悪いときや、首すじがこわばっているときは、横首からのどもとへ続く筋肉（胸鎖乳突筋《きょうさにゆうとつきん》）を軽くつまんで刺激する。この筋肉の前のへりには水突《すいとつ》、後ろのへりには天鼎《てんてい》など、ツボがいくつかある

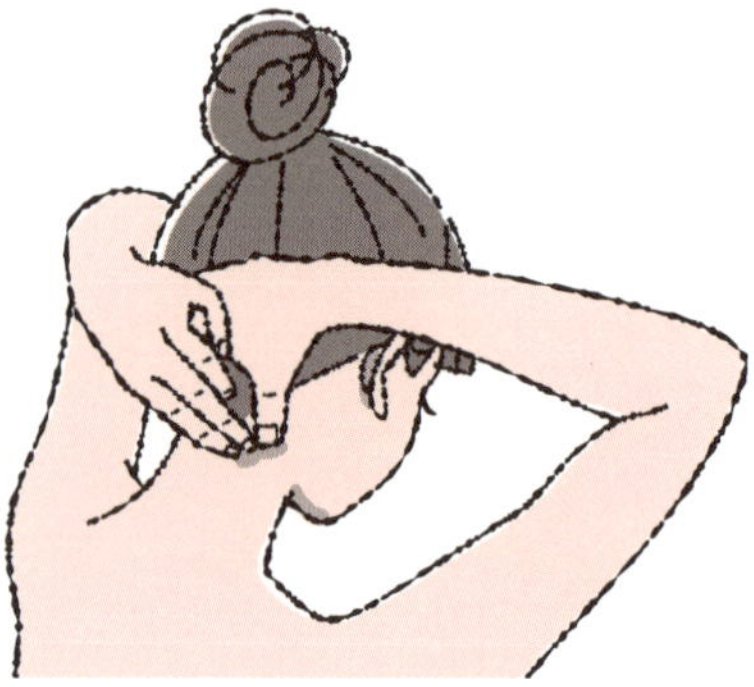

うなじがこったときは、首の後ろの2本の太い筋肉（僧帽筋《そうぼうきん》）をつまむようにしてもむ。この位置には天柱《てんちゅう》というツボがある

顔

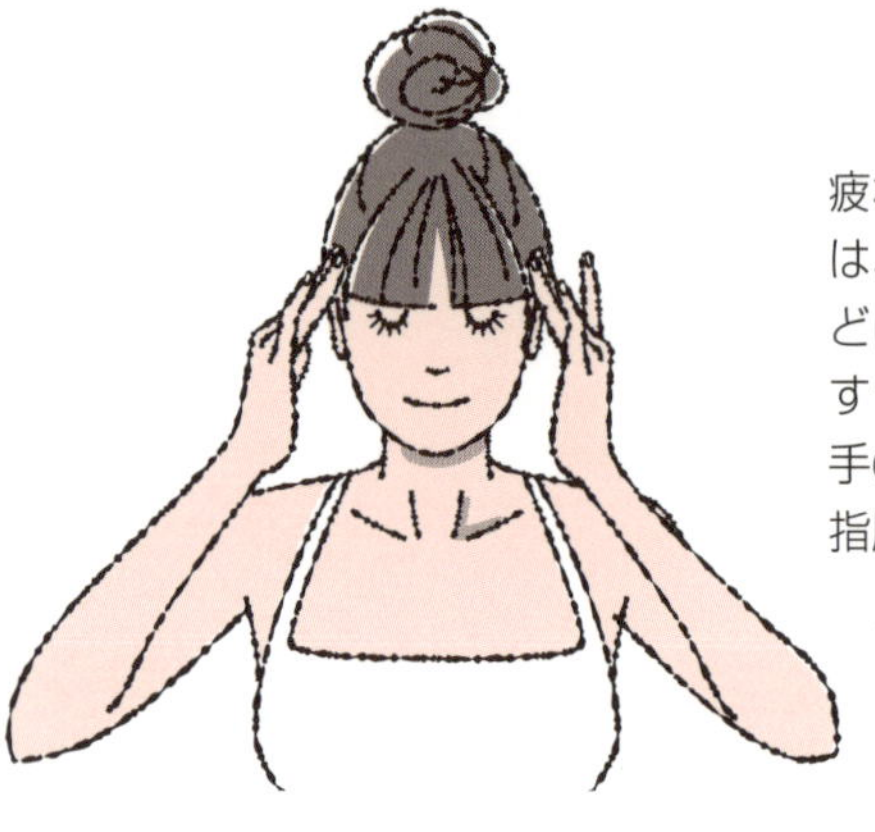

疲れ目やまぶたのけいれんなどは、こめかみや目の周辺、頬《ほお》などに集中したツボを刺激するとすっきりする。顔のツボは、両手の指を用いて無理なく１人で指圧できる

肩

一方の手で肩を包むようにして指先に軽く力をこめ、もう一方の手で肩を包んでいる手のひじを上下に動かす。てこの作用で、肩に触れている指先をあまり強く押しつけなくても、楽に刺激が集中する

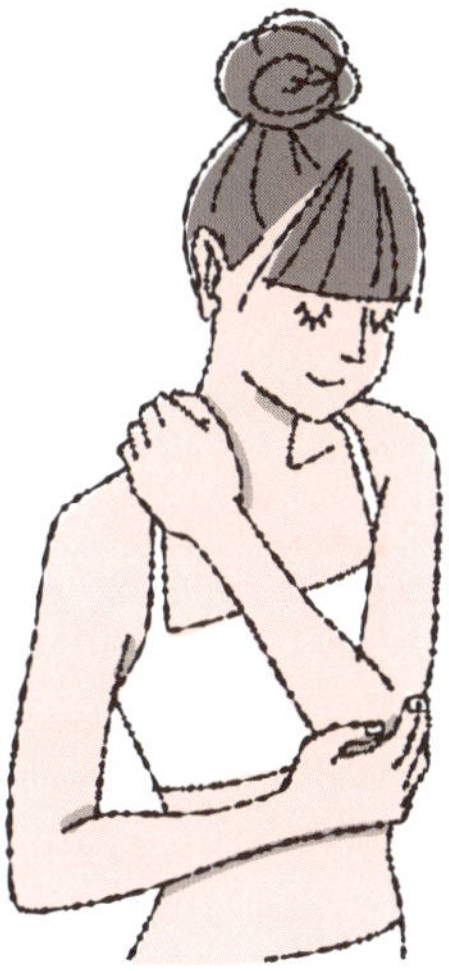

胸・腹部

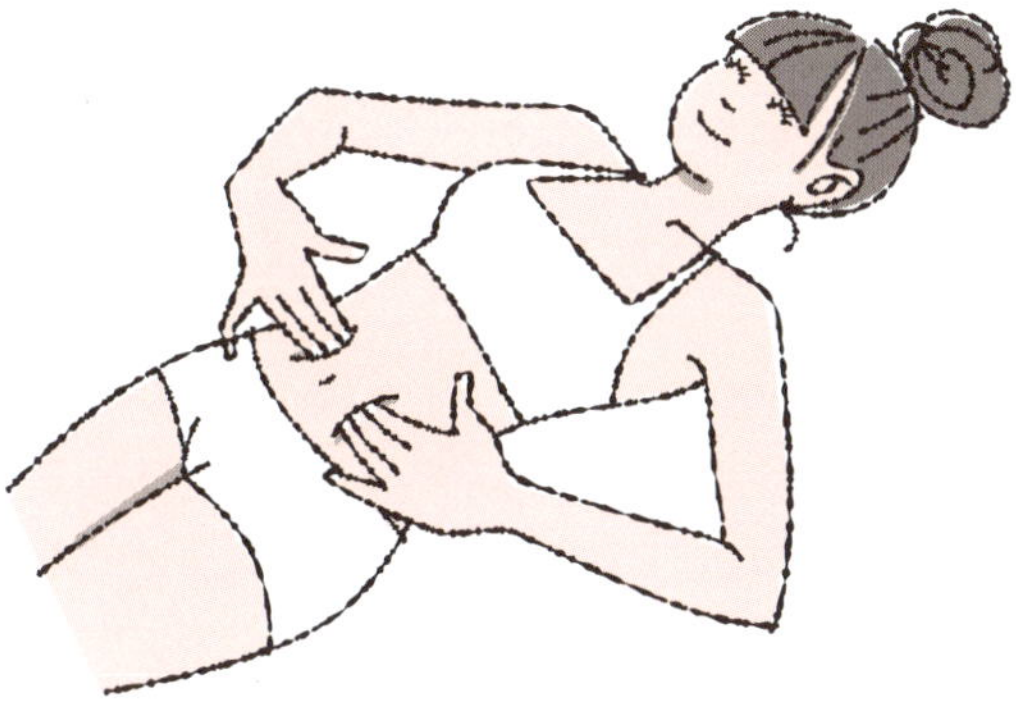

あお向けに寝て腹部の脂肪が軽くへこむ程度に指圧する。このとき人さし指・中指・薬指を軽くそろえると、力の加減がしやすい。ゆっくりと呼吸に合わせて、苦しくならないように注意し、からだの中心線上のツボは、両手の指をそろえて重ねて軽く指圧する

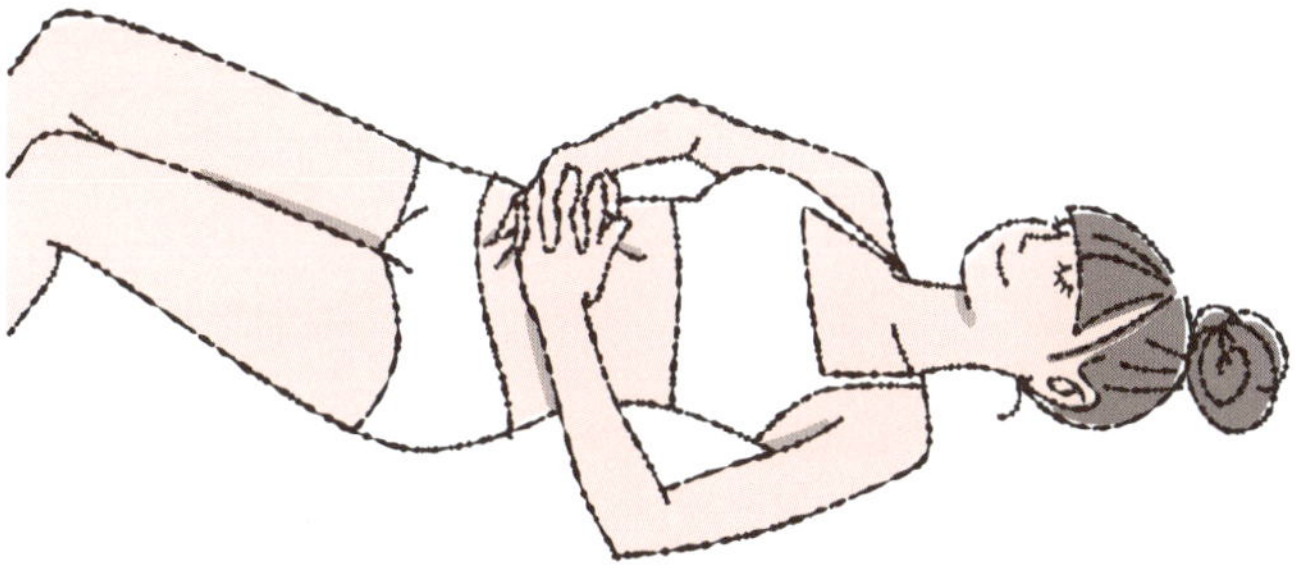

おなかの脂肪をとるマッサージや、下痢・便秘・消化不良を改善するマッサージは、1人であお向けに寝て行なう。指をそろえておへそのまわりをなでたり、両手の指を組んでもむとよい。両手の指を組んだときは、軽く櫓《ろ》をこぐようにして手を前後左右に動かす

手

楽に座った状態で、肩から指先までいろいろなツボを指圧する。押してズーンとひびく痛みを感じるところや、気持ちよく感じるところを探すとよい

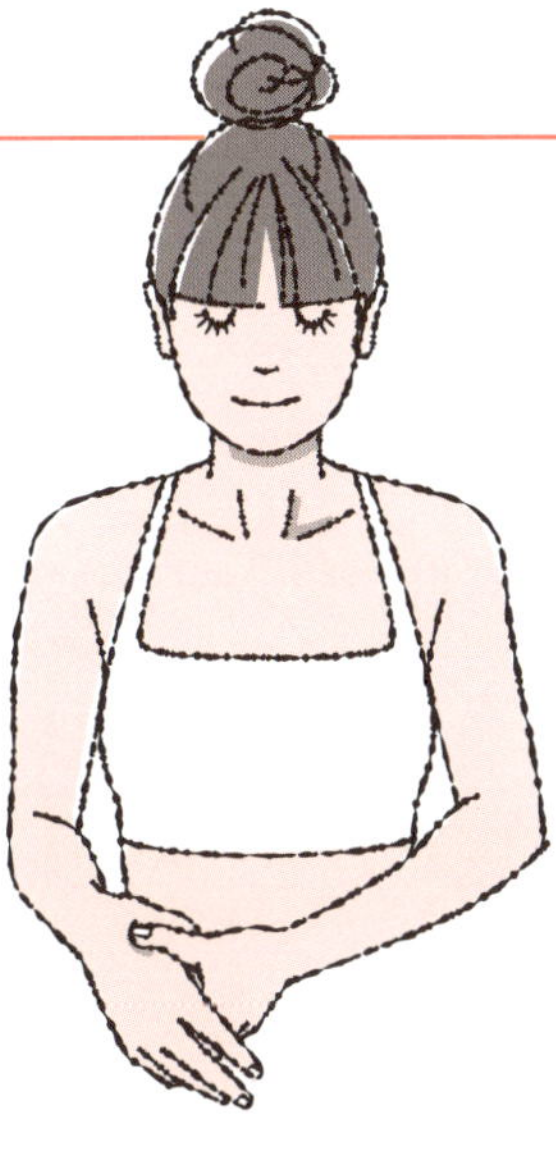

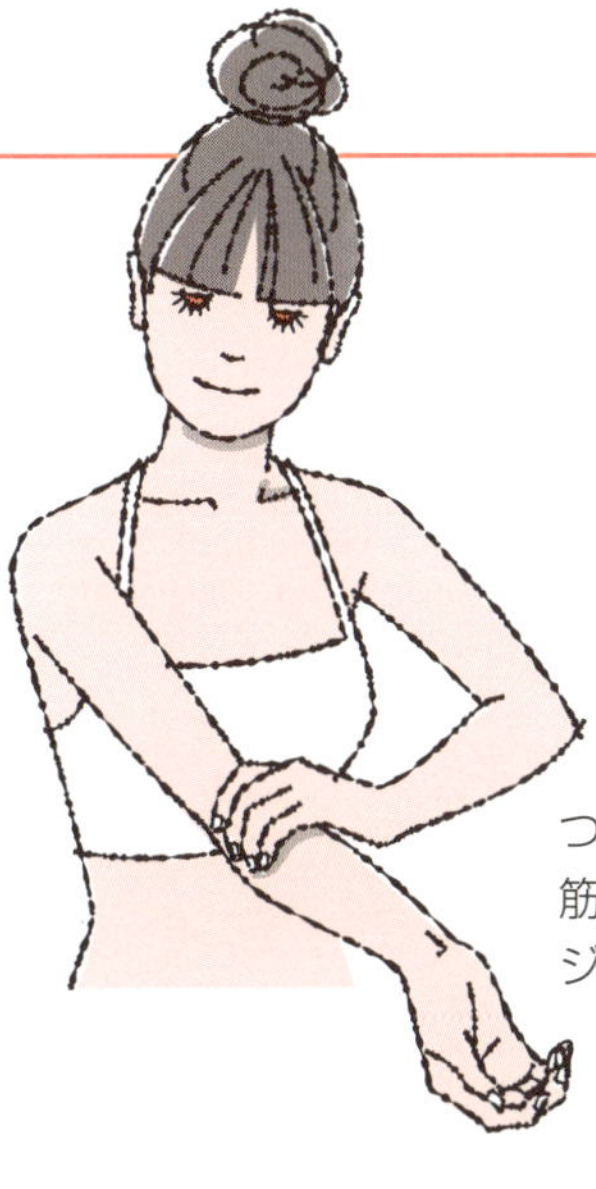

つかむようにして、筋肉を軽くマッサージしてもよい

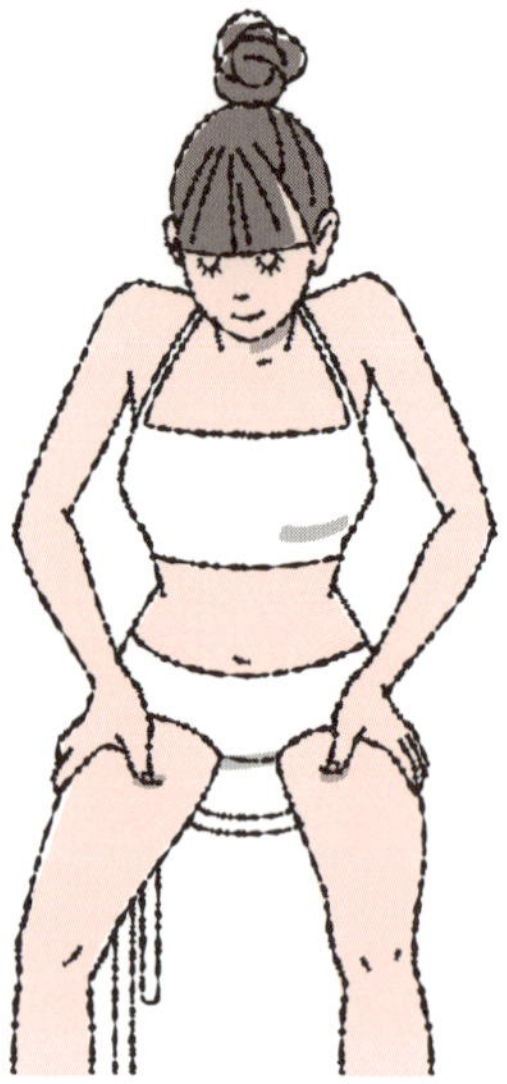

ふくらはぎやすねの周辺の指圧は、少しかがんで親指に力をこめる

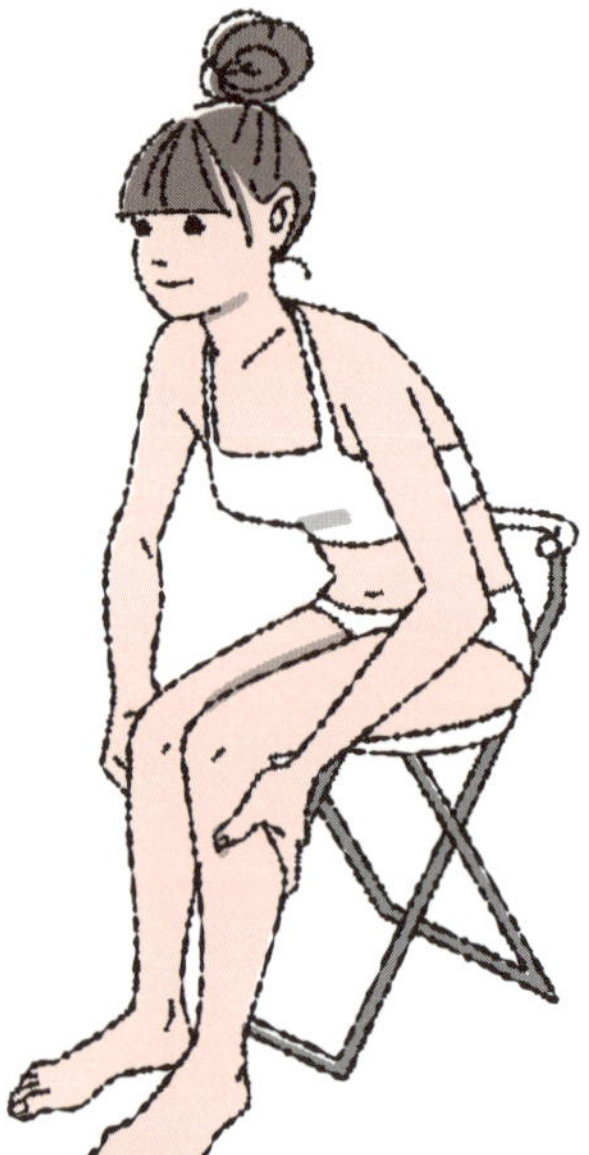

椅子に腰かけてもむ。指圧をするときは重心がまっすぐかかるように背すじを伸ばす

背中

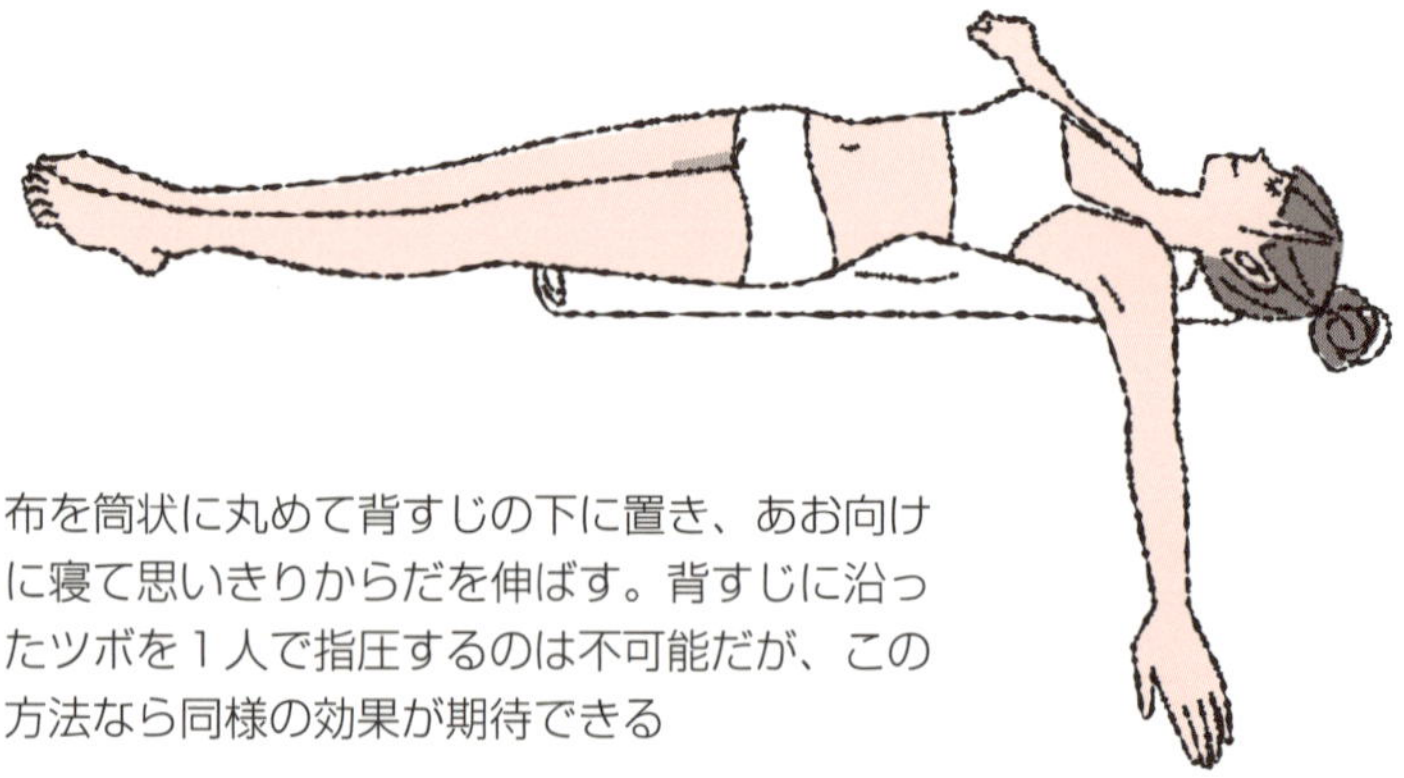

布を筒状に丸めて背すじの下に置き、あお向けに寝て思いきりからだを伸ばす。背すじに沿ったツボを１人で指圧するのは不可能だが、この方法なら同様の効果が期待できる

腰

筒状に丸めた毛布を横にして腰の下にあてがい、あお向けに寝て思いきりからだを伸ばす。毛布の代わりに枕を用いてもよい

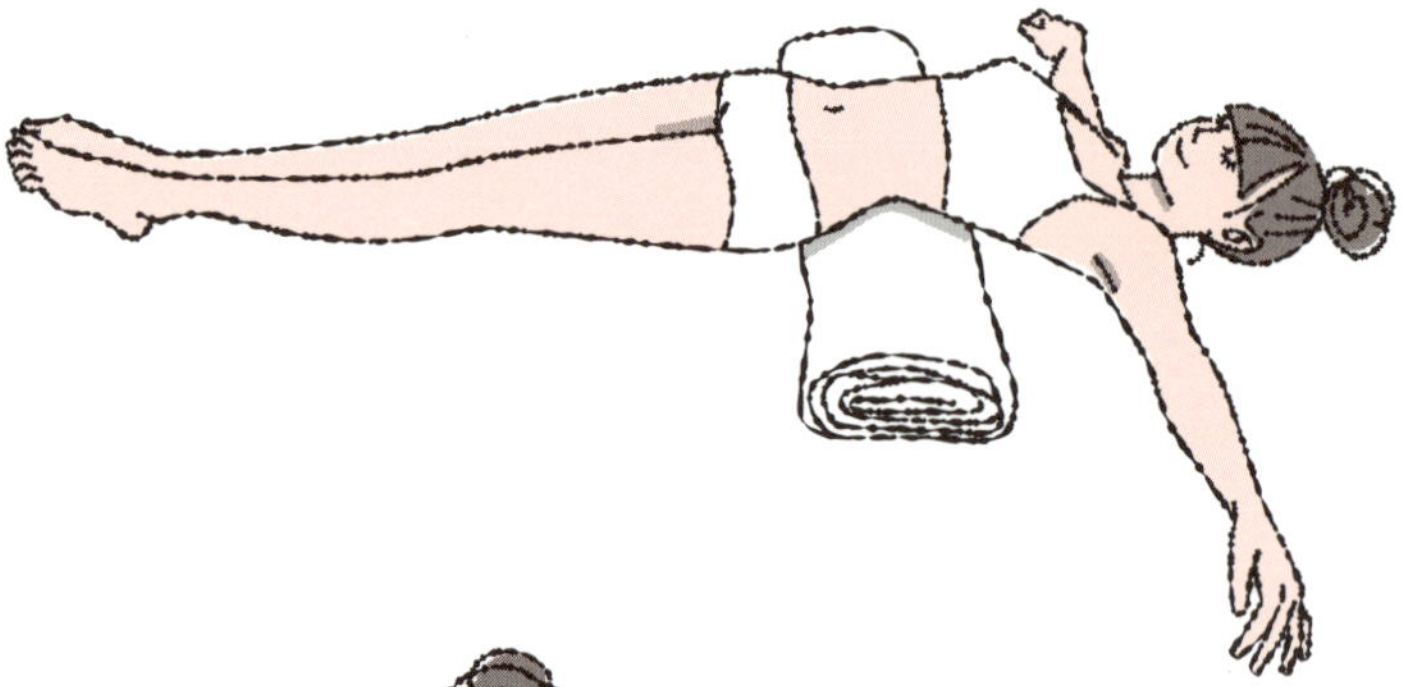

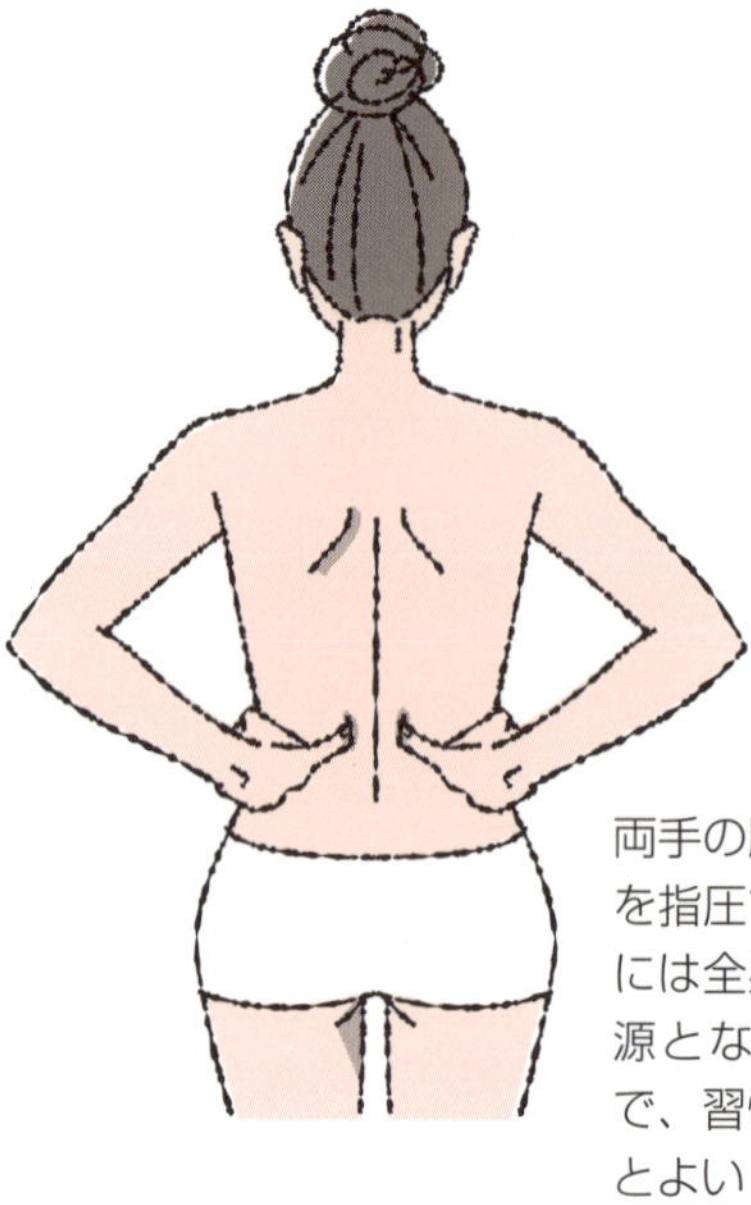

両手の腰に手をつき、親指でツボを指圧する。腎兪《じんゆ》、志室《ししつ》など、腰には全身のだるさをやわらげ活力源となるツボが集中しているので、習慣的にこの指圧をくり返すとよい

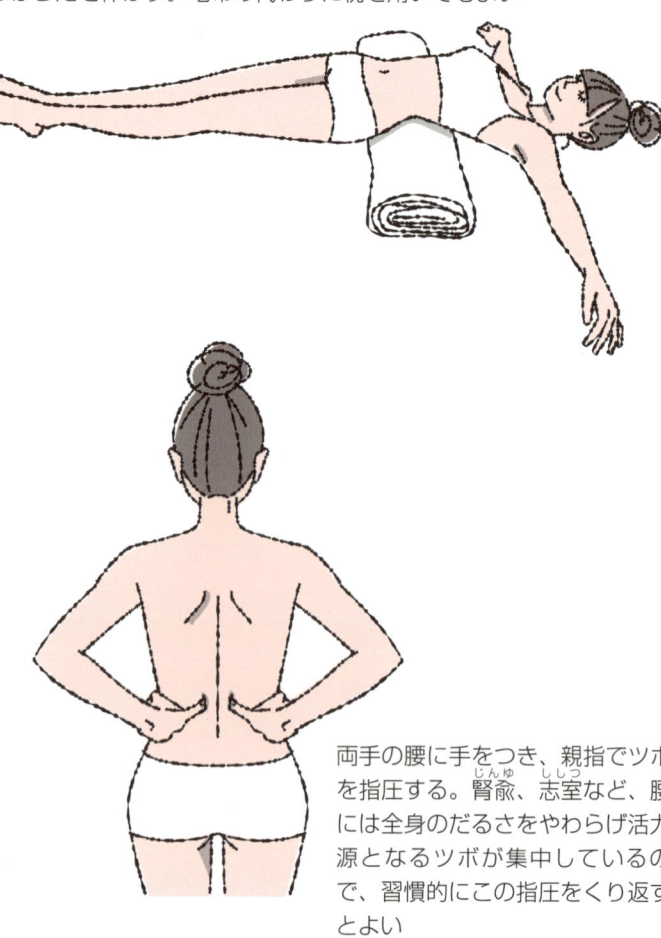

道具を使った運動と刺激

ビールびん

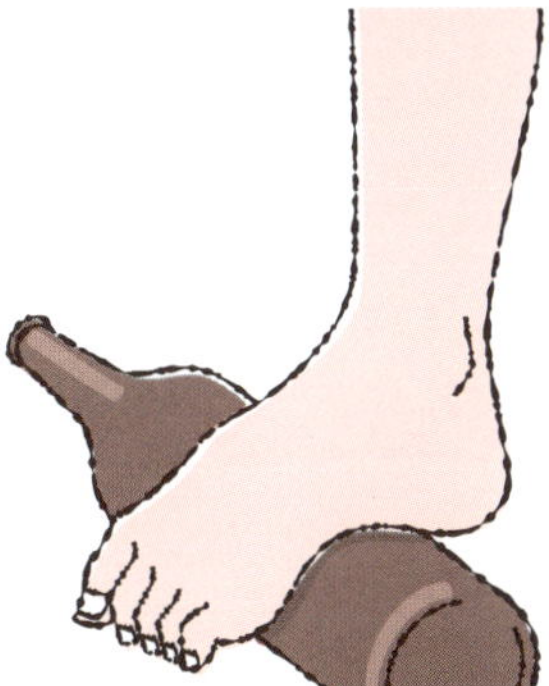

土踏まずをのせてころがしたり、踏みつけたりして足の裏を刺激。びんの口を親指の代わりに用い、いろいろなツボを刺激してもよい

ヘアードライヤー

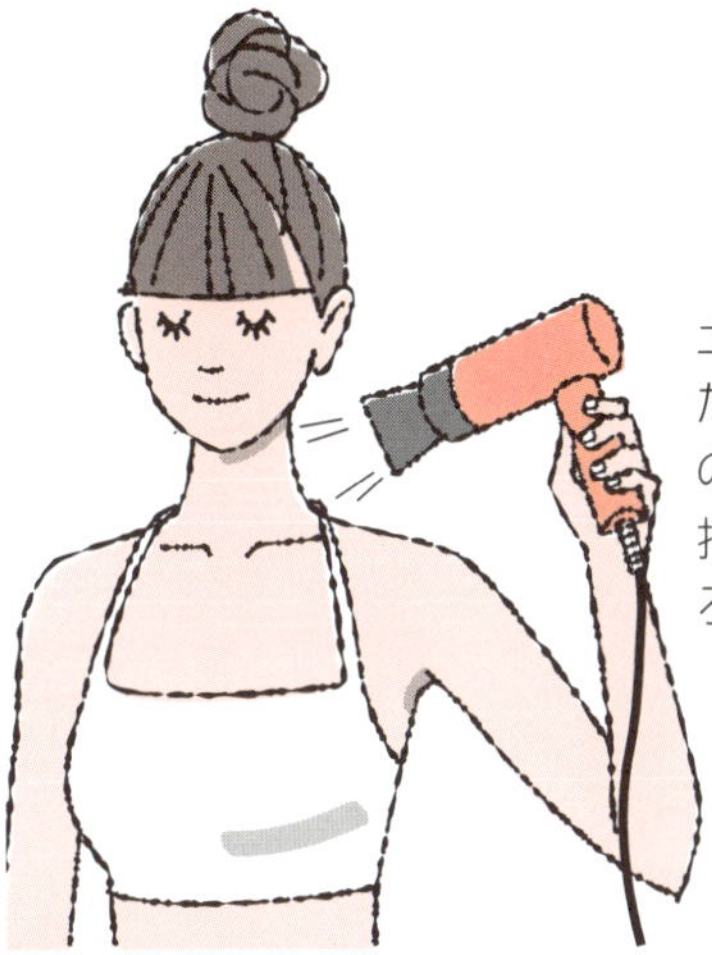

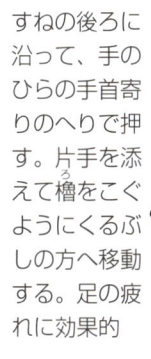

痛みやこりのある部分に、気持ちよいあたたかさを感じる程度の温風を5分間ほど当てる。温風は熱く強くしすぎないこと。弱い温風刺激は軽いマッサージと同じ効果がある

椅子

椅子に腰かけて背すじを伸ばし、両足をそろえてまっすぐに持ち上げる。背中・腰から足へかけてのリフレッシュ運動になるので、足腰のツボ療法とあわせて用いるとよい

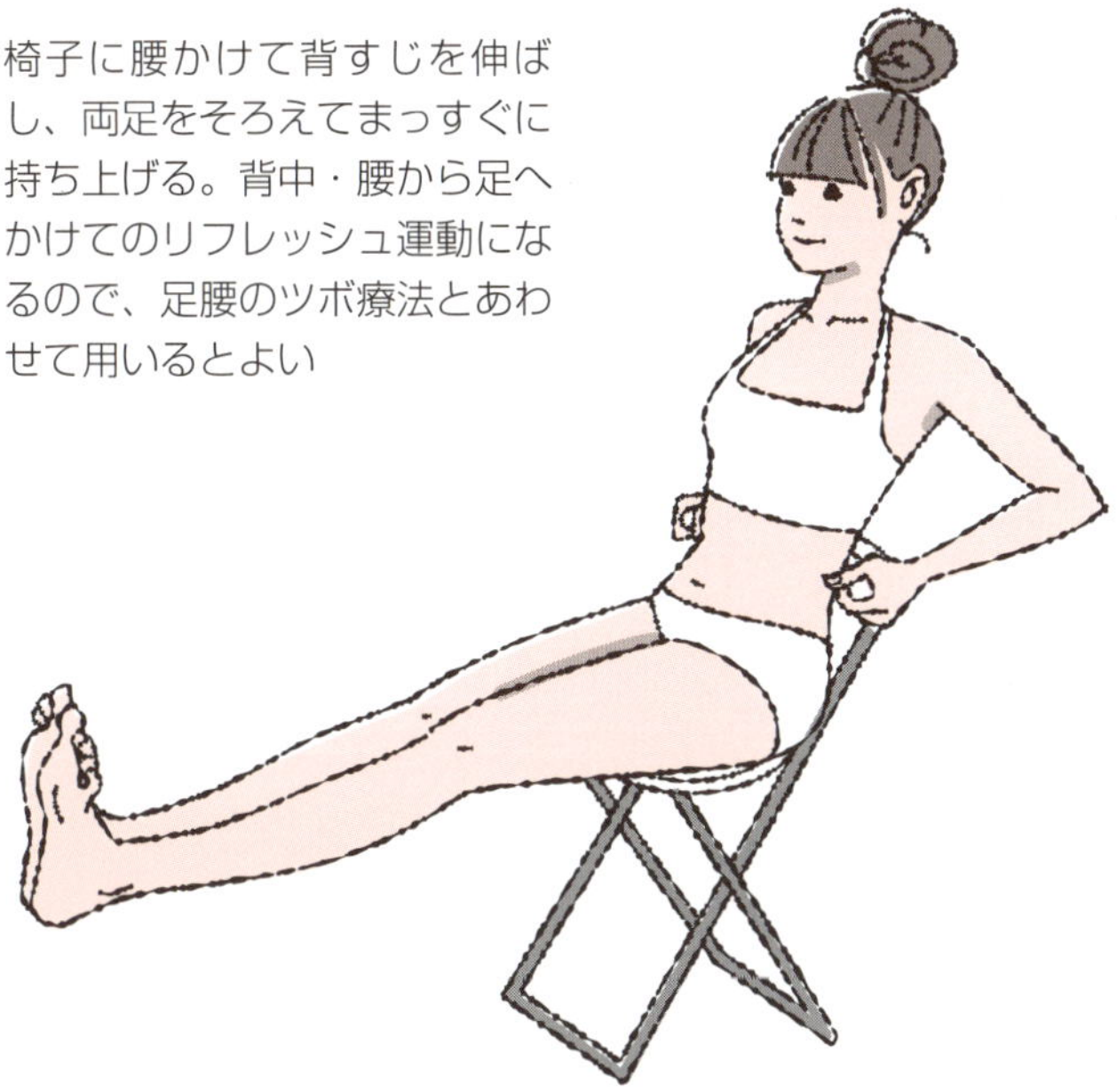

足

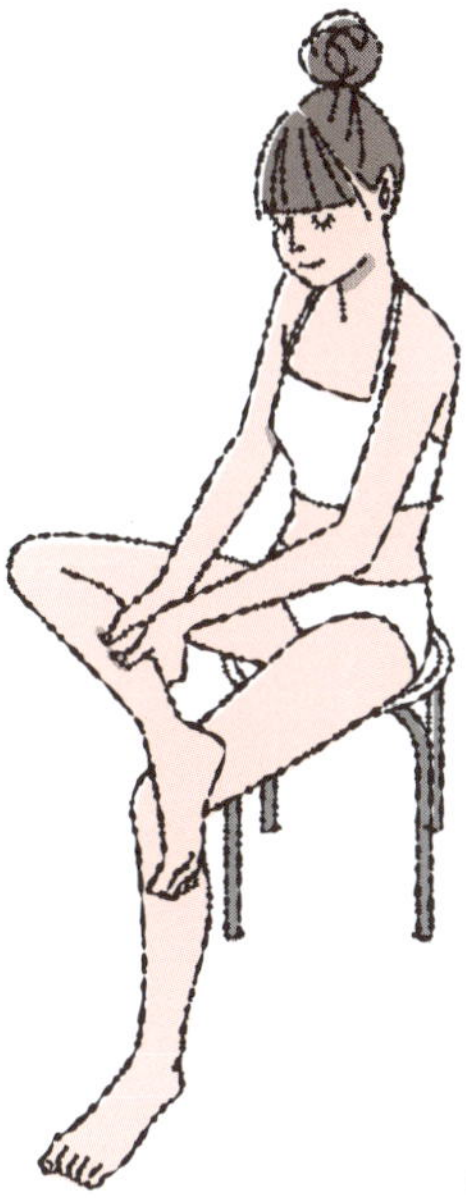

足の冷えやだるさ、疲れがあるときは、ふくらはぎをもむ。一方の足を反対側の足の上にのせるとやりやすい

すねの後ろに沿って、手のひらの手首寄りのへりで押す。片手を添えて櫓《ろ》をこぐようにくるぶしの方へ移動する。足の疲れに効果的

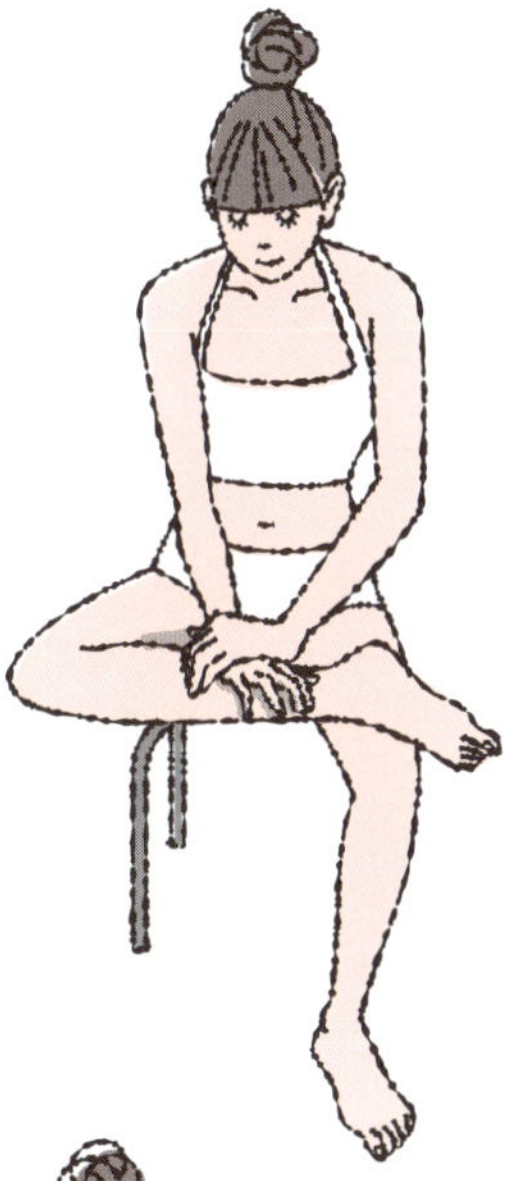

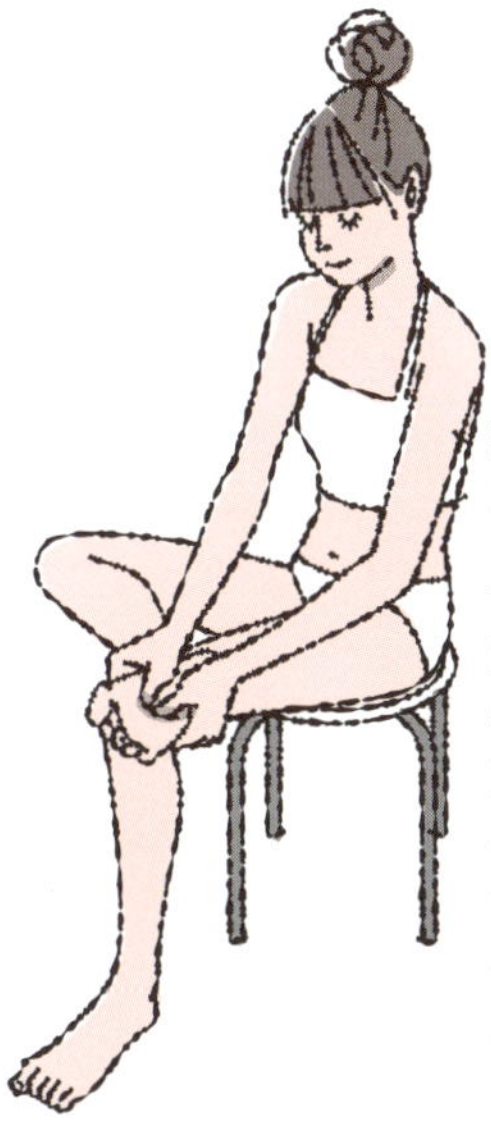

疲れやだるさをやわらげ、血行をよくする足の裏の湧《ゆう》泉《せん》は、ふだんから自分でもむように押していると健康づくりに役立つ

お灸によるツボ療法

温熱刺激が治療効果を発揮

お灸《きゅう》による治療は、主に皮膚に対する温熱の刺激効果を利用したものです。古くから一般家庭でも広く行なわれ、お灸の熱刺激が皮下に伝わって血行をよくし、健康づくりに役立つことが知られています。また、ツボにお灸をすることで、からだの機能を調整・改善する効果も期待できます。

お灸の種類と方法には、直接、皮膚にすえる有痕灸《ゆうこんきゅう》、痕《あと》がつかない無痕灸《むこんきゅう》や知熱灸《ちねつきゅう》、市販の温灸（温筒灸《おんとうきゅう》、台座灸《だいざきゅう》など）があります。各自で合うものを選ぶとよいでしょう。

お灸に必要なもぐさと線香

お灸を行なうには、もぐさと、点火のための線香、もぐさを払いのけるための筆かピンセットが必要です。

もぐさは薬局などで市販されています。線香は普通に家庭で用いられているものでかまいませんが、できればかためで折れにくいものを選ぶようにします。もぐさの質は、やわらかで淡黄色のきめ細かいものを選ぶと、火がつきやすく、徐々に燃えていきます。

お灸の方法・回数

もぐさを手のひらにとってよくもみ、適量を取り分けてツボの位置に円錐《えんすい》形にして置いたら、その頂上に線香で点火します。点火後は、もぐさのまわりの皮膚を指で押さえます。

この、取り分けて一回点火する分のもぐさを一壮《そう》という単位で呼びます。一壮目のもぐさが燃え尽きたら、筆やピンセットなどで灰を取り除くか、指で灰を押しつぶすようにし、その上に次のもぐさを置いて、再び同様の手順で二壮目のお灸をします。

患者の体力や症状によって異なりますが、一つのツボに対する一回の治療では、大人で三～七壮、子どもで一～三壮ぐらいが適当です。知熱灸の場合は、大人で一回三～五壮を限度とします。お灸は数週間続けて一週間休むぐらいのペースで行なうと効果的ですが、一～二日でやめたのでは効果が上がりません。

お灸をしてはいけないとき

空腹時、食後すぐ、飲酒中・飲酒後、発熱時、めまいや動悸《どうき》がひどいとき、疲労の激しいときは、お灸治療を控えましょう。

お灸を終えたら、アルコール綿でその部分の皮膚を消毒します。お灸の痕が化膿《かのう》したときは軟膏を塗り、化膿が治るまでお灸治療を休止します。

お灸の直後一時間程度は入浴を控えます。

お灸の方法

①

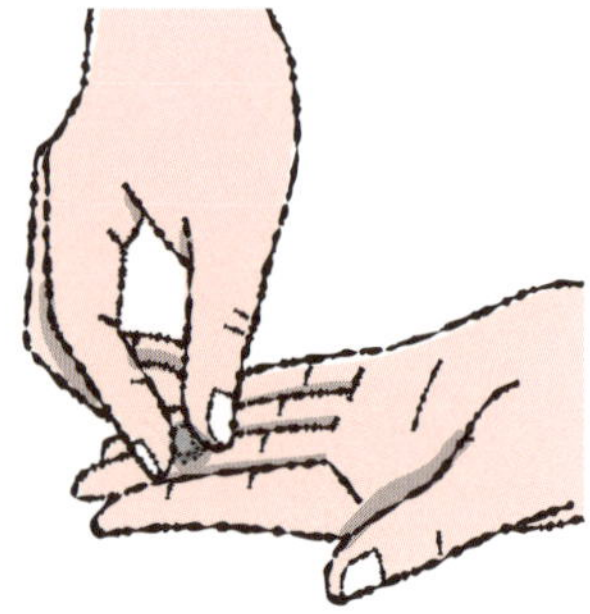

もぐさを適量、手に取り分ける。無痕灸《むこんきゅう》の場合は多めにとる。有《ゆう》痕灸《こんきゅう》の場合は一度取り分けたもぐさを、よくもんで、さらに米粒大に分ける

②

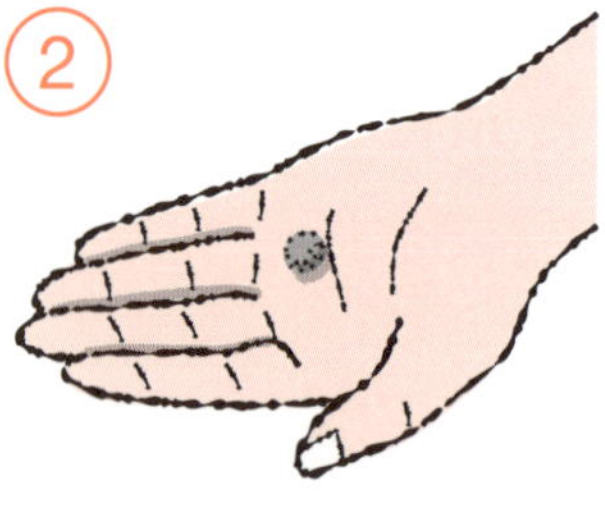

手のひらに取り分けたもぐさを、指でよくもむ。この、1回点火する分のもぐさを1壮《そう》という単位で呼ぶ。無痕灸と有痕灸では1壮の大きさが異なる

無痕灸

無痕灸《むこんきゅう》とは皮膚の上に直接置かないお灸のこと。痕《あと》が残らず熱さも強く感じないので、広く利用されている。ニンニクの薄切りをツボの位置に置き、その上にもぐさを少し多めの円《えん》錐《すい》形に盛り、線香で火をつけるニンニク灸などがある。ニンニクのほかにショウガやネギ、ミソ、塩水で湿らせたガーゼなどを用いてもよい。

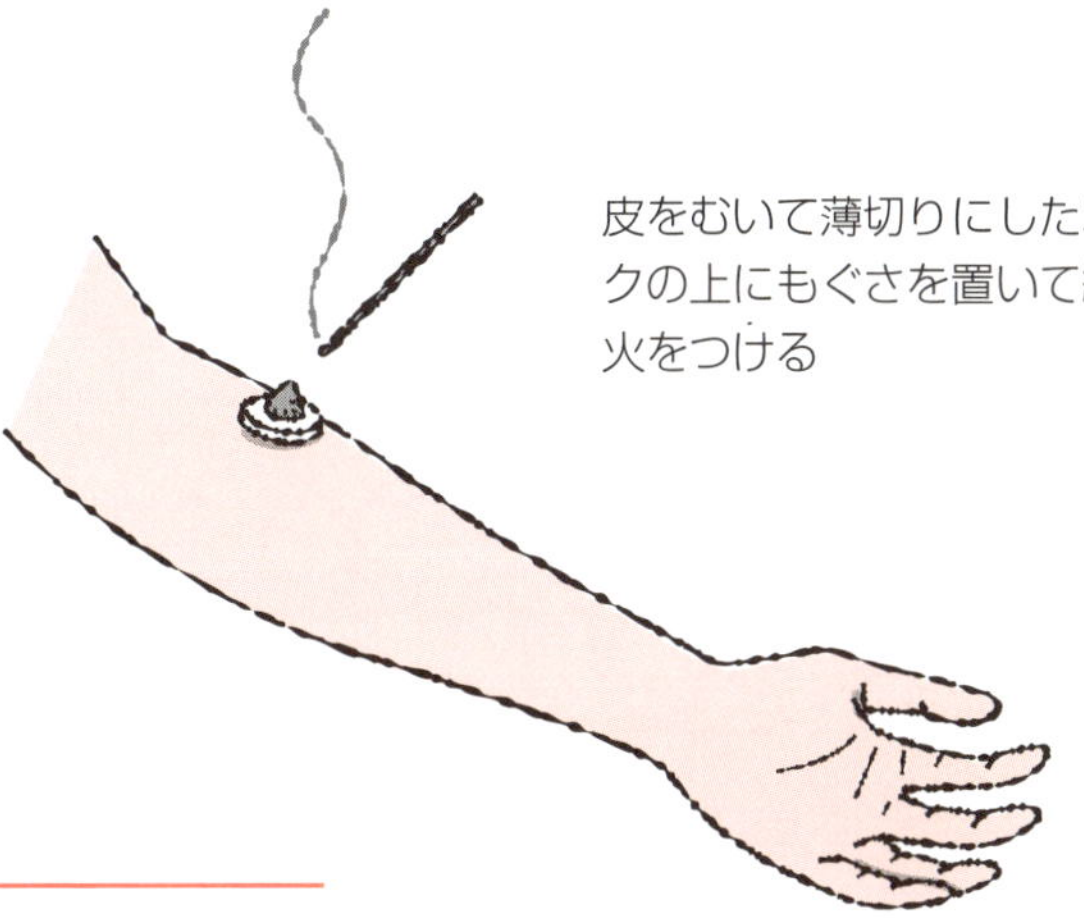

皮をむいて薄切りにしたニンニクの上にもぐさを置いて線香で火をつける

知熱灸

知熱灸《ちねつきゅう》とは直接皮膚にすえて熱くなったら取り除くお灸のこと。親指大に取り分けたもぐさを皮膚に直接置き、線香で点火。しばらく燃やし、患者ががまんできない熱さを訴えてきたら、指かピンセットでもぐさをすばやく取り除く。

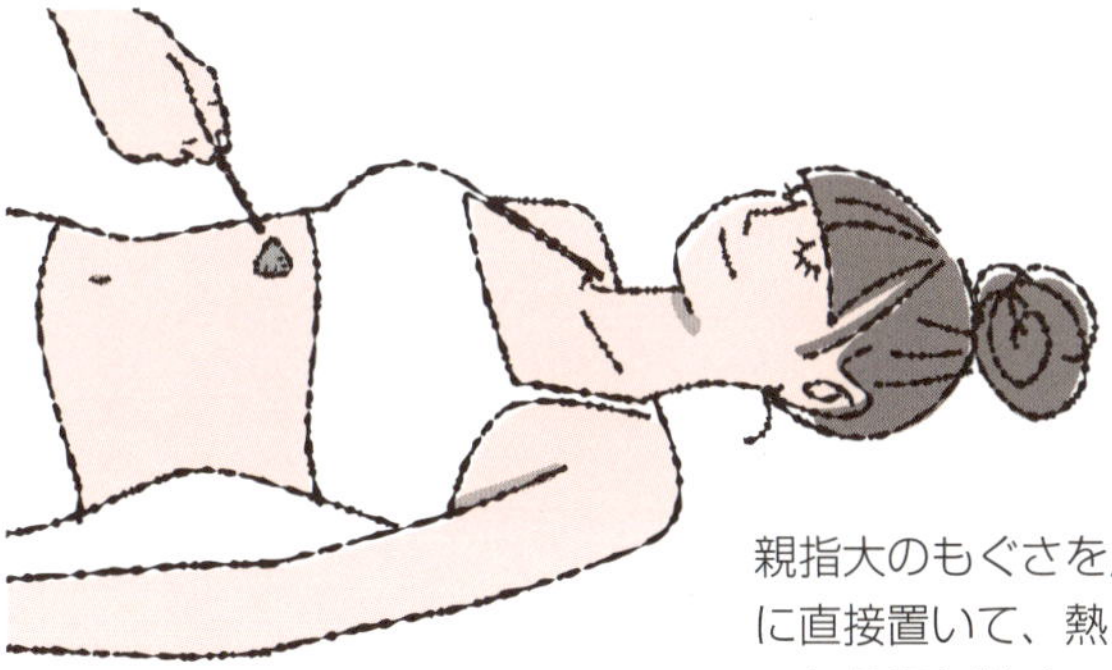

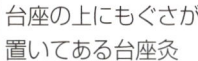

親指大のもぐさを皮膚に直接置いて、熱くなったら取り除く

有痕灸

有痕灸《ゆうこんきゅう》とは直接皮膚にすえるお灸のこと。米粒大程度のもぐさを小さな円錐《えんすい》形にしてツボにのせ、線香を回しながら火をつけ、手早くもぐさのまわりの皮膚を指で押さえる。治療効果が高い半面、熱さを強く感じ、多少の痕《あと》が残る。

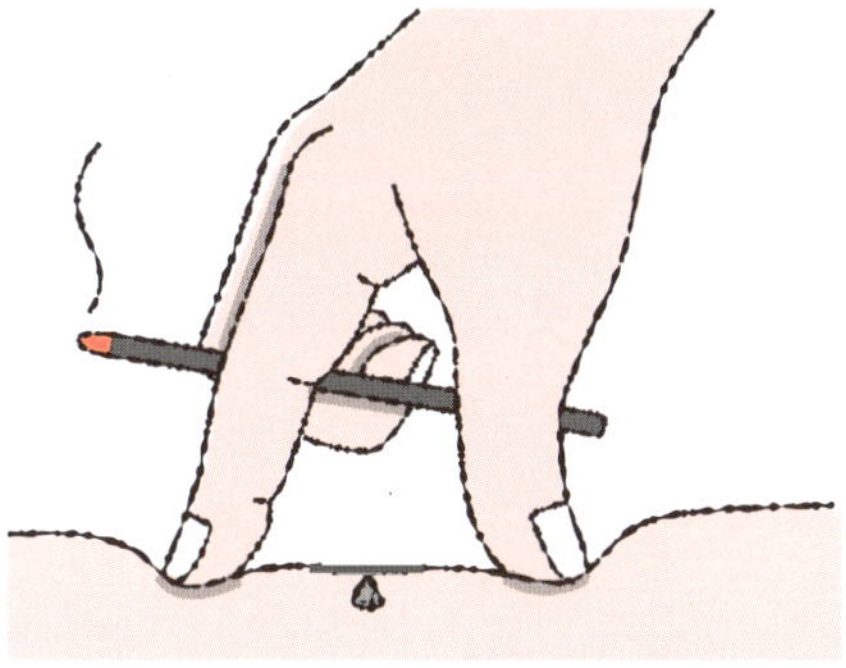

火をつけたあと、親指と人さし指で手早くもぐさのまわりを押さえるには、線香を人さし指と中指の間にはさんで持つとよい

温灸

最近は、もぐさを直接扱わずに簡単にお灸《きゅう》ができる市販の温筒灸《おんとうきゅう》や台座灸《だいざきゅう》などもよく利用されている。熱くなりすぎず、ほどよい温度でツボを刺激できる。

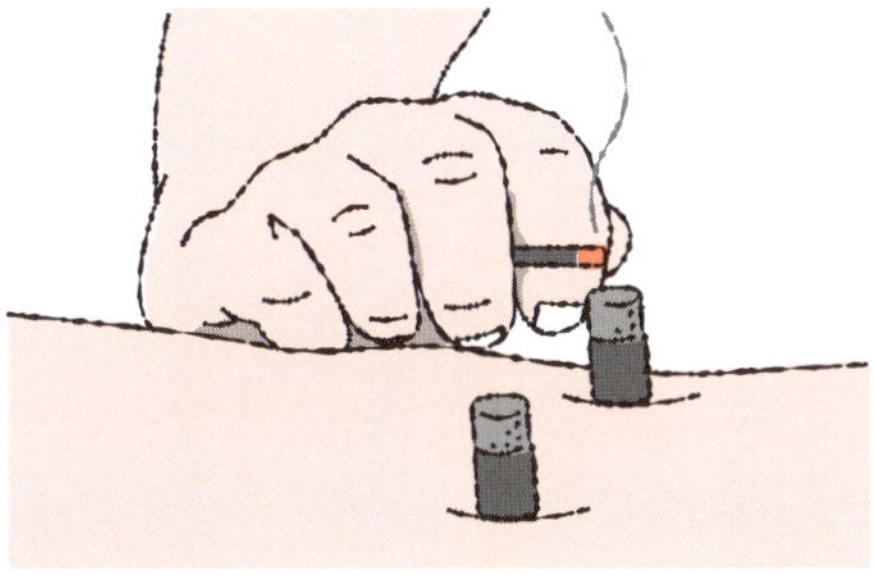

小さな筒の中にもぐさが仕込まれている温筒灸

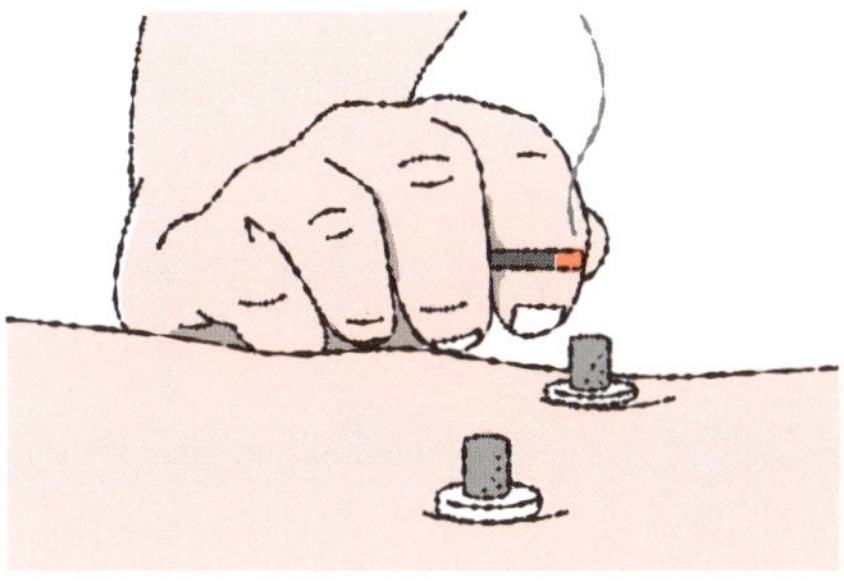

台座の上にもぐさが置いてある台座灸

ツボ療法を行なう前後の注意

治療の前に注意すること

ツボ療法をより効果的にするには、治療者と患者が、ともに治療前の準備をきちんと行なうことが大切です。服装や治療を行なう時間、その日の体調に無理がないかなどにも、十分に気を配るようにしましょう。

一般家庭で行なえるツボ療法は、指圧、マッサージ、お灸《きゅう》（温灸なども含む）などです。次の点に注意して行なってください。

ポイントは次のとおりです。

①患者の体質、体型を十分考慮に入れたうえで治療を行ないます。また、食後すぐの治療は避けます。腰や腹部を治療するときはとくに注意し、食後三〇分以上たってから、排便、排尿をきちんとすませて行ないます。

②患者はからだを締めつけない服装で治療にのぞみます。ベルトや帯、ガードルなどきつい下着ははずすようにします。薄着になりますが、体調に応じてからだを冷やさないよう、部屋の温度に気をつけましょう。

③治療者は治療するツボの位置によってひざをついたり腰をかがめたりして、からだを動かします。治療にのぞむ際は、こうした姿勢が楽にできるような服装を心がけます。

④治療者は、手指を清潔にし、患者の皮膚を傷つけないよう爪を短く切り、やすりをかけて、なめらかにしておくようにします。

⑤治療姿勢に合わせ、椅子や敷布を用意しておきます。座布団やバスタオルなども用意しておくと、必要に応じて姿勢をととのえる補助具として役立てることができます。

⑥急性の病気で熱の高いときや激痛があるとき、治療する部分の皮膚にひどい湿疹や炎症があって化膿《かのう》しているときなどは、むやみに家庭療法を行なってはいけません。必ず、すぐに専門医の治療を受けましょう。

⑦腹部に悪性腫瘍《しゅよう》や重い胃・十二指腸潰瘍《かいよう》があるとき、妊娠しているときは、腹部を強く圧迫する指圧やマッサージは厳禁です。

治療中に注意すること

治療が粗暴にならないよう、力の入れ方に注意して指圧やマッサージを行ないます。

筋肉の緊張・こわばりがひどい場合には、いきなり指圧やマッサージを始めても効果が上がりません。まずは、患者の気持ちをリラックスさせるとともに、緊張している部分をほぐすよう、温湿布などで対処するとよいでしょう。

ただし、症状によっては、あたためることがよくない場合もあるので注意します。

筋肉疲労からくるこりと痛み、だるさ、しびれ、冷え、神経痛、関節リウマチなどを治療する場合には、患部をよくあたためて緊張をほぐすと治療の効果が高まります。ねんざなどの場合、発症から数時間後までは冷やしたほうが効果的ですが、それ以後はあたためて治療にのぞみます。

治療のあとに注意すること

治療のあとの患者のからだは、症状がやわらいで、気分的にもリラックスしているはずです。しかし、たとえ数十分間の治療であっても、思っている以上に、体力を消耗していることがあります。したがって治療の直後は、できるだけ急に起き上がったり歩き回ったりせず、十分休憩することが大切です。

お灸による治療を行なったあとは、お灸をすえた場所を消毒し、直後の入浴を控えるなどの注意が必要です。

温湿布の方法

蒸しタオルなど、よく温めたタオルを用いるのが一般的だが、市販のホットパックを用いてもよい。お湯であたためたこんにゃくや保冷剤を用いると、タオルよりも温熱が長もちする。ただしコンニャクや保冷剤は、直接肌の上に置くとやけどをするので、必ずタオルを当てて使用する。こうして20分ほど患部をあたためると、その部分の筋肉の緊張がほぐれ、治療効果が高まる。

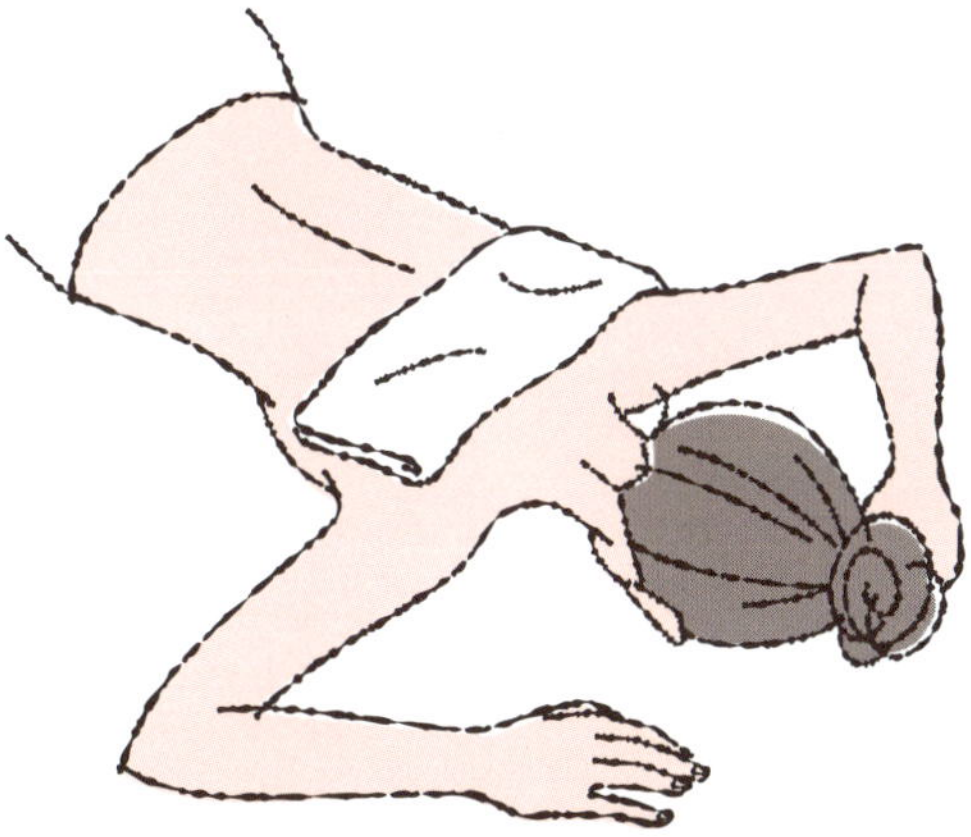

肩から背中にかけての温湿布は、うつぶせに寝て行なうと広範囲をあたためることができる

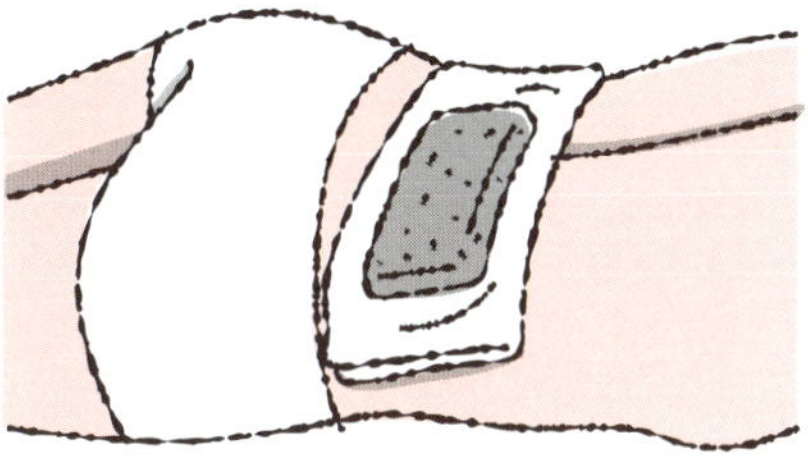

タオルの上にあたためたコンニャクを置くと、蒸しタオルなどよりあたたかさが長もちする

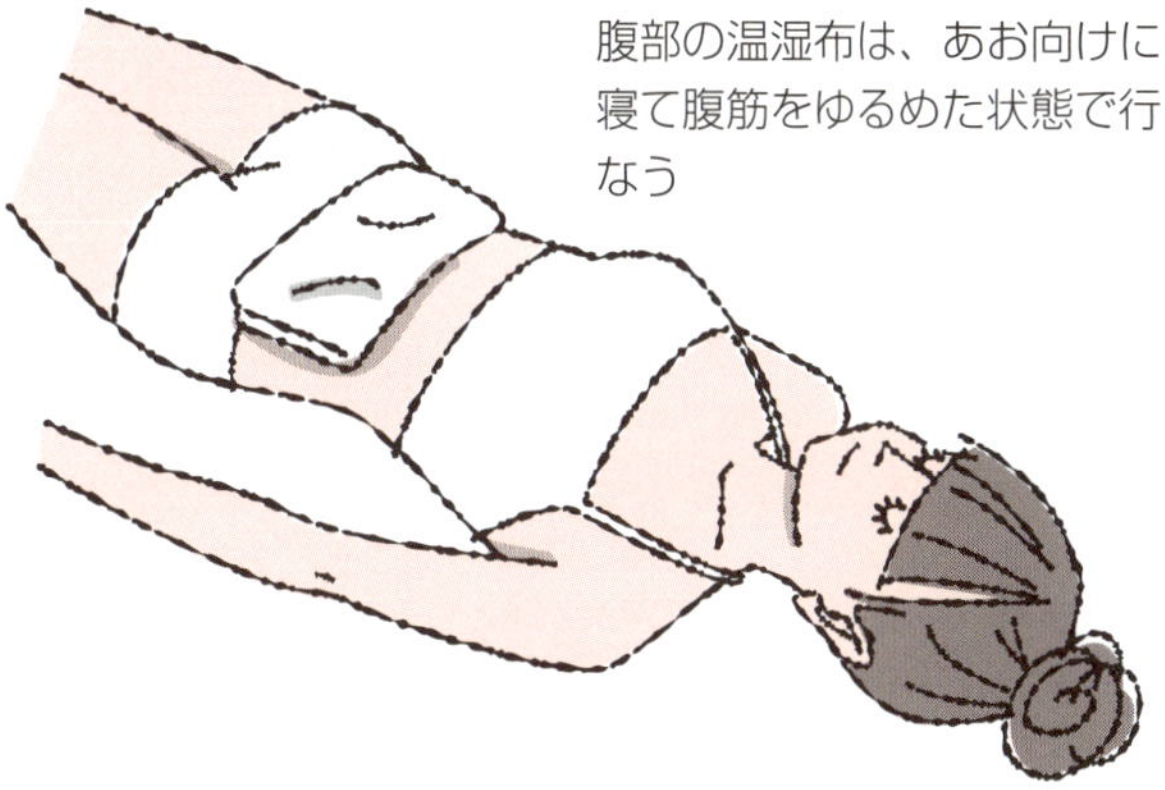

腹部の温湿布は、あお向けに寝て腹筋をゆるめた状態で行なう

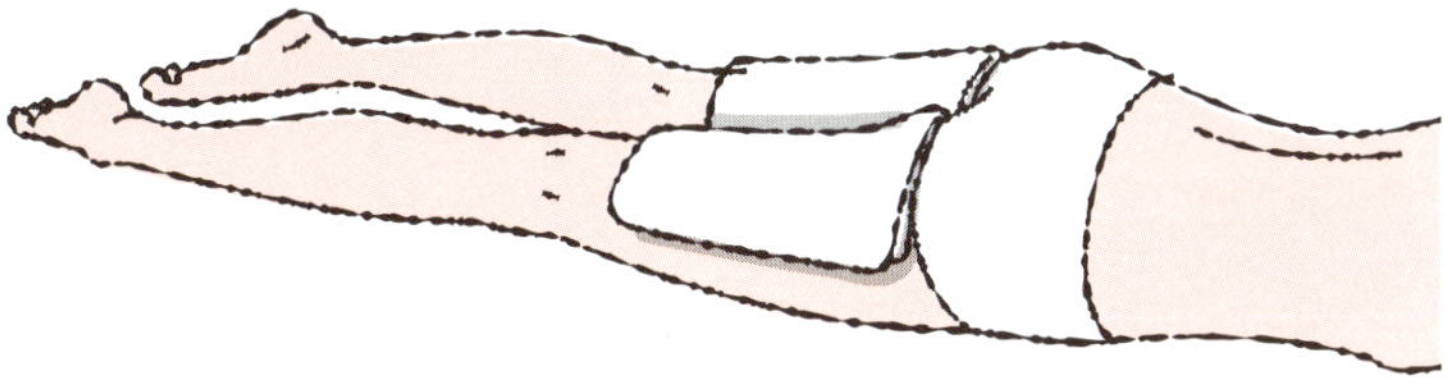

足の後ろ側の温湿布はうつぶせ、前側の温湿布はあお向けに寝て行なう

熱足浴

足の冷えなどの治療では、直接お湯につけあたためる方法もよい。やけどしない程度の熱めのお湯に足首までつけていると、足全体の血行が促進される。

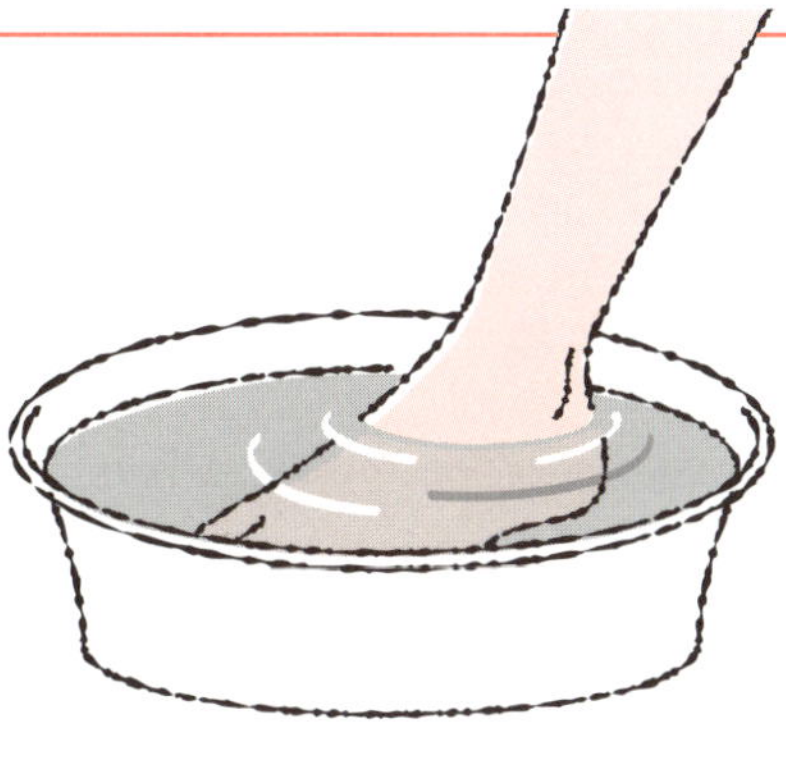

椅子に腰かけ、ゆっくりとリラックスした気分で行なうとよい

鍼治療について

鍼治療は安全・痛くない

鍼《はり》治療では鍼を用いてツボを刺激し、症状の改善をはかります。国家試験免許を有するはり・きゅう師によって行なわれます。

鍼治療では一般に、ツボに細い管（鍼管《しんかん》）を当て、そこに鍼を通して軽くたたき、刺し込んでいきます。鍼の太さは〇・一～〇・三四㎜程度と細く、刺す深さも体表面から一～三㎜から一㎝程度で、痛みはほとんどありません。刺す瞬間に、わずかな刺激を感じる程度です。

最もよく用いられる鍼の材質はステンレス、形状は松葉型です。鍼は滅菌消毒済みのものが使われます。最近では、より安全性の高い、完全滅菌済みの使い捨て鍼（単回使用毫鍼《ごうしん》）も普及しているので、鍼による感染症の心配はありません。

鍼を刺すことに抵抗がある人や子どもに対しては、皮膚の表面に転がして刺激するタイプの器具や小児鍼《しょうにはり》などが用いられることがあります。また、円皮鍼《えんぴしん》など皮膚に浅く刺すタイプの鍼もあります。いろいろな鍼治療があるので、自分に合ったものを受けられるよう、相談してみるとよいでしょう。

鍼治療にかかる費用

鍼治療は一部の場合をのぞき、健康保険が適用されない全額自費診療です。費用は施術を行なう病院や鍼灸治療院によって異なりますが、一回三五〇〇～五〇〇〇円程度が多いようです（平成二一年現在）。

保険診療となるのは、神経痛、リウマチ、頸肩腕《けいけんわん》症候群、五十肩、腰痛症、頸椎《けいつい》ねんざ後遺症（むち打ち症）など一部の疾患で、医師の診断書が提出された場合に限られます。保険診療が認められれば、自己負担額は通常の一～三割ですみます（保険の種類により異なる）。ただし、医師の診断書は所定の用紙に書いてもらう必要があり、治療を受けられる期間・回数にも制限があります。詳しくは、鍼治療を受ける病院・治療院に問い合わせてください。

鍼治療をしてはいけないとき

伝染性疾患の疑いがある人は鍼治療を受けられません。また、食前・食後や飲酒をしたとき、入浴の直前・直後、発熱時、皮膚疾患があるときなどは、鍼治療を受けるのを見合わせます。妊婦の場合は妊娠何週目かによって対処が異なるので、治療を受ける前に必ず医師や助産師等に相談してください。

鍼の種類

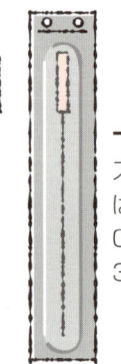

一般的な鍼
ステンレス製で、太さは髪の毛程度（0.1～0.34mm前後）、長さ30～60mm程度

円皮鍼
ばんそうこうのように貼って治療効果を持続させる。浅く刺すので痛みはない

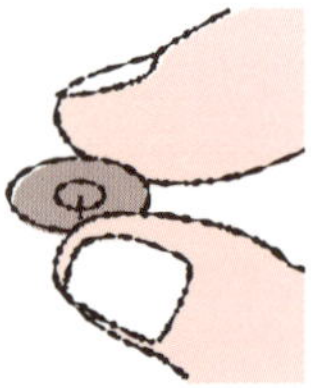

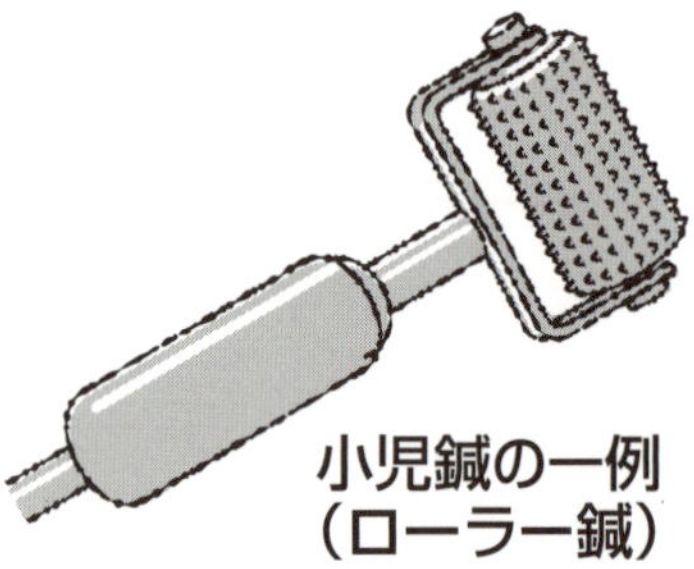

小児鍼の一例（ローラー鍼）
皮膚の表面を軽くコロコロ転がすローラー鍼は、小さな子どもでも痛みの心配がない

第2章

症状・病気別のツボ療法

だるい・疲れやすい

■症状の見方

無理な運動や労働のあとにくる疲れやだるさは、主に筋肉の疲労によるものです。この場合、軽いものなら入浴、睡眠などで休養をとれば、回復できる場合がほとんどです。

しかし、原因のはっきりしない疲労感や、だるさが何日も続いたりするときは、内臓疾患など、何らかの病気の初期症状とも考えられるので、病院で検査を受けたほうがよいでしょう。

また、悩みごとや不安感、強いストレスなど精神的な原因により、からだのだるさや疲労感を感じることがあります。

■治療の進め方

治療方法は、その症状の原因や、症状の起きた場所によって違います。たとえば、背中や腰のだるさには、まず首の天柱《てんちゅう》、背中の身《しん》柱《ちゅう》、肝兪《かんゆ》、志室《ししつ》、腎兪《じんゆ》などの指圧を行ないます。胸部の膻中《だんちゅう》、期門《きもん》、腹部の中脘《ちゅうかん》、肓兪《こうゆ》、大巨《だいこ》、居髎《きょりょう》なども効果があります。

さらに、腕がだるい場合には手の陽池《ようち》、曲池《きょくち》、合谷《ごうこく》、内関《ないかん》などを、足がだるい場合には足三里《あしさんり》、殷門《いんもん》、築賓《ちくひん》、三陰交《さんいんこう》などを指圧すると効果的です。

また、足の裏の湧泉《ゆうせん》の指圧は、足だけでなく全身の疲労緩和に効果があります。

天柱《てんちゅう》

首のこりと疲れをほぐし ぼんやり気分をリフレッシュ

位置◆首の後ろの髪の生えぎわにある、2本の太い筋肉の外側のくぼみ。

治療◆治療者は患者の頭を両手で包み込むようにして、親指でツボを指圧する。これによって首のこりがほぐれ、頭とからだの血行がよくなる。続けて身柱《しんちゅう》などの背中のツボの指圧をすれば、さらに全身のこりとだるさがやわらぐ。

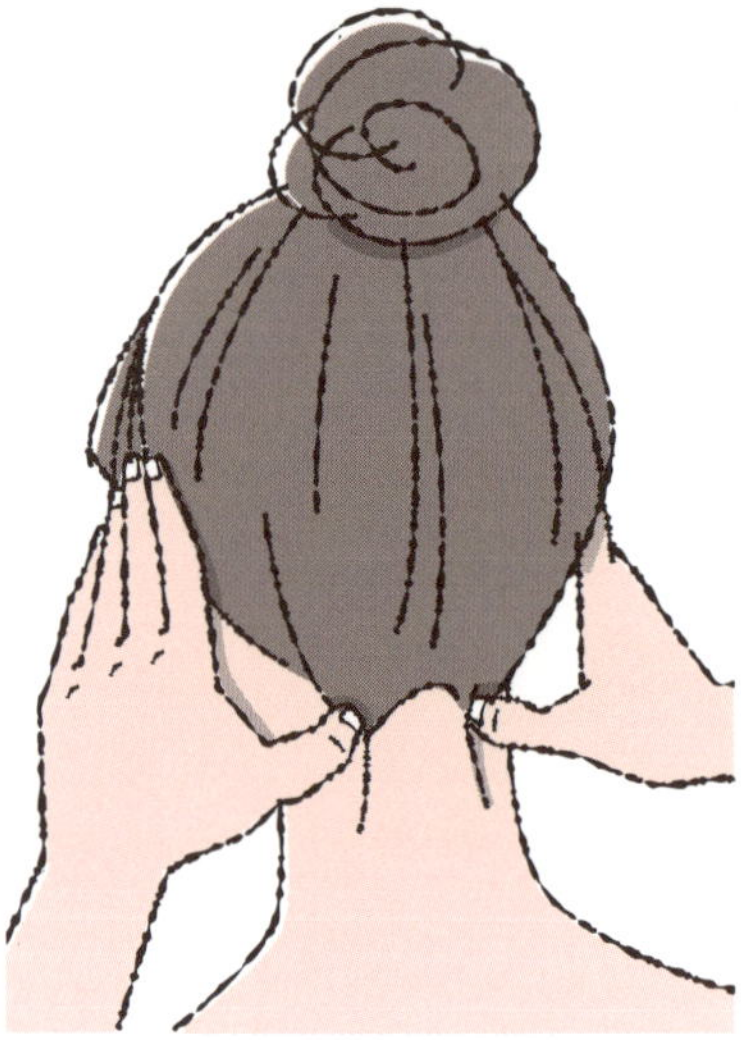

ここが特効ツボ！

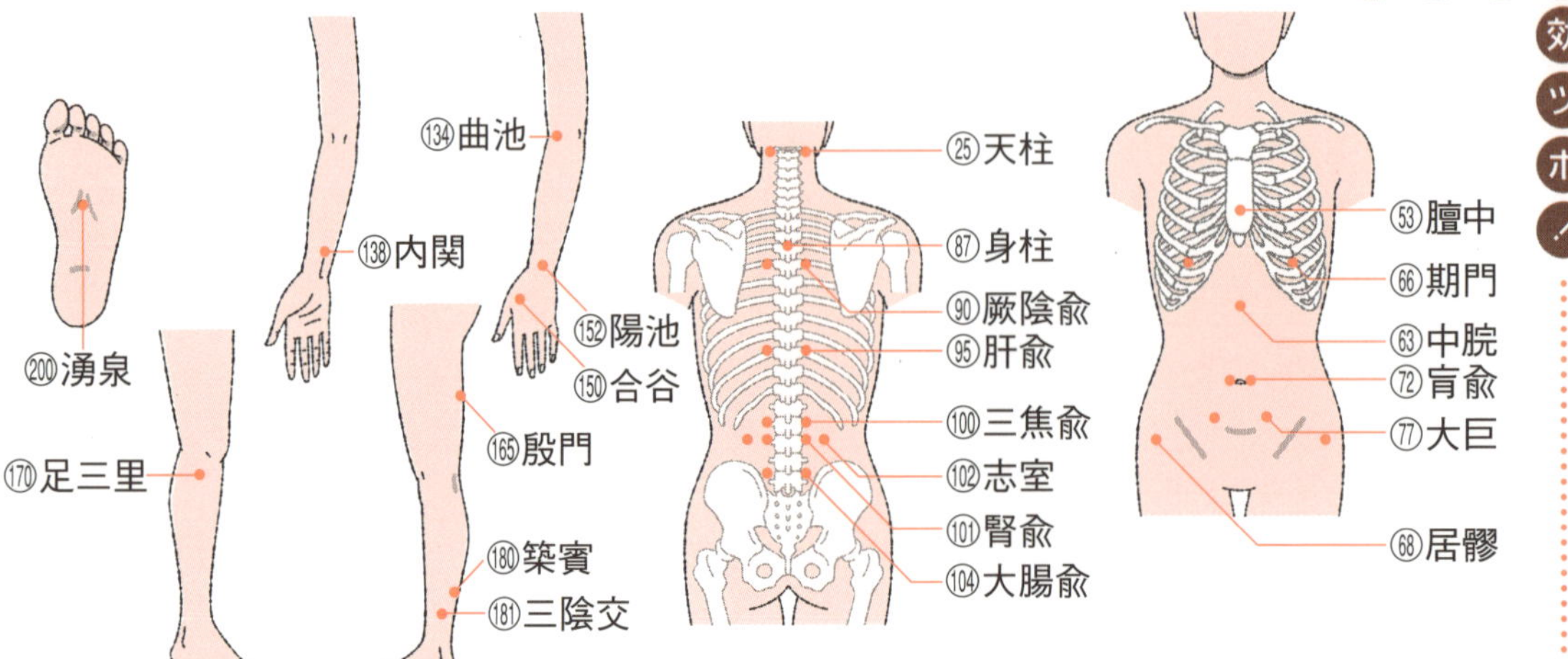

殷門《いんもん》

疲れてむくみの出た足の治療にはとくに効果的

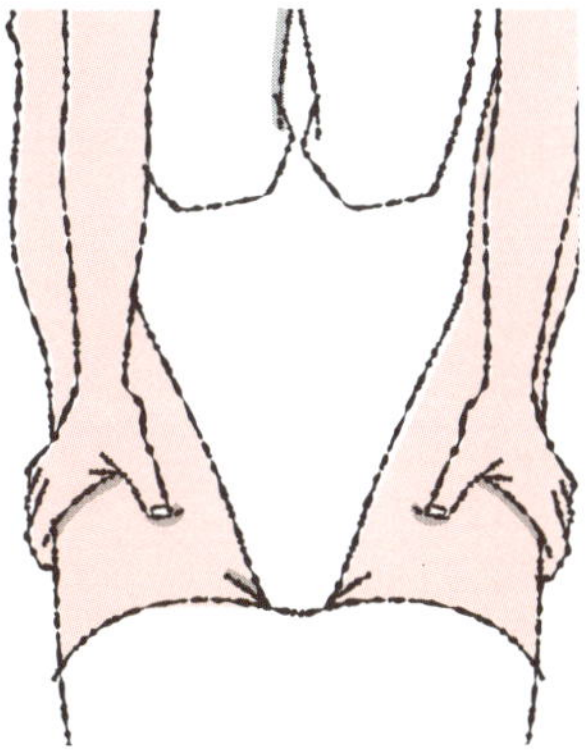

位置◆太ももの後ろ側ほぼ中央、お尻の下にできる溝の下側から、親指の幅6本分下がったところ。

治療◆患者をうつぶせに寝かせて軽く足を開かせ、左右の足のツボを同時に強く押す。疲労でむくんだり、はれたりした足によく効く。

腎兪《じんゆ》

腰のだるさによく効く大切なツボのひとつ

位置◆肋骨《ろっこつ》のいちばん下（第12肋骨）の先端と同じ高さ、背骨（第2腰椎棘突起《ようついきょくとっき》下縁）をはさんだ両側で、からだの中心線から親指の幅1本半分外側。

治療◆患者をうつぶせに寝かせて、両手の親指で指圧する。腰のだるさ、背中のこりをほぐすのに効果的。志室《ししつ》など、腰の各ツボも同様に指圧するとよい。

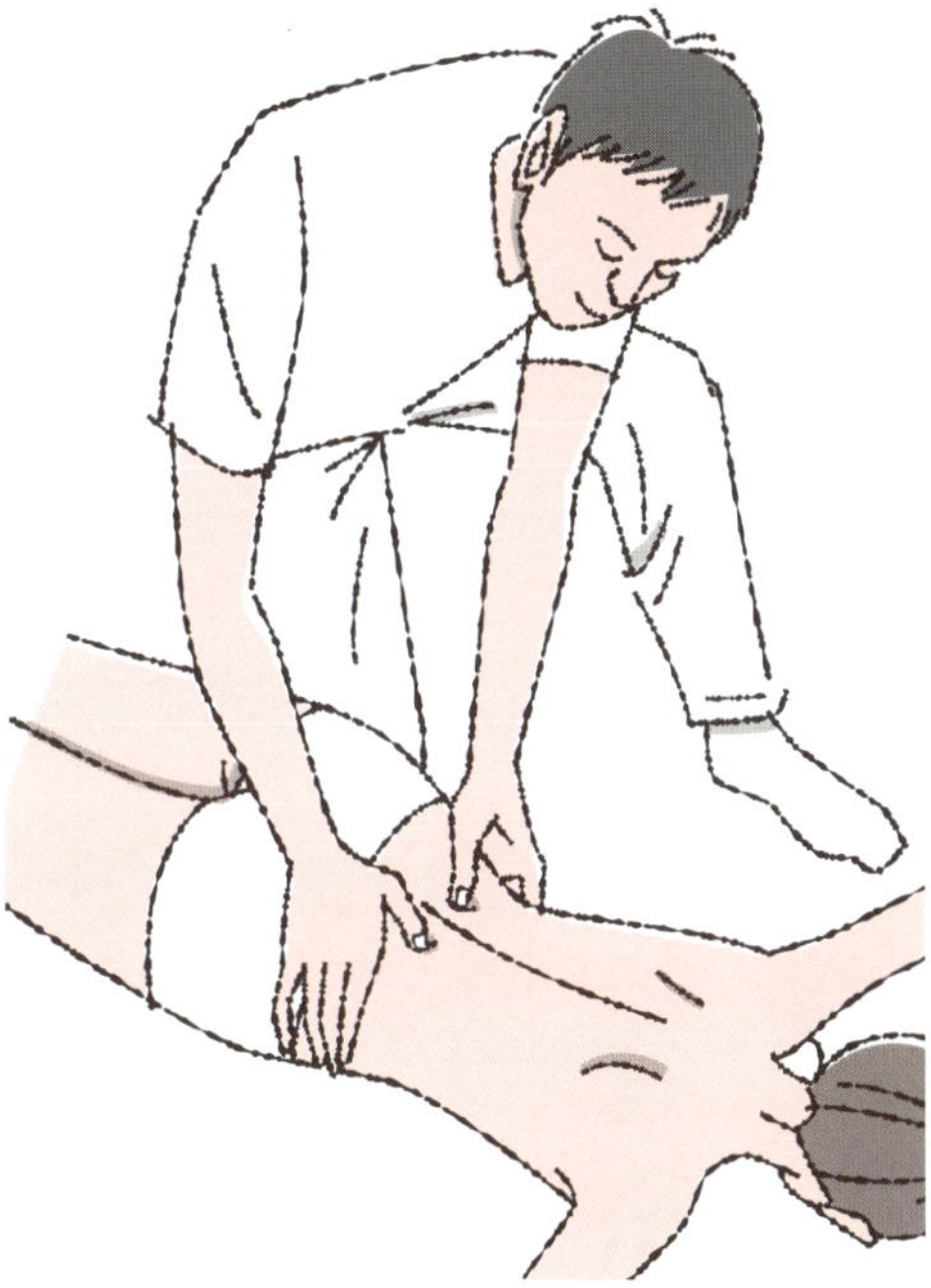

居髎《きょりょう》

足腰のつらいだるさには指圧とマッサージの両方を

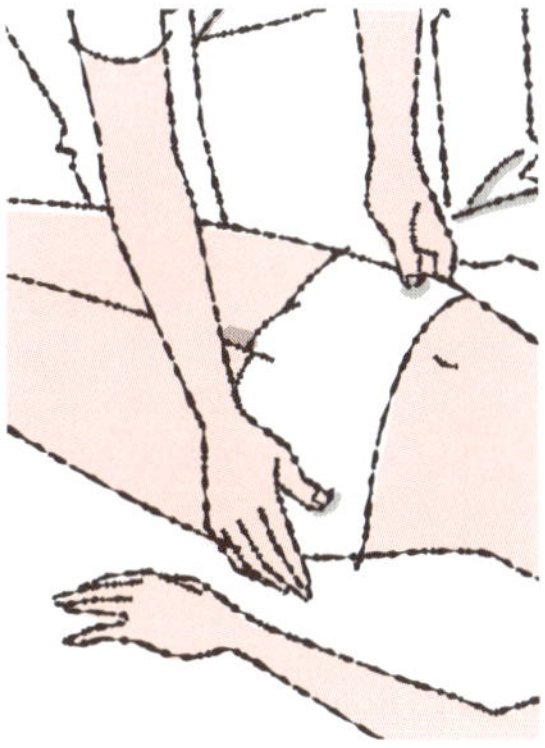

位置◆骨盤の前側の出っぱりと大腿骨上端の最も高いところ（大転子《だいてんし》）を結んだ線上の中間点。

治療◆患者をあお向けに寝かせ、左右のツボを同時に両手で指圧する。下半身の疲れ、引きつれたような感じに効く。このツボから足の方向へさするのもよい。

湧泉《ゆうせん》

全身の重苦しさをすっきりさせる

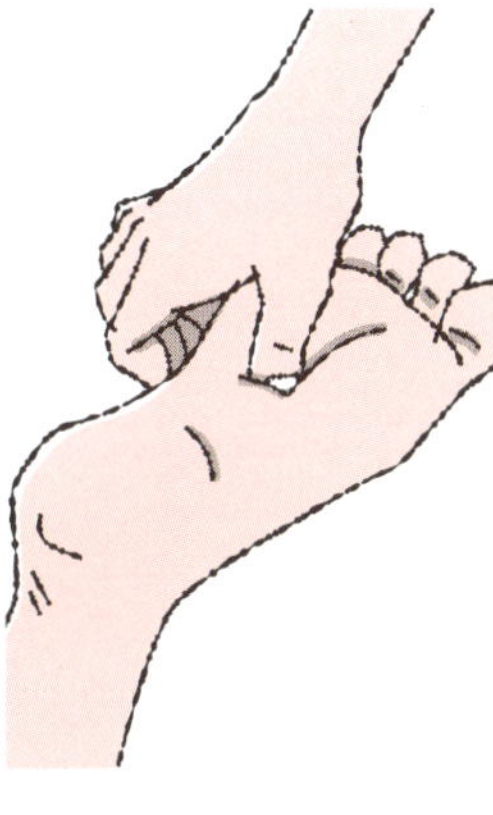

位置◆足の裏側で、足の指に力を入れて曲げたときに、くぼみの出るところ。

治療◆患者をうつぶせに寝かせ、足の裏を出させて、親指でしっかりと指圧する。患者が自分で椅子に座って行なってもよい。これにより血行が促進され、足の冷えと全身の重苦しさがとれる。

足三里《あしさんり》

足の疲れをとり全身の活力源に

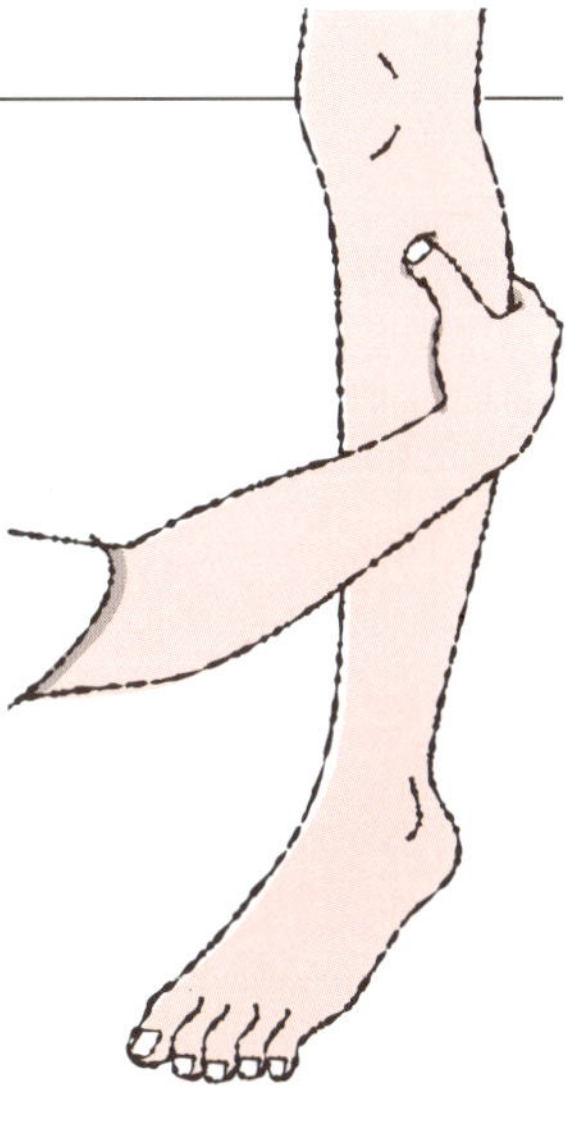

位置◆膝蓋骨《しつがいこつ》の下方外側のくぼみ（犢鼻《とくび》というツボの位置）から、親指の幅3本分下がったところ。

治療◆患者はあお向けに寝た姿勢で、治療者が左右の足をそれぞれ指圧する。患者が自分で指圧する場合は、椅子に腰かけるとよい。この指圧によって足の疲れがほぐれ、全身のだるさがやわらぐ。

食欲がない

■症状の見方

食欲がない、食べる気がしない、食べてもおいしくない――。これら食欲不振のほとんどは、胃腸の調子が悪いなど消化器系に何らかの原因があるか、慢性的な病気が原因で起こります。また、からだはどこも悪くないのに、ストレスや悩みごとなどが原因で、心因性の食欲不振が起こる場合もあります。

■治療の進め方

まず、原因となっている病気があればそれを治療します。ツボ療法では、消化器系の働きを高め、食欲の亢進をめざします。

食欲を亢進《こうしん》させるには、胃の緊張を高め、ぜん動運動を正常化させ、胃液の分泌を促し、胃から腸への食物の送り込みをスムーズにすることが大切です。この一連の働きをよくするためには、背中の肝兪《かんゆ》、脾兪《ひゆ》、胃兪《いゆ》の指圧が有効です。

そのほか、腹部の中脘《ちゅうかん》から肓兪《こうゆ》にかけての各ツボの指圧と、足三里《あしさんり》や地機《ちき》、心因性の場合には足の衝陽《しょうよう》の指圧を加えると、より効果的です。

肝兪《かんゆ》

肝機能を高め 健康な食欲を取り戻す

位置◆上背部、背骨（第9胸椎棘突起下縁《きょうついきょくとっき》）をはさんだ両側で、からだの中心線から親指の幅１本半分外側。

治療◆うつぶせに寝た患者の背中に両手のひらをつき、左右のツボを親指で同時にやや力を込めて押す。背中の緊張をほぐし、内臓、とくに肝機能を高めて、健康な食欲を取り戻すのに効果的。

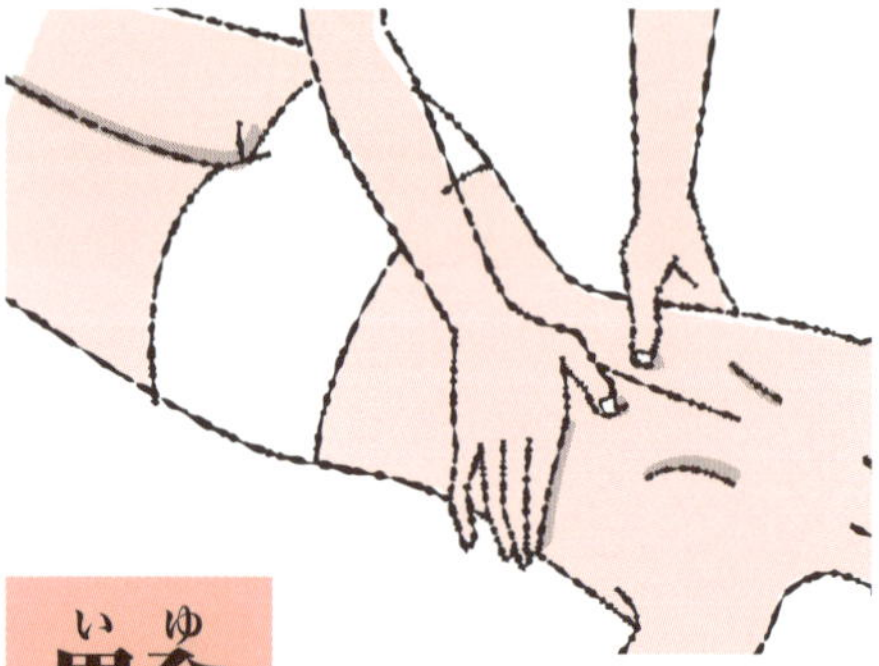

胃兪《いゆ》

消化機能を促進させて 胃腸の働きを活発に

位置◆上背部、背骨（第12胸椎棘突起下縁《きょうついきょくとっき》）をはさんだ両側で、からだの中心線から親指の幅１本半分外側。

治療◆治療者はうつぶせに寝た患者の背中に手をつき、左右のツボを親指で同時にやや力をこめて押す。これにより胃腸の働きが活発になる。脾兪《ひゆ》もあわせて指圧するとさらによい。

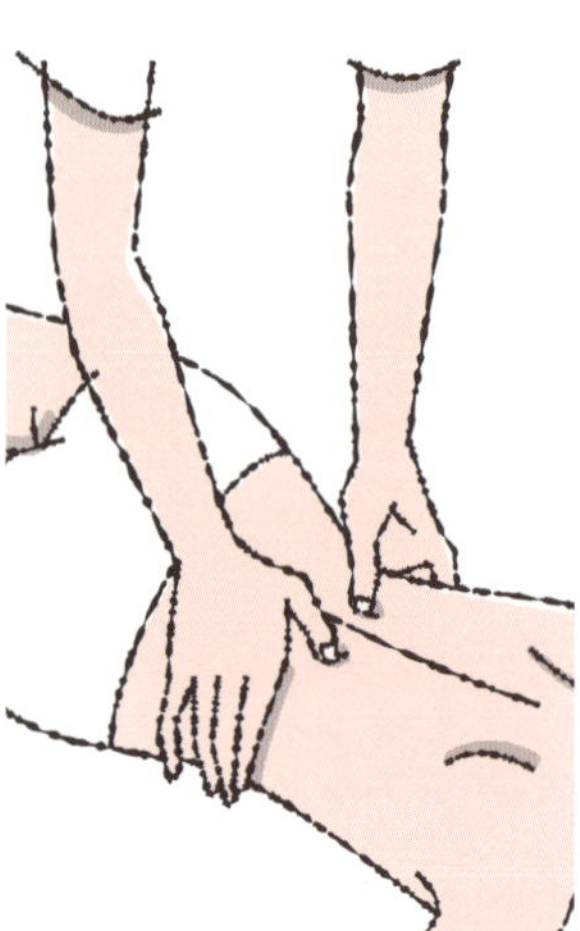

ここが特効ツボ！

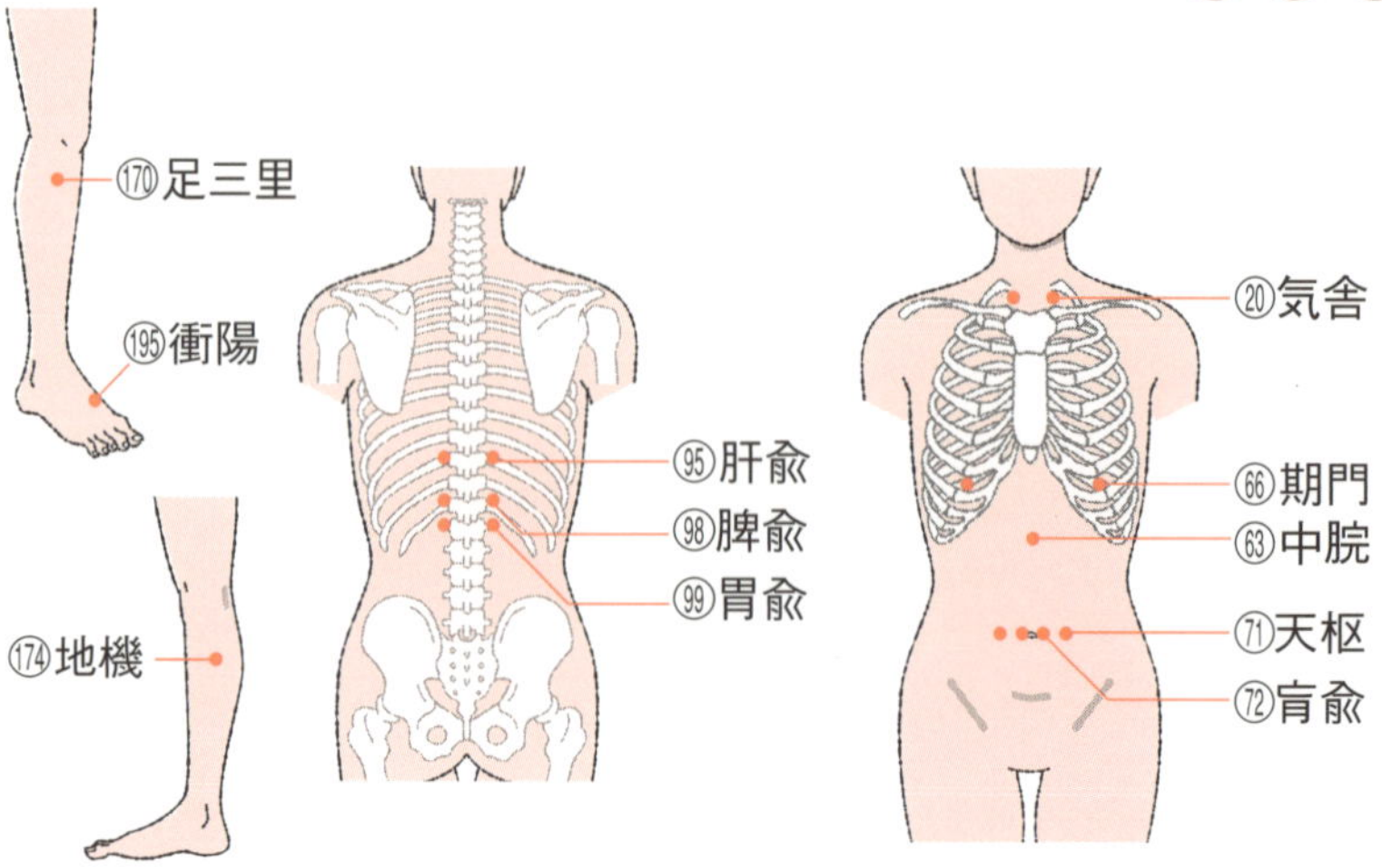

中脘《ちゅうかん》

腹部のマッサージと併用して内臓機能をととのえる

位置◆腹部の中心線上で、みぞおちとおへその中間あたり。

治療◆治療者は、あおむけに寝た患者の腹部に両手を重ね、中指の先で軽く指圧する。内臓機能の調整や、食欲不振、消化不良などに効く。ここからおへそまでをS字状に軽くマッサージするとさらに効果的。

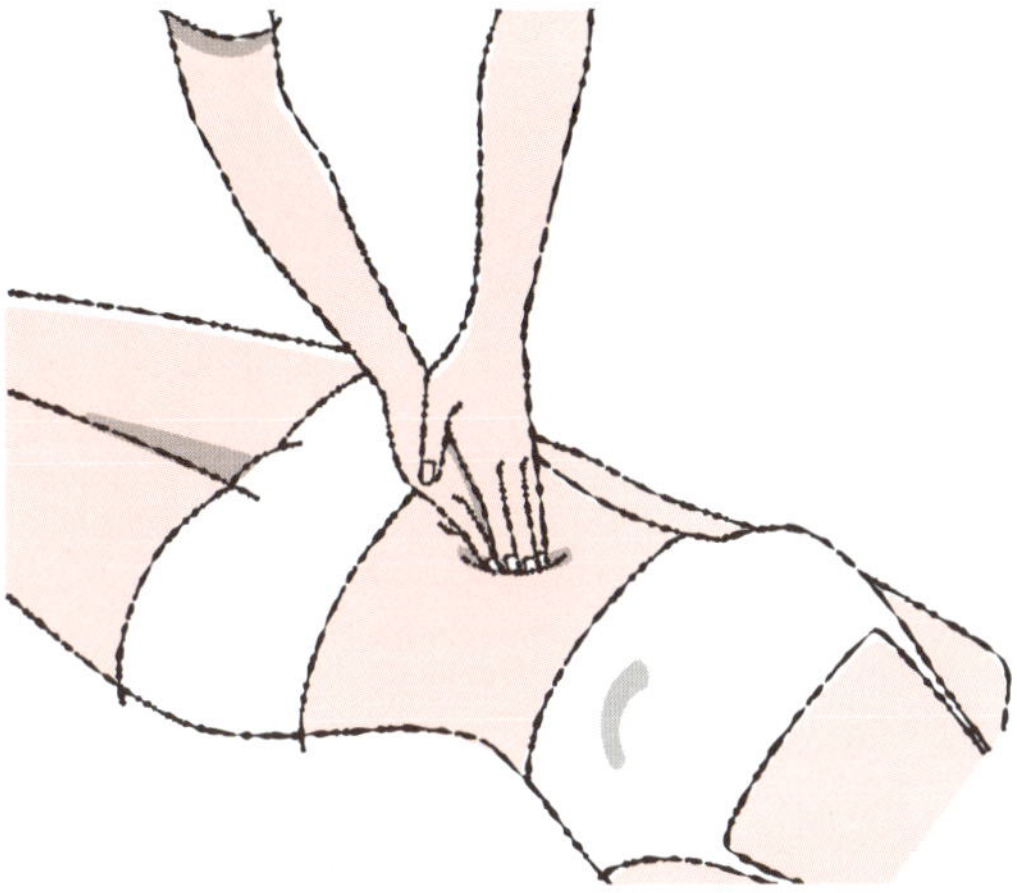

肓兪《こうゆ》

消化機能を調整して食欲不振を改善 腹痛や腸の症状緩和にも効果

位置◆おへその両側で、親指の幅半分外側。

治療◆患者をあお向けに寝かせ、両手の指をそろえ、中指で指圧する。腹部の脂肪が軽くへこむ程度に押し、力を入れすぎない。消化機能の調整と食欲不振の改善に有効で、腹痛・下痢など腸の症状緩和にも有効。

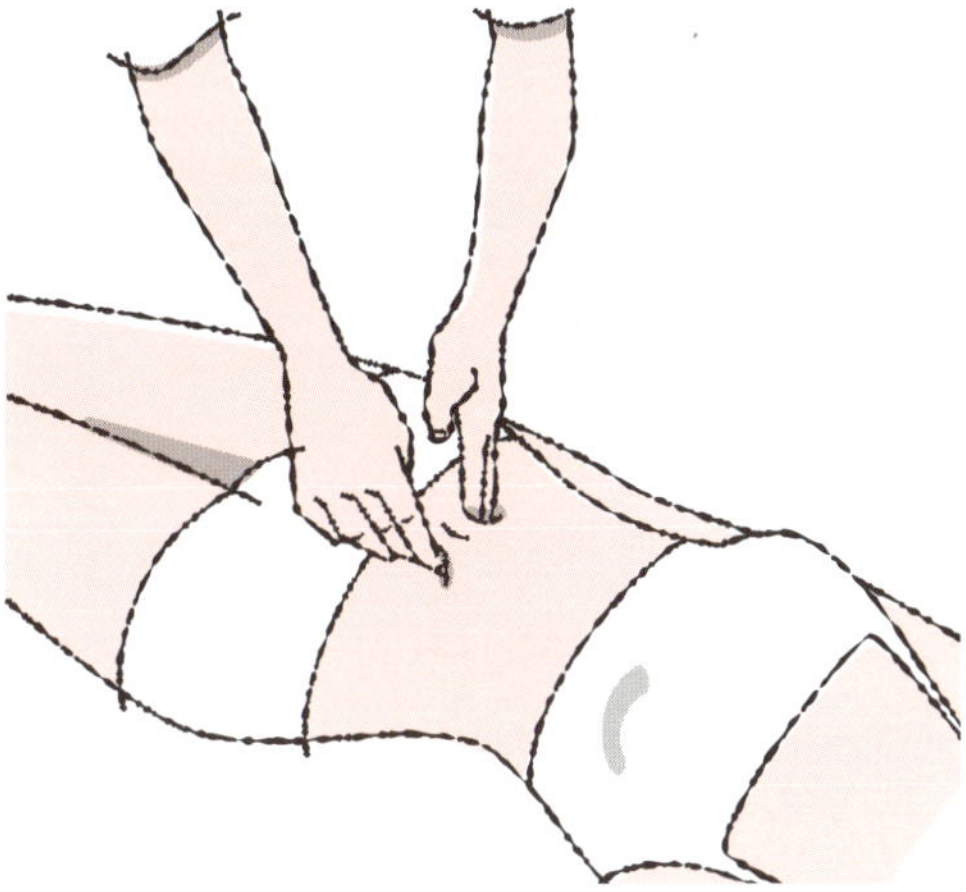

足三里《あしさんり》

全身の活力を増して食欲を高める

位置◆膝蓋骨《しつがいこつ》の下方外側のくぼみ（犢鼻《とくび》というツボの位置）から、親指の幅3本分下がったところ。

治療◆患者はあお向けに寝た姿勢で、治療者が左右の足をそれぞれ指圧する。患者が自分で指圧する場合は、椅子に腰かけるとよい。全身のだるさがやわらいで活力が湧き、食欲も高められる。

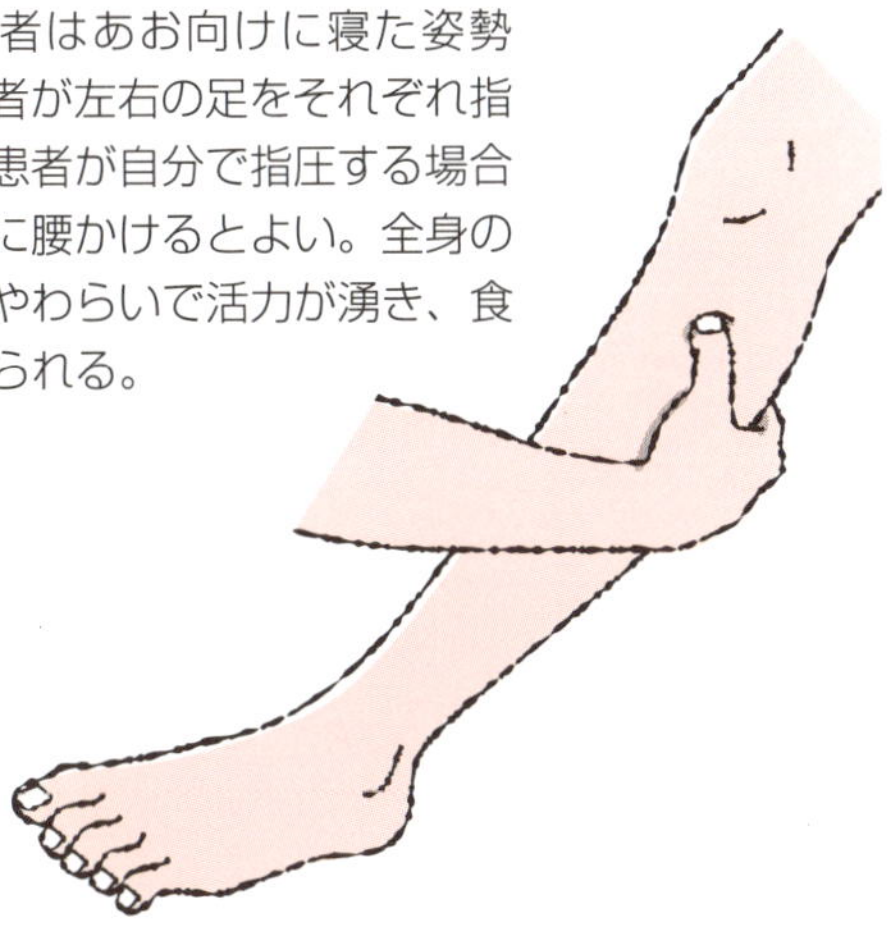

衝陽《しょうよう》

もみほぐすようにすると心因性の食欲不振に効果

位置◆足の甲の2番目の骨の底部（第2中足骨《ちゅうそくこつ》底部）。足背動脈の拍動部。

治療◆親指を当て、足の甲をつかむようにして力を入れる。心配ごとやイライラが原因で食欲不振に陥ったときは、このツボの周囲をもみほぐすと、気分もほぐれてくる。

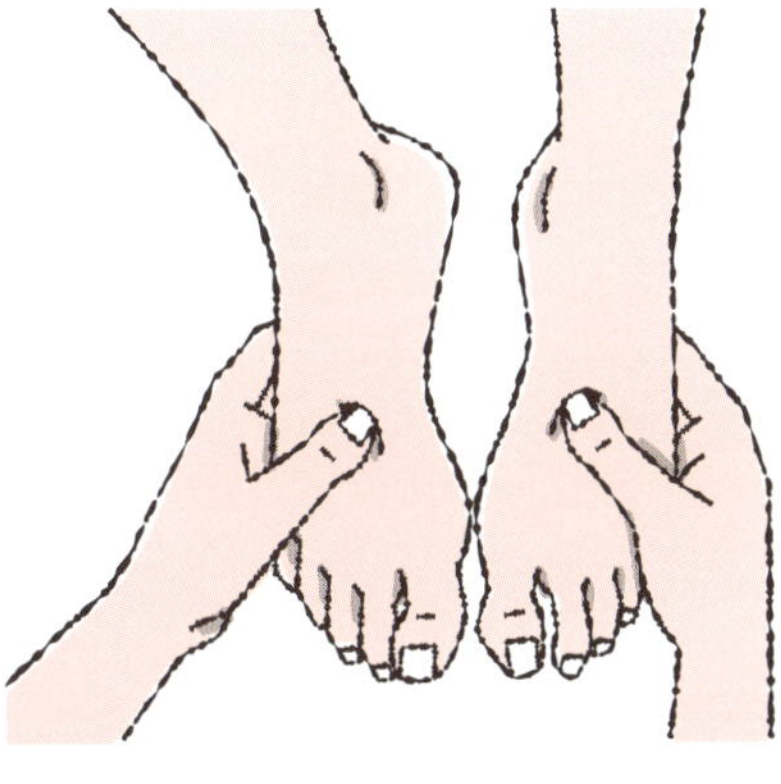

めまい・立ちくらみ

■症状の見方

疲れたときに軽くからだがふらつくものから病気にともなって起こるものまで、めまいや立ちくらみの症状はさまざまです。そしてその原因は、ほとんどの場合が血液循環の異常と考えられます。とくに、高血圧症や低血圧症、動脈硬化症などの病気の場合に起こりやすくなります。

また、回転性のめまい（周囲がぐるぐる回るように感じる、「目が回る」といった症状）は、内耳のリンパ液の循環異常が原因で起こることが知られています。

■治療の進め方

まず、頭の百会《ひゃくえ》、頭竅陰《あたまきょういん》、角孫《かくそん》、首の天柱《てんちゅう》、風池《ふうち》、完骨《かんこつ》、翳風《えいふう》など、血液循環の異常を治療するのに欠かせない頭頸部《とうけいぶ》のツボを、ゆっくりとくり返し指圧します。慢性化しためまいには、天柱や風池へのお灸《きゅう》がよく効きます。

そのほか、肩の肩井《けんせい》、背中の心兪《しんゆ》、肝兪《かんゆ》、腰の腎兪《じんゆ》や胸の鳩尾《きゅうび》、中脘《ちゅうかん》、腹部の肓兪《こうゆ》などの指圧も効果があります。これらとあわせて太渓《たいけい》、足三里《あしさんり》や手三里《てさんり》、曲池《きょくち》など手足のツボもくり返し指圧すると、さらに効果的です。

百会《ひゃくえ》

頭痛や難聴をともなう場合にとくによく効く

位置◆両耳をまっすぐ上がった線と、眉《み》間《けん》の中心から上がった線が交差する、頭のてっぺん。

治療◆治療者は患者の頭を両手でかかえ込み、左右の親指で静かに指圧する。まず、治療の最初にここを指圧すると、全身の不快な症状をやわらげるのに効果的。とくに頭痛や難聴をともなう場合によく効く。

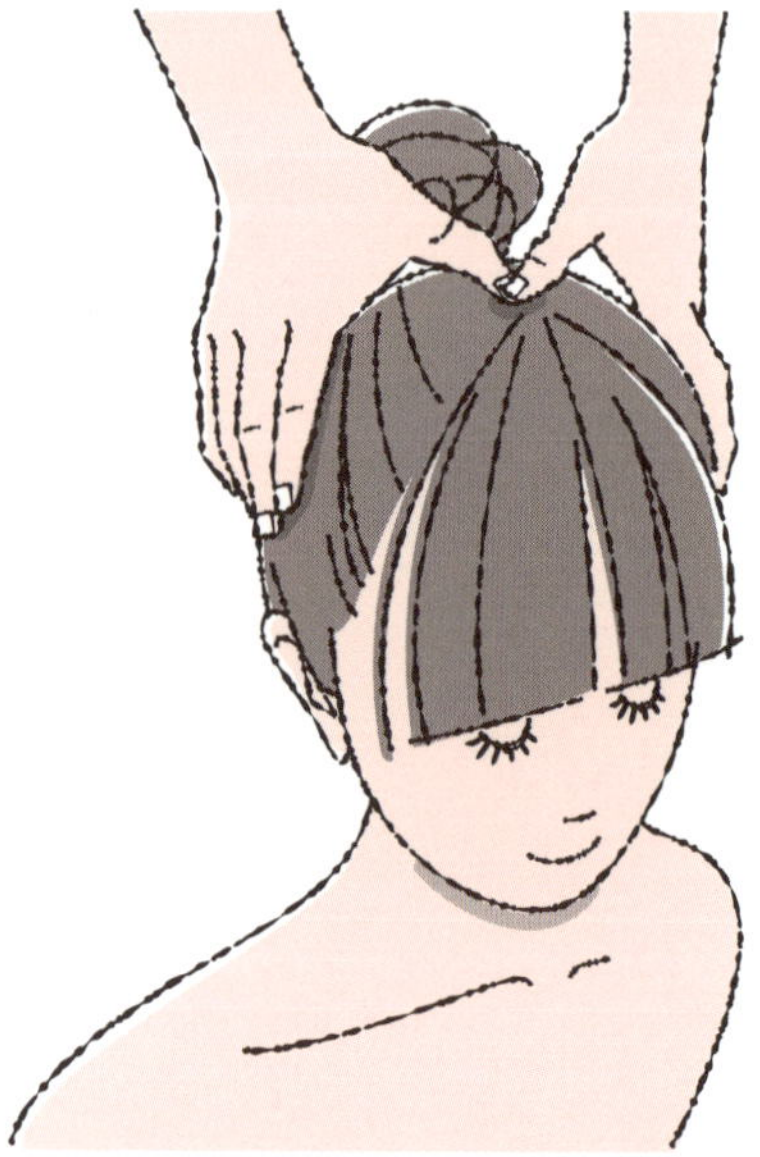

ここが特効ツボ！

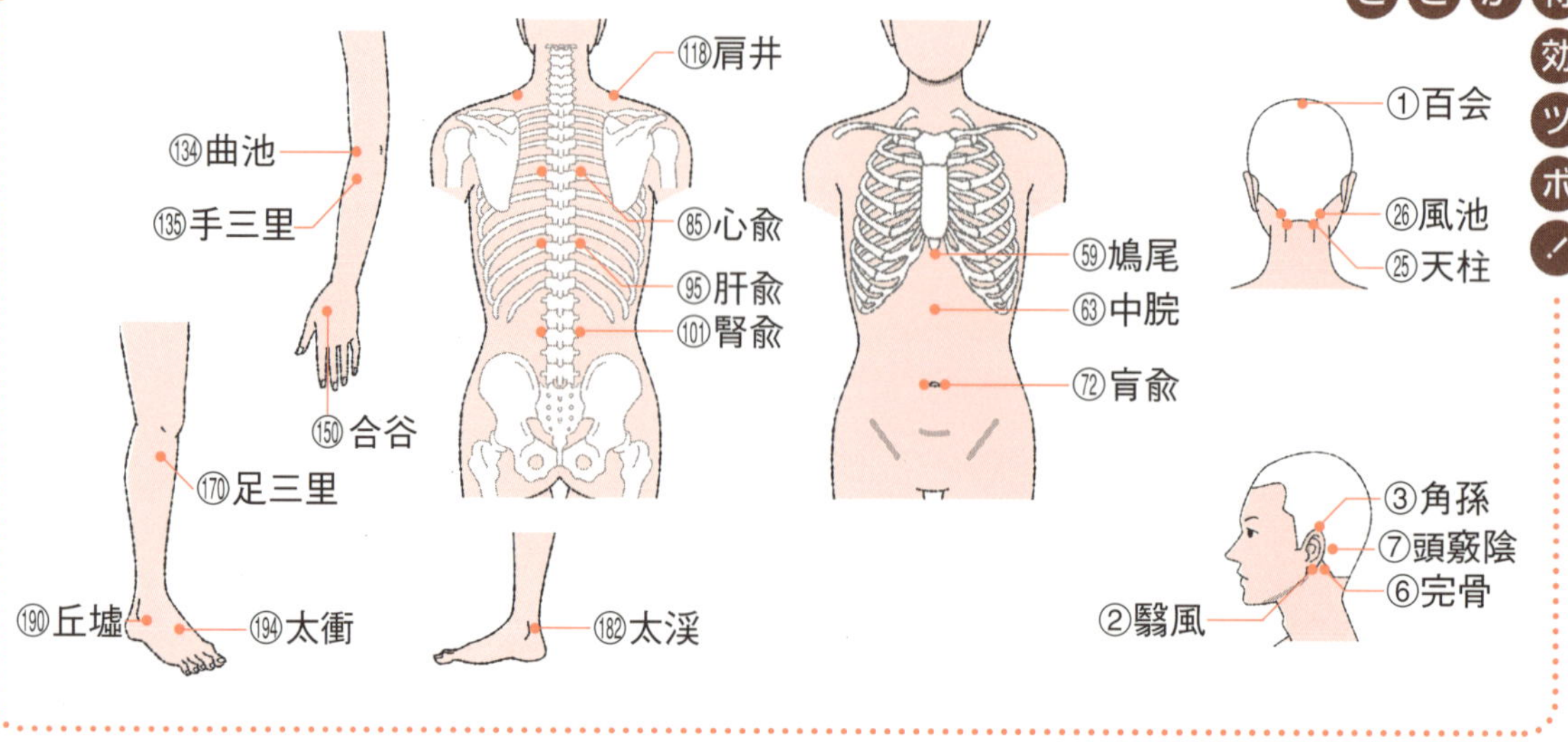

風池《ふうち》

**めまいと不快感をやわらげ
頭の諸症状によく効く**

位置◆首の後ろの髪の生えぎわで、2本の太い筋肉の両外側をわずかに離れたくぼみ。

治療◆患者の頭を後ろから包み込むようにして両手の親指をツボに当て、こねるように押す。頭部の諸症状に効果があり、めまいとそれにともなう不快感もやわらぐ。

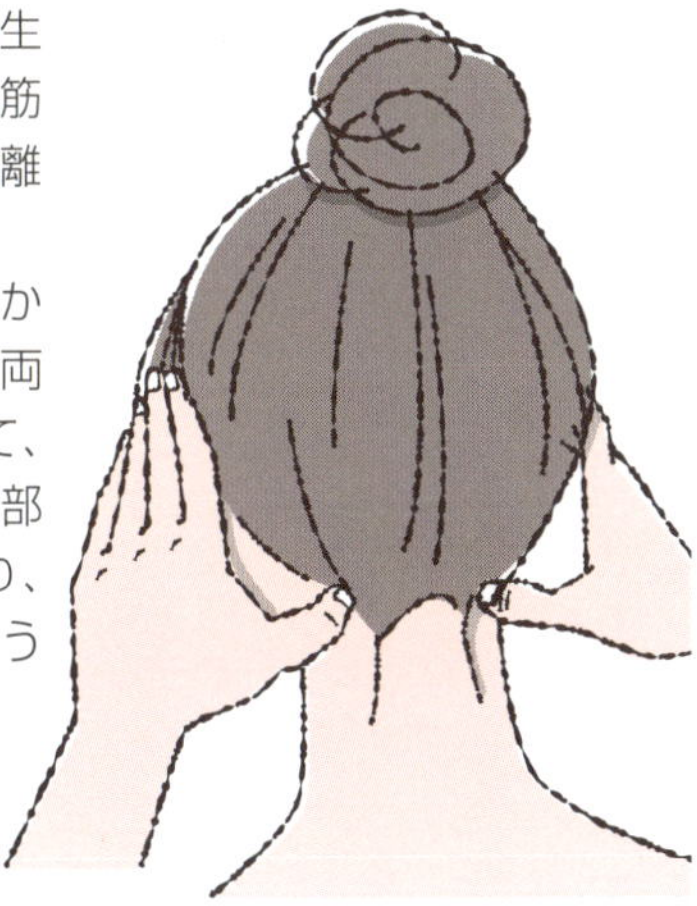

頭竅陰《あたまきょういん》

**耳の周囲のほかのツボも
併用すると効果的**

位置◆側頭部で、両耳のすぐ後ろ。

治療◆左右のツボを指で同時に強めに押す。このとき患者は上半身をまっすぐに起こした姿勢をとる。続けて翳風《えいふう》、角孫《かくそん》など耳の周辺の指圧をくり返すと、頭の血行がよくなる。耳鳴りや難聴をともなう場合はとくに効果的。

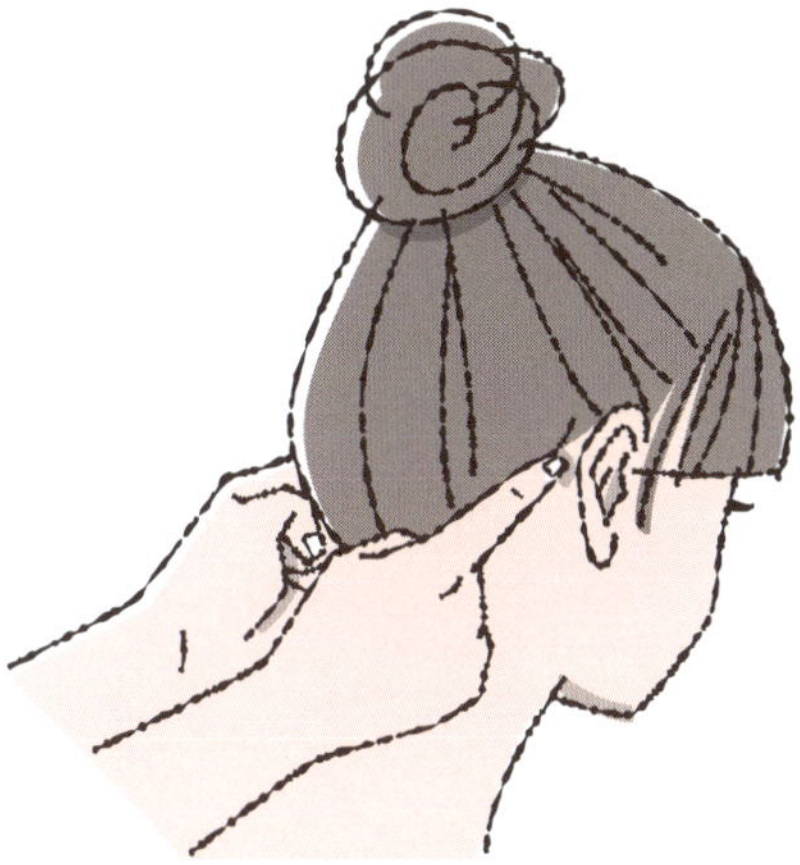

太渓《たいけい》

**めまいにともなう
気分の動揺をしずめる**

位置◆足の内くるぶしのすぐ後ろ側。

治療◆治療者は患者をあお向けに寝かせ、患者の足先に座って治療を行なう。このとき足首を手のひらで包むようにし、親指でツボを押すとよい。これによりめまいにともなう気分の動揺がしずまり、血行不良などの症状がやわらいでくる。

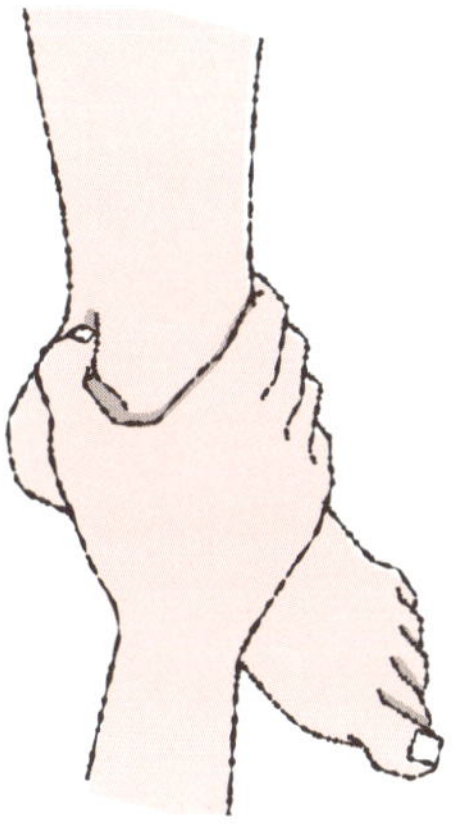

心兪《しんゆ》

**血液循環障害が原因で起こる
めまい・立ちくらみに効果**

位置◆肩甲骨の内側、背骨（第5胸椎棘突起《きょうついきょくとっき》下縁）をはさんだ両側で、からだの中心線から親指の幅1本半分外側。

治療◆患者をうつぶせに寝かせ、両手の親指で左右のツボを同時に押す。血液の循環に障害があってめまいが起こる場合にとくに効果的。肩井《けんせい》、肝兪《かんゆ》、腎兪《じんゆ》などもあわせて指圧するとよい。

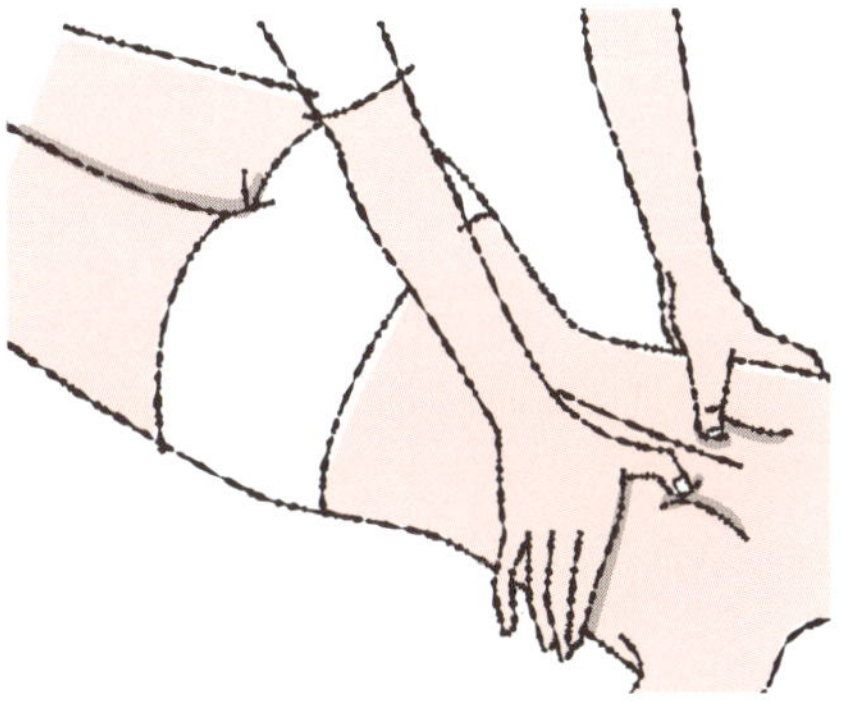

メニエール症候群

周囲がぐるぐる回るように感じる回転性のめまいに、耳鳴りや難聴、吐き気、冷や汗などをともなうのが、メニエール病です。

これらの症状のすべて、あるいは一部がみられる病気を総称して、メニエール症候群と呼ぶことがあります。

メニエール病の発作が起こったら、首の天柱《てんちゅう》、風池《ふうち》、耳の後ろの完骨《かんこつ》、頭竅陰《あたまきょういん》などを指圧することで、だいぶ症状をやわらげることができます。落ち着いて、もむように押してみましょう。

のぼせる・冷える

■**症状の見方**

のぼせは、恥ずかしいときに赤面するなど精神的興奮が原因で起こったり、自律神経の失調など体調の変化で発作的に起こる場合があります。

また、高血圧症など、血圧や血液の循環に異常があるときや、更年期障害、女性特有の病気などが原因でも起こりやすいものです。このような場合は、頭と顔はのぼせているのに手足は冷えているのが特徴です。

■**治療の進め方**

のぼせと冷えが同時または交互にあらわれることを東洋医学では「上熱下寒《じょうねつげかん》」といい、「全身をめぐる気血《きけつ》（↓P202）が上半身に集中して頭部がのぼせ、下半身の気血が不足して冷えが起こる」ととらえます。したがってツボ療法は、過剰となった上半身の気血を下半身に誘導することを目的とします。

最も簡単な家庭療法は、熱足浴や足のホットパック、温湿布などです。

頭部ののぼせには天柱《てんちゅう》、風池《ふうち》、全身の血行改善には心兪《しんゆ》、三焦兪《さんしょうゆ》、膻中《だんちゅう》、大巨《だいこ》、手足の冷えには築賓《ちくひん》、照海《しょうかい》をはじめ手足の各ツボの指圧が効果的です。

風池《ふうち》

頭へ集まった血液循環を改善
のぼせによる不快感を緩和

位置◆首の後ろの髪の生えぎわで、2本の太い筋肉の両外側をわずかに離れたくぼみ。

治療◆患者の頭を後ろから包み込むようにして両手の親指をツボに当て、こねるように押す。これによって血行が促進され、頭部ののぼせと不快感がやわらぐ。百会《ひゃくえ》、風池《ふうち》の内側にある天柱《てんちゅう》の指圧を併用すると、さらに効果的。

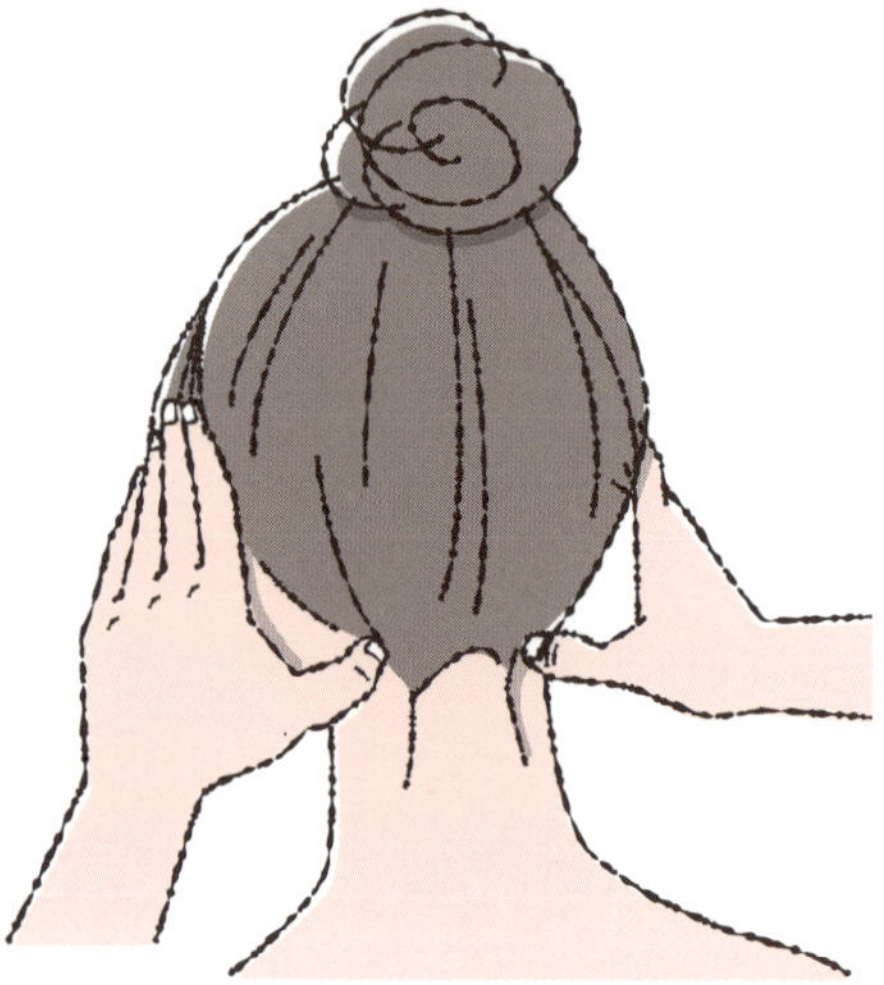

ここが特効ツボ！

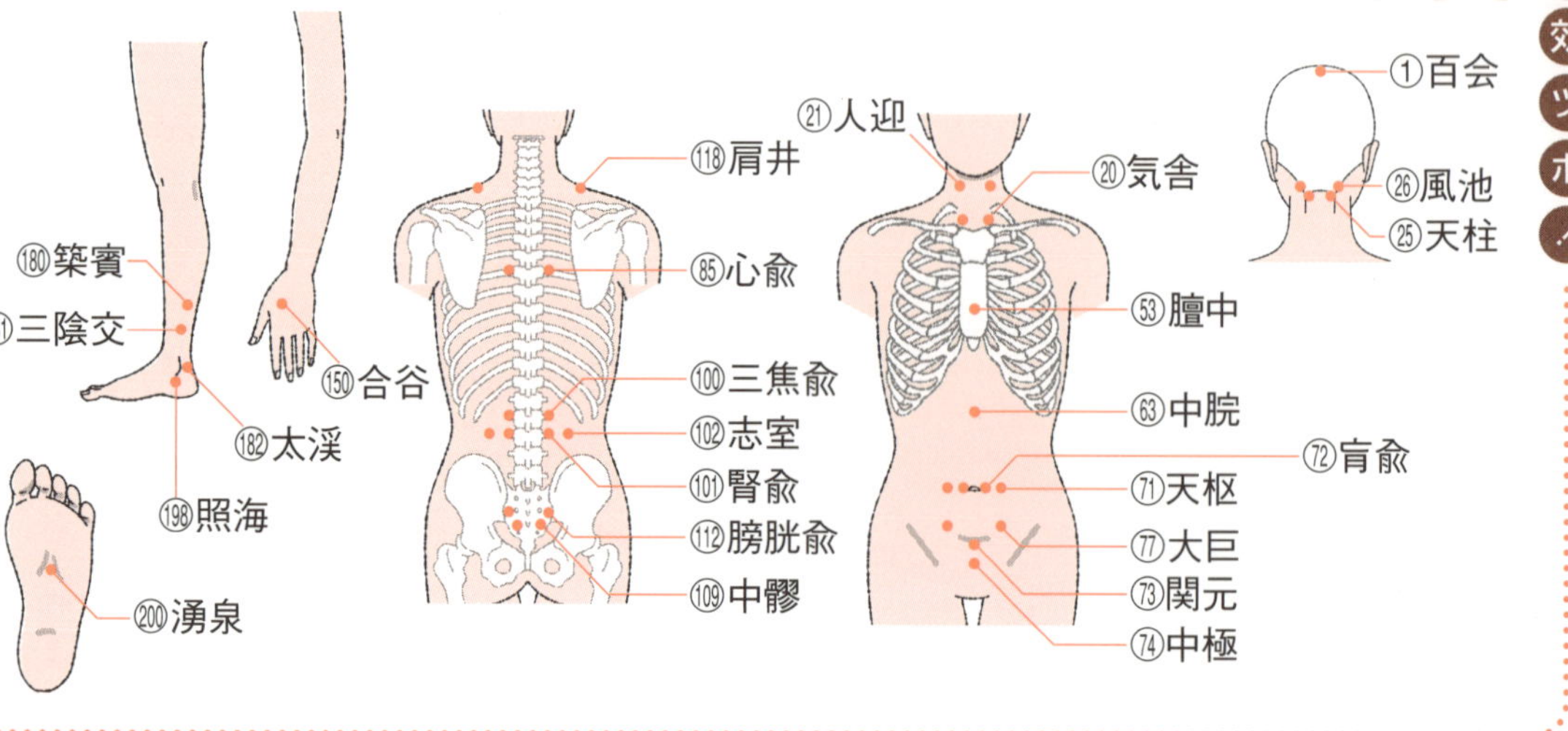

①百会
㉖風池
㉕天柱
㉑人迎
⑳気舎
118肩井
85心兪
53膻中
63中脘
72肓兪
71天枢
77大巨
73関元
74中極
100三焦兪
102志室
101腎兪
112膀胱兪
109中髎
180築賓
181三陰交
150合谷
182太渓
198照海
200湧泉

築賓《ちくひん》

足の血行をよくして
冷えをやわらげる

位置◆足の向こうずねの内側で、内くるぶしから親指の幅5本分上ったところ。

治療◆治療者は、あお向けに寝た患者の足先の方から患者のむこうずねをつかみ、内側にまわした親指に力を入れて指圧する。これにより足の血行がよくなり、冷えもやわらぐ。すぐ下にある三陰交《さんいんこう》も指圧すると、より効果的。

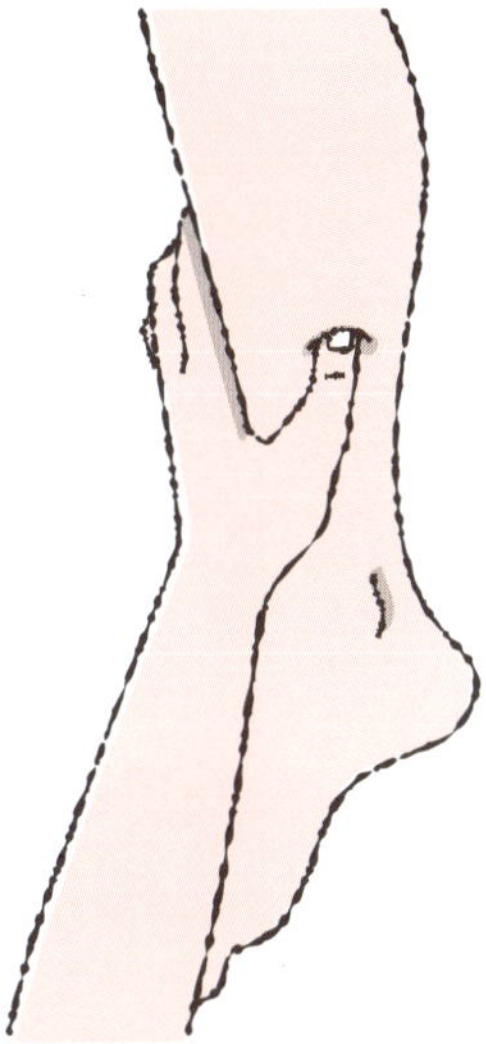

膻中《だんちゅう》

のぼせて息苦しさをともなうような
不快感がやわらぐ

位置◆左右の乳首を結んだ線のちょうど真ん中のところ。

治療◆患者をあお向けに寝かせ、治療者は患者の胸の真ん中に両手の指をそろえて重ね、中指の先でしずかにツボを押す。くり返し行なうと、のぼせにともなう息苦しさがやわらいでくる。

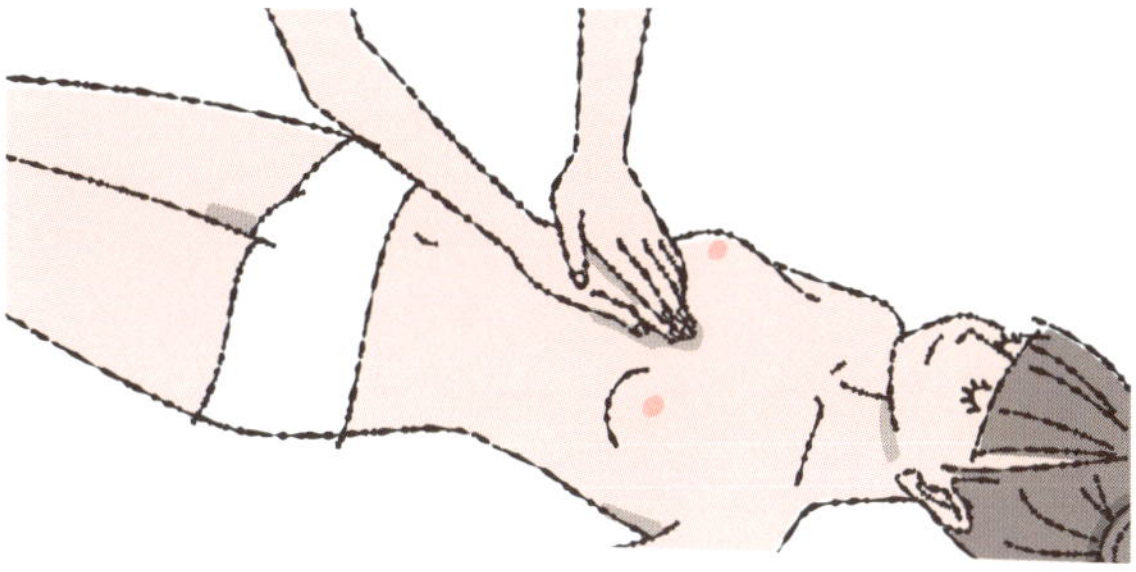

大巨《だいこ》

下半身の冷えをやわらげ
血行をよくする

位置◆下腹部、おへそから親指の幅2本分下で、からだの中心線から親指の幅2本分外側。

治療◆患者をあお向けに寝かせ、左右のツボを同時に、力の入れすぎに注意して指圧する。血行促進と下半身の冷えをやわらげるのに効果的。

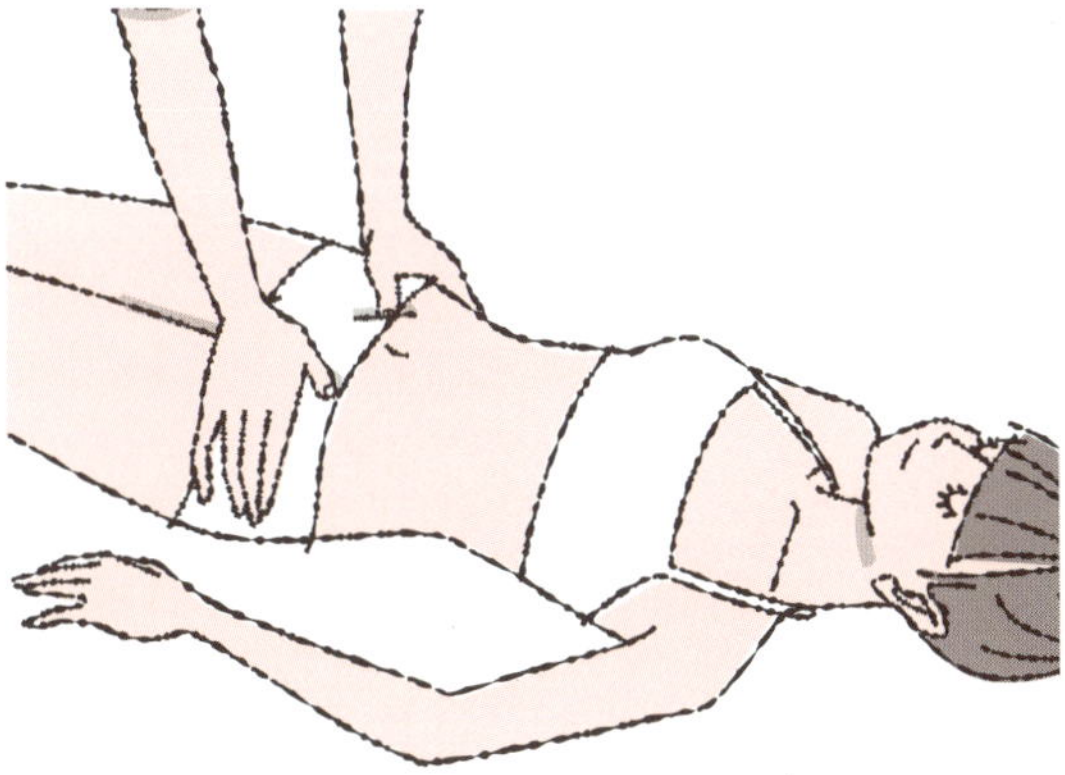

照海《しょうかい》

婦人科系の病気が原因で起こる
冷えによく効く

位置◆足の内くるぶしの真下のくぼみ。

治療◆治療者は患者の足先の方向から手を伸ばし、患者の内くるぶしの下を親指でしっかりと押す。血行を促進し、月経にともなう冷え・のぼせなど、婦人科系の病気が原因の場合にとくに効果がある。

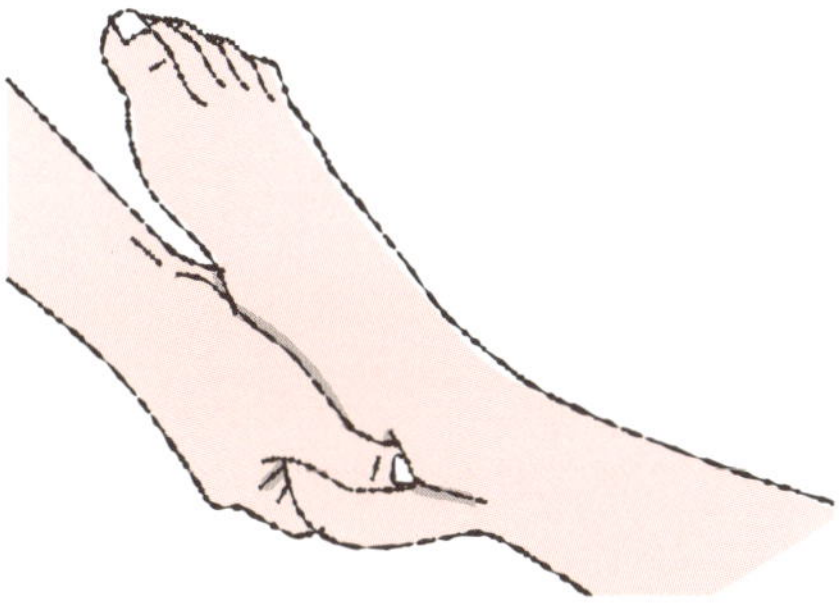

三焦兪《さんしょうゆ》

からだのほてりと冷えをやわらげる
血液循環・熱エネルギーの調整源

位置◆腰部、背骨（第１腰椎棘突起《ようついきょくとっき》下縁）をはさんだ両側で、からだの中心線から親指の幅１本半分外側。

治療◆うつぶせに寝た患者の腰をつかまえるようにして指圧する。三焦《さんしょう》は、人間の熱エネルギーの生じるところを意味し、その名のついたこのツボは、全身の血液循環の調節に関与し、ほてりと冷えをやわらげる。

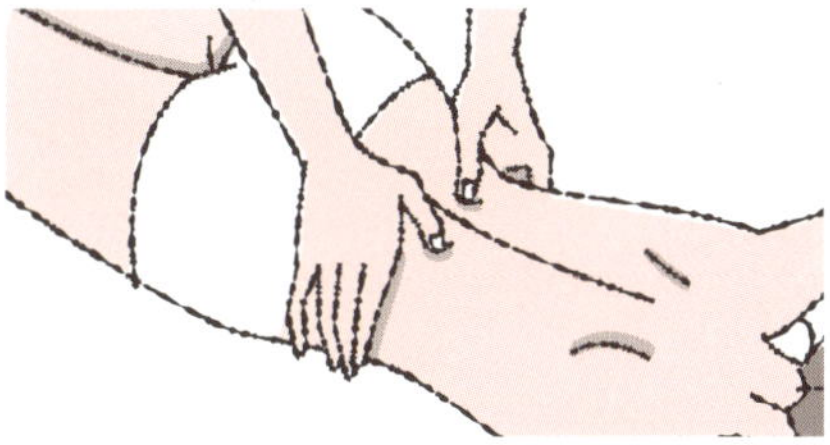

全身の症状と病気

血圧が高い

■**症状の見方**

収縮期（最大）血圧が一四〇㎜Hg以上、ないし拡張期（最小）血圧が九〇㎜Hg以上の状態が持続的にみられる場合を高血圧症といいます。これにともない、のぼせや全身のだるさを感じるなどの症状がみられることがあります。肩こりや頭痛、イライラ感などを訴えるケースもみられますが、かなり病状が進むまで自覚症状がないことも多いようです。

■**治療の進め方**

激しいめまいや頭痛、手足のしびれ、吐き気、胸の痛みなどがある場合は必ず専門医の治療を受けることが先決です。

それ以外の継続的なだるさ、のぼせ、首・肩のこりなどには、それぞれ症状別のツボ療法を行ないます。

まず最初は、後頭部のむくみや首などのこりをほぐすことがポイントです。そして第二には、手や足の冷えを防ぎ、上半身ばかりがのぼせないようにします。

したがって、頭部の百会《ひゃくえ》、首の天柱《てんちゅう》、手の内関《ないかん》、合谷《ごうこく》、足三里《あしさんり》、湧泉《ゆうせん》などが重要なツボとなります。

また、背中の肩井《けんせい》、厥陰兪《けついんゆ》、心兪《しんゆ》、膈兪《かくゆ》、肝兪《かんゆ》、腎兪《じんゆ》までと、腹部の大巨《だいこ》なども治療効果があります。

百会《ひゃくえ》

頭痛・頭重などの症状にはまずこのツボの指圧を

位置◆両耳をまっすぐ上がった線と、眉間《みけん》の中心から上がった線が交差する、頭のてっぺん。

治療◆治療者は患者の頭を両手でかかえ込み、まっすぐ左右の親指で静かにツボを指圧する。これによって、全身の不快な症状がやわらいでくる。血圧の異常で起こるめまい、とくに頭痛や頭重をともなう症状に効果的。

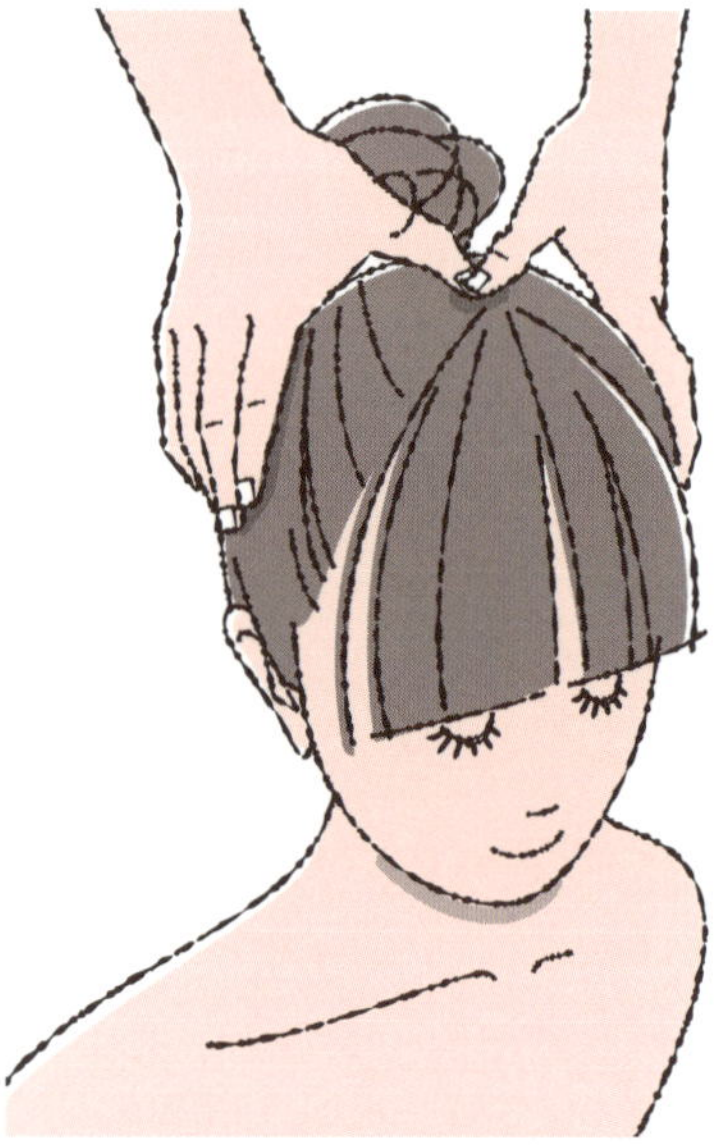

ここが特効ツボ！

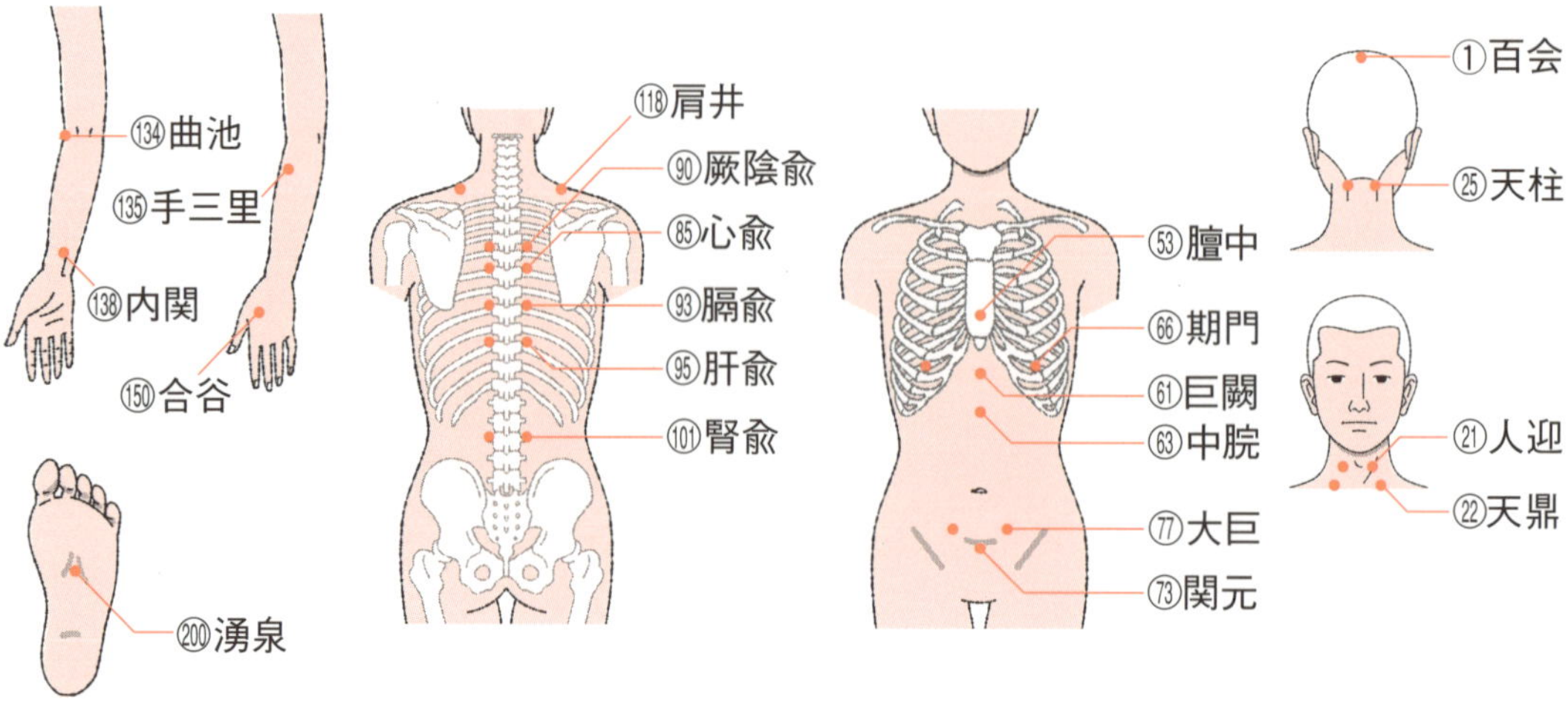

合谷《ごうこく》

親指で強めに指圧して
不快感や無気力感を解消

位置◆手の甲で、人さし指のつけ根（第2中手骨《ちゅうしゅこつ》中点）の外側。

治療◆治療者は患者の手首を片手でささえ、もう片方の手で患者と握手するように、手の甲へ親指を食い込ませて強めに押す。血圧の変化によるだるさや頭痛・頭重などをやわらげ、無気力感を解消する。

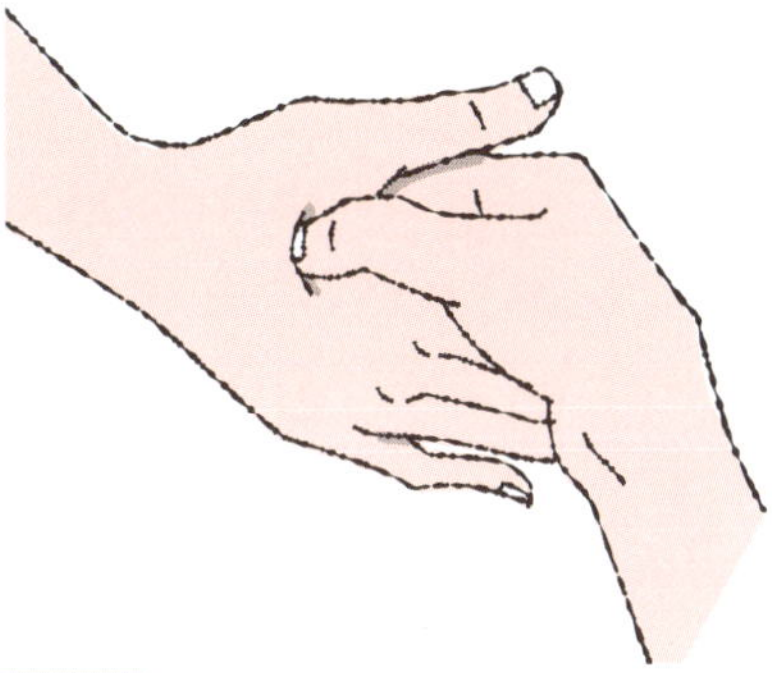

天鼎《てんてい》

血液循環の調整に重要なツボ
首・肩のこりもやわらぐ

位置◆前頸部《ぜんけいぶ》、のどぼとけ（喉頭《こうとう》隆起）のすぐ下の軟骨と同じ高さで、横首の筋肉（胸鎖乳突筋《きょうさにゅうとつきん》）の後へり。

治療◆手の指で、ツボを軽く指圧しながらもむ。頭部と体部の中間にある血液循環の調節に重要なツボで、首・肩のこりをやわらげる効果もある。

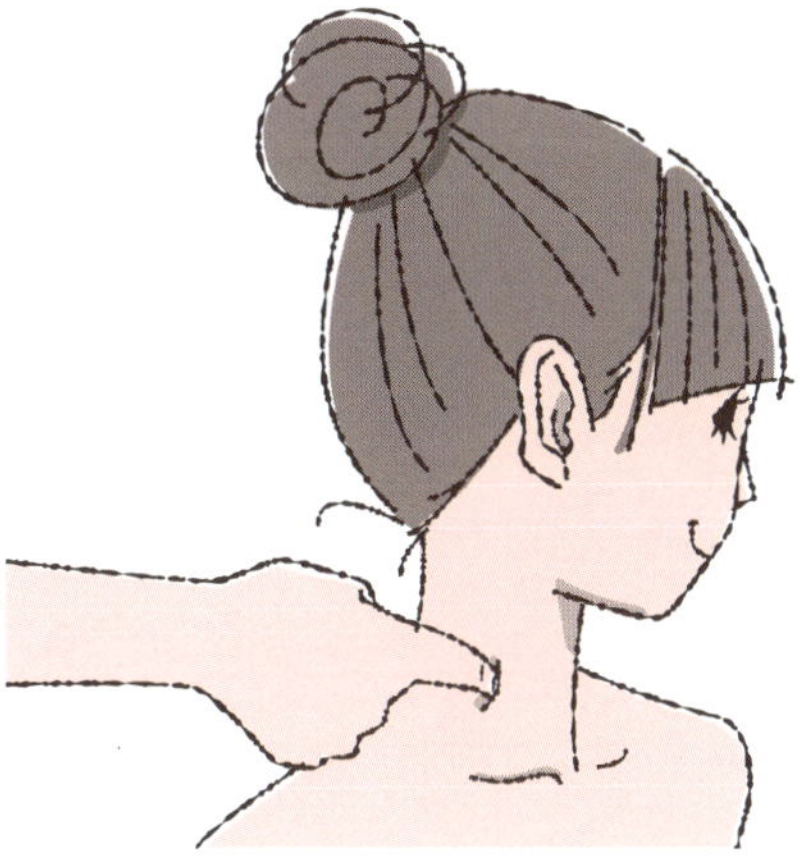

腎兪《じんゆ》

背中から腰にかけての
だるさとこりをやわらげる

位置◆肋骨《ろっこつ》のいちばん下（第12肋骨）の先端と同じ高さ、背骨（第2腰椎棘突起《ようついきょくとっき》下縁）をはさんだ両側で、からだの中心線から親指の幅1本半分外側。

治療◆腰をかかえるようにして両手の親指でツボを押す。高血圧にともなうのぼせや、背中から腰にかけてのだるさとこりをほぐすのに有効。背中と腰の各ツボを押しながらマッサージするとさらによい。

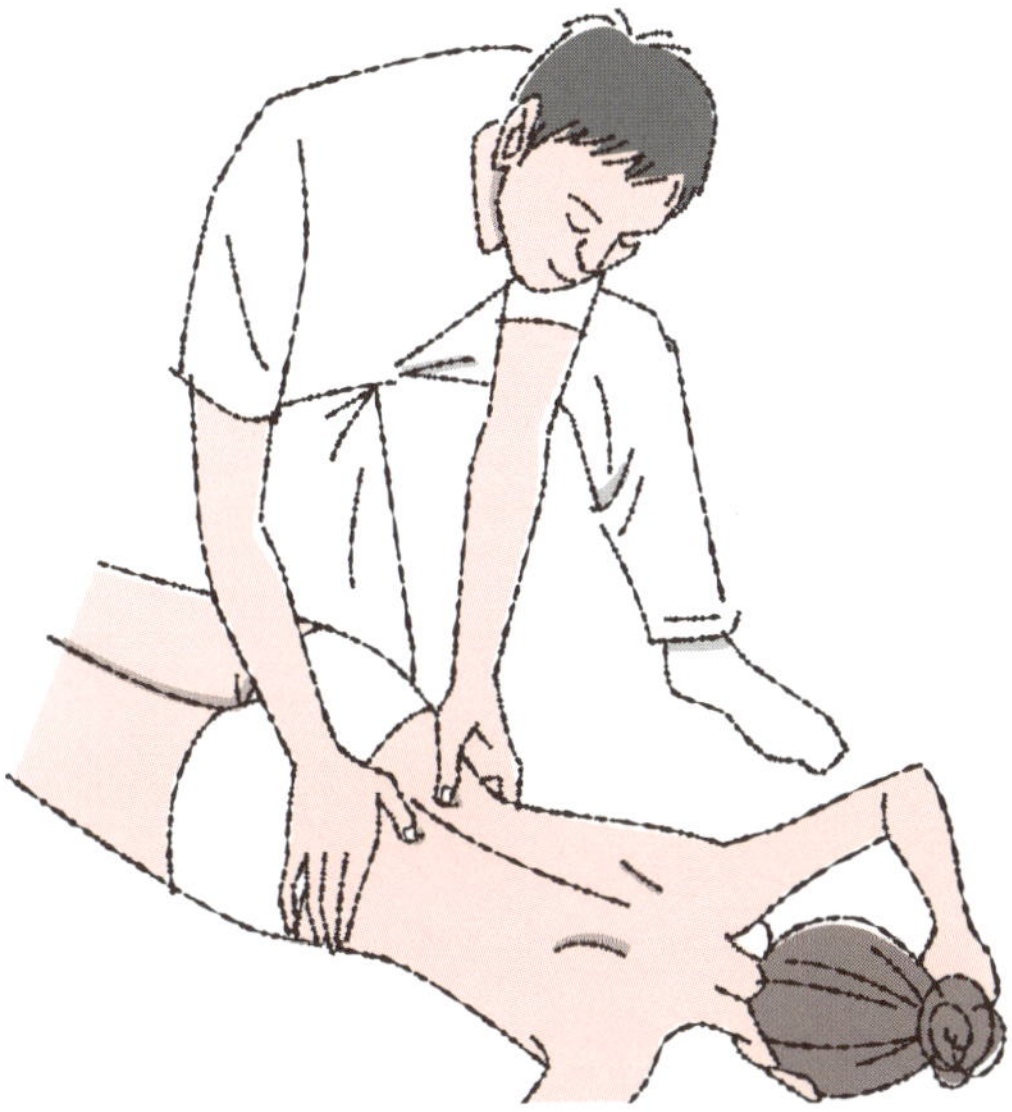

湧泉《ゆうせん》

よく押しもむと
血圧の安定に効果がある

位置◆足の裏側で、足の指に力を入れて曲げたときに、くぼみの出るところ。

治療◆患者をうつぶせに寝かせ、足の裏を出させて、親指でしっかりと指圧する。患者が自分で椅子に座って行なってもよい。全身の活力源となるツボで、よく押しもむと血液の循環がととのえられ、血圧の安定にも効果がある。

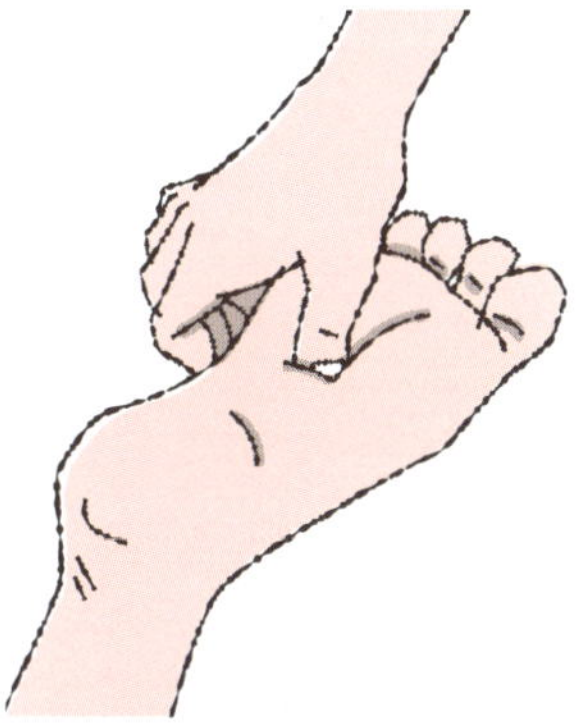

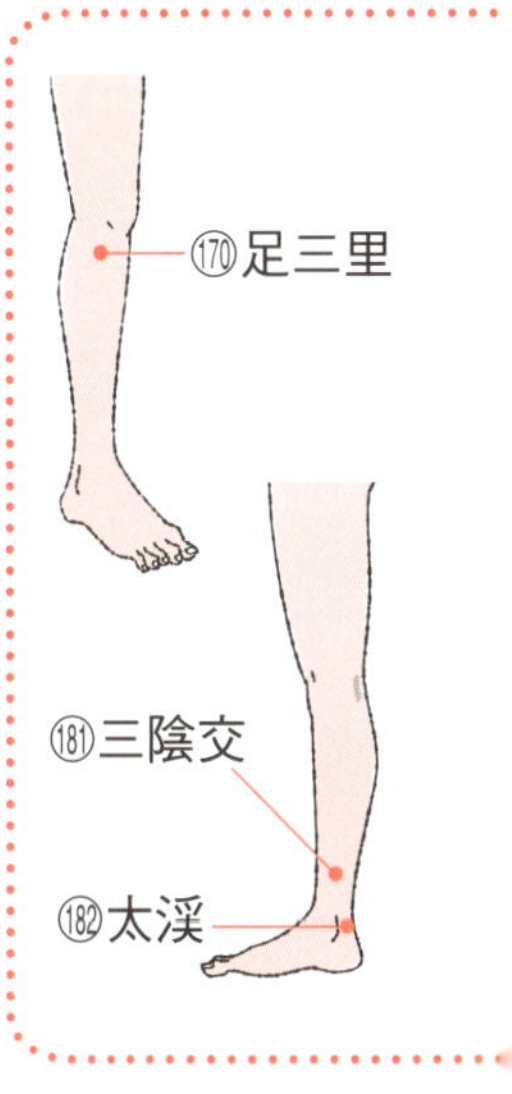

血圧が低い

■症状の見方

収縮期（最大）血圧が一〇〇㎜Hg以下、拡張期（最小）血圧が六〇㎜Hg以下の場合を低血圧症といいます。このうち、何らかの病気が原因で起こるものを二次性低血圧症といいます。また、寝ているときは正常な血圧なのに起き上がると急に血圧が下がるものを起立性低血圧症といい、ほかに、原因不明の本態性低血圧症などがあります。

本態性低血圧症は体質的なものが関係すると考えられており、だるさやめまいなどの全身症状、慢性的な頭痛、肩こり、食欲不振、手足の冷えなどをともなうのが特徴です。

■治療の進め方

二次性低血圧症は、原因となる病気の治療が先決です。起立性低血圧症や本態性低血圧症にともなって起こる頭痛・頭重などの改善には百会《ひゃくえ》、天柱《てんちゅう》を指圧します。肩こりやめまいをともなう場合は、天柱から肩井《けんせい》にかけてのマッサージでやわらげます。

手足の冷えには背中の膈兪《かくゆ》、厥陰兪《けついんゆ》、腎兪《じんゆ》、手の神門《しんもん》、郄門《げきもん》、足の陰陵泉《いんりょうせん》、三陰交《さんいんこう》を指圧し、不眠や不快感などの神経症状には照海《しょうかい》を指圧すると効果的です。ほかに胸部の膻中《だんちゅう》、腹部の肓兪《こうゆ》、中脘《ちゅうかん》、大巨《だいこ》などへの指圧も効果的です。

天柱《てんちゅう》

首の後ろの緊張をとり、頭の血行をよくする

位置◆首の後ろの髪の生えぎわにある、2本の太い筋肉の外側のくぼみ。

治療◆治療者は、患者の頭を後ろから両手で包み込むようにし、親指でこねるようにツボをもみ押す。これによって首のこりがほぐれ、頭とからだの血行がよくなる。ここから肩《けん》井《せい》にかけてのマッサージもあわせて行なうと、頭痛や肩こりなどの不快感がとれる。

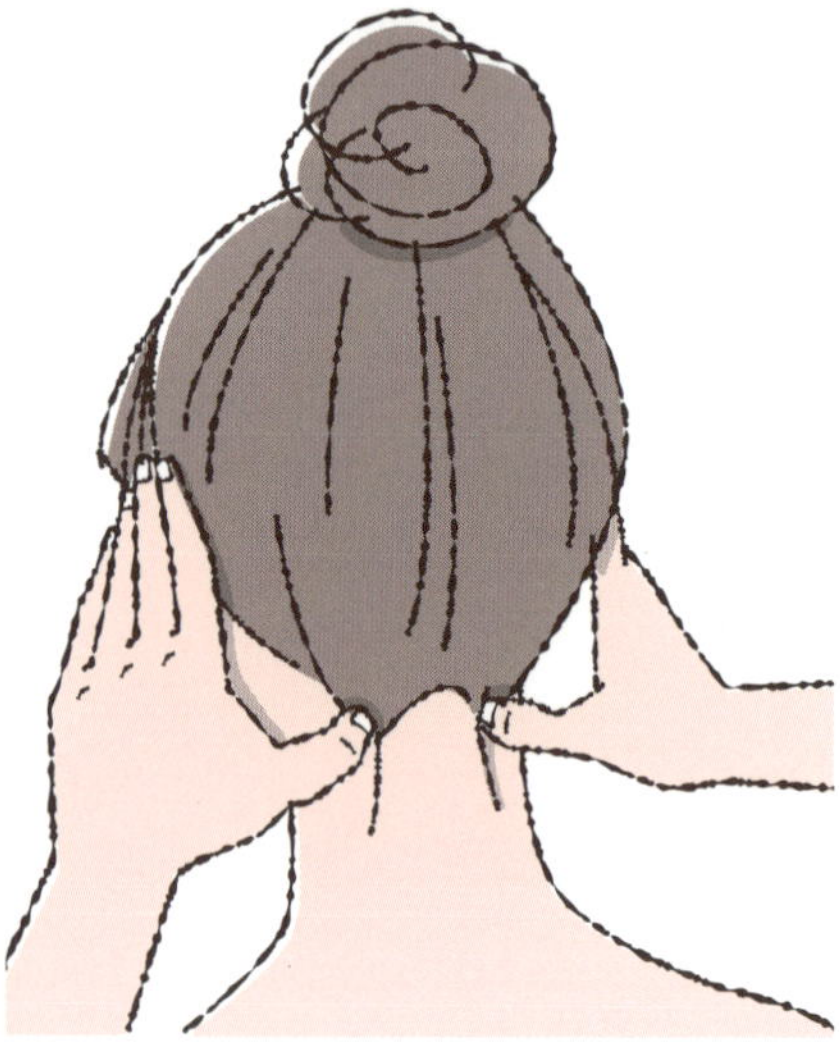

ここが特効ツボ！

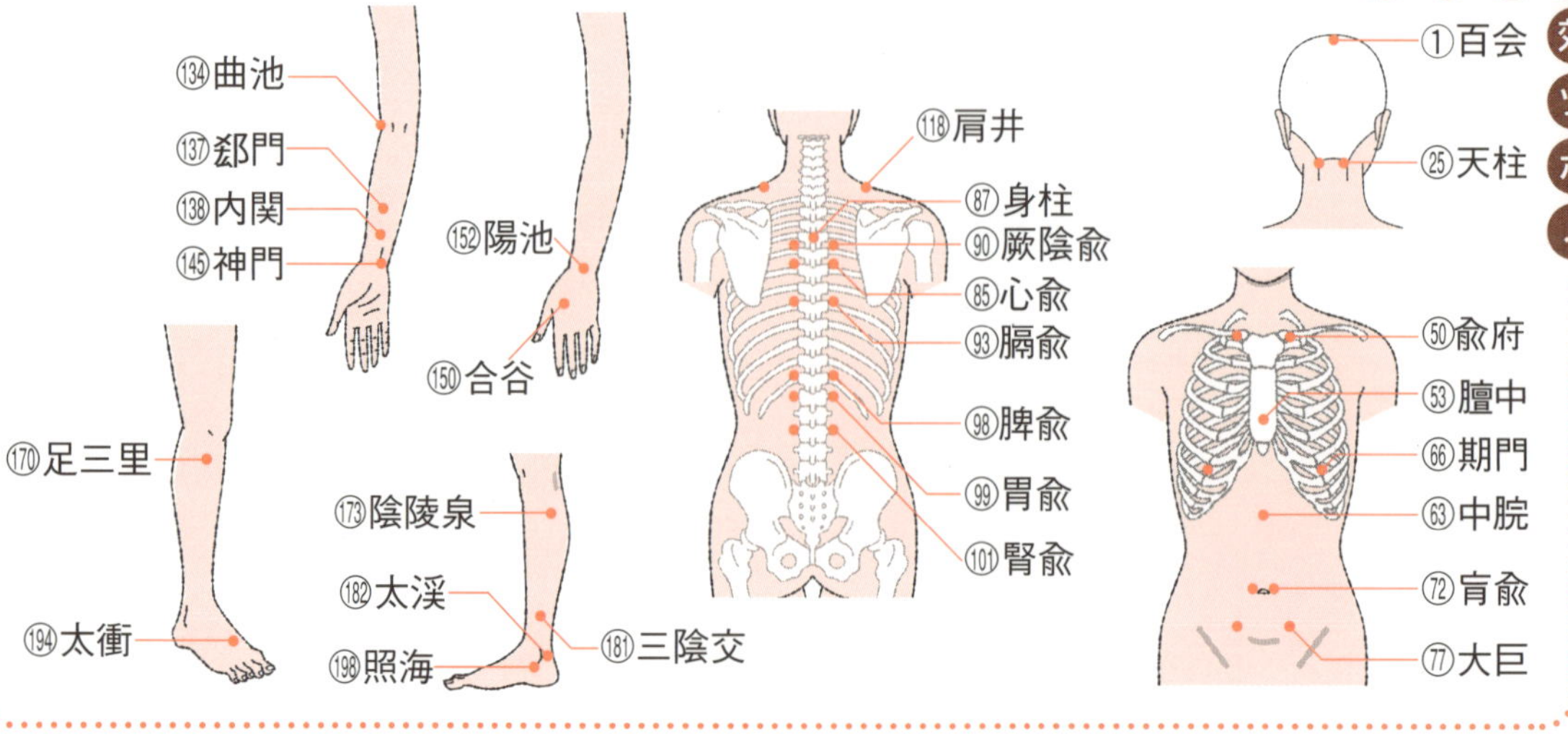

厥陰兪《けついんゆ》

**血液の循環をよくし
だるさと冷えをやわらげる**

位置◆肩甲骨の内側、背骨（第4胸椎棘突起《きょうついきょくとっき》下縁）をはさんだ両側で、からだの中心線から親指の幅1本半分外側。

治療◆患者をうつぶせに寝かせ、ツボを親指で、やや力を入れてもみ押す。血液の循環がよくなり、だるさや冷えがやわらぐ。血圧が低い人の全身の症状改善には、ここから腎兪《じんゆ》までの丹念な指圧が効果的。

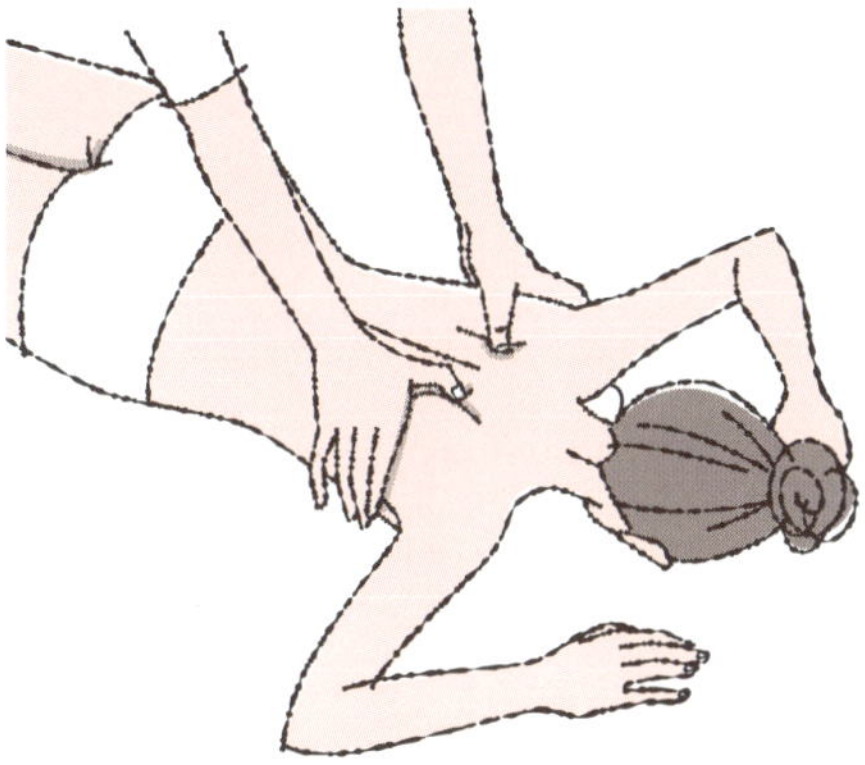

百会《ひゃくえ》

**めまい・立ちくらみや頭痛・頭重など
低血圧症の諸症状に効果**

位置◆両耳をまっすぐ上がった線と、眉間《みけん》の中心から上がった線が交差する、頭のてっぺん。

治療◆患者の頭を両手でかかえ込み、左右の親指で真上から静かに指圧する。これにより血圧の異常で起こるめまい、とくに頭痛や頭重をともなう症状が改善される。

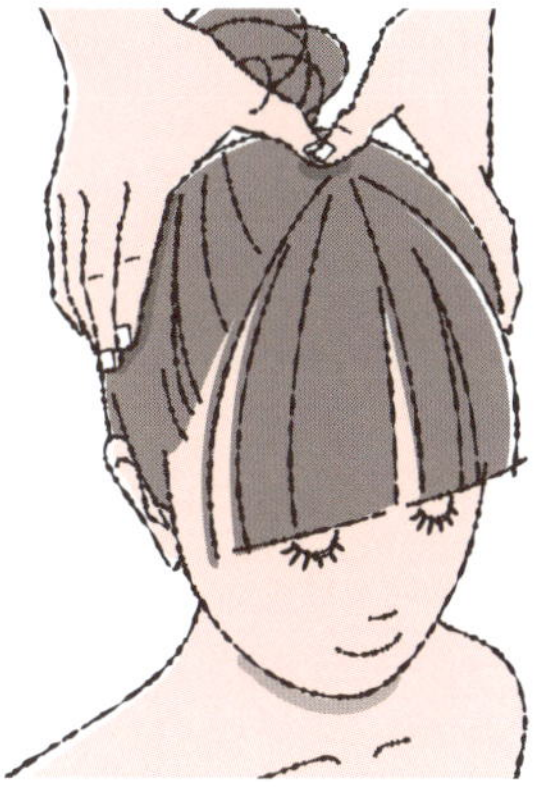

肓兪《こうゆ》

**血圧が低い人によくみられる
全身の慢性的なだるさを解消**

位置◆おへその両側で、親指の幅半分外側。

治療◆治療者は患者をあお向けに寝かせ、両手の指をそろえ、中指を中心にして指圧する。腹部の指圧は、腹部の脂肪が軽くへこむ程度に行ない、力を入れすぎないようにする。低血圧にともなう慢性的なだるさや、のぼせ・冷えも緩和される。

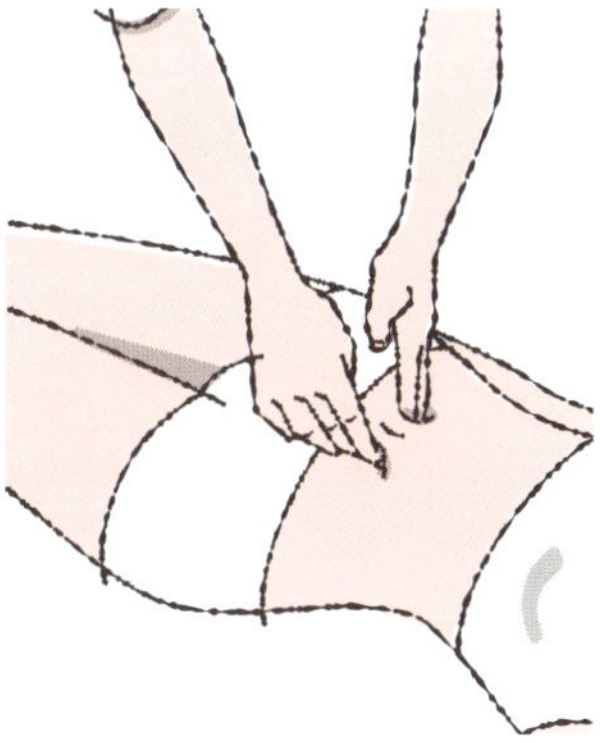

照海《しょうかい》

**血行をよくする冷えの特効ツボ
神経症状にも効果**

位置◆足の内くるぶしの真下のくぼみ。

治療◆治療者は患者の足先の方向から手を伸ばし、患者の内くるぶしの下を親指で押す。血行を促進し、低血圧の人に多い不眠や不快感などの神経症状にも有効。足三里《あしさんり》、太渓《たいけい》、三陰交《さんいんこう》、陰陵泉《いんりょうせん》なども指圧するとよい。

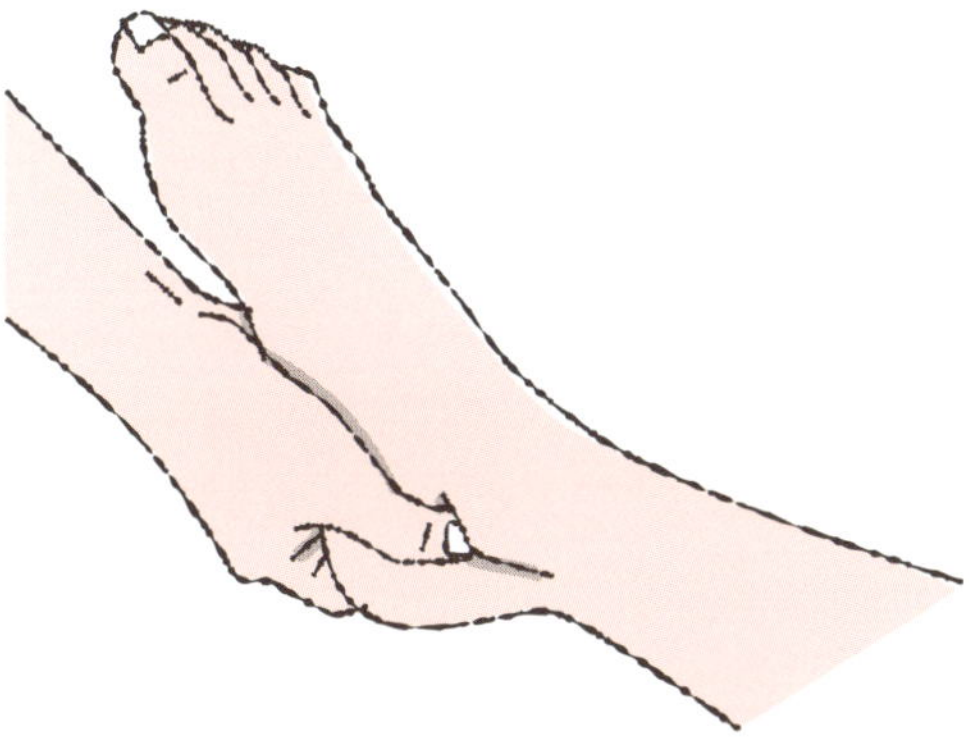

神門《しんもん》

**手の冷えや顔のほてりを
やわらげる**

位置◆手首の関節上にある、手のひら側の横じわ（横紋《おうもん》）の小指寄りの端。

治療◆患者は手のひらを上に向け、治療者はそれを下からすくうようにして手首を持つ。ツボの位置に親指がさわったら、力をこめて押す。手の冷えや顔のほてりをやわらげ、循環器系の病気が原因の場合にも有効。

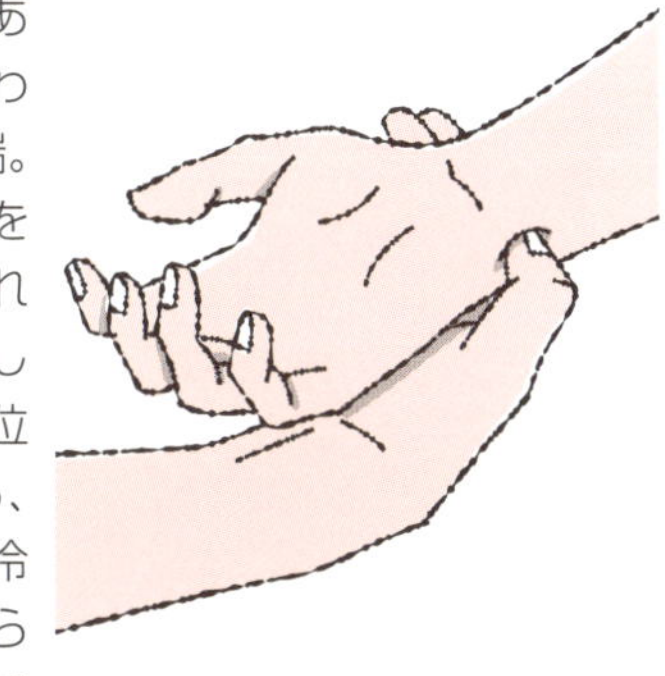

糖尿病

■症状の見方

からだがだるく疲れやすい、きちんと食べているのにやせてきた、尿量が多い、のどが渇く——などは、糖尿病の典型的な症状です。

糖尿病は、膵臓から分泌されるインスリンの量や働きが十分でないときに、体内の糖分をエネルギー源としてうまく利用できなくなってしまう代謝異常です。

過度の飲酒や疲労、肥満、ストレスなど何らかの生活習慣が引き金となって起こる場合と、生活習慣に関係なく原因不明で突然起こる場合があります。

■治療の進め方

ツボ療法は、糖尿病にともなう諸症状の緩和と、膵臓の働きの正常化を目標として進めます。そこでまず、膵臓の働きを高めるために脾兪《ひゆ》を指圧します。足の三陰交《さんいんこう》、地機《ちき》などの指圧も効果があります。肝兪《かんゆ》から胃兪《いゆ》、腎兪《じんゆ》にかけてと、中脘《ちゅうかん》から天枢《てんすう》、大巨《だいこ》にかけての指圧も内臓機能の促進に効果的です。

全身のだるさ、ぼんやりとした感じには首の天柱《てんちゅう》の指圧を、手足のだるさには曲池《きょくち》、陰陵泉《いんりょうせん》、足三里《あしさんり》などの指圧をします。

脾兪《ひゆ》

膵臓の働きを高めて糖尿病の症状をやわらげる

位置◆上背部、背骨（第11胸椎棘突起《きょうついきょくとっき》下縁）をはさんだ両側で、からだの中心線から親指の幅1本半分外側。

治療◆患者をうつぶせに寝かせ、左右のツボを同時に親指でやや力を入れてもみ押す。これは膵臓の働きを高め、糖尿病の症状をやわらげる。すぐ下の胃兪《いゆ》もあわせて指圧すると、胃の働きもととのい、より効果的。

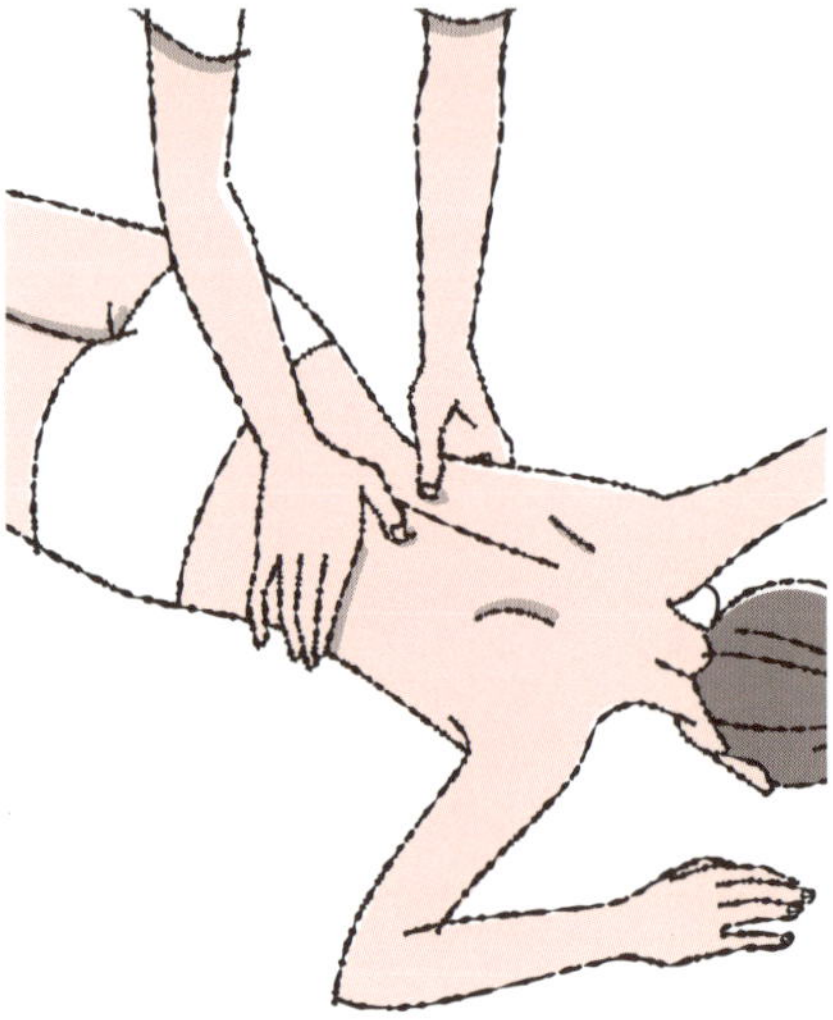

ここが特効ツボ！

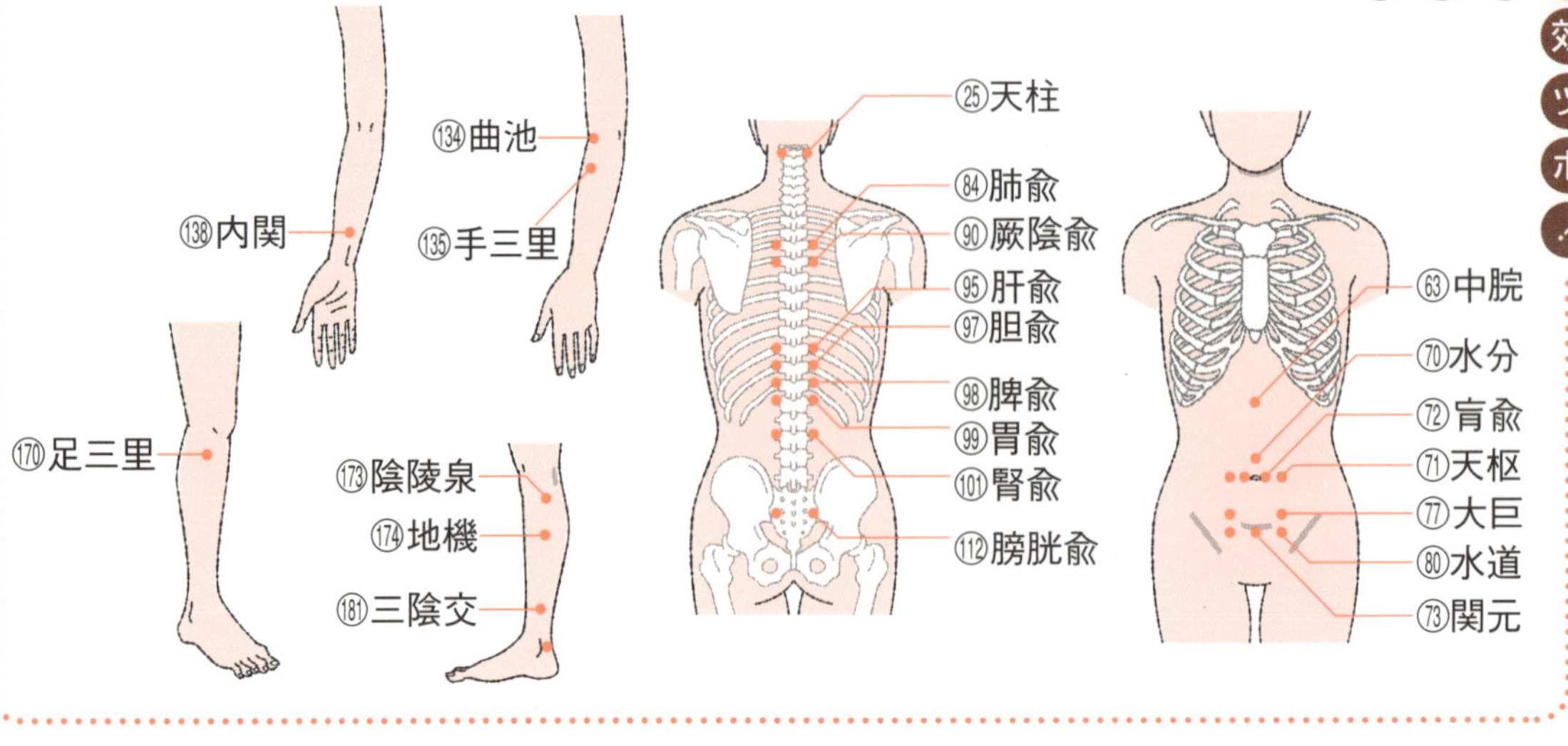

曲池《きょくち》

**のどの渇きや痛み
不快感などによく効く**

位置◆ひじの曲がり目にある横じわ（横紋《おうもん》）の、親指側の端のくぼみ。

治療◆ひじをしっかりつかむようにして、親指の関節を曲げて力をこめる。数回くり返し押すとよい。糖尿病にともなうのどの渇きや痛み・不快感をとるのによい。

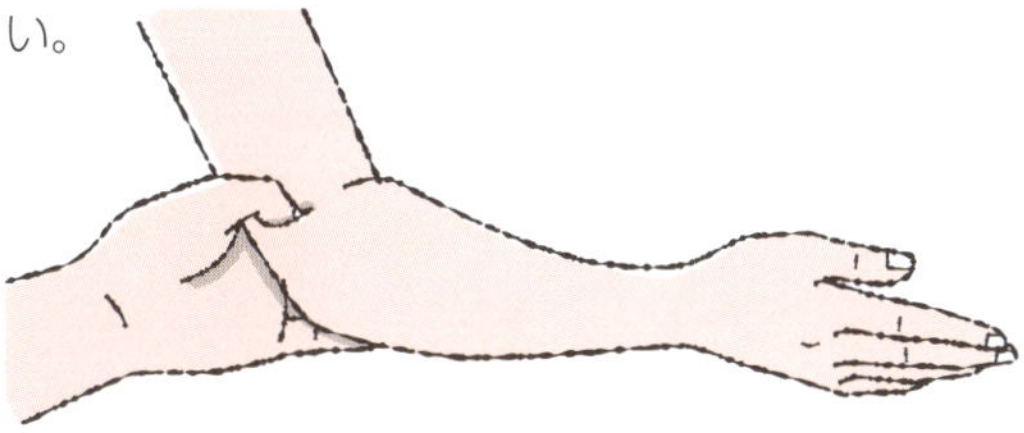

天柱《てんちゅう》

**糖尿病にともなう
ぼんやり感とだるさをとる**

位置◆首の後ろの髪の生えぎわにある、2本の太い筋肉の外側のくぼみ。

治療◆治療者は患者の頭を両手で包み込むようにして、親指でツボを指圧する。首のこりがほぐれて血行が改善、だるさやぼんやり感がとれ、糖尿病の全身症状がやわらぐ。

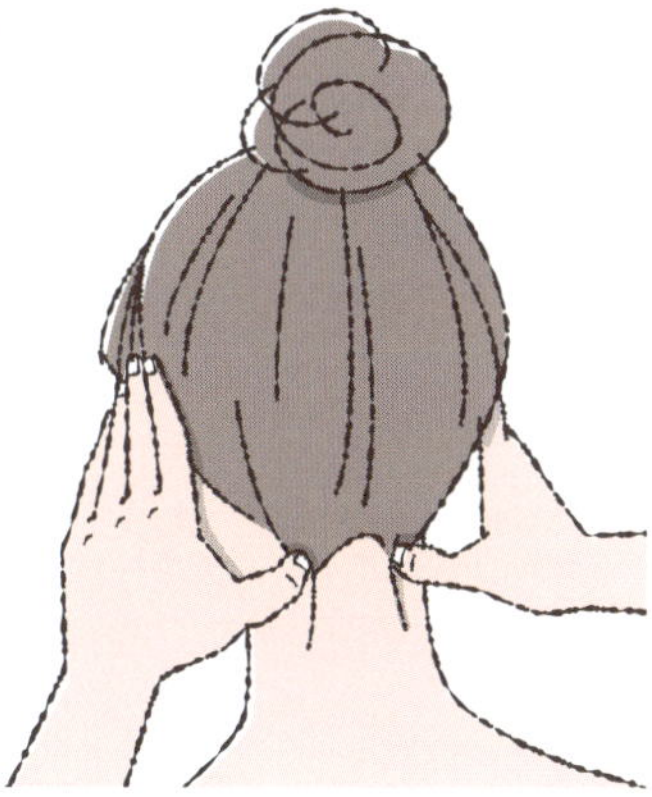

大巨《だいこ》

**マッサージの併用で
胃腸の機能をととのえる**

位置◆下腹部、おへそから親指の幅2本分下で、からだの中心線から親指の幅2本分外側。

治療◆左右両側のツボを同時に、親指で、腹部の脂肪が軽くへこむ程度に指圧する。胃腸の機能をととのえるのに有効。腹部の各ツボの指圧とあわせてマッサージも行なうとさらによい。

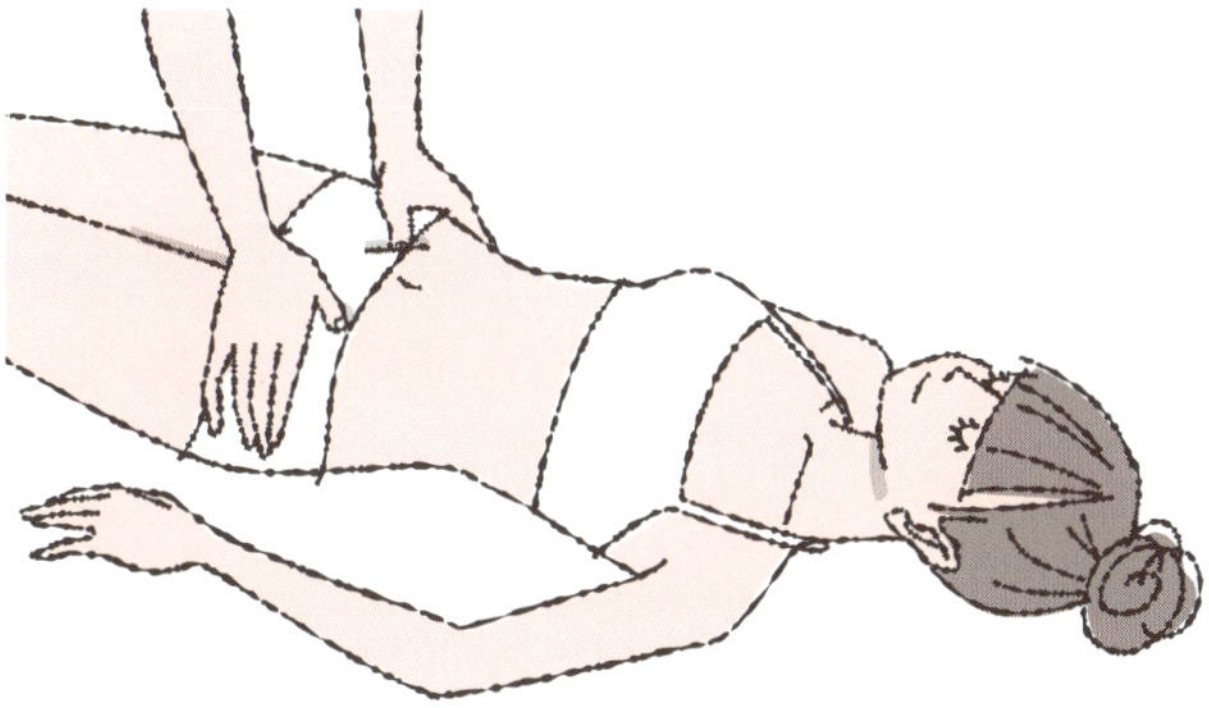

三陰交《さんいんこう》

**膵臓の機能をととのえ
内臓疾患の症状をやわらげる**

位置◆足の内くるぶしから親指の幅３本分上がったところ。

治療◆すねを手のひらで包むようにして親指に力をこめる。膵臓の機能をととのえ、胃弱などの症状緩和にも有効。地機《ちき》の指圧も加えるとさらに効果的。

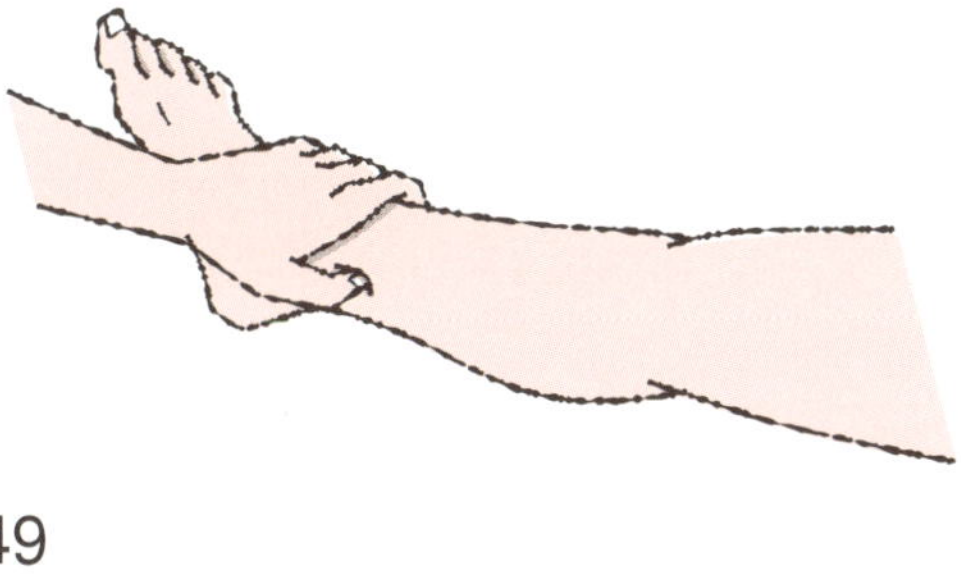

天枢《てんすう》

**消化器系と泌尿器系の
機能を促進する効果がある**

位置◆おへその両側で、親指の幅2本分外側。

治療◆患者をあお向けに寝かせ、両手の人さし指、中指、薬指をそろえて、左右のツボを同時に腹部の脂肪が軽くへこむ程度に指圧する。これは、消化器系と泌尿器系の機能促進に効果がある。頻尿・多尿があるなら近くの水分《すいぶん》・水道《すいどう》も指圧するとよい。

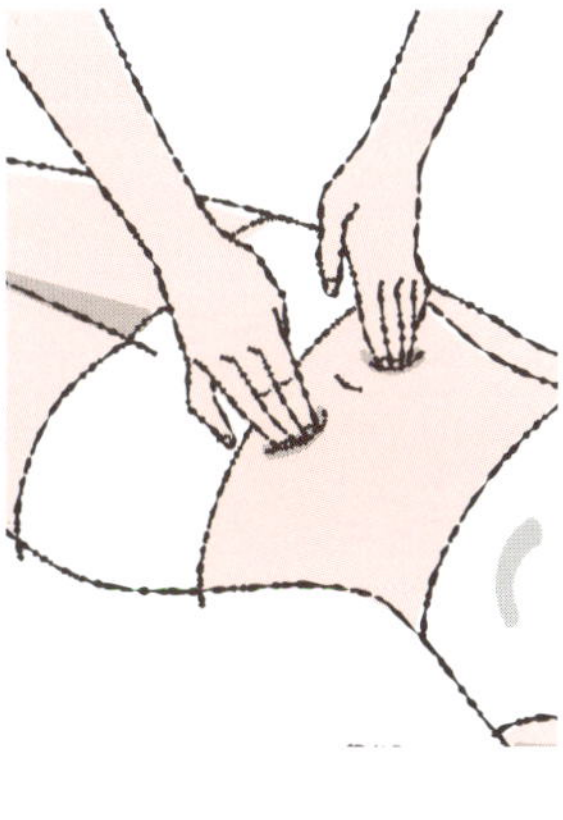

吐き気・嘔吐

■症状の見方

嘔吐《おうと》は、胃に入った有害物などを吐くことで体外へ除去して身を守ろうとする、一種の反射的な生理現象で、吐き気はその前ぶれともいえます。

吐き気が起こると胃がムカムカして顔色が悪くなり、苦痛をともないます。

有害物に対する反射でなく、慢性的に吐き気や嘔吐が起こる場合は、消化器系の病気や心因性の病気が原因と考えられます。ときには重い病気の症状のひとつとしてみられることもあるので、注意が必要です。

■治療の進め方

原因となる病気や有害物があれば、その治療や除去が先決です。そのほかの場合は安静と保温につとめ、激しい腹痛をともなう場合を除いてツボ療法で症状をやわらげます。

胃の機能障害が主な原因と考えられる場合は胃兪《いゆ》、中脘《ちゅうかん》、天枢《てんすう》、巨闕《こけつ》などを中心に指圧し、肝臓や胆嚢《たんのう》の機能障害が考えられる場合は肝兪《かんゆ》、胆兪《たんゆ》、期門《きもん》など、胃腸の機能調整には足三里《あしさんり》や厲兌《れいだ》、築賓《ちくひん》なども加えます。

こみあげる吐き気を止めるには、気舎《きしゃ》の指圧が効果的です。

気舎《きしゃ》

吐き気と胃痛に効果の高いツボ
ムカムカしたらくり返し指圧を

位置◆首の前側の下方のくぼみで、鎖骨《さこつ》と胸骨の結合部の上へり。

治療◆指先で左右のツボを同時に、やや力をこめて指圧する。1回の指圧は3～5秒で、これを3～5回くり返すと胃のむかつきや吐き気がおさまってくる。このツボへの刺激が迷走神経を刺激し、胃の働きが調整される。のどが苦しくならないよう、力の入れすぎには注意する。

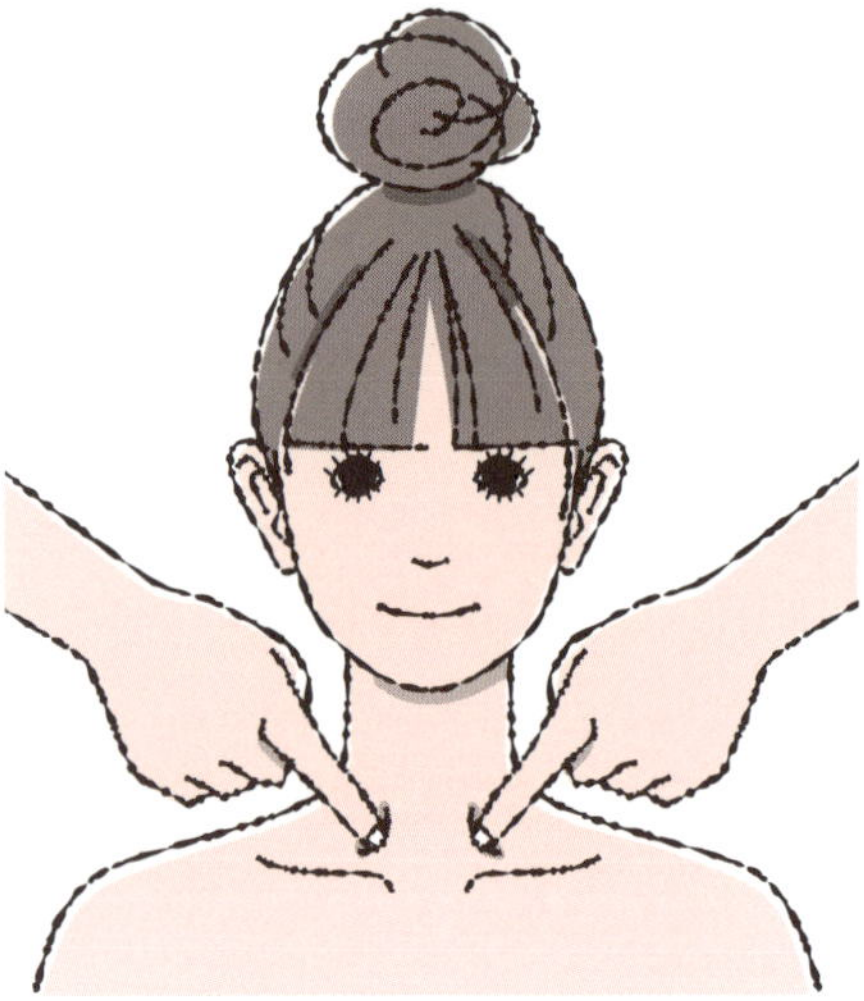

ここが特効ツボ！

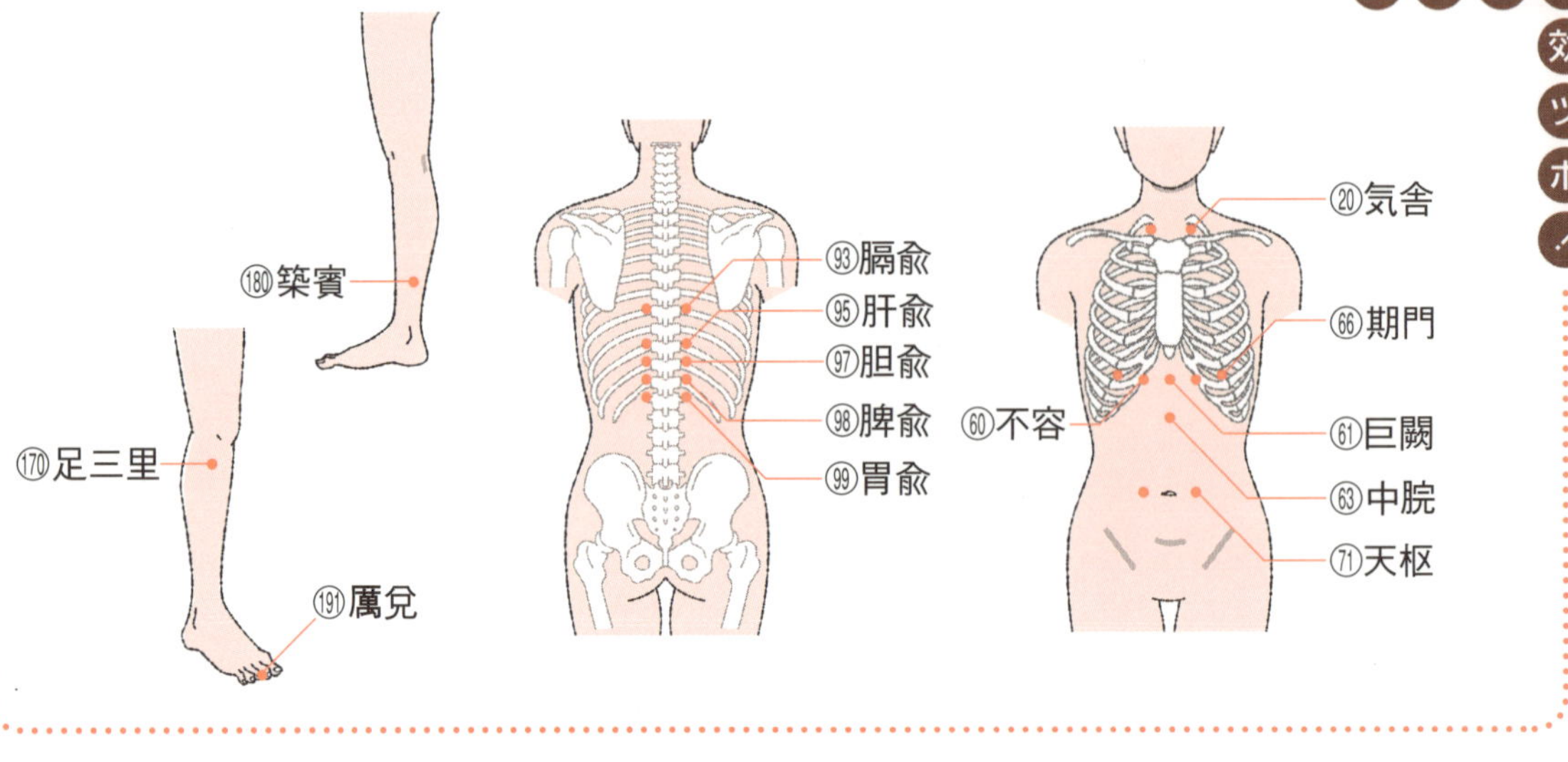

天枢《てんすう》

消化器系の機能を促進
マッサージも効果的

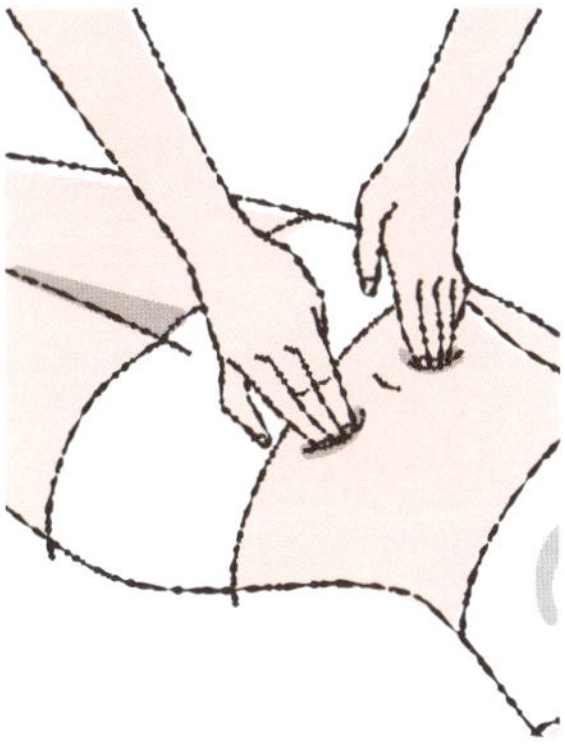

位置◆おへその両側で、親指の幅２本分外側。

治療◆両手の人さし指・中指・薬指をそろえて、腹部の脂肪が軽くへこむ程度に指圧する。消化器系の機能調整に効果的。みぞおちからこのツボまでをゆっくりとマッサージするのもよい。

胃兪《いゆ》

背中の緊張をほぐし
胃腸の働きをととのえる

位置◆上背部、背骨（第12胸椎棘《きょうついきょく》突起《とっき》下縁）をはさんだ両側で、からだの中心線から親指の幅１本半分外側。

治療◆治療者はうつぶせに寝た患者の背中に両手のひらをつき、左右のツボを親指で同時にやや力をこめて押す。背中の緊張をほぐし、胃腸の働きをととのえるツボ。肝兪《かんゆ》や脾兪《ひゆ》もあわせて指圧するとさらによい。

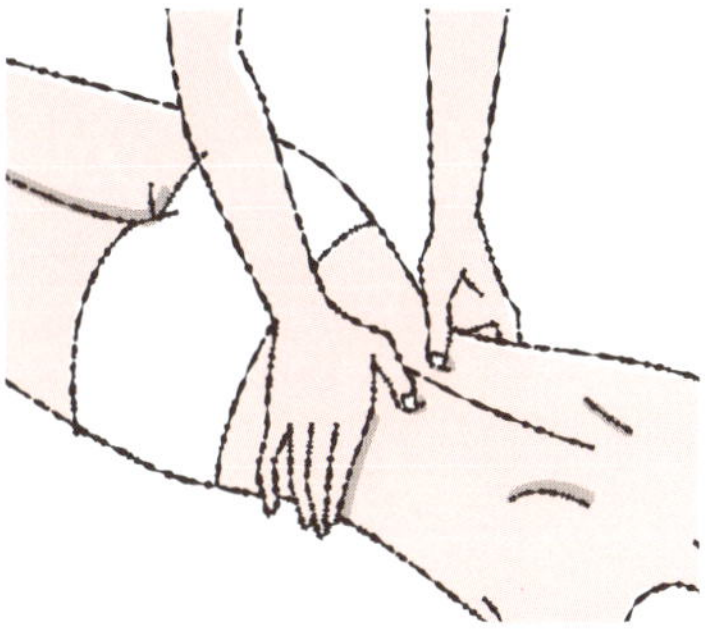

足三里《あしさんり》

胃のもたれをやわらげ
消化器の機能調整効果も

位置◆膝蓋骨《しつがいこつ》の下方外側のくぼみ（犢鼻《とくび》というツボの位置）から、親指の幅３本分下がったところ。

治療◆患者はあお向けに寝た姿勢で、治療者が左右の足のツボをそれぞれ指圧する。患者が自分で指圧する場合は、椅子に腰かけて行なうとよい。こねるようにもみ押すと、胃の不快感・重苦しさがやわらぐ。消化器一般の機能調整にも有効。

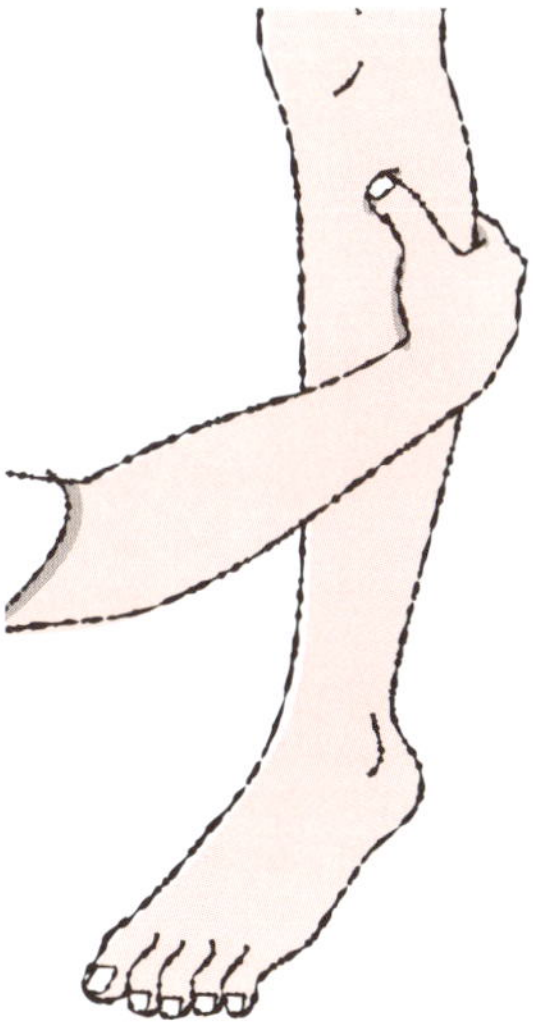

巨闕《こけつ》

胸苦しさをやわらげ
慢性の胃の症状にも有効

位置◆みぞおちのちょうど真ん中。

治療◆患者をあお向けに寝かせ、治療者は両手の指先をそろえて重ね、みぞおちを中指の先でやさしくくり返し指圧する。周辺を軽くなでるのもよい。嘔《おう》吐《と》の胸苦しさがやわらげられ、慢性の胃の病気による不快な症状にも効果的。

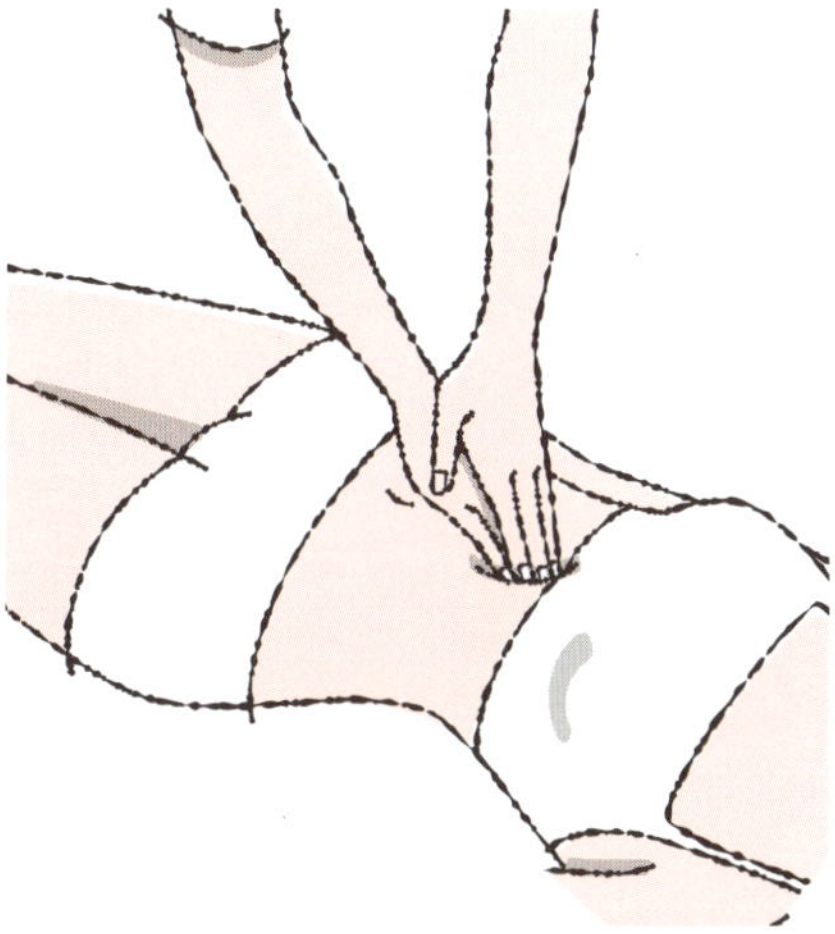

厲兌《れいだ》

みぞおちの重苦しさや
ムカムカした感じをやわらげる

位置◆足の第2指の爪のきわのところ。

治療◆両足の指を、爪のつけ根をつまむようにしてもみ押す。胃の症状をやわらげるツボで、とくに、みぞおちが張って重苦しいときや、ムカムカした感じがある場合によい。

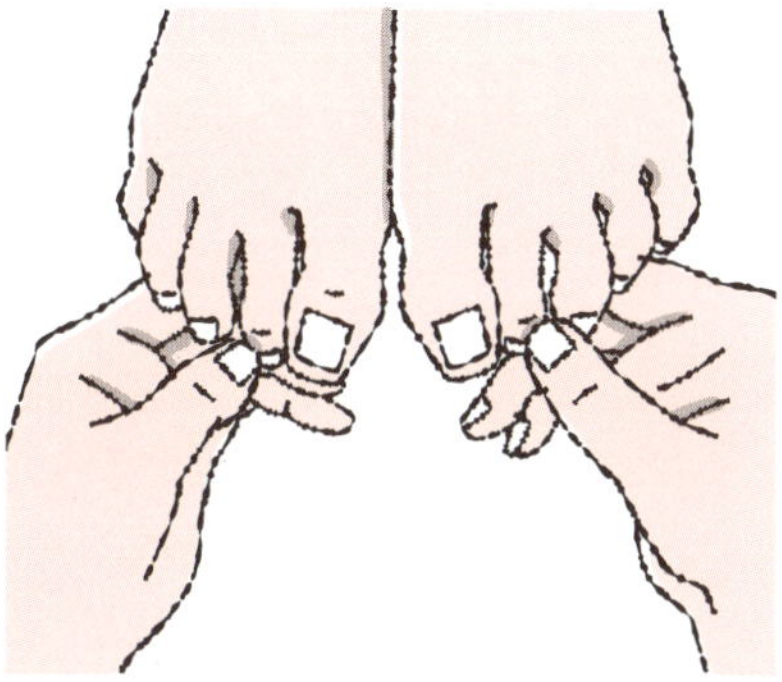

二日酔い・乗り物酔い

■症状の見方

二日酔いとは、お酒の飲みすぎが原因で、頭痛や頭重、吐き気、嘔吐《おうと》、食欲不振、脱力感などの症状が起こることをいいます。これを防ぐには、飲酒の量に十分注意することが大切です。

一方、乗り物酔いは、乗りものに乗ったときに伝わる振動やからだの動き、精神面の動揺などが自律神経の一時的な失調を招き、吐き気や不快感といった症状を引き起こすと考えられています。

■治療の進め方

頭の百会《ひゃくえ》、首の天柱《てんちゅう》、風池《ふうち》、完骨《かんこつ》の指圧は、二日酔いの頭痛や頭重に効果があり、乗り物酔いの場合には酔いによる精神的動揺をしずめるのに効果的です。吐き気や胸のむかつきには、鳩尾《きゅうび》から期門《きもん》、天枢《てんすう》にかけてと、背中の厥陰兪《けついんゆ》から肝兪《かんゆ》、腎兪《じんゆ》にかけての各ツボの指圧を行なうとよいでしょう。

乗り物酔いの場合はこれらに加え、頭竅《あたまきょう》陰《いん》、翳風《えいふう》、足の築賓《ちくひん》、地機《ちき》などを、親指でしっかり指圧すると効果があります。

百会《ひゃくえ》

二日酔いの頭痛・頭重、乗り物酔いの動揺をおさえる

位置◆両耳をまっすぐ上がった線と、眉間《みけん》の中心から上がった線が交差する、頭のてっぺん。

治療◆治療者は患者の頭をかかえ込み、ゆっくり静かに両手の親指で指圧する。頭の芯《しん》に抜けるような感じでまっすぐに押すとよい。二日酔いの頭痛・頭重をすっきりさせる効果が高く、乗り物酔いの場合は気分の動揺をやわらげるのによい。

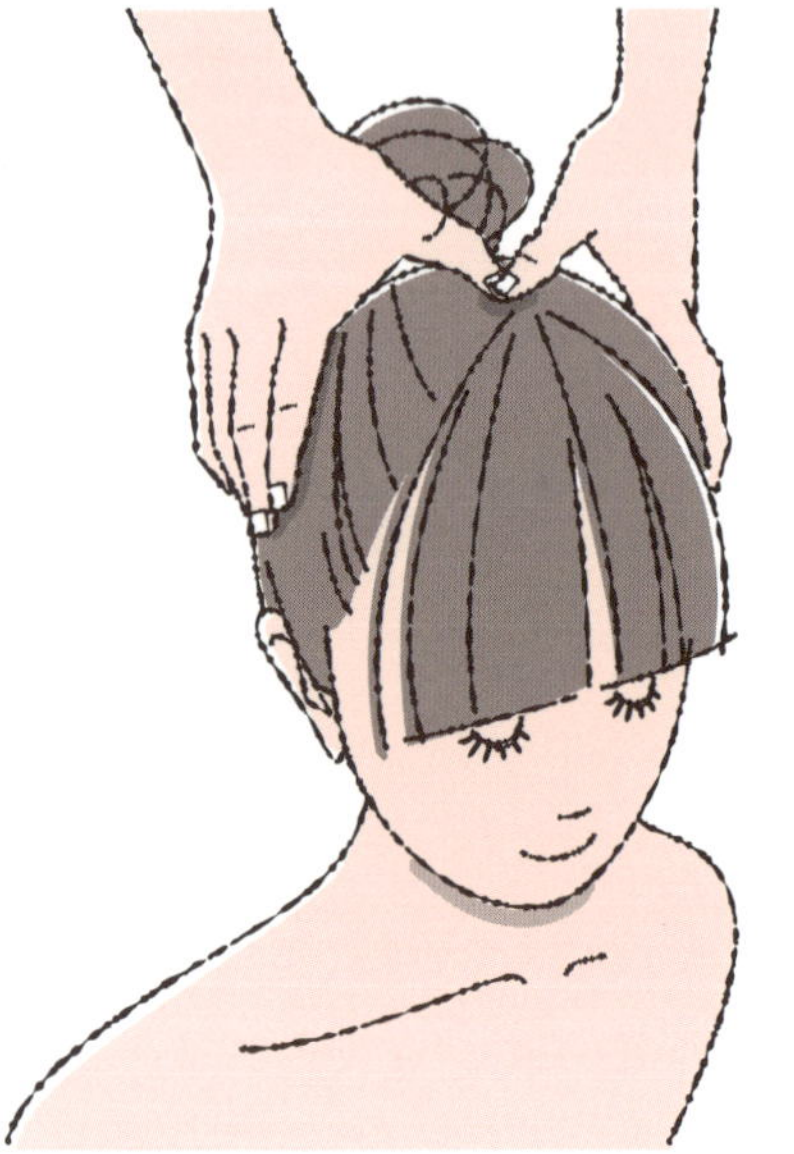

ここが特効ツボ！

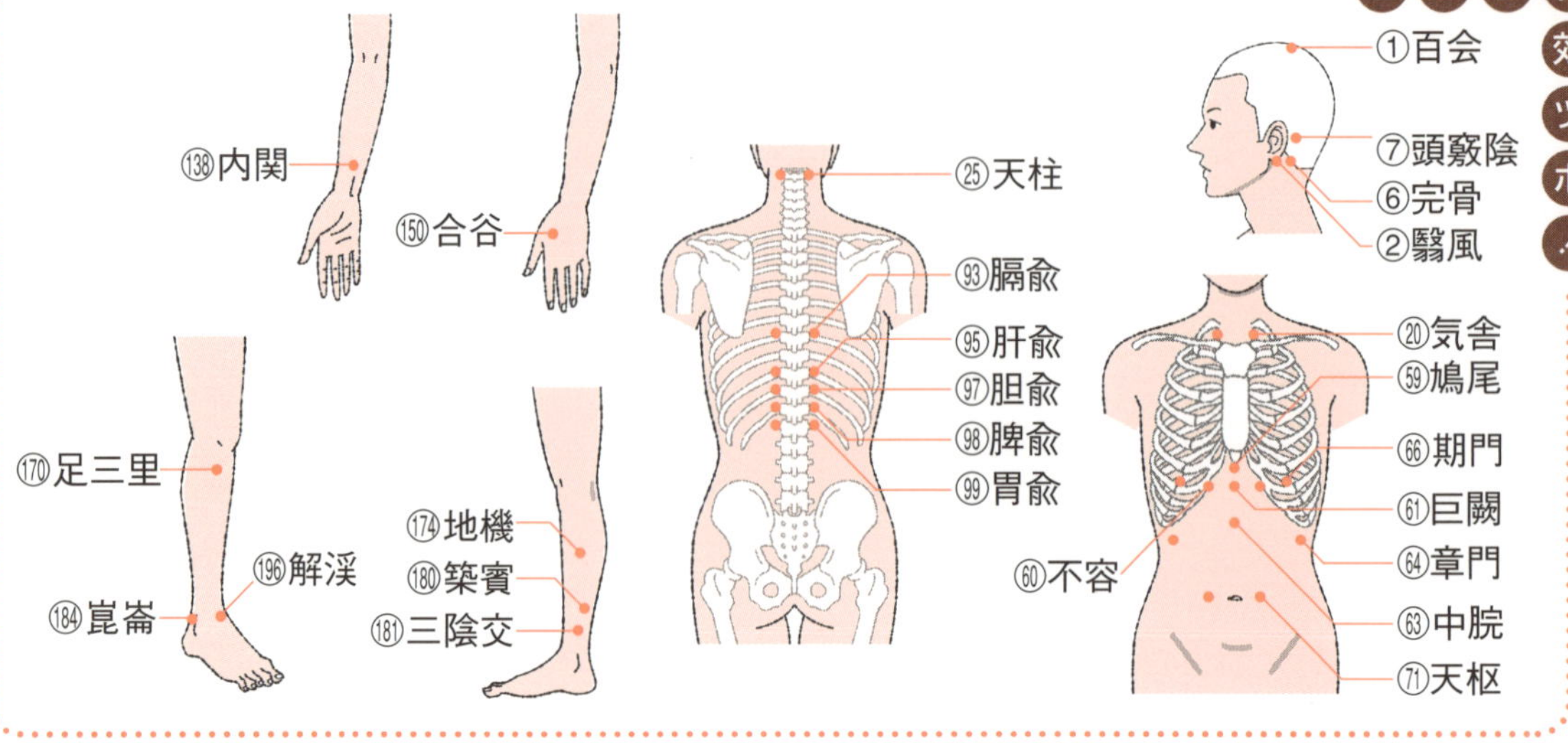

期門《きもん》

息苦しさをやわらげ
吐き気・嘔吐にも効果的

位置◆乳頭の直下の第6肋間《ろっかん》で、からだの中心線から親指の幅で4本分外側。

治療◆あお向けに寝た患者の肋骨の下方をかかえ込むようにし、親指で軽くくぼむ程度に指圧すると、息苦しさがやわらぐ。吐き気や嘔吐《おうと》をともなう場合は周辺の腹部の各ツボの指圧も加えるとよい。

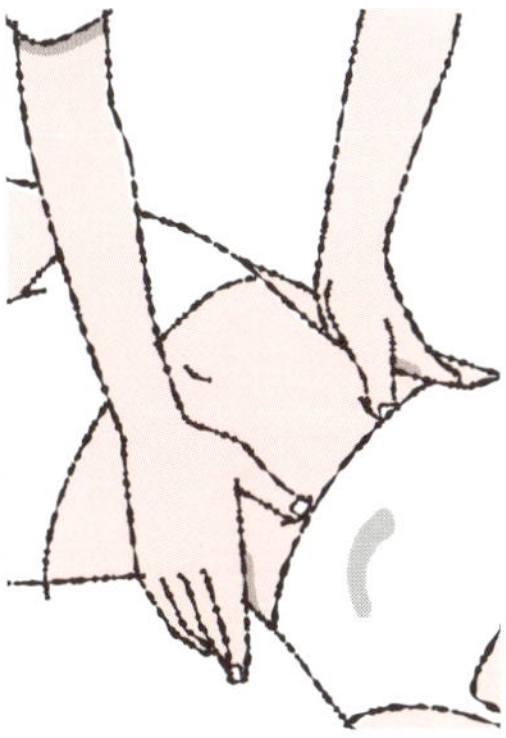

肝兪《かんゆ》

気分の悪さや吐き気、
胸のむかつきをやわらげる

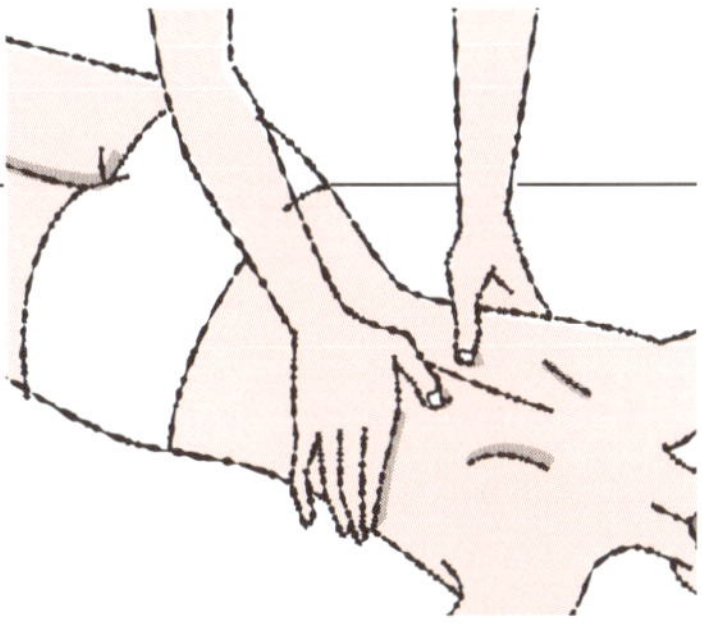

位置◆上背部、背骨（第9胸椎棘突《きょうついきょくとっ》起《き》下縁）をはさんだ両側で、からだの中心線から親指の幅1本半分外側。

治療◆うつぶせに寝た患者の背中に両手をつき、左右のツボを親指で同時にやや力を込めて押す。背中の緊張をほぐし、内臓、とくに肝機能を高める。胃兪《いゆ》、脾兪《ひゆ》とあわせて吐き気やむかつきをやわらげる。

築賓《ちくひん》

乗る前にくり返し指圧をして
乗り物酔いを予防

位置◆足の向こうずねの内側で、内くるぶしから親指の幅5本分上がったところ。

治療◆むこうずねをつかみ、親指に力を入れて指圧する。乗り物酔い予防の特効ツボ。長時間の乗車の前にくり返し指圧したり、あらかじめお灸《きゅう》をすえたり、磁気粒などを張ったりすると効果が高い。

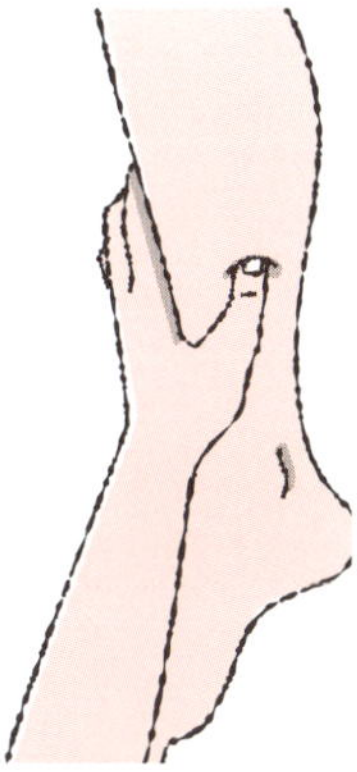

頭竅陰《あたまきょういん》

平衡感覚に関係のあるツボ
乗り物酔いにとくによく効く

位置◆側頭部、両耳のすぐ後ろ。

治療◆左右のツボを指で同時に強めに押す。このとき患者は上半身をまっすぐに起こした姿勢をとる。翳風《えいふう》、完骨《かんこつ》などの指圧を加えると、より効果的。これらは平衡感覚に関係するツボで、乗り物の動きによって内耳のリンパ液の循環が影響を受けて起こる乗り物酔いにはとくに効果がある。

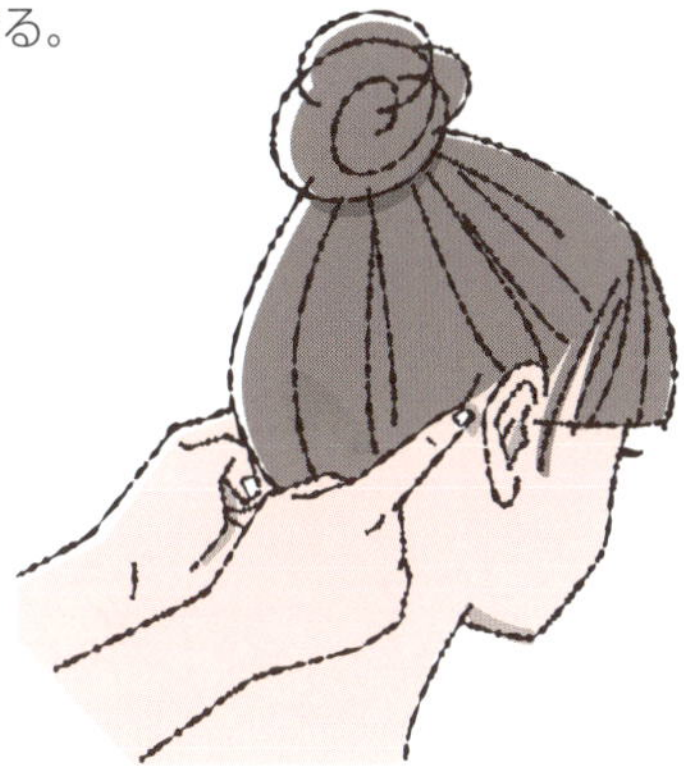

天柱《てんちゅう》

酔いが引き起こす
だるさとぼんやり感をとる

位置◆首の後ろの髪の生えぎわにある、2本の太い筋肉の外側のくぼみ。

治療◆治療者は、患者の頭を後ろから両手で包み込むようにし、左右のツボを親指でこねるように押す。首のこりがほぐれて血行が改善され、酔いによるだるさやぼんやり感がやわらぎ、心の動揺もしずまってくる。

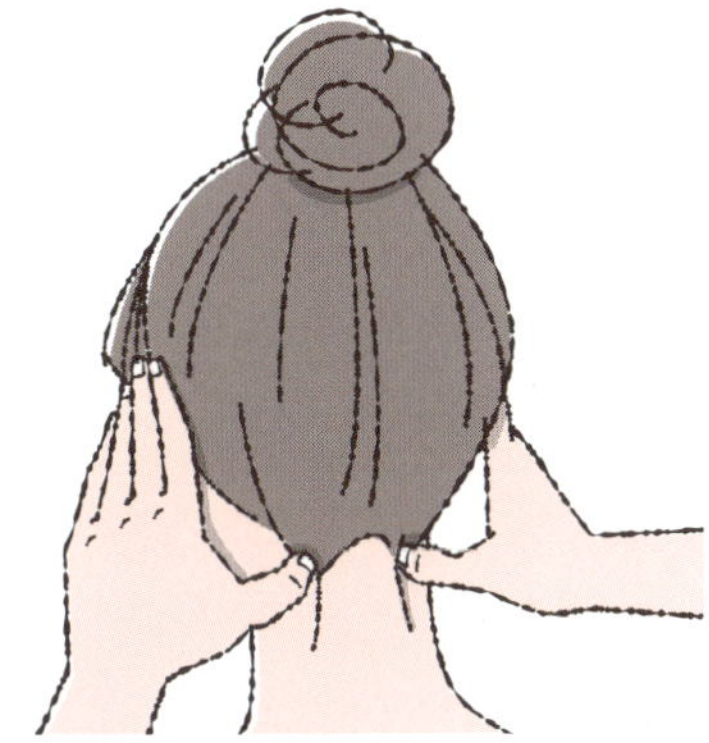

やせすぎ・太りすぎ

■症状の見方

一般的にやせすぎの人は、胃腸があまり丈夫でない人や神経質な人が多いようです。そういった人のなかには、慢性的な内臓の病気がある場合もみられます。

一方、太りすぎは、主に偏った栄養摂取や食べすぎ、運動不足などが原因で起こります。内臓脂肪の蓄積に加え、動脈硬化の危険因子となる糖尿病や脂質異常症、高血圧症などを合併して起こるメタボリック症候群が心配されるので、十分な注意が必要です。

■治療の進め方

やせすぎの場合には胃腸の機能をととのえる胃兪《いゆ》や脾兪《ひゆ》、大巨《だいこ》、足三里《あしさんり》、地機《ちき》などを指圧します。神経質で食が細く、体力が弱い人は腎兪《じんゆ》の指圧で全身に活力をつけます。

太りすぎの人には背中や足の各ツボの指圧と腹部の各ツボに沿った軽いマッサージが効果的です。みぞおちから肋骨《ろっこつ》の内へりをなでたり、期門《きもん》から関元《かんげん》までをなでおろす、あるいは下腹部をもむのもよいでしょう。足の脂肪をとるには、承山《しょうざん》の指圧が効果的です。

腎兪《じんゆ》

神経質で食の細い
やせすぎの人に活力

位置◆肋骨《ろっこつ》のいちばん下（第12肋骨）の先端と同じ高さ、背骨（第2腰椎棘突起《ようついきょくとっき》下縁）をはさんだ両側で、からだの中心線から親指の幅１本半分外側。

治療◆治療者は患者をうつぶせに寝かせ、両手の親指でツボを押す。これによって腰の緊張がほぐれ、全身の体力増強と活力増進につながる。消化器の機能を高める胃兪《いゆ》、脾兪《ひゆ》など背中の各ツボの指圧とマッサージもあわせて行なうとよい。

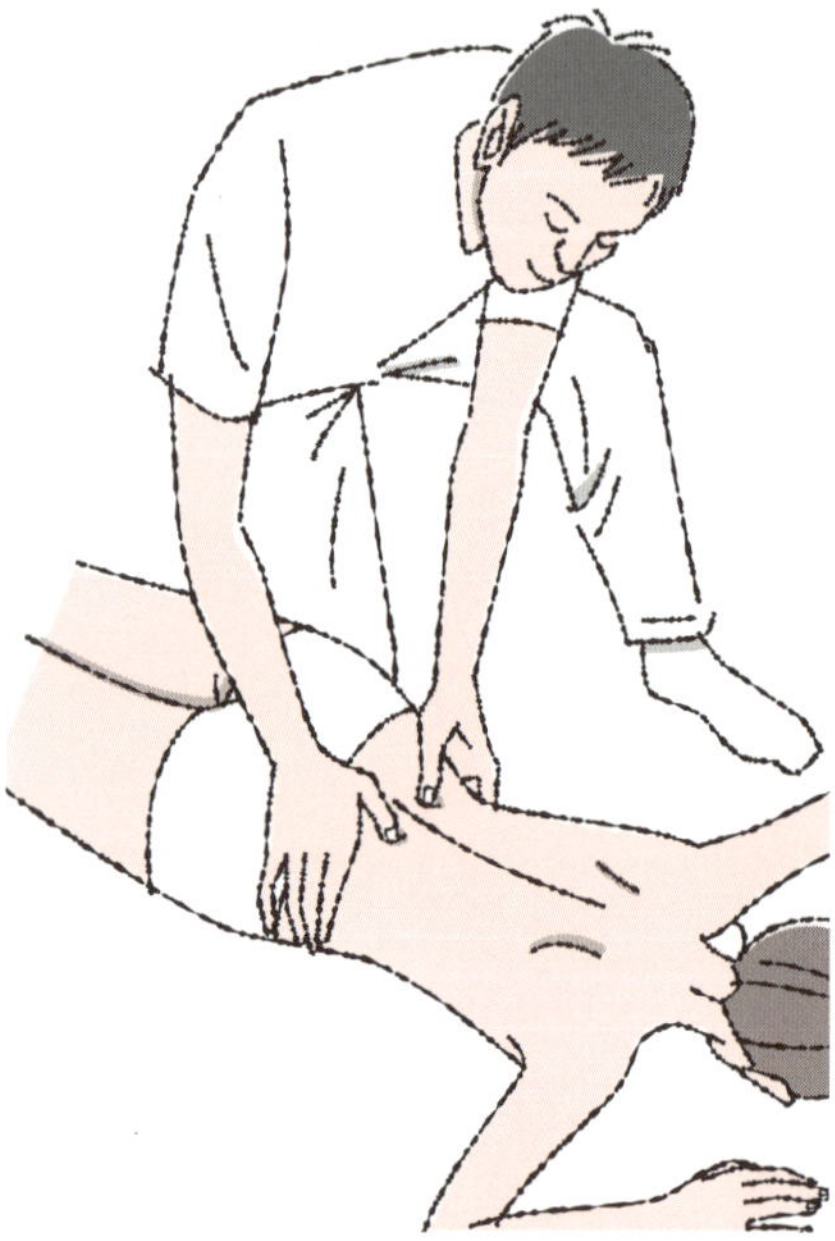

ここが特効ツボ！

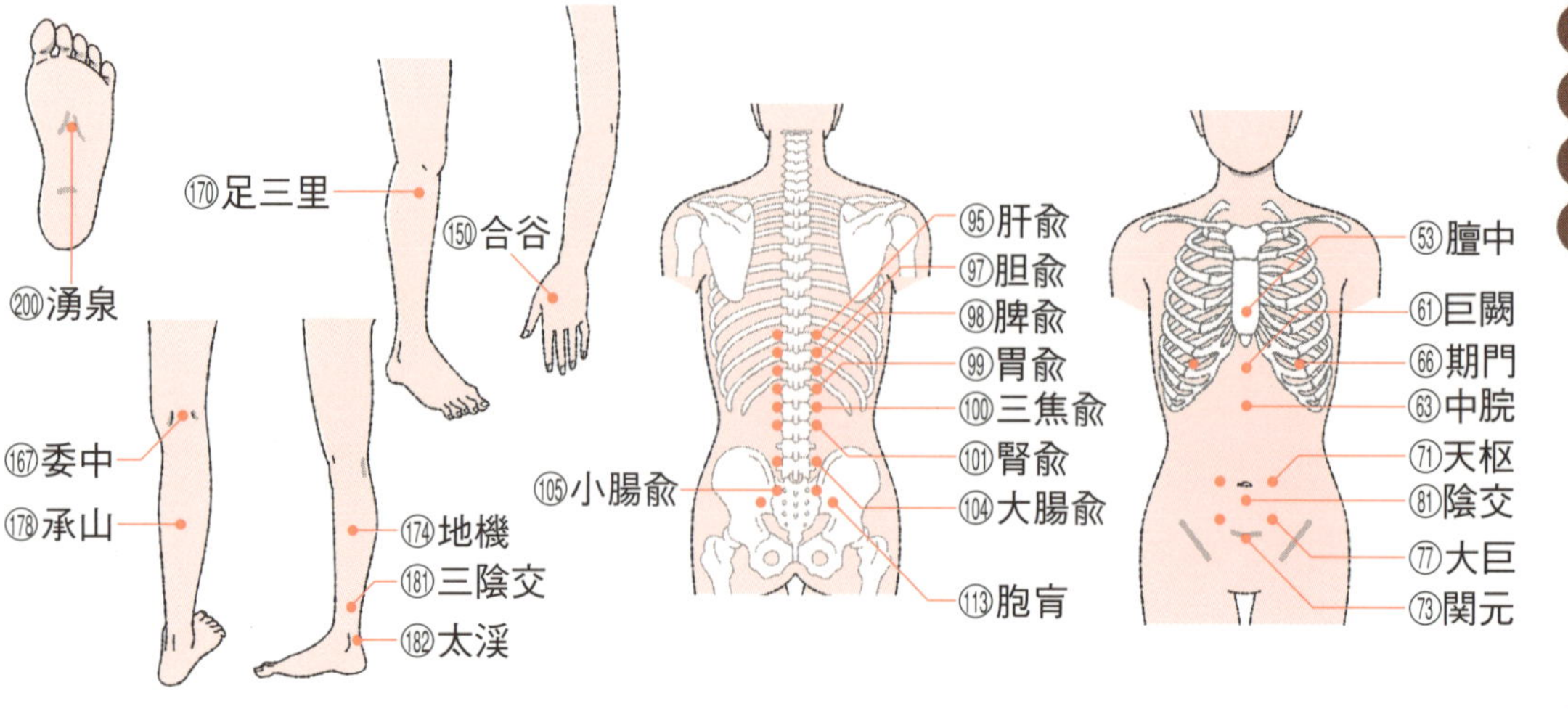

腹部の脂肪をとるマッサージ

あお向けに寝た患者が息を吐くのに合わせて、みぞおちから下腹部までをゆっくり押します。続いてみぞおちから肋骨《ろっこつ》沿いにいちばん下までを数回なでおろしたら、今度は腹部に大きく円やSの字を描くようにマッサージします。この方法は患者が一人で行なうこともできるので、毎日、就寝前などの習慣にするとよいでしょう。

　また、おへそのあたりを軽くつまんでははなす動作をくり返したり、脇腹から反対側の脇腹へ押すようにもむのも効果的です。

腹部のマッサージの手順

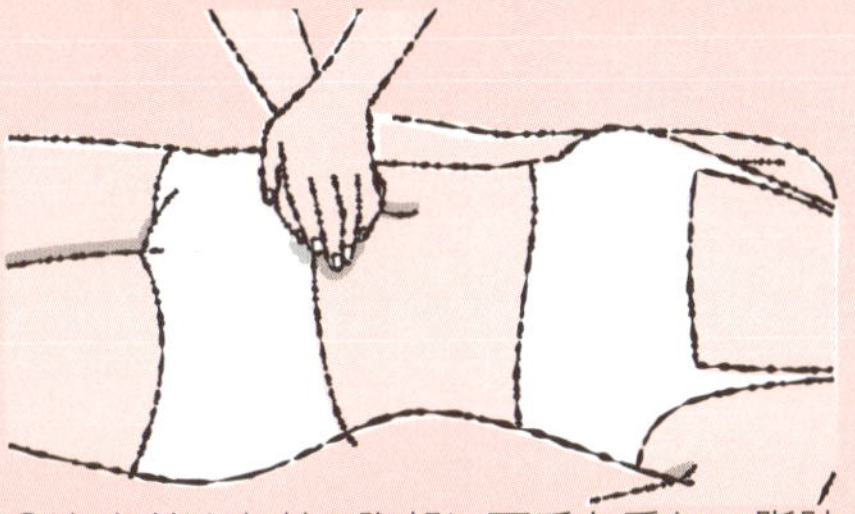

①治療者は患者の腹部に両手を重ね、脂肪を軽く真ん中に寄せてははなすという動作をくり返す。

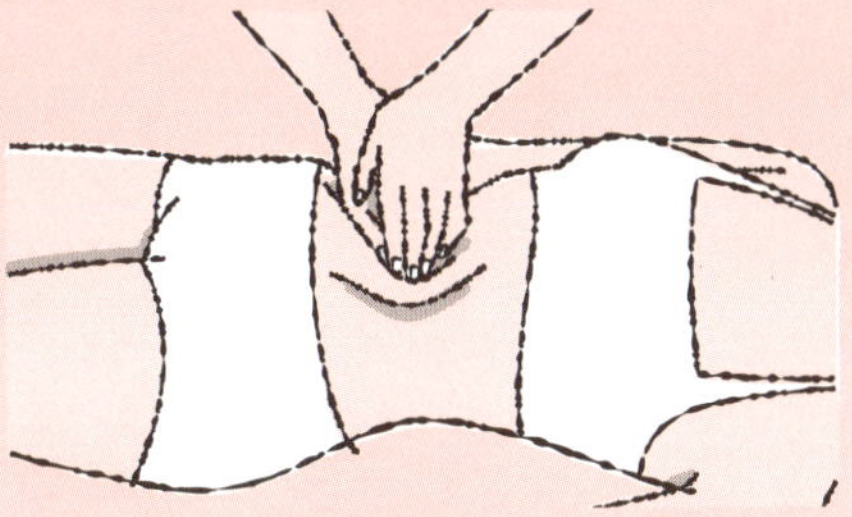

②治療者は患者の脇腹に指先をそろえて両手を重ね、櫓《ろ》をこぐようにして、リズミカルにもみ進む。

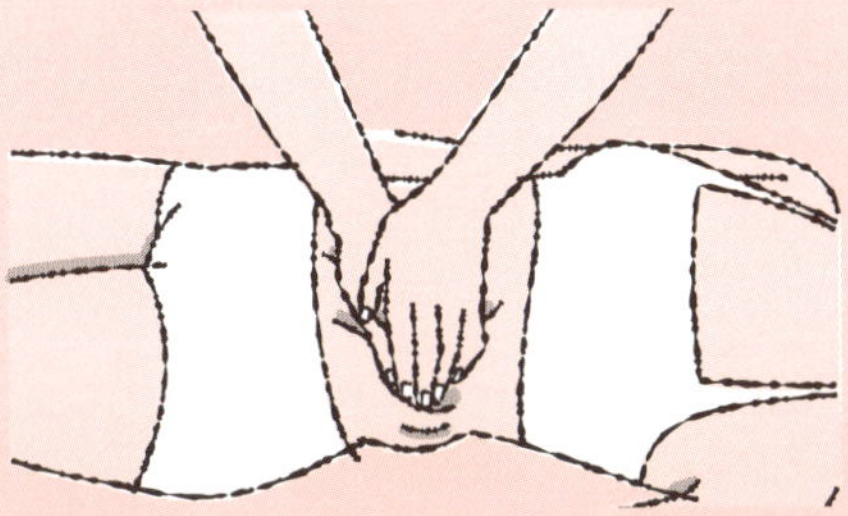

③リズミカルにもみ進んで反対側の脇腹までたどり着いたら、同じ動作を①から順にくり返す。

承山《しょうざん》

指圧とマッサージでふくらはぎをほっそりさせる

位置◆足の後ろ側の、ふくらはぎの中心線上で、腱《けん》と筋肉の変わり目のところ。

治療◆うつぶせに寝た患者のふくらはぎにあるツボを、親指の腹で数秒間、2～3回以上くり返し押す。太りすぎで足に脂肪がつきやすい人は、この部分の筋肉をふるわせたりもんだりするとさらに効果的。根気よく続ければ足がほっそりしてくる。

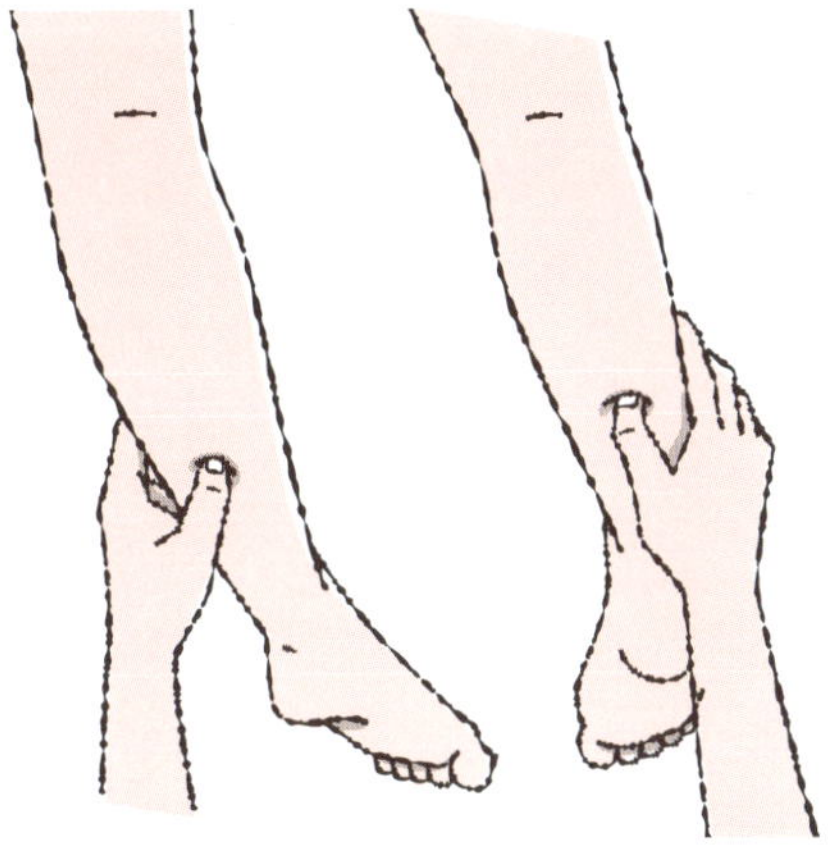

関元《かんげん》

胃腸の機能をととのえて適正体重をめざす

位置◆下腹部、からだの中心線上で、おへそから親指の幅3本分下がったところ。

治療◆あお向けに寝た患者の腹部に両手を重ね、中指の先で静かに押す。胃腸の機能調整によいツボ。腹部の脂肪が気になる場合は、ここからおへそのまわりにかけてマッサージするとさらに効果的。

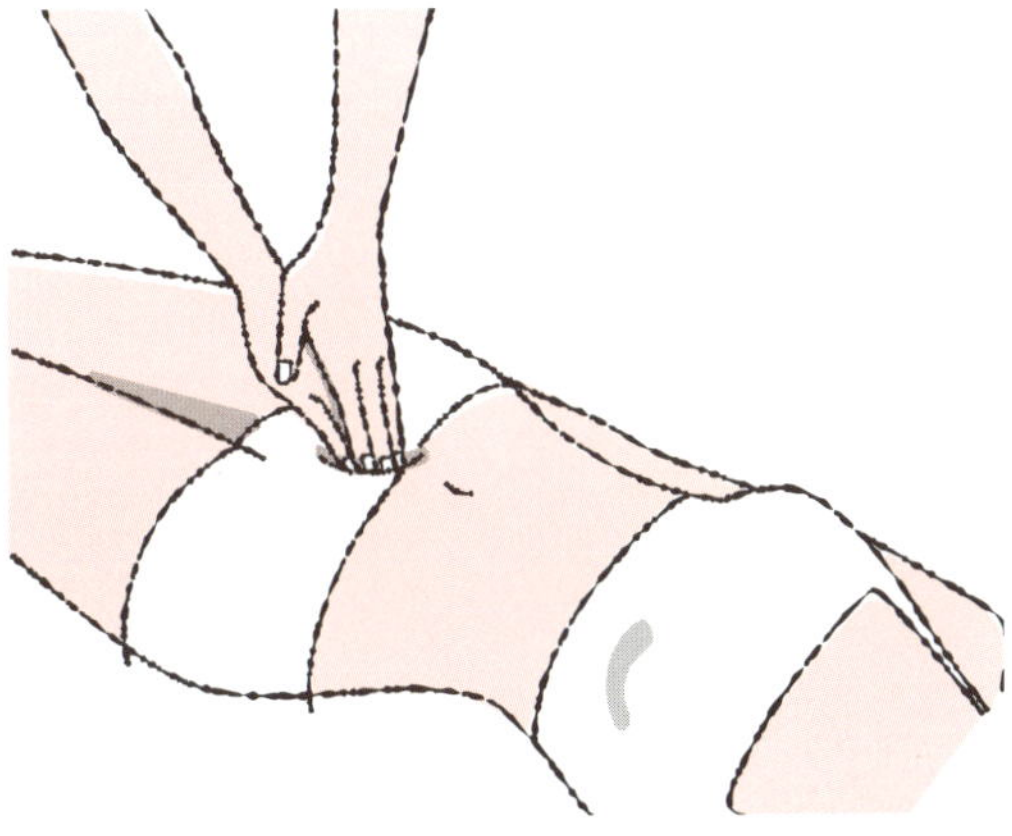

頭が痛い・頭が重い

■症状の見方

頭痛は、頭がズキズキ脈を打つように痛んで吐き気をともなうこともある血管性頭痛や、主に後頭部が痛んで肩こりをともなう筋緊張型頭痛、悩みやストレスなどが引き金になって起こる心因性頭痛などに大別されます。

原因は頭の病気だけでなく、かぜや疲れ目、血圧異常などさまざまです。鼻づまりや精神的ストレスで頭重感が起こることもあります。

■治療の進め方

重い病気の心配がないか検査をしたうえで、頭部のさまざまなツボを用いて症状をやわらげます。まずは百会《ひゃくえ》の指圧から始め、側頭部の曲差《きょくさ》、頷厭《がんえん》、角孫《かくそん》、完骨《かんこつ》などを指圧して、頭の痛みと重苦しさをやわらげるようにします。手の曲池《きよくち》も効果があります。肩こりをともなう症状には、首の天柱《てんちゅう》、風池《ふうち》から肩井《けんせい》、曲垣《きょくえん》まで、指圧とマッサージでほぐします。

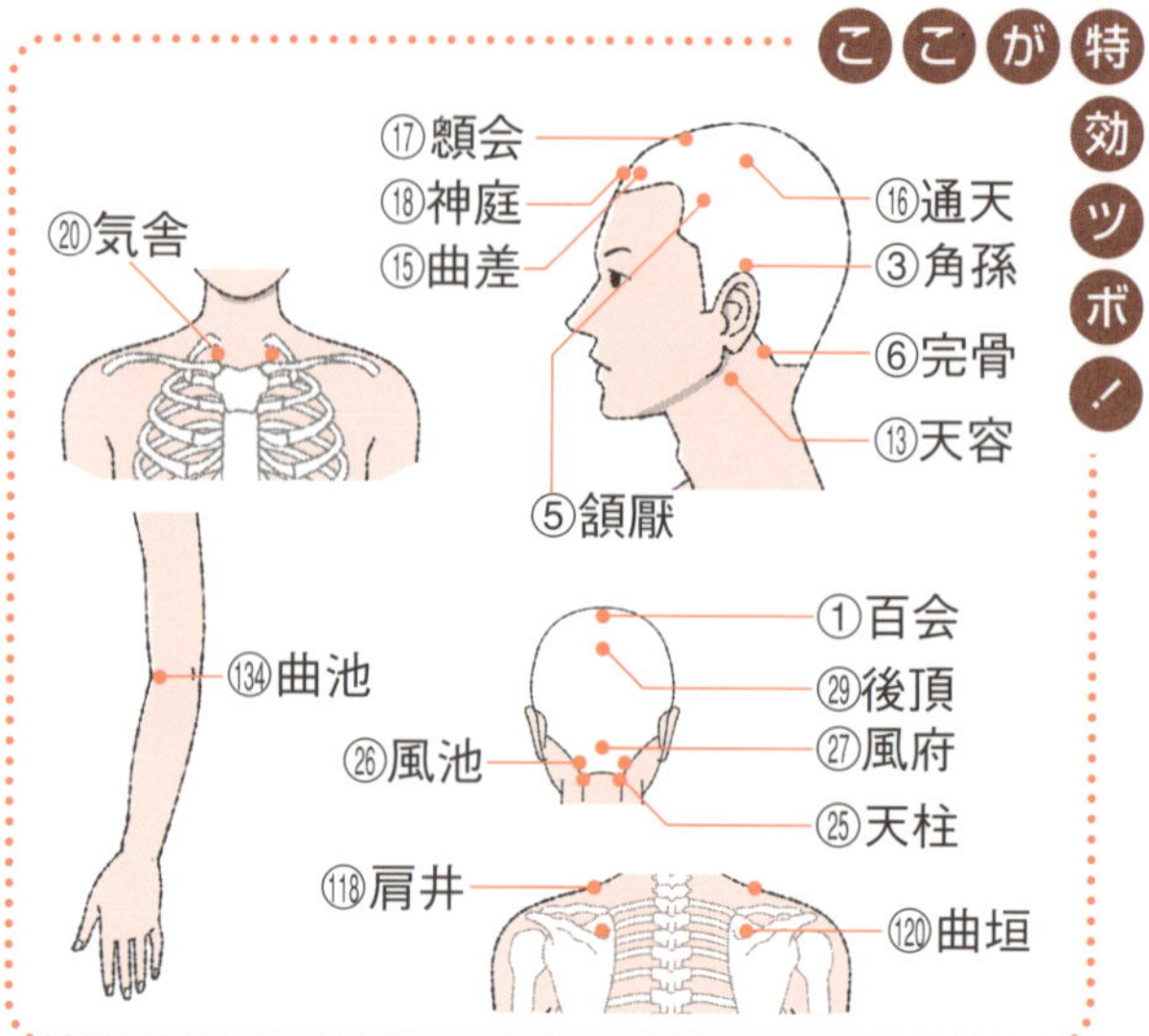

百会《ひゃくえ》

頭痛・頭重の特効ツボ
静かに真下へ押し込む

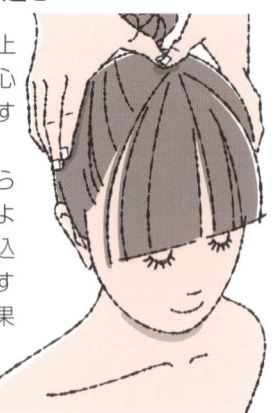

位置◆両耳をまっすぐ上がった線と、眉間《みけん》の中心から上がった線が交差する、頭のてっぺん。

治療◆頭のてっぺんからおなかの芯《しん》まで抜けるように静かに真下へ押し込む。頭の芯のキリキリする痛みや、頭重感に効果的。

角孫《かくそん》

ゆっくり指圧して頭と
うなじのこわばりをほぐす

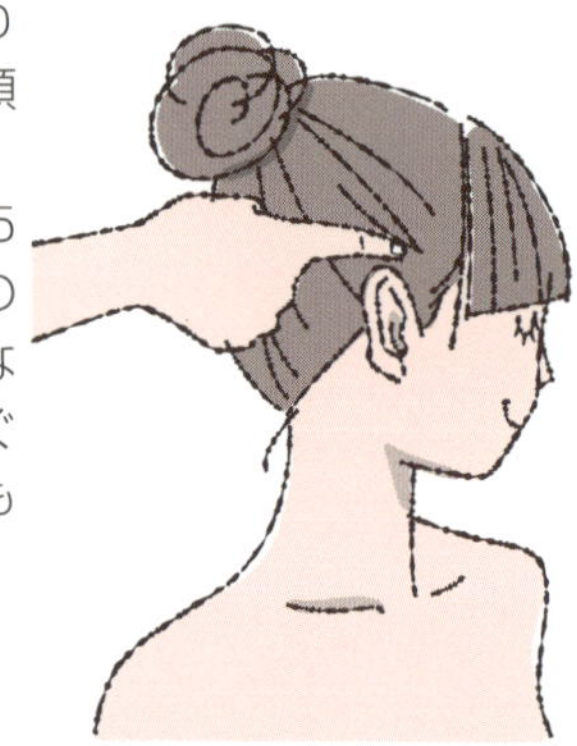

位置◆耳を前方に折り曲げて、耳の先端が頭に触れるところ。

治療◆指の腹で3～5秒程度ゆっくり押すのをくり返す。頭やうなじのこわばりをほぐし、耳や目の症状にも効果的。

曲池《きょくち》

頭のツボとの相互作用で
治療効果をもたらす

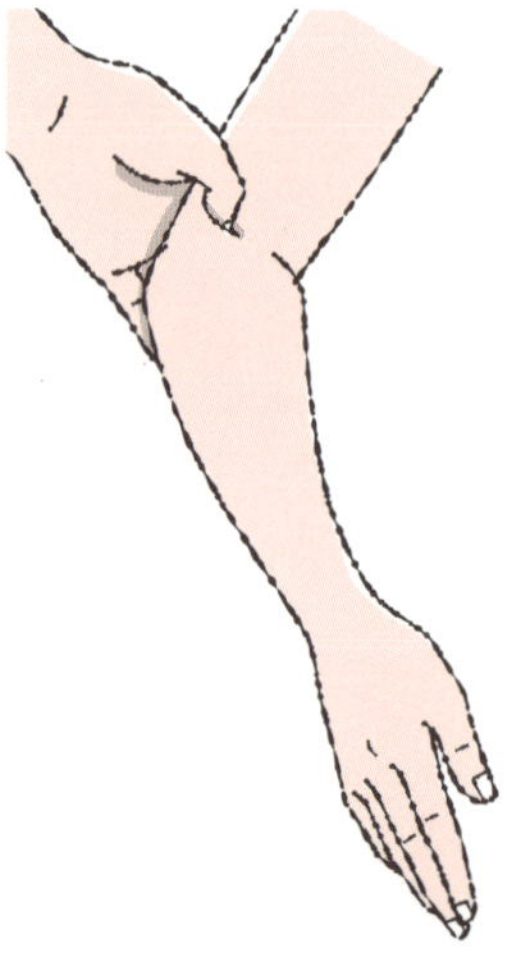

位置◆ひじの曲がり目にある横じわ（横紋《おうもん》）の、親指側の端のくぼみ。

治療◆ひじをしっかりつかむようにし、親指の関節を曲げて力をこめて押す。百会《ひゃくえ》など頭のツボといっしょに用いて効果がある。

頭・顔の症状と病気

頭の片側が痛い（片頭痛）

■症状の見方

頭の血管が拡張してまわりの神経を刺激し、頭の片側が脈を打つように痛む慢性的な頭痛を片頭痛といいます。目がチカチカしたり吐き気をともなったりしますが、数時間～数日でおさまることがほとんどです。月に一～数回ほどの割合でくり返し症状が起こるものの、病院で検査を受けても異常がないのであれば、片頭痛と考えられます。

■治療の進め方

重い病気の心配がない場合は、ツボ療法で痛みをやわらげます。とくに頭の頭維《ずい》や頷厭《がんえん》、曲鬢《きょくびん》、後頂《ごちょう》、首の風池《ふうち》や天柱《てんちゅう》をゆっくりともむように指圧すると効果的です。治療者は、患者が息を吸うときに力を抜き、吐くときに力を入れて指圧するとよいでしょう。手の合谷《ごうこく》や足の懸鐘《けんしょう》などへの強めの指圧も、痛みをやわらげる効果があります。

頷厭《がんえん》

こねるようにもみ押すと片頭痛の痛みに効く

位置◆額の角の髪の生えぎわより少し下のところ。

治療◆指の腹で3～5秒程度こねるようにもみ押す。片頭痛や後頭部のピリピリする痛み、顔面の神経痛にも効く。

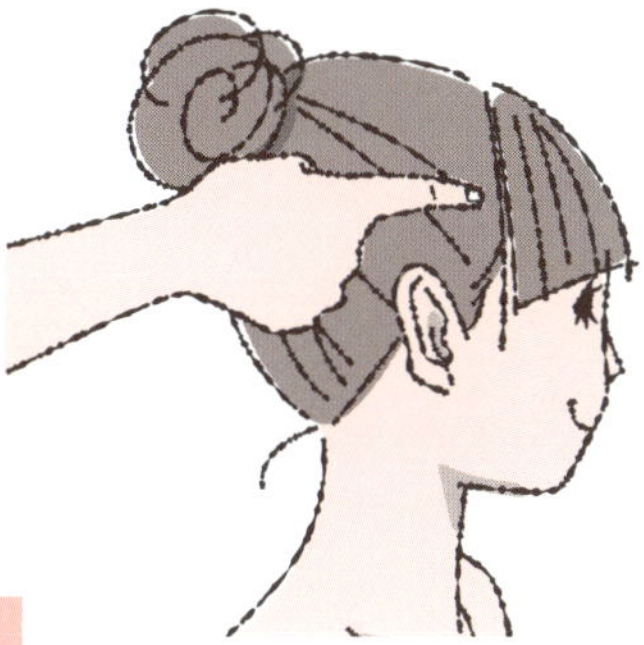

風池《ふうち》

頭の諸症状に効くツボ 首の筋肉の緊張もほぐす

位置◆首の後ろの髪の生えぎわで、2本の太い筋肉の両外側をわずかに離れたくぼみ。

治療◆患者の頭を後ろから包み込むようにして両手の親指でこねるように押す。頭の諸症状に効き、首の筋肉の緊張もほぐす。

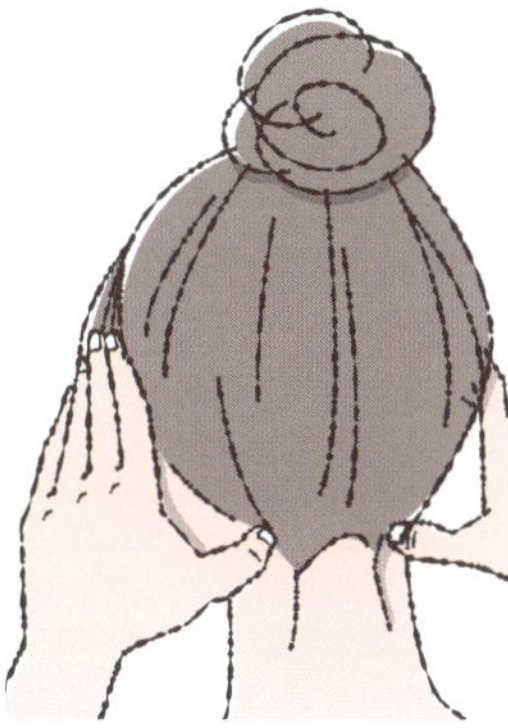

丘墟《きゅうきょ》

強めに押して つらい痛みをやわらげる

位置◆外くるぶしの前下方にある腱《けん》（長指伸筋《ちょうししんきん》腱）の外側のくぼみ。

治療◆強めに押すと、痛みがやわらぐ。左右のツボを同時に押すか、「頭の左側が痛いときは右足」というふうに、痛む側の反対側のツボを押すとよい。

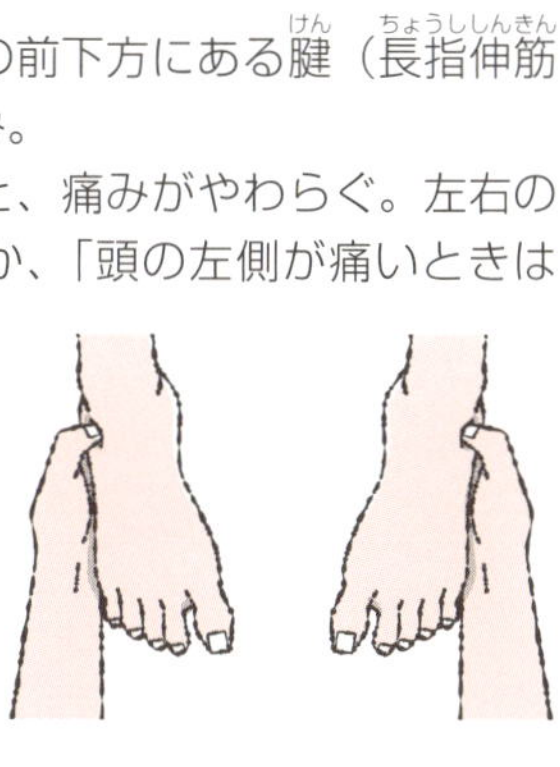

ここが特効ツボ！

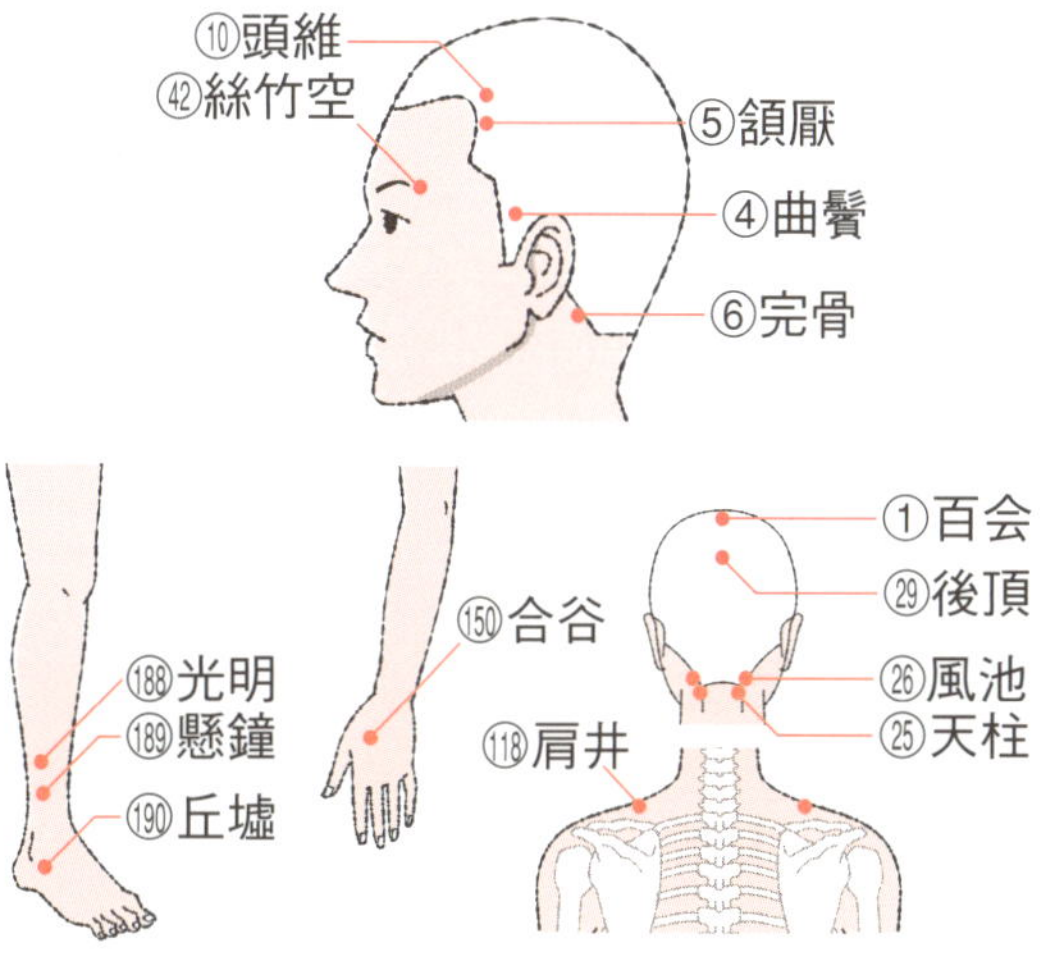

後頭部がピリピリ痛む（後頭神経痛）

■症状の見方

後頭部から首の後ろ側にかけてと、耳から下あごにかけて、ピリピリと皮膚がひきつるように痛むもので、いわゆる後頭部の頭痛とは異なります。痛む部分の髪の毛にさわると、さらに痛みがひどくなることが多いようです。なかには、頭頂部まで痛みが走るものもあります。

■治療の進め方

髪の毛にもさわれないほど激しい痛みがある場合は、まず首の後ろ側を蒸しタオルなどでよく温めます。それから首と肩にかけての各ツボをゆっくりもむように指圧し、筋肉の緊張をとってから、風府《ふうふ》、頷厭《がんえん》、通天《つうてん》などの頭部の各ツボを指圧します。手の合谷《ごうこく》などへの強めの指圧も、痛みをやわらげます。

風府《ふうふ》

後頭部の痛みと緊張をやわらげる

位置◆後頭部、からだの中心線上で髪の生えぎわから親指の幅１本分上がったくぼみ。

治療◆頭をかかえ込み、左右の親指を合わせるようにして指圧する。後頭部の痛みと緊張をやわらげ、かぜや高血圧による頭痛・頭重感にも有効。

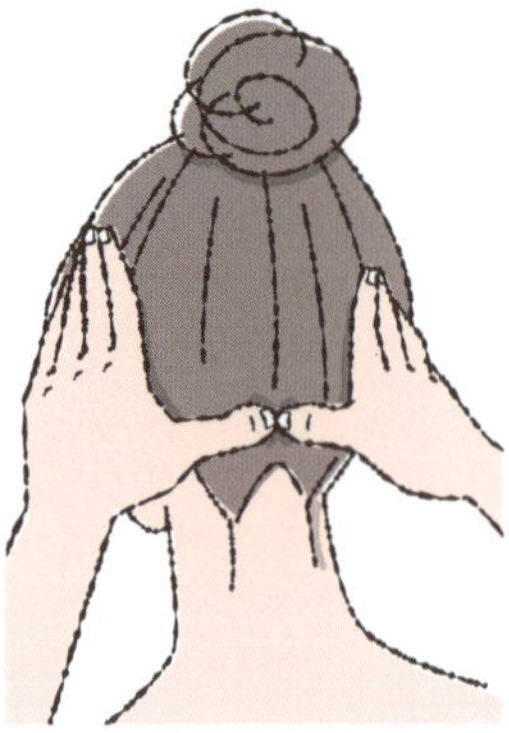

頷厭《がんえん》

指の腹を使ってくり返し押すのがコツ

位置◆額の角の髪の生えぎわより少し下のところ。

治療◆指の腹で3〜5秒ぐらいずつゆっくりこねるように押すのをくり返す。片頭痛や顔面の神経痛などにも効く。

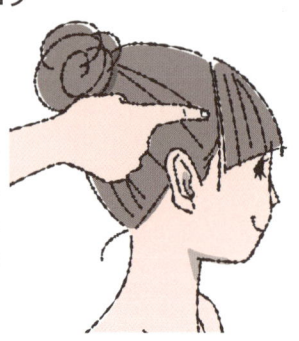

通天《つうてん》

筋肉のこわばりをほぐし頭の神経痛に効く

位置◆前髪の生えぎわの中心から頭のてっぺんへ向けて親指の幅4本分上がり、そこから耳の方へ親指の幅１本半分下がったところ。

治療◆側頭部を支えるようにして親指で指圧する。ここから耳の後ろや首のあたりまでをさすると、さらに効果的。

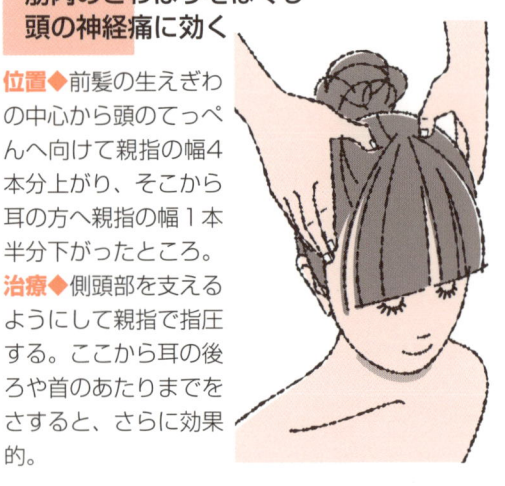

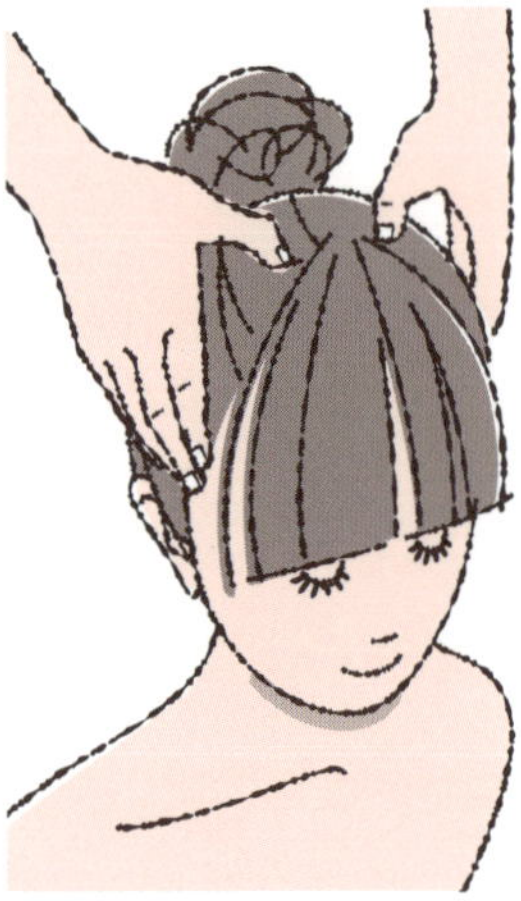

ここが特効ツボ！

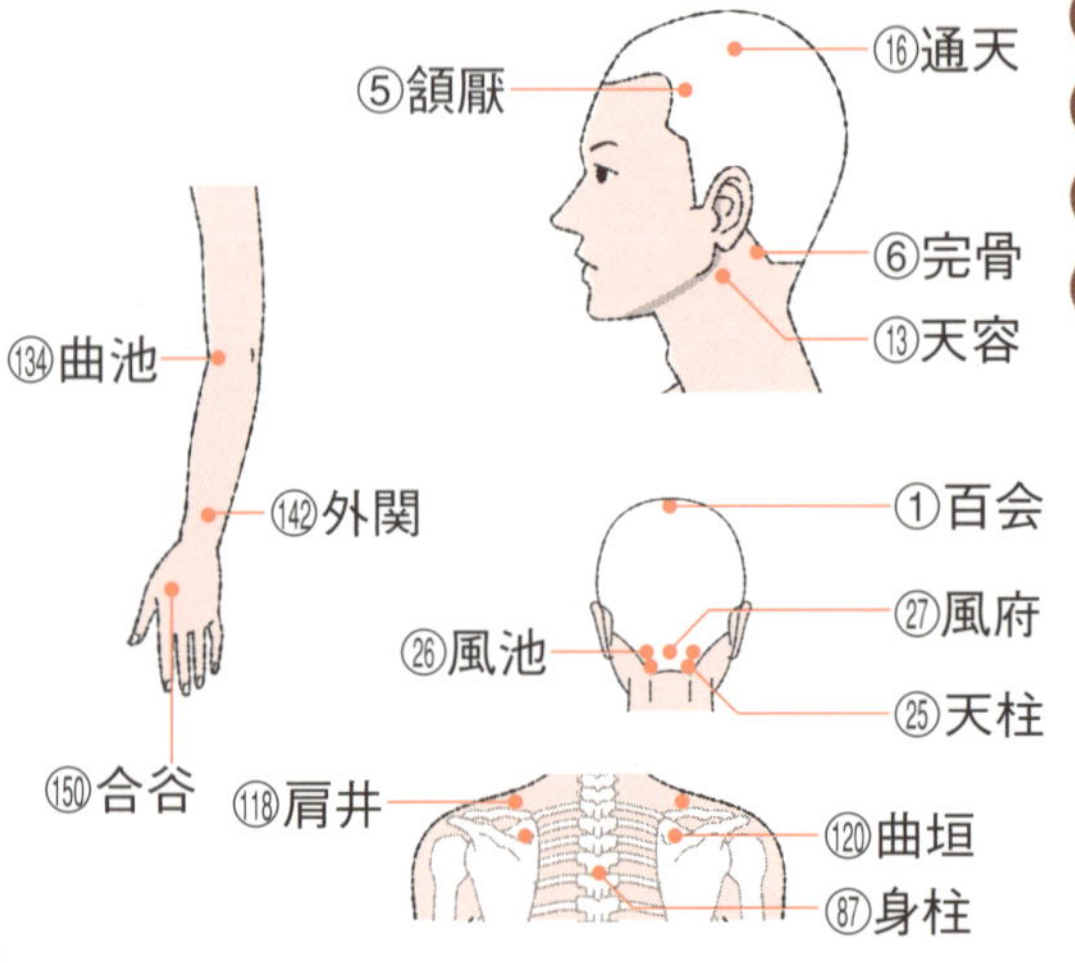

頭・顔の症状と病気

顔の痛み（三叉神経痛）

■症状の見方

　ふだんは何でもないのに、ときどき発作的に激しい痛みが起こる顔面の神経痛を三叉《さんさ》神経痛といいます。初期症状は顔の半分に鈍痛を感じる程度のこともありますが、ひどくなると頬《ほお》から上あご、額や目のまわり、ときには後頭部から肩までの広い範囲にかけて、刺すような痛みが起こります。

■治療の進め方

　額から眉間《みけん》、鼻すじに痛みがある場合は、睛明《せいめい》、陽白《ようはく》などを指圧します。

　頬から上あごの痛みは四白《しはく》、巨髎《こりょう》、地倉《ちそう》を中心に、下あご、こめかみ、耳などの痛みは下関《げかん》、顴髎《けんりょう》、天鼎《てんてい》を中心に指圧し、その周辺をさするようにします。

　痛みの軽減には手の合谷《ごうこく》も効果的です。

陽白《ようはく》

眉間から目鼻へ抜ける痛みがやわらぐ

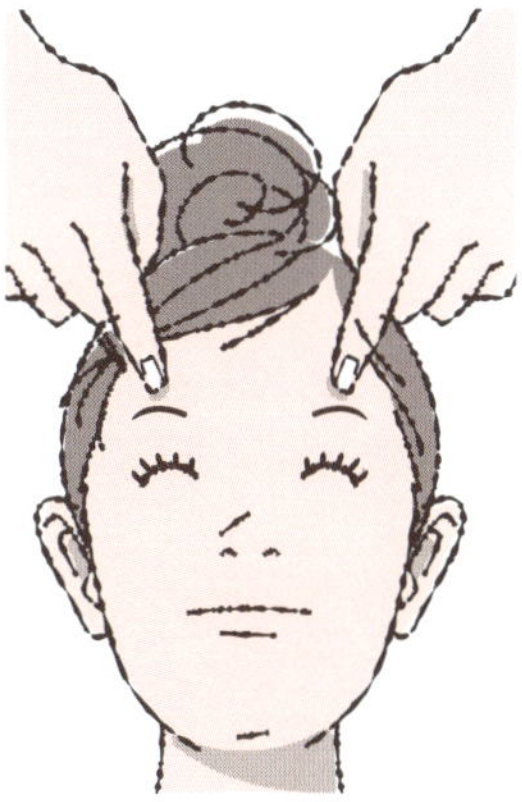

位置◆眉の中央の上（瞳孔《どうこう》線上）で、親指の幅１本分ほど上がったところ。
治療◆人さし指または親指の腹でグッと押す。ここから目がしらまでのラインをよく押しもむと、眉間《みけん》から目鼻へ抜ける痛みがやわらぐ。

睛明《せいめい》

目のまわりの痛みと不快感もスッキリ

位置◆目頭と鼻柱の間にある骨のくぼんだところ。
治療◆指の腹で静かにもむように押す。鼻すじから目のまわりの痛みをおさえ、スッキリさせる。

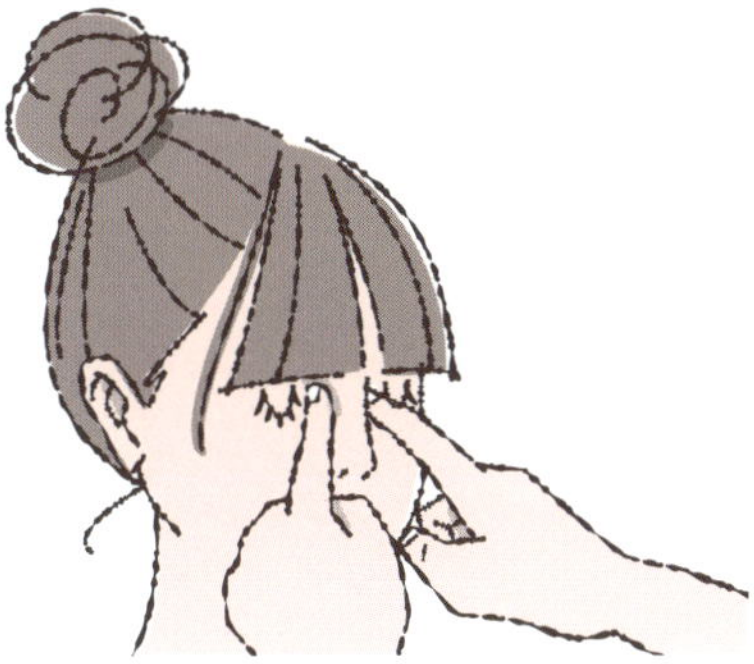

四白《しはく》

頬の痛みの緩和には少し強めの指圧とマッサージを

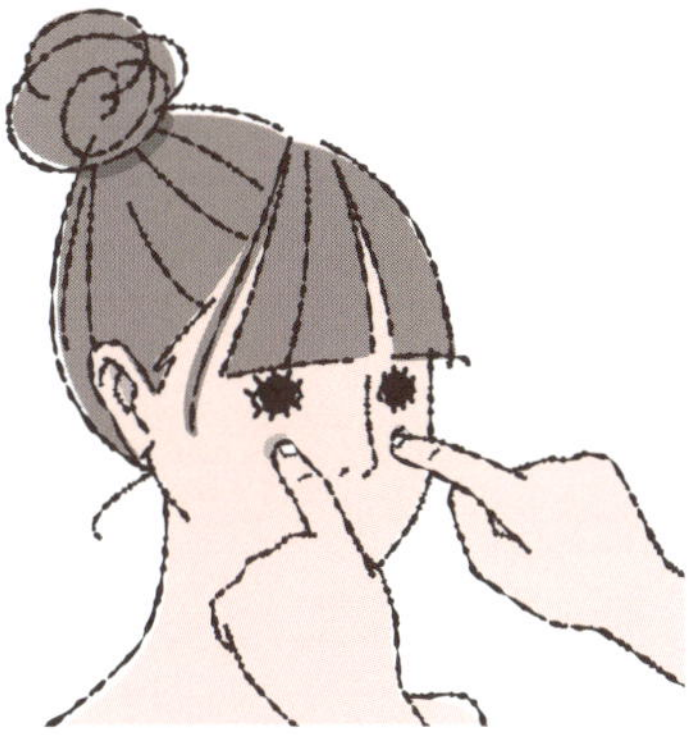

位置◆瞳孔《どうこう》の直下の骨（眼窩下孔《がんかかこう》）のくぼみ。
治療◆指の腹を押し当て、少し強めに指圧すると、頬《ほお》の痛みに効果がある。頬全体のマッサージを加えてもよい。

ここが特効ツボ！

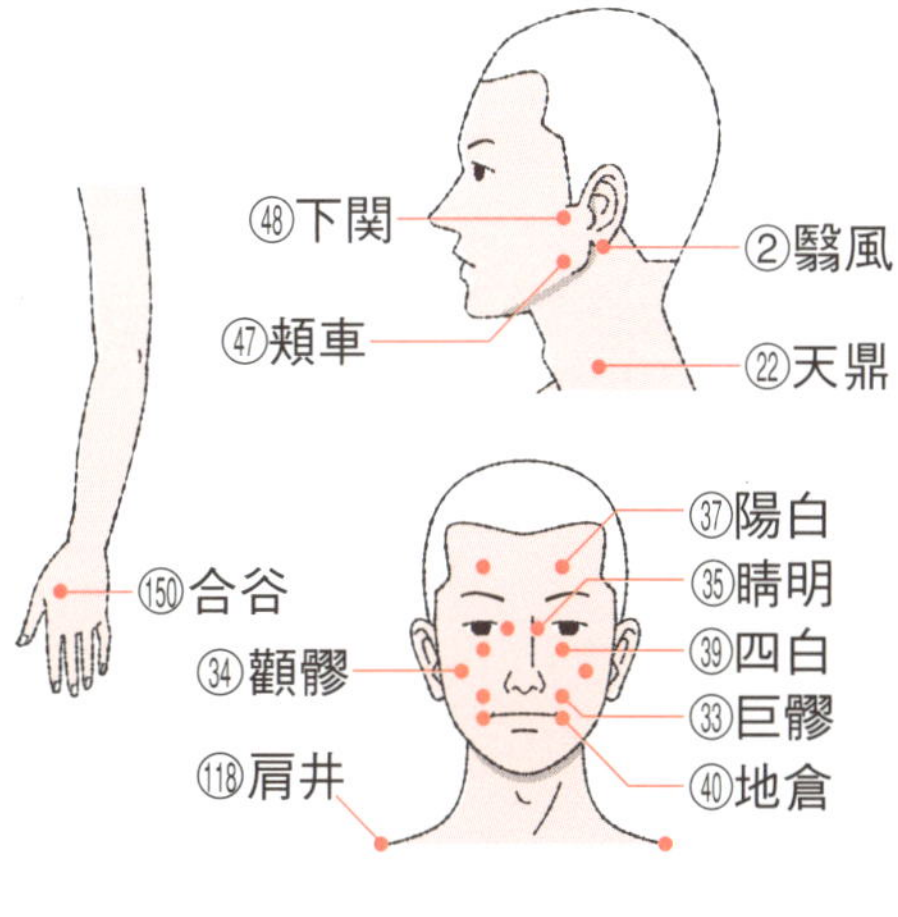

顔のまひ・けいれん

■症状の見方

アルコール中毒や脳卒中などが原因で、顔の半分だけにまひが起こる場合があります。病気が原因でなくても、冷えたときや、心労が続いたときなどには、顔がこわばって表情を変えられなくなることがあります。

また、まぶたがピクピクするような顔のけいれんも、病気によるものと、痛みや緊張、疲労などによるものがあります。

■治療の進め方

まひに対しては、まず蒸しタオルなどで顔を温め、顔面の各ツボを額、目のまわりから口元へと、押さえながらマッサージします。

けいれんの場合は、首の後ろと肩の指圧で筋肉の緊張をほぐします。目のまわりのけいれんには睛明《せいめい》、瞳子髎《どうしりょう》、頬《ほお》には顴髎《けんりょう》、下関《げかん》、唇には四白《しはく》、地倉《ちそう》、痛みをともなうなら翳風《えいふう》などを指圧し、周辺を軽くマッサージします。

瞳子髎《どうしりょう》

まぶたがピクピクしたら強めに押してパッと離す

位置◆目じりから、親指の幅半分外側のくぼみ。

治療◆人さし指の腹で左右同時に強めに押したらパッと力を抜き、これをくり返す。まぶたのピクピクするけいれんをしずめる効果がある。

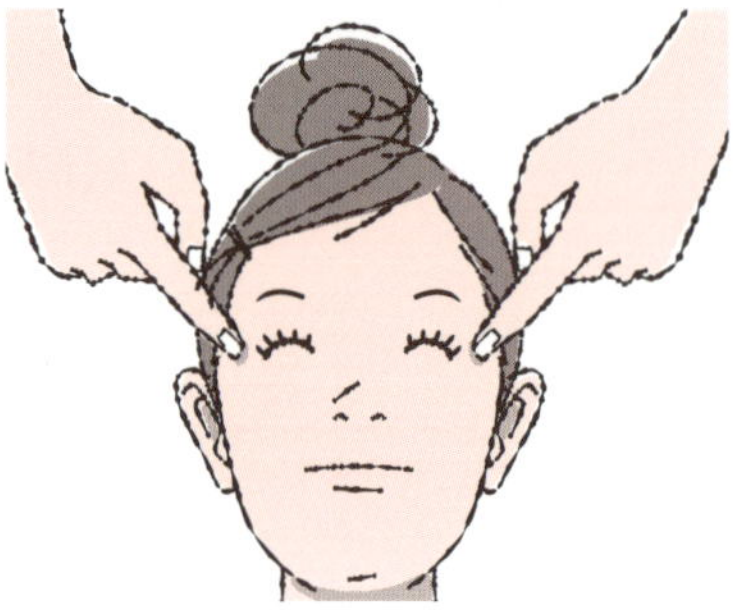

翳風《えいふう》

くり返し指圧して顔のけいれんと痛みをとる

位置◆耳たぶの後ろのくぼんだところ。

治療◆人さし指を耳の下のくぼみに入れるように押す。親指を使って押してもよい。強めに押してパッとはなす指圧をくり返すと、顔のけいれんとそれにともなう痛みに効く。

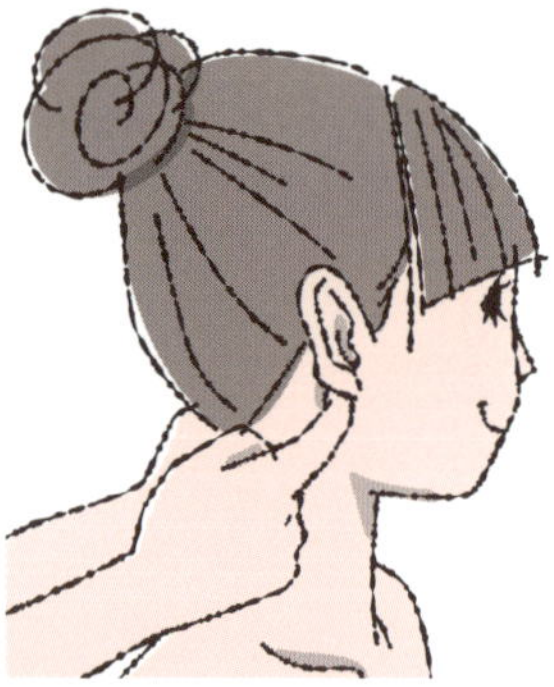

顴髎《けんりょう》

頬のけいれんをしずめこわばりをとる

位置◆目じりの真下の頬《ほお》骨が隆起した下側。

治療◆指の腹で5秒、10秒と、長めに押すと、頬のけいれんに効果がある。ここから下《げ》関《かん》までをゆるやかにマッサージするとこわばりがほぐれ、顔のまひに効果的。

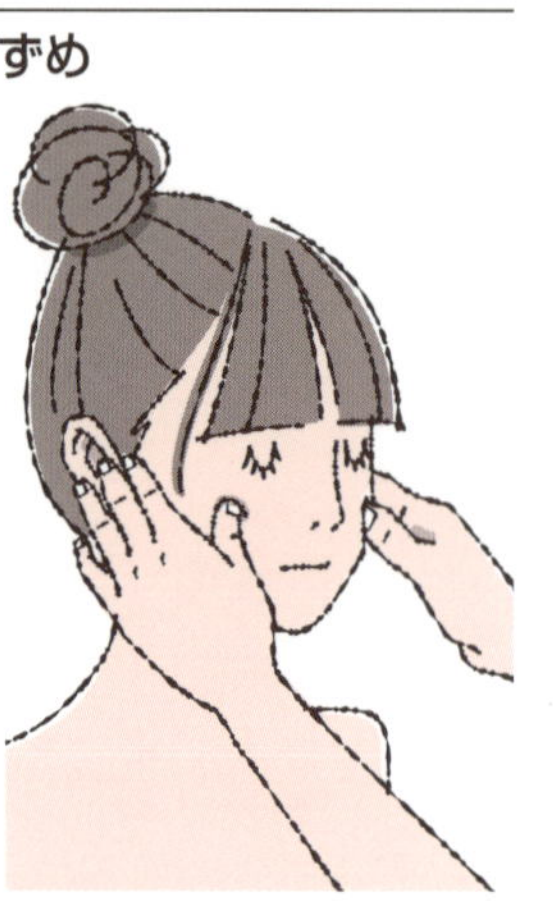

ここが特効ツボ!

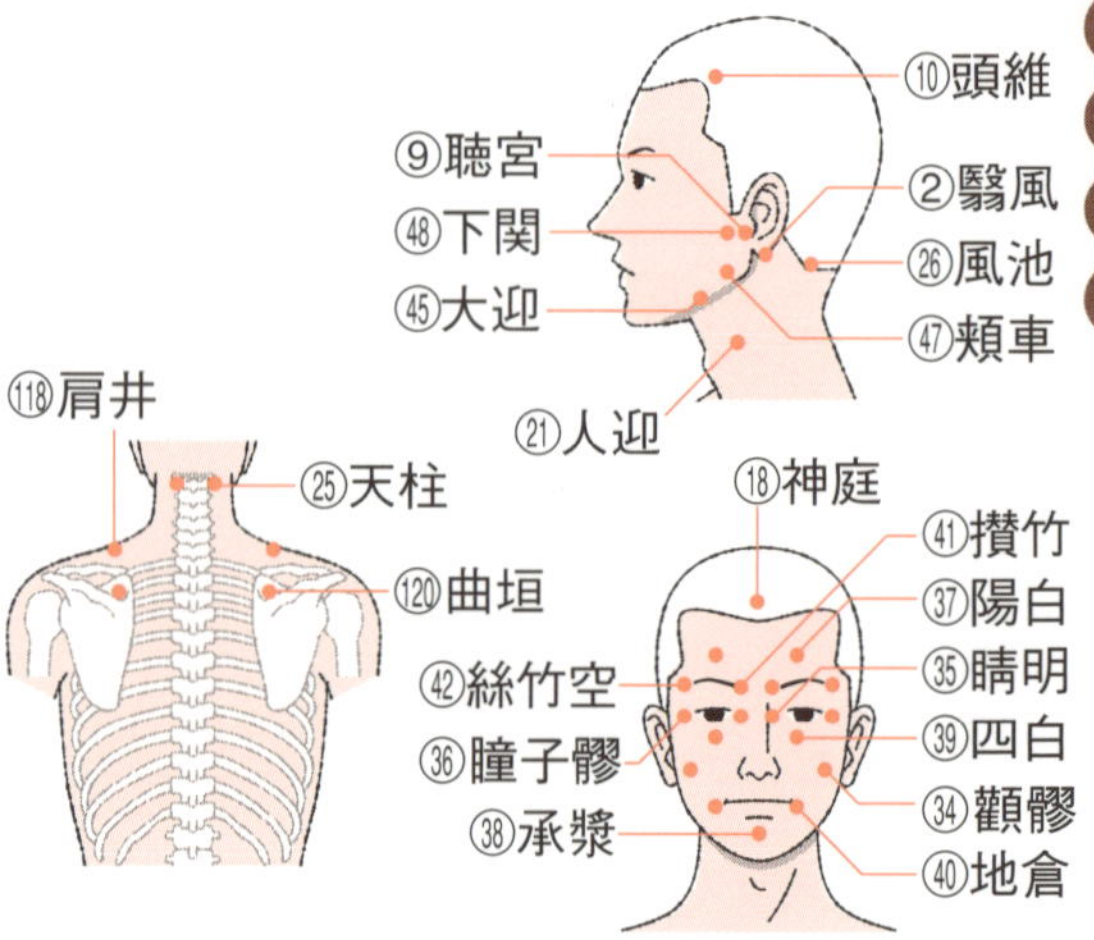

頭・顔の症状と病気

顔色が悪い（貧血症）

■症状の見方

ふだんから顔色がすぐれず、血色が悪いという場合、貧血が原因となっていることが少なくありません。貧血とは血液中の赤血球や血色素の量が減少した状態です。貧血があると、からだがだるく疲れやすく、軽い運動でも動悸《どうき》・息切れやめまいを起こしたりします。

■治療の進め方

重い病気が原因で貧血になることもあるので、念のため検査を受けることも大切です。そのうえで、背中の膈兪《かくゆ》、脾兪《ひゆ》、三焦兪《さんしょうゆ》、腹部の関元《かんげん》、気海《きかい》などを指圧して、血行促進と活力増進をめざします。

また、腰の腎兪《じんゆ》をふだんからよくもみ押しておくと、疲れやすく元気が出ないなどの症状の改善にもつながります。足の三陰交《さんいんこう》、足三里《あしさんり》、内庭《ないてい》、太渓《たいけい》、豊隆《ほうりゅう》の指圧とマッサージも全身の血行促進に効果があります。

膈兪《かくゆ》

やや強めに指圧して血液の循環をととのえる

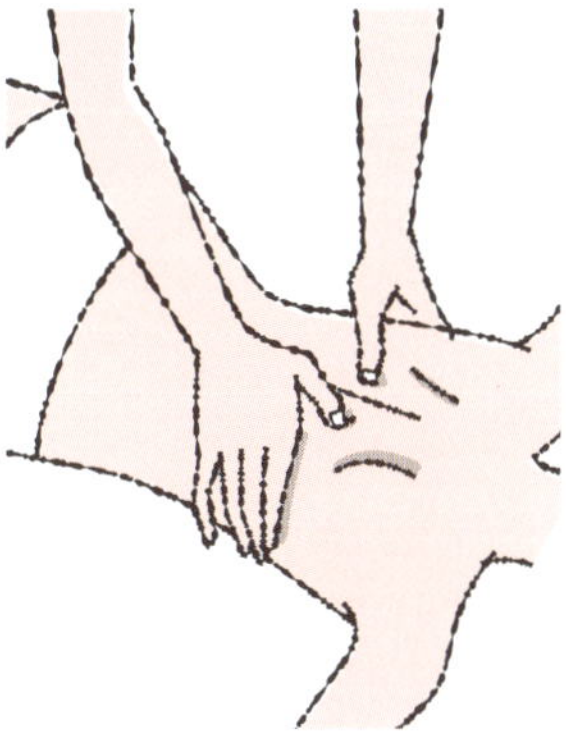

位置◆上背部、背骨（第7胸椎棘突起《きょうついきょくとっき》下縁）をはさんだ両側で、からだの中心線から親指の幅１本半分外側。

治療◆うつぶせに寝た患者の背中を親指で強めに指圧。血液循環をよくし、血色を改善する。

脾兪《ひゆ》

内臓機能をととのえて健康な顔色に近づける

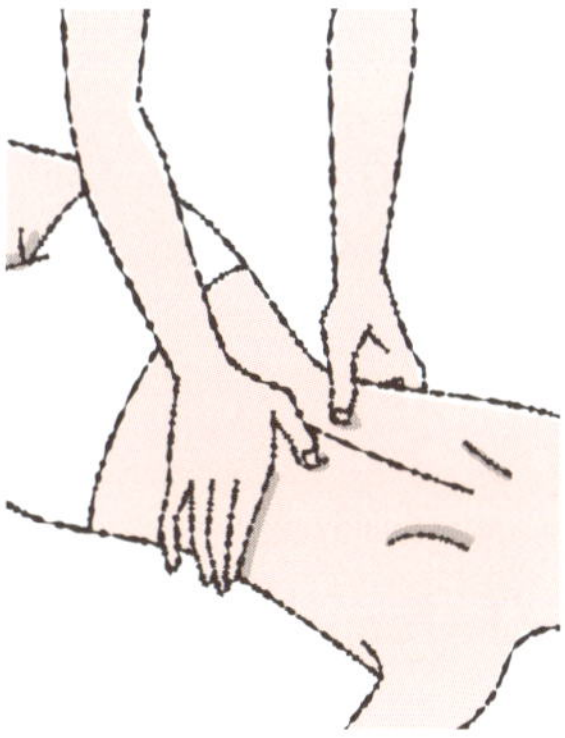

位置◆上背部、背骨（第11胸椎棘突起《きょうついきょくとっき》下縁）をはさんだ両側で、からだの中心線から親指の幅１本半分外側。

治療◆うつぶせに寝た患者の背中を親指で強めに指圧。内臓機能を調整して健康的な顔色に近づける。

足三里《あしさんり》

こねるようにもみ押して血色のよい顔色に

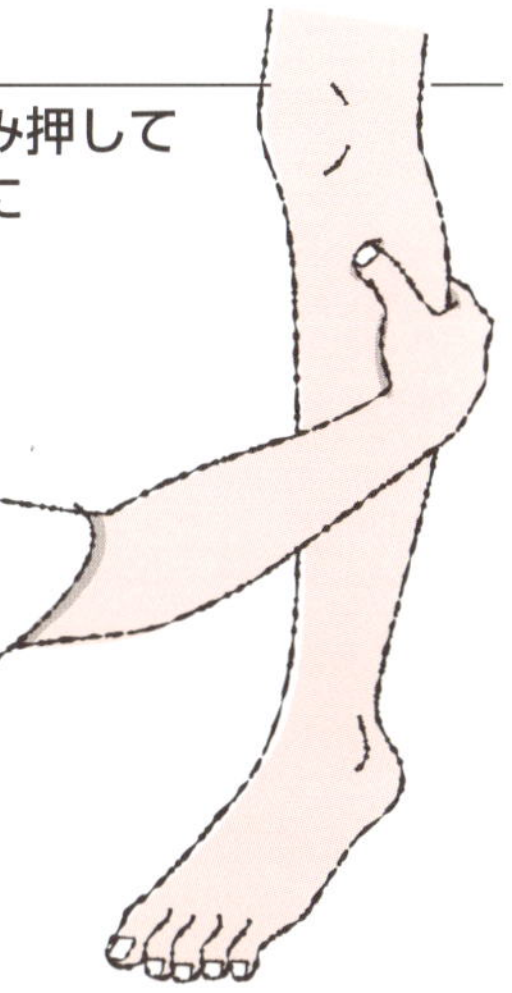

位置◆膝蓋骨《しつがいこつ》の下方外側のくぼみ（犢鼻《とくび》というツボの位置）から、親指の幅3本分下がったところ。

治療◆こねるようにもみ押すと、血行や全身の機能がととのえられ、顔色も改善される。

ここが特効ツボ！

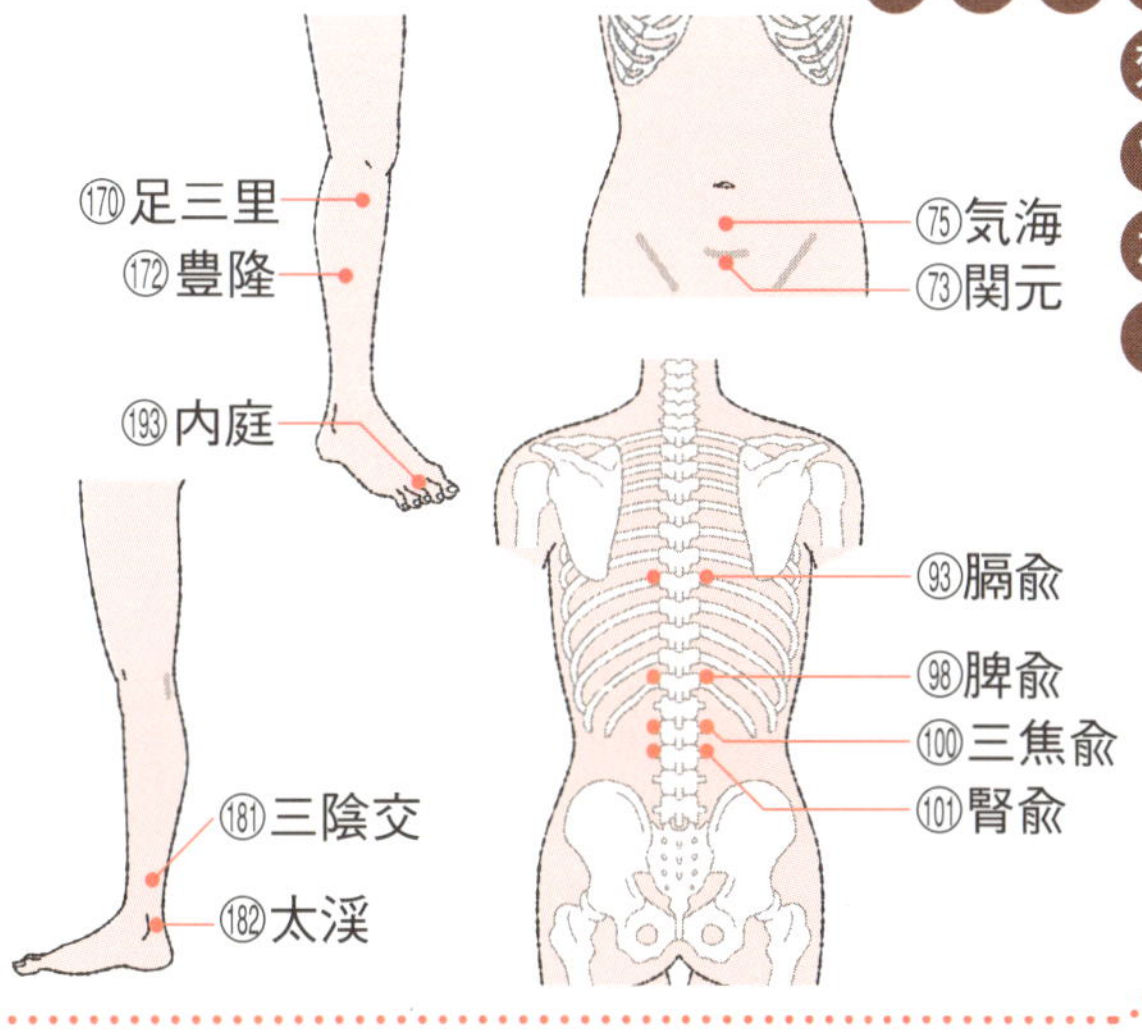

目の疲れ（眼精疲労）

■**症状の見方**

目が疲れると、なんとなくまぶしい、チカチカする、かすむ、充血する、といった目の症状だけでなく、首や肩のこり、頭痛・頭重などをともなうことがあります。その原因は肉体的・精神的疲労から睡眠不足、眼鏡の度が合わない、老眼の初期など、さまざまです。

■**治療の進め方**

目の使いすぎなどが原因の単純な疲れ目には、目と眉のまわりのツボ刺激が効果的です。瞳子髎《どうしりょう》、睛明《せいめい》のほか、攢竹《さんちく》、絲竹空《しちくくう》などを、はじめから強くは押さず、徐々に力を入れます。ただし、このとき眼球を押さないように注意します。こめかみをもむようにして、太陽《たいよう》、曲鬢《きょくびん》などの指圧を加えるのもよいでしょう。頭の重苦しい感じは百会《ひゃくえ》の指圧ですっきりさせます。

首や肩がかたく張っているときは、天柱《てんちゅう》、風池《ふうち》から肩井《けんせい》、曲垣《きょくえん》、肩中兪《けんちゅうゆ》までの指圧とマッサージを行ないます。また、腰の腎兪《じんゆ》の指圧も加えると、全身の疲れとだるさをやわらげるのに効果的です。

天柱《てんちゅう》

首のこりと疲れをほぐし、ぼんやり気分をリフレッシュ

位置◆首の後ろの髪の生えぎわにある、2本の太い筋肉の外側のくぼみ。

治療◆治療者は患者の頭を両手で包み込むようにして、親指でツボを指圧する。ひどい疲れ目による首のこりがほぐれ、頭の血行がよくなってリラックスできる。あわせて風池《ふうち》の指圧も同様に行なうとよい。

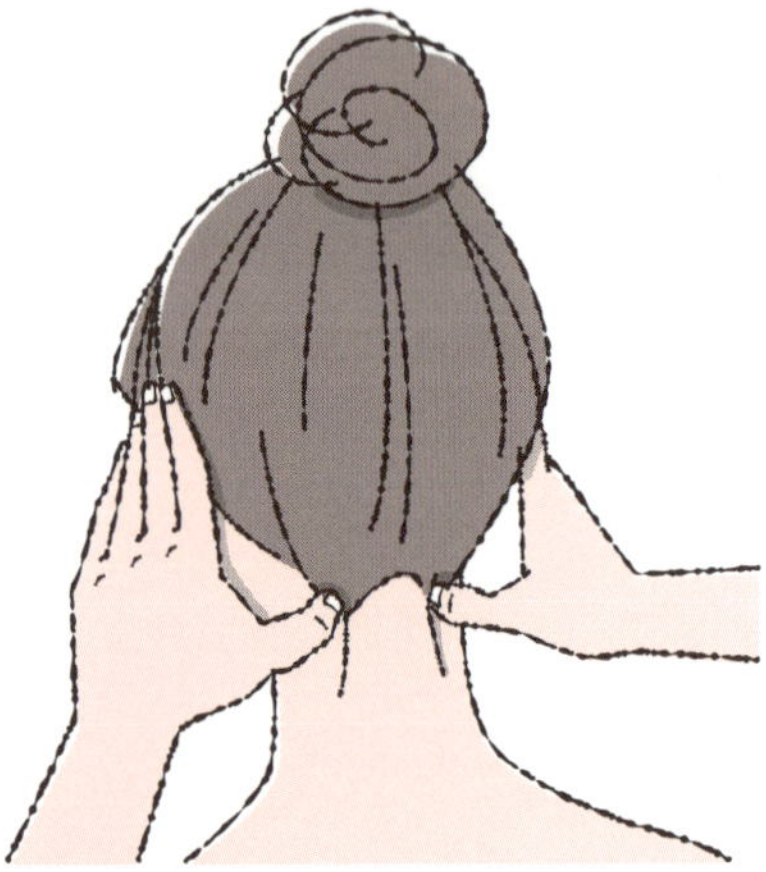

瞳子髎《どうしりょう》

疲れ目治療に大切なツボのひとつ 2秒ほどの指圧をくり返す

位置◆目じりから、親指の幅半分外側のくぼみ。

治療◆人さし指の腹で左右同時に、少しずつ力を入れて2秒くらい押すのをくり返す。症状がひどい場合は、ここから目の周辺のマッサージを加えるとよい。

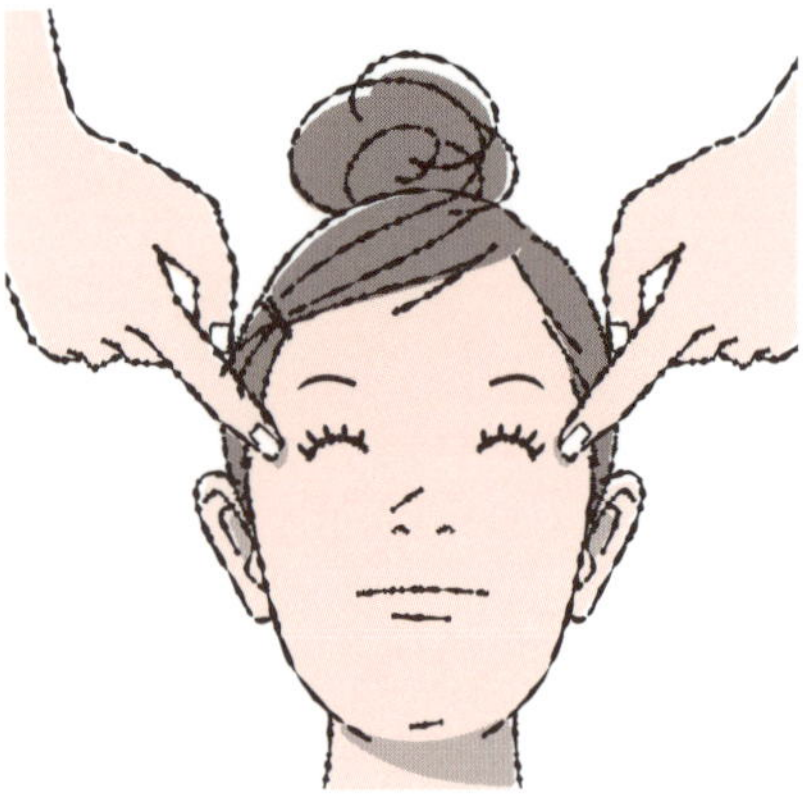

ここが特効ツボ！

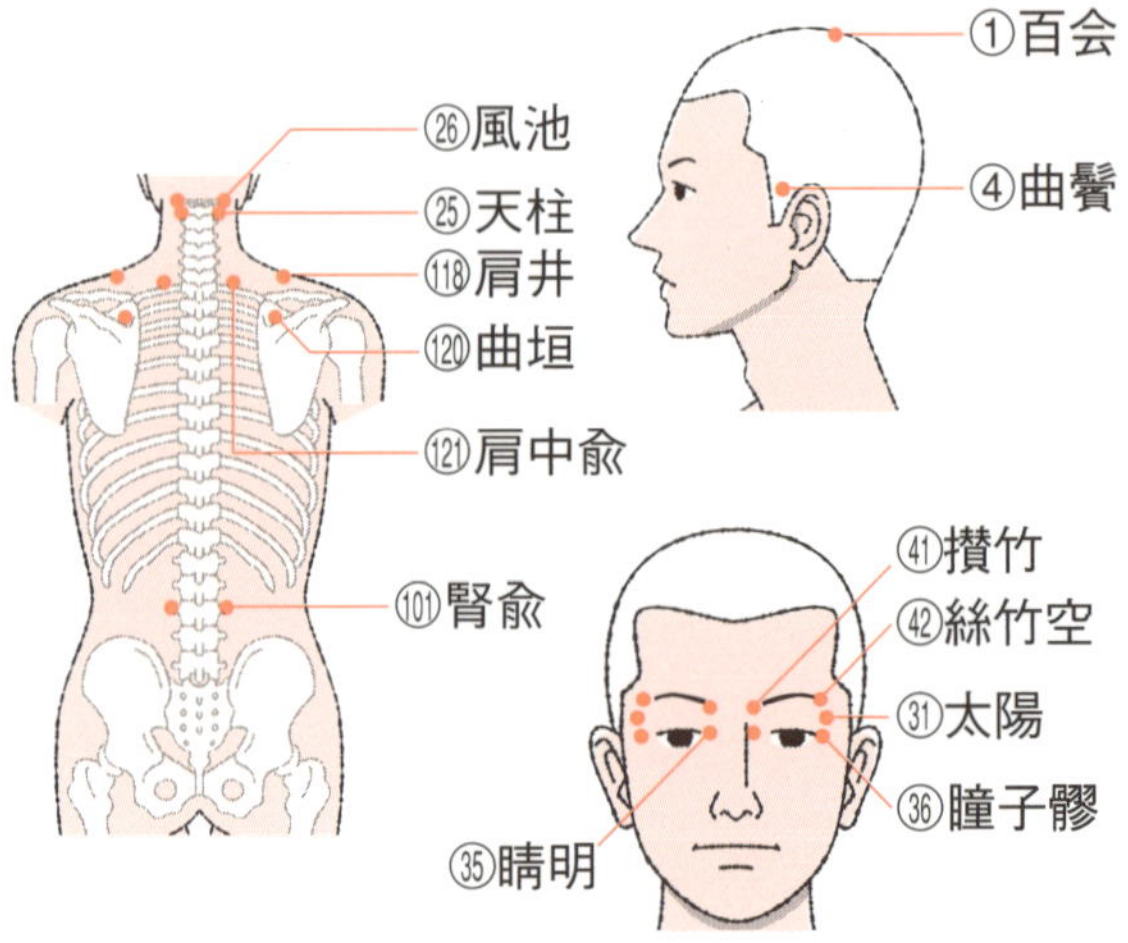

肩井《けんせい》

疲れ目にともなう
がんこな肩こりの特効ツボ

位置◆後ろ首の根元（第7頸椎棘突起《けいついきょくとっき》）と肩先（肩峰《けんぽう》外縁）を結んだ線上の中間点。

治療◆肩をつかむようにして、親指で強めにもみ押すと、目の疲れにつきものの、がんこな肩こりに効く。曲垣《きょくえん》、肩中兪《けんちゅうゆ》なども指圧し、周囲を手のひらで押しなでるようにすると、さらに効果的。

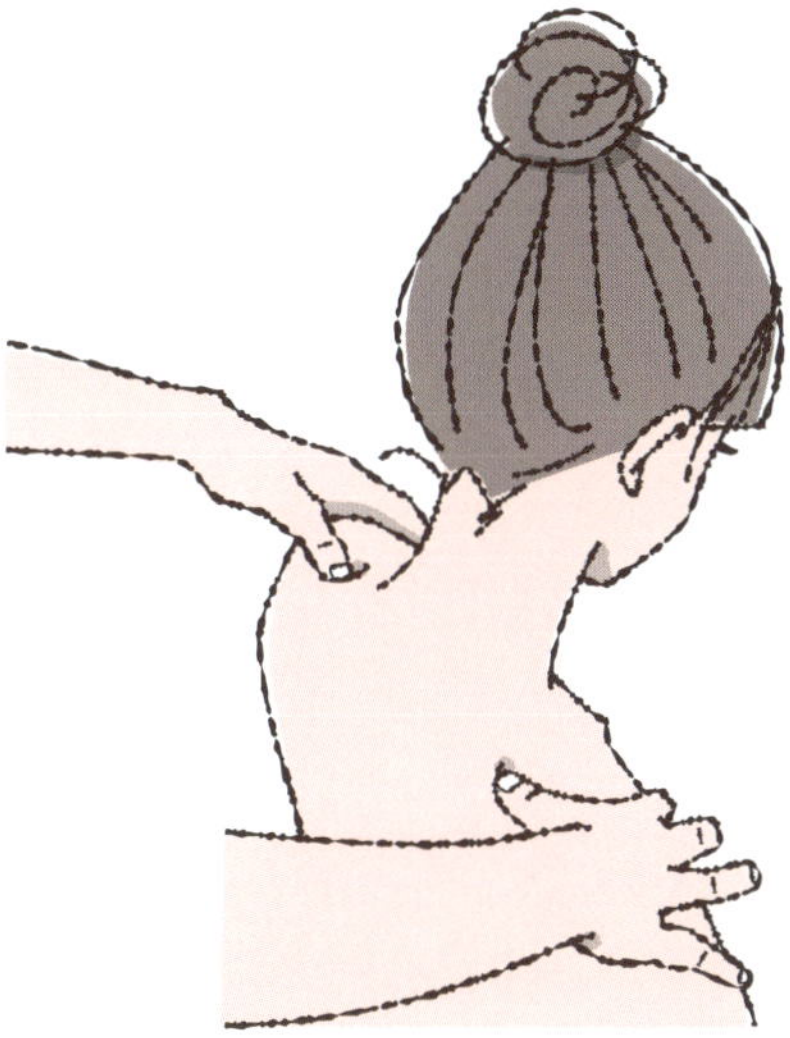

頭重をともなう場合には

目が疲れると、首や肩がかたくこわばり、頭が重く感じて気分が悪くなることがあります。仕事中や乗り物の運転中にこうした症状が起こったとき、一人でできる簡単なツボ療法（→P26）を知っていると安心です。

ポイントになるツボは頭の百会《ひゃくえ》、天柱《てんちゅう》、風《ふう》池《ち》などです。椅子に座って上半身の姿勢を正し、両手で自分の頭をかかえるようにして、もむように押し込みます。また、こめかみのマッサージも効果的です。休憩時間などに試してみましょう。

太陽《たいよう》

太陽が照るように
目の疲れが晴ればれする

位置◆眉じり（眉毛の外端）と目じりの中点から、親指の幅1本分後ろ。

治療◆人さし指または親指の腹で指圧する。はじめから強く押さず、少しずつ力を加えて、最終的にはしっかりと押す。これによって、ツボ名に「太陽《たいよう》」とあるとおり、「太陽が照るように」目の疲れがスッキリ、晴ればれとしてくる。

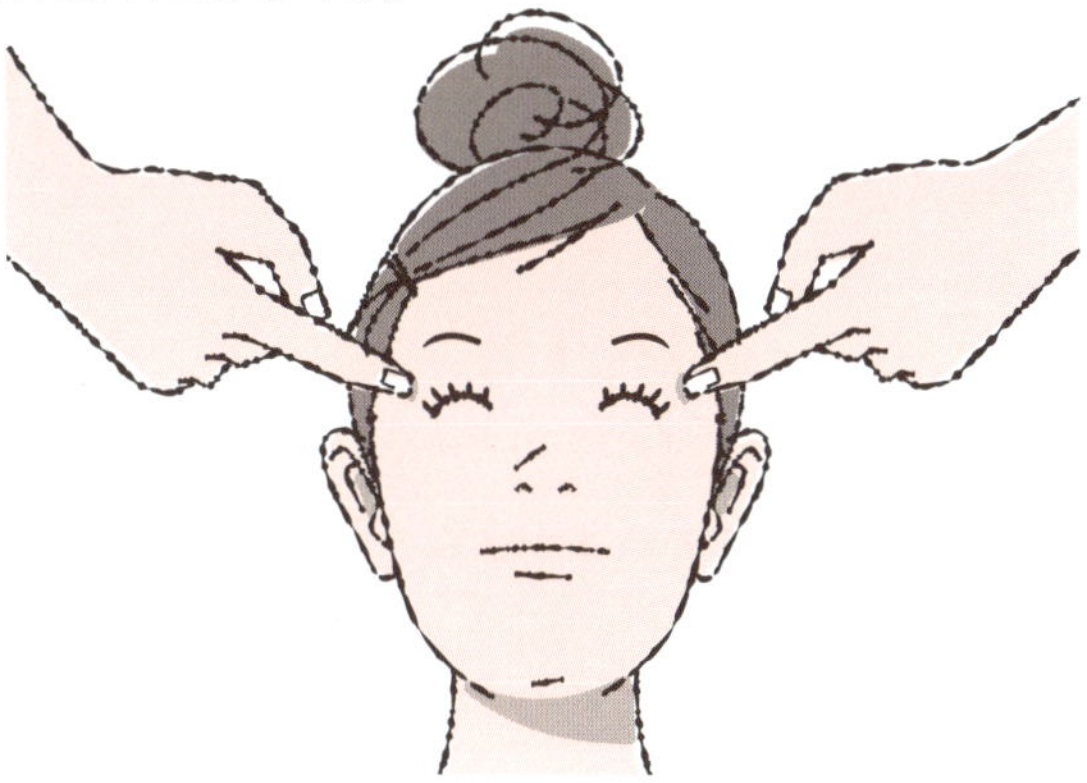

睛明《せいめい》

目のジンジンする痛みをやわらげ
気分もスッキリさせる

位置◆目がしらと鼻柱の間にある骨のくぼんだところ。

治療◆指の腹で静かにもむように押す。眼球を押さないように注意。目の疲れと、それにともなうジンジンする痛みをやわらげる。

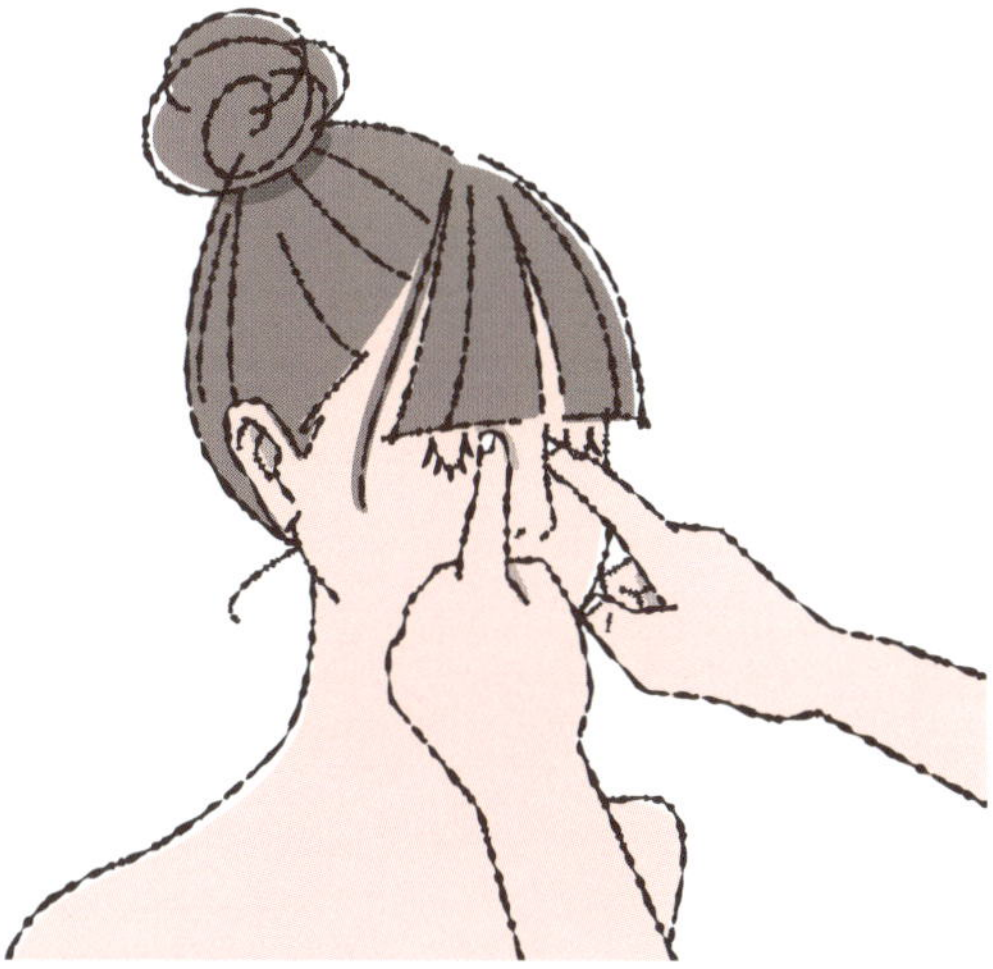

仮性近視

■症状の見方

近いところを見続けていると、目の水晶体の厚みを調節する毛様体《もうようたい》筋が緊張し、遠くを見るための調節がうまくいかず、見えにくくなることがあります。このような近視を仮性近視といいます。一時的なもので回復するケースもありますが、個人差があり、本格的な近視になることもあります。

■治療の進め方

ツボ療法では、毛様体筋の緊張をほぐして目の機能の向上をめざすとともに、疲れ目を防ぎ、視力低下の予防をはかります。

睛明《せいめい》や攅竹《さんちく》など目の近くを順に指圧し、頭の筋肉の緊張をほぐす風池《ふうち》などもよくもみ、肝兪《かんゆ》、腎兪《じんゆ》、手足のツボなど全身の血行をよくするツボもていねいに指圧しましょう。

睛明《せいめい》

**静かに押して
目の周囲の緊張をとる**

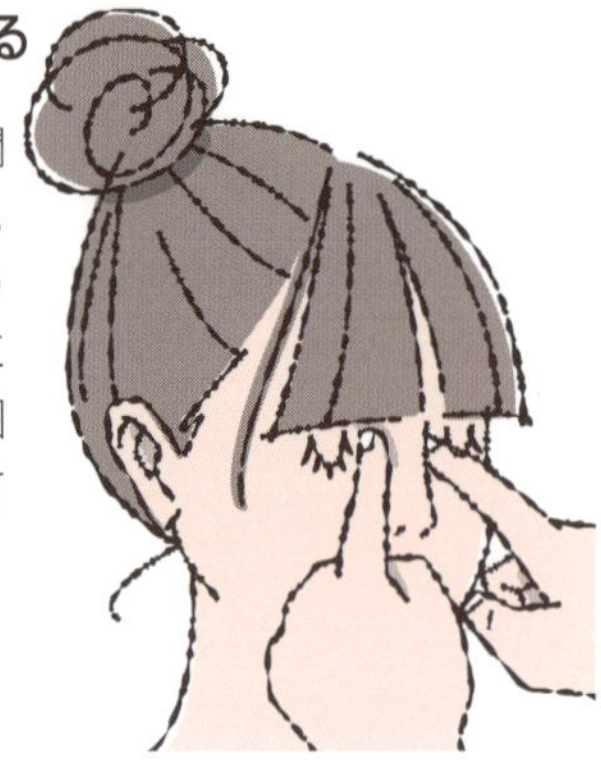

位置◆目がしらと鼻柱の間にある骨のくぼんだところ。

治療◆眼球を押さないように注意し、指の腹で静かにもむように押す。目の周囲の緊張をとり、スッキリさせる効果がある。

風池《ふうち》

**首の緊張をほぐして
目への血流を改善する**

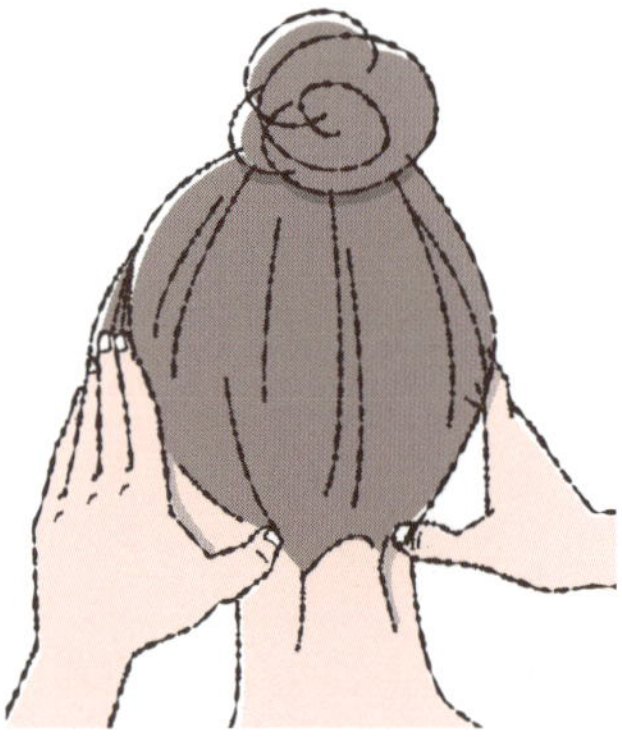

位置◆首の後ろの髪の生えぎわで、2本の太い筋肉の両外側をわずかに離れたくぼみ。

治療◆患者の頭を後ろから包み込むようにして両手の親指をツボに当て、こねるように押すと、首の緊張がほぐれ、目への血流も改善される

肝兪《かんゆ》

**やや力をこめて押し
全身状態をととのえる**

位置◆上背部、背骨（第9胸椎棘突起《きょうついきょくとっき》下縁）をはさんだ両側で、からだの中心線から親指の幅1本半分外側。

治療◆うつぶせに寝た患者の背中の左右のツボを同時にやや力をこめて押す。背中の緊張をほぐして全身機能をととのえる。

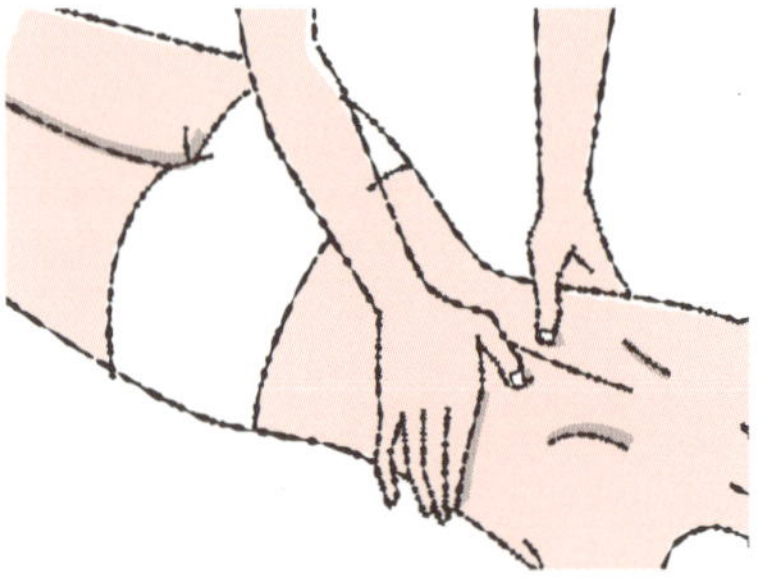

ここが特効ツボ！

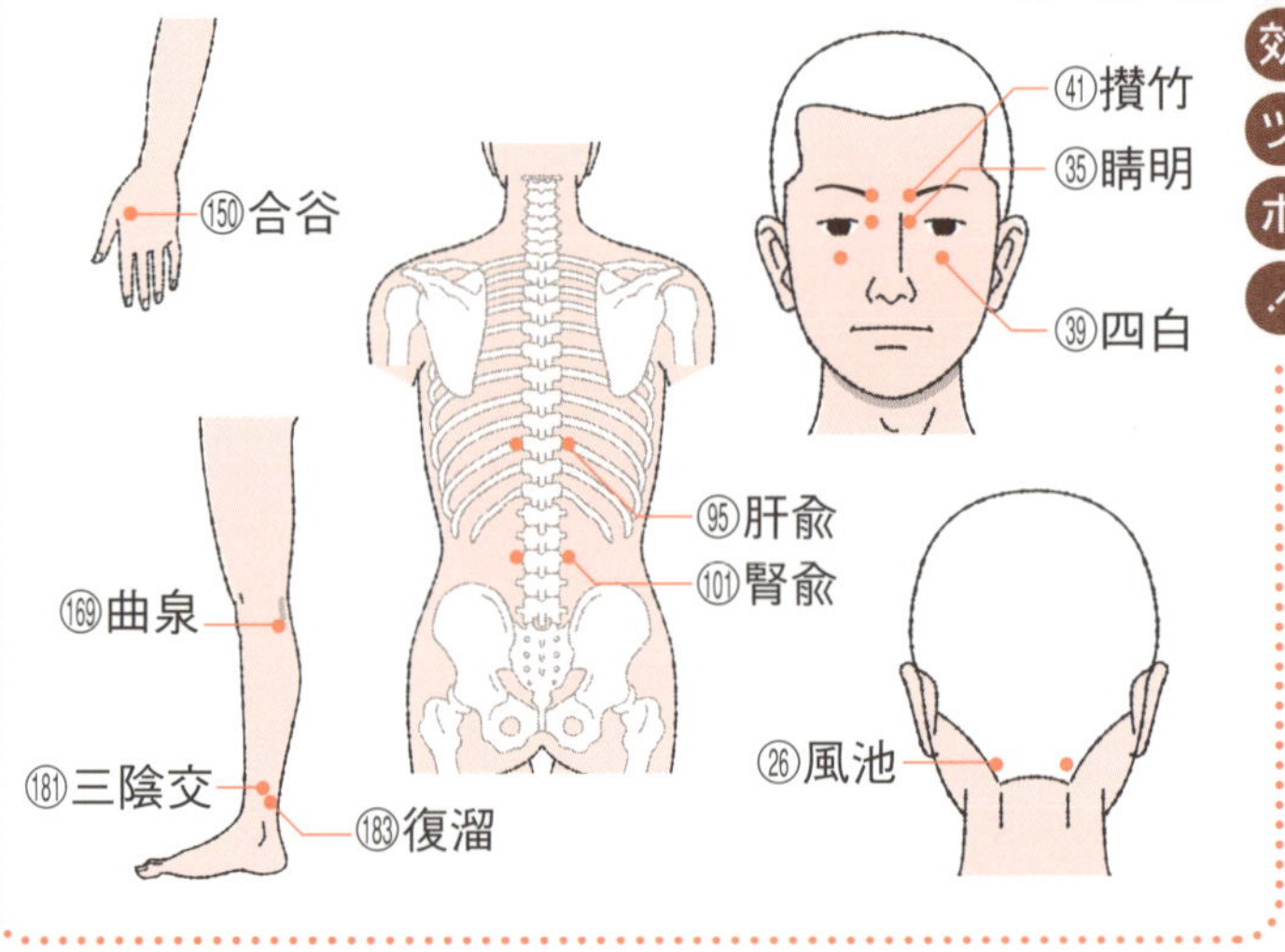

目・耳・鼻の症状と病気

目の周囲のけいれん

■症状の見方

まぶたや眉のあたりがピクピクするようなけいれんは、顔面の筋肉や神経の病気で起こるほか、これといった病気がなくても起こることがあります。精神的な緊張や、目の疲れなどが原因の場合も少なくありません。しばしばくり返す場合は、神経などの病気が原因でないか、検査を受けてみましょう。

■治療の進め方

重い病気が原因でなければ、ツボ療法で症状の緩和をめざします。顔面の各ツボを眉のあたりから、目、頬《ほお》、口元へと、軽く押さえながらマッサージをするとよいでしょう。

目の周辺のツボだけでなく、顴髎《けんりょう》や巨髎《こりょう》のように神経・血管の通り道にあるツボが大切です。合谷《ごうこく》もていねいに押さえましょう。

顴髎《けんりょう》

指の腹で長めに押して けいれんをしずめる

位置◆目じりの真下の頬骨が隆起した下側。

治療◆指の腹で5秒、10秒と、長めに押すと、目の周辺にかけてピクピクするけいれんをしずめる効果がある。

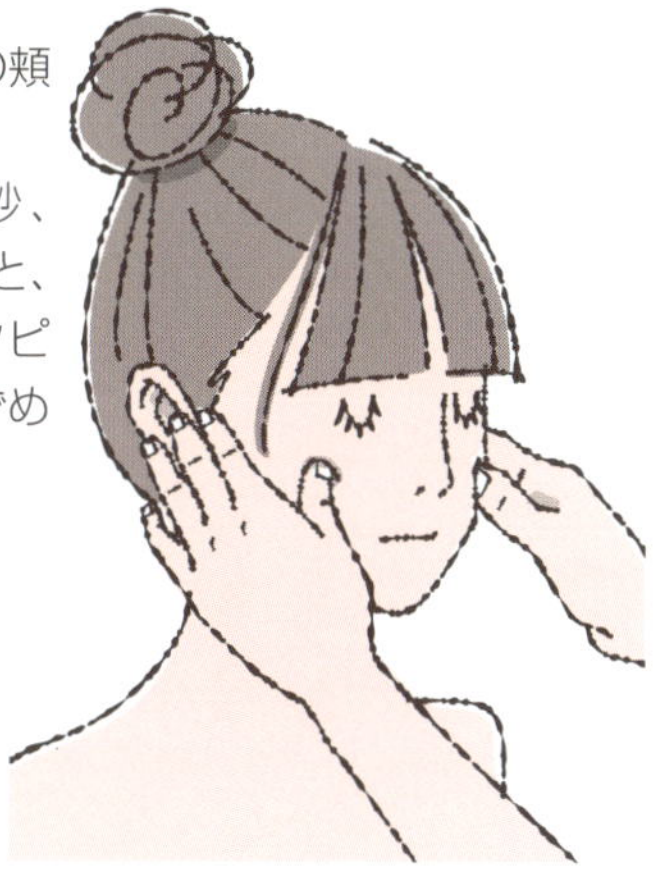

巨髎《こりょう》

ゆっくり押して目の周囲に通じる 神経の興奮や緊張をほぐす

位置◆鼻の両脇、小鼻の開いたすぐかたわらのところ。

治療◆指の腹を当て、やや強めにゆっくりくり返し押すと、神経の興奮や緊張がほぐれ、こわばりやけいれんがやわらぐ。

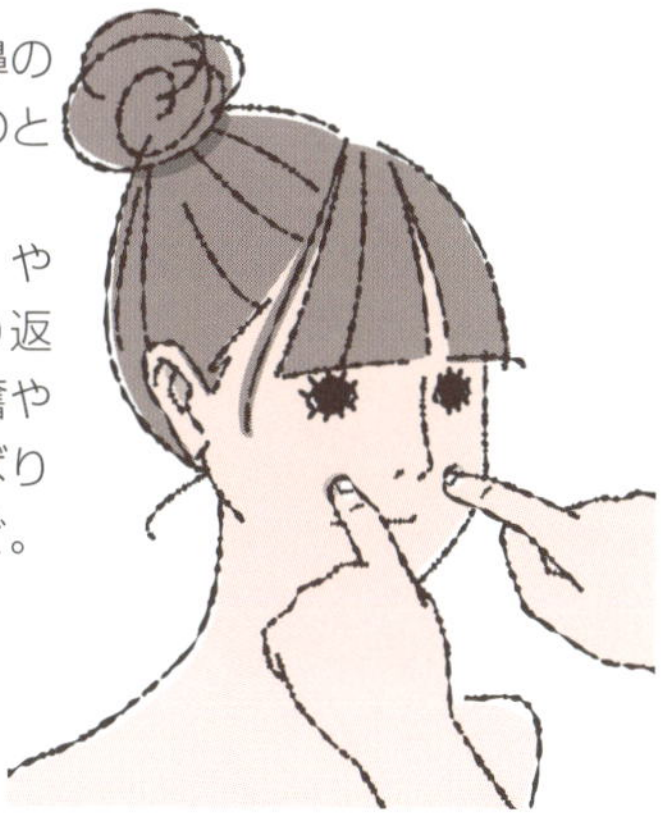

絲竹空《しちくくう》

眉がピクピクするような けいれんがやわらぐ

位置◆眉毛の外側の端。

治療◆人さし指または親指の腹でグッと押す。ここから目がしらまでのラインをよく押しもむと、眉がピクピクするようなけいれんがやわらぐ。

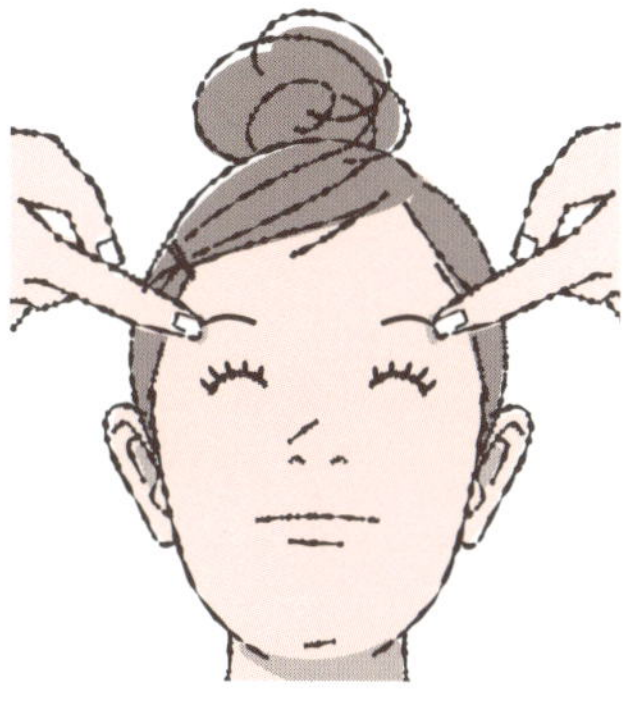

ここが特効ツボ！

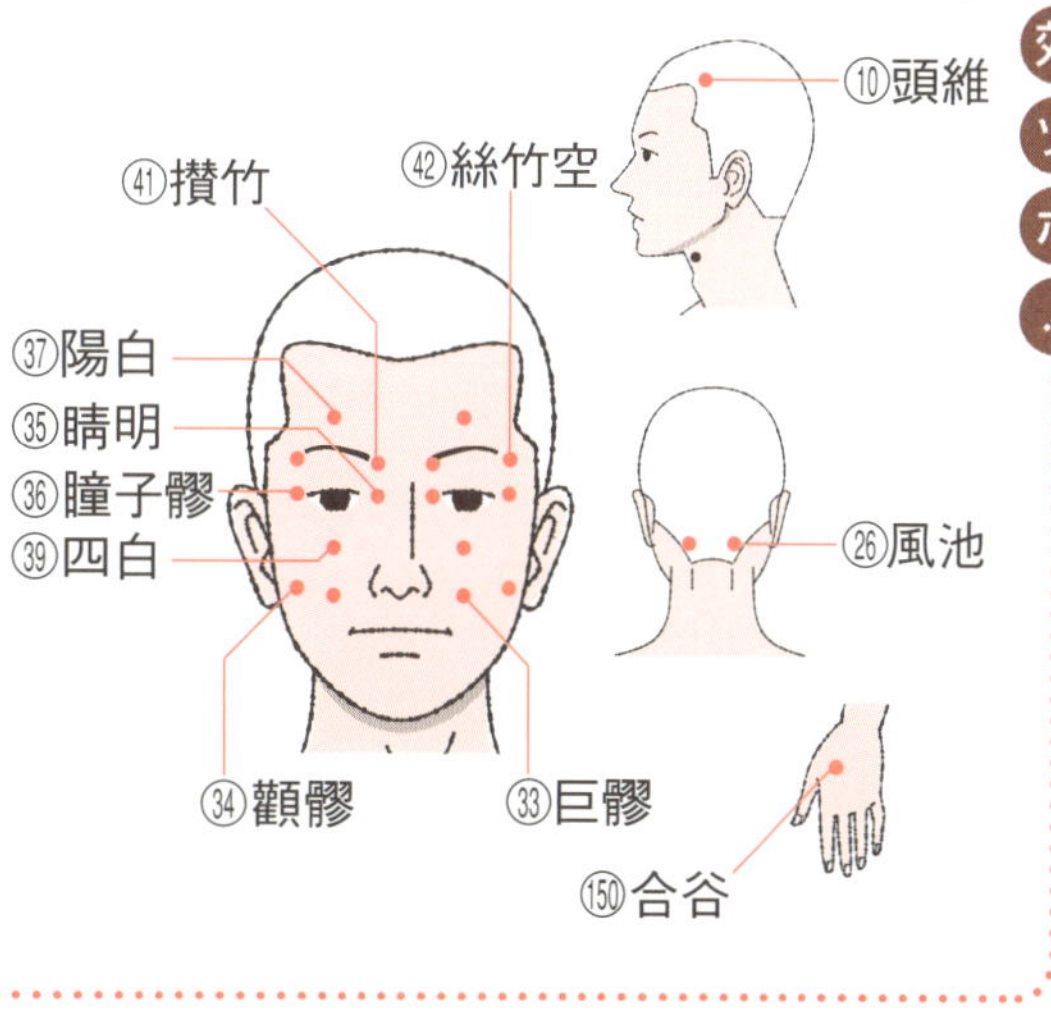

目が乾きやすい

■症状の見方

「目が乾く」とは、瞳の表面を潤す涙が少なくなっている状態で、目の充血やゴロゴロ感をともなうことがあります。重い病気が原因の場合もありますが、健康な人でも長時間にわたって目を酷使したときや、室内の乾燥などが原因で起こることがあり、これは「ドライアイ」とも呼ばれます。

■治療の進め方

重い病気が原因でなければ、ツボ療法で症状の緩和をめざします。まずは、目の周囲のツボを軽く押さえながらマッサージします。風池《ふうち》や肝兪《かんゆ》も効果があります。曲泉《きょくせん》や陽陵泉《ようりょうせん》などは、一見すると目から離れていますが、体内の水の流れに関係のあるツボなので、あわせて指圧するとさらに効果的です。

睛明《せいめい》

目のまわりの不快感をやわらげる

位置◆目がしらと鼻柱の間にある骨のくぼんだところ。

治療◆指の腹で静かにもむように押す。目のまわりの不快感をとるのによい。

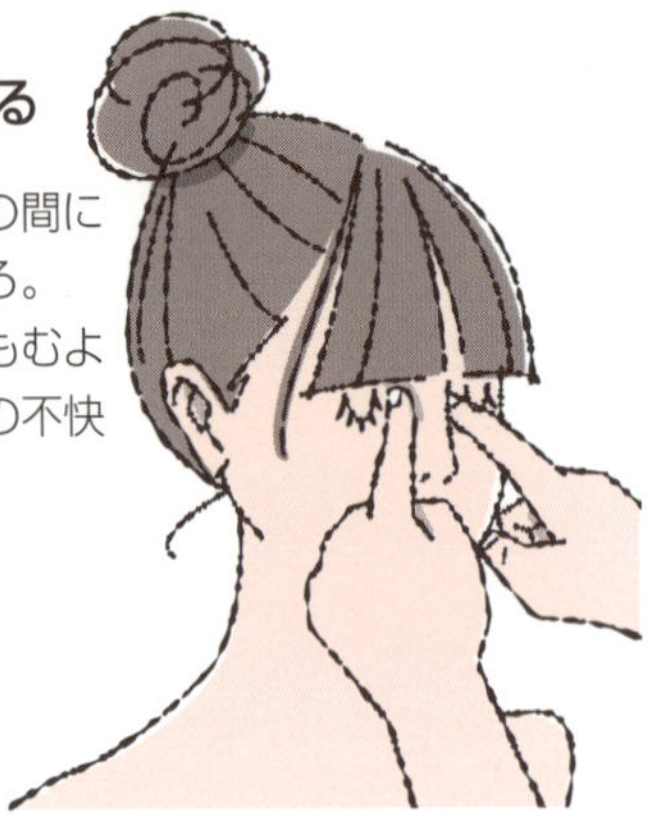

四白《しはく》

少し強めに指圧して目への血流をととのえる

位置◆顔面部、瞳孔《どうこう》の直下の骨（眼窩下孔《がんかかこう》）のくぼみ。

治療◆指の腹を押し当て、少し強めに指圧すると、顔の血流、水分の流れがととのえられる。

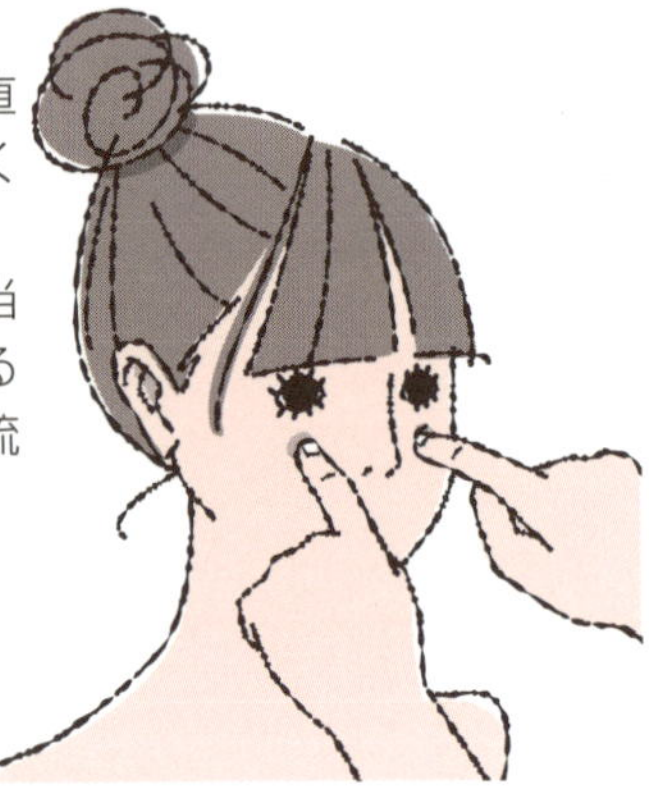

太陽《たいよう》

少しずつ力を入れて押さえ目の症状を晴れやかに

位置◆眉じり（眉毛の外端）と目じりの中点から、親指の幅１本分後ろ。

治療◆人さし指または親指の腹で指圧する。はじめから強く押さず、少しずつ力を加えて、最終的にはしっかりと押す。目の諸症状を改善するのによい。

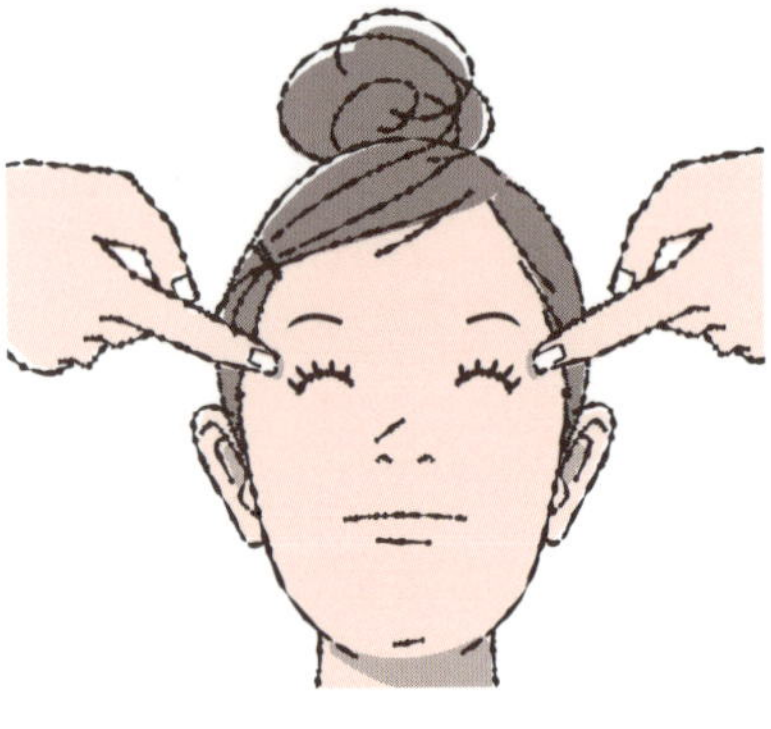

ここが特効ツボ！

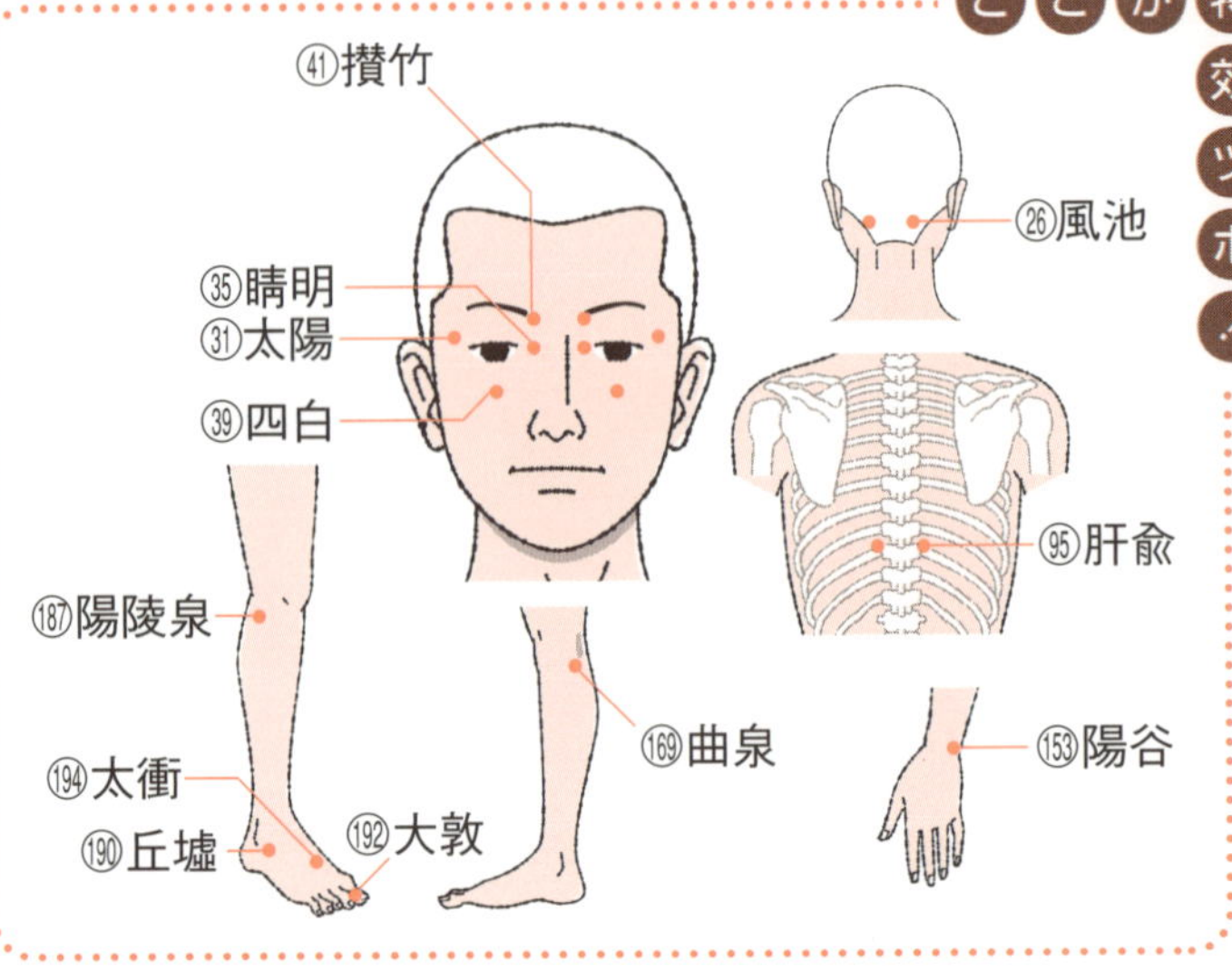

目・耳・鼻の症状と病気

涙目

■症状の見方

涙は瞳の表面を潤して保護し、目の機能を正常に保つ役割を果たしています。

たとえば、目に異物が入ったときに涙で異物を排出したり、花粉症などアレルギーの病気で多めに分泌されることもあります。感情の影響で涙が流れることもありますが、それ以外で涙が出やすく、目がしょぼしょぼする場合は、目の病気や目の疲れが疑われます。

■治療の進め方

涙の原因となる病気があればその治療を優先し、ツボ療法では涙目の不快感や充血などをやわらげます。目の周辺の睛明《せいめい》、攢竹《さんちく》、太《たい》陽《よう》などとあわせて後頭部の風池《ふうち》や手足の各ツボ、背中の肝兪《かんゆ》や腎兪《じんゆ》も指圧して全身状態をととのえます。

睛明《せいめい》

涙が出すぎてしょぼついた目もスッキリ

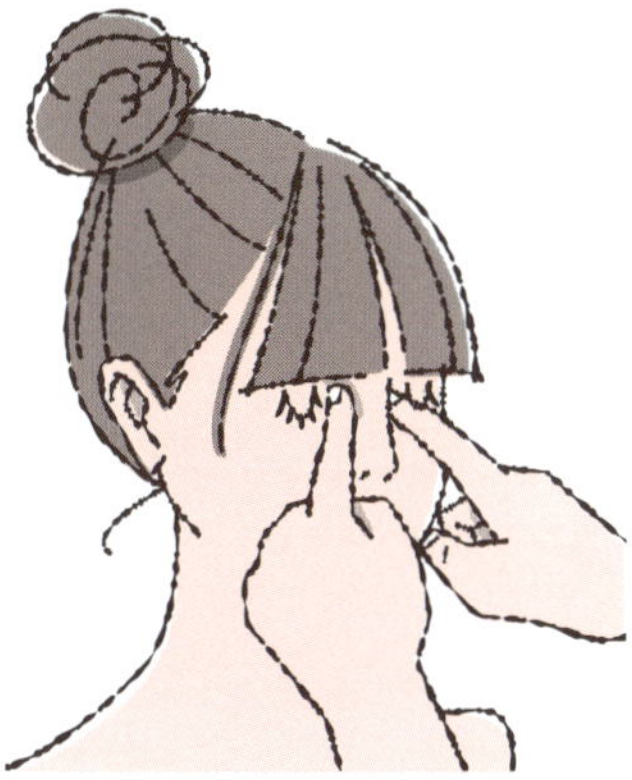

位置◆目がしらと鼻柱の間にある骨のくぼんだところ。

治療◆指の腹で静かにもむように押す。目のまわりをスッキリとさせて、目のしょぼしょぼ感をとるのによい。

攢竹《さんちく》

涙目で充血しがちな目の症状をやわらげる

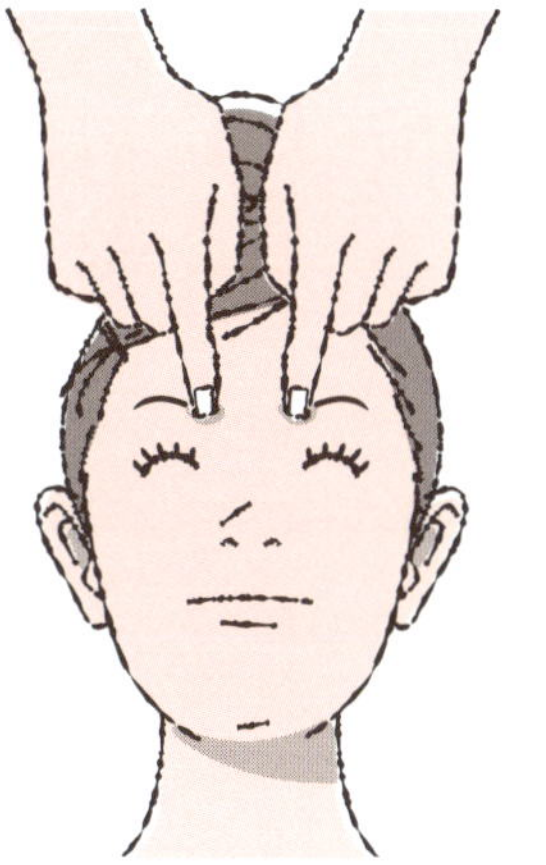

位置◆眉毛の内側の端。

治療◆人さし指または親指の腹で少しずつ力を加え、最終的にはしっかりと押す。目の諸症状をやわらげ、目の不快感と充血をとるのによい。

風池《ふうち》

頭部への血流を改善して目の諸症状を緩和する

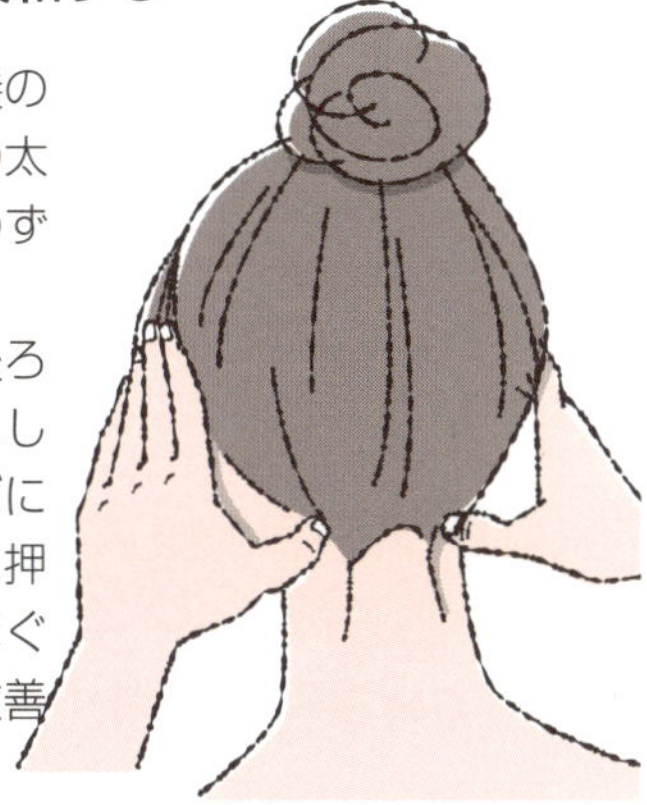

位置◆首の後ろの髪の生えぎわで、2本の太い筋肉の両外側をわずかに離れたくぼみ。

治療◆患者の頭を後ろから包み込むようにして両手の親指をツボに当て、こねるように押すと、首の緊張がほぐれ、目への血流も改善される。

ここが特効ツボ！

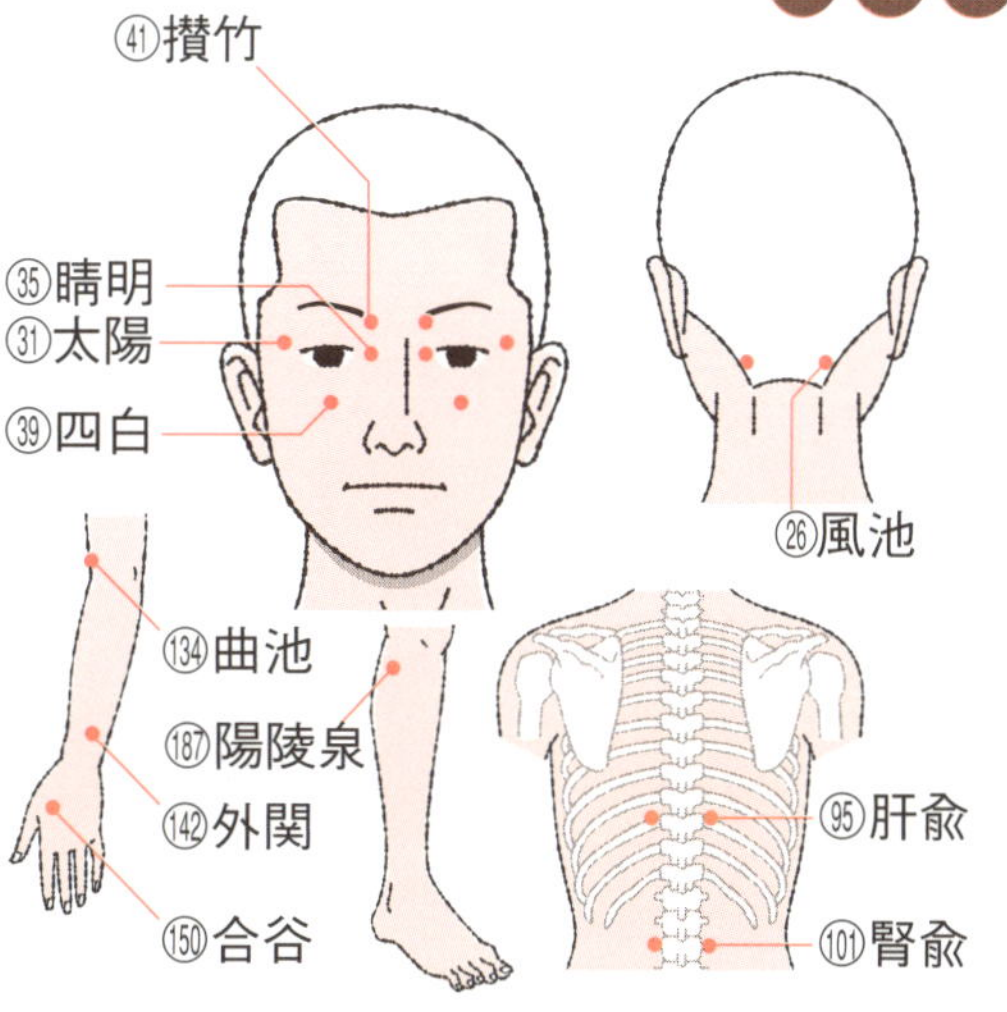

耳鳴り

■症状の見方

キーンと頭にひびくものや、ジーッと小さく耳ざわりな音が続くものなど、耳鳴りの起こり方はさまざまです。難聴（耳がよく聞こえない症状）をともなうこともあります。

耳鳴りは、鼓膜の炎症や内耳・中耳など耳の病気が原因で起こるほか、血圧異常、心身の疲労やストレス、気圧の変化といった外的条件などが原因で起こることもあります。

■治療の進め方

耳の周囲には、ツボがたくさん集中しています。このうち、耳鳴りをやわらげる最も大切な治療ポイントとなるのは、聴宮《ちょうきゅう》、角孫《かくそん》、頭竅陰《あたまきょういん》、翳風《えいふう》という四つのツボです。まずはこれらのツボに指の腹を押し当て、念入りに指圧します。耳門《じもん》の指圧も効果的です。

そのほか頭の百会《ひゃくえ》、頷厭《がんえん》、首の天柱《てんちゅう》、風池《ふうち》、足の太渓《たいけい》の指圧も加えます。

ここが特効ツボ！

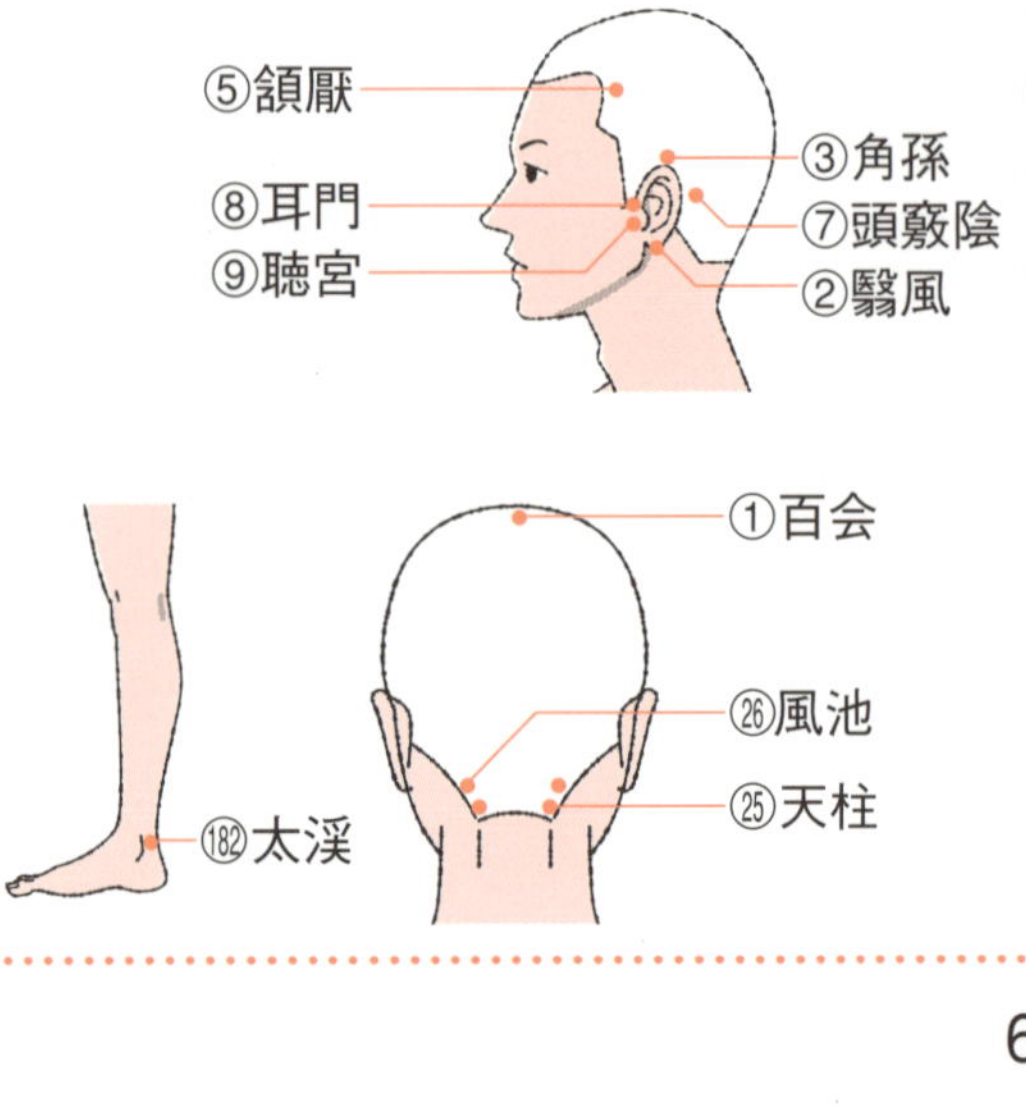

角孫《かくそん》

ゆっくり指圧して耳鳴りをしずめる

位置◆耳を前方に折り曲げて、耳の先端が頭に触れるところ。

治療◆指の腹で3〜5秒ぐらいずつ、ぐっと耳の中にひびくように押し、これをくり返す。翳風《えいふう》、聴《ちょう》宮《きゅう》、頭竅陰《あたまきょういん》なども同様に指圧すると効果が高い。

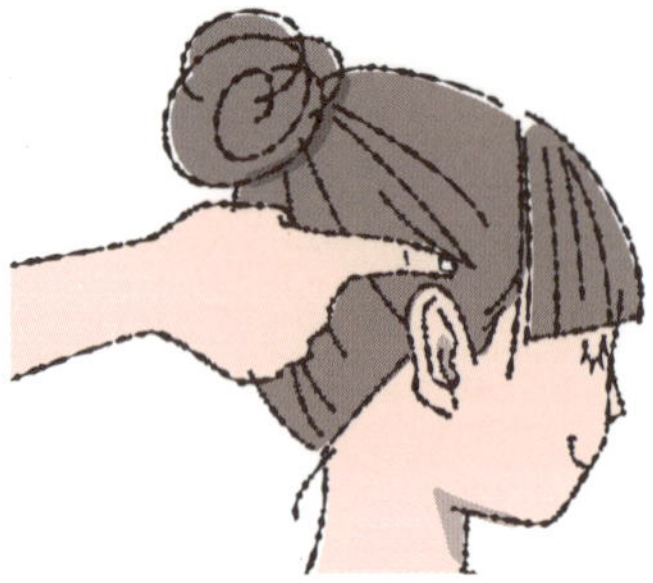

天柱《てんちゅう》

風池もあわせてくり返し押しもむと効果的

位置◆首の後ろの髪の生えぎわにある、2本の太い筋肉の外側のくぼみ。

治療◆頭を両手で包み込むようにして、親指でしっかりと指圧する。近くの風池《ふうち》もあわせて、くり返しもみ押すようにすると、さらによい。

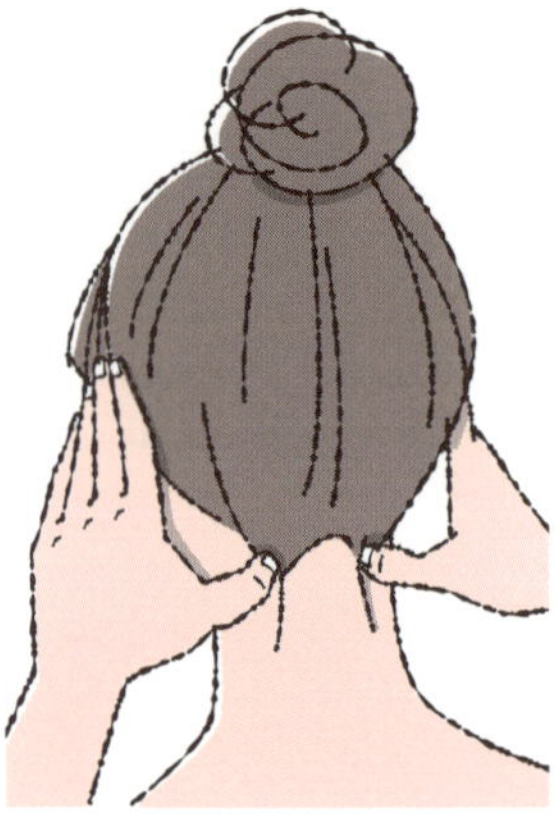

太渓《たいけい》

血行をよくして血圧が原因の症状に効く

位置◆足の内くるぶしのすぐ後ろ側。

治療◆足首を手のひらでつつむようにして、ツボを親指で押す。この刺激が血行を改善し、血圧の調子が原因で起こる耳鳴りに有効。

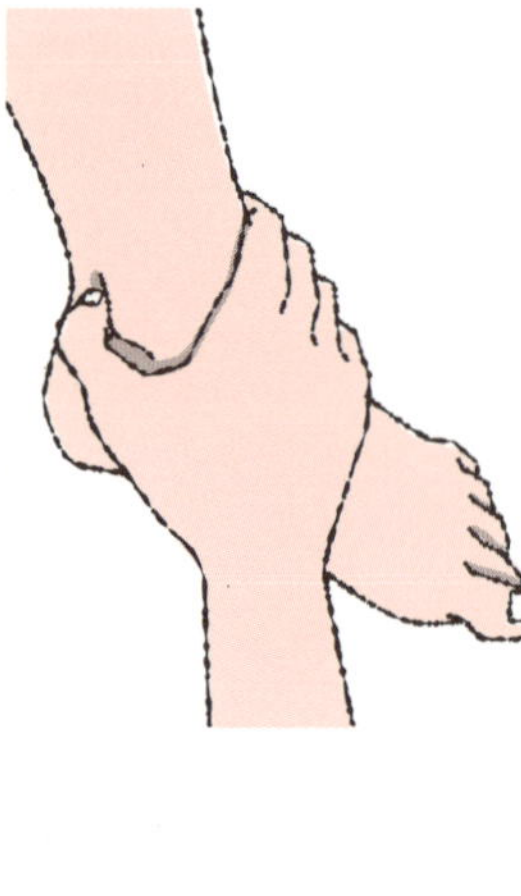

目・耳・鼻の症状と病気

耳の痛み

■症状の見方

耳の痛みの多くは、耳の中（外耳・中耳・内耳のいずれか）に炎症を起こしたときにみられます。強い痛みや発熱をともなう場合には安静を心がけ、早めに専門医を受診します。

また、神経性耳痛といって、耳の機質的病変がないのに耳が痛む場合もあります。

■治療の進め方

炎症がある場合は耳鼻咽喉科で治療を受けます。そのうえで痛みの緩和をめざし、耳のまわりの聴宮《ちょうきゅう》、角孫《かくそん》、頭竅陰《あたまきょういん》、翳風《えいふう》、耳門《じもん》、完骨《かんこつ》、頬車《きょうしゃ》などを指圧します。痛みには、手の合谷《ごうこく》の指圧が効果的です。ぐっと力をこめて押すとよいでしょう。手三里《てさんり》、曲池《きょくち》、養老《ようろう》、足の復溜《ふくりゅう》、太渓《たいけい》なども、耳の痛みに効くツボとしてよく治療に用いられます。

神経性耳痛の場合は、腹部の肓兪《こうゆ》、腰の腎兪《じんゆ》の指圧も加えます。

ここが特効ツボ！

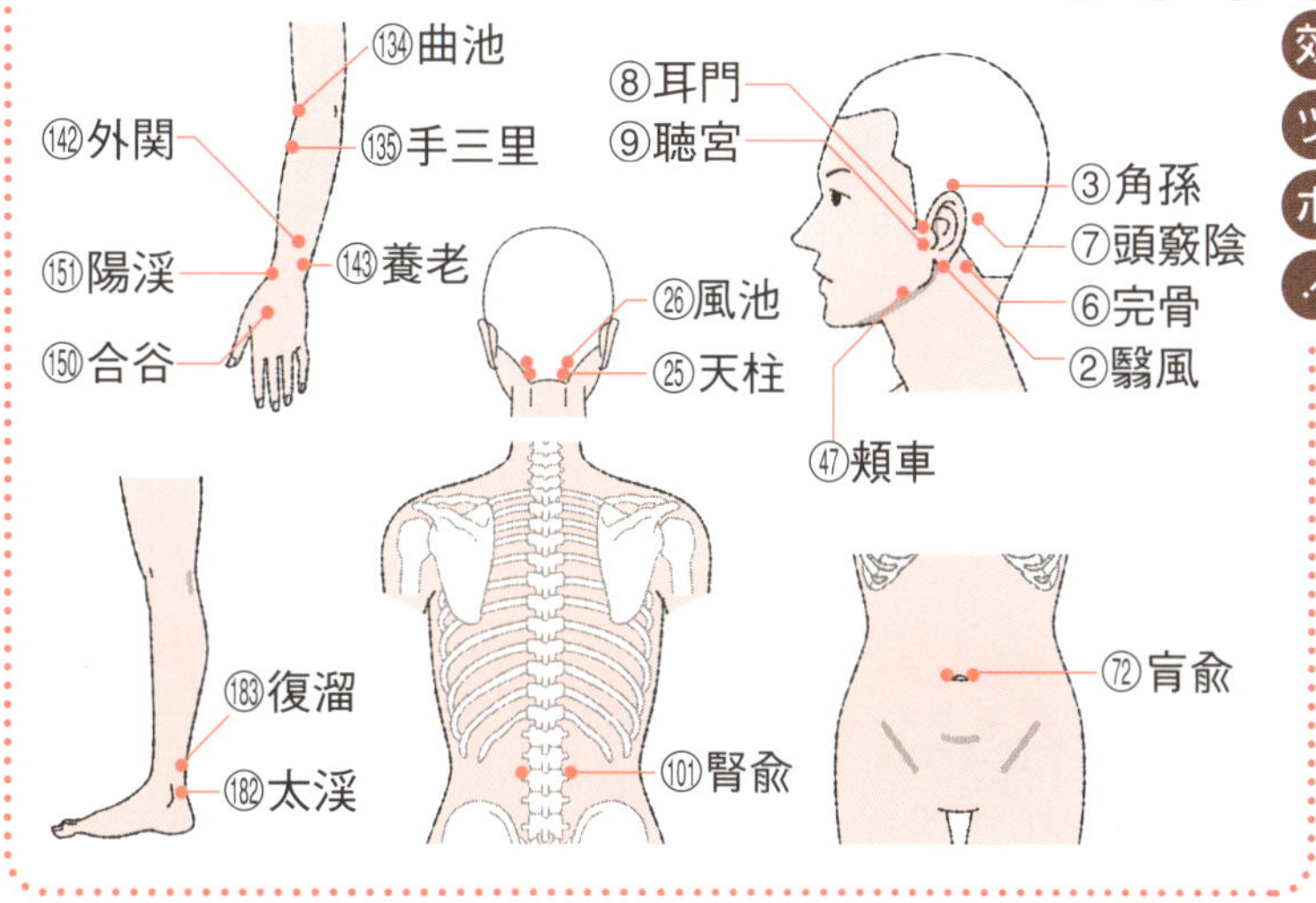

耳門《じもん》

やや強めの指圧が耳の痛みをしずめる

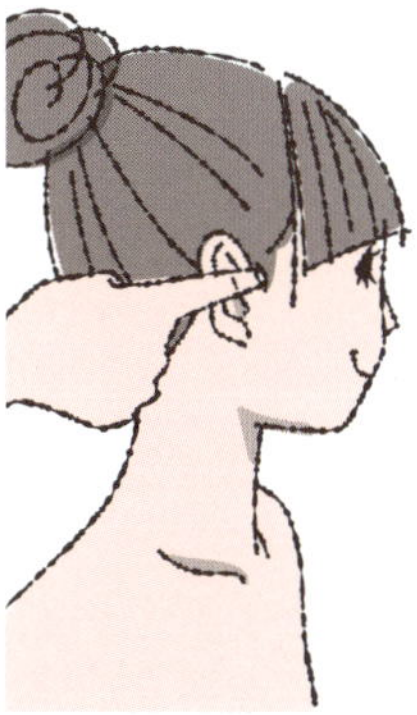

位置◆耳珠《じしゅ》（柔らかい小さい突《とっ》起《き》）の上のえぐったような彎入《わんにゅう》部のすぐ前にできるくぼみで、聴宮《ちょうきゅう》というツボから親指の幅半分上がったところ。

治療◆人さし指か親指でやや強めに押し、これをくり返す。痛みをはじめ耳の諸症状に効く。

腎兪《じんゆ》

心身の活力をみなぎらせ神経性の症状に有効

位置◆肋骨《ろっこつ》のいちばん下（第12肋骨）の先端と同じ高さ、背骨（第2腰椎棘突起《ようついきょくとっき》下縁）をはさんだ両側で、からだの中心線から親指の幅１本半分外側。

治療◆両手の親指で左右のツボをくり返し指圧する。心身の調子をととのえて活力をつけ、神経性の耳の症状に効果がある。

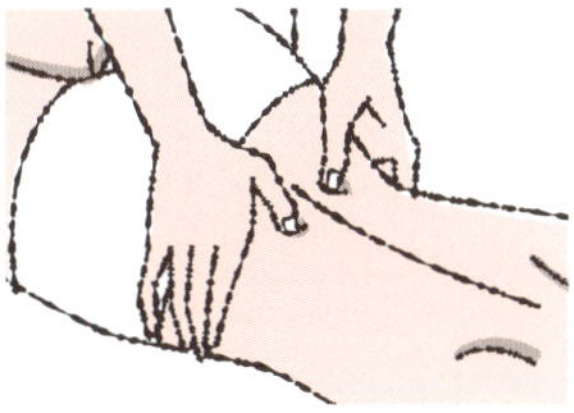

復溜《ふくりゅう》

足にあるツボながら、耳などの痛みによく効く

位置◆内くるぶしの後ろから親指の幅2本分上がったところ。

治療◆足首をつかまえるようにして親指で強めに指圧する。耳の痛みのほか頭痛や歯の痛みなどをやわらげる。太渓《たいけい》もあわせて指圧すると、さらによい。

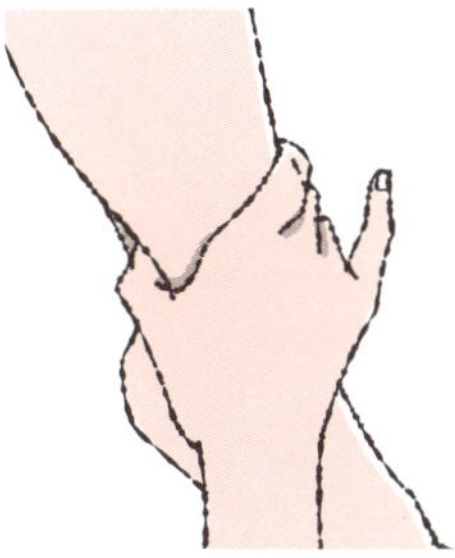

難聴

■症状の見方

難聴とは耳が聞こえにくくなる障害です。内耳や中耳、外耳の機能障害や、音を伝達する神経の障害で起こるほか、精神的ストレスや加齢が原因となることもあります。このうち、原因不明で突然起こるものを突発性難聴といいます。また、大音響にさらされると、一時的に聴力が低下することもあります。

■治療の進め方

耳の機能や神経の障害は専門医のもとで治療を受けてください。精神的ストレスや加齢、一時的な聴力低下には、耳門《じもん》や聴宮《ちょうきゅう》、翳風《えいふう》、風池《ふうち》などの指圧で聴力の回復を助けます。

腰の腎兪《じんゆ》や手足の各ツボの指圧をあわせて行なうと、心身の活力が増し、加齢やストレスからくる症状の緩和に役立ちます。

耳門《じもん》

耳の症状全般に効くので
ふだんから押しもむとよい

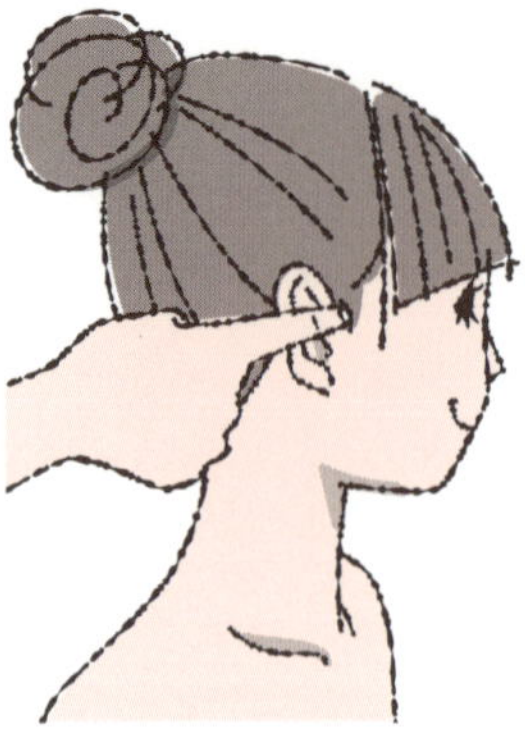

位置◆耳珠《じしゅ》（柔らかい小さい突起《とっき》）の上のえぐったような彎入部《わんにゅう》のすぐ前にできるくぼみで、聴宮《ちょうきゅう》というツボから親指の幅半分上がったところ。

治療◆人さし指か親指でやや強めの指圧をくり返す。耳の諸症状に効くのでふだんからよく押しもんでおくとよい。

聴宮《ちょうきゅう》

くり返し指圧して
難聴の症状を改善

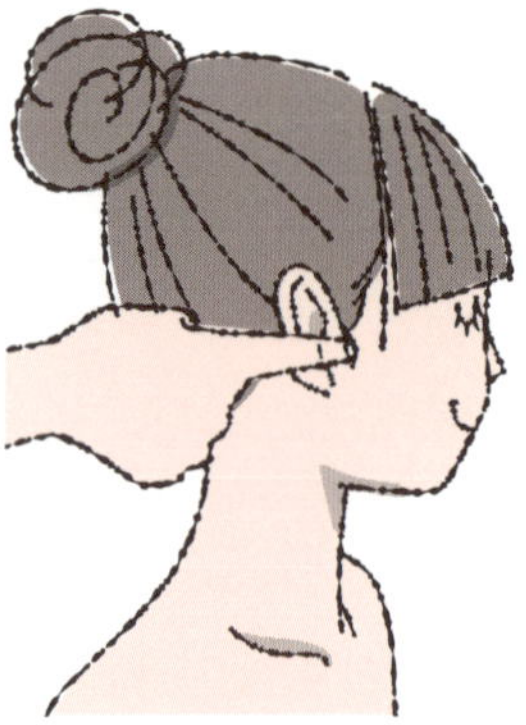

位置◆口をわずかに開けたとき耳珠《じしゅ》(柔らかい小さい突起《とっき》)のすぐ前にできるくぼみで、耳門《じもん》というツボから親指の幅半分下がったところ。

治療◆人さし指または親指で、小さな円を描くようにくり返し押す。難聴の症状を改善し、耳鳴りや耳の痛みにも効く。

翳風《えいふう》

耳の機能をととのえて
聴力の回復を促す

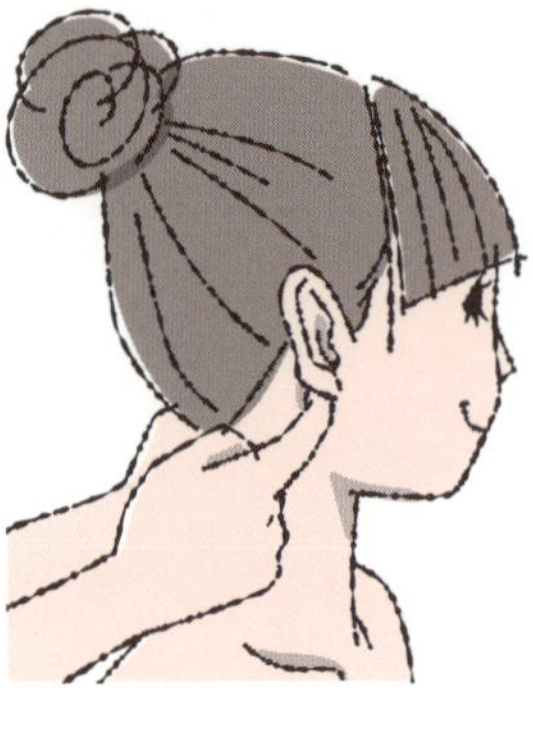

位置◆耳たぶの後ろのくぼんだところ。

治療◆人さし指か親指を耳の下のくぼみに入れ、強めに押してパッとはなし、これをくり返す。耳の機能回復には聴宮《ちょうきゅう》などもあわせて指圧するとさらによい。

ここが特効ツボ！

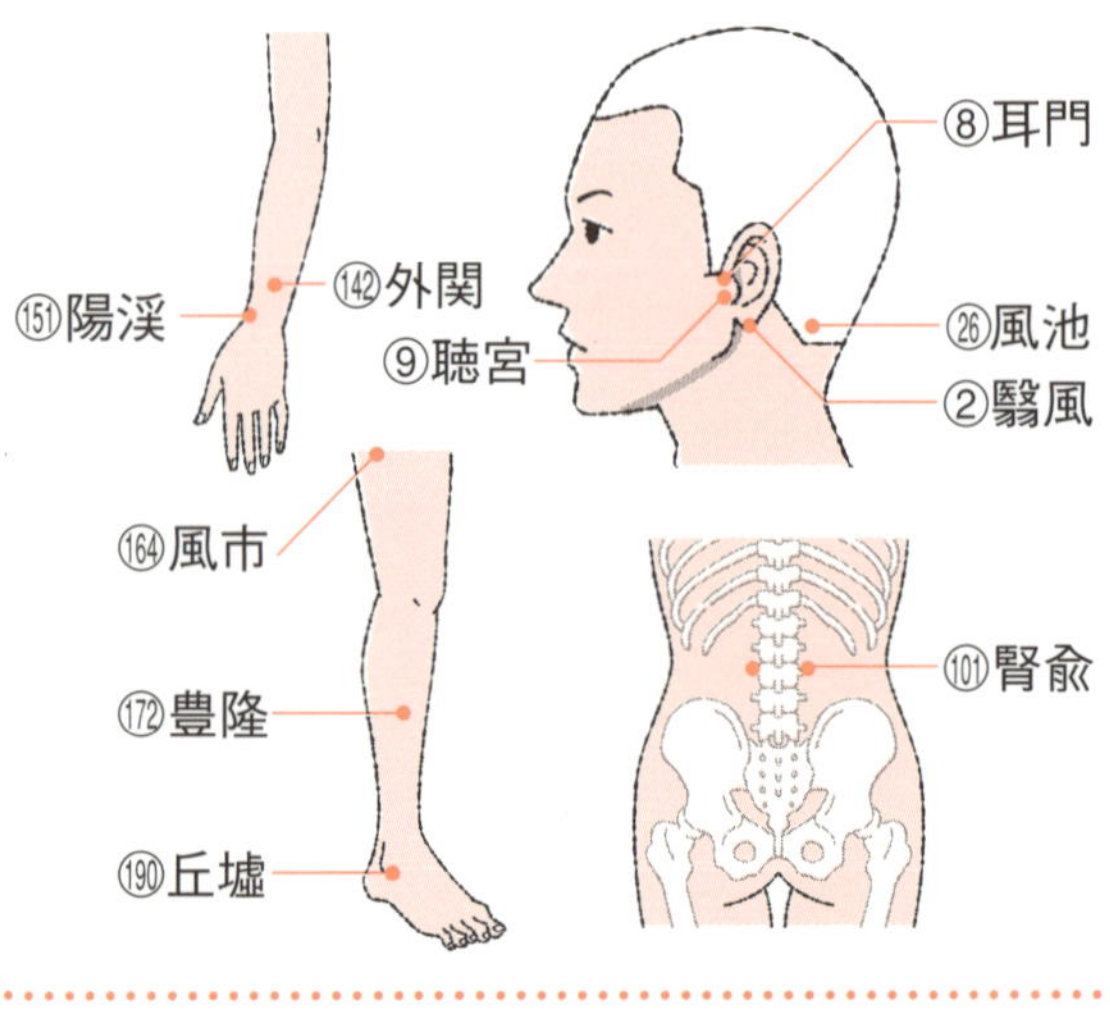

目・耳・鼻の症状と病気

鼻づまり・鼻水

■症状の見方

かんでもかんでも膿《うみ》のような鼻汁が出る、水っぽい鼻汁が出て困る、鼻がつまって息苦しい――。このような症状は、鼻の病気をはじめとして、かぜまたはかぜぎみの場合、寝不足、寒暖の差、アレルギー、花粉症など、いろいろな原因で起こります。

■治療の進め方

頭のてっぺんの百会《ひゃくえ》と、その周辺の頭頂部のツボをゆっくり指圧すると、鼻づまり特有の頭の重い感じがやわらぎます。次に曲差《きょくさ》、睛明《せいめい》、迎香《げいこう》など鼻すじに沿ったツボを、指先で少し強めにくり返し指圧します。足の飛揚《ひょう》、崑崙《こんろん》の指圧も加えると、より効果的です。

迎香《げいこう》

鼻の通りがよくなり、鈍っていた嗅覚も回復する

位置◆鼻の両脇、小鼻の開いたすぐかたわら。

治療◆指の腹を当て、やや強めにゆっくりくり返し押すと、鼻の通りがよくなり、鈍っていた嗅覚《きゅうかく》も回復する。

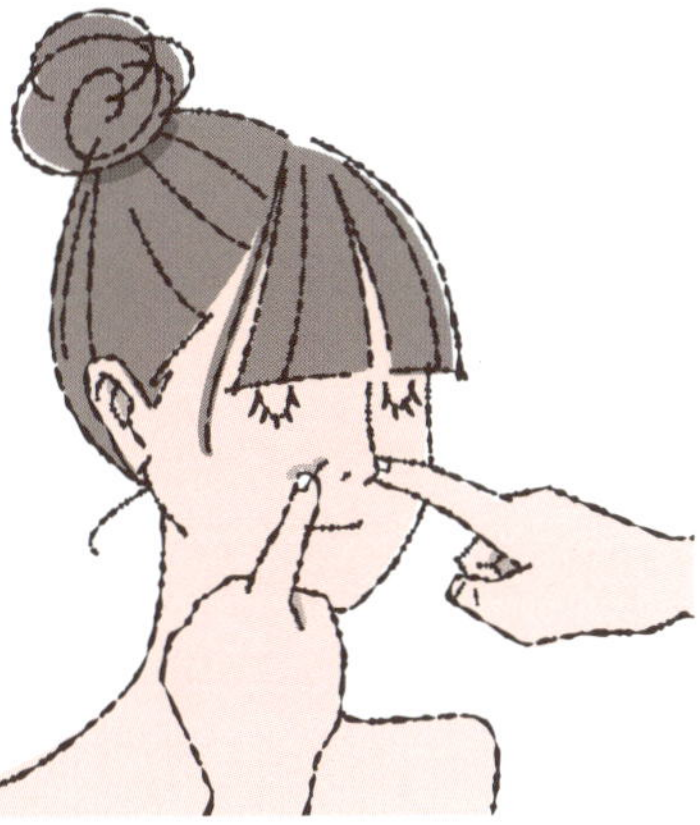

飛揚《ひょう》

こねるように押して鼻づまりをやわらげる

位置◆外くるぶしから親指の幅7本分上で、外側のふくらはぎの筋肉と腱《けん》の変わり目（腓腹筋筋腹《ひふくきんきんぷく》とアキレス腱の移行部）の直下。

治療◆ふくらはぎをかかえるようにして、親指の腹で強めに指圧する。つまっているのと同じ側の足を押すと、改善効果が高い。

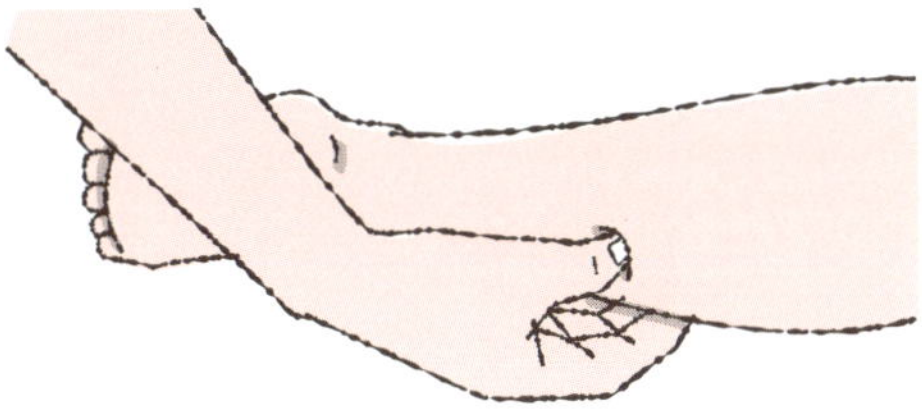

崑崙《こんろん》

頭痛・頭重の特効ツボ 静かに真下へ押し込む

位置◆足の外くるぶしの後ろ。

治療◆親指でこねるように押すと、頭重感をともなう鼻づまりがやわらぐ。飛揚《ひょう》と同様、つまっている側の足を指圧するとよい。

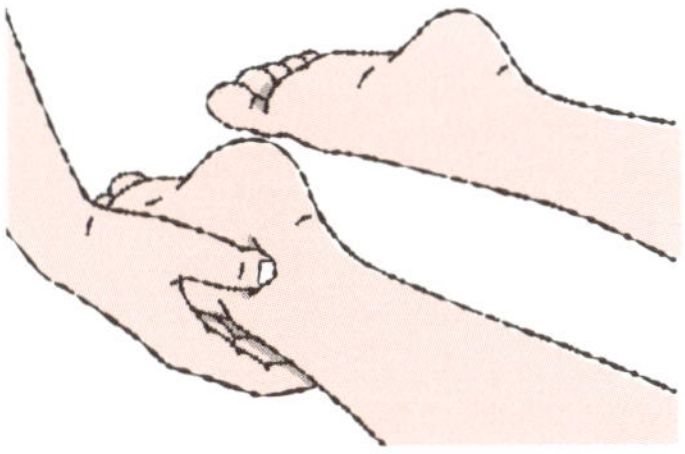

ここが特効ツボ！

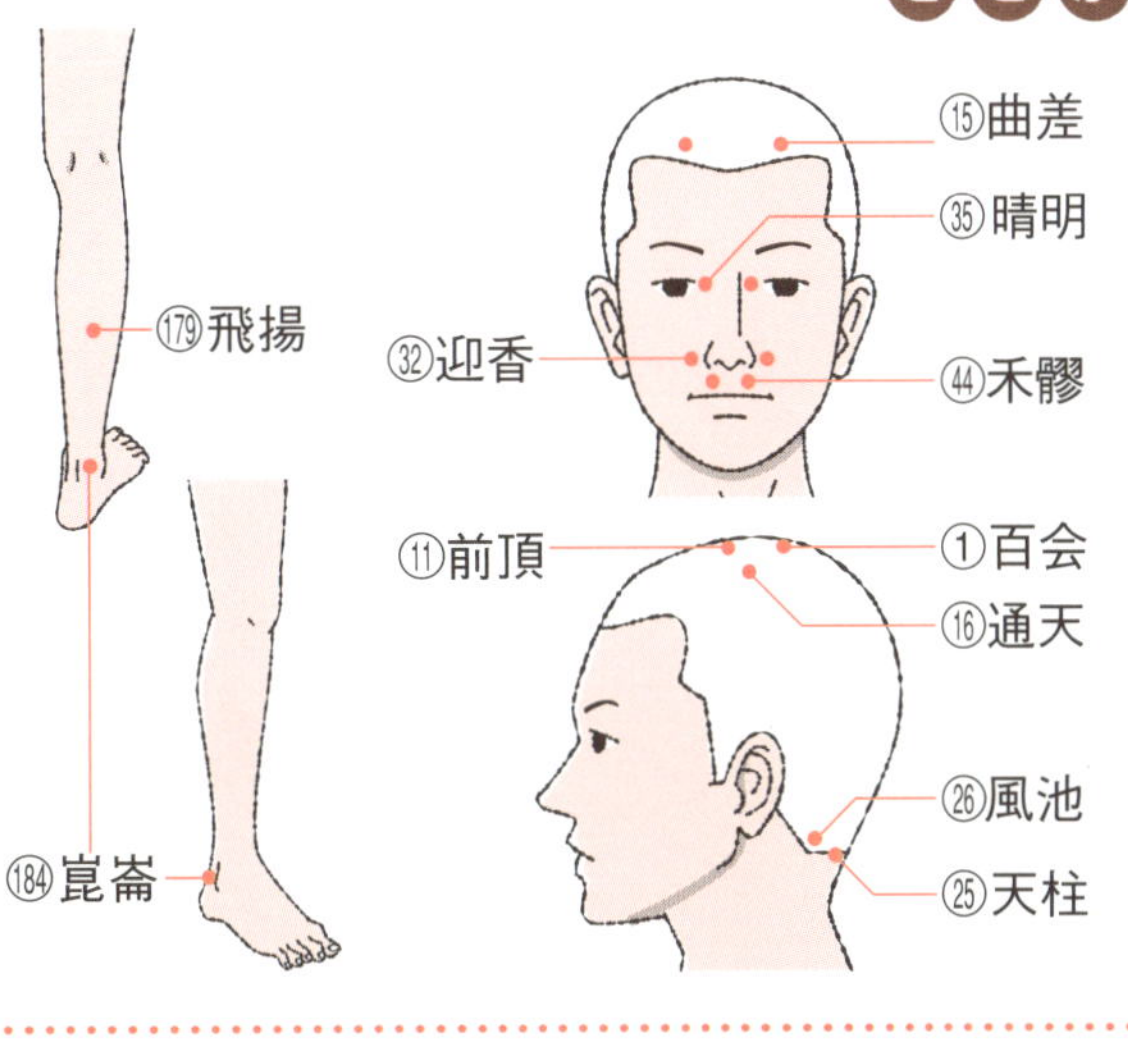

花粉症

■症状の見方

花粉が原因のアレルギー疾患で、日本人では春先にスギの花粉によって起こる場合が最も多くみられます。主に鼻や目の粘膜に症状があらわれ、鼻水・鼻づまり（アレルギー性鼻炎）、目のかゆみなどが起こります。

■治療の進め方

鼻づまり・鼻水のツボ療法を参考にし、頭、首、肩への指圧を行ないます。

顔のツボのうち、眉間《みけん》の印堂《いんどう》、鼻の脇の迎香《げいこう》などはとくに大切なので、指の腹でゆっくりと押しながらもんでおくようにします。手の合谷《ごうこく》や足三里《あしさんり》への強めの指圧もよいでしょう。首の後ろの風池《ふうち》をよく押しもむと、頭の重さがすっきりします。また、花粉症のため鼻がつまって呼吸が苦しい場合には、背中の肺兪《はいゆ》とその周辺の指圧も加えます。手の曲池《きょくち》や太淵《たいえん》の指圧も効果があります。

迎香《げいこう》

鼻水・鼻づまりの特効ツボ
やや強めの指圧が効く

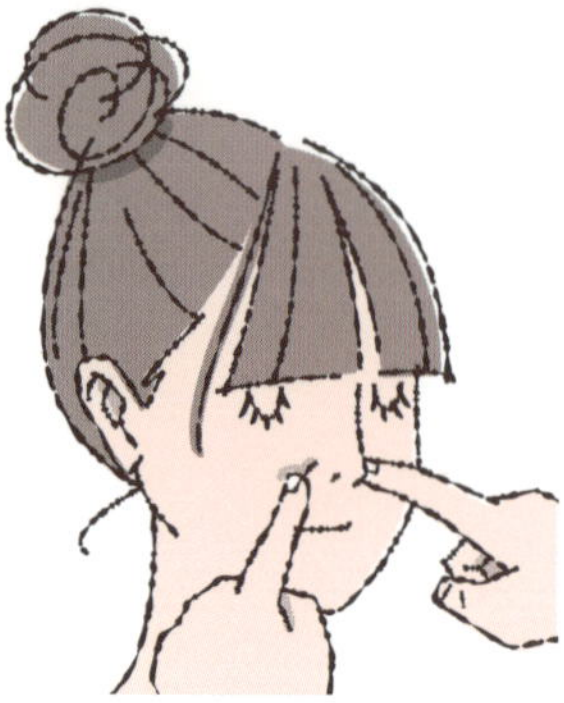

位置◆鼻の両脇、小鼻の開いたすぐかたわら。

治療◆指の腹を当て、やや強めにゆっくりくり返し押すと、花粉症による鼻水・鼻づまりに効く。

風池《ふうち》

鼻づまりが続いたときの
頭のぼんやり感もスッキリ

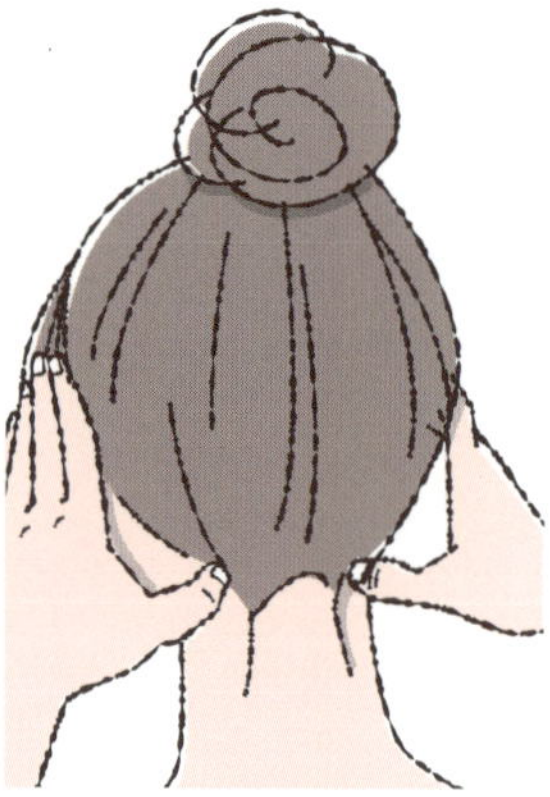

位置◆首の後ろの髪の生えぎわで、2本の太い筋肉の両外側をわずかに離れたくぼみ。

治療◆患者の頭を後ろから包み込むようにして、親指で指圧する。天柱の指圧とあわせて、花粉症による鼻づまりで重く感じる頭をスッキリさせる。お灸《きゅう》も効果的。

肺兪《はいゆ》

呼吸器と全身をととのえ
体質の改善に近づける

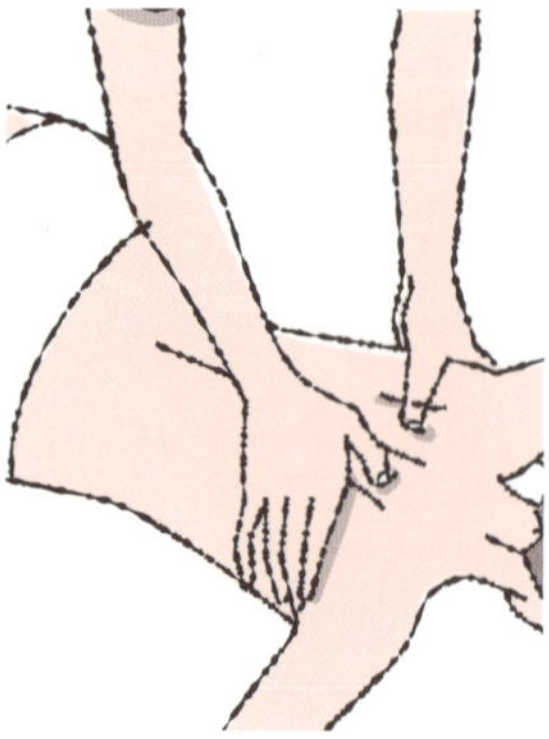

位置◆肩甲骨の内側、背骨（第3胸椎棘突起《きょうついきょくとっき》下縁）をはさんだ両側で、からだの中心線から親指の幅１本半分外側。

治療◆うつぶせに寝た患者の背中にあるツボを左右同時にやや強めに押す。ぜんそくやじんま疹など、アレルギー体質の改善にも役立つツボ。お灸《きゅう》も効果的。

ここが特効ツボ！

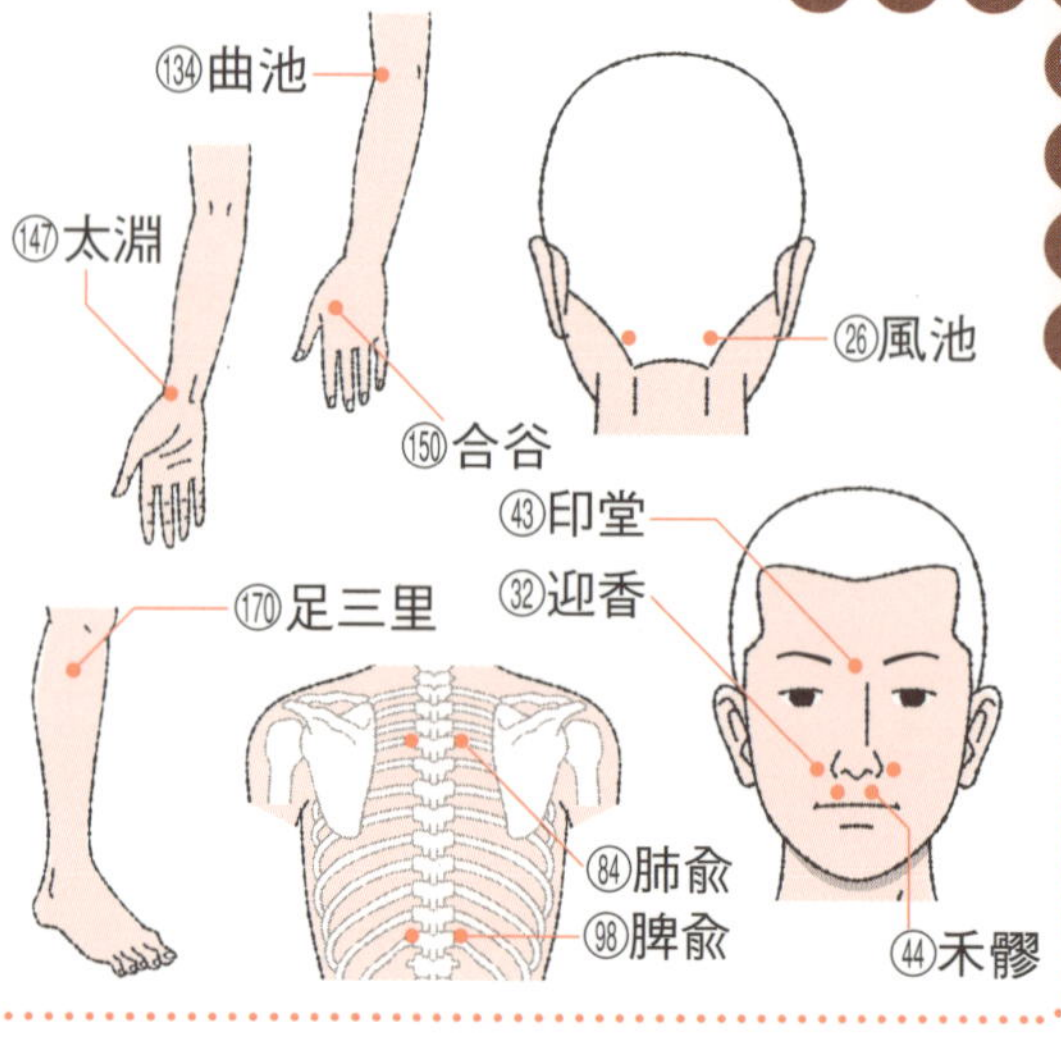

目・耳・鼻の症状と病気

鼻血

■症状の見方

多くは、鼻を強くかんだり鼻を打ったりして、鼻の粘膜に外傷を負ったときにみられます。高血圧や動脈硬化、のぼせなどが原因となったり、ストレスなどで自律神経が不安定になったときにみられる場合もあります。

■治療の進め方

大量の出血がたび重なる場合は必ず専門医の診察を受けます。鼻血が出たときは、あわてずに鼻をしっかりつまんで止血します。ツボ療法では、まず首の天柱《てんちゅう》、風池《ふうち》、風府《ふうふ》などを、親指で軽く指圧し、背中の大椎《だいつい》、身柱《しんちゅう》も強めに押します。続いて鼻の脇の巨髎《こりょう》と迎香《げいこう》も指圧し、手の温溜《おんる》や合谷《ごうこく》の指圧も加えます。

血圧が高いせいで鼻血が出やすい場合は、頭の百会《ひゃくえ》、のどの人迎《じんげい》の指圧も効果的です。

ここが特効ツボ！

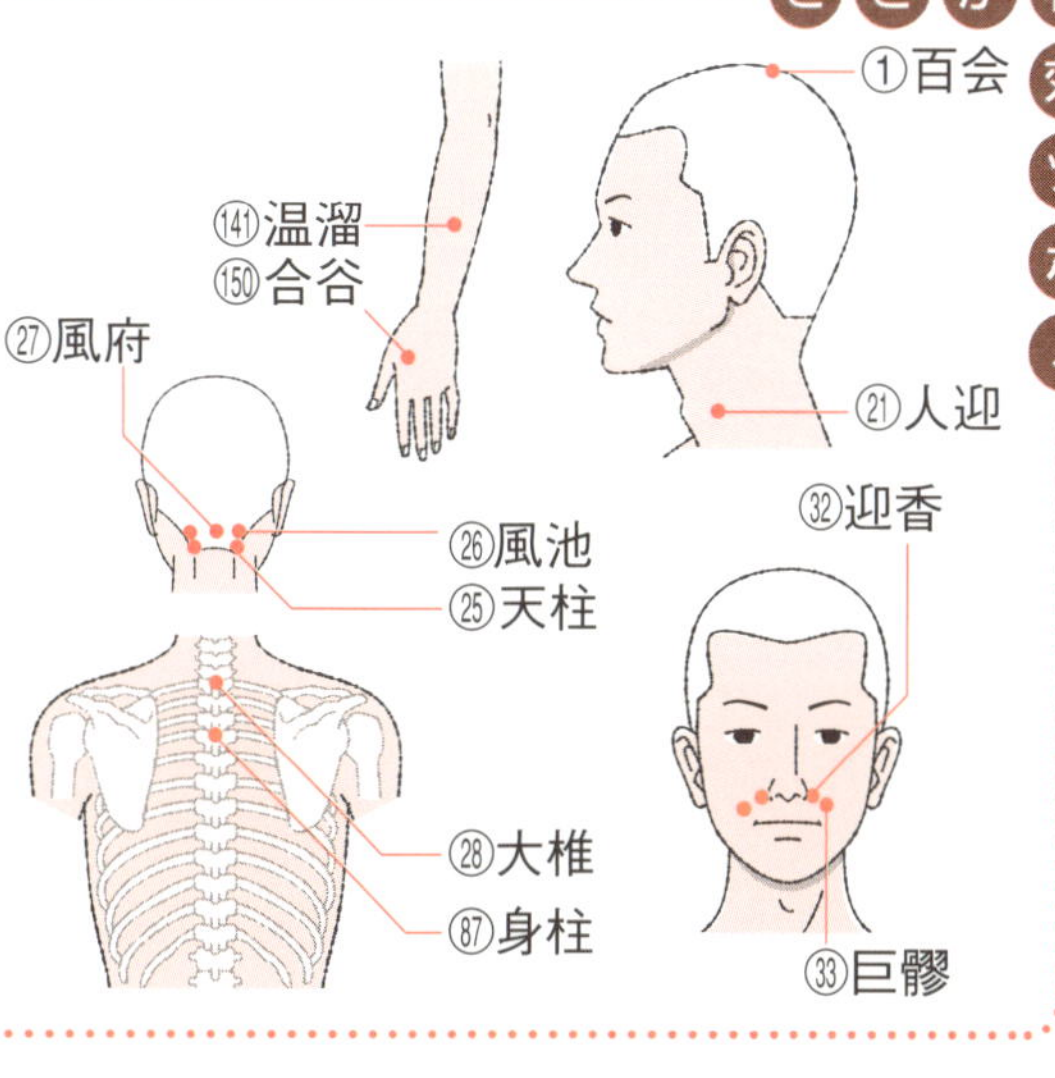

迎香《げいこう》

ふだんから指圧して鼻血の出やすい体質を改善

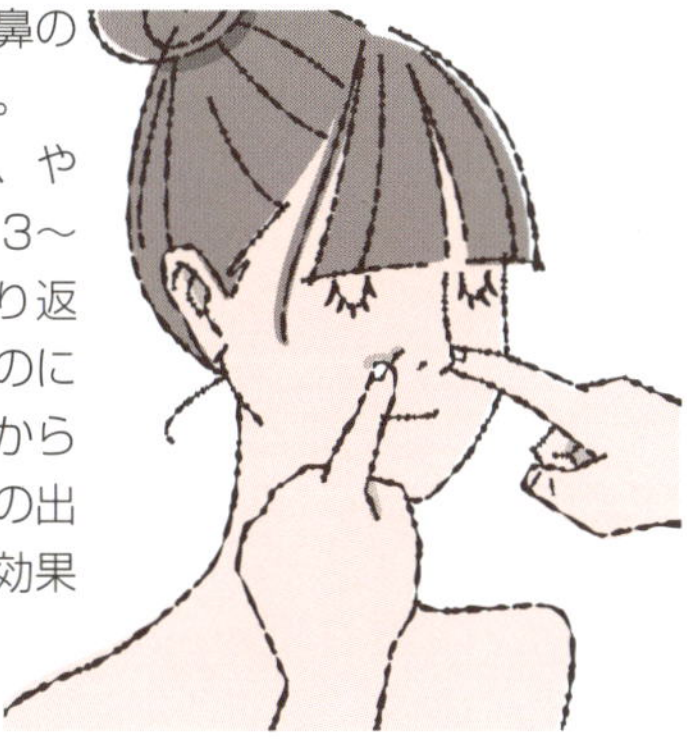

位置◆鼻の両脇、小鼻の開いたすぐかたわら。

治療◆指の腹を当て、やや強めに、ゆっくり3～5秒程度の指圧をくり返すと、鼻血を止めるのに効果がある。ふだんから指圧しておくと鼻血の出やすい体質の改善に効果がある。

大椎《だいつい》

首のこわばりもやわらげる鼻血の特効ツボ

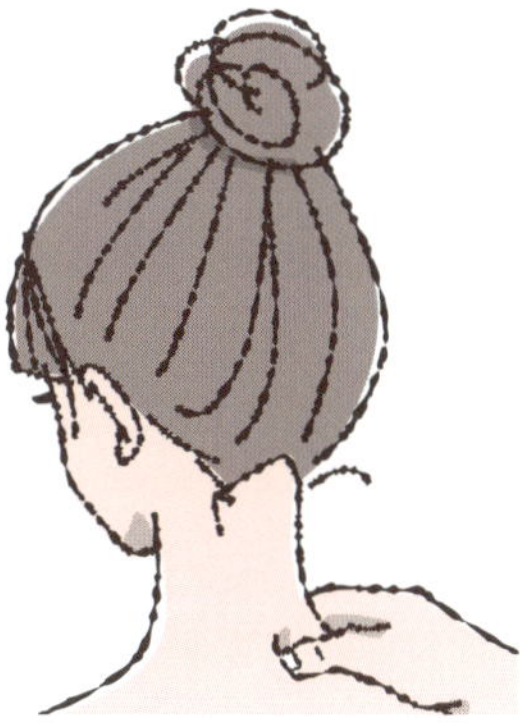

位置◆首の後ろ側で、首を前に曲げたとき、最も突出する骨（第7頸椎《けいつい》）の下のくぼみ。

治療◆親指で押す、強めの指圧をくり返す。鼻血を止め、首のこわばりもやわらげる。身柱《しんちゅう》も指圧するとさらに効果的。

合谷《ごうこく》

親指でする強めの指圧が鼻血を止め、根気よく続ければ体質改善にも

位置◆手背で、人差し指のつけ根（第2中手骨《ちゅうしゅこつ》中点）の外方。

治療◆手の甲へ親指を食い込ませて強めに押す。鼻血の出やすい体質を改善するには、ふだんからここにお灸《きゅう》をすえるのもよい。

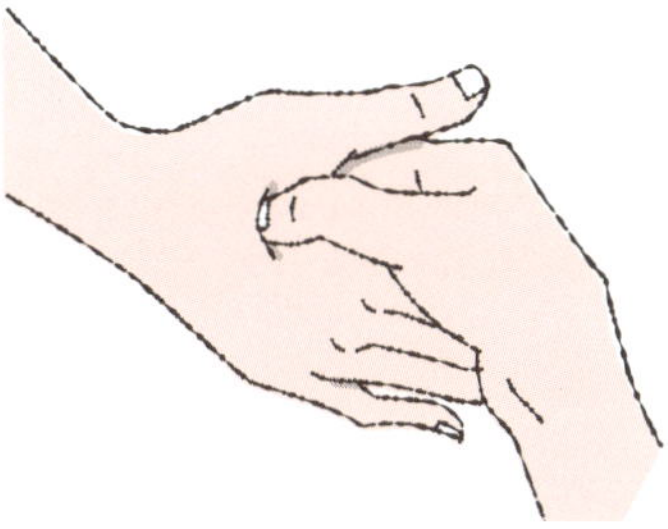

歯の痛み

■症状の見方

ズキズキと痛んだり、冷たい水がしみるなど、歯の痛みの多くは、主にむし歯が原因で起こります。また、三叉《さんさ》神経痛などのように歯をめぐる神経が原因の場合もあります。

■治療の進め方

口の端の斜め下の大迎《たいげい》、耳の下の翳風《えいふう》を強めに押すと、下歯の痛みがやわらぎます。

頬の四白《しはく》、鼻の脇の巨髎《こりょう》の指圧も加えると、より効果的です。上歯の痛みが強いときには、四白と翳風、下関《げかん》と頬車《きょうしゃ》、口元の地倉《ちそう》などを指圧します。手の孔最《こうさい》、内関《ないかん》、曲池《きょくち》や、首の天柱《てんちゅう》も、親指でゆっくり、しっかりと指圧します。

急激な歯痛には、手の合谷《ごうこく》を親指の先で強くこねるように押します。三～五回ほど続けると歯の痛みがやわらいでくるでしょう。

ここが特効ツボ！

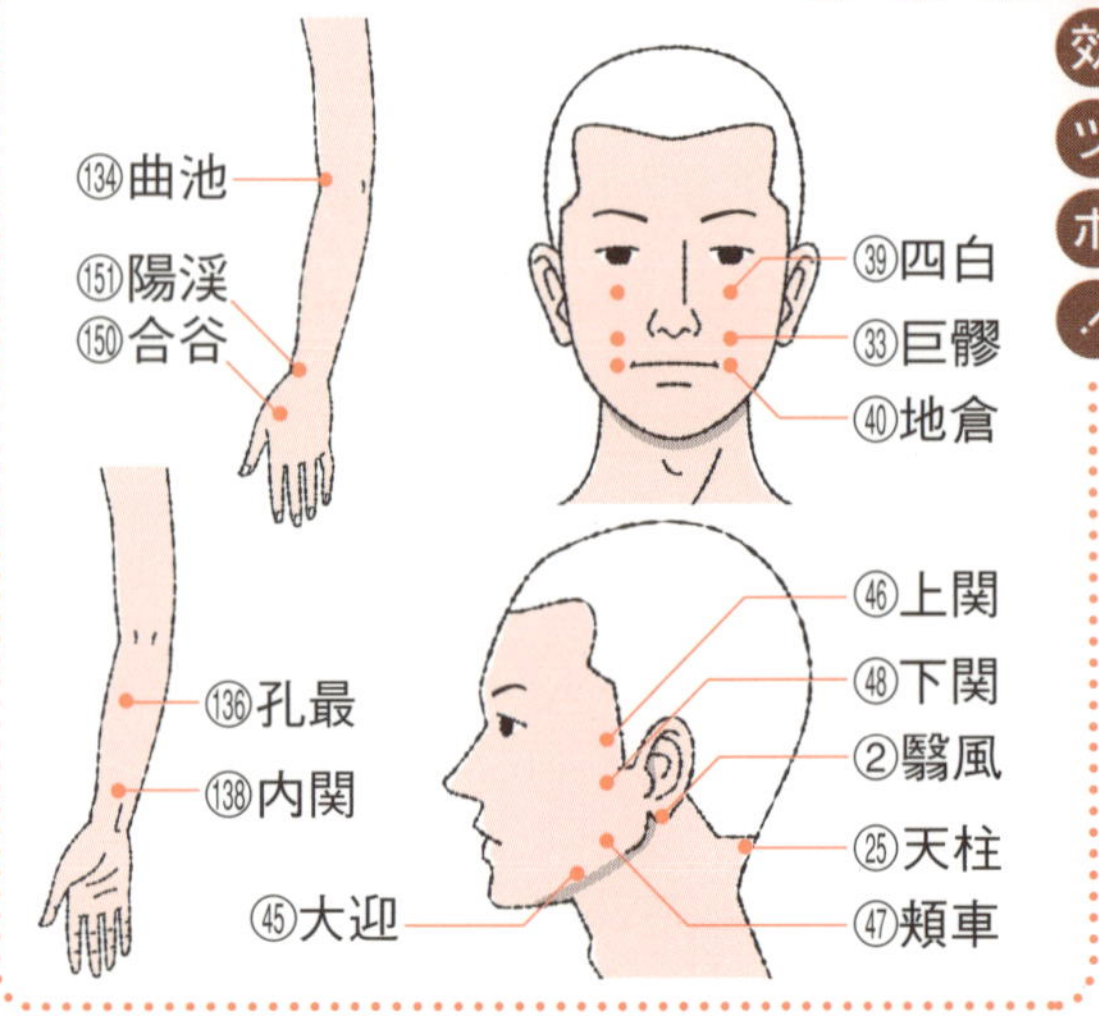

四白《しはく》

2～3秒の指圧をくり返し上歯の痛みをやわらげる

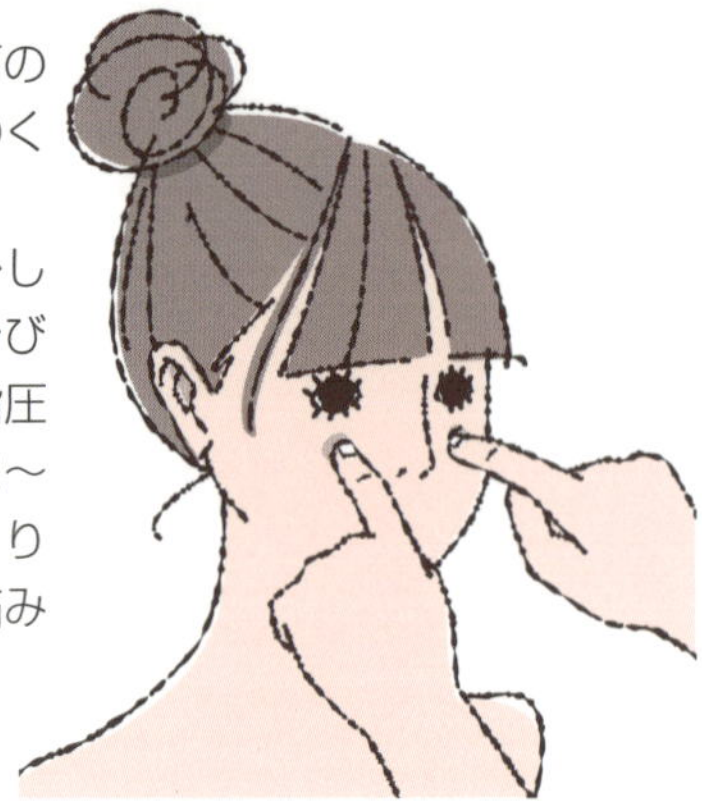

位置◆瞳孔《どうこう》の直下の骨（眼窩下孔《がんかかこう》）のくぼみ。

治療◆指の腹で少し強めに、ズンとひびくような感じで指圧する。ひと押し2～3秒を4～5回くり返すと、上歯の痛みに効く。

翳風《えいふう》

四白や大迎と組み合わせ上歯と下歯の痛みに効果

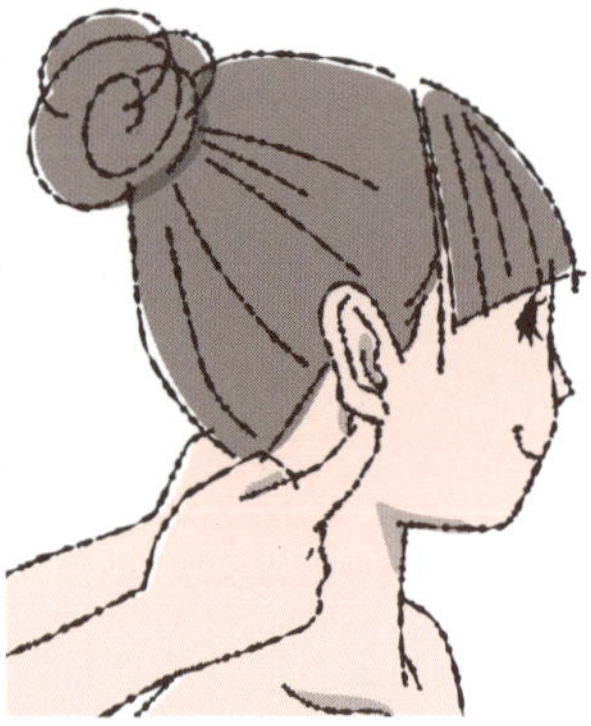

位置◆耳たぶの後ろのくぼんだところ。

治療◆人さし指で強く押す。人さし指をこのツボに当てたまま、親指で頬《ほお》の四白《しはく》をいっしょに押すと上歯の痛みが、あごの大迎《たいげい》をいっしょに押すと下歯の痛みがやわらぐ。

地倉《ちそう》

円を描くようにゆっくりともみ押す

位置◆唇の両端（口角《こうかく》）のすぐ脇のところ。

治療◆人さし指か中指で小さな円を描くようにゆっくりもみ押すと、ジンジンひびくような歯の痛みもやわらいでくる。

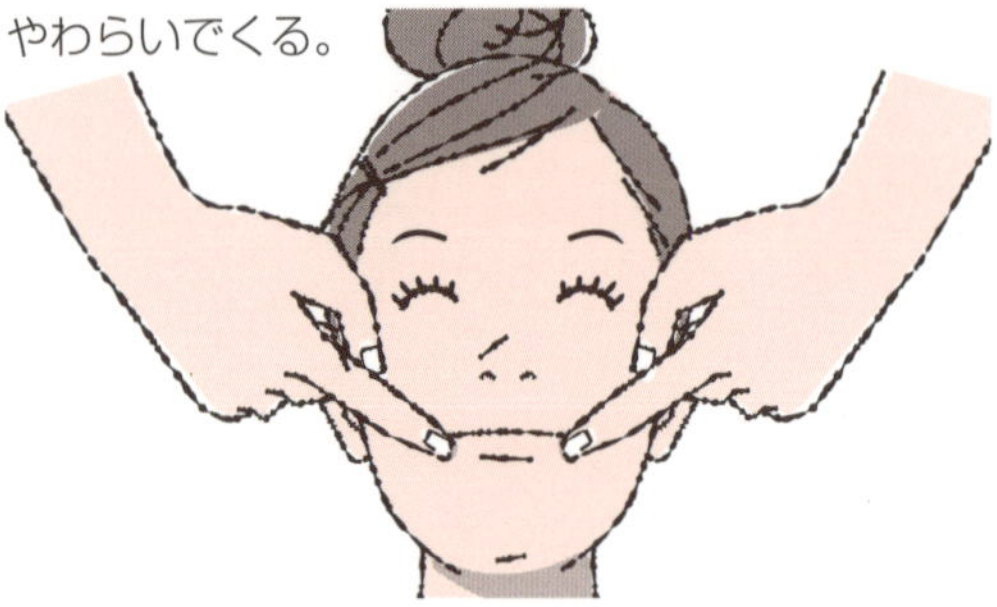

歯・口・のどの症状と病気

歯ぐきの痛み

■症状の見方

歯ぐきの痛みには、歯ぐきのはれや熱感、出血などの症状をともなう場合が多くみられます。歯周病が原因の場合、ひどくなると歯ぐきが後退して歯のつけ根がむき出しになり、やがては歯が抜けてしまうこともあります。

■治療の進め方

迎香《げいこう》、禾髎《かりょう》、承漿《しょうしょう》、巨髎《こりょう》、大迎《たいげい》、下関《げかん》などの指圧を、くり返し根気よく行ないます。

歯ぐきの炎症は、内臓の働きや代謝機能、自律神経の働きなどが影響して起こることがあります。これに対しては、腹部の中脘《ちゅうかん》、肓兪《こうゆ》、天枢《てんすう》、背面の肝兪《かんゆ》、腎兪《じんゆ》などの指圧をくり返すと効果的です。首の天柱《てんちゅう》、手三里《てさんり》、曲池《きょくち》などを加えてもよいでしょう。手の合谷《ごうこく》は、痛みをしずめるツボとして有効です。

大迎《たいげい》

グッと強めに押すと下あごの痛みに効く

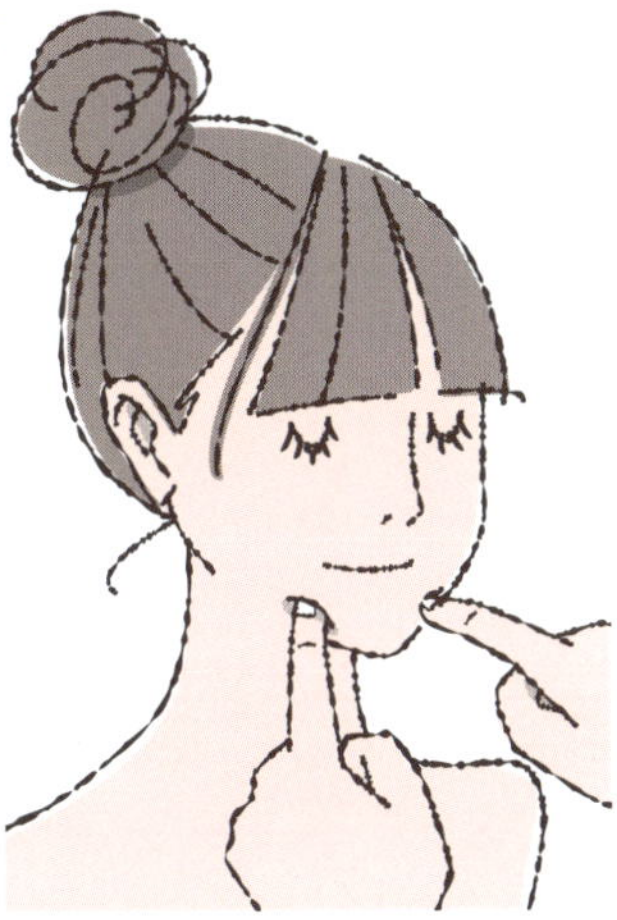

位置◆下あごの角（下顎《かがく》角《かく》）の前方、咬む筋肉（咬筋《こうきん》付着部）の前方のくぼみで、動脈の拍動部。

治療◆指の腹でグッと強めに押し込む。くり返すと、下歯と下あごの痛みに効く。人さし指で翳風《えいふう》を押しながらこのツボを親指で同時に押すと、さらに効果的。

合谷《ごうこく》

痛みがひどいときには指が食い込むほど強めに押す

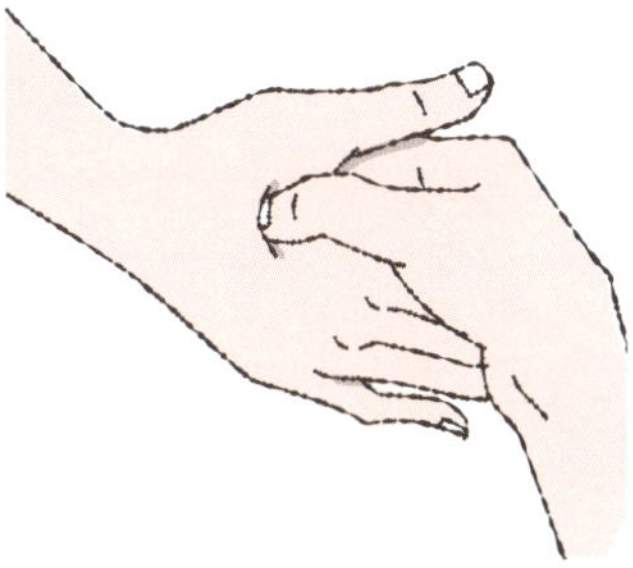

位置◆手の甲で、人さし指のつけ根（第2中手骨《ちゅうしゅこつ》中点）の外側。

治療◆手の甲へ親指を食い込ませて強めに押すと、ズキズキするようなひどい痛みもやわらいでくる。

手三里《てさんり》

歯周病などの歯ぐきのはれに効果的

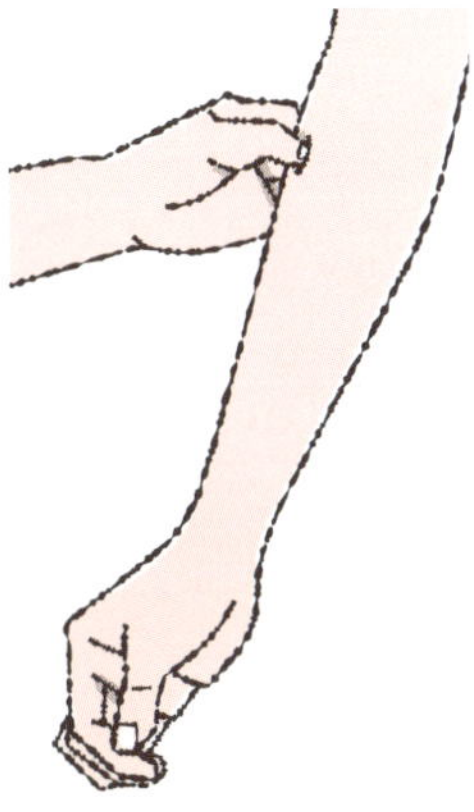

位置◆ひじの曲がり目の外側の端から、人さし指に向かって親指の幅2本分下がったくぼみ。

治療◆親指の先が皮膚に沈むぐらい、やや力をこめて押す。歯周病などが原因で起こる歯ぐきのはれをとるのによい。

ここが特効ツボ！

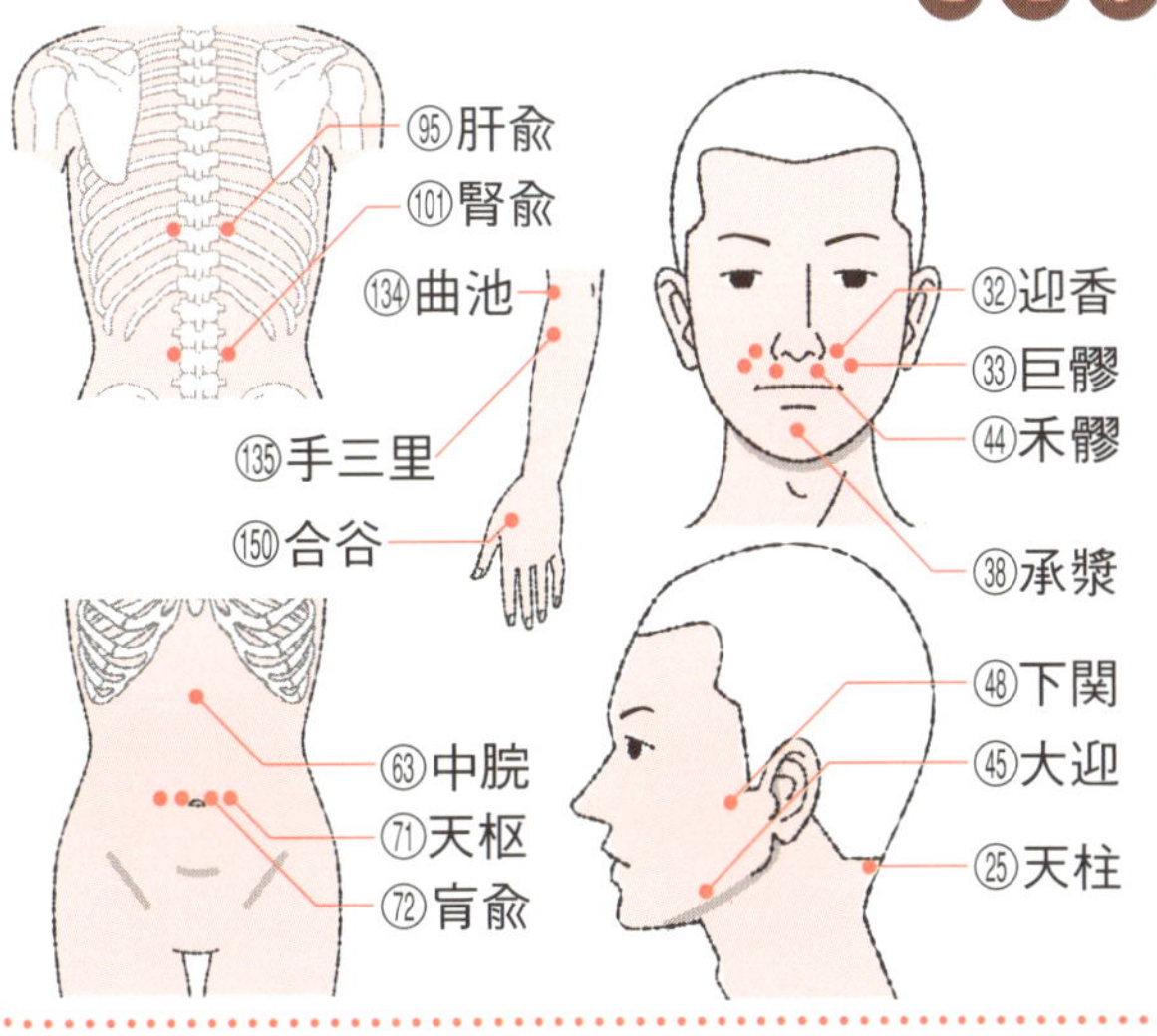

口内炎・口角炎

■症状の見方

歯ぐき、舌、唇など口腔《こうくう》粘膜の荒れや炎症をまとめて口内炎といいます。粘膜が白く濁ったり、赤くはれたり、ブツブツができるなど、炎症のあらわれ方はさまざまです。ひどくなると激しく痛み、飲食物がしみて、食事も困難になることがあります。

これらのうち、口角《こうかく》（唇の端）にできた炎症を口角炎といいます。

口内炎や口角炎は、胃腸の調子が悪いときにできやすいといわれています。

■治療の進め方

炎症による痛みの緩和と、胃腸の機能の調整に重点を置きます。

とくに唇の端にある地倉《ちそう》、のどの廉泉《れんせん》、頬《ほお》の巨髎《こりょう》、あごの承漿《しょうしょう》、大迎《たいげい》の指圧は、口内炎の治療に欠かせません。痛みに効く下関《げかん》、食道の機能をととのえる天突《てんとつ》の指圧も加え、しっかりと指圧しましょう。

手三里《てさんり》も炎症をしずめるのに有効で、ほかに合谷《ごうこく》、曲池《きょくち》などへの強めの指圧も痛みをやわらげる効果があります。

また、腹部の不容《ふよう》から中脘《ちゅうかん》、天枢《てんすう》にかけてと、背中の肝兪《かんゆ》から胃兪《いゆ》、腎兪《じんゆ》にかけて背骨沿いに並んでいる各ツボの指圧とマッサージは、胃腸の働きをととのえます。

廉泉《れんせん》

唇の縁のできものや舌の炎症などに効果がある

位置◆のどぼとけの上の横じわの中央。

治療◆人さし指または中指で指圧する。このとき、のどが苦しくならないよう、力の入れすぎに注意する。このツボには、唇の縁のできもの、舌の炎症・はれと、それにともなう舌のもつれなどの症状をやわらげる効果がある。

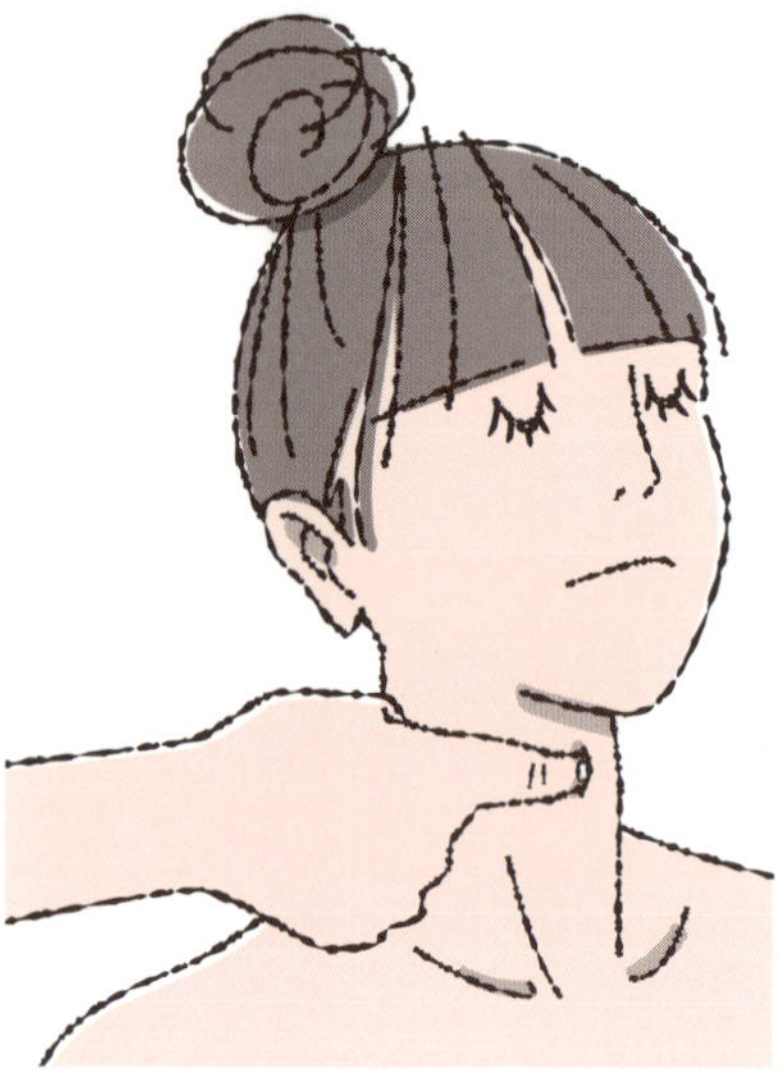

ここが特効ツボ！

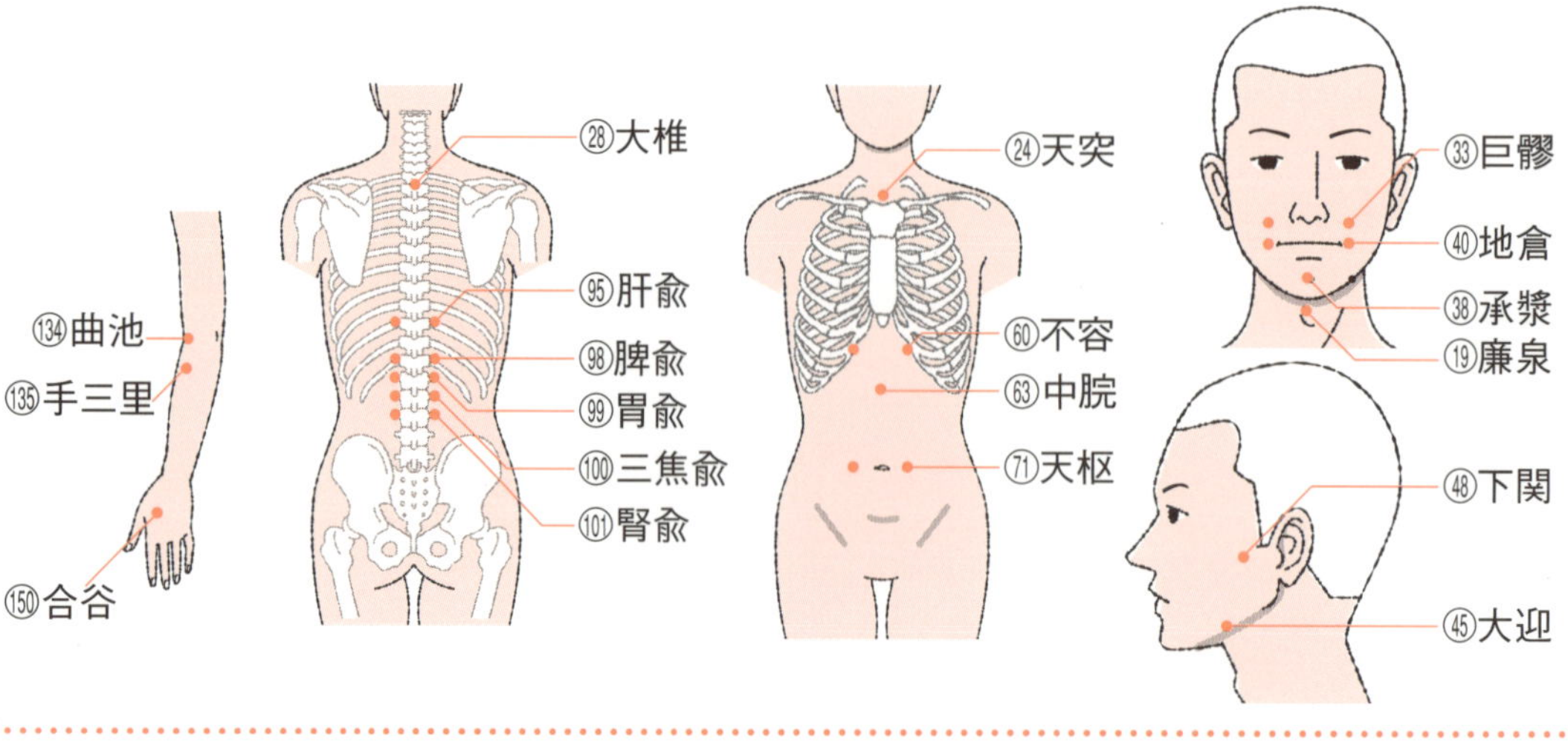

肝兪《かんゆ》

胃腸の調子をととのえ
口内炎の治療と予防に効果

位置◆上背部、背骨（第9胸椎棘突起《きょうついきょくとっき》下縁）をはさんだ両側で、からだの中心線から親指の幅１本半分外側。
治療◆うつぶせに寝た患者の背中の左右のツボを同時にやや力をこめて押す。背中の緊張をほぐして消化器系の働きをととのえ、口内炎の予防と治療に効果的。

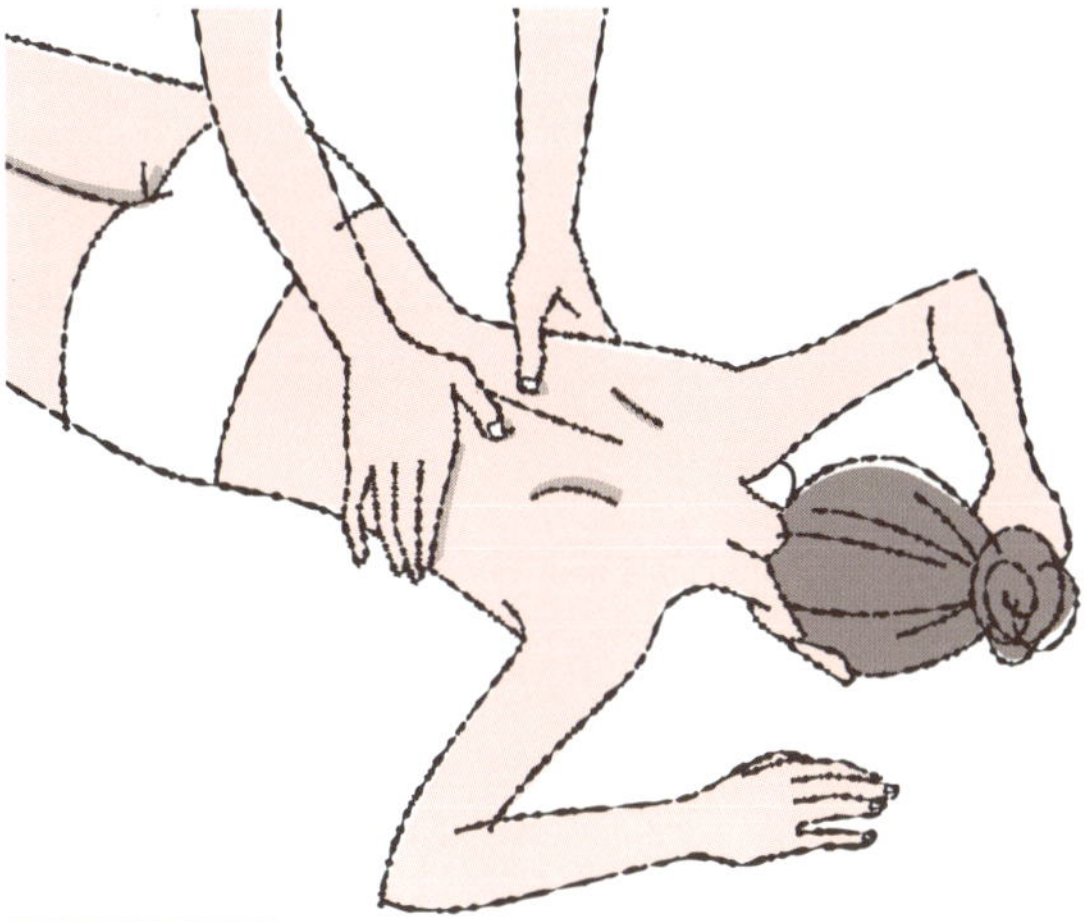

胃兪《いゆ》

口内炎ができやすい人は
ふだんからこのツボの指圧を

位置◆背骨（第12胸椎棘突起《きょうついきょくとっき》下縁）をはさんだ両側で、からだの中心線から親指の幅１本半分外側。
治療◆うつぶせに寝た患者の背中の左右のツボを同時にやや力をこめて押す。胃腸の働きをととのえるツボ。口内炎ができやすい人は、ふだんから指圧しておくとよい。

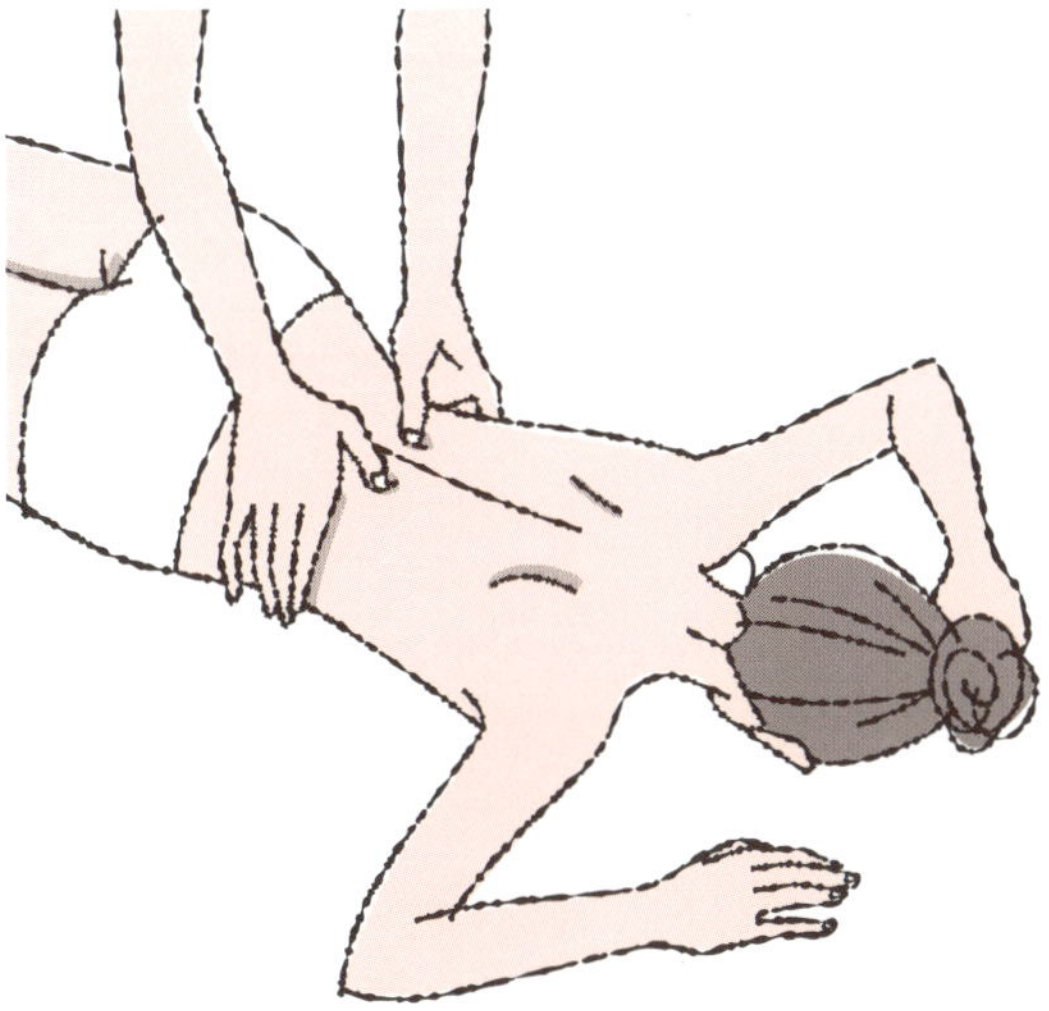

承漿《しょうしょう》

口内炎・口角炎の痛みと
表情のゆがみをとる

位置◆下唇の少し下、あごの中央（おとがい唇溝《しんこう》中央）のくぼみ。
治療◆人さし指を押し当て、ゆっくりもむように指圧する。痛みと炎症、それにともなう表情のゆがみを改善する。

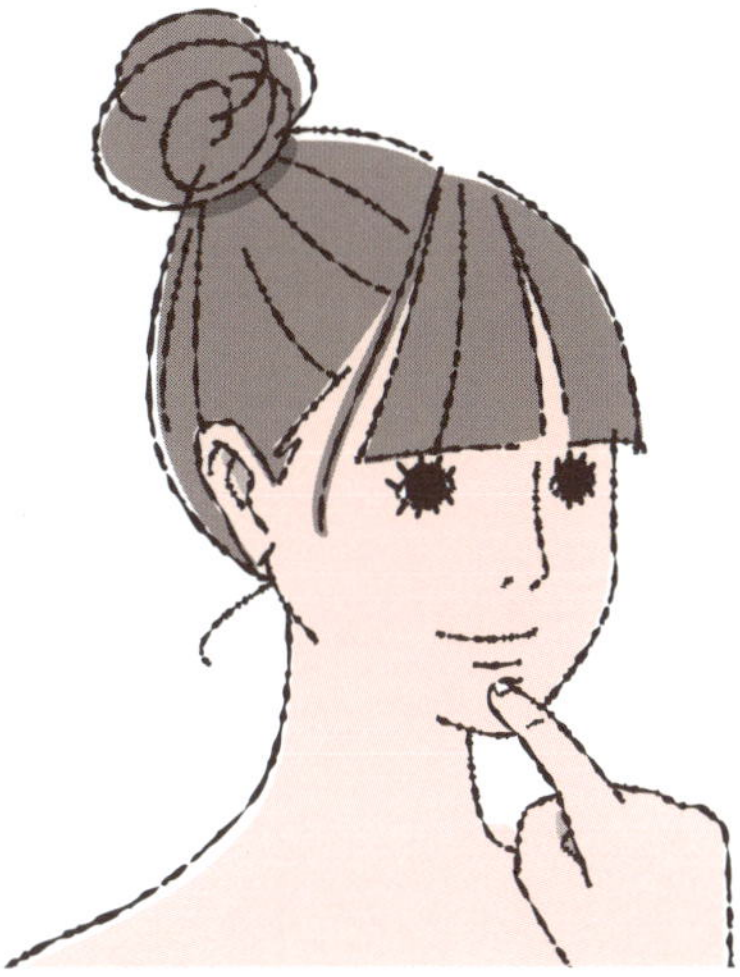

地倉《ちそう》

痛みがひどいときは
円を描くようにもみ押す

位置◆唇の両端（口角《こうかく》）のすぐ脇のところ。
治療◆人さし指か中指を押し当て、小さな円を描くように、ゆっくりもみ押す。胃が悪いときにできる口内炎・口角炎にとくによく効き、その痛みをしずめる。

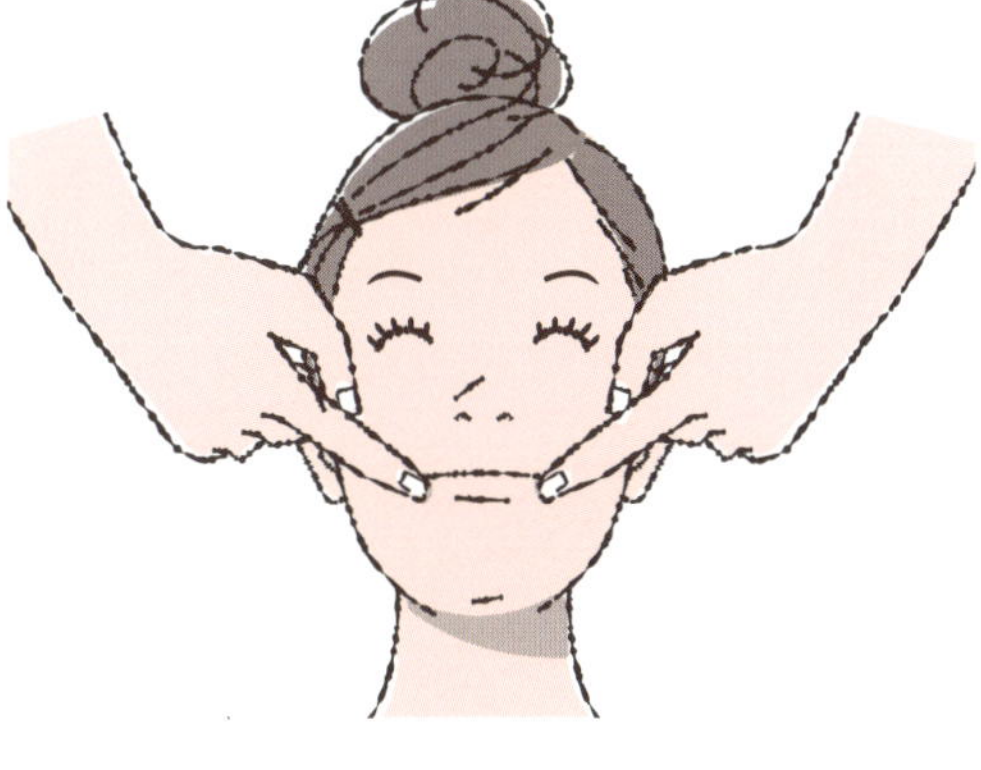

のどの痛み・声がれ

■症状の見方

のどの痛みは、かぜの症状としてよくみられます。その場合、のどが渇いてヒリヒリしたり、扁桃腺《へんとうせん》が赤くはれたり、発熱をともなうこともあります。ひどくなると声がかれたり、ものが飲込みにくくなったりします。

声がれは、かぜのほかに大声を出し続けるなど、のどを使いすぎたときにも起こり、痛みをともなうことがあります。

そのほか、ストレスや精神的要因から、のどの痛みや異物感を訴えることもあります。

■治療の進め方

首の後ろの風池《ふうち》から肩と背中にかけての各ツボを刺激して緊張をやわらげ、呼吸をととのえてから、のどの指圧を行ないます。

人迎《じんげい》、水突《すいとつ》、気舎《きしゃ》、天突《てんとつ》など、のどのツボの指圧は、気道がふさがって苦しくならないよう、力の入れすぎに注意します。首の横の天窓《てんそう》、天鼎《てんてい》、耳の下の翳風《えいふう》、胸の膻中《だんちゅう》、腹部の肓兪《こうゆ》の指圧も加えるとよいでしょう。

手の尺沢《しゃくたく》、孔最《こうさい》、合谷《ごうこく》、足の三陰交《さんいんこう》の指圧は、神経症状をやわらげるのに効果的です。

人迎《じんげい》

のどの痛みと不快感をとり、血液の循環にも関与するツボ

位置◆のどぼとけ（喉頭《こうとう》隆起）の上へりと同じ高さで、横首の筋肉（胸鎖乳突筋《きょうさにゅうとつきん》）の前側のへり。動脈の拍動を感じるところ。

治療◆のどが苦しくない程度の力で指圧し、マッサージを加える。首から頭部へめぐる血液の循環をととのえるツボで、のどの痛みや、ゼーゼーいう不快がある場合などに効果的。

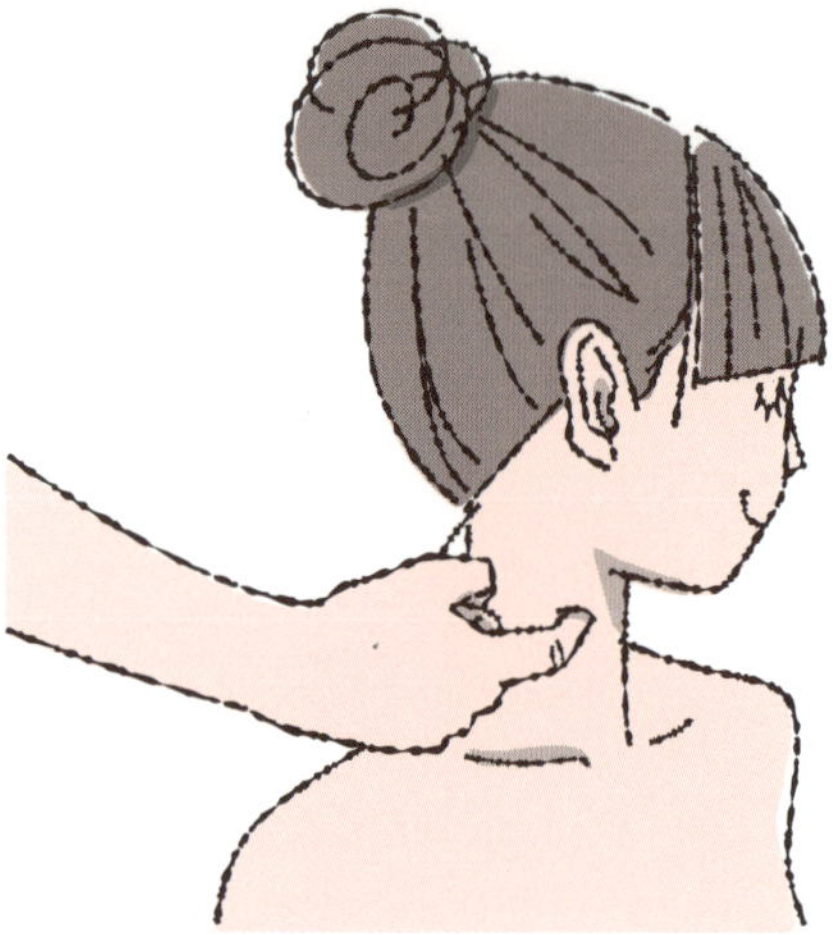

ここが特効ツボ！

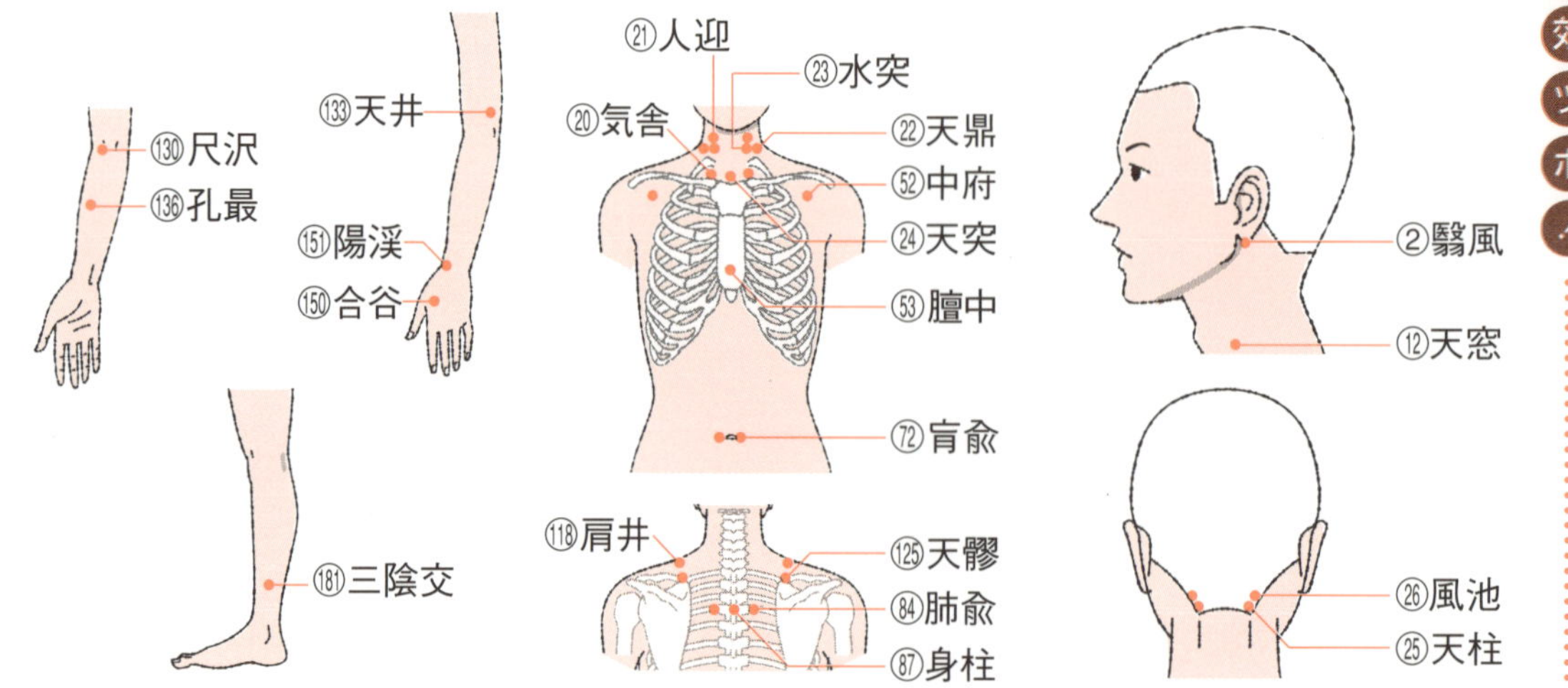

風池《ふうち》

かぜが原因で起こる のどの諸症状を緩和する

位置◆首の後ろの髪の生えぎわで、2本の太い筋肉の両外側をわずかに離れたくぼみ。

治療◆患者の頭を後ろから包み込むようにして両手の親指をツボに当て、こねるように押すと、首の緊張がほぐれる。かぜによるのどの諸症状にはとくによく効く。

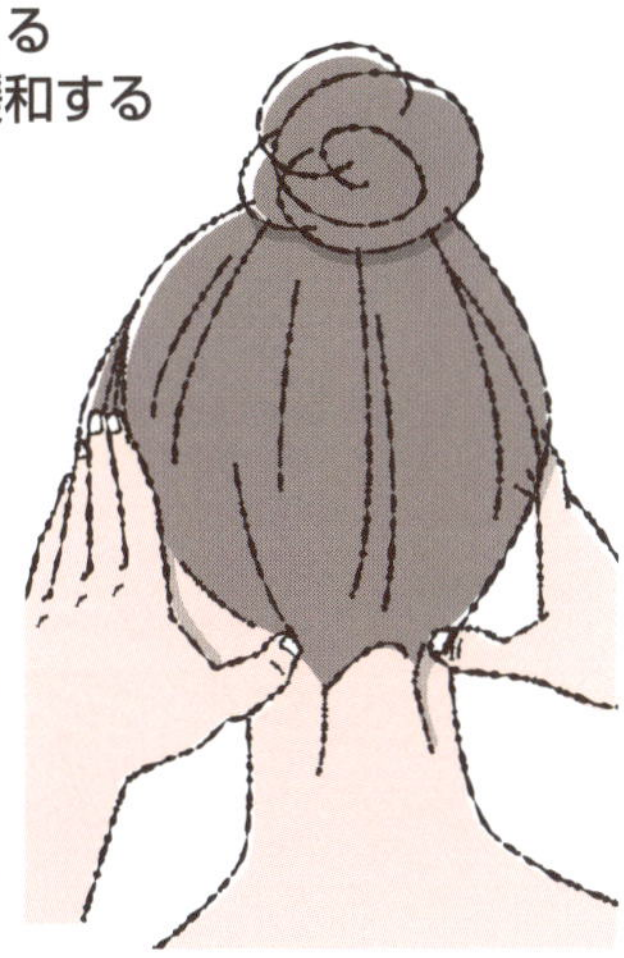

天鼎《てんてい》

扁桃腺のはれによる痛みと のどのふさがった感じをとる

位置◆のどぼとけ（喉《こう》頭《とう》隆起）のすぐ下の軟骨（輪状軟骨）と同じ高さで、横首の筋肉（胸鎖乳突筋《きょうさにゅうとつきん》）の後ろ側のへり。

治療◆指で、ツボを軽く押しながらもむ。扁《へん》桃腺《とうせん》のはれなどによる痛みと、のどのふさがった感じを取り除くのによい。

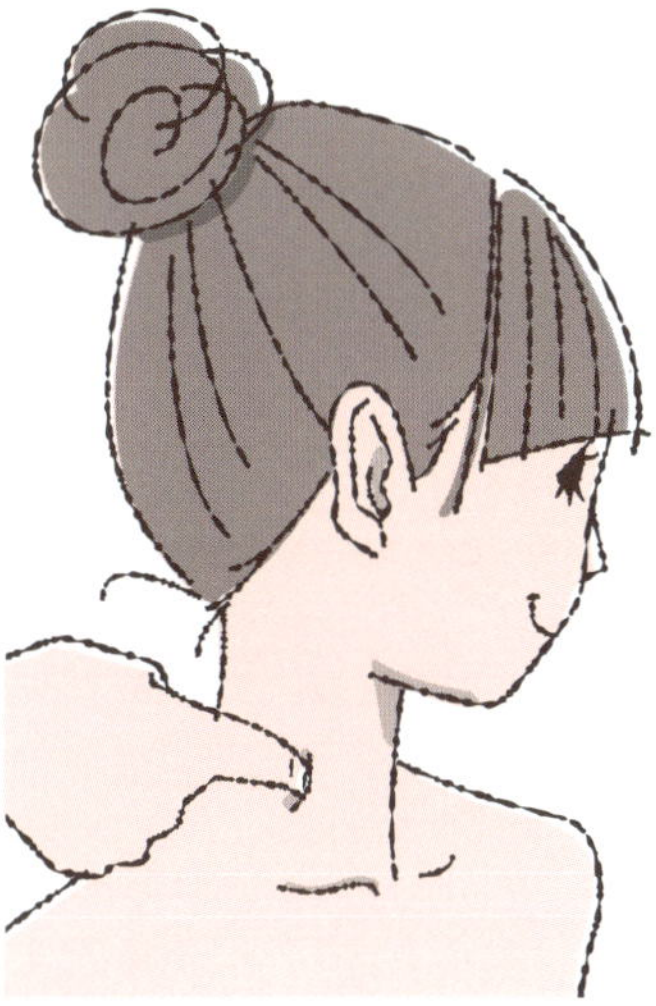

水突《すいとつ》

のどのはれ・息苦しさ 声がれにもよく効く

位置◆のどぼとけ（喉頭《こうとう》隆起）のすぐ下の軟骨（輪状《りんじょう》軟骨）と同じ高さで、横首の筋肉（胸鎖乳突筋《きょうさにゅうとつきん》）の前側の縁。

治療◆指で、ツボを軽く押しながらもむ。のどのはれ・痛み・息苦しさ、のどの不調でガラガラ声になってしまったときなどに効く。

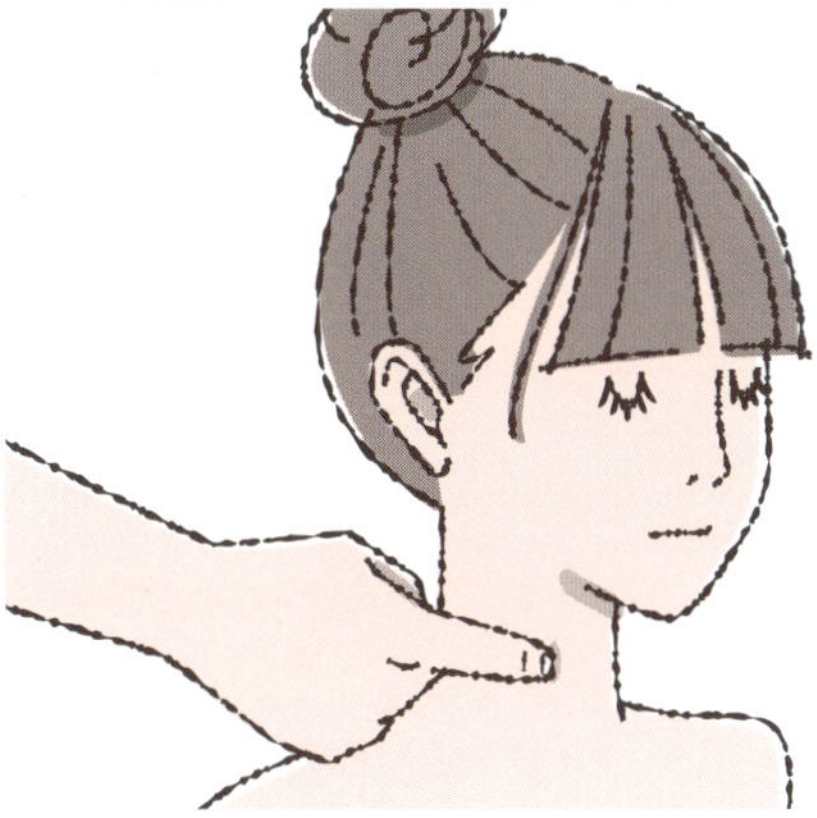

合谷《ごうこく》

慢性的な症状の緩和には 根気よい指圧が効果をもたらす

位置◆手の甲で、人さし指のつけ根（第2中手骨《ちゅうしゅこつ》中点）の外側。

治療◆手の甲へ親指を食い込ませて強めに押すと、のどのはれ・痛みをやわらげるのによい。根気よく指圧を続けると、慢性的なのどの症状にも効果的。

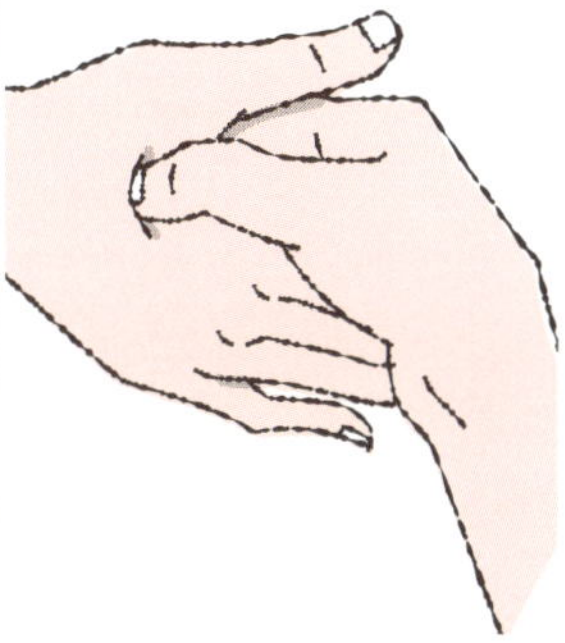

天突《てんとつ》

ヒリヒリするのどの痛みや 飲み込みにくい感じを やわらげる

位置◆胸骨の上端中央のくぼみ（胸骨上窩《じょうか》）。

治療◆のど元から胸骨の方へ押し込むように指圧する。のどがいがらっぽい、ヒリヒリ痛む、飲み込みにくいなどの症状に効果的。声をよく使う職業の人は、ふだんからここの指圧をしておくとよい。

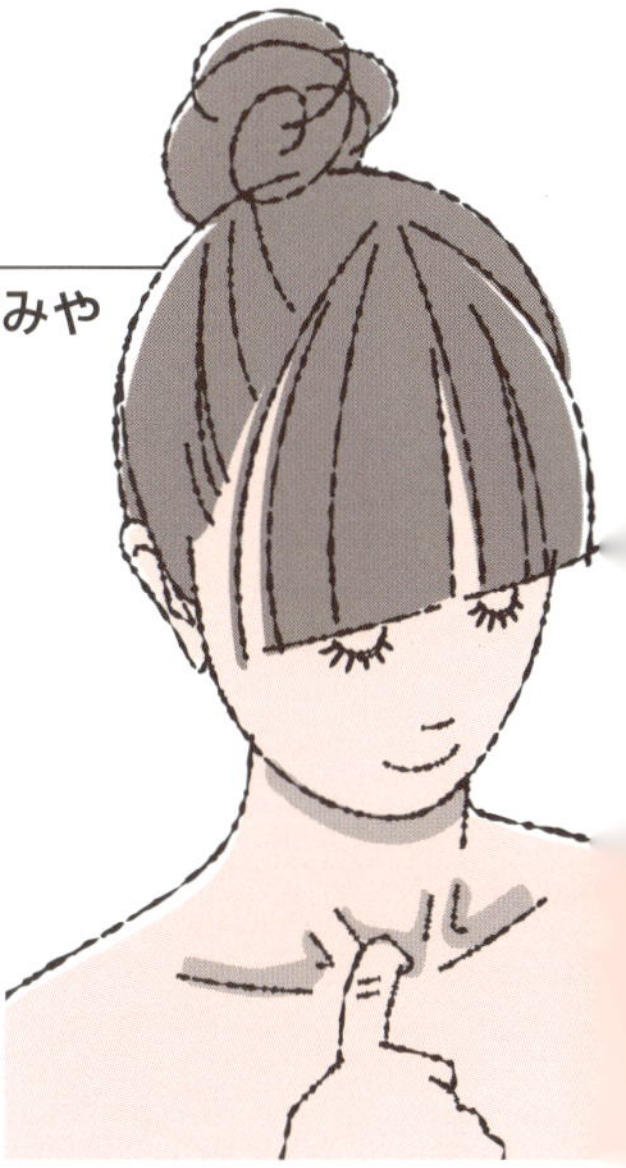

動悸が激しい

■症状の見方

激しい運動のあとや緊張したときなどに胸がドキドキするのは、生理的な反応です。また、イライラや不安感など精神的な要因が重なって動悸《どうき》が激しくなることもあります。

軽い運動程度で動悸が激しくなり、冷や汗や息切れをともなう場合は、心臓や循環器系の病気が疑われるので専門医を受診します。

■治療の進め方

精神的なものが原因の場合や軽い症状の場合には、ツボ療法で対処できます。

血液の循環機能をととのえるには、首の天《てん》柱《ちゅう》、背中の厥陰俞《けついんゆ》と心俞《しんゆ》、胸の膻中《だんちゅう》、みぞおちの巨闕《こけつ》などをしっかりと指圧します。手の神門《しんもん》や郄門《げきもん》も効果があります。指先の少衝《しょうしょう》、少沢《しょうたく》をもむと、胸苦しさがやわらぎます。

膻中《だんちゅう》

心臓発作の症状や 動悸をしずめる効果がある

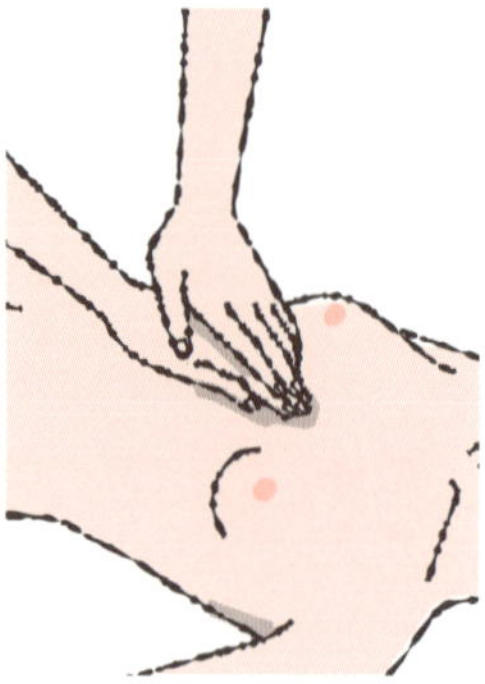

位置◆左右の乳首を結んだ線のちょうど真ん中のところ。

治療◆胸の真ん中に両手を重ね、中指の先でくり返し指圧する。心臓発作の症状に効果のあるツボ。動悸《どうき》に胸痛をともなう場合、肺俞《はいゆ》など背中の各ツボも指圧するとさらによい。

心俞《しんゆ》

循環器系の機能をととのえ 胸苦しさにも効果

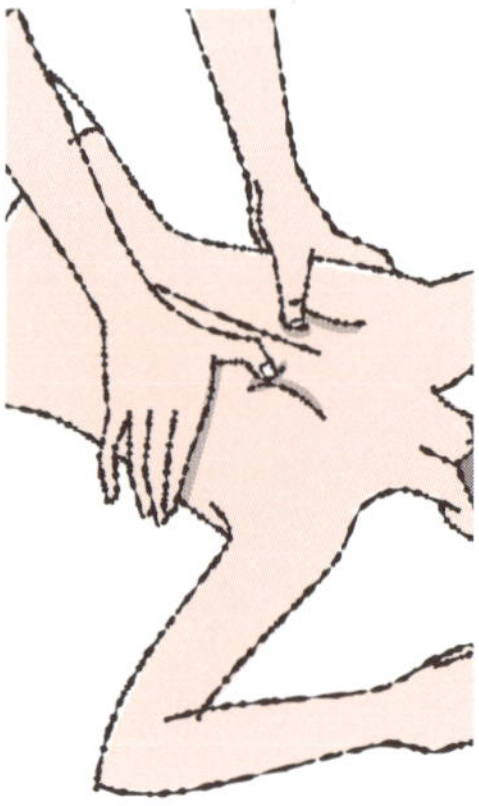

位置◆肩甲骨の内側、背骨（第5胸椎棘突起《きょうついきょくとっき》下縁）をはさんだ両側で、からだの中心線から親指の幅1本半分外側。

治療◆うつぶせに寝た患者の背中に両手をつき、親指で左右のツボを同時に押す。冷え、のぼせをともなう動悸《どうき》や、胸苦しさがある場合にも有効。

神門《しんもん》

ドキドキしたとき くり返し押すと即効も

位置◆手首の関節上にある、手のひら側の横じわ（横紋《おうもん》）の小指寄りの端。

治療◆親指で3～5秒の指圧と1～2秒の休みを3～5回ほどくり返すと、動悸《どうき》をしずめる効果があり、即効性が高い。

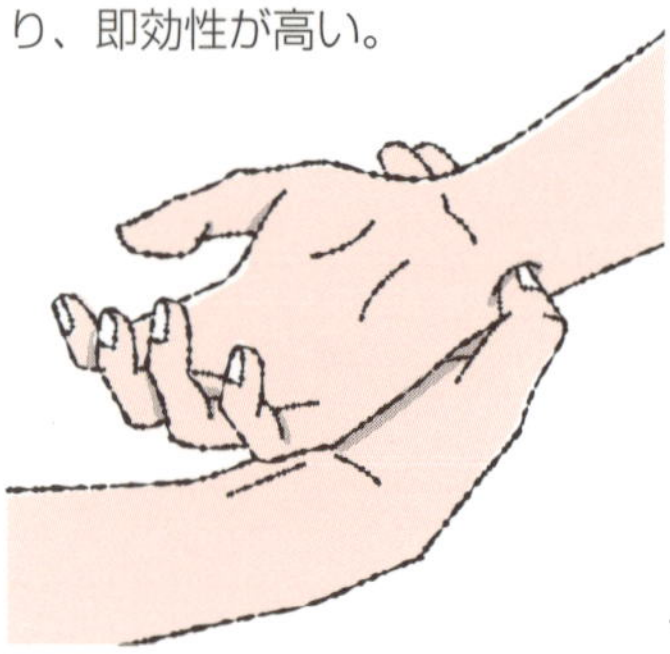

ここが特効ツボ！

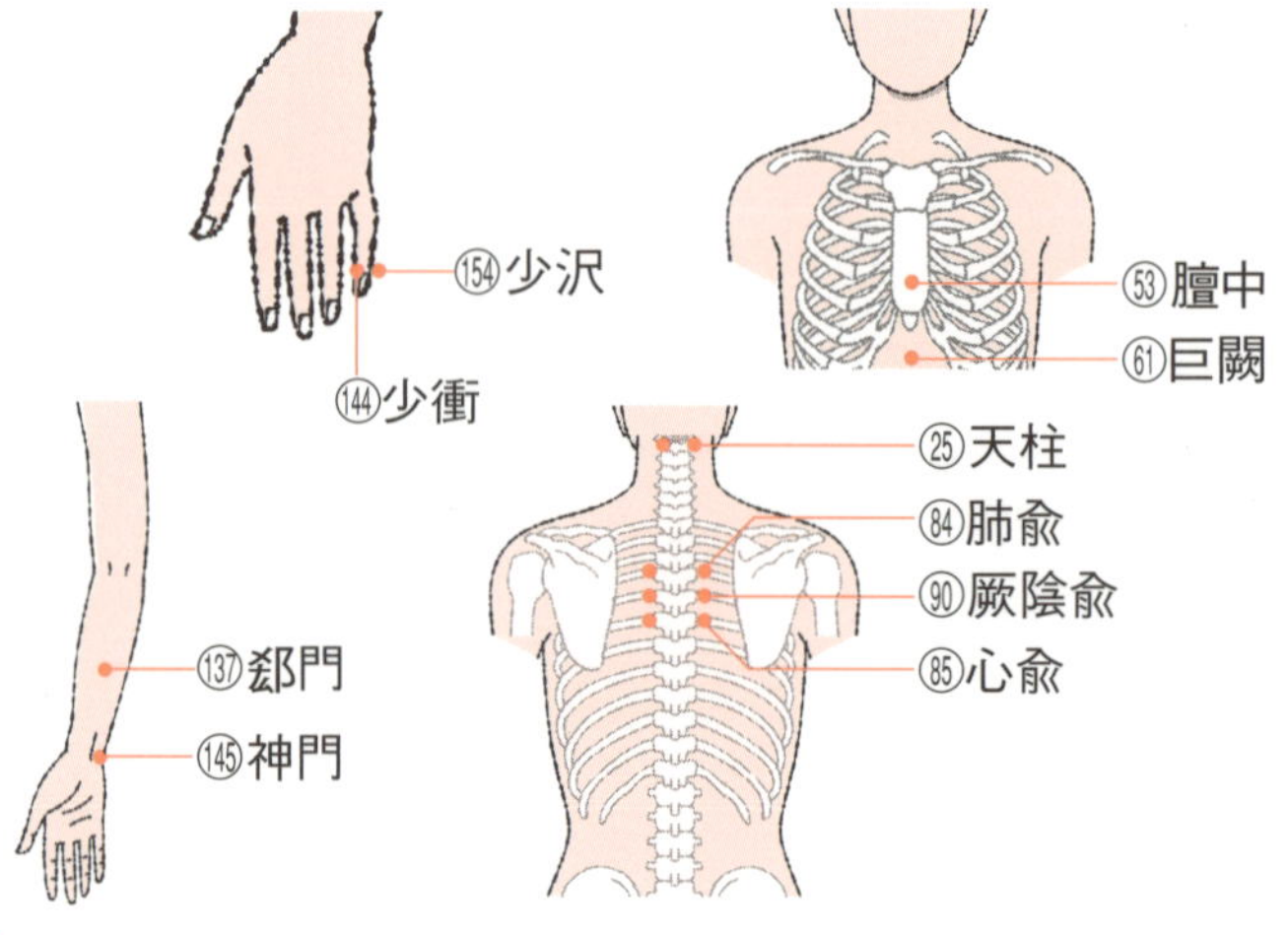

胸・呼吸器の症状と病気

息切れ・呼吸が苦しい

■症状の見方

呼吸が速くなり、ハアハアとたくさん呼吸をする状態を息切れといいます。これは激しい運動や感情の高ぶりなどによって、健康な人にも普通にみられます。ストレスなど精神的な原因で起こることもありますが、ひどい場合には呼吸器や心臓、循環器などの病気が疑われるので専門医を受診します。

■治療の進め方

精神的なものが原因の場合や軽い症状の場合には、ツボ療法で対処できます。とくに背中の膏肓《こうこう》、神堂《しんどう》、厥陰兪《けついんゆ》、心兪《しんゆ》、胸の中府《ちゅうふ》の指圧は気道を広げ、呼吸を楽にします。腹部の中脘《ちゅうかん》、巨闕《こけつ》も効果があります。手の郄門《げきもん》、陰郄《いんげき》は胸の充血と手の冷えをやわらげ、腰の腎兪《じんゆ》は全身の体調をととのえます。

厥陰兪《けついんゆ》

静かに長く指圧をすれば 息切れの胸苦しさもやわらぐ

位置◆肩甲骨の内側、背骨（第4胸椎棘突起下縁《きょうついきょくとっき》）をはさんだ両側で、からだの中心線から親指の幅１本半分外側。

治療◆親指で左右のツボを同時に押す。静かに10秒ほど押し続けては数秒休むのをくり返すと、息切れと胸苦しさに効く。

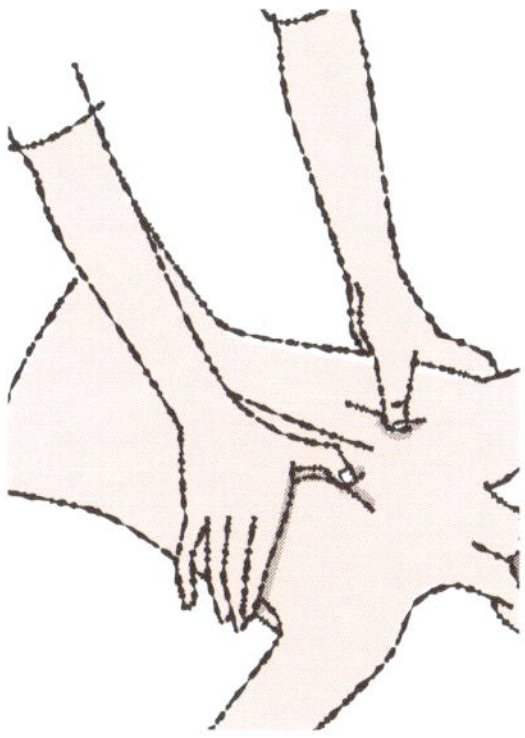

神堂《しんどう》

動悸・息切れをしずめ 胸苦しさもやわらげる

位置◆肩甲骨の内側、背骨（第5胸椎棘突起下縁《きょうついきょくとっき》）をはさんだ両側で、からだの中心線から親指の幅3本分外側。

治療◆親指で左右のツボを同時に、静かに10秒ほど押し続けては数秒休むのをくり返す。心臓疾患に有効なツボで、激しい動悸《どうき》・息切れ・胸苦しさもやわらぐ。

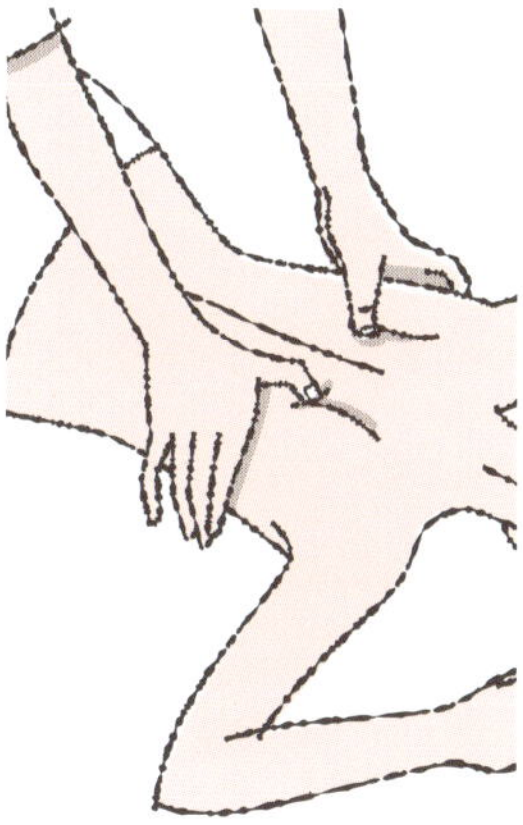

中脘《ちゅうかん》

自律神経機能に働きかけ 呼吸をととのえる

位置◆腹部の中心線上で、みぞおちとおへその中間あたり。

治療◆胸の上に両手を重ね、中指の先で指圧する。自律神経機能に働きかけて呼吸をととのえ、精神的要因で息苦しい場合にも効く。症状が慢性的ならお灸《きゅう》も効果的。

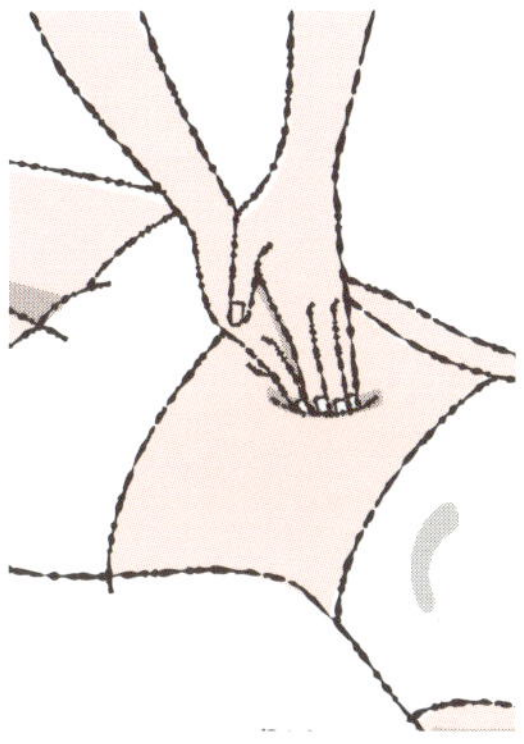

ここが特効ツボ！

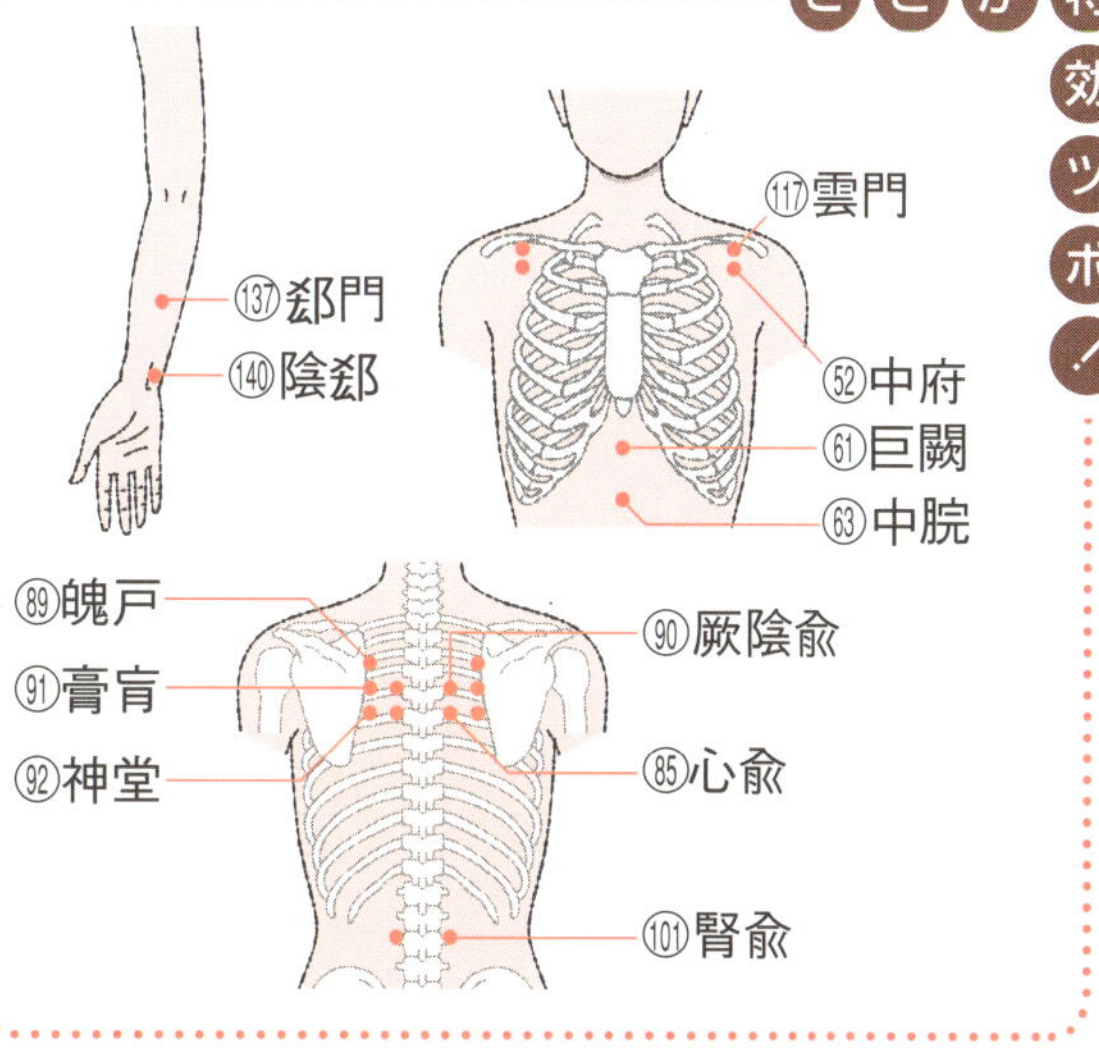

胸の痛み・肋間神経痛

■症状の見方

運動が原因で起こる筋肉痛や、呼吸器の病気が原因で起こる胸苦しさをともなう痛み、狭心症など心臓の病気が原因で起こる痛みなど、胸の痛みはさまざまです。呼吸に関係なく胸が痛む場合は、心臓の重い病気が疑われるので、必ず専門医を受診してください。

胸から脇腹にかけて急に鋭い痛みが走り、深く息を吸ったり、大きな声で話したりするだけでもひどい痛みを感じる場合は、肋間《ろっかん》神経痛が疑われます。

■治療の進め方

筋肉痛や肋間神経痛の場合は、温湿布とツボ療法で症状をやわらげます。欠盆《けつぼん》、中府《ちゅうふ》、神封《しんぽう》、膻中《だんちゅう》などの指圧と、肋骨の間に沿ったマッサージがとくに効果的です。背中の痛みをともなうときは、肺兪《はいゆ》、心兪《しんゆ》など背中の各ツボの指圧と背骨沿いのマッサージを加えます。腹部が痛む場合は肓兪《こうゆ》など腹部の各ツボも軽く押しもみます。腕の郄門《げきもん》は狭心症発作などの症状も一時的にしずめますが、あとで必ず専門医の治療を受けてください。

膻中《だんちゅう》

**胸の筋肉の緊張をほぐし
痛みと胸苦しさをやわらげる**

位置◆左右の乳首を結んだ線のちょうど真ん中のところ。

治療◆胸の上に指先をそろえて両手を重ね、静かに指圧する。胸の筋肉の緊張をほぐし、呼吸器の機能をととのえて、胸痛・胸苦しさに効く。

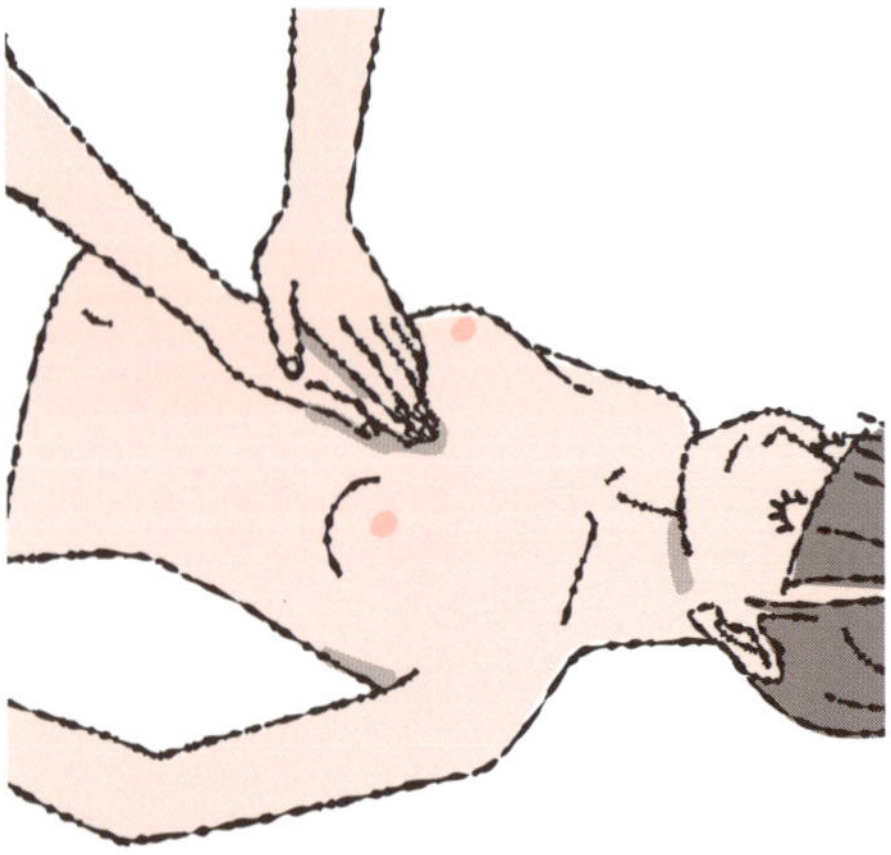

神封《しんぽう》

**狭心症から肋間神経痛まで
いろいろな胸の痛みに効く**

位置◆胸部の第4肋間《ろっかん》（左右の乳房の間ぐらい）で、からだの中心線から親指の幅2本分外側。

治療◆治療者は、あお向けに寝た患者の胸に手をつき、左右のツボをそれぞれ人さし指、中指、薬指をそろえて同時に指圧する。狭心症などの心臓病から肋間神経痛まで、胸の痛みをやわらげるのによく効く。

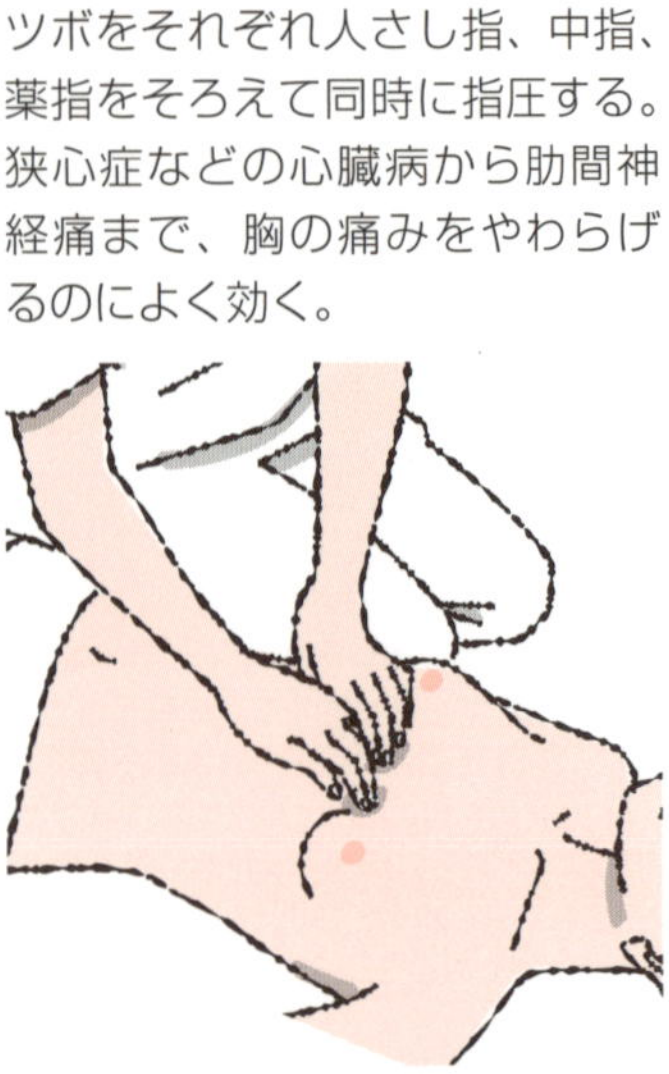

ここが特効ツボ！

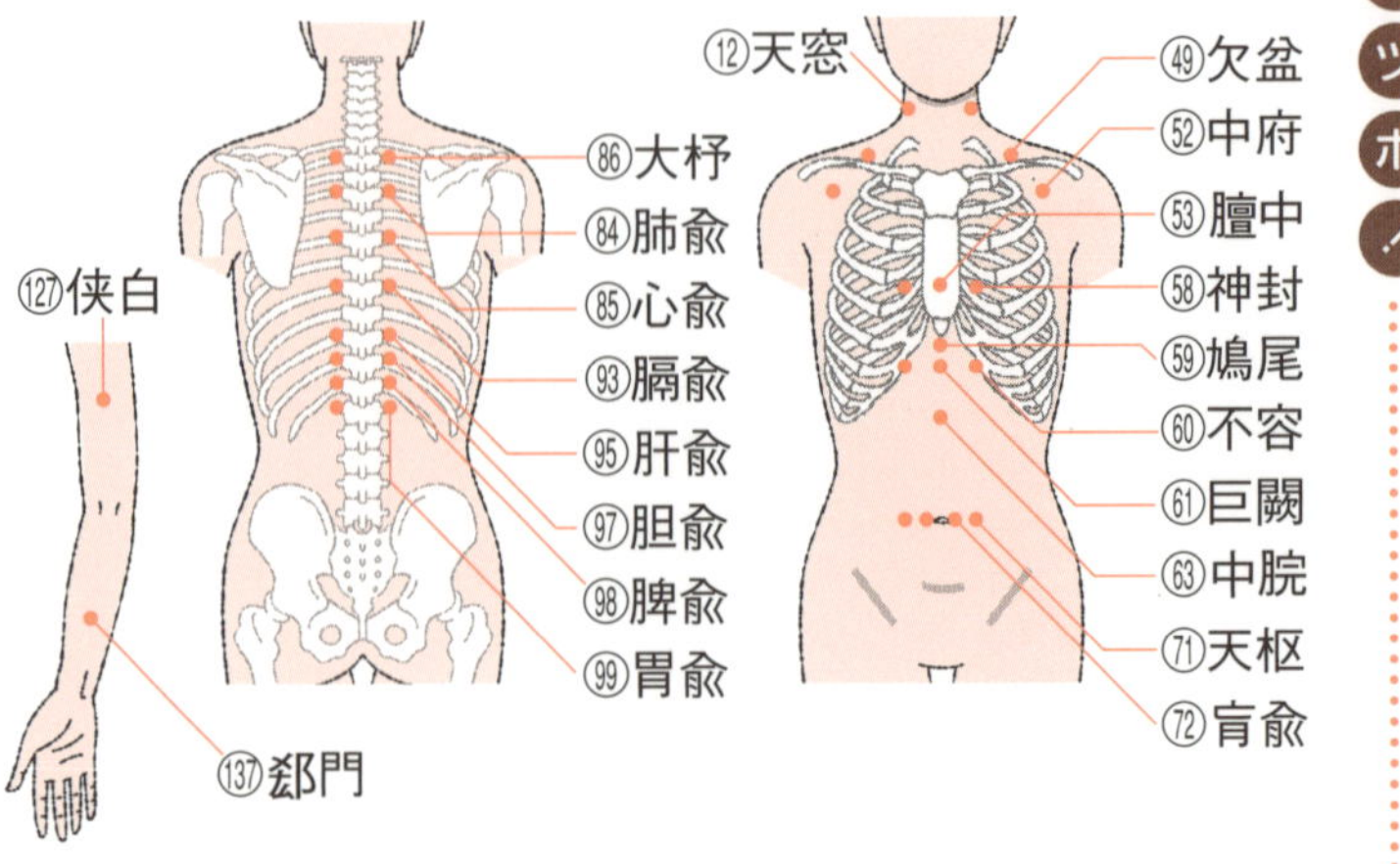

心兪《しんゆ》

肋間神経痛にともなう背中痛には背中の各ツボを順に指圧する

位置◆肩甲骨の内側、背骨（第5胸椎棘突起《きょうついきょくとっき》下縁）をはさんだ両側で、からだの中心線から親指の幅１本半分外側。

治療◆うつぶせに寝た患者の背中のツボを親指で左右同時にやや力をこめて押す。背中の各ツボも、上から順にリズミカルに指圧していくとよい。

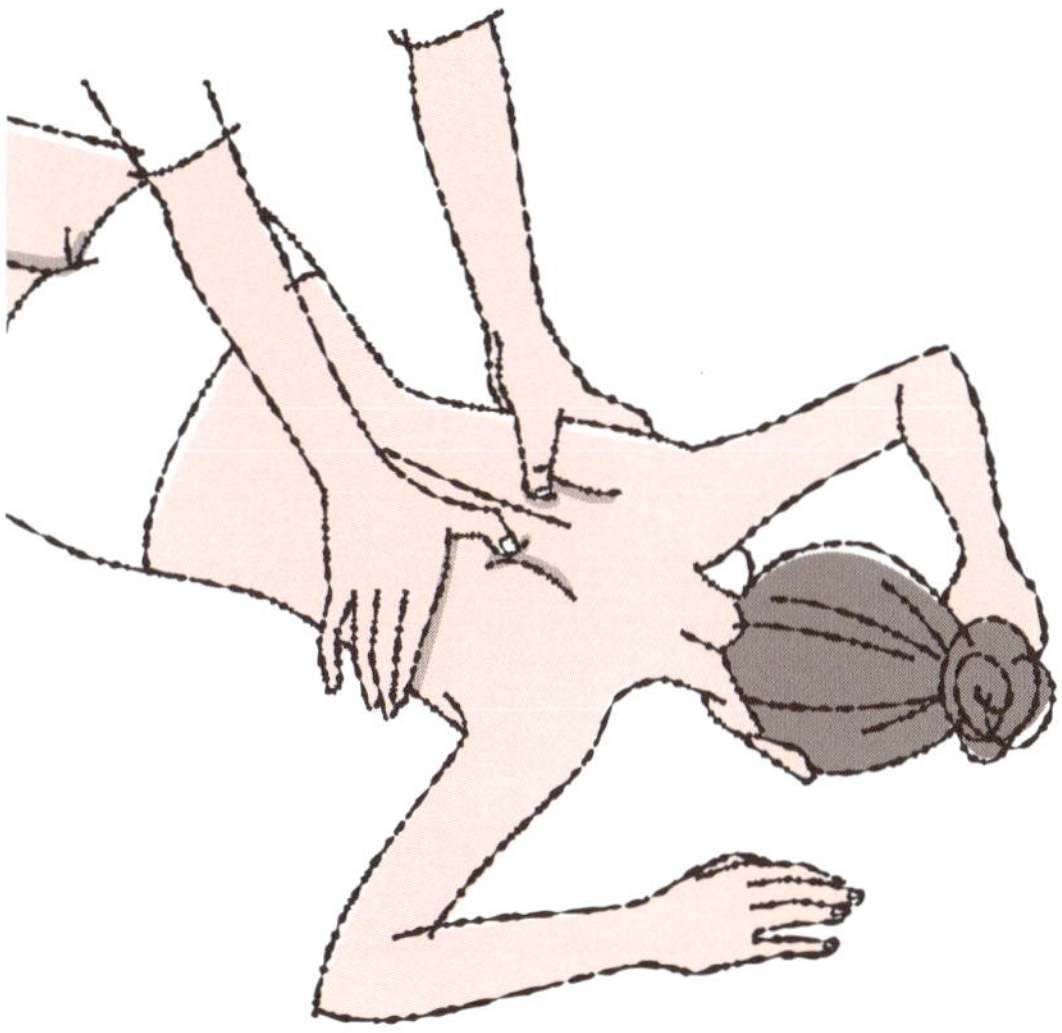

郄門《げきもん》

動悸・息切れなどをともなう胸の痛みに効果的

位置◆手首の関節の手のひら側にある、横じわ（横紋《おうもん》）の中央から、親指の幅5本分上がったところ。

治療◆腕をつかむようにして、親指で強めに押し込む。動悸《どうき》や息切れ、息苦しさをともなう胸の痛みに効果がある。

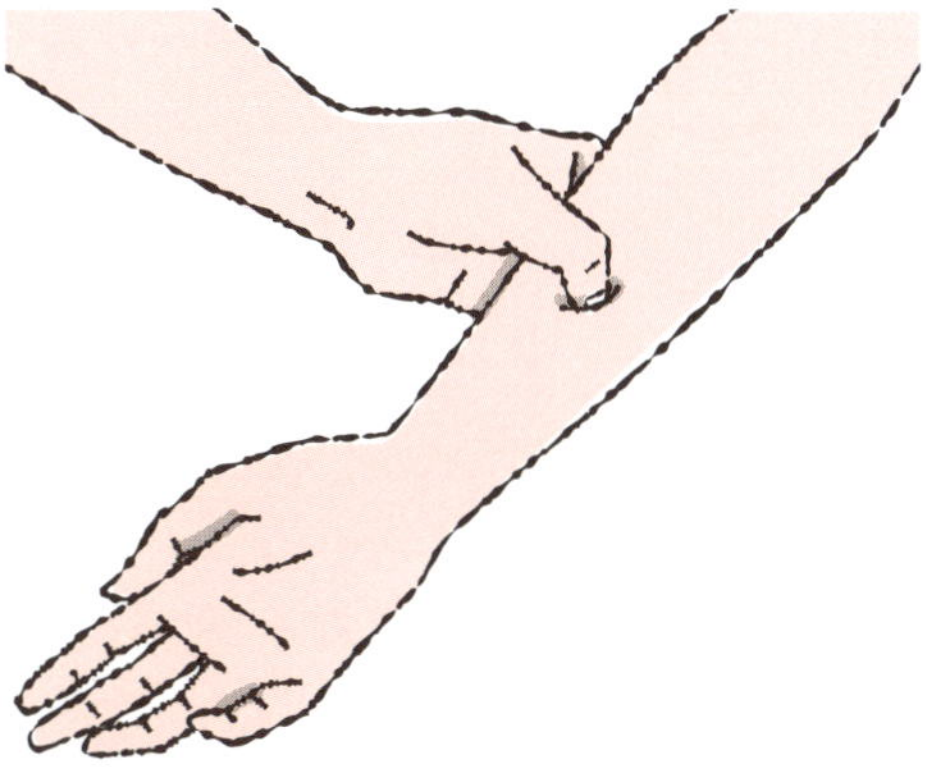

中府《ちゅうふ》

肩から胸へ抜けるような痛みに効く

位置◆第１肋間と同じ高さ、鎖骨《さこつ》の下のくぼみ（鎖骨下窩《かか》）の外側で、からだの中心線から親指6本分外側。

治療◆親指をツボに当て、肩をつかむようにして力をこめる。これは、肩から胸へ抜ける痛みをやわらげるのに効果的。

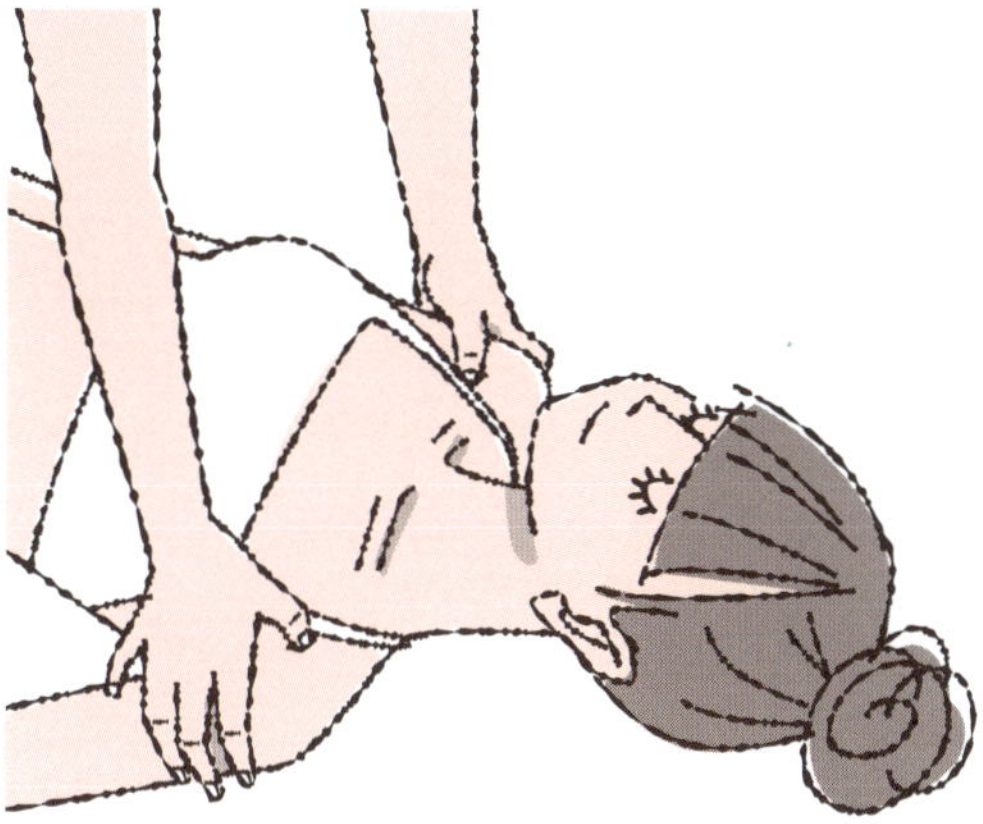

欠盆《けつぼん》

指2本で鎖骨に食い込むように押すと胸の痛みがやわらぐ

位置◆鎖骨《さこつ》の上のくぼみで、からだの中心線から親指の幅4本分外側。

治療◆人さし指と中指を曲げ、鎖骨に食い込むようにぐっと押す。呼吸に合わせてくり返し押すと、胸の痛みがやわらいでくる。

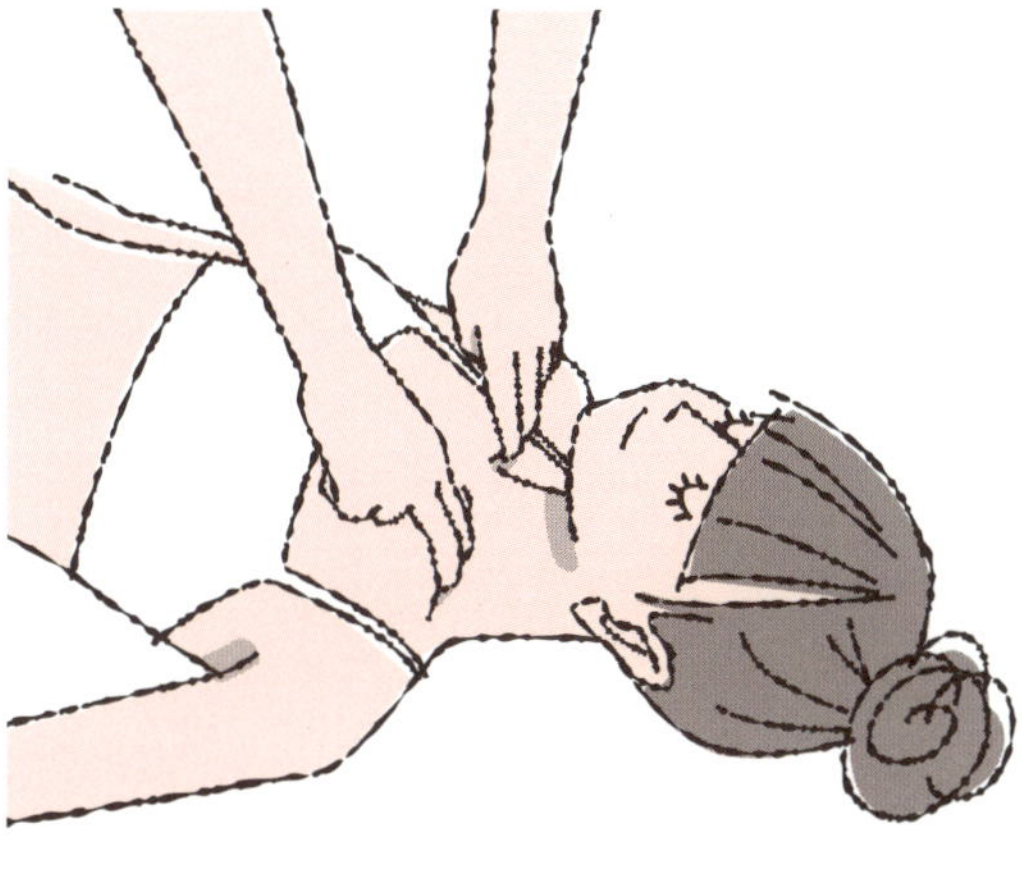

せき

■症状の見方

せきは、異物が間違って気道に入ったときや、たんがからんだときなどに出ます。これは、のどや気道・気管支の中の異物を吐き出そうとして起こる自然な現象です。かぜをひいたときは、コンコンと乾いたせきが出ることもあれば、たんをともなって胸にひびくようなせきが出ることもあります。

■治療の進め方

からだの保温を心がけ、首の天柱《てんちゅう》の指圧と、首から肩の周辺のマッサージを行ないます。気道の緊張をやわらげるには、背中の厥陰兪《けついんゆ》やのどの天突《てんとつ》、胸の各ツボの指圧が効きます。ひどくせき込んだときには手の孔最《こうさい》を強く押さえると効果的です。腰の腎兪《じんゆ》を指圧するとだるさがほぐれ、体力増強につながります。

天突《てんとつ》

気道をゆるめて
のどのふさがり感をとる

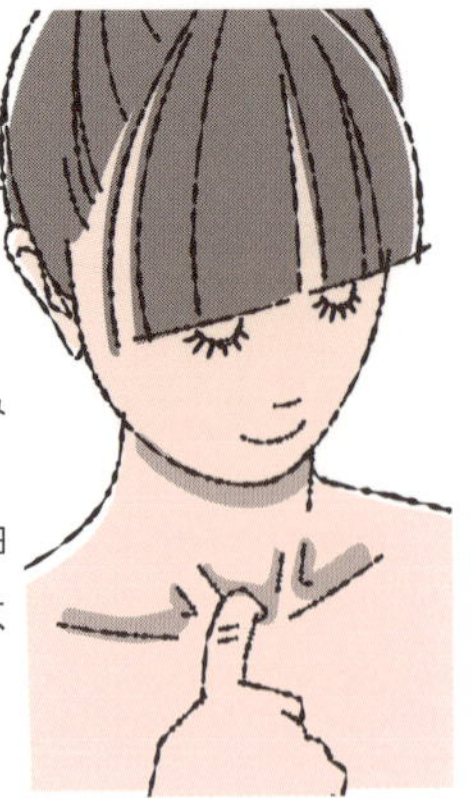

位置◆胸骨の上端中央のくぼみ（胸骨上窩《じょうか》）。

治療◆のどもとから胸骨の方へ押し込むように指圧する。これにより気道がゆるみ、せきがしずまり、のどのふさがり感がとれる。

孔最《こうさい》

せきをしずめる即効性が高いツボ
力をこめてもむように指圧を

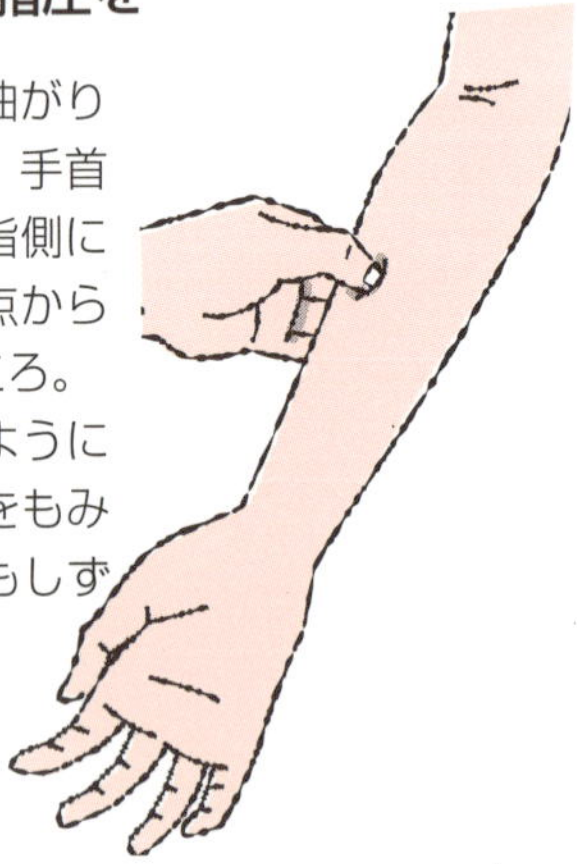

位置◆前腕部外側でひじの曲がり目の横じわ上にある尺沢《しゃくたく》と、手首の内側にできる横じわの親指側にある太淵《たいえん》を結んだ線の中間点から親指の幅１本分上がったところ。

治療◆親指でグッとつかむように力を入れる。しばらくここをもみ押していると、激しいせきもしずまることが多い。

厥陰兪《けついんゆ》

この指圧で背中の緊張をほぐすと
気道がゆるんで呼吸が楽になる

位置◆肩甲骨の内側、背骨（第4胸椎棘突起《きょうついきょくとっき》下縁）をはさんだ両側で、からだの中心線から親指の幅１本半分外側。

治療◆親指で左右のツボを同時にゆっくり押す。近くの肺兪《はいゆ》、心兪《しんゆ》、膏肓《こうこう》も同様に指圧するとよい。

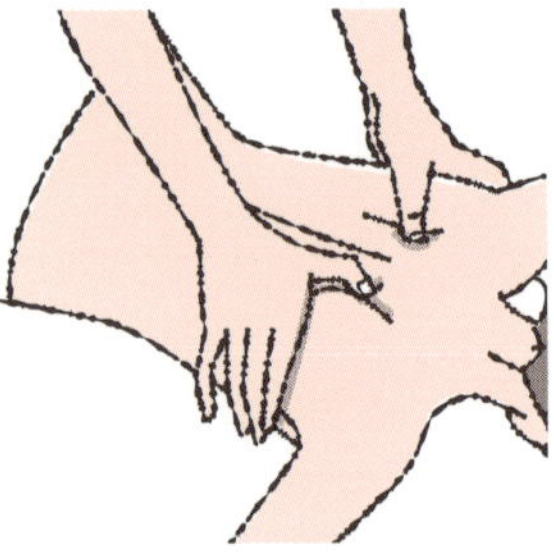

ここが特効ツボ！

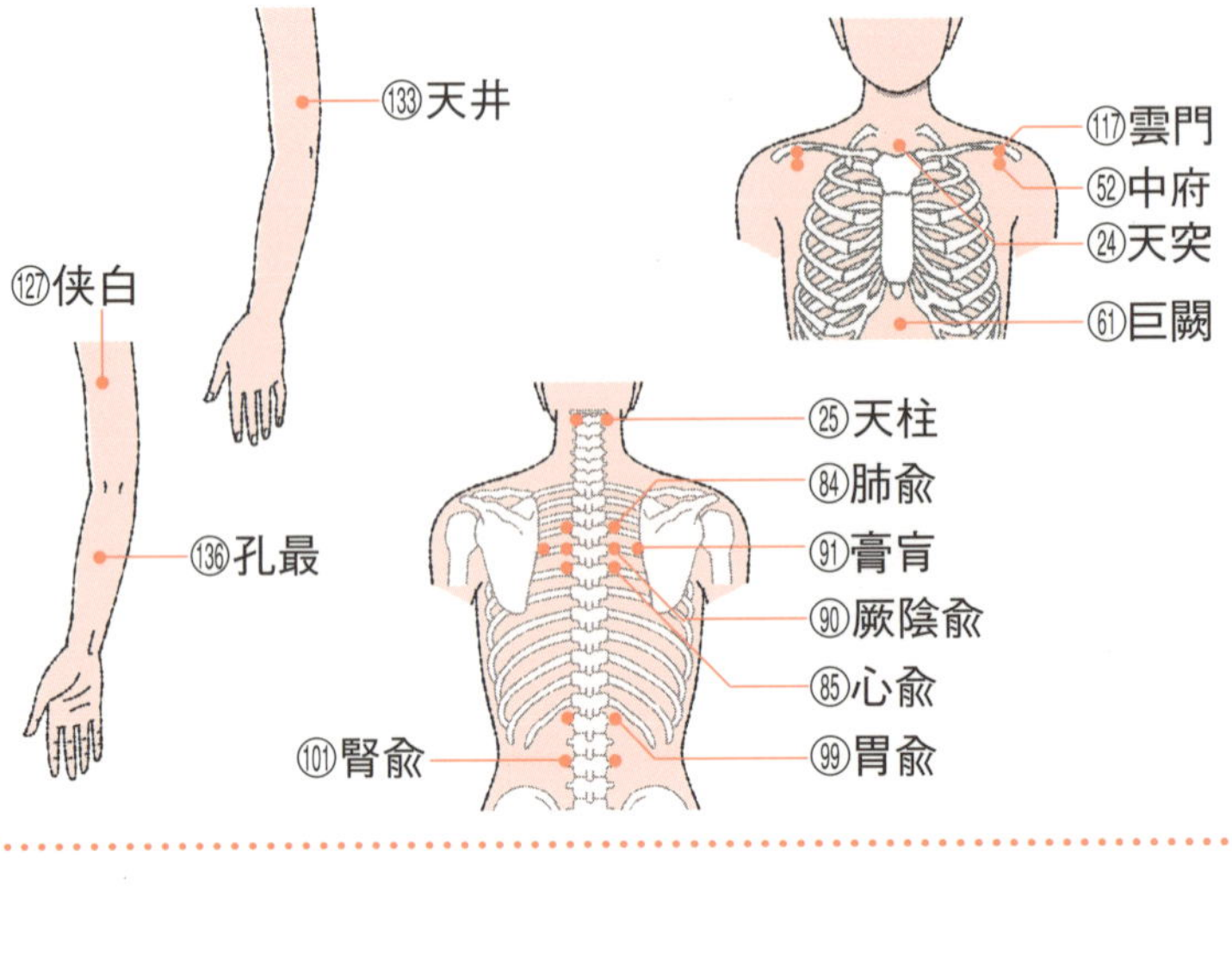

胸・呼吸器の症状と病気

たん

■症状の見方

たんは、のどから肺までの気道内の粘膜からしみ出る液体です。のどの粘膜が刺激されたときや、呼吸器の病気にかかった場合などにたくさん出るようになります。水っぽいたんや粘液性のたん、膿《うみ》や血の混じったたんなど、たんの状態は病状によりさまざまです。

■治療の進め方

原因となっている病気の治療を優先し、ツボ療法では、胸や背中の各ツボを指圧して、たんを生じさせる呼吸器の症状をやわらげます。たんを吐き出しにくくて苦しい場合には、首の天柱《てんちゅう》や風池《ふうち》、腰の三焦兪《さんしょうゆ》、腎兪《じんゆ》、腹部の天枢《てんすう》、手三里《てさんり》などを指圧すると効果的です。

天枢《てんすう》

たんを出すのに必要な腹筋の機能を高める

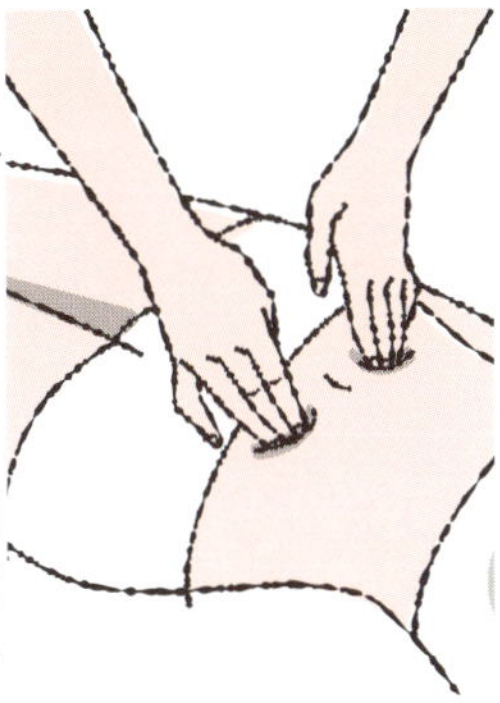

位置◆おへその両側で、親指の幅2本分外側。

治療◆両手の中指で左右のツボを同時に、腹部の脂肪が軽くへこむ程度に指圧する。たんを吐き出すのに必要な腹筋の機能を高めるのによい。

腎兪《じんゆ》

天枢の指圧と併用すればたんを楽に吐き出せる

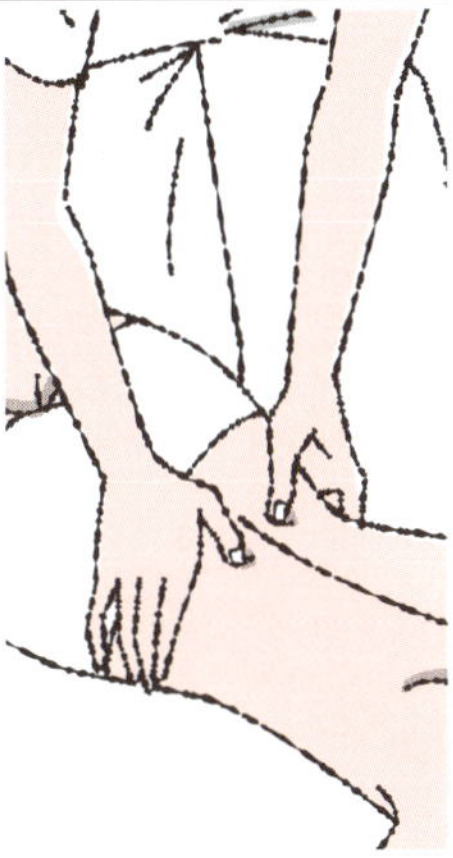

位置◆肋骨《ろっこつ》のいちばん下（第12肋骨）の先端と同じ高さ、背骨（第2腰椎棘突起下縁《ようついきょくとっき》）をはさんだ両側で、からだの中心線から親指の幅1本半分外側。

治療◆親指で左右のツボを同時に押す。体力が増強し、天枢《てんすう》との併用で、たんを楽に吐き出せるようになる。

手三里《てさんり》

たんがからんだときののどと気分の不快感に効果

位置◆ひじの曲がり目の外側の端から、人さし指に向かって親指の幅2本分下がったくぼみ。

治療◆親指で強めにツボをもみ押す。たんがからんだときののどの不快感や痛み、イライラをしずめるのによい。

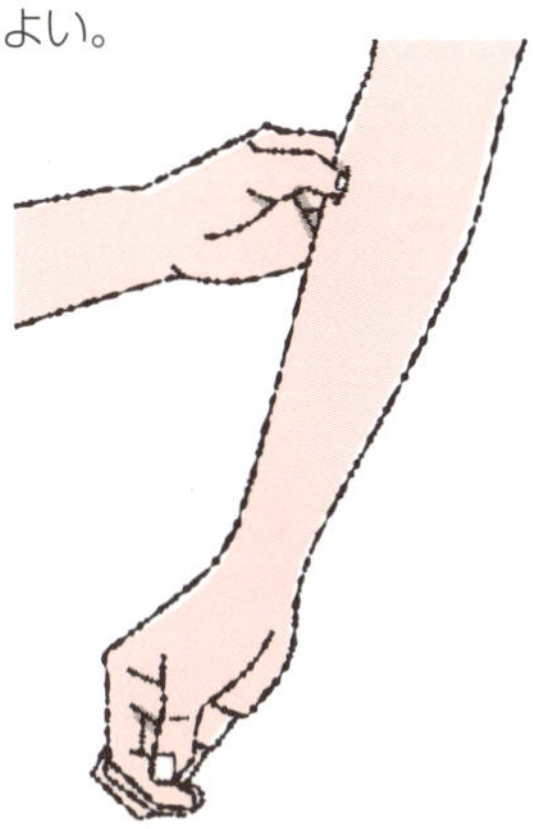

ここが特効ツボ！

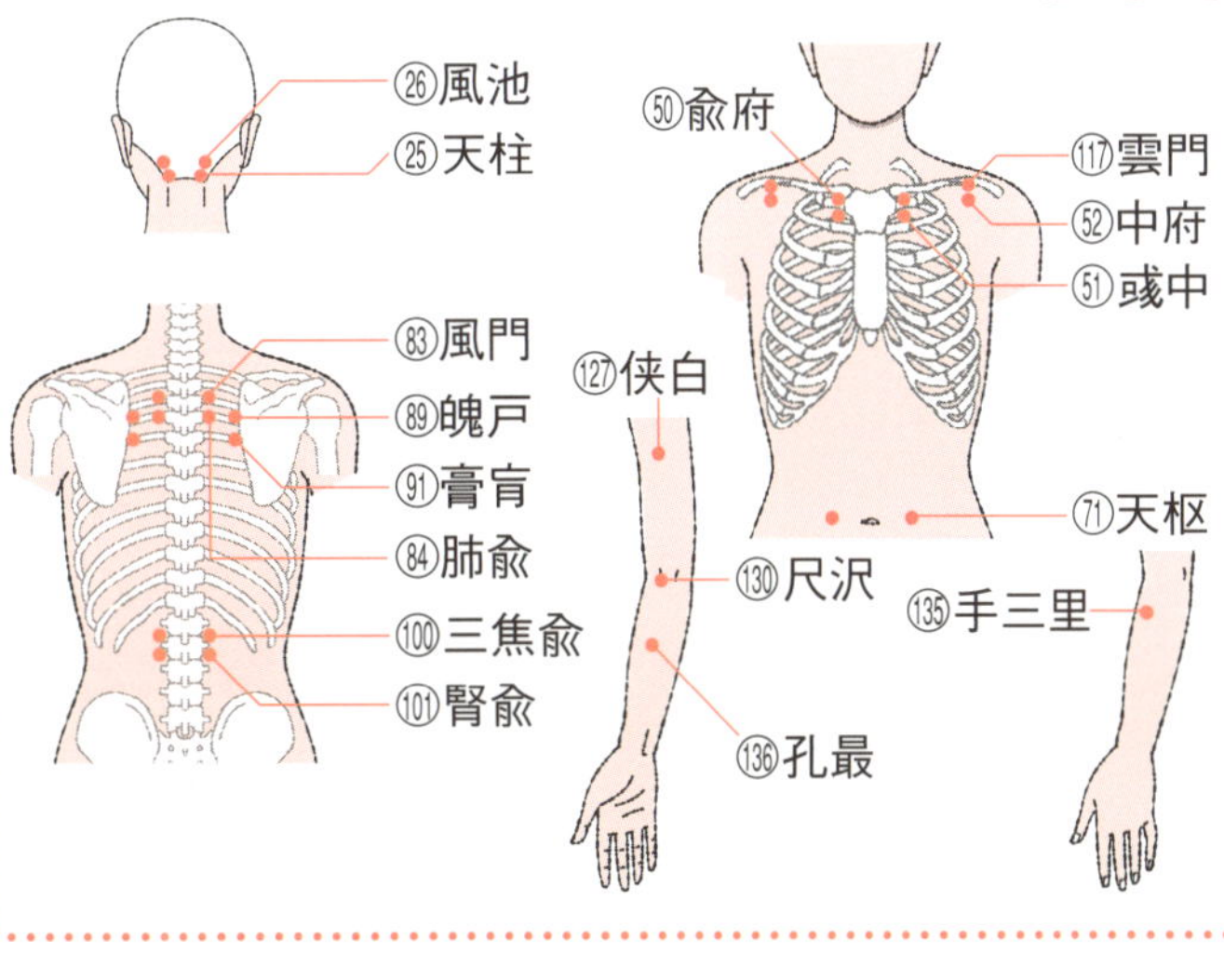

かぜ症候群

■症状の見方

かぜをひくと、寒けやだるさなどの症状にはじまり、くしゃみ、鼻水、鼻づまり、せき、たん、のどの痛み、声がれ、頭痛、発熱、からだの痛み、食欲不振、嘔吐《おうと》、下痢など、さまざまな症状があらわれます。これらの症状をまとめてかぜ症候群といいます。かぜのウイルスに感染したことが原因で発症します。

■治療の進め方

ツボ療法では、かぜのウイルスそのものの治療はできませんが、頭や鼻、のどなどにあらわれるかぜの諸症状をやわらげるのには効果があります。

中心となるのは、風門《ふうもん》、風池《ふうち》、風府《ふうふ》という三つのツボです。東洋医学では、「風の邪気《じゃき》」と呼ばれるものが背中の風門から体内に入って首の風池にたまり、後頭部の風府に集まってかぜをこじらせるとされています。そのため、この三つのツボをていねいに指圧すると、かぜの諸症状を緩和するのに役立ちます。せきや胸苦しさが強い場合は中府《ちゅうふ》もくり返し指圧すると効果的です。

風池《ふうち》

頭痛・頭重をはじめとするかぜの諸症状によく効く

位置◆首の後ろの髪の生えぎわで、2本の太い筋肉の両外側をわずかに離れたくぼみ。

治療◆患者の頭を後ろから包み込むようにして両手の親指をツボに当て、こねるように押す。頭へめぐる血行がよくなり、かぜによる頭痛・頭重、首のこり、鼻水・鼻づまりによる重苦しさ、全身のだるさとそれにともなうめまいなどがやわらぐ。後頭部の中心にある風府《ふうふ》も同様に指圧するとよい。

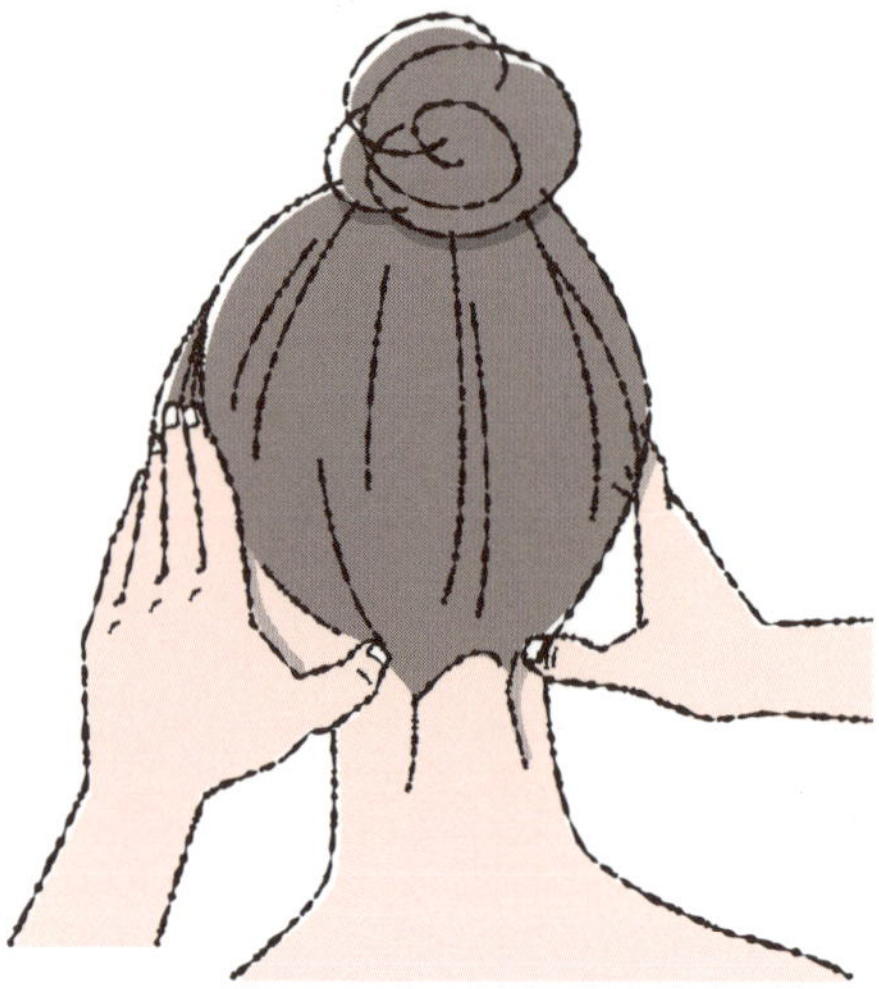

ここが特効ツボ！

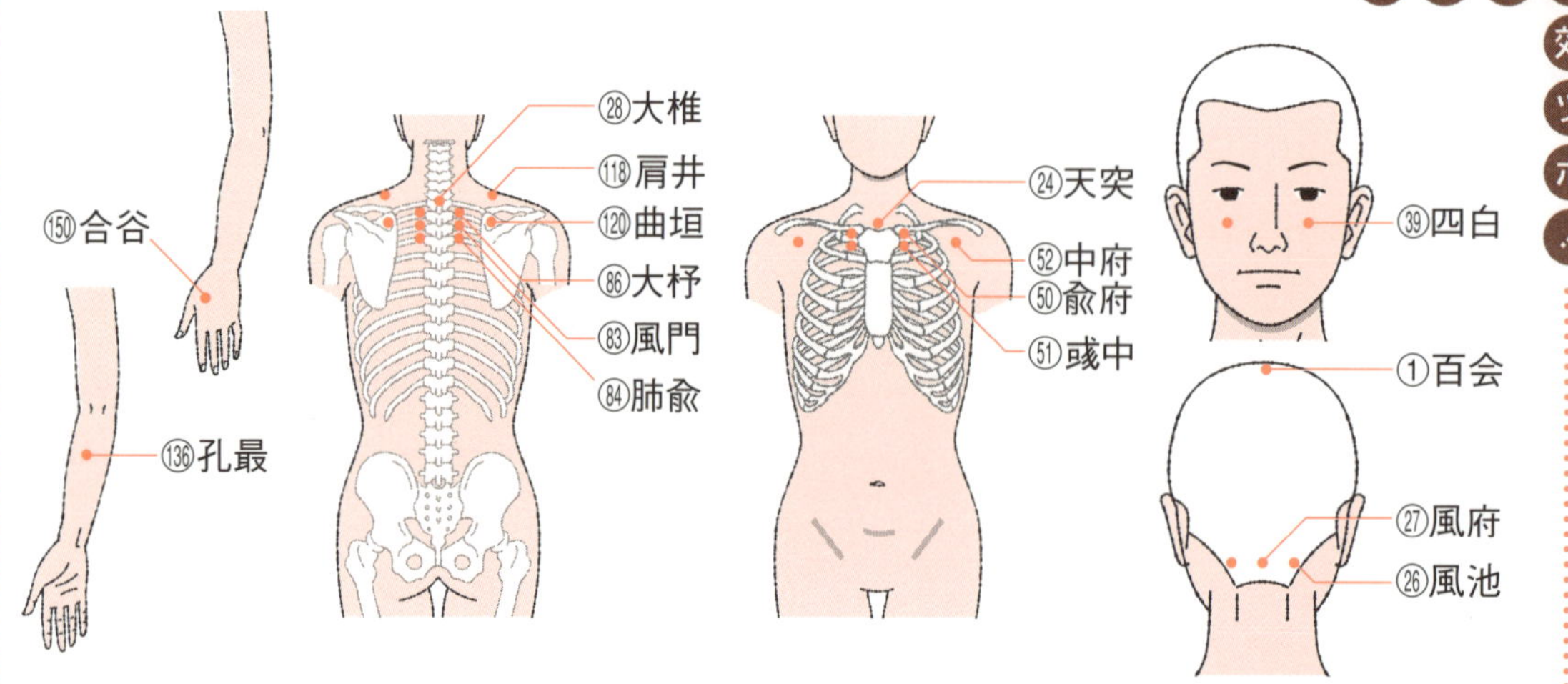

肩井《けんせい》

**かぜにともなう肩こりや
全身のだるさをやわらげる**

位置◆後ろ首の根元（第7頸椎棘突起《けいついきょくとっき》）と肩先（肩峰《けんぽう》外縁）を結んだ線上の中間点。

治療◆治療者は患者の肩をつかむようにして、親指で強めにもみ押す。患者が自分で指圧するときは人さし指か中指で押すとよい。かぜにともなう肩のこりと痛み、全身のだるさをやわらげるのによい。

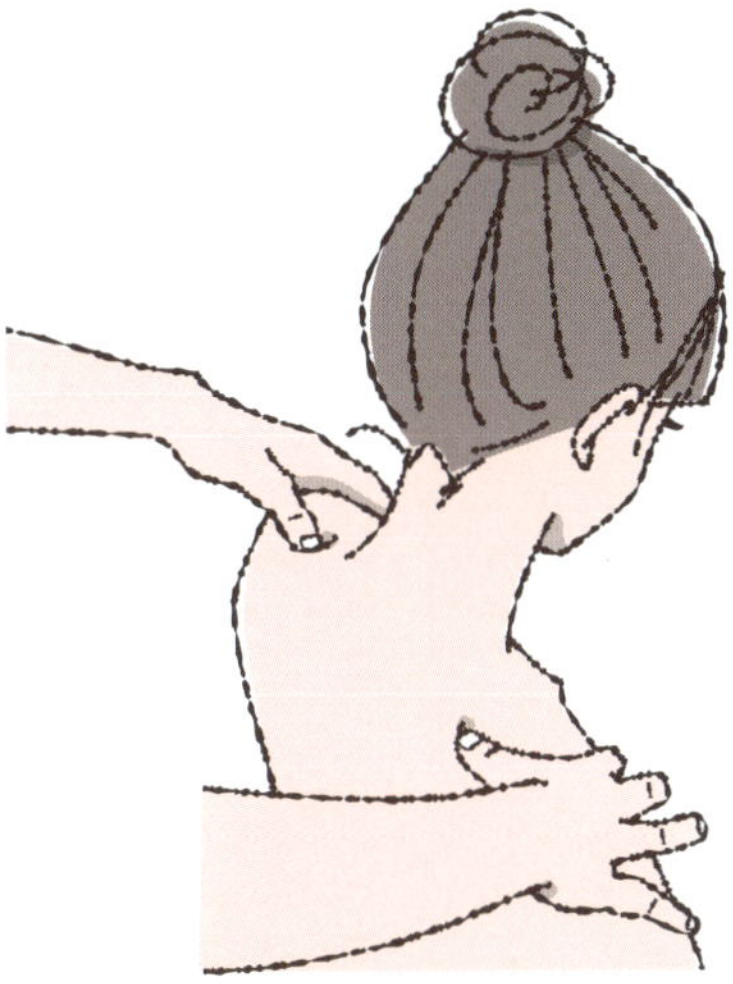

風府《ふうふ》

**風池、風府といっしょに指圧
習慣づければかぜ予防にも**

位置◆後頭部、からだの中心線上で髪の生えぎわから親指の幅１本分上がったくぼみ。

治療◆頭をかかえ込み、左右の親指を合わせるようにして指圧する。かぜにともなう頭痛や頭重によく効き、風池《ふうち》や風門《ふうもん》とともにふだんから指圧を習慣づければ、かぜ予防にもなる。

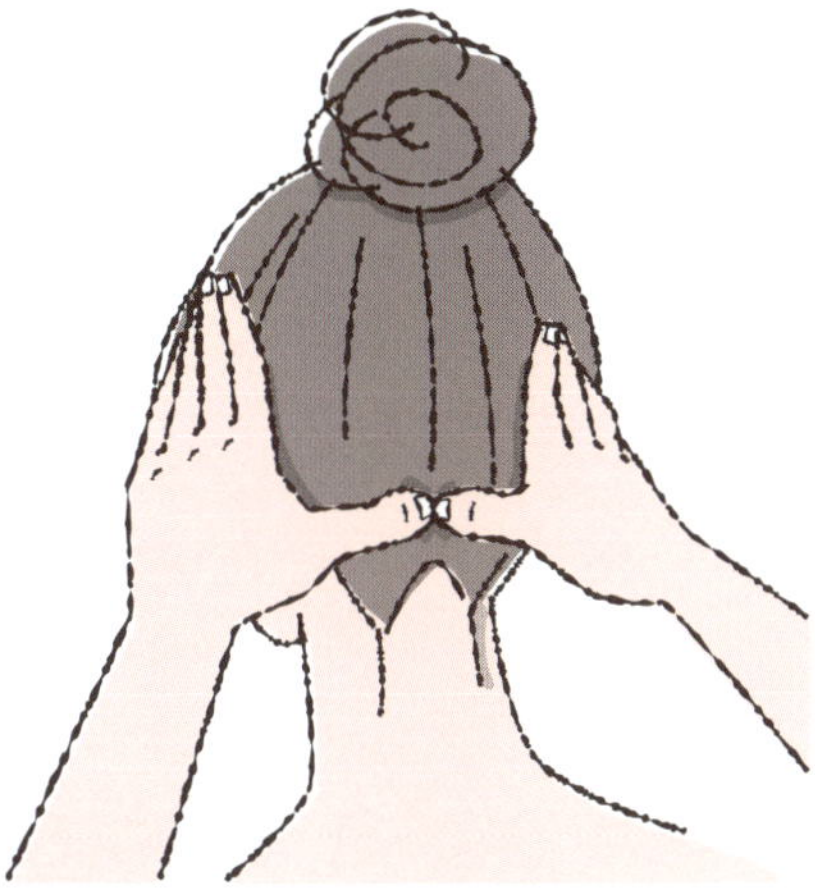

風門《ふうもん》

**呼吸器の機能をととのえ
かぜの症状緩和や予防に効果**

位置◆肩甲骨の内側、背骨（第2胸椎棘突起《きょうついきょくとっき》下縁）をはさんだ両側で、からだの中心線から親指の幅１本半分外側。

治療◆うつぶせに寝た患者の背中に両手をつき、親指で左右のツボを同時に押す。呼吸器の機能をととのえ、かぜの症状緩和や予防につながる。お灸《きゅう》をすえたり、周辺をあたためるのもよい。

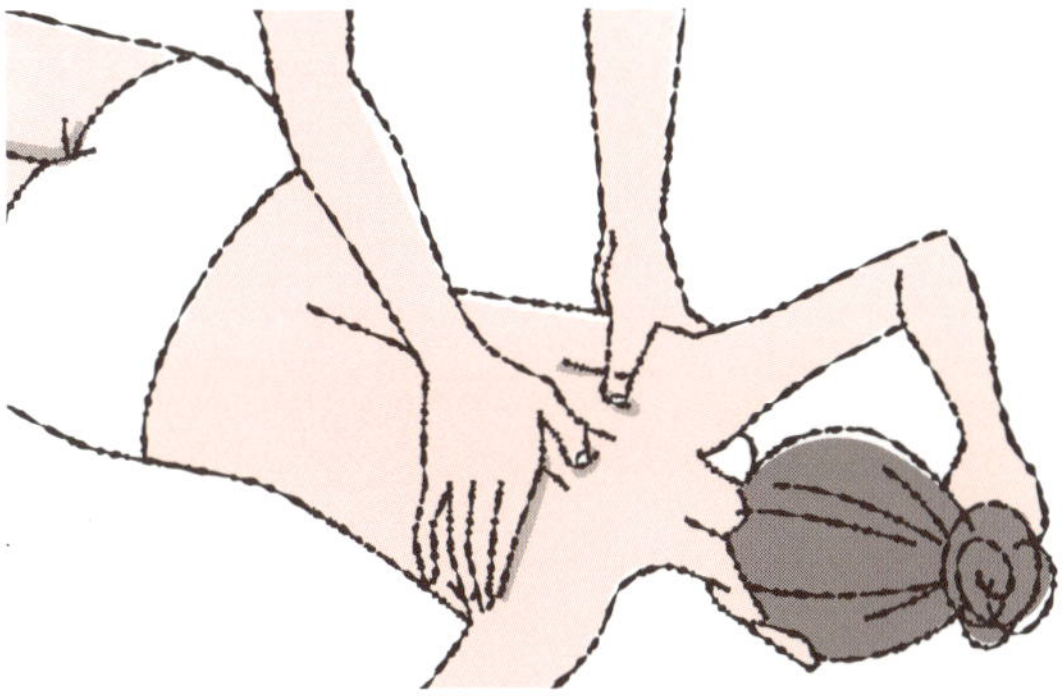

中府《ちゅうふ》

**強めの指圧がひどいせきや
息苦しさをやわらげる**

位置◆第１肋間《ろっかん》と同じ高さ、鎖骨《さこつ》の下のくぼみ（鎖骨下窩《かか》）の外側で、からだの中心線から親指の幅6本分外側。

治療◆親指をツボに当て、肩をつかむようにして力を入れる。呼吸器の症状に効き、ひどいせきや、息苦しさなどをやわらげる。腕の孔最《こうさい》も指圧するとさらに効果的。

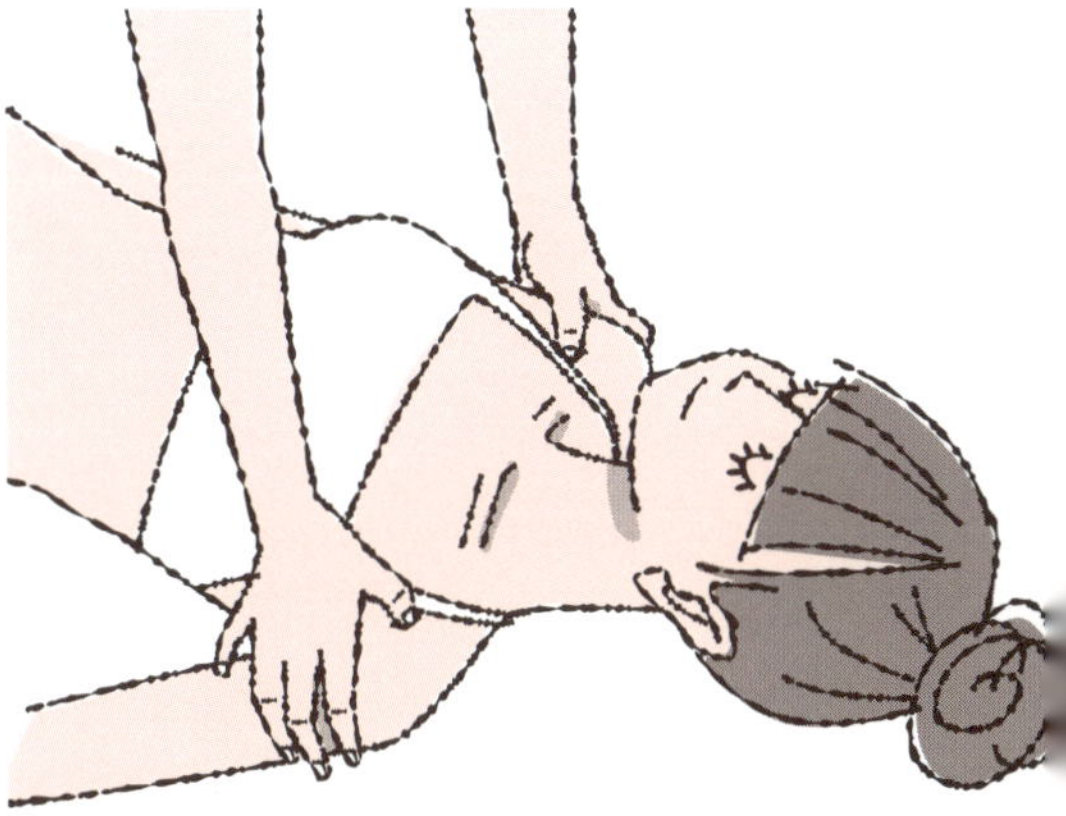

ぜんそく発作

■**症状の見方**

ぜんそくは、アレルギー疾患の代表的なもので、発作的にせき込んだり、のどがゼーゼーいったりするのが主な症状です。ひどい場合は顔面蒼白となり呼吸困難におちいることもあるので注意が必要です。

■**治療の進め方**

発作が起こったときは、首の天柱《てんちゅう》から大椎《だいつい》、腰の腎兪《じんゆ》、志室《ししつ》までの各ツボを指圧しながら、よくマッサージをすると楽になります。中府《ちゅうふ》や孔最《こうさい》にはせき止めの効果があります。

発作がおさまっているときは、からだの保温に気を配り、背中と胸の各ツボを指圧して、からだの緊張をほぐします。加えて手や足の各ツボも指圧すると、冷えがやわらぎ、全身状態が落ち着いてきます。

大椎《だいつい》

首の緊張をやわらげ
胸苦しい感じを楽にする

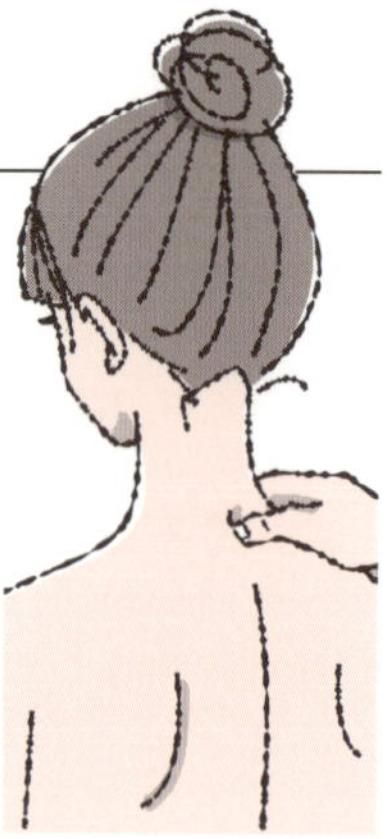

位置◆首を前に曲げたとき、最も突出する骨（第7頸椎《けいつい》）の下のくぼみ。

治療◆親指で、力の入れすぎに注意しながら指圧する。首の緊張がやわらぎ、胸苦しさが楽になる。身柱《しんちゅう》や肩井《けんせい》を併用するとさらによい。

中府《ちゅうふ》

もみほぐすように指圧して
ひどいせき、息苦しさをやわらげる

位置◆第１肋間《ろっかん》と同じ高さ、鎖骨《さこつ》の下のくぼみ（鎖骨下《か》窩《か》）の外側で、からだの中心線から親指6本分外側。

治療◆肩をつかむようにして親指に力を入れる。押すと痛むしこりに触れたときよくもみほぐすと、ひどいせきや、息苦しさがやわらいでくる。

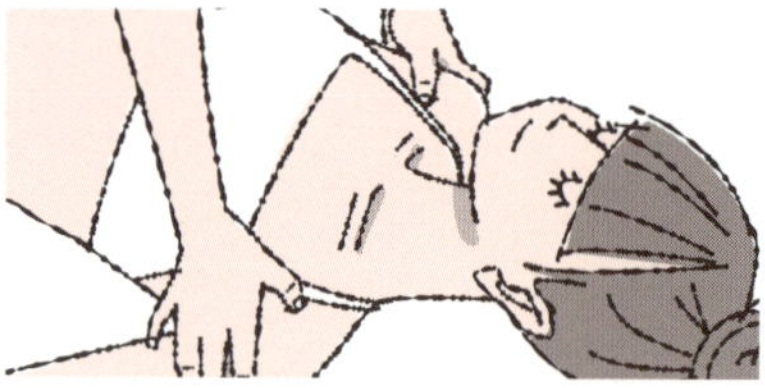

孔最《こうさい》

激しくせき込んだときは
強めの指圧が効果的

位置◆前腕部外側でひじの曲がり目の横じわ上にある尺沢《しゃくたく》と、手首の内側にできる横じわの親指側にある太淵《たいえん》を結んだ線の中間点から親指の幅１本分上がったところ。

治療◆親指でグッとつかむように力を入れる。激しくせき込む発作が起きたとき、ここをしばらくもみ押していると効果的。

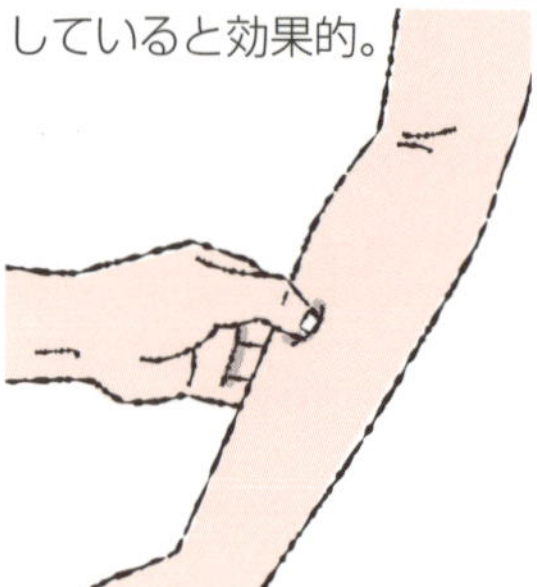

ここが特効ツボ！

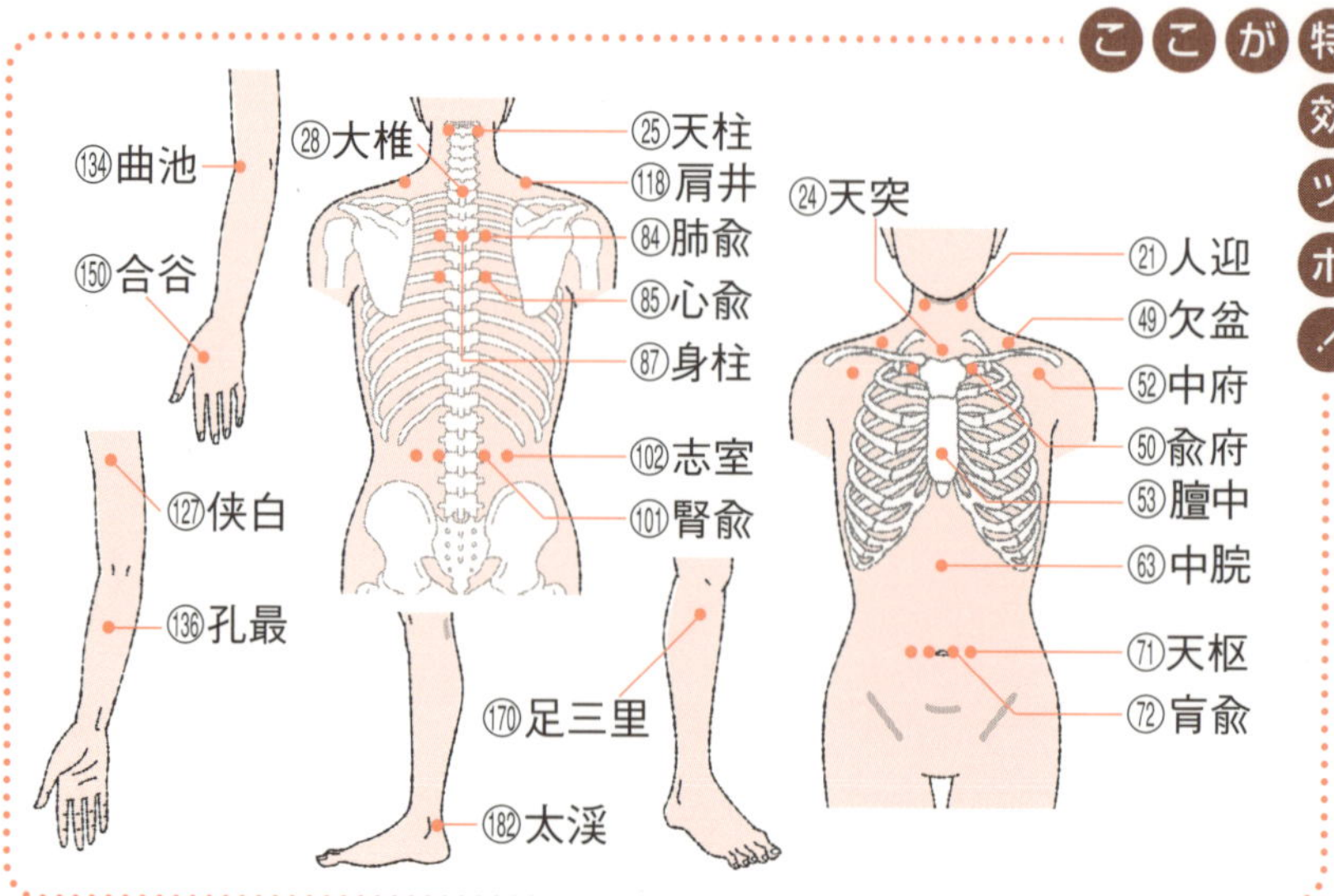

胸・呼吸器の症状と病気

しゃっくりが止まらない

■症状の見方

ヒック、ヒックと数秒間隔でくり返されるしゃっくりは、横隔膜《おうかくまく》のけいれんによって起こる、一種の反射運動です。胸の横隔膜が上下することで肺がふくらみ、呼吸が行なわれますが、そのリズムが順調に保たれなくなったときに、しゃっくりが起こると考えられています。

■治療の進め方

首の気舎《きしゃ》、天鼎《てんてい》、天突《てんとつ》を、のどが苦しくならない程度に指圧し、首すじをマッサージします。とくに天鼎《てんてい》から胸鎖乳突筋《きょうさにゅうとつきん》の後ろの縁に沿って軽く押したりさすったりするのをくり返すとよいでしょう。

横隔膜の機能調整には、背中の膈兪《かくゆ》、みぞおちの巨闕《こけつ》なども指圧すると効果的です。

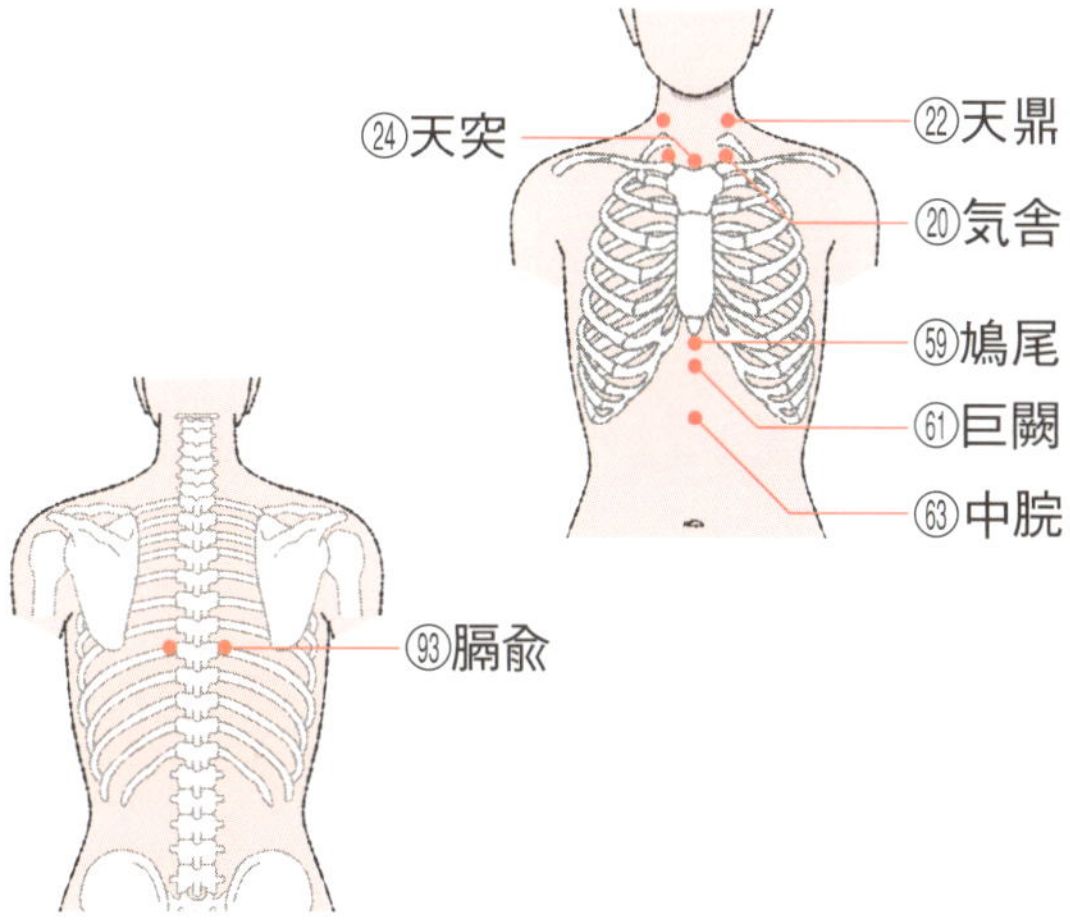

気舎《きしゃ》

天鼎、天突と並んで しゃっくりを止める効果が高い

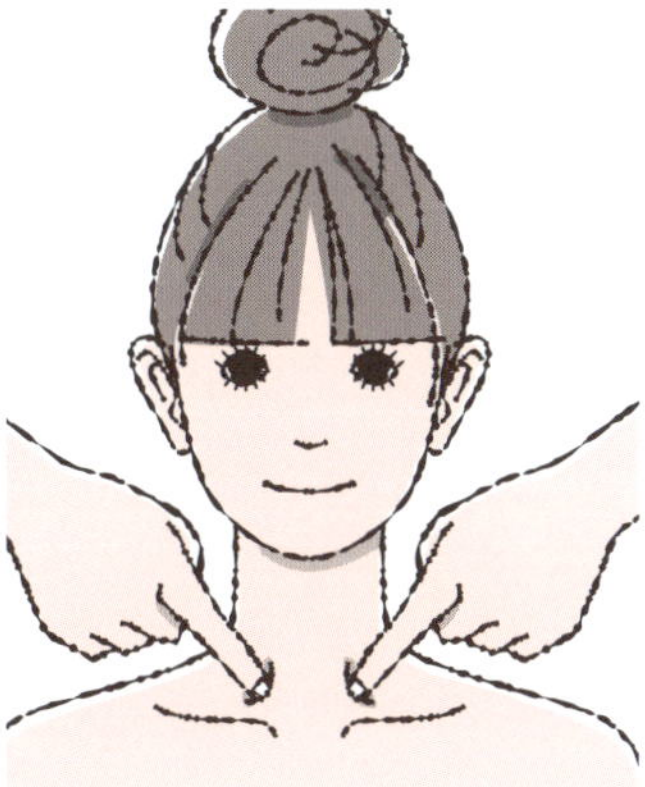

位置◆首の前側の下方のくぼみで、鎖骨《さこつ》と胸骨の結合部の上へり。

治療◆指先で両方のツボを同時に、苦しくならない程度の力で指圧する。天突《てんとつ》、天鼎《てんてい》も指圧し、首すじをゆっくりさするようにすると、やがてしゃっくりがおさまってくる。

巨闕《こけつ》

両手を重ねてこねるように押すと 横隔膜に作用して効果的

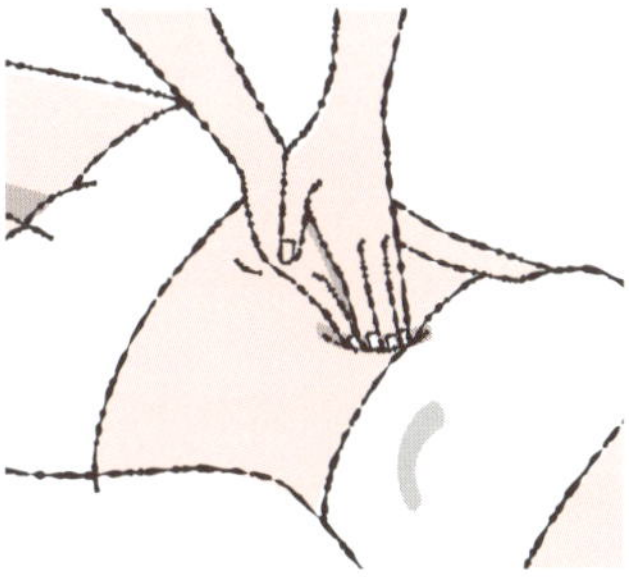

位置◆上腹部で、みぞおちのちょうど真ん中。

治療◆両手を重ね、中指の先で小さくこねるように押す。胸と腹をへだてる横隔膜《おうかくまく》に作用し、しゃっくりをしずめる。

膈兪《かくゆ》

横隔膜のけいれんをしずめ 呼吸を楽にする

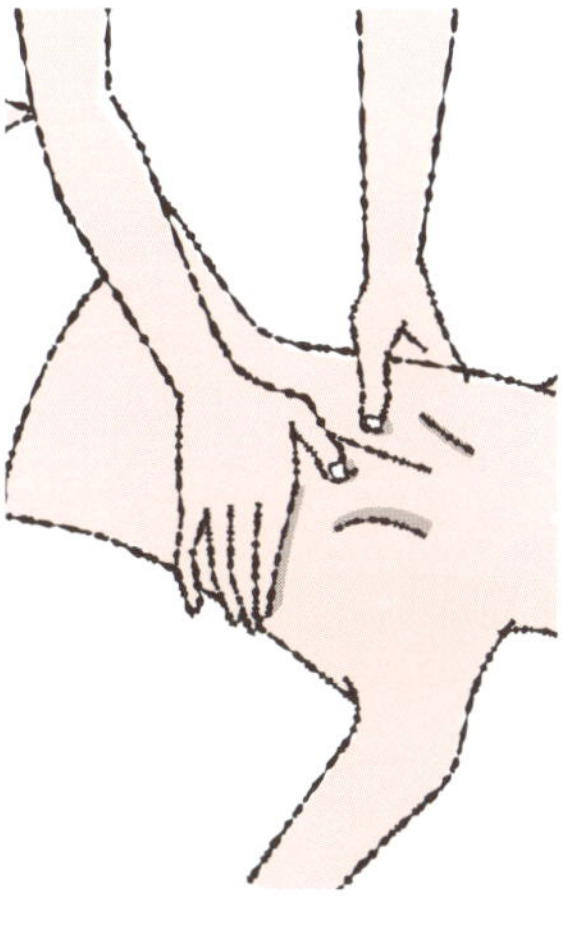

位置◆上背部、背骨(第7胸椎棘突起《きょうついきょくとっき》下縁)はさんだ両側で、からだの中心線から親指の幅1本半分外側。

治療◆親指で左右のツボを同時に押しながらもむと、背中の緊張がほぐれ、横隔《おうかく》膜《まく》のけいれんがやわらぎ、呼吸が楽になる。

首・肩のこりと痛み

■症状の見方

首すじから肩先や肩甲骨の周辺が重苦しく感じたり、かたくこわばってきたり、ときには鈍い痛みやだるさを感じます。これら首・肩のこりは、筋肉の緊張と疲労から起こるものです。腕や肩を使った長時間の作業、不自然な姿勢、目の疲れ、内臓の不調、精神的ストレスなど、その原因は実にさまざまです。

■治療の進め方

まずは首と肩を蒸しタオルなどでよくあたため、筋肉の緊張をほぐします。首のこりと痛みには、天柱（てんちゅう）、風池（ふうち）の指圧がよく効きます。横首が痛む場合は翳風（えいふう）から気舎（きしゃ）にかけてのマッサージが効果的です。

肩のこりと痛みをやわらげるには、肩井（けんせい）から曲垣（きょくえん）など肩甲骨周囲の指圧とマッサージを行ないます。背中の厥陰俞（けついんゆ）の指圧も全身の血行をよくし、筋肉をほぐします。

全身のだるさをともなうときは、背中と腰の指圧も加えます。胃腸の調子が悪く、慢性的に肩から背中がこっている場合は、腹部のツボの周辺をやさしくマッサージします。

曲垣（きょくえん）

マッサージと併用して肩全体のこわばりをほぐす

位置◆肩甲骨の上方で、横に走る骨（肩甲棘（きょく））の内側の端のくぼみ。

治療◆治療者はうつぶせに寝た患者の頭の上方にひざをつき、両手の重心がまっすぐにツボにかかるようにして、親指で左右のツボを同時に押す。首と肩のこり・痛みがひどく、肩全体がこわばっているようなとき、これをほぐす効果がある。マッサージを併用すると、さらによい。

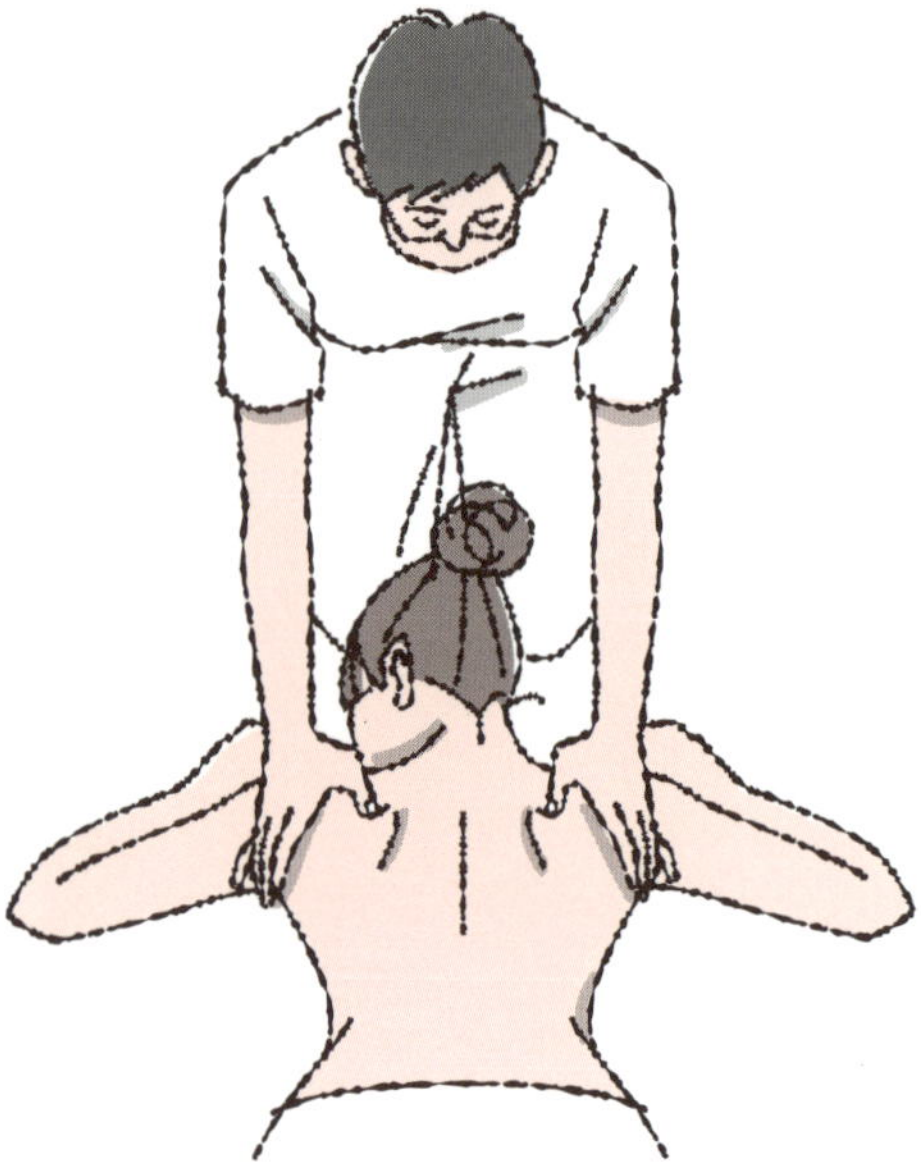

ここが特効ツボ！

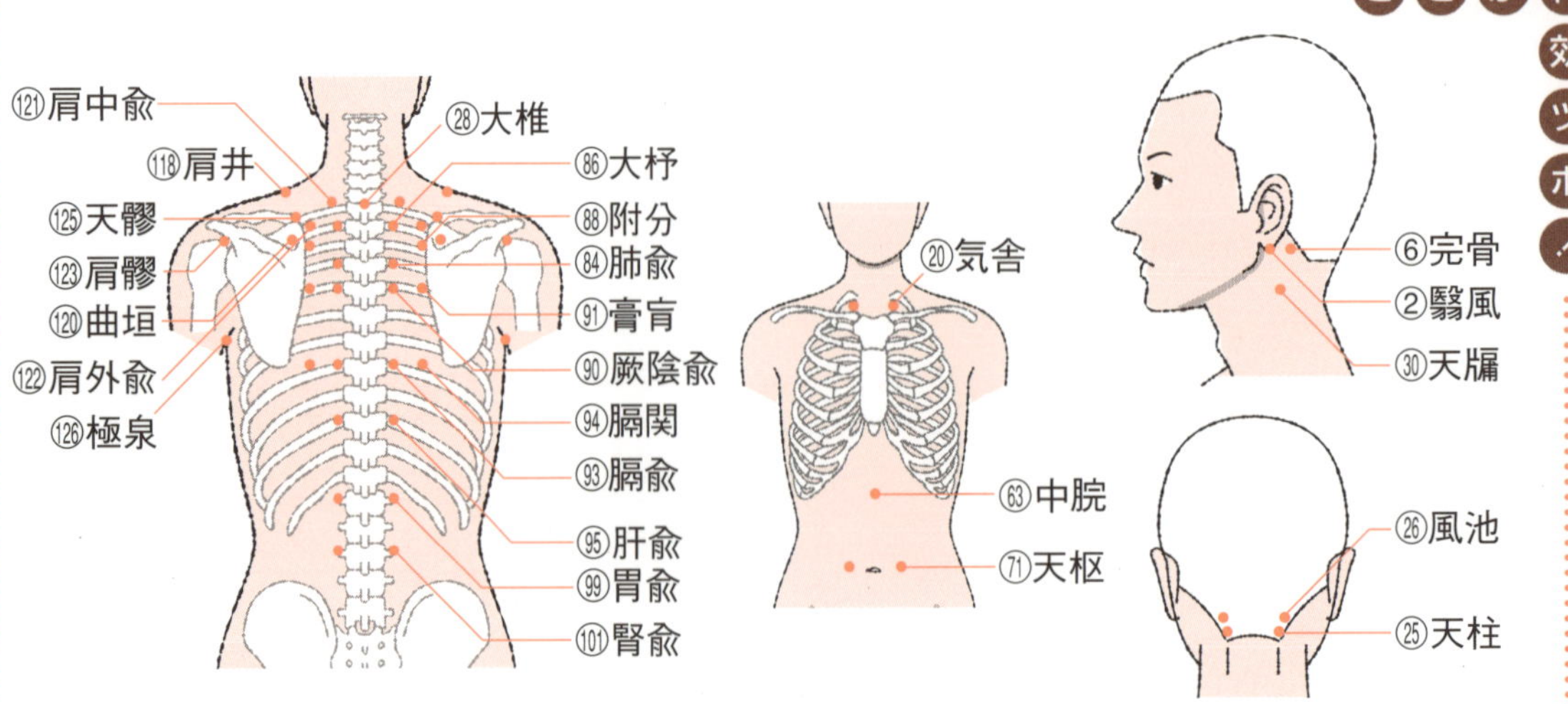

肩井《けんせい》

肩こり治療の定番のツボ
こりをほぐす効果が高い

位置◆後ろ首の根元（第7頸椎棘突起《けいついきょくとっき》）と肩先（肩峰《けんぽう》外縁）を結んだ線上の中間点。

治療◆肩をつかむようにして、やや力をこめて親指でもみ押す。首から肩へ続く筋肉をほぐし、こわばり感がとれる。患者が自分で指圧するときは人さし指か中指を使い、右手で左肩、左手で右肩を片方ずつ押すとよい。

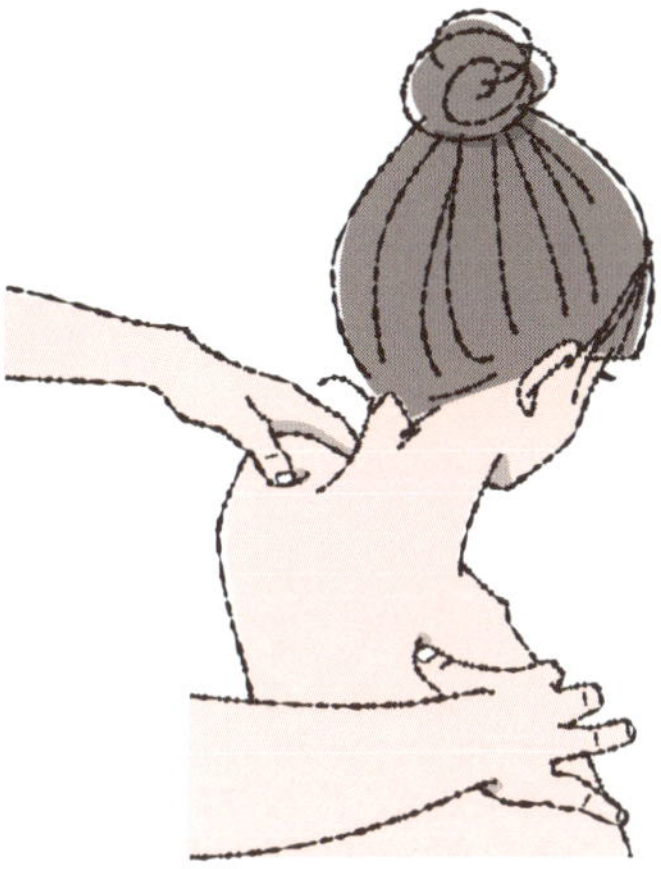

翳風《えいふう》

横首のこわばりがあるときは
ここを起点に治療する

位置◆耳たぶの後ろのくぼんだところ。

治療◆指先でやや強めにくり返し押す。横首の筋肉（胸鎖乳突筋《きょうさにゅうとつきん》）がこわばっているときは、その根元に近いこのツボのあたりからのどの気舎《きしゃ》まで、筋肉に沿って軽くさするとよい。

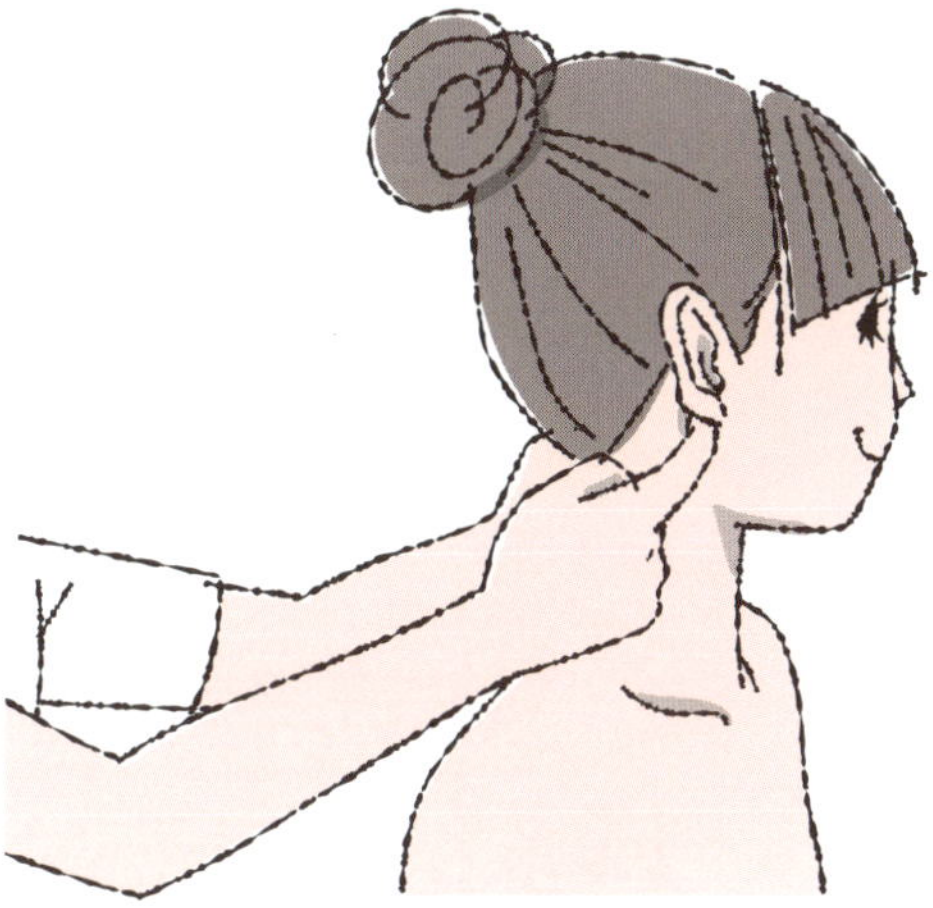

肩こりをやわらげるマッサージ

首から肩にかけてのこりがひどいときは、まず、首すじを天柱《てんちゅう》の位置から大杼《だいじょ》の方向へ向かって手のひらでなでていきます。

次に大杼から肩先の方向へ肩をつかむようにしてもんでいき、続いて肩甲骨の周囲を手のひらでなでます。背骨に沿って腰のあたりまで丹念にマッサージを加えると、さらに効果的です。

最後は、肩を軽くリズミカルにたたいたり、肩甲骨を手のひらで押したりするとよいでしょう。ただし、げんこつなどで強くたたいてはいけません。五本の指を軽くひらき、手のひらの小指側のへりで、手首のスナップをきかせてたたくようにします。

マッサージの手順

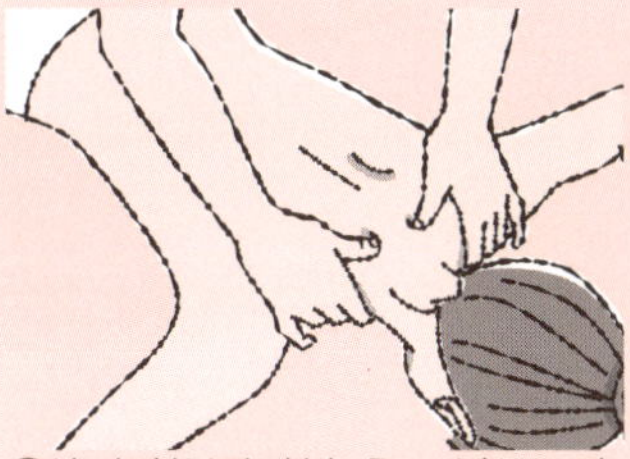

①治療者は患者をうつぶせに寝かせ、首のつけ根から肩にかけてさする。ときおり肩をつかむようにして軽くもむ。

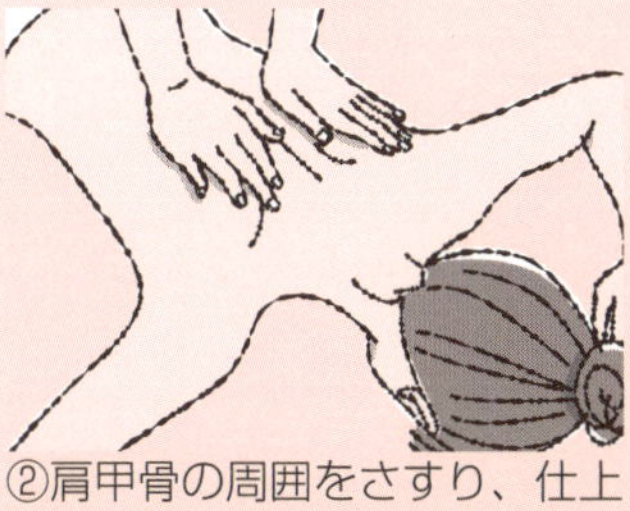

②肩甲骨の周囲をさすり、仕上げに肩甲骨の上に手のひらをついて、軽く圧迫する。このとき、治療者の重心がかかりすぎないように注意する。

天柱《てんちゅう》

首の緊張をほぐし
肩へめぐる血行も改善

位置◆首の後ろの髪の生えぎわにある、2本の太い筋肉の外側のくぼみ。

治療◆頭を両手で包み込むようにして、親指でツボを押しもむ。首の緊張がほぐれ、肩から腕をはじめ全身の血行がよくなる。

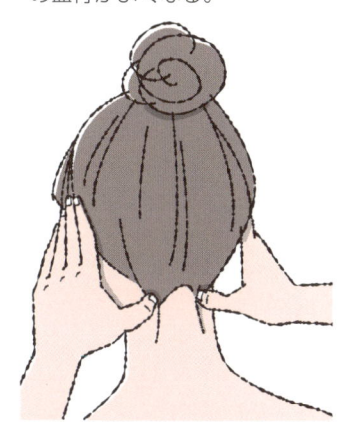

五十肩（肩関節周囲炎）

■症状の見方

四〇～五〇歳代の人に多くみられる肩の痛みで、医学的には肩関節周囲炎といいます。

肩こりとは違い、肩が重くだるいような感じで始まり、腕が上がりにくくなったり、肩を少し動かすだけで痛むようになったりします。ひどい場合には、肩の筋肉がやせたり、軽く押しただけでも痛んだり、肩の周囲がかたくこわばってくることもあります。

■治療の進め方

五十肩は、別名を凍結肩《とうけつけん》といわれ、肩の冷えをともないます。したがって、指圧やマッサージの前には、首から肩にかけて、蒸しタオルなどであたためることも大切です。

ふだんから肩を冷やさないように注意し、よく肩を動かす運動を行なうようにすることも大切です。

ツボ療法では、肩井《けんせい》や肩髃《けんぐう》、雲門《うんもん》、天宗《てんそう》など、肩の前側と後ろ側に集中している各ツボのほか、腕の臂臑《ひじゅ》、臑会《じゅえ》をていねいに指圧すると効果があります。痛みには温灸《きゅう》治療を行なうとたいへん効果があります。

肩井《けんせい》

こりをほぐし痛みをしずめる
指圧やお灸がよく効くツボ

位置◆後ろ首の根元（第7頸椎棘突起《けいついきょくとっき》）と肩先（肩峰《けんぽう》外縁）を結んだ線上の中間点。

治療◆治療者は患者の肩をつかむようにして、親指で強めにもみ押す。患者が自分で指圧するときは人さし指か中指を使い、右手で左肩、左手で右肩を片方ずつ押すとよい。こりと痛みが続くときは、このツボを中心にあたためるとよい。お灸《きゅう》も効果的。

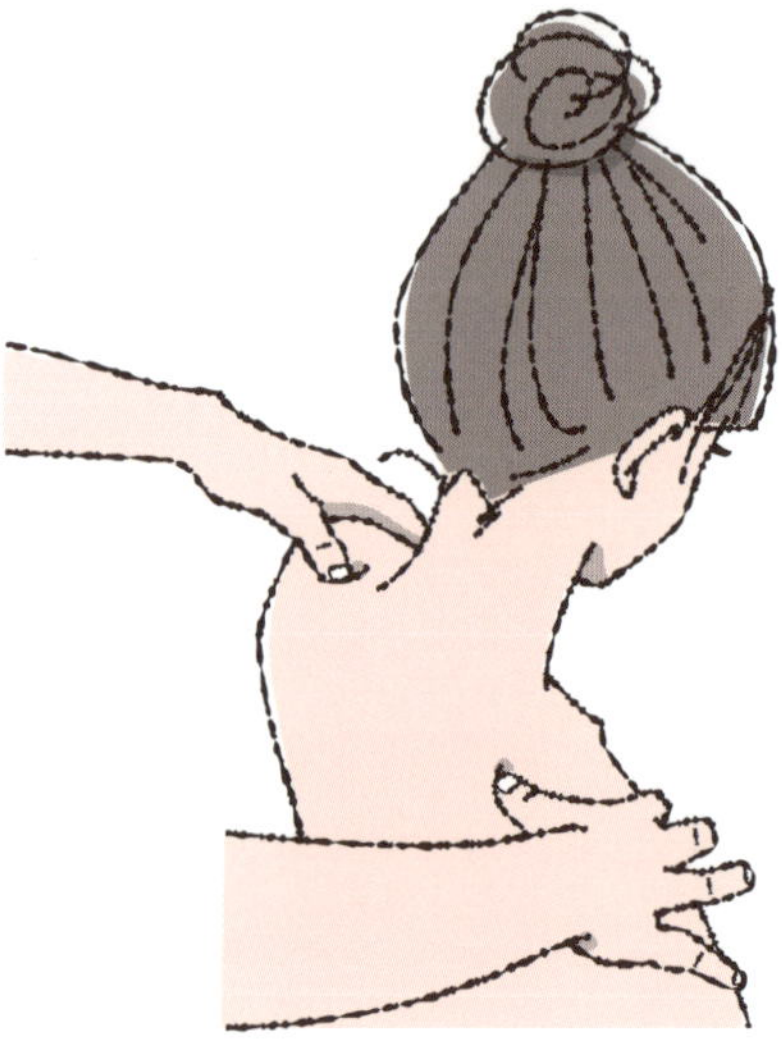

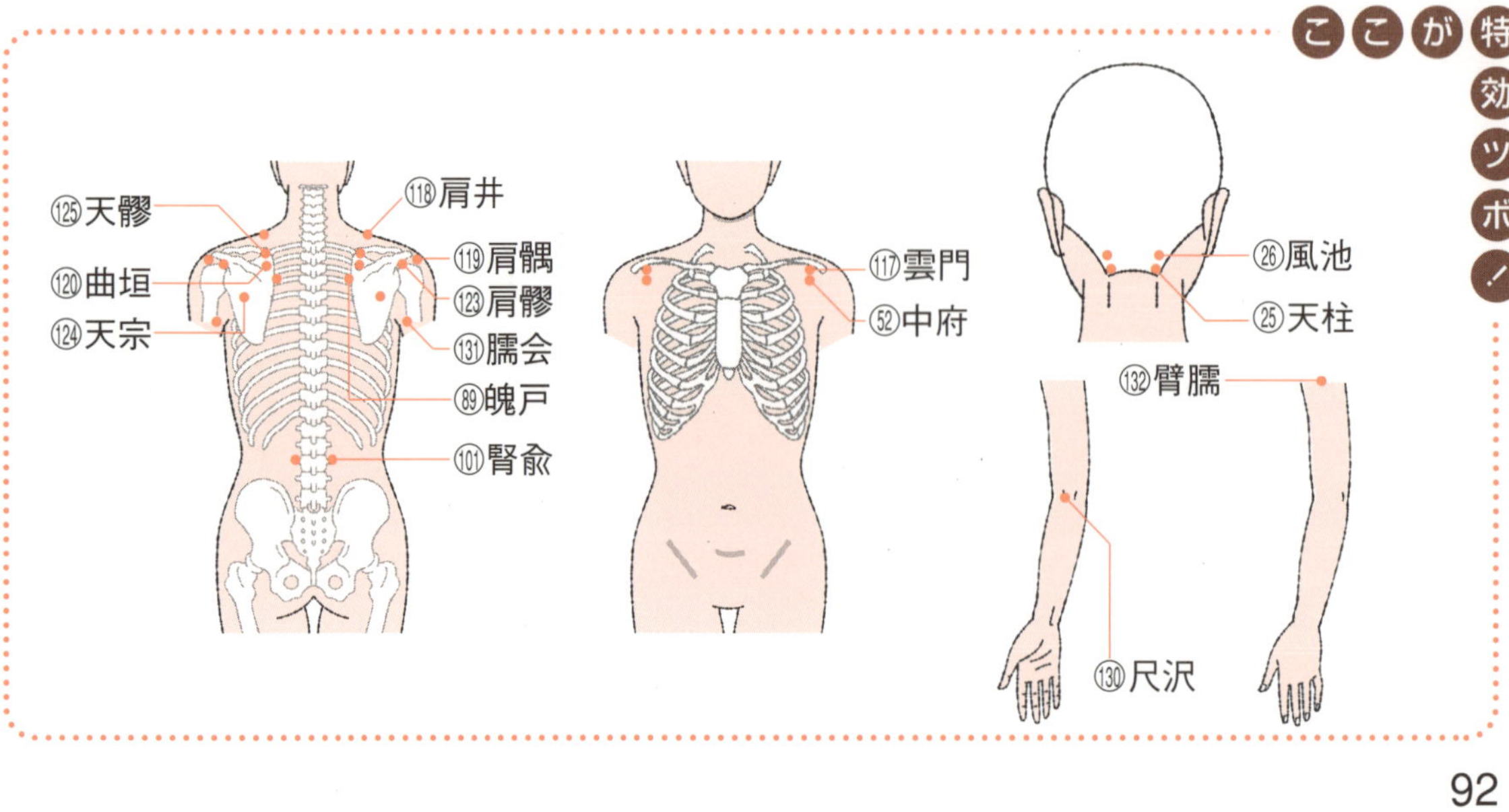

臑会《じゅえ》

上腕部にかけての痛みや腕が上がらないときに効く

位置◆腕を真横に動かすとできる2つのくぼみのうち、後ろ側にできるくぼみから親指の幅3本分ほど下がったところ。

治療◆治療者は片手で患者の腕を支え、もう一方の手の親指でツボを指圧する。肩の三角筋と上腕部の痛みに効き、腕が痛んで上がらない場合は、もみ押すと症状が軽くなる。

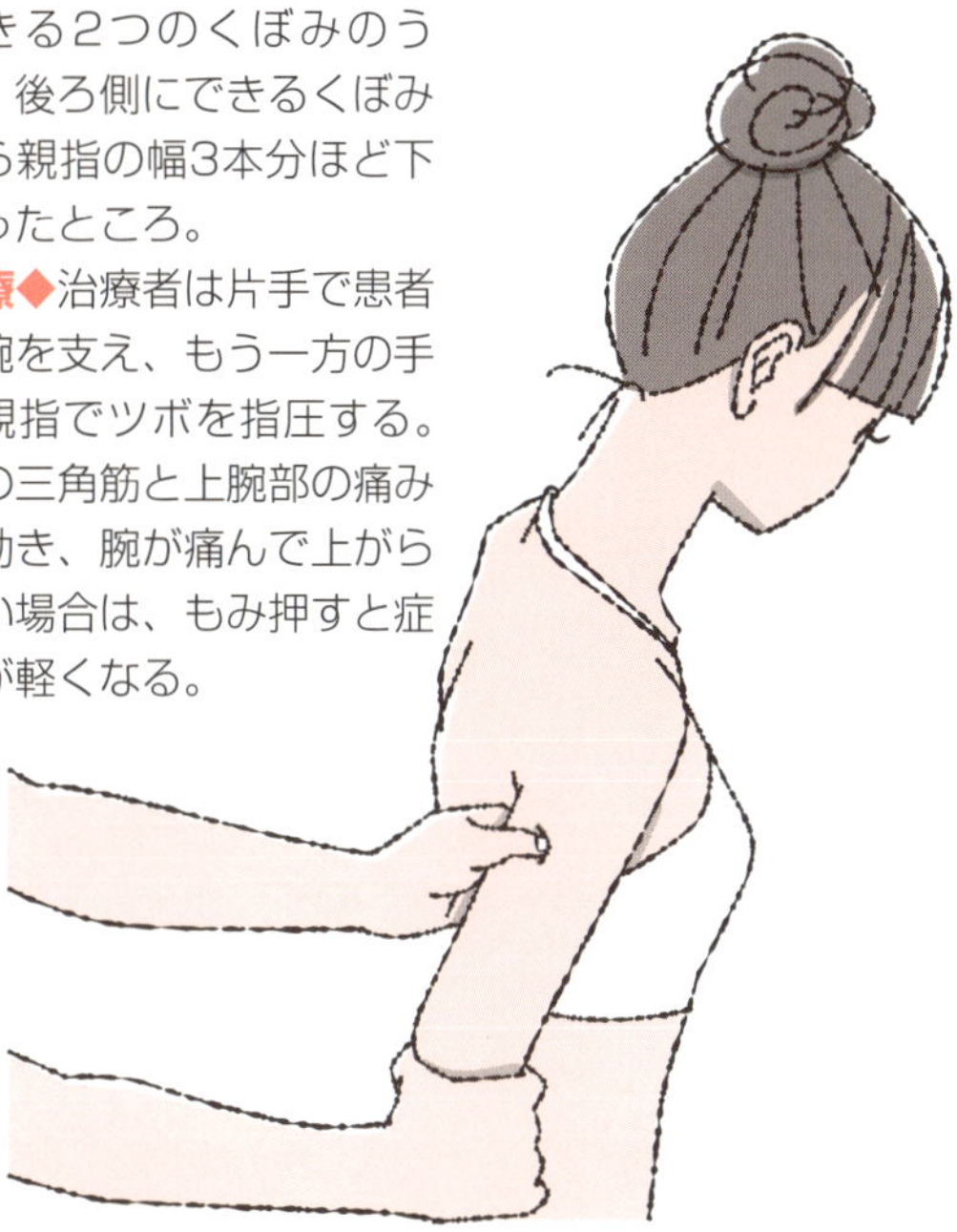

天宗《てんそう》

腕が上がらないほどの肩の痛みもやわらぐ

位置◆肩甲骨上方で横に走る骨（肩甲棘《きょく》）の中点と、肩甲骨の下の角（肩甲骨下角《かかく》）を結んだ線上で、肩甲棘の中点から3分の1のところにあるくぼみ。

治療◆うつぶせに寝た患者の肩甲骨上にあるツボを親指で左右同時に指圧する。腕が上がらないほどの肩の痛みもやわらげることができる。

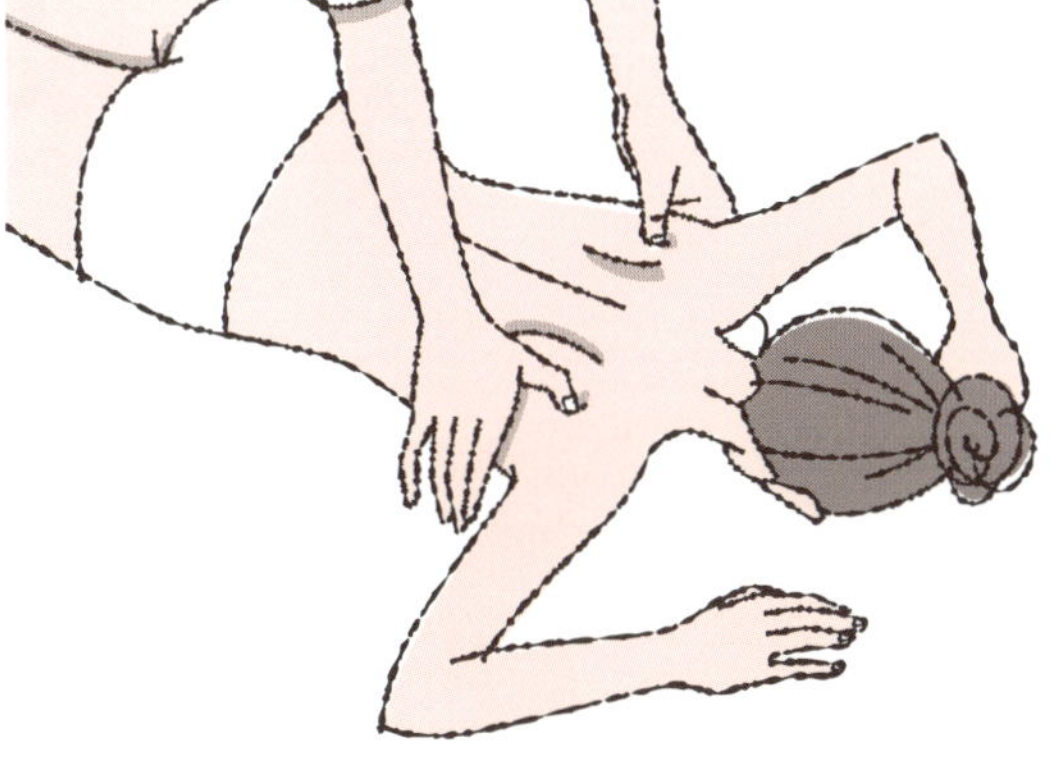

肩髃《けんぐう》

指圧とマッサージの併用で肩の三角筋の痛みをとる

位置◆肩の先端、腕を真横に動かすとできる2つのくぼみのうち、前側のくぼみ。

治療◆親指でツボを指圧すると、肩の三角筋の痛みをやわらげる効果がある。胸の中心から鎖骨《さこつ》の下沿いに、このツボへ向かってマッサージをくり返すとさらに効果的。

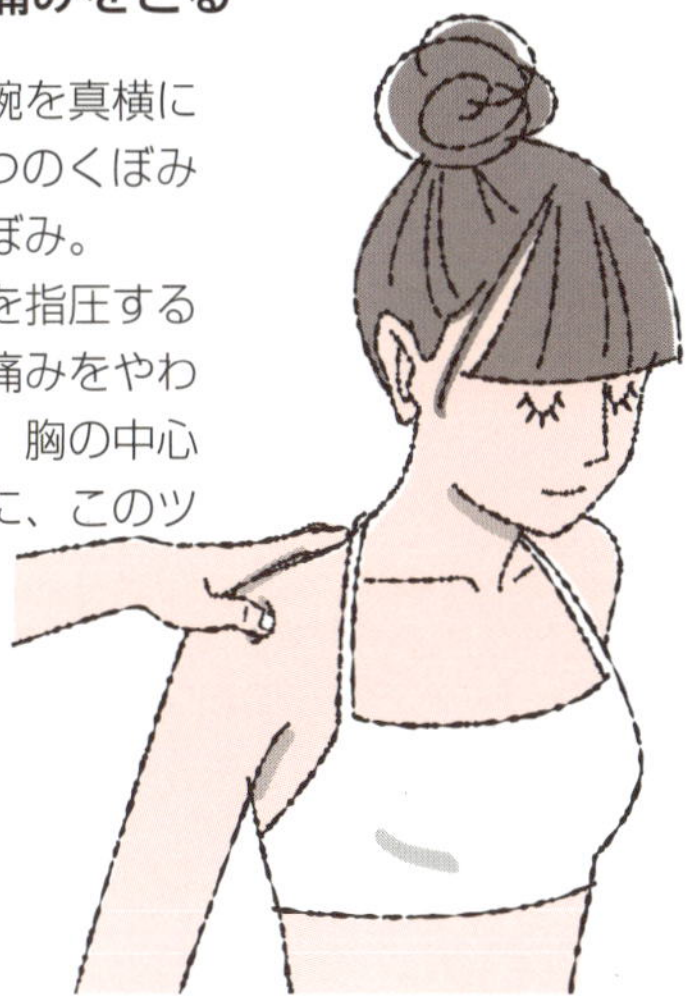

臂臑《ひじゅ》

このツボを中心につかむようにもむのも効果的

位置◆ひじの外端（曲池《きょくち》）から親指の幅7本分ほど上がった三角筋の前側のへり。

治療◆親指で指圧すると、肩から腕にかけての痛みに効く。ここを中心に上腕部をつかむようにもんでいくとさらに効果的。

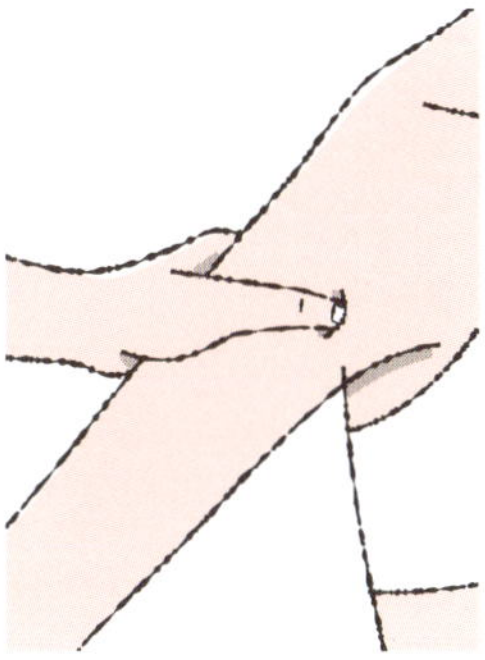

雲門《うんもん》

肩の動きに効果をもたらし腕の上げ下げが楽になる

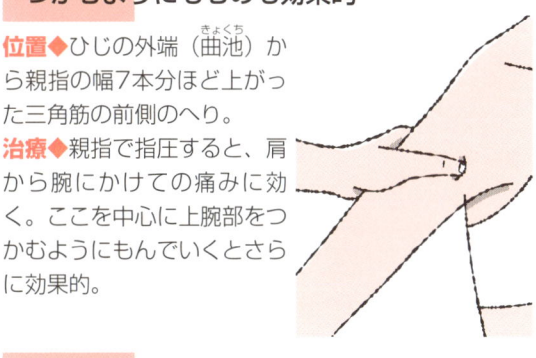

位置◆鎖骨《さこつ》の下のくぼみ（鎖骨下窩《かか》）で、からだの中心線から親指の幅6本分外側。

治療◆指先でグッと押すと、腕のつけ根の痛みがやわらぎ、肩の動きがよくなる。すぐ下の中府《ちゅうふ》もあわせて指圧するとよい。

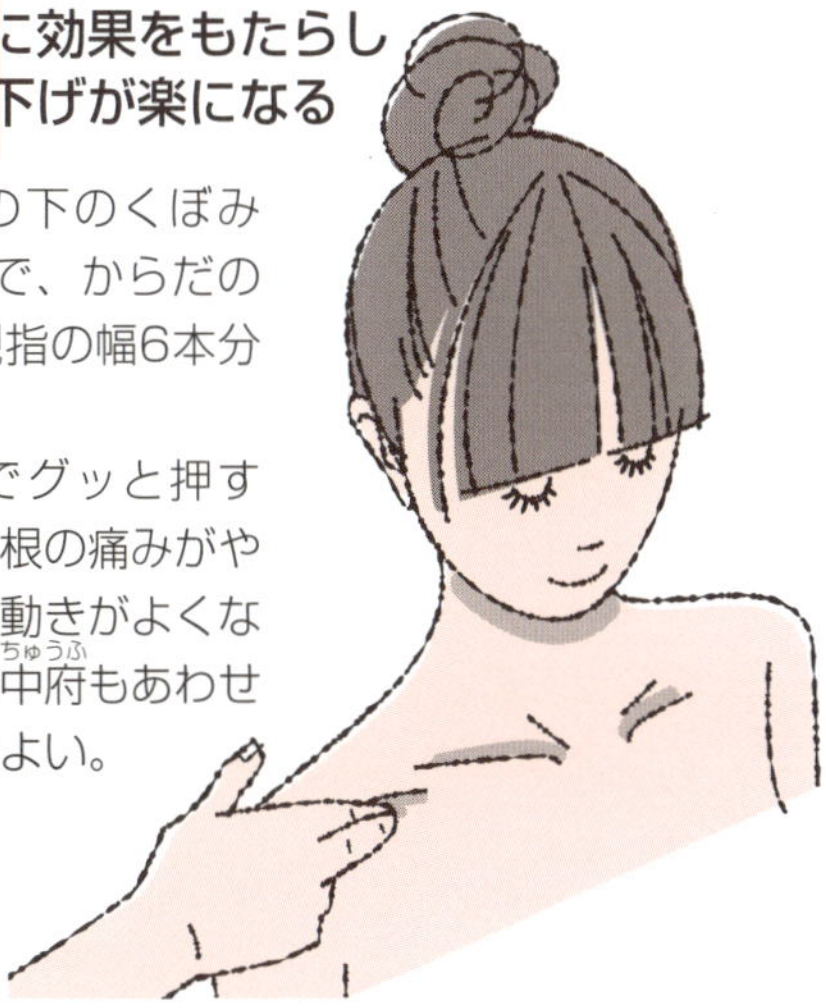

寝違え

■症状の見方

朝起きたとき、首が痛くて回らなくなっていたり、後頭部から首や肩にかけて痛みが走ったりすることがあります。これら寝違えのほとんどは、無理な姿勢で寝ていたために首の筋肉が異常に緊張したり、引っぱられたりして起こります。そのほかにも、首の周囲の冷えが原因で起こる場合があります。

■治療の進め方

ツボ療法を行なう前に、首の周辺を蒸しタオルなどでよくあたためます。そして、天柱《てんちゅう》、風池《ふうち》の指圧と、首の後ろの太い筋肉（僧帽筋《そうぼうきん》）のマッサージ、天容《てんよう》、天鼎《てんてい》の指圧と、首の横の筋肉（胸鎖乳突筋《きょうさにゅうとつきん》）のマッサージなどを行ないます。肩井《けんせい》の指圧や、膏肓《こうこう》、曲垣《きょくえん》など肩甲骨周辺のマッサージも効果的です。

天容《てんよう》

首の筋肉の緊張をほぐし痛みをやわらげる

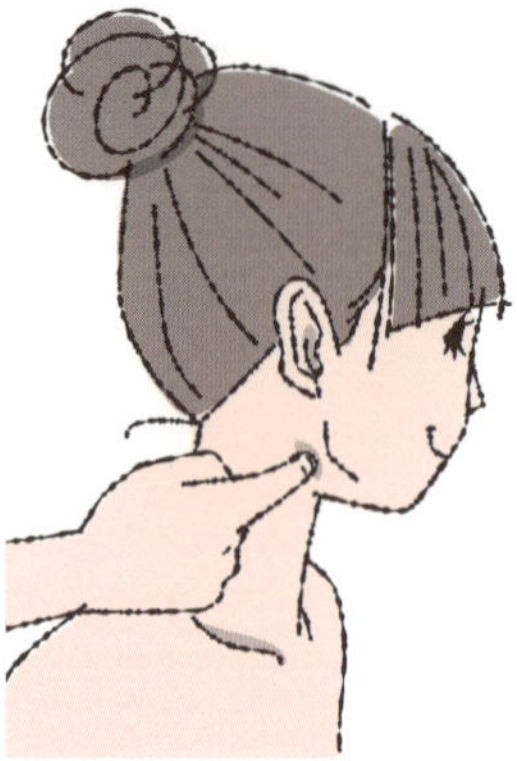

位置◆下あごの角（下顎角《かがくかく》）の後ろで、横首の筋肉（胸《きょう》鎖乳突筋《さにゅうとつきん》）の前方のくぼみ。

治療◆後ろ首を痛くない程度にさすったあと、このツボを指先で力の入れすぎに注意して、軽くこねるように押す。筋肉の緊張と痛みがやわらぎ、首を動かすのが楽になる。

肩井《けんせい》

首から肩へかけてのこわばり感を取り除く

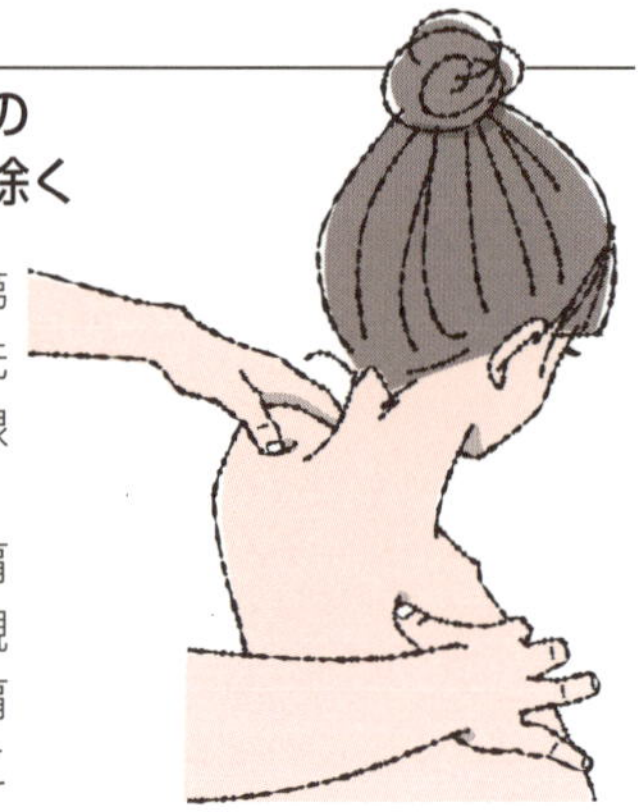

位置◆後ろ首の根元（第7頸椎棘突起《けいついきょくとっき》）と肩先（肩峰《けんぽう》外縁）を結んだ線上の中間点。

治療◆治療者は患者の肩をつかむようにして、親指でもみ押す。首から肩へ続く筋肉をほぐし、こわばり感をとる。

曲垣《きょくえん》

マッサージの併用でこわばった姿勢を楽にする

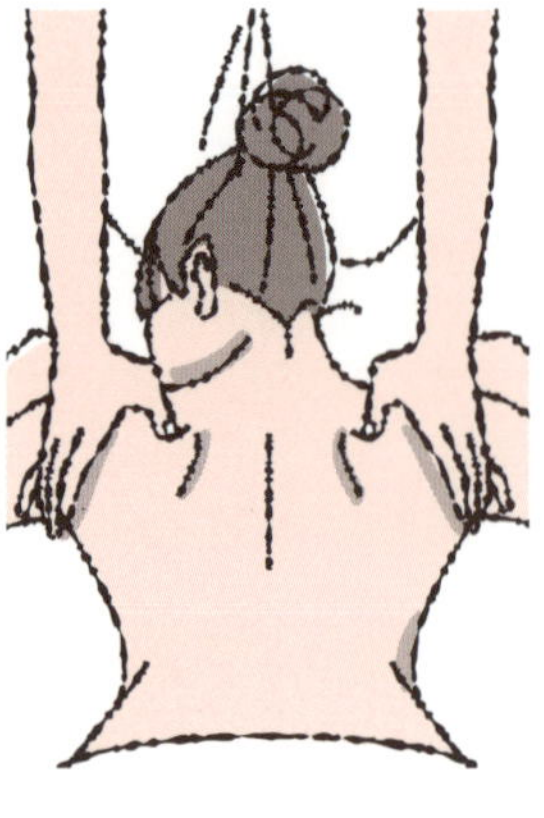

位置◆肩甲骨の上方で、横に走る骨（肩甲棘《きょく》）の内側の端のくぼみ。

治療◆うつぶせに寝た患者の肩に両手をつき、親指で左右のツボを同時に押す。マッサージを併用すると、寝違えのために変形してこわばっていた姿勢が楽になる。

ここが特効ツボ！

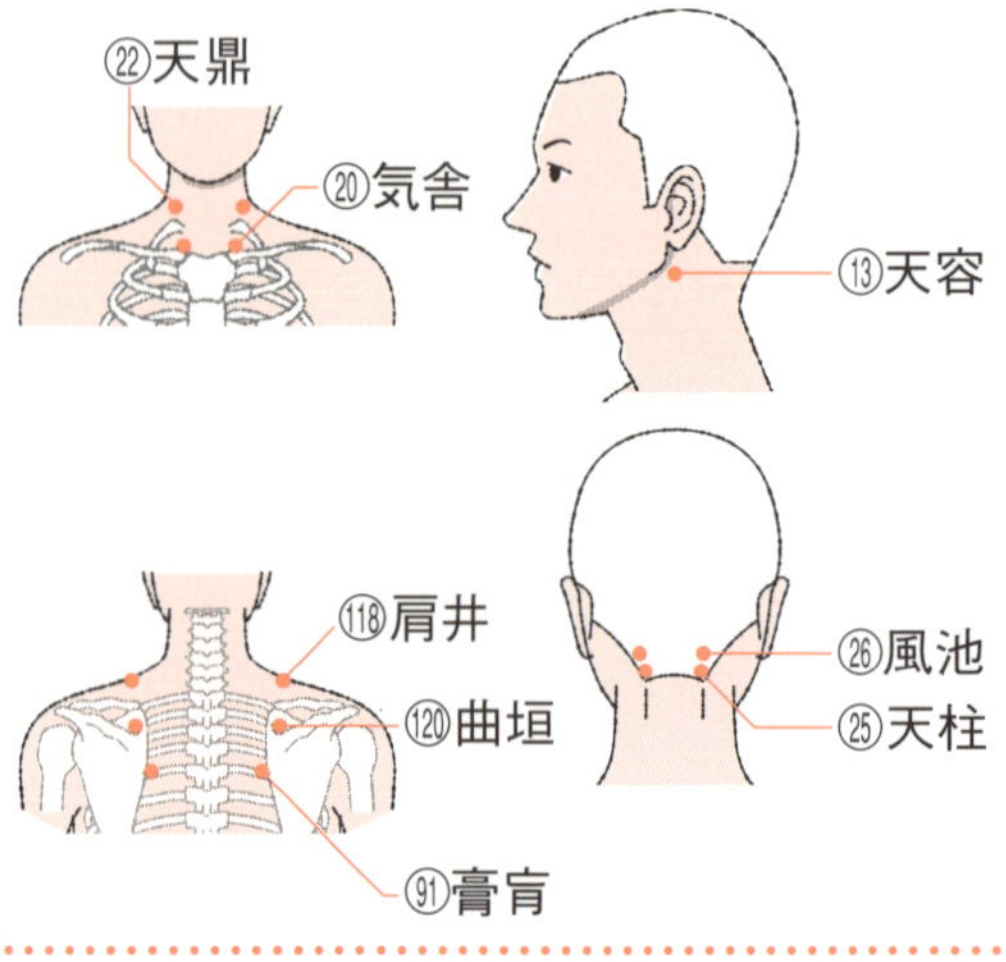

首・肩・背中の症状と病気

むち打ち症

■症状の見方

むち打ち症は、首の骨の周囲にある靭帯《じんたい》や筋肉の障害で、首や肩の痛み、頭痛、首が動かせないなどの症状があらわれます。交通事故で車が追突され、首に大きな衝撃を受けたときなどによくみられます。ひどい場合は首の神経が影響を受け、手のしびれや耳鳴り、めまい、吐き気などがあらわれたりします。

■治療の進め方

安静を第一とし、症状が長引くときはツボ療法でやわらげます。頭や首の痛み、首が動かせないなどの症状には天柱《てんちゅう》、風池《ふうち》、完骨《かんこつ》、肩の痛みには肩井《けんせい》、肩髃《けんぐう》、曲垣《きょくえん》、大椎《だいつい》などの指圧とマッサージを行ないます。手のしびれがあれば、曲池《きょくち》、郄門《げきもん》など、手の各ツボを治療に用います。

ここが特効ツボ！

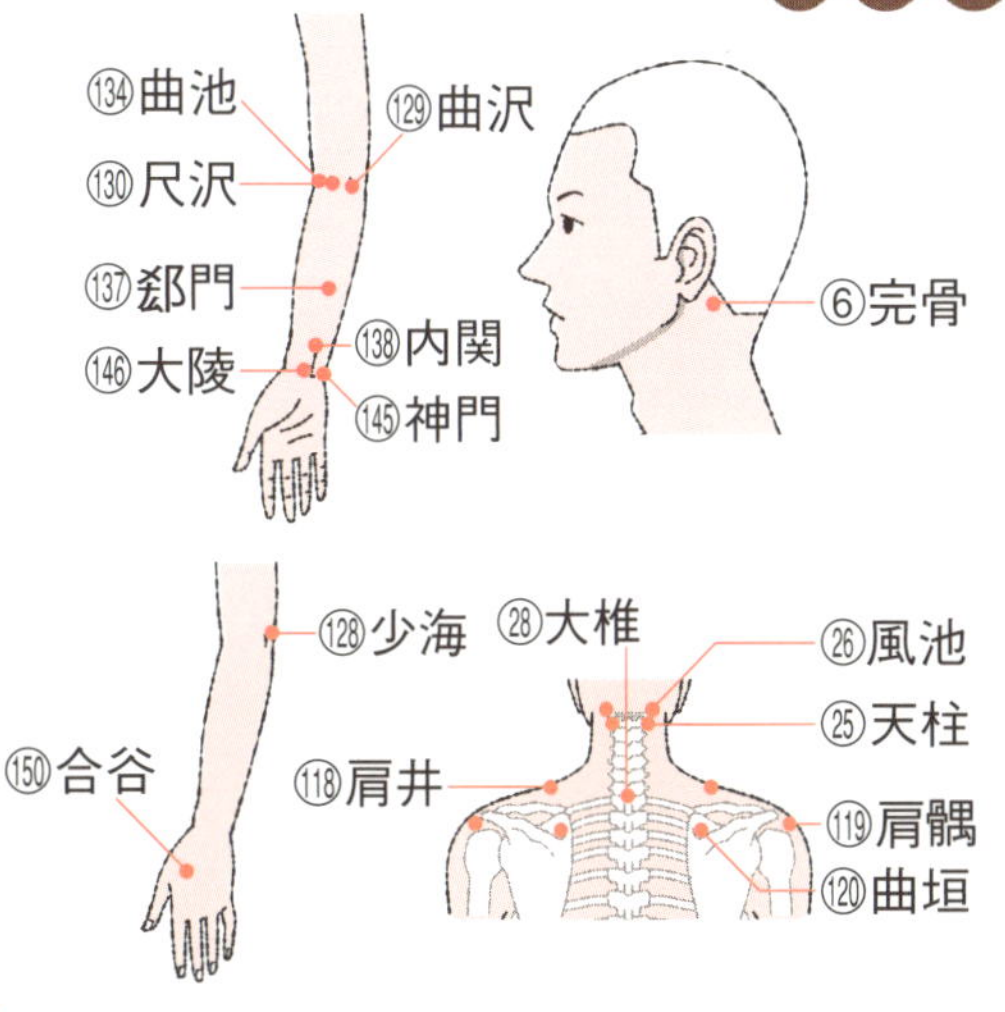

完骨《かんこつ》

軽くさすって指圧すると首の痛みに効果的

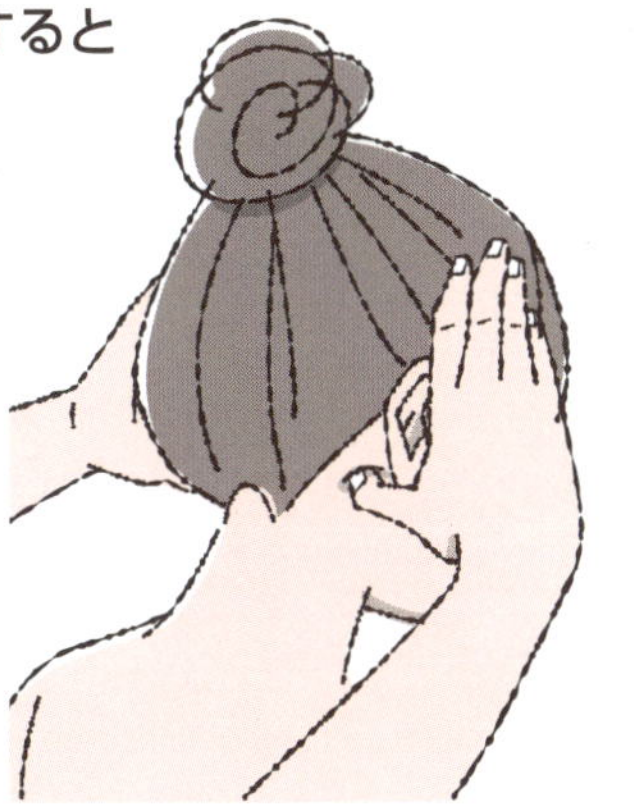

位置◆耳の後ろの骨（乳《にゅう》様突起《ようとっき》）の、後ろ側下方のくぼみ。

治療◆首すじを軽くさすってから、頭をかかえるようにし、親指でゆっくりと左右のツボを指圧する。首の痛みをやわらげ、天柱《てんちゅう》、風池《ふうち》もあわせて指圧すると、さらに効果的。

肩髃《けんぐう》

むち打ち症にともなう肩のこりと痛みに効果的

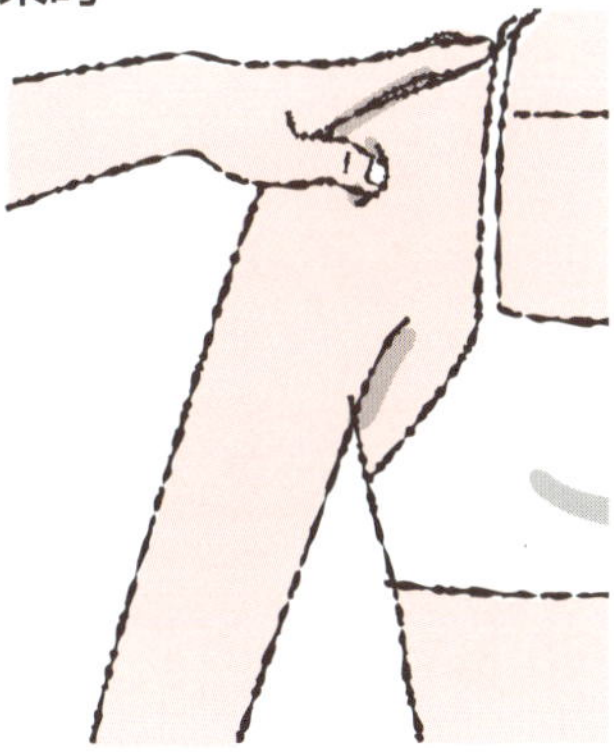

位置◆肩の先端、腕を真横に動かすとできる2つのくぼみのうち、前側のくぼみ。

治療◆親指で指圧すると、むち打ち症にともなう肩こりと痛みがやわらぐ。ここから肩井《けんせい》、大椎《だいつい》などの方向へマッサージするのもよい。

郄門《げきもん》

手のしびれがあるときは少し強めにツボを指圧する

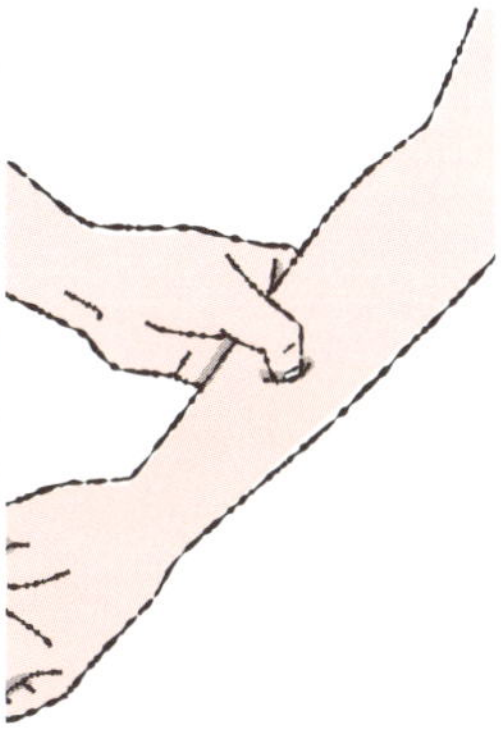

位置◆手首の関節の手のひら側にある、横じわ（横紋《おうもん》）の中央から上方へ、親指の幅5本分上がったところ。

治療◆親指で強めに指圧すると、手のしびれがやわらぐ。しびれや痛みが続くときは、このツボを中心に前腕部の各ツボをもむとよい。

背中のこりと痛み

■症状の見方

長時間にわたる同じ姿勢での作業や、不自然な姿勢、筋肉の冷えなどが原因で、背中がかたくこわばったり、張って痛みを感じたりすることがあります。また、内臓の不調や、精神的ストレスがあるときなどにも、背中にこりや痛みを感じることがあります。

ふだんから姿勢に注意し、十分に休養をとっていても症状が改善しない場合は、内臓疾患などが隠れていないか、念のため検査を受けたほうがよいでしょう。

■治療の進め方

背中を蒸しタオルなどでよくあたため、筋肉の緊張をほぐしてから、指圧とマッサージを行ないます。中心となるツボは、背骨に沿って並んでいる大杼《だいじょ》、肺兪《はいゆ》、厥陰兪《けついんゆ》、心兪《しんゆ》、膈兪《かくゆ》、肝兪《かんゆ》、胃兪《いゆ》などです。これらのツボ刺激は、内臓の機能調整にもつながります。膏肓《こうこう》、膈関《かくかん》、神堂《しんどう》など肩甲骨周辺のツボ指圧とマッサージもよく効きます。腰の腎兪《じんゆ》をよくもみ、足の委中《いちゅう》、陽陵泉《ようりょうせん》、太渓《たいけい》などの指圧も加えると、さらによいでしょう。

肺兪《はいゆ》

呼吸器疾患にともなう背中の痛みもやわらぐ

位置◆肩甲骨の内側、背骨（第3胸椎棘突起《きょうついきょくとっき》下縁）をはさんだ両側で、からだの中心線から親指の幅１本半分外側。

治療◆うつぶせに寝た患者の背中に手をつき、親指で左右のツボを同時にやや強めに押す。呼吸器疾患にともなう背部痛に有効。このツボをはじめ背骨沿いの各ツボを上から順に指圧し、マッサージを加えると、背中の血行が促進されて筋肉がほぐれ、痛みもやわらぐ。

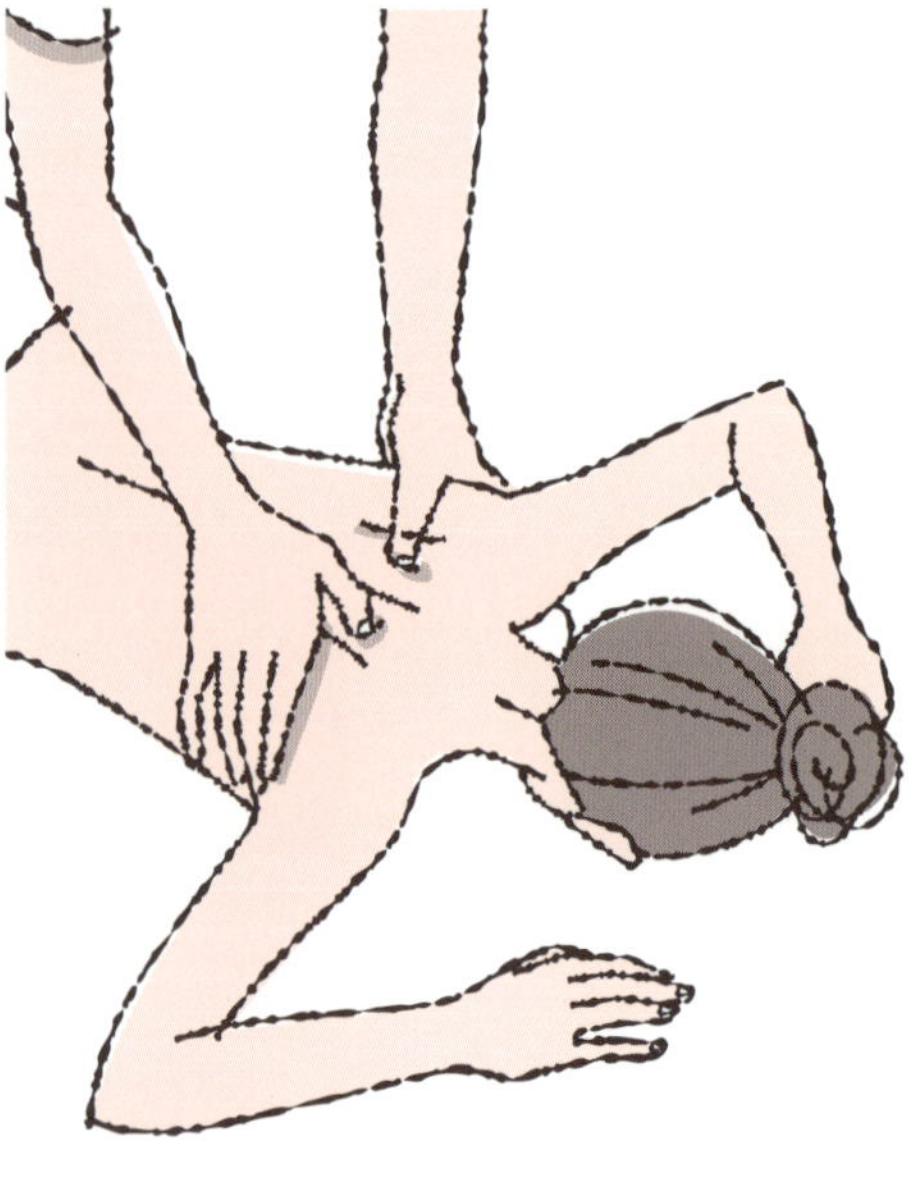

ここが特効ツボ！

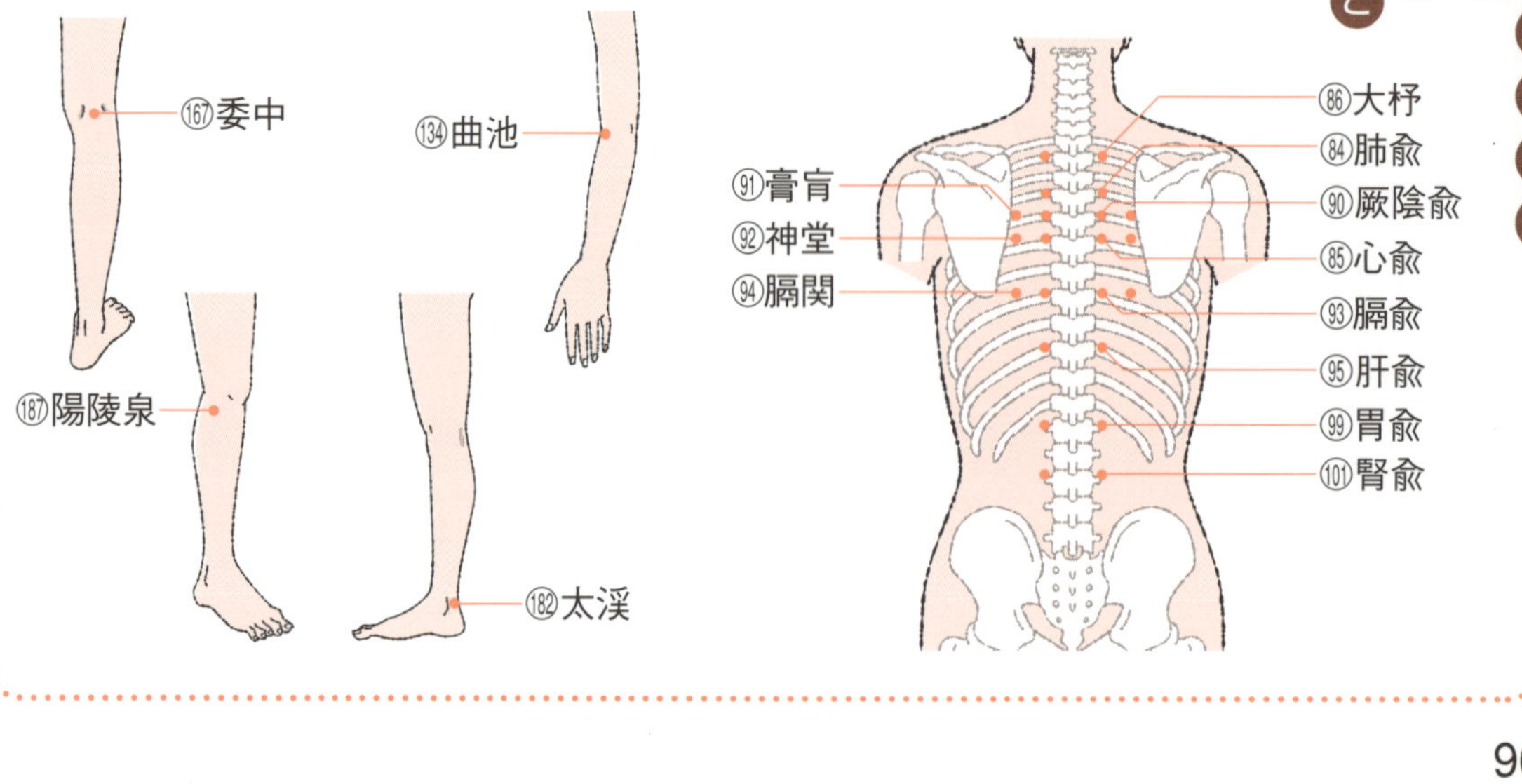

膈兪《かくゆ》

内臓機能の不調から来る
背中のこりと痛みに効果的

位置◆背骨（第7胸椎棘突起《きょうついきょくとっき》下縁）をはさんだ両側で、からだの中心線から親指の幅1本半分外側。

治療◆うつぶせに寝た患者の背中に手をつき、親指で左右のツボを同時にやや強めに押す。胃兪《いゆ》や肝兪《かんゆ》とともに内臓機能の不調による背中のこりと痛みをやわらげる効果がある。

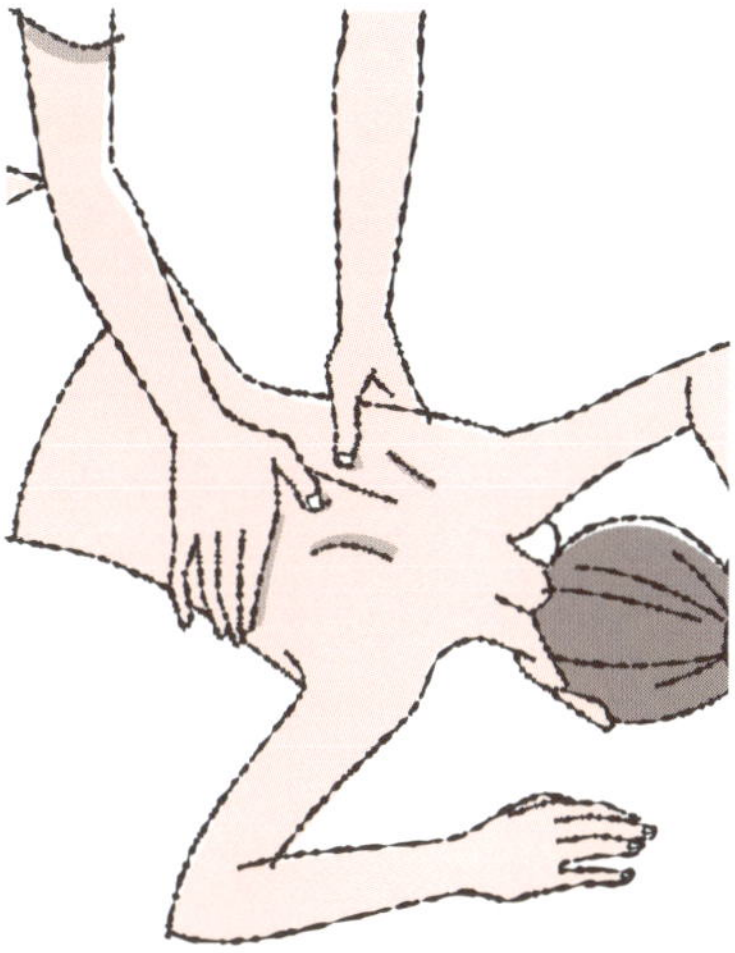

心兪《しんゆ》

循環器疾患にともなう
背中の痛みもやわらぐ

位置◆肩甲骨の内側、背骨（第5胸椎棘突起《きょうついきょくとっき》下縁）をはさんだ両側で、からだの中心線から親指の幅1本半分外側。

治療◆うつぶせに寝た患者の背中に手をつき、親指で左右のツボを同時にやや強めに押す。心臓など循環器系の病気にともなう背部痛もやわらぐ。

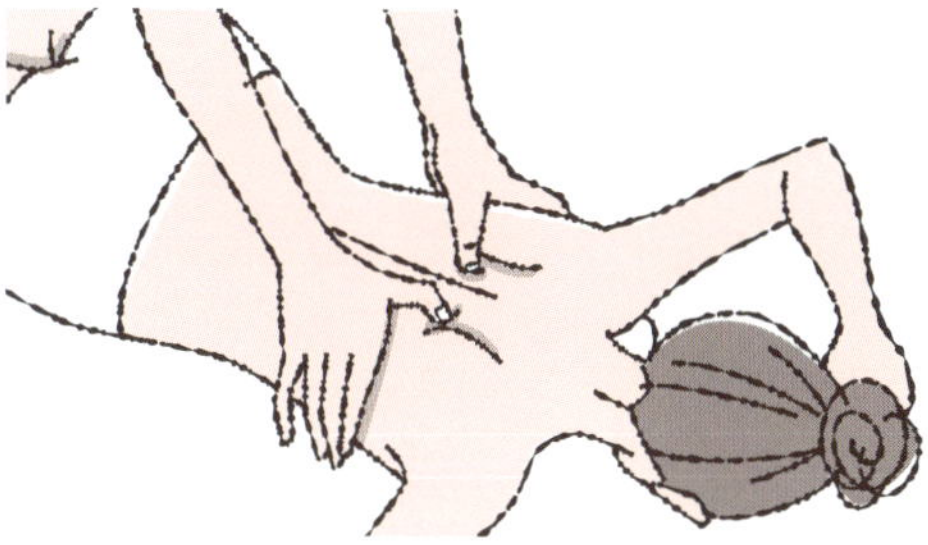

厥陰兪《けついんゆ》

血液の循環をよくして
症状をやわらげる

位置◆肩甲骨の内側、背骨（第4胸椎棘《きょうついきょく》突起《とっき》下縁）をはさんだ両側で、からだの中心線から親指の幅1本半分外側。

治療◆親指で、やや力を入れてもみ押す。血液の循環を改善する代表的なツボで、背中全体の血行を促進する。

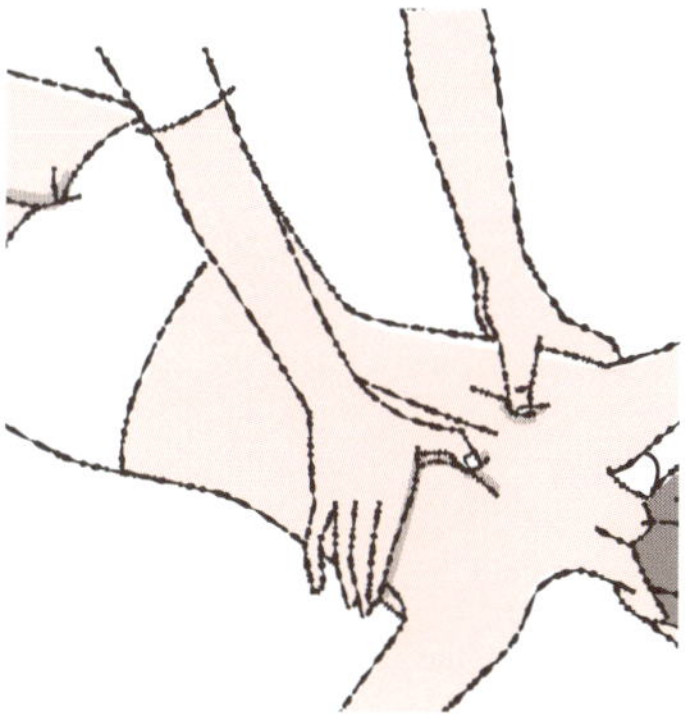

腎兪《じんゆ》

背部痛からくる腰の症状をとり
全身に活力をつける

位置◆肋《ろっ》骨《こつ》のいちばん下（第12肋《ろっ》骨《こつ》）の先端と同じ高さ、背骨（第2腰椎棘突起《ようついきょくとっき》下縁）をはさんだ両側で、からだの中心線から親指の幅1本半分外側。

治療◆腰をかかえるようにして両手の親指でツボをもみ押す。背部痛からくる腰のだるさなどをほぐし、全身に活力をつける。

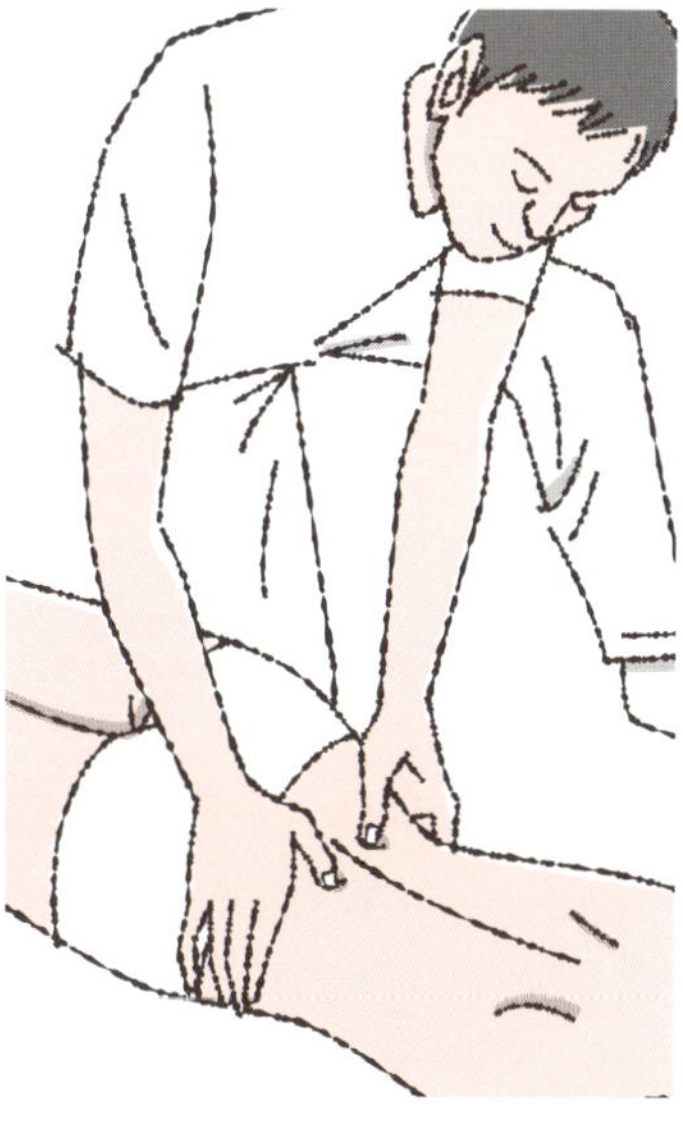

神堂《しんどう》

動悸・息切れ・胸苦しさを
ともなう場合に効果的

位置◆肩甲骨の内側、背骨（第5胸椎棘突起《きょうついきょくとっき》下縁）をはさんだ両側で、からだの中心線から親指の幅3本分外側。

治療◆うつぶせに寝た患者の背中に手をつき、親指で左右のツボを同時にやや強めに押す。動悸《どうき》・息切れ・胸苦しさをともなう場合にとくによい。

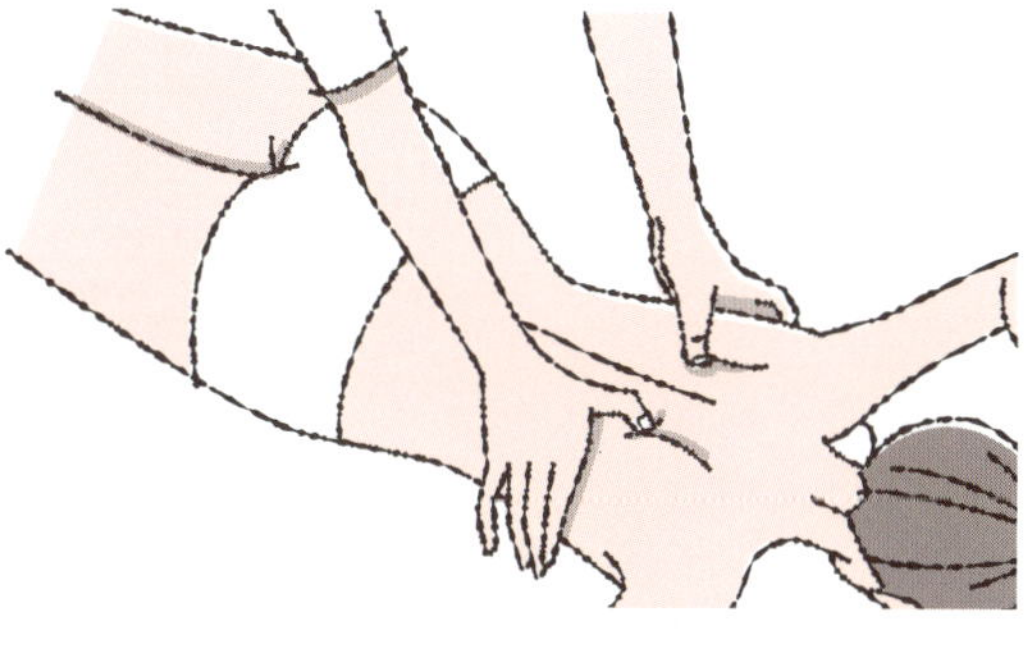

関節リウマチ

■症状の見方

朝起きたときに指がこわばって動かしにくくなったり、手足がしびれたりする症状に始まり、やがて関節の痛みを感じるようになります。痛みはしだいに小さな関節から大きな関節へと広がっていきます。

さらに、何となくからだがだるい、食欲がない、よく眠れないといった全身症状をともなうことがあります。また、手足の冷えや腰痛、便秘、貧血などの症状をともなうこともあります。

■治療の進め方

まずは、リウマチの専門医による治療が必要です。

関節の痛みやこわばりなどの局所的な症状の緩和には、ツボ療法が役立ちます。痛む関節の周囲のツボを中心に、力の入れすぎに注意しながら指圧とマッサージを行なうとよいでしょう。

ひじの曲池《きょくち》、曲沢《きょくたく》、尺沢《しゃくたく》、手首の陽渓《ようけい》、陽池《ようち》、大淵《たいえん》、大陵《だいりょう》、足首の解渓《かいけい》、太渓《たいけい》などは、とくに効果があります。

全身症状をやわらげるには、背中の肝兪《かんゆ》、脾兪《ひゆ》、胃兪《いゆ》、腰の腎兪《じんゆ》、腹部の中脘《ちゅうかん》、天枢《てんすう》、大巨《だいこ》などを丹念に指圧し、マッサージも併用するとよいでしょう。お灸《きゅう》も効果的です。

尺沢《しゃくたく》

前腕部からひじにかけての不快な症状をやわらげる

位置◆ひじの曲がり目の横じわ（横《おう》紋《もん》）の中央にある、かたいすじ（腱《けん》）の外側のくぼみ。

治療◆親指の先が皮膚に沈むように、やや力をこめて押す。前腕部からひじにかけての痛みとこわばり、不快感をやわらげる効果がある。

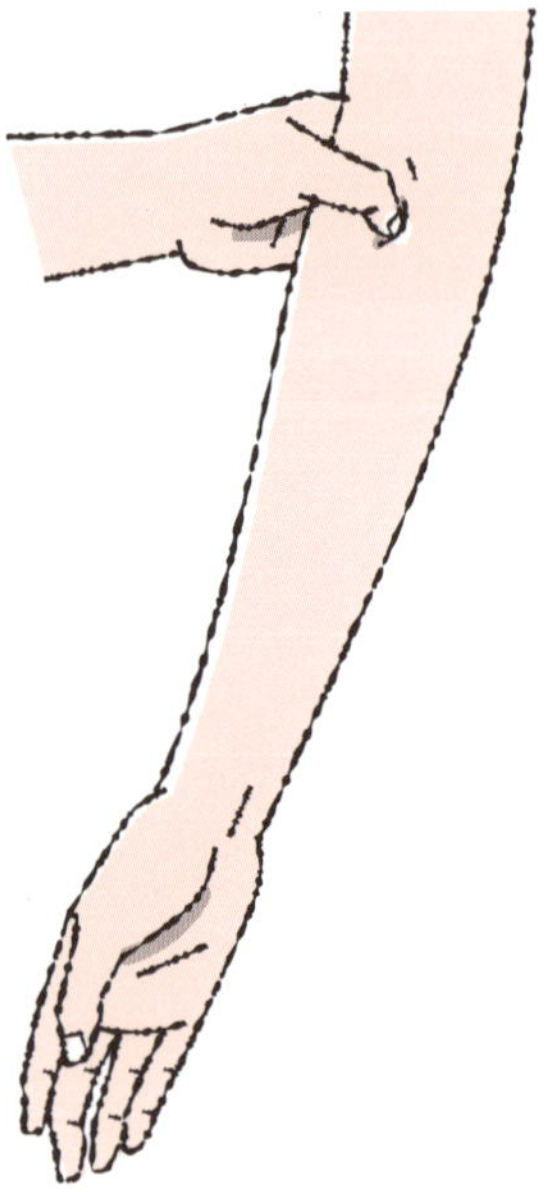

ここが特効ツボ！

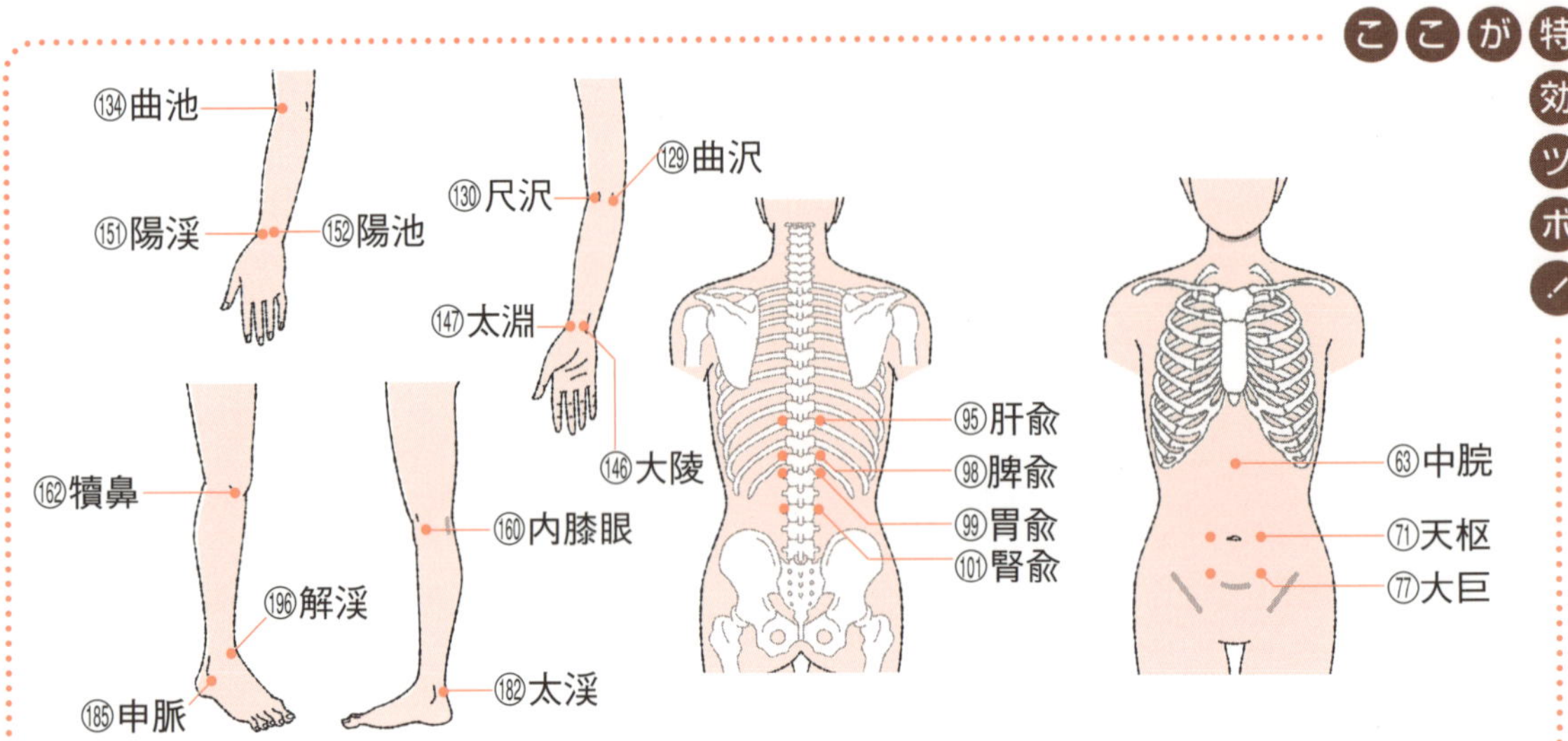

解渓《かいけい》

指圧でこわばりがほぐれたら
足首の曲げ伸ばし運動を

位置◆足首の前面中央あたり。
治療◆かかとを手のひらで包むようにして、親指でツボを指圧する。足首の痛みとこわばりがほぐれたら、足首を上下に曲げ伸ばす運動も行なうとよい。

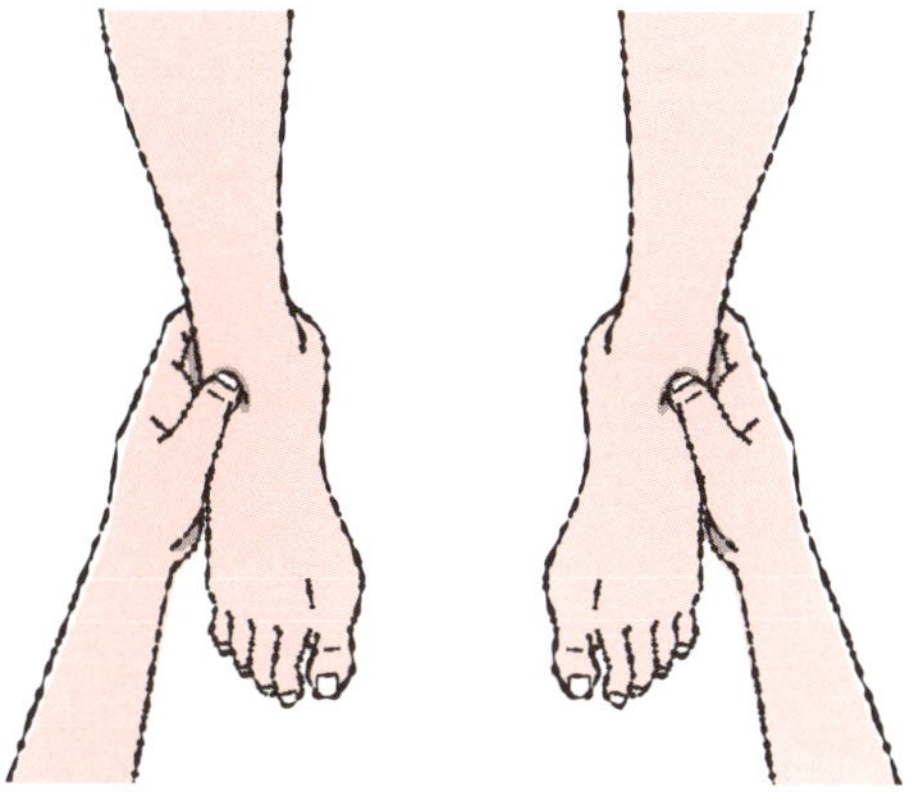

太渓《たいけい》

くるぶし・かかとの
こわばりをとるのに効果的

位置◆足の内くるぶしのすぐ後ろ側。
治療◆足首を手のひらで包むようにして、しっかりと親指でツボを指圧する。足の血行がよくなり、くるぶし、かかとのこわばりがとれる。

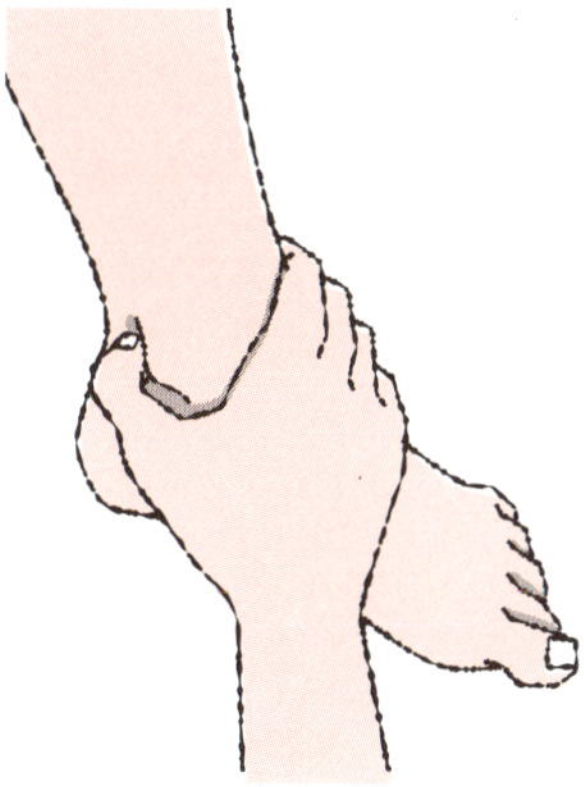

大陵《だいりょう》

陽池とともに指圧を習慣づければ
指を楽に動かせる

位置◆手首の関節上にある、手のひら側の横じわ（横紋《おうもん》）の中央。
治療◆親指の関節を直角に曲げて指圧する。起床時に陽池《ようち》もあわせてもみ押す習慣をつけると、こわばりがすぐにとれ、指が楽に動かせるようになる。

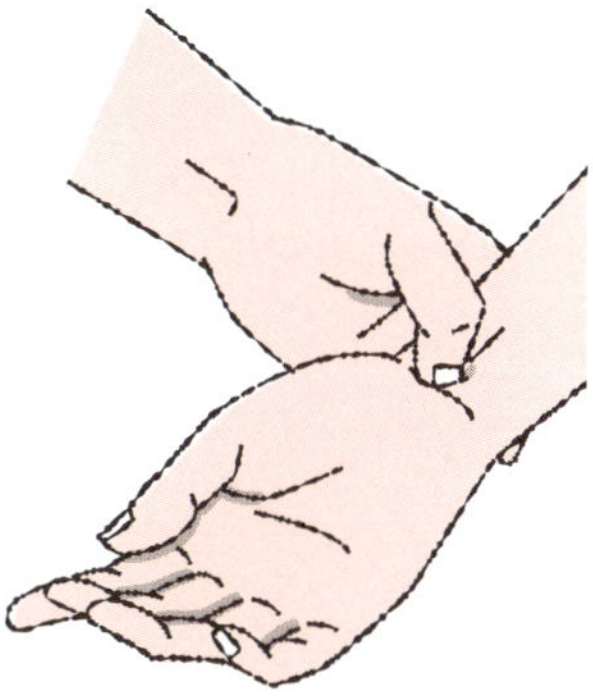

太淵《たいえん》

指のマッサージと併用して
手のこわばりをやわらげる

位置◆手首の関節上にある、手のひら側の横じわ（横《おう》紋《もん》）の親指寄りの端。動脈の拍動を触れるところ。
治療◆親指の関節を直角に曲げて、グリグリとツボを指圧する。手のだるさやこわばり、関節の痛みなどをやわらげる。続けて親指から小指まで順によくもむと、さらに効果がある。

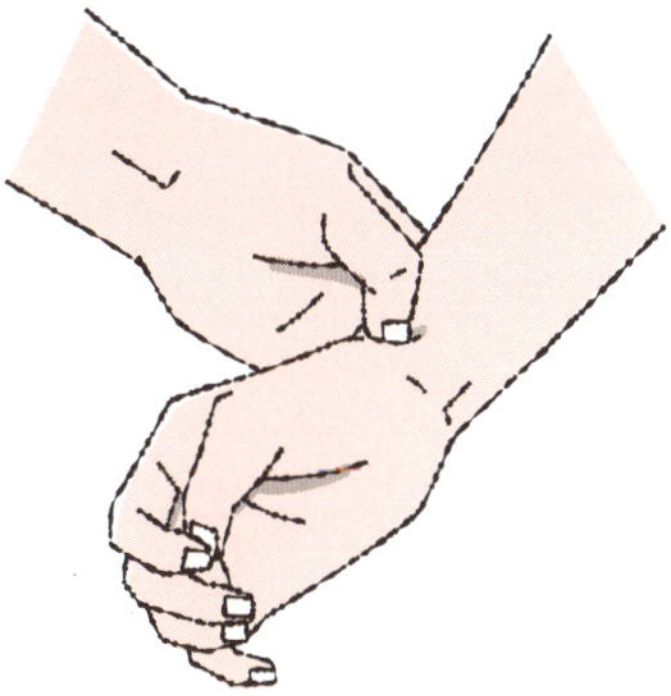

曲沢《きょくたく》

曲池とともにゆっくり
時間をかけてマッサージする

位置◆ひじの曲がり目の横じわ（横紋《おうもん》）の中央にある、かたいすじ（腱《けん》）の内側のくぼみ。
治療◆親指の先が皮膚に沈むように、やや力をこめて押す。ひじの痛み・こわばりをとるには、曲池《きょくち》とあわせて時間をかけてマッサージするとよい。

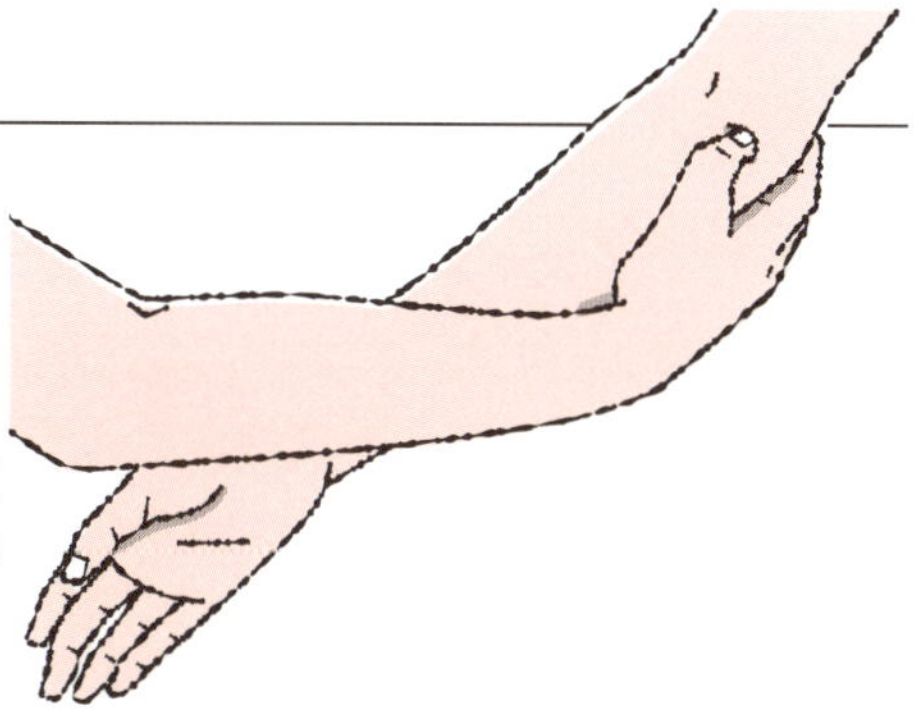

手のしびれ・痛み・神経痛

■**症状の見方**

手のしびれと痛みはさまざまな原因で起こります。重い荷物を背負ったときなどに肩が圧迫されて上腕部が軽くしびれることもあれば、運動や作業によって筋肉が疲労し、痛むこともあります。また、冷えたときなどにも、こわばってしびれることがあります。

肩から指先まで一本の線を描くように痛む場合は、手の神経痛が疑われます。

■**治療の進め方**

神経痛は、ツボ療法が有効な病気の一つです。治療を行なうにあたっては、まず、蒸しタオルなどを当てて患部を十分にあたためることから始めます。これによって筋肉の緊張がほぐれたら、上腕部の臂臑《ひじゅ》をはじめ、ひじの曲池《きょくち》、前腕部の手三里《てさんり》、郄門《げきもん》や、内関《ないかん》、合谷《ごうこく》などをポイントに各ツボを指圧し、マッサージしていきます。腕へめぐる神経の通り道にある雲門《うんもん》、中府《ちゅうふ》、欠盆《けつぼん》の指圧も大切です。

上腕部の痛みは首、肩、背中のこりをともなうことがあります。これをやわらげる目的で、肩井《けんせい》など肩のツボや、天宗《てんそう》など肩甲骨周辺のツボ、厥陰兪《けついんゆ》など背骨沿いの各ツボもよくもみ押しておくとよいでしょう。全身状態をととのえるには、足の各ツボの指圧も加えるとよいでしょう。

手三里《てさんり》

数秒の指圧を3〜4回
腕の神経痛に効く

位置◆ひじの曲がり目の外側の端から、人さし指に向かって親指の幅2本分下がったくぼみ。

治療◆親指の先が患者の皮膚に軽く沈むぐらいに力をこめて押す。数秒の指圧を3〜4回くり返すと、腕の神経痛に効果的。

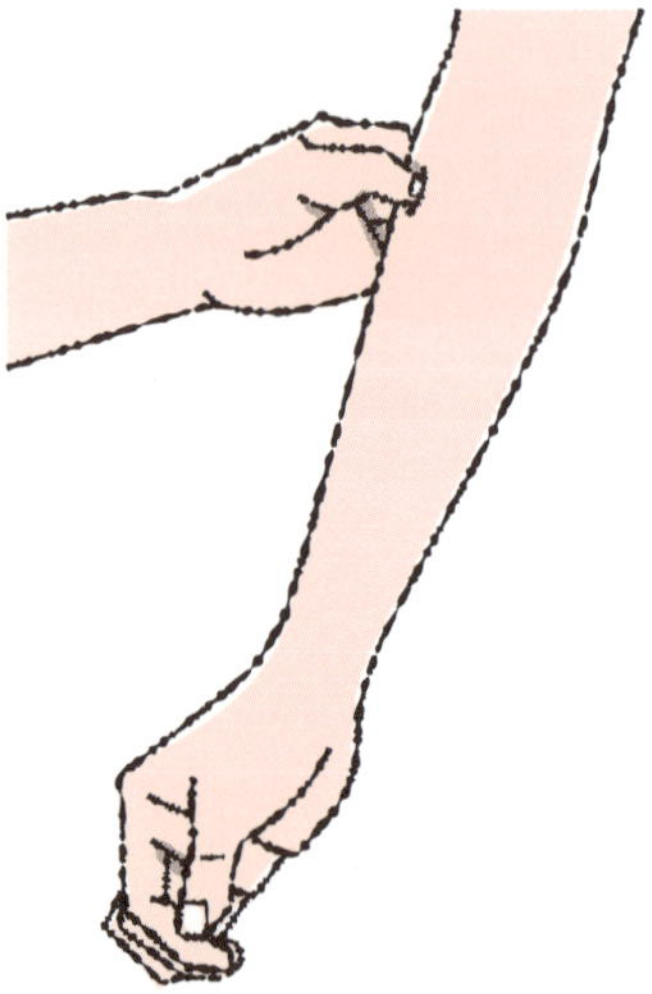

ここが特効ツボ！

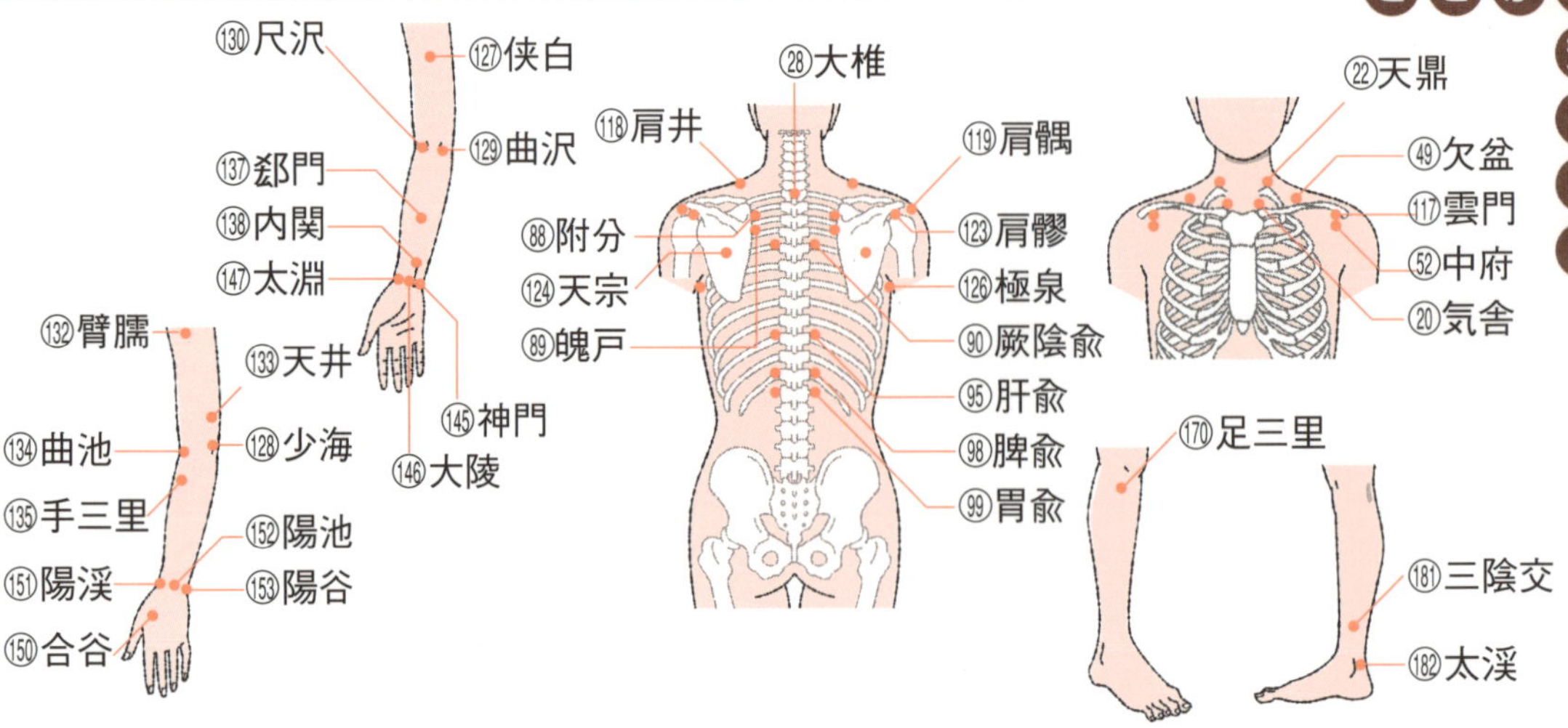

曲池《きょくち》

強めに指圧すると
手指の症状の緩和に効果的

位置◆ひじの曲がり目にある横じわ（横紋《おうもん》）の、親指側の端のくぼみ。

治療◆ひじをつかむようにして、親指の関節を曲げて力をこめて指圧する。手先に続く神経の通り道で、手指のしびれにもよく効く。腕全体をもみほぐすとさらによい。

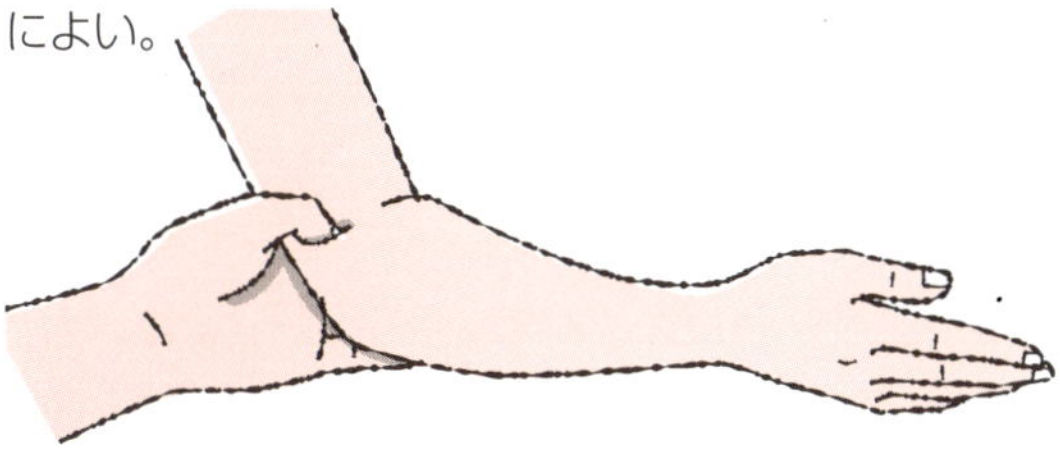

臂臑《ひじゅ》

痛みで腕が上がらないなどの
症状に効果がある

位置◆ひじの外端（曲池《きょくち》）から親指の幅7本分ほど上がった三角筋の前側のへり。

治療◆腕をつかむようにして、親指に力をこめて指圧する。上腕部の症状によいツボで、痛みのために腕が上がらないときなどに効果的。

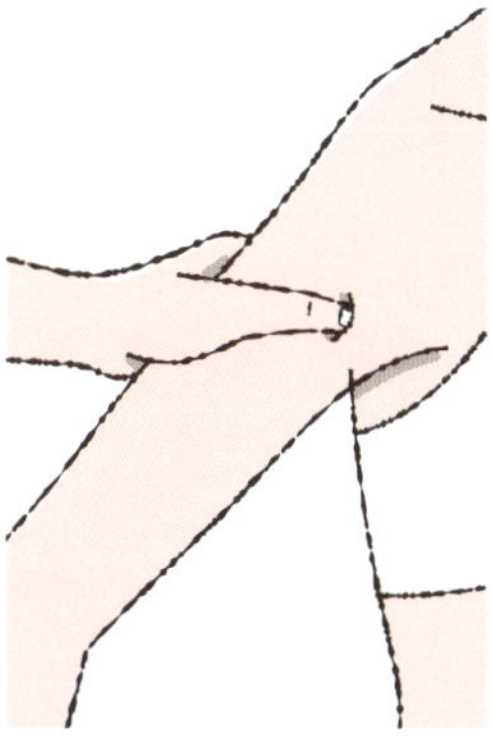

内関《ないかん》

中指に抜けるような
腕の痛みにとくによく効く

位置◆手首の関節の手のひら側にある、横じわ（横紋《おうもん》）の中央から上方へ、親指の幅2本分上がったところ。

治療◆親指に力をこめて指圧する。腕の中心から中指に抜ける痛みにとくに効果的。もみほぐしてもよい。

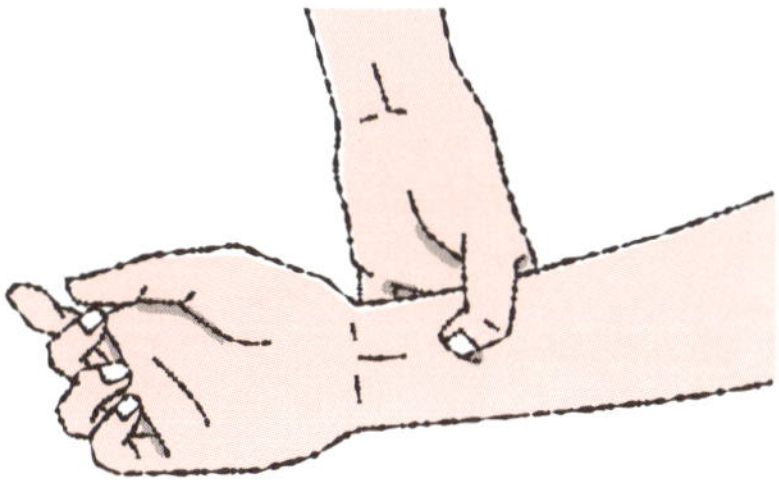

欠盆《けつぼん》

鎖骨に食い込むように押して
腕の症状をやわらげる

位置◆鎖骨《さこつ》の上のくぼみで、からだの中心線から親指の幅4本分外側。

治療◆人さし指と中指を曲げて、鎖骨に食い込むようにグッと押す。これは、胸や腕をめぐる神経の通り道にあるツボ。患者の呼吸にあわせてくり返すと、しびれや痛みがやわらぐ。

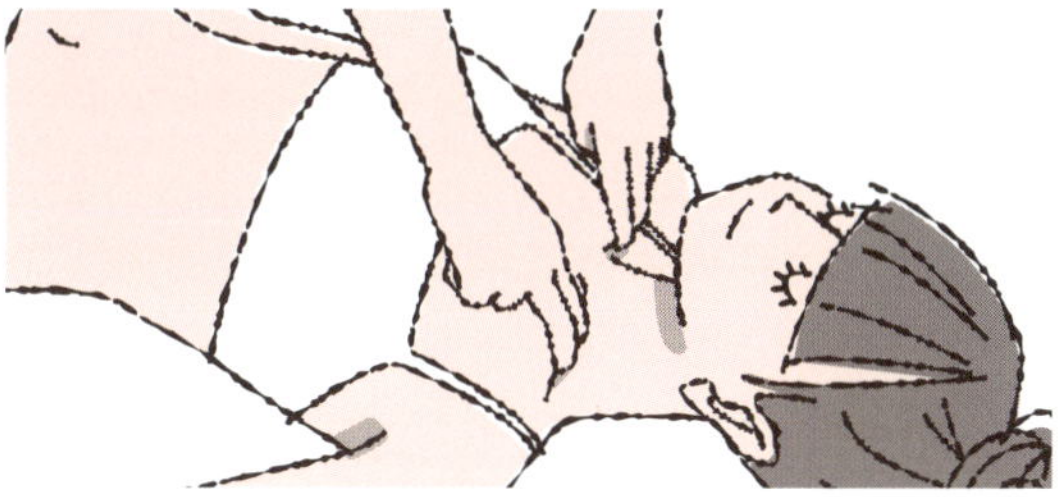

合谷《ごうこく》

痛みをしずめる効果があるツボ
強めに指圧するとよい

位置◆手の甲で、人さし指のつけ根（第2中手骨《ちゅうしゅこつ》中点）の外側。

治療◆手の甲へ親指を食い込ませて強めに押す。さまざまな手の痛みをしずめる効果がある。

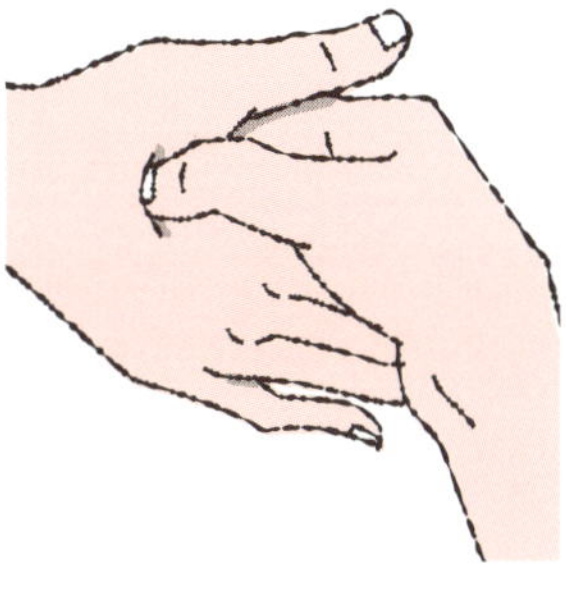

郄門《げきもん》

前腕部の緊張をほぐし
痛みとしびれをやわらげる

位置◆手首の関節の手のひら側にある、横じわ（横紋《おうもん》）の中央から上方へ、親指の幅5本分上がったところ。

治療◆腕をつかむようにして、親指で強めに押し込む。前腕部の痛みとしびれをやわらげるのによい。

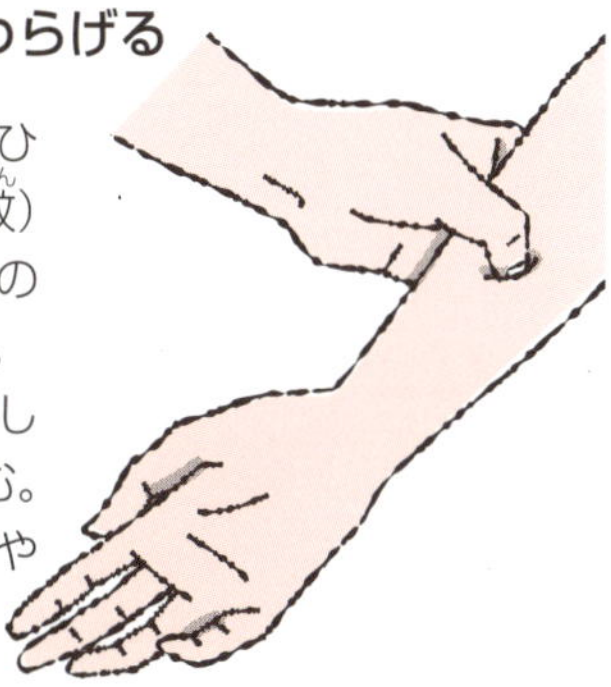

手首・指の痛み（腱鞘炎）

■症状の見方

スポーツや手作業を長く続けたあとなどに、手首や指の痛みを感じることがあります。たんなる疲労の場合もありますが、関節を動かしたときに激しく痛む場合は腱鞘炎《けんしょうえん》が疑われます。筋肉と骨をつないでいる組織を腱、それを包んでいる組織を腱鞘といい、そこに炎症が起きるのが腱鞘炎です。腱鞘炎の場合、悪化すると手術が必要なこともあります。

■治療の進め方

患部の安静が第一です。ツボ療法では、手の神経の通り道にあるツボに指圧やお灸《きゅう》をして痛みの緩和をはかり、疲労や炎症の早期回復を助けます。とくに列欠《れっけつ》、陽渓《ようけい》、大陵《だいりょう》や手の甲にある合谷《ごうこく》などのツボは大切です。前腕部の曲池《きょくち》、手三里《てさんり》、外関《がいかん》なども効きます。

大陵《だいりょう》

手首の痛みをやわらげ
関節の動きをよくする

位置◆手首の関節上にある、手のひら側の横じわ（横紋《おうもん》）の中央。

治療◆親指の関節を直角に曲げて指圧する。手首の関節の痛みをやわらげ、動きをよくする効果がある。

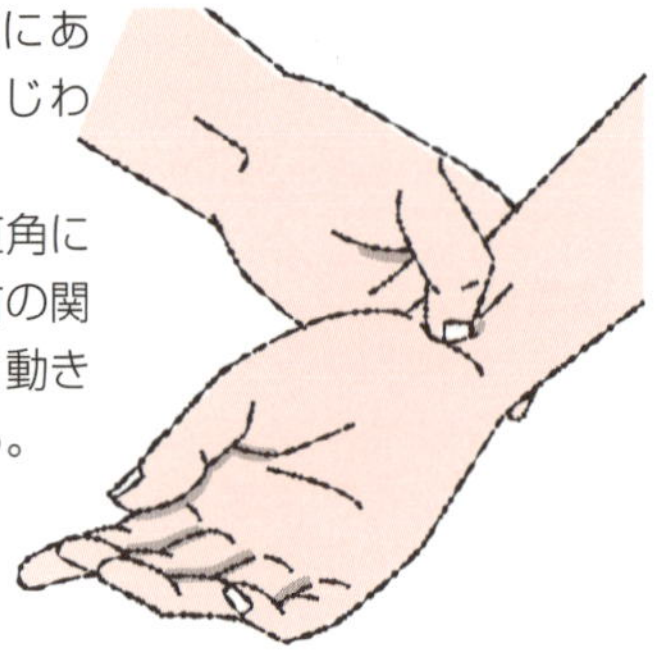

合谷《ごうこく》

強めの指圧で
痛みをしずめる

位置◆手の甲で、人さし指のつけ根（第2中手骨《ちゅうしゅこつ》中点）の外側。

治療◆手の甲へ親指を食い込ませて強めに押すと、痛みをしずめる効果がある。

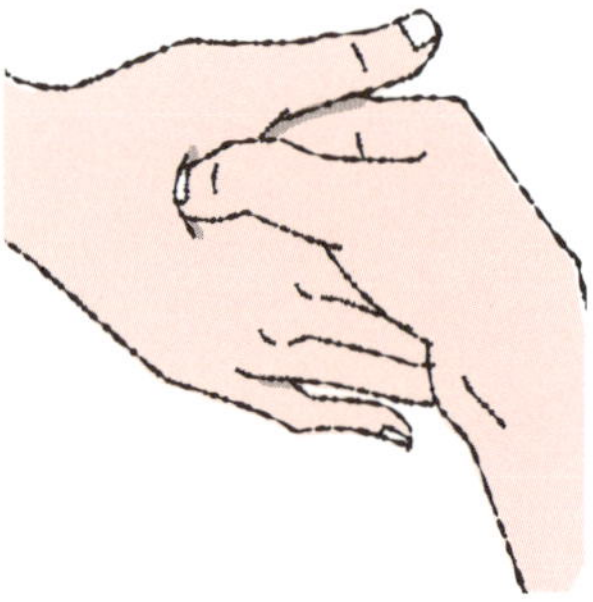

曲池《きょくち》

手の神経の通り道なので
しっかり押すと手指の痛みに効く

位置◆ひじの曲がり目にある横じわ（横紋《おうもん》）の、親指側の端のくぼみ。

治療◆ひじをつかむようにして、親指の関節を曲げて力をこめて指圧する。手指の痛みと、しびれがある場合にも効果的。

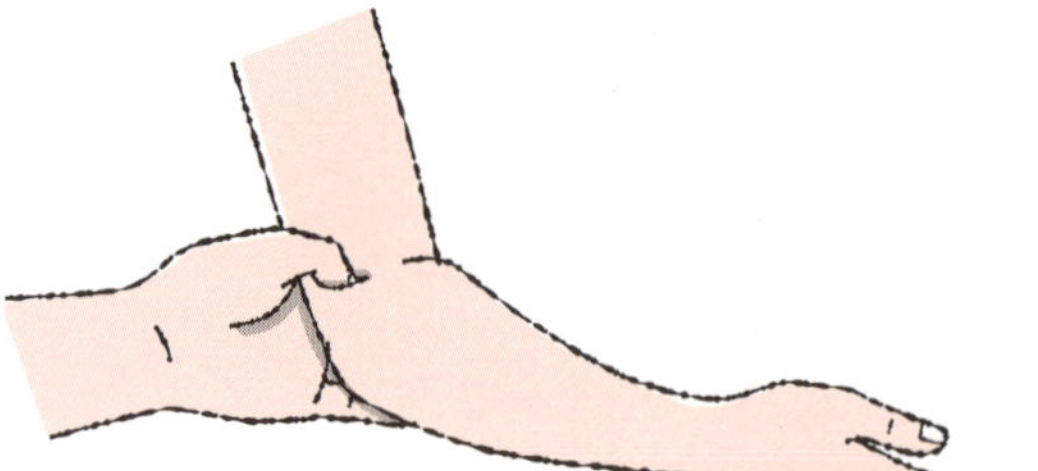

ここが特効ツボ！

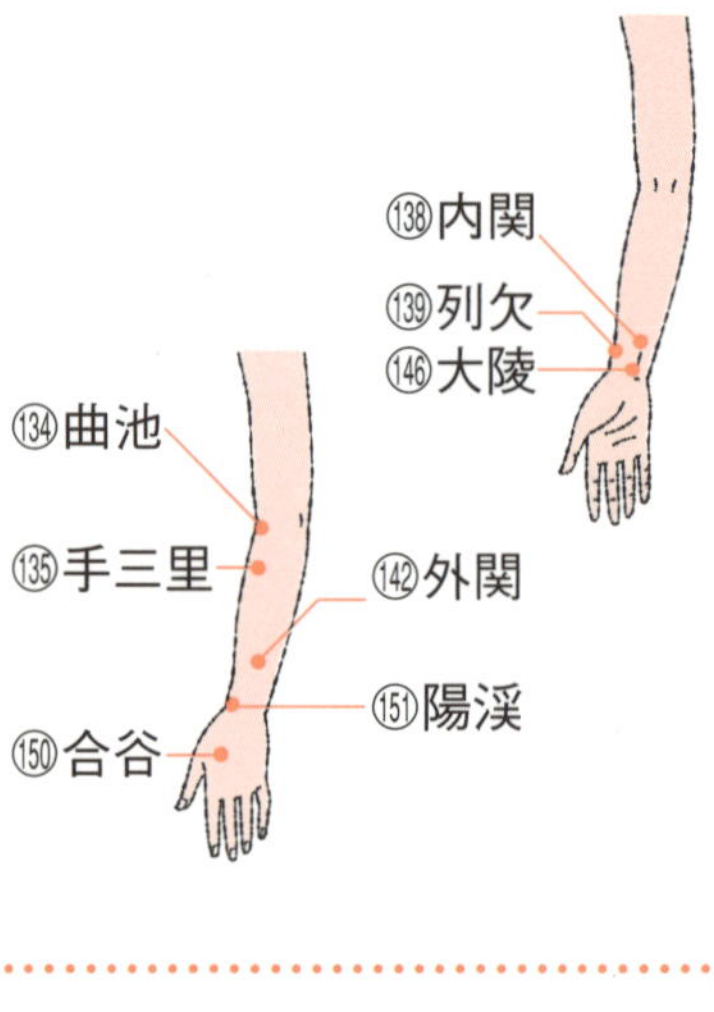

手・足・腰の症状と病気

手首のねんざ・つき指

■**症状の見方**

手首のねんざやつき指は、手首や指をひねったり、衝撃を受けたりしたときに起こります。どちらも関節の周囲を痛めるもので、はれてズキズキ痛むのが主な症状です。熱をもったり、内出血がみられることもあります。

■**治療の進め方**

発症後二～三日は、患部を冷やすのが最もよい治療法です。こうしてはれや熱がひくのを待ち、冷湿布をしたまま患部の安静を保ちます。四～五日めからは温湿布に変え、入浴時によく関節をもむと回復の効果があります。

手首、手指の関節の症状には、ツボ療法では太淵《たいえん》、大陵《だいりょう》、陽池《ようち》などの指圧と周辺のマッサージが効果的です。突き指の場合は指圧後、指を軽く回す運動を加えます。

太淵《たいえん》

大陵とともに指圧やお灸をして
ねんざの早期回復を促す

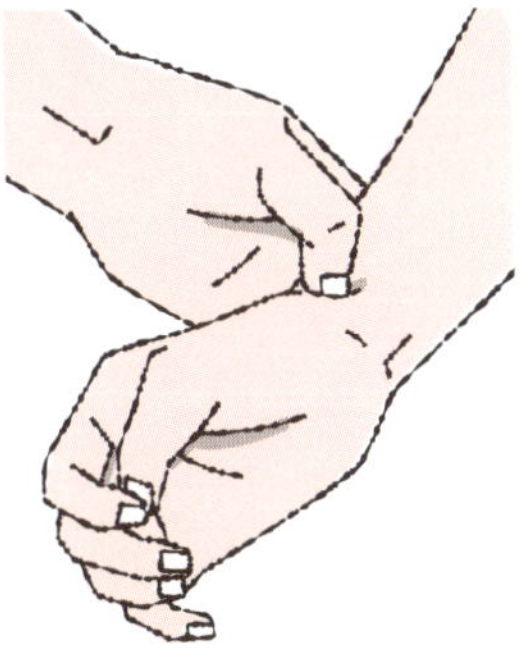

位置◆手首の関節上にある、手のひら側の横じわ（横紋《おうもん》）の親指寄りの端。動脈の拍動を触れるところ。

治療◆ねんざによる痛みやはれ、熱などがひいたら、親指で小さな円を描くようにして軽く圧迫する。お灸《きゅう》も効果的。大陵《だいりょう》も同様に治療する。

陽池《ようち》

陽渓・陽谷などと
いっしょに用いるとよい

位置◆手首の関節、手の甲側の横じわ（横紋《おうもん》）の、かたい腱《けん》（指伸筋腱《ししんきんけん》）の小指側のくぼみ。

治療◆ねんざによる痛みやはれ、熱などがひいたら、親指で小さな円を描くようにして軽く圧迫する。お灸《きゅう》も効果的。陽渓《ようけい》、陽谷《ようこく》も同様に治療する。

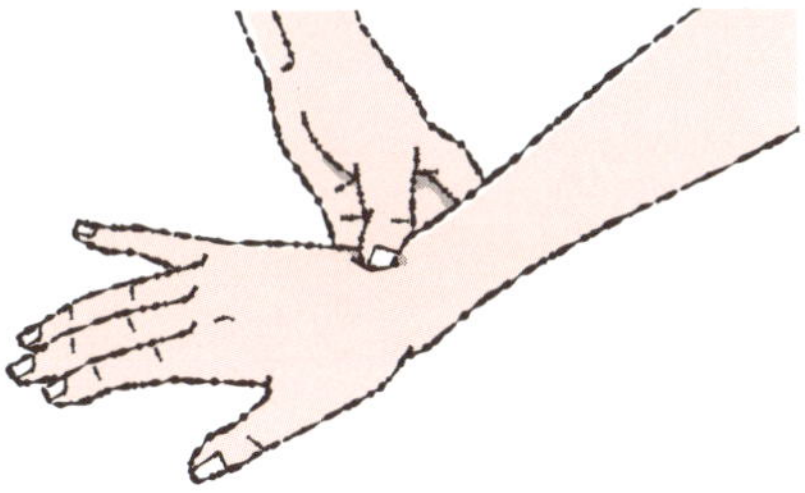

つき指の治療

発症後はすぐに患部を冷やし、指をしっかり伸ばして固定しておくことが大切です。痛みとはれがおさまってきたら、指を軽く回したり、手の甲をもんだりします。これを入浴時などに行なうと、回復が早まります。

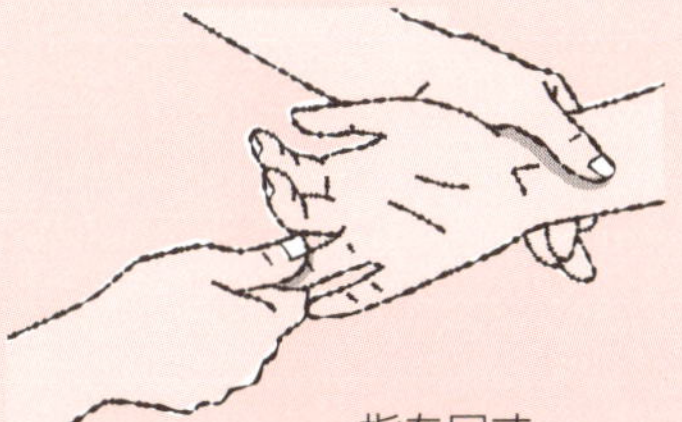

指を回す

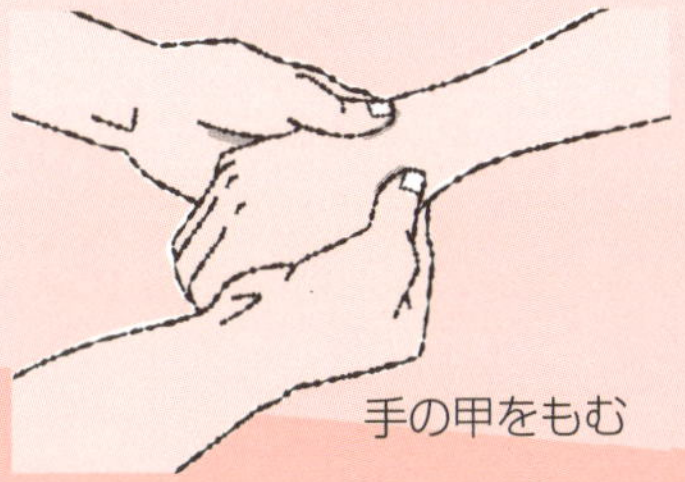

手の甲をもむ

ここが特効ツボ！

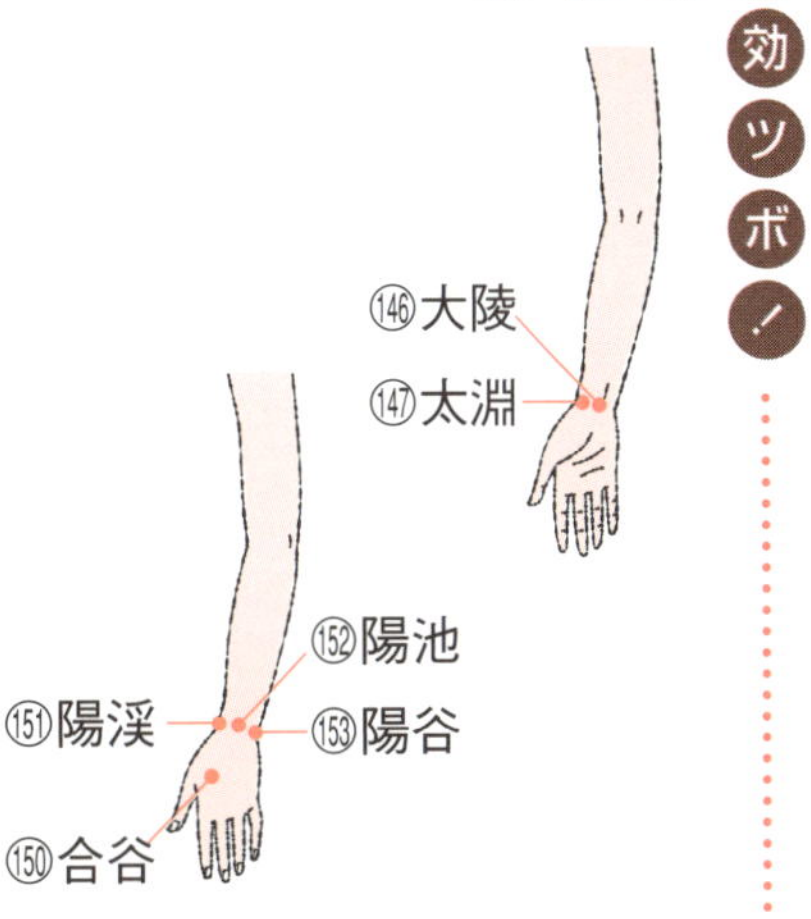

ひじの痛み（テニスひじ）

■症状の見方

テニスでスマッシュを打ったときなどに感じる、ひじから手首に抜けるような痛みをテニスひじといいます。ひじの関節を包む筋肉に炎症が起こるもので、医学的には上腕骨外側上顆炎《じょうかえん》といいます。テニスなどの運動時に限らず、手をひねったり、重い荷物を持ったりしたときにみられることがあります。

■治療の進め方

患部の安静とひじの温湿布が効果的です。使い捨てカイロや蒸しタオルであたためてもよいでしょう。痛みがひじ寄りにあれば手三《てさん》里《り》、曲池《きょくち》、手首寄りにあれば神門《しんもん》、温溜《おんる》などのツボを刺激しましょう。指圧、お灸《きゅう》、いずれも効果がありますが、最近では電気刺激（パルス通電）を用いる治療も進んでいます。

手三里《てさんり》

数秒の指圧を3～4回
ひじの痛みによく効く

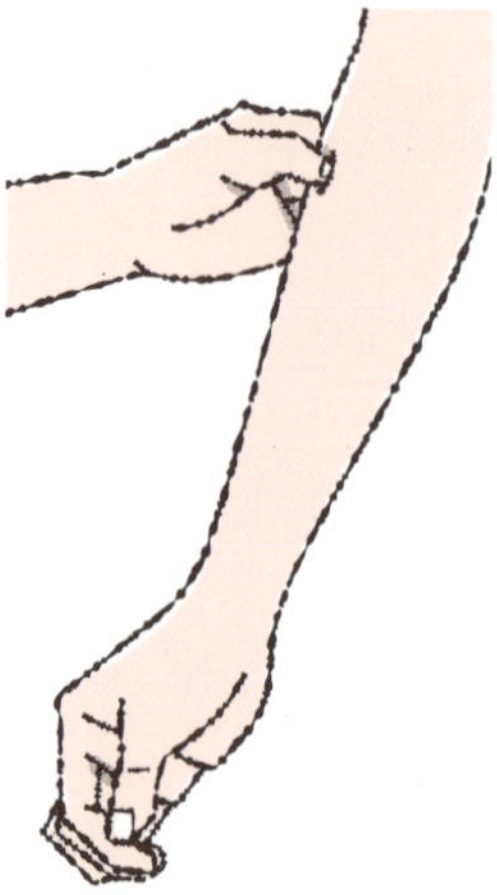

位置◆ひじの曲がり目の外側の端から、人さし指に向かって親指の幅2本分下がったくぼみ。
治療◆親指の先が患者の皮膚に軽く沈むぐらいに力をこめて押す。数秒の指圧を3～4回くり返す。ひじの周囲に痛みが集中している場合に効果的。

曲池《きょくち》

腕全体を軽くもんで
筋肉の緊張をほぐすとさらに効果的

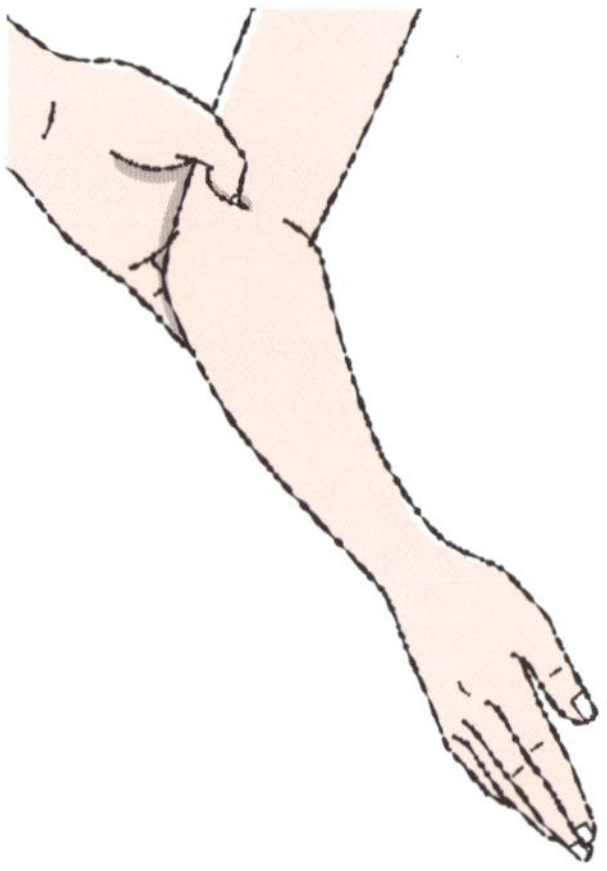

位置◆ひじの曲がり目にある横じわ（横紋《おうもん》）の、親指側の端のくぼみ。
治療◆ひじをつかむようにして、親指の関節を曲げて力をこめて指圧すると効果的。痛みがひどく、しびれがある場合はお灸《きゅう》をするとよく効く。曲沢《きょくたく》や尺沢《しゃくたく》なども同様に用いるとよい。

神門《しんもん》

手首寄りの部分に抜ける痛みを
しずめる効果があるツボ

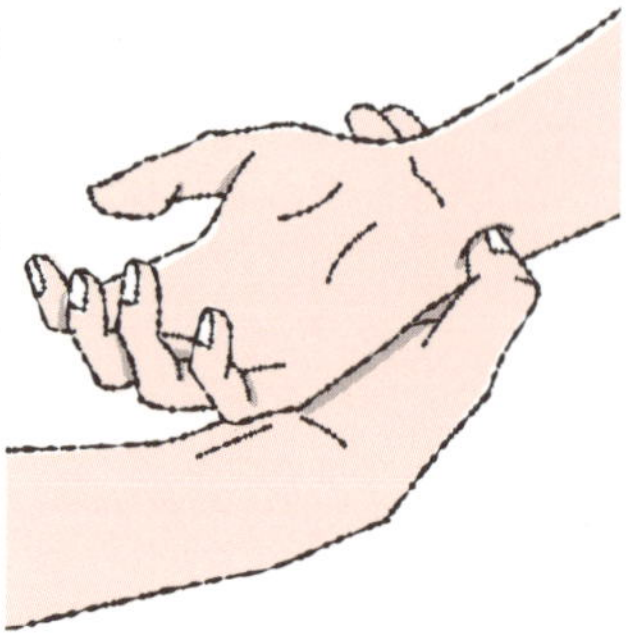

位置◆手首の関節上にある、手のひら側の横じわ（横紋《おうもん》）の小指寄りの端。
治療◆親指で強めに指圧する。手首寄りに痛みが抜ける場合に用いるとよい。お灸《きゅう》も効果的。温留《おんる》、陽池《ようち》なども同様に用いるとよい。

ここが特効ツボ！

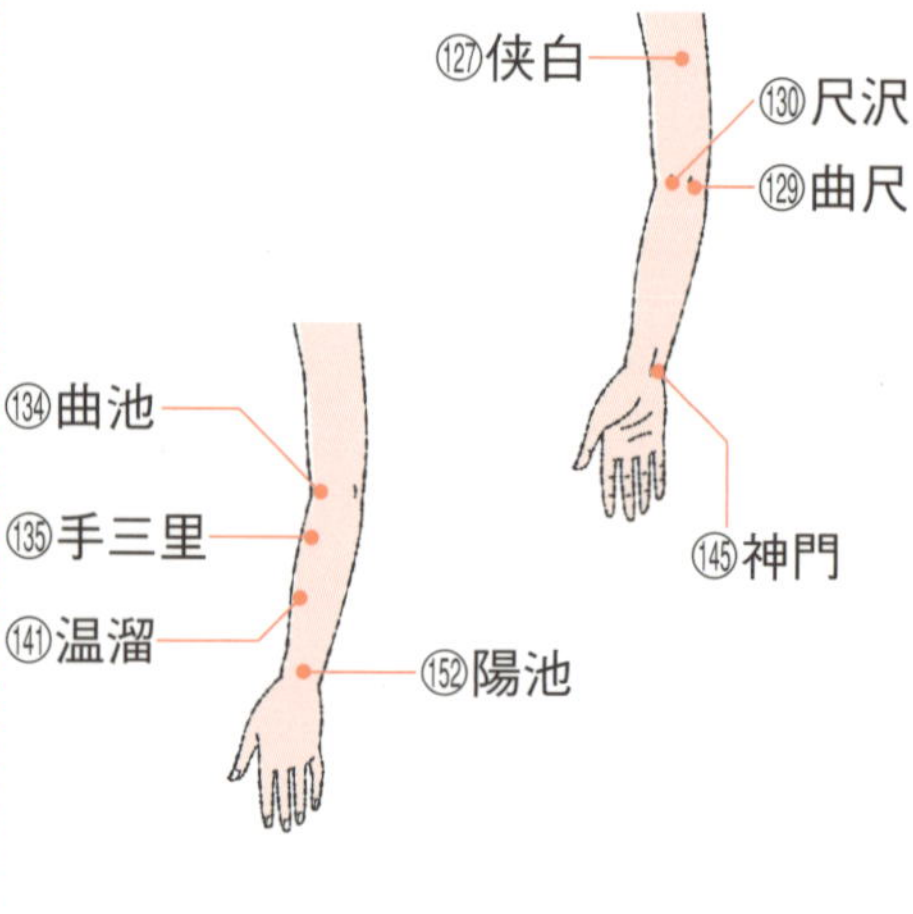

手・足・腰の症状と病気

足のねんざ

■症状の見方

ねんざは関節の周囲を痛めるもので、多くは運動や作業でひねったり衝撃を受けたりしたときに起こります。足のねんざは足首に起こることが最も多く、はれてズキズキ痛むのがその主な症状です。ひどい場合は患部に熱をもち、内出血がみられたり、歩けないほどになることもあります。

■治療の進め方

手のねんざ同様、発症後二〜三日は、患部を冷やして安静を保ちます。四〜五日め以降、はれや熱がひいたら温湿布に変え、入浴時によく関節をもむと回復効果があります。ツボ療法では血海《けっかい》、梁丘《りょうきゅう》のほか、ひざのねんざには犢鼻《とくび》、足首のねんざには照海《しょうかい》、崑崙《こんろん》、丘墟《きゅうきょ》などの刺激が有効。お灸《きゅう》も効きます。

犢鼻《とくび》

指圧やお灸をすることでひざの諸症状を軽くする

位置◆膝蓋骨《しつがいこつ》の下方外側のくぼみ。

治療◆親指で指圧しても、お灸《きゅう》をしても、ひざの諸症状に効果的。患部のはれと痛みと熱がひいたら、保温につとめ、入浴中などに少しずつもむとよい。

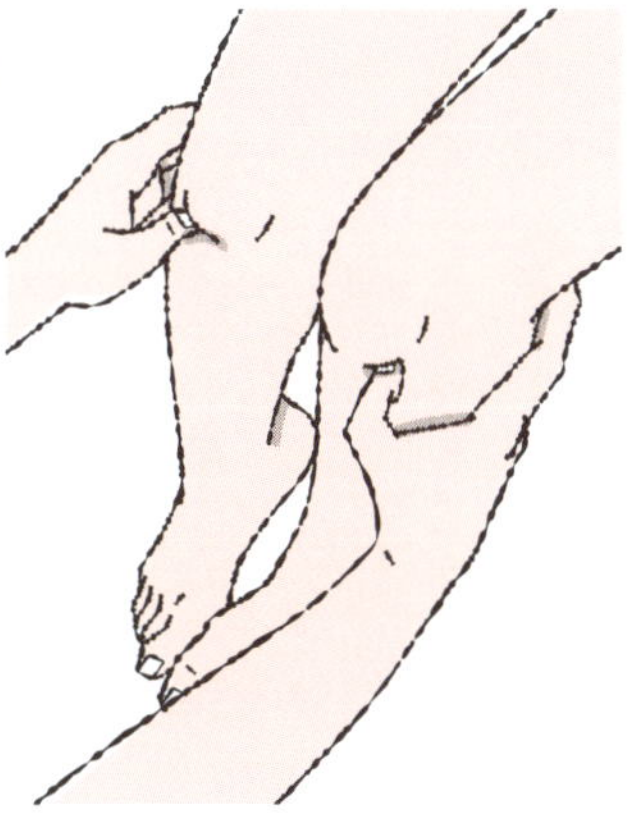

梁丘《りょうきゅう》

ひざに衝撃を受けて起こる足のねんざに効く

位置◆膝蓋骨《しつがいこつ》の上端から親指の幅2本分上がったところで、腱《けん》（大腿直筋腱《だいたいちょくきんけん》）の外縁。

治療◆はれと痛みと熱がひいたら、親指で軽くもみ押すなど、徐々に刺激する。ひざの部分に衝撃を受けたときに起こるねんざによく効き、お灸《きゅう》も効果的。

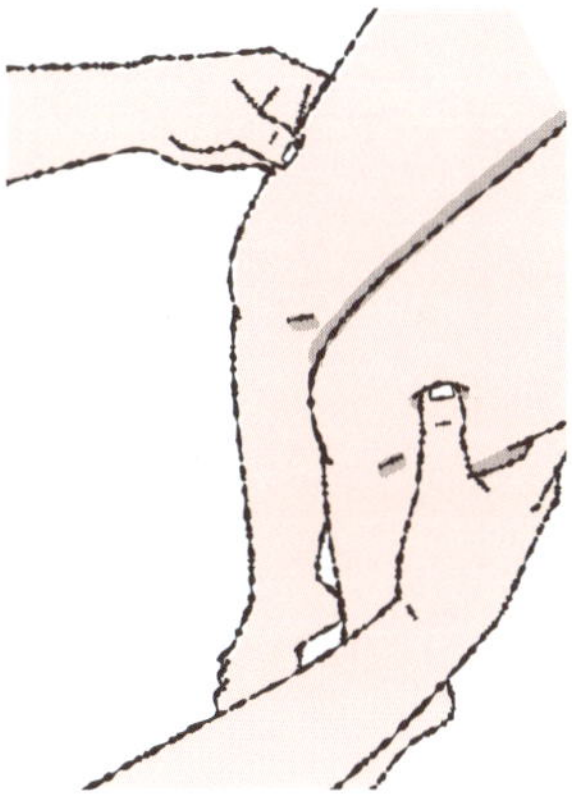

丘墟《きゅうきょ》

足首のねんざの治療はこのツボの周辺がポイント

位置◆外くるぶしの前下方にある腱《けん》（長指伸筋腱《ちょうししんきんけん》）の外側のくぼみ。

治療◆はれと痛みと熱がひいたら、親指で軽く押すなど、徐々に刺激する。患部をあたためたり、お灸《きゅう》をすえるのも効果的。解渓《かいけい》、照海《しょうかい》も同様に治療するとよい。

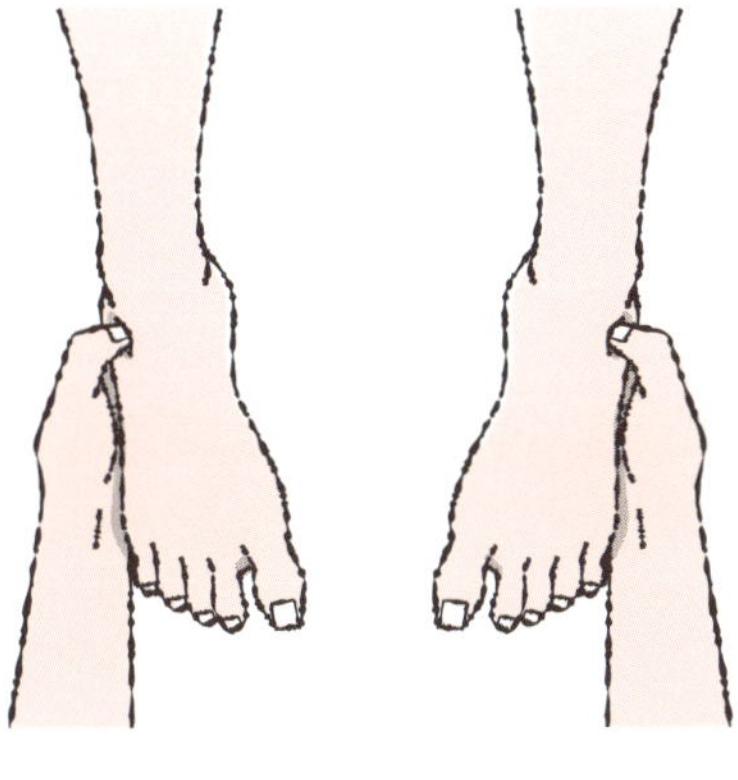

ここが特効ツボ！

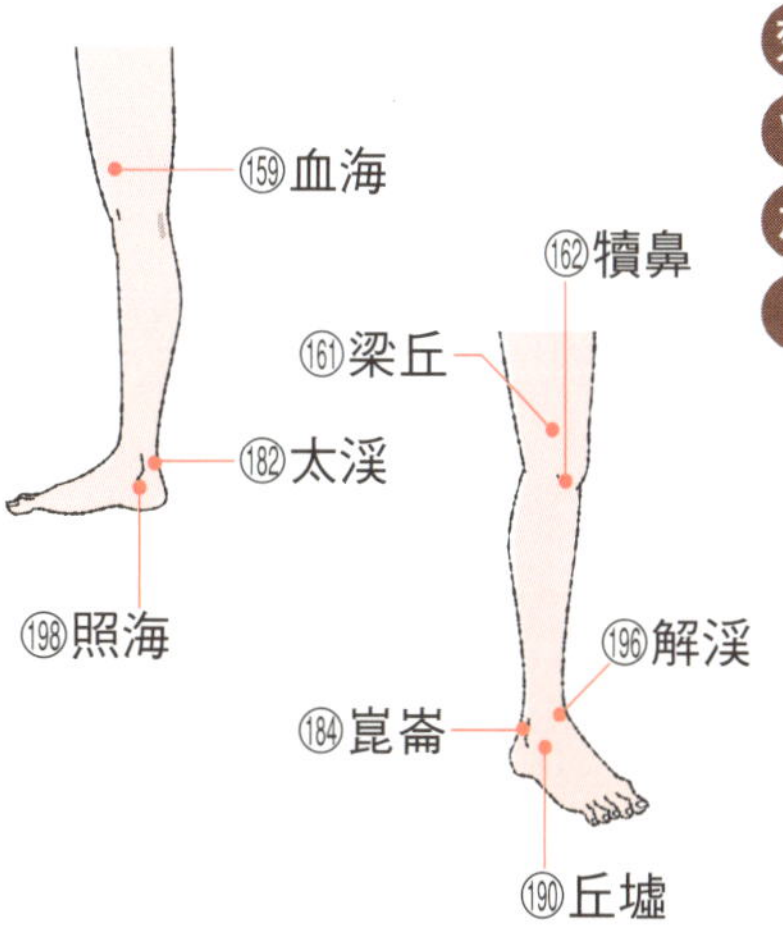

足のしびれ・痛み・坐骨神経痛

■症状の見方

　足のしびれは、長時間座っていたあとなどに血液の循環が関与して起こる場合と、何もしていないのに起こる場合があります。

　何もしていないのに腰から足にかけてしびれを感じたり、からだを曲げたときに痛みが走ったり、太ももの後ろに痛みがひびくような場合は、坐骨《ざこつ》神経痛が疑われます。坐骨神経は、下半身をめぐる神経の束です。坐骨神経痛がひどくなると、筋力低下や知覚まひなどを起こすこともあり、注意が必要です。

■治療の進め方

　患者をうつぶせに寝かせ、三焦兪《さんしょうゆ》、腎兪《じんゆ》、志室《ししつ》から、大腸兪《だいちょうゆ》、膀胱兪《ぼうこうゆ》などを、腰の保温に気をつけてていねいに指圧します。これに続いて承扶《しょうふ》から殷門《いんもん》、承山《しょうざん》までの足の各ツボを指圧し、マッサージも併用すると効果的です。腹部の五枢《ごすう》や居髎《きょりょう》、足三里《あしさんり》、解渓《かいけい》、陽陵泉《ようりょうせん》、懸鐘《けんしょう》なども加えるとよいでしょう。根気強く指圧を続けることで痛みがやわらぎます。また、冷えに強い体質に近づき、足腰の痛みとしびれの予防につながります。

五枢《ごすう》

冷えや疲れによる腰のだるさと足腰の神経痛に効果がある

位置◆おへそから親指の幅3本分下がったところの外側で、骨盤の前側の出っぱりの内側。

治療◆あお向けに寝た患者の腰骨に手を当て、親指で左右のツボを同時に押す。冷えや疲れによる腰のだるさから、神経痛による足腰の痛みまでやわらげる。

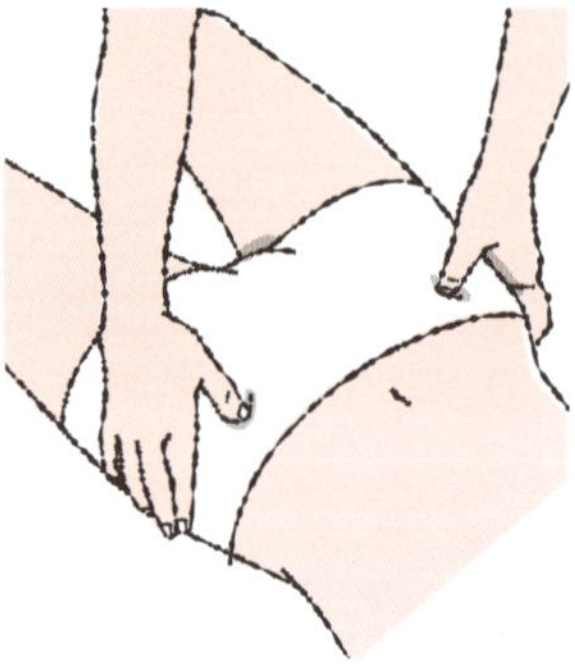

居髎《きょりょう》

足腰のだるさをやわらげ引きつれたような痛みにも効く

位置◆骨盤の前側の出っぱりと大腿骨上端の最も高いところ（大転子《だいてんし》）を結んだ線上の中間点。

治療◆あお向けに寝た患者の腰骨に手を当て、親指で左右のツボを同時に押す。下半身のだるさと、足のひきつれたような痛みによく効く。ここから太ももにかけてさすると、さらによい。

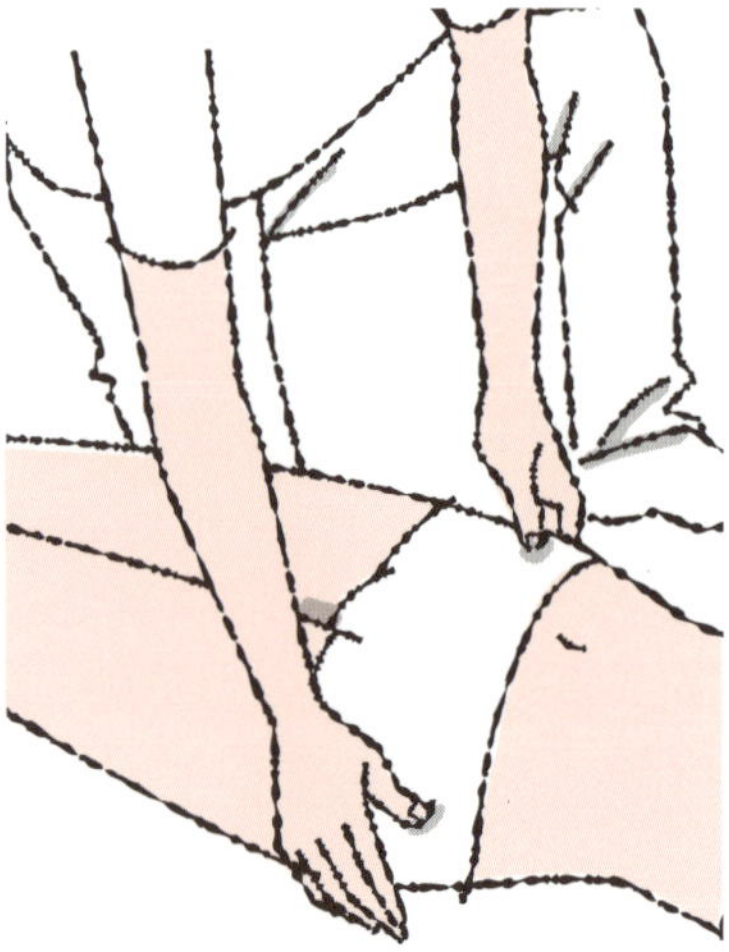

ここが特効ツボ！

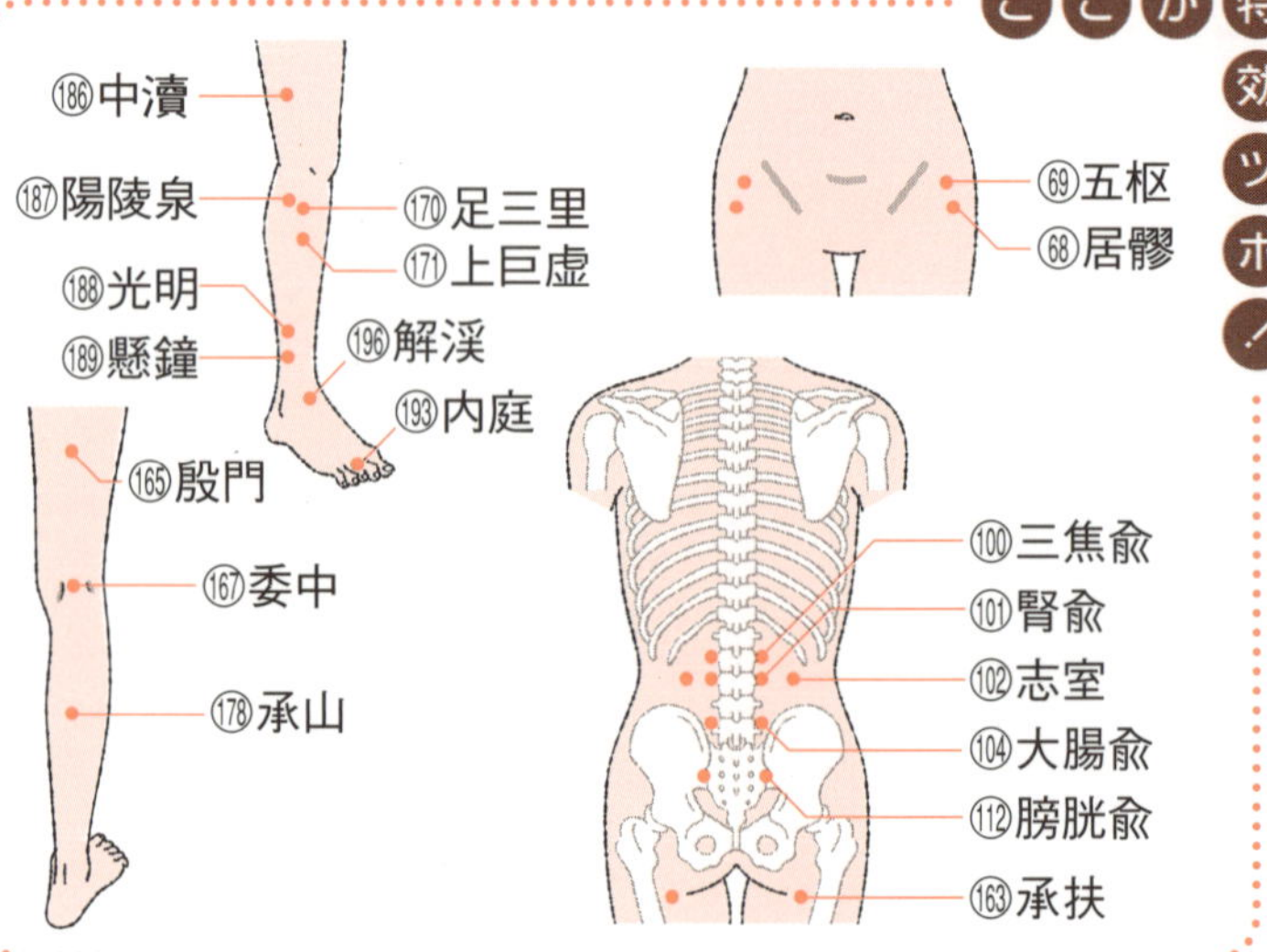

足三里《あしさんり》

こねるようにもみ押して 足のだるさと痛みをとる

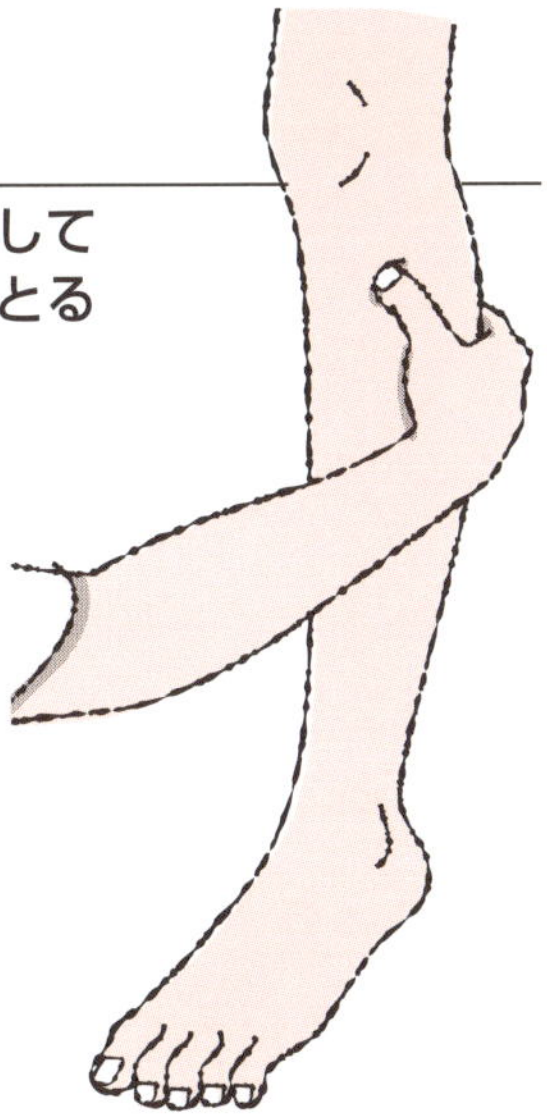

位置◆膝蓋骨《しつがいこつ》の下方外側のくぼみ（犢鼻《とくび》というツボの位置）から、親指の幅3本分下がったところ。

治療◆こねるようにもみ押すと、足のだるさと痛みがやわらぐ。お灸《きゅう》も効果的。

腎兪《じんゆ》

腰のこりをほぐし 下半身の血行を促進

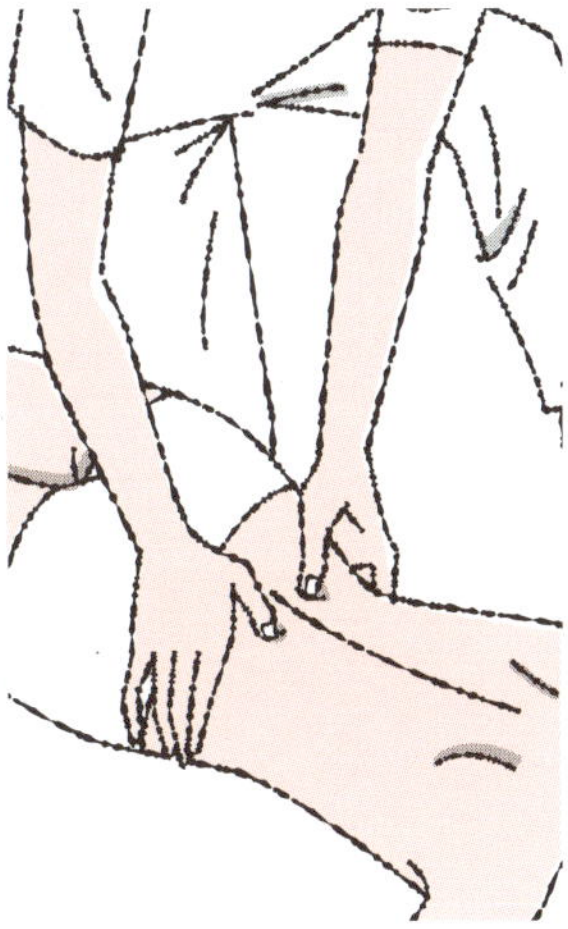

位置◆肋骨のいちばん下（第12肋骨《ろっこつ》）の先端と同じ高さ、背骨（第2腰《よう》椎棘突起《ついきょくとっき》下縁）をはさんだ両側で、からだの中心線から親指の幅1本半分外側。

治療◆腰をかかえるようにして、両手の親指でツボをもみ押す。腰のこりがほぐれ、下半身の血行が促進され、痛みやしびれが楽になる。

志室《ししつ》

ゴリゴリしたところをもみほぐし、下半身の症状をやわらげる

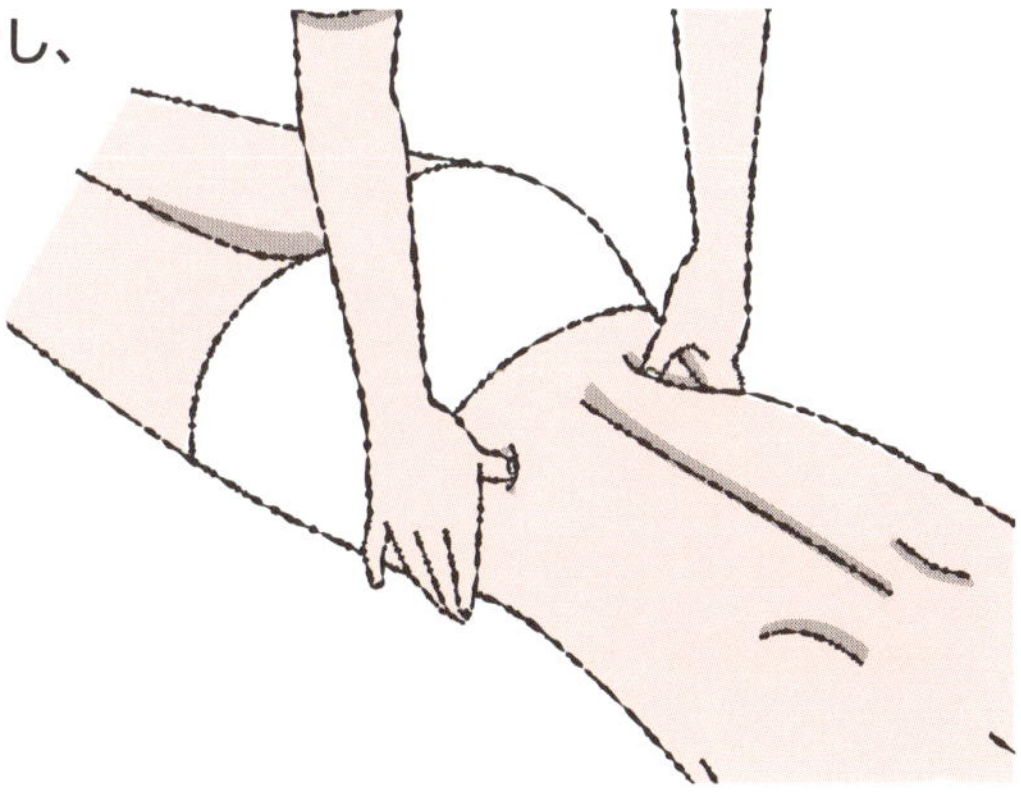

位置◆腰部、背骨（第2腰椎棘突起《ようついきょくとっき》下縁）をはさんだ両側で、からだの中心線から親指の幅3本分外側。

治療◆両手の親指でゆっくり押し込む。ツボの位置にゴリゴリしたものを感じたら、よくもみほぐすとよい。下半身の重くだるい感じや、痛み・しびれなどもやわらぐ。

解渓《かいけい》

足首から先の症状を やわらげるのに効果的

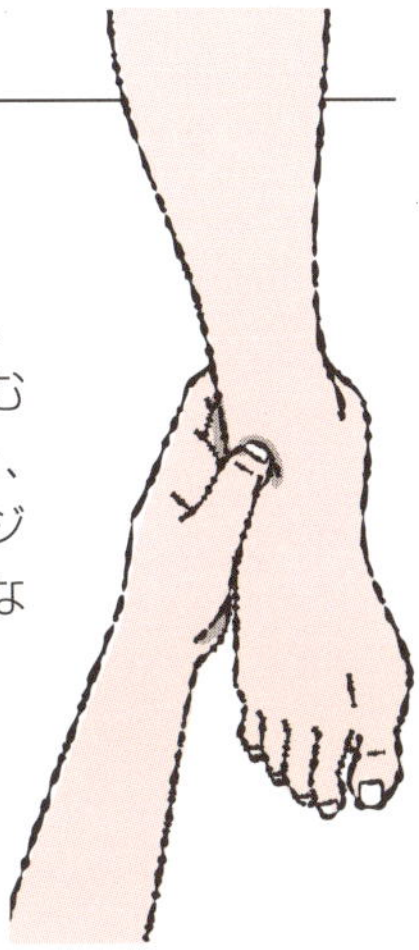

位置◆足首の前面中央あたり。

治療◆かかとを手のひらで包むようにして親指で指圧すると、足首から先のだるさと痛み、ジーンとくるしびれ、こわばりなどがやわらいでくる。

殷門《いんもん》

足の後ろ側のマッサージは このツボを起点にするとよい

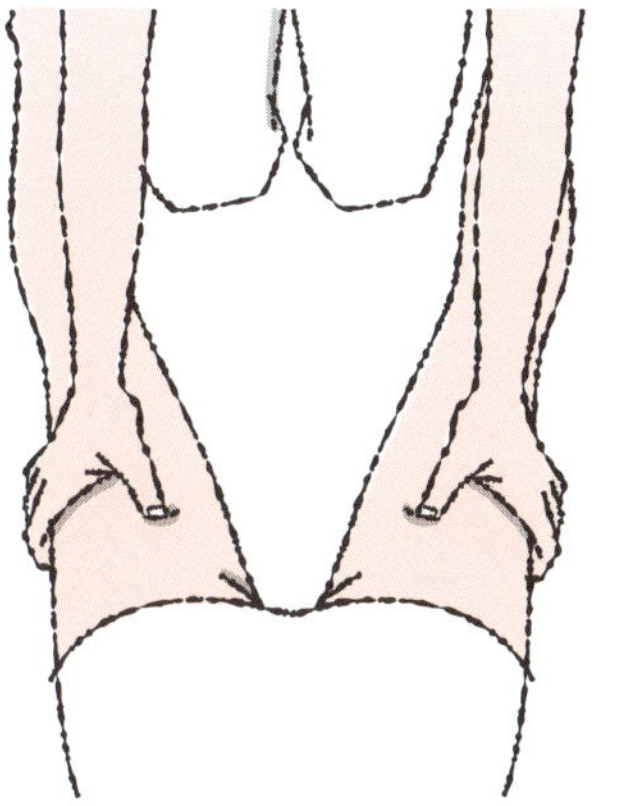

位置◆太ももの後ろ側中央、お尻の下にできる溝の下側へ、親指の幅6本分下がったところ。

治療◆親指で左右のツボを同時に強く押す。ここを起点に足の後ろ側の指圧とマッサージを行なうと、痛みやしびれがやわらぐ。

ひざの痛み

■症状の見方

ひざの曲げ伸ばしがつらく座りにくい、ひざがこわばる、重くだるい、鈍痛がする――。これらの症状の多くは、ひざの関節の老化による変形性膝《しつ》関節症が原因で起こり、ほかにも関節リウマチ、痛風、ひざの外傷などによっても起こります。

痛みをかばって歩くため、歩行姿勢が悪くなって腰に負担がかかったり、筋肉が衰えたりすることがあります。

■治療の進め方

ひざの周囲の血行をよくして痛みをとるには、血海《けっかい》、足三里《あしさんり》、陰陵泉《いんりょうせん》、承山《しょうざん》、犢鼻《とくび》、委《い》中《ちゅう》を中心に指圧を行ないます。腰痛をともなう場合には腰の腎兪《じんゆ》、志室《ししつ》、大腸兪《だいちょうゆ》、足の疲れやだるさをともなう場合には足の裏の湧泉《ゆうせん》なども指圧するとよいでしょう。

鍼《はり》やお灸《きゅう》も効果的です。とくに犢鼻へのお灸を続けると痛みがやわらぎ、ひざに水がたまっている場合の症状改善に効果があります。

血海《けっかい》

足の血行をよくして、ひざの痛みをやわらげる

位置◆膝蓋骨《しつがいこつ》の内へりから、親指の幅2本分上がったところ。

治療◆ひざの上をつかむようにして、親指でツボを強く押しもむ。足の血行をよくし、ひざの痛みをやわらげるのによい。

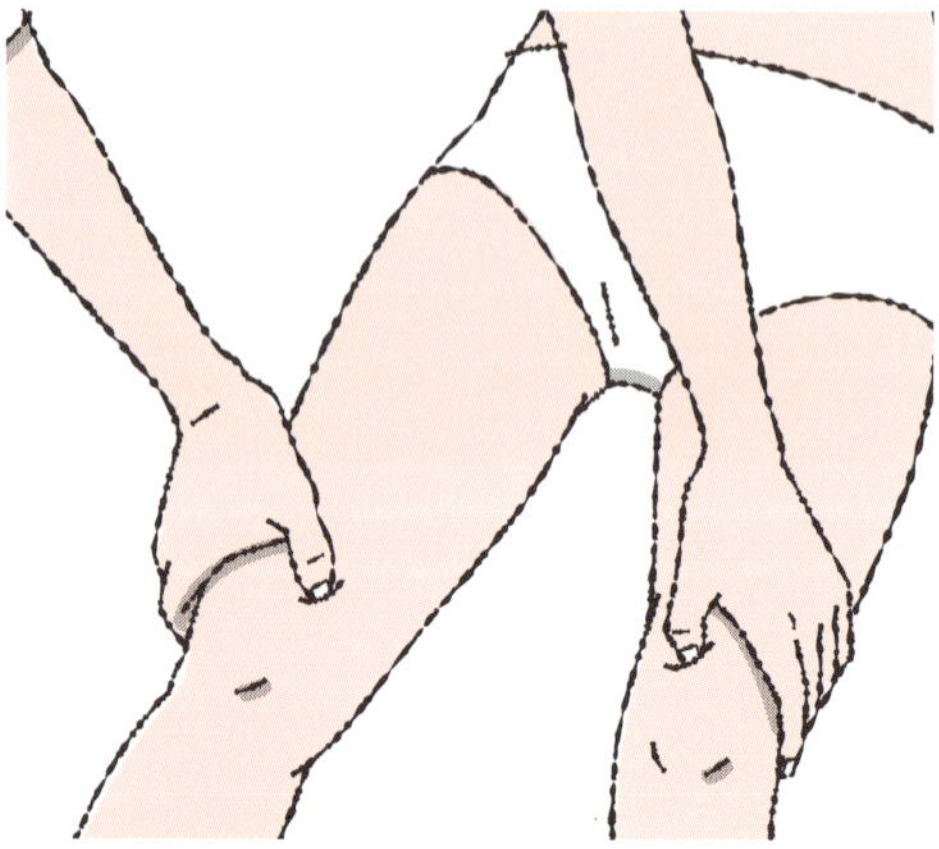

犢鼻《とくび》

指圧やお灸で刺激してひざの諸症状を軽くする

位置◆膝蓋骨《しつがいこつ》の下方外側のくぼみ。

治療◆ひざの外側をつかむようにして膝蓋骨の下のくぼみに親指を当て、少しずつ力をこめて指圧する。痛みをはじめとするひざの緒症状を軽くする効果があるツボ。お灸《きゅう》もたいへん効果的。

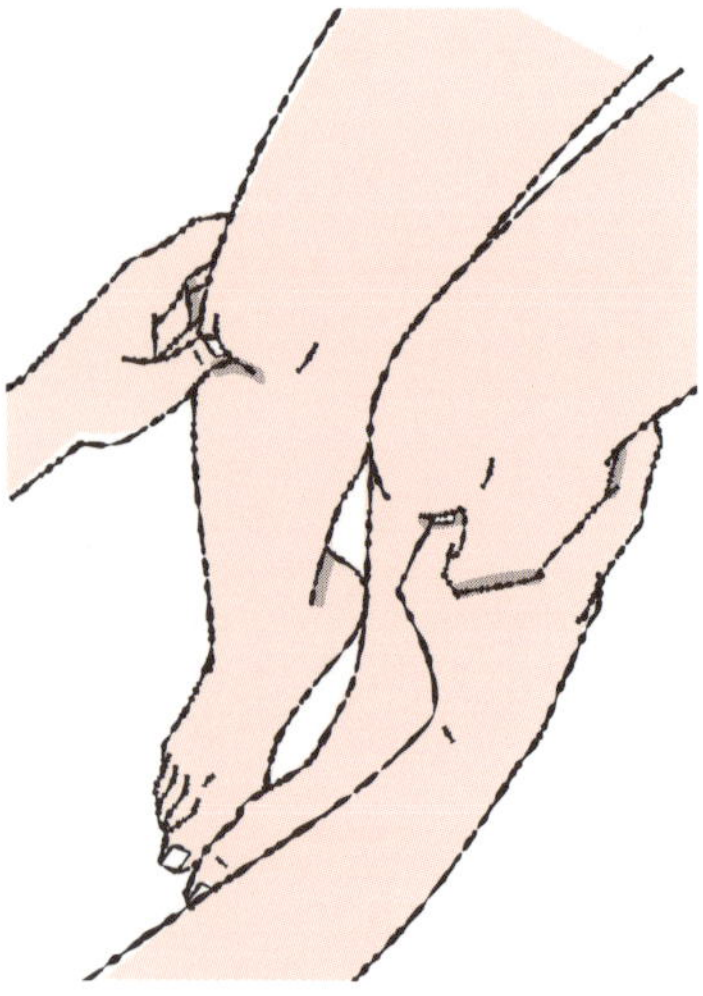

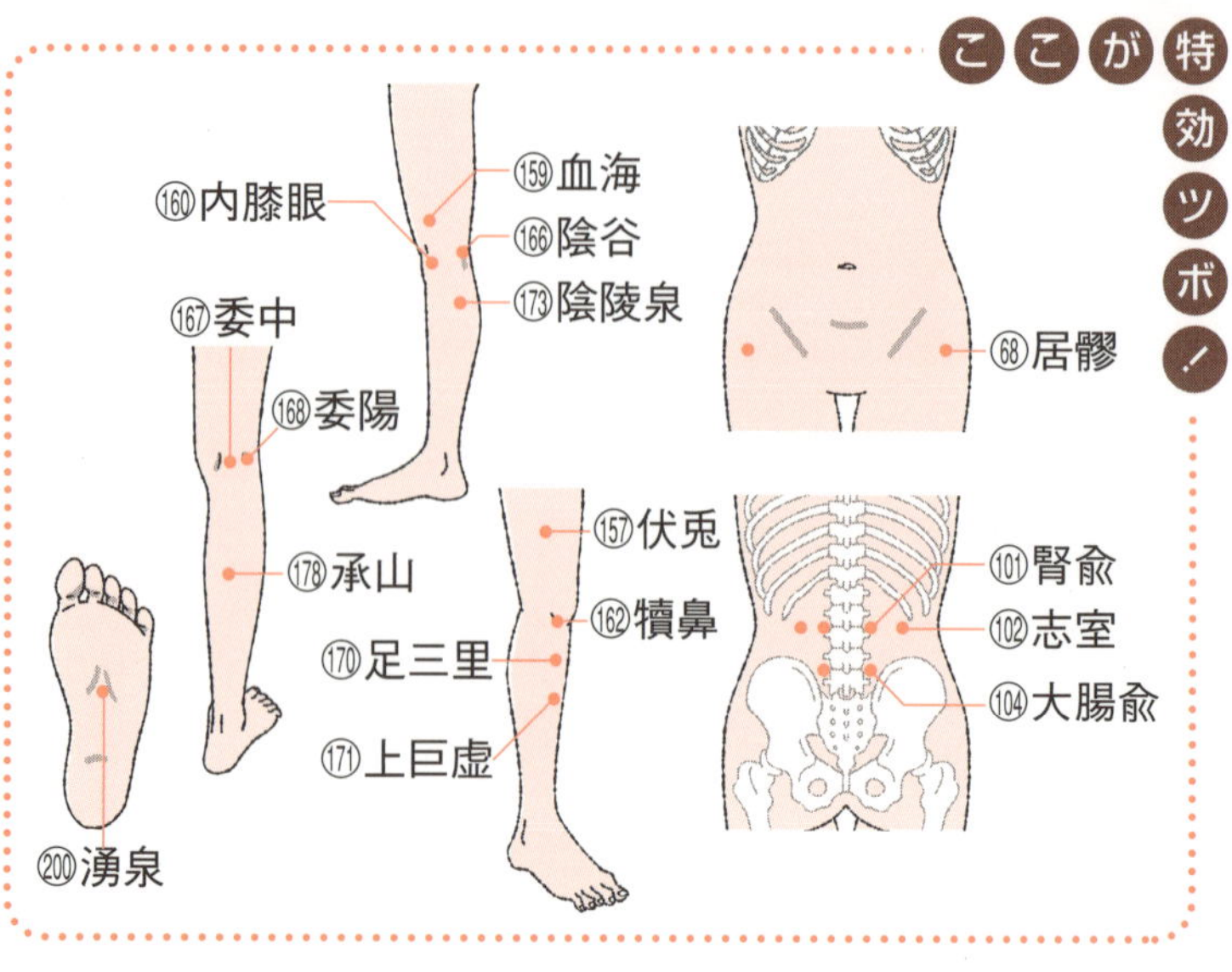

委中《いちゅう》

ここを中心に足の後ろ側を往復して治療すると効果的

位置◆ひざの後ろ、ひざを曲げるとできる横じわ（横《おう》紋《もん》）の真ん中。

治療◆親指で指圧する。ここから承山《しょうざん》までを往復して押したりなでたりさすったりすると、ひざの周囲の痛みとだるさがとれる。

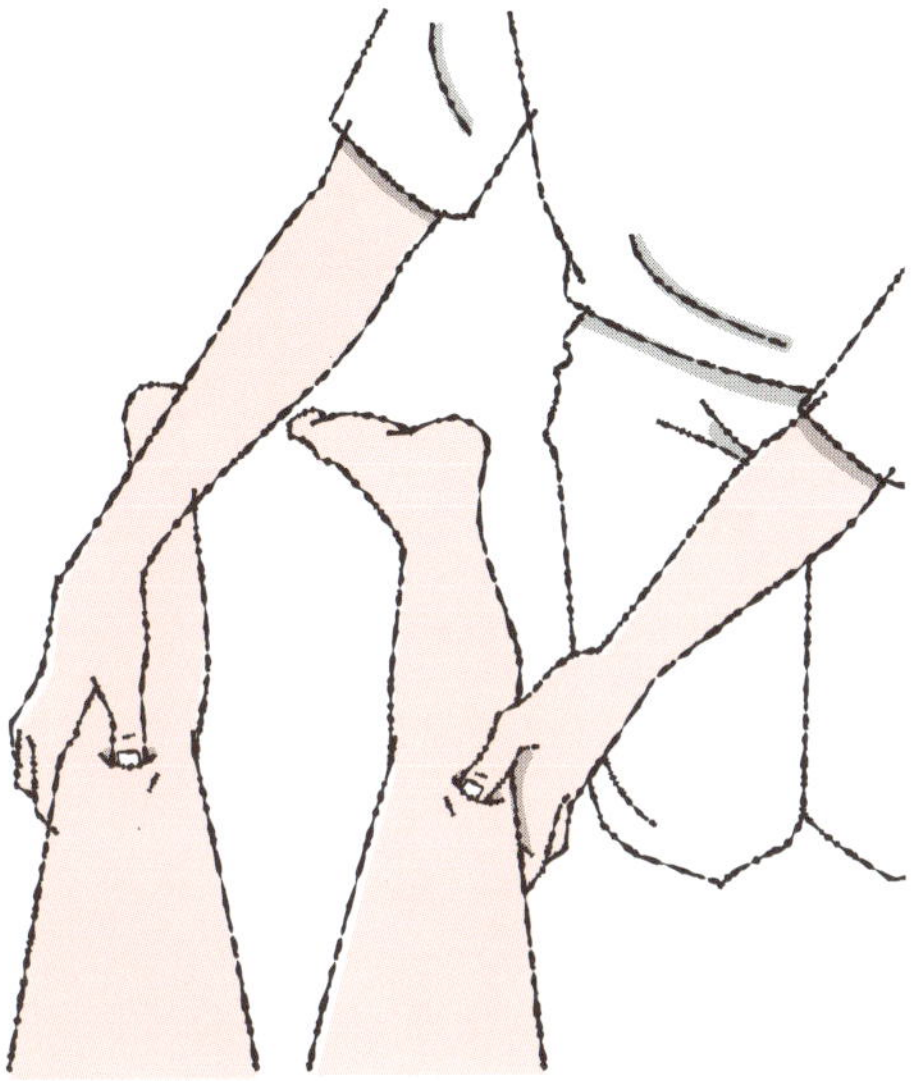

承山《しょうざん》

指圧とマッサージでひざから下の重さとだるさをとる

位置◆足の後ろ側の、ふくらはぎの中心線上で、腱《けん》と筋肉の変わり目のところ。

治療◆親指の腹で強めに押す。委中《いちゅう》からこのツボまでを押しなでていると、ひざから下の重くだるい感じがやわらぐ。

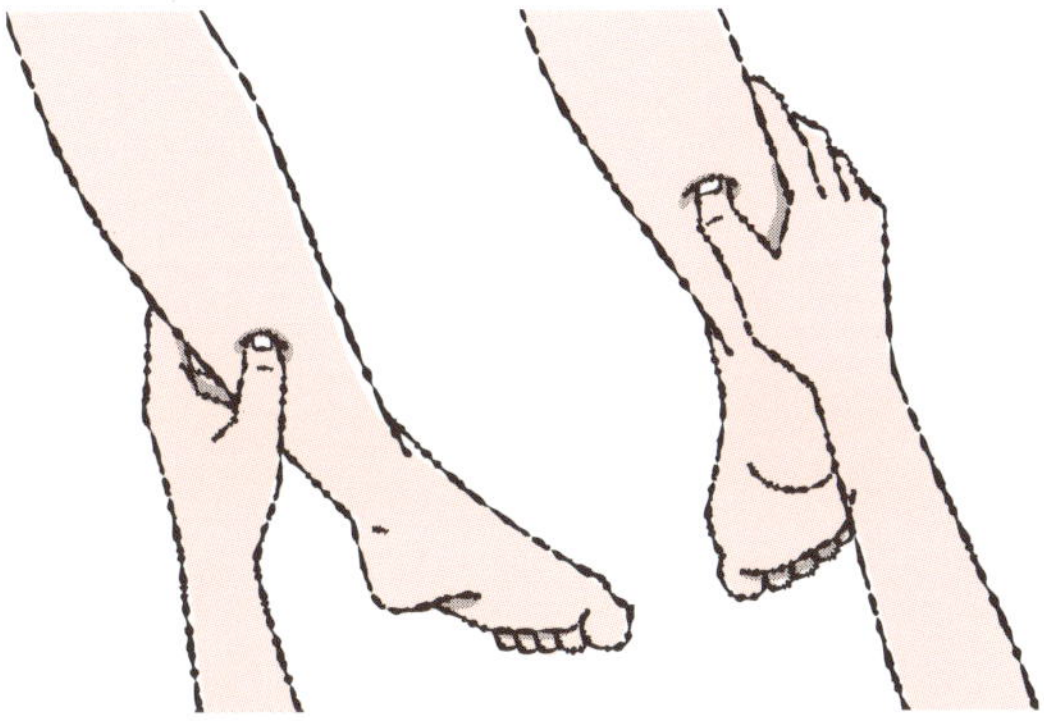

陰陵泉《いんりょうせん》

すねに残っているだるさもやわらげる

位置◆下腿の内側の骨端（脛骨内側顆《けいこつないそくか》）の下縁と脛骨後縁が接する角のくぼみ。

治療◆くぼみに親指を食い込ませて指圧する。ひざの痛みだけでなく、すねにだるさが残る場合に用いるとよい。

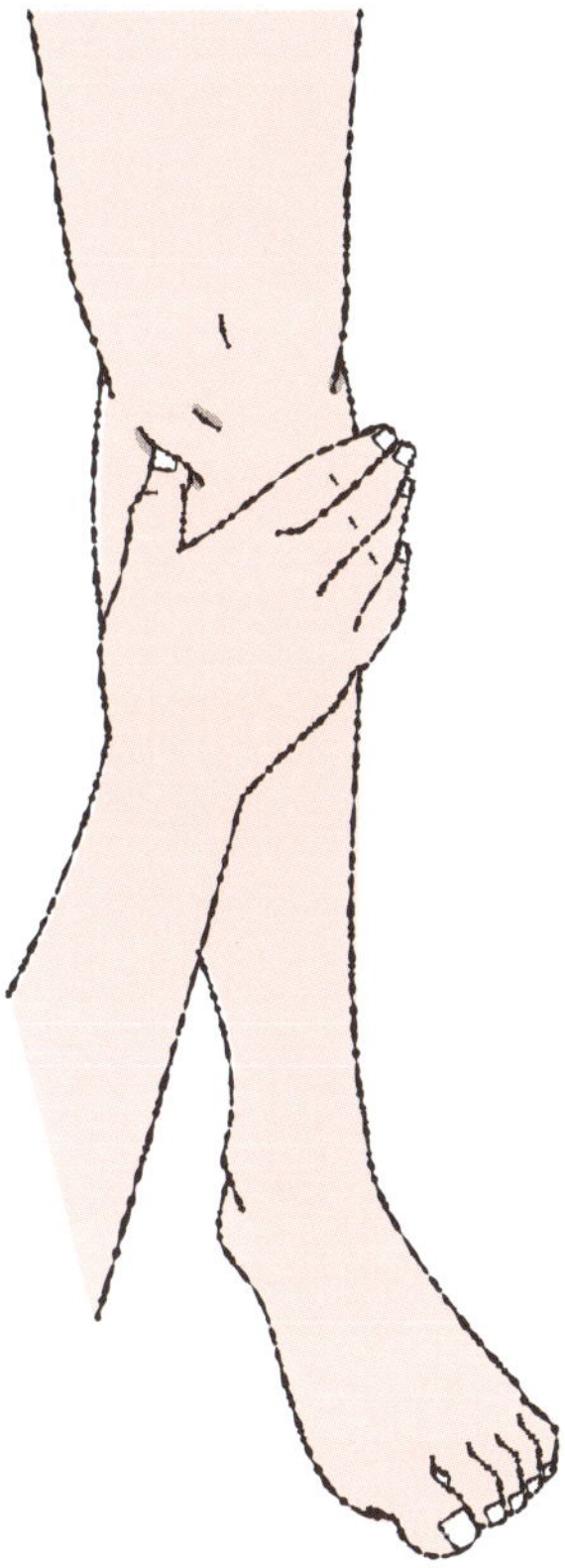

足三里《あしさんり》

強めの指圧をくり返すとひざの疲れとだるさがほぐれる

位置◆膝蓋骨《しつがいこつ》の下方外側のくぼみ（犢鼻《とくび》というツボの位置）から、親指の幅3本分下がったところ。

治療◆親指でグッと強めに指圧する。くり返し行なうと足の血行が促進され、ひざの痛みと、それにともなう足の疲れやだるさもやわらいでくる。

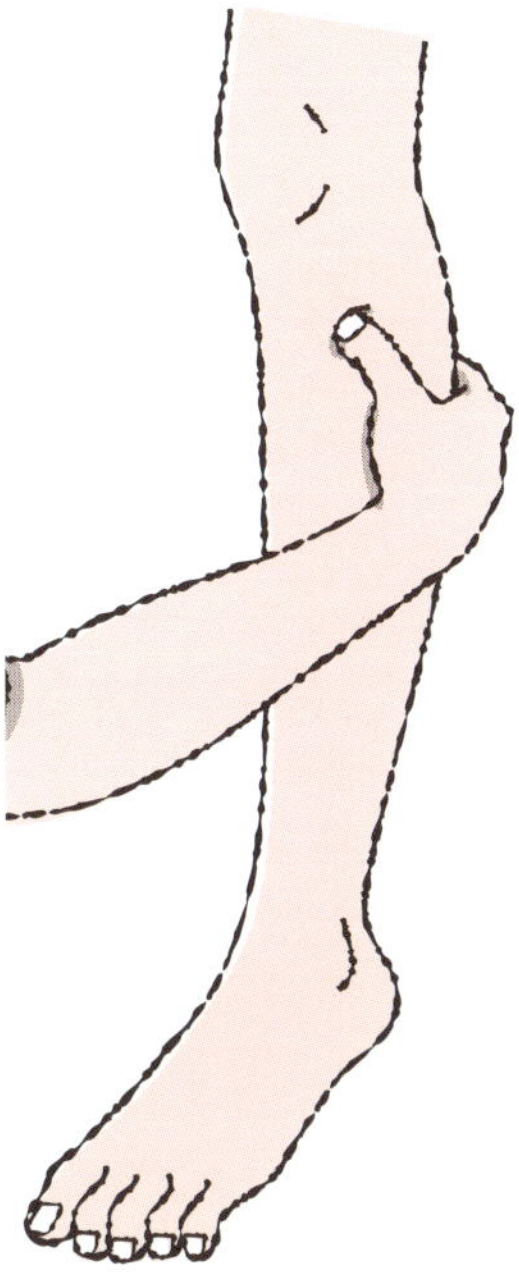

太ももの肉離れ

■症状の見方

肉離れは、運動中など、急に筋肉が強い力で引き伸ばされたことで起こります。

発症はまったく突然で、患部が激しく痛み、はれや内出血がみられることがあります。

■治療の進め方

発症直後は患部を冷やすなどの応急処置をとりますが、冷やしすぎに注意しましょう。

ツボ療法では委陽《いよう》、陰谷《いんこく》のほか、肉離れの起きた場所がももの前面で股《こ》関節に近ければ伏兎《ふくと》、ひざに近ければ梁丘《りょうきゅう》、ももの内側なら血海《けっかい》、後ろ側なら承扶《しょうふ》と殷門《いんもん》などを中心に刺激します。最近は、専門医のもとで電気刺激（パルス通電）による治療がよく用いられます。指圧とマッサージも効果的ですが、発症後まもなくは控えたほうがよいでしょう。

承扶《しょうふ》

太ももの後ろに症状があるとき ここから治療をスタート

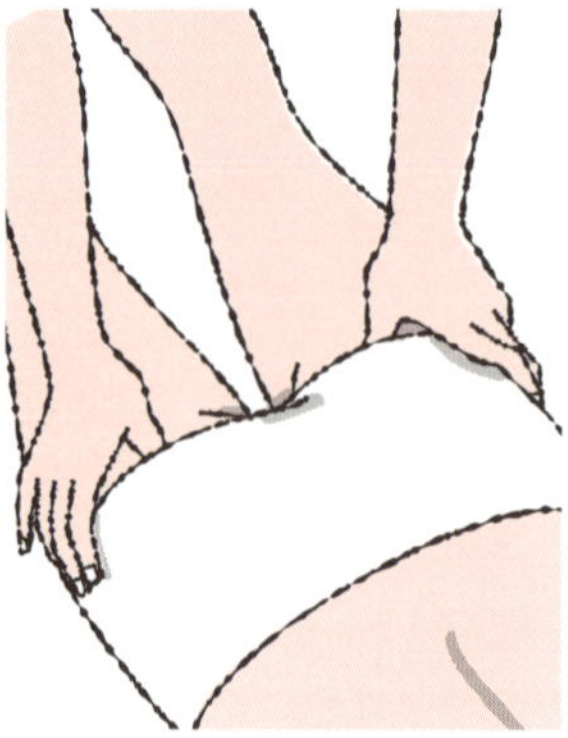

位置◆お尻の下にできる溝の中央。

治療◆激しい痛みがおさまってから親指でしっかり指圧すると、太ももの後ろ側の症状によく効く。太もものの内側の肉離れなら箕門《きもん》、血海《けっかい》、外側なら伏兎《ふくと》、梁《りょう》丘《きゅう》などをあわせて指圧するとさらに効果的。

陰谷《いんこく》

痛みがおさまったあと 太ももを支える力をつける

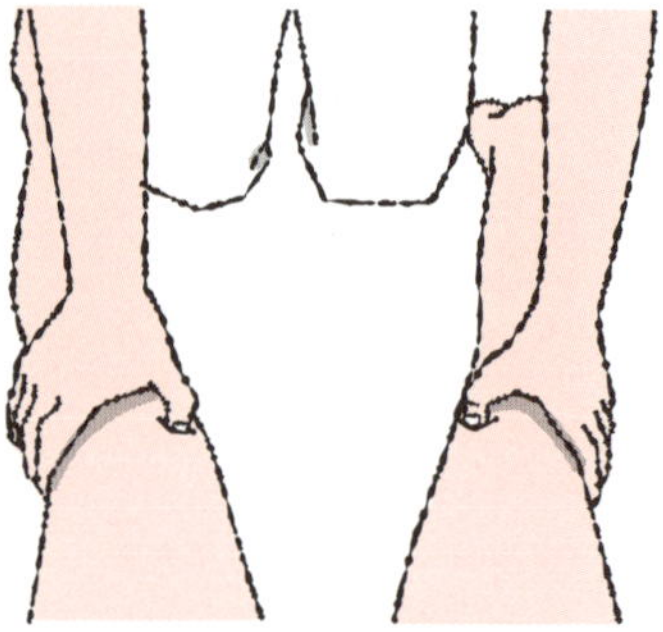

位置◆ひざの後ろ、ひざを曲げるとできる横じわ（横紋《おうもん》）の内側の端。

治療◆激しい痛みがおさまったら、親指で指圧する。ひざに力をつけ、太ももをしっかり支えられるようにする効果がある。

委陽《いよう》

太ももの後ろの ひきつれた筋肉の症状を緩和

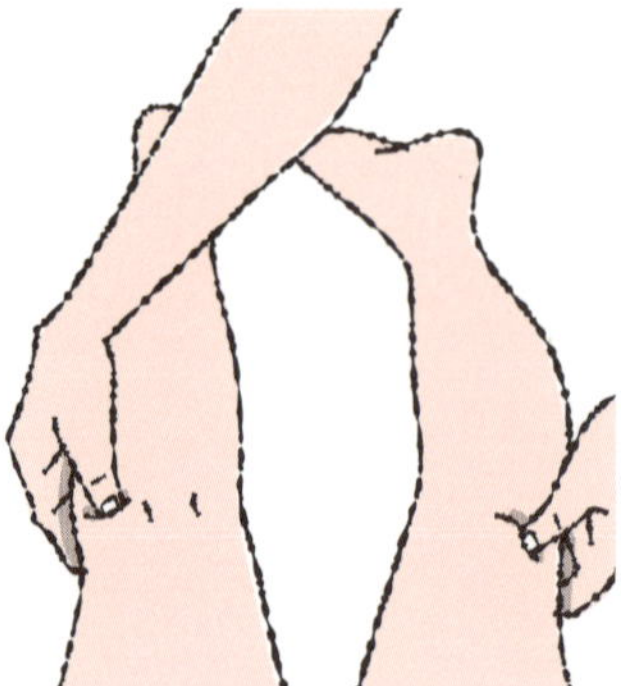

位置◆ひざの後ろ、ひざを曲げるとできる横じわ（横紋《おうもん》）の外側の端。

治療◆肉離れの激しい痛みがおさまったら、親指で指圧する。痛みと緊張で引きつれてしまった筋肉の症状をやわらげる。

ここが特効ツボ！

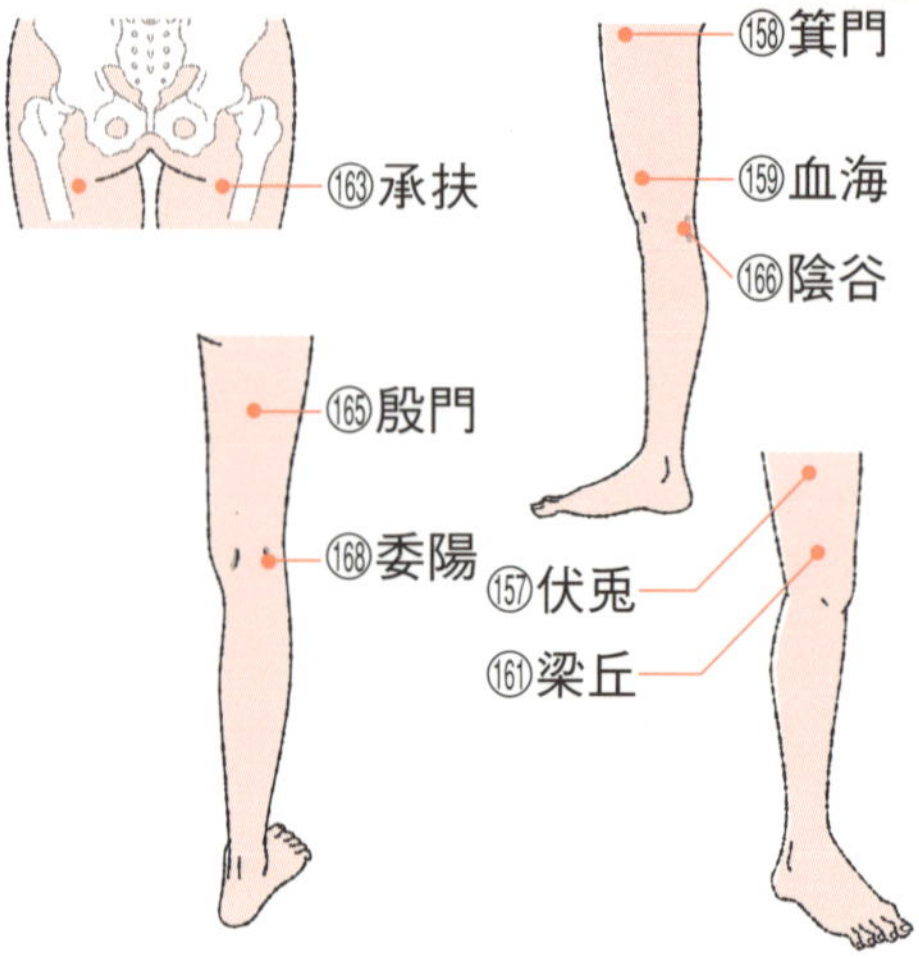

手・足・腰の症状と病気

こむら返り

■**症状の見方**

突然、ふくらはぎがひきつり、激しい痛みと筋肉のけいれん・硬直が起こります。長時間座っていて立とうとしたときや、水泳などの運動をしているとき、筋肉の疲れや冷えが原因で起こることが多いようです。

■**治療の進め方**

軽い症状の場合は、痛みのある足の親指のつけ根をゆっくりと回します。痛みがやわらいできたら、足首も同様に回します。続いて湧泉《ゆうせん》や太渓《たいけい》、陰陵泉《いんりょうせん》、足三里《あしさんり》などを指圧します。膀胱兪《ぼうこうゆ》など、腰の各ツボの指圧も有効です。症状がおさまってきたら、殷門《いんもん》、委中《いちゅう》、承筋《しょうきん》、承山《しょうざん》などを指圧します。こむら返りを起こしやすい人は、これらのツボにふだんから指圧やお灸《きゅう》をしておくとよいでしょう。

ここが特効ツボ！

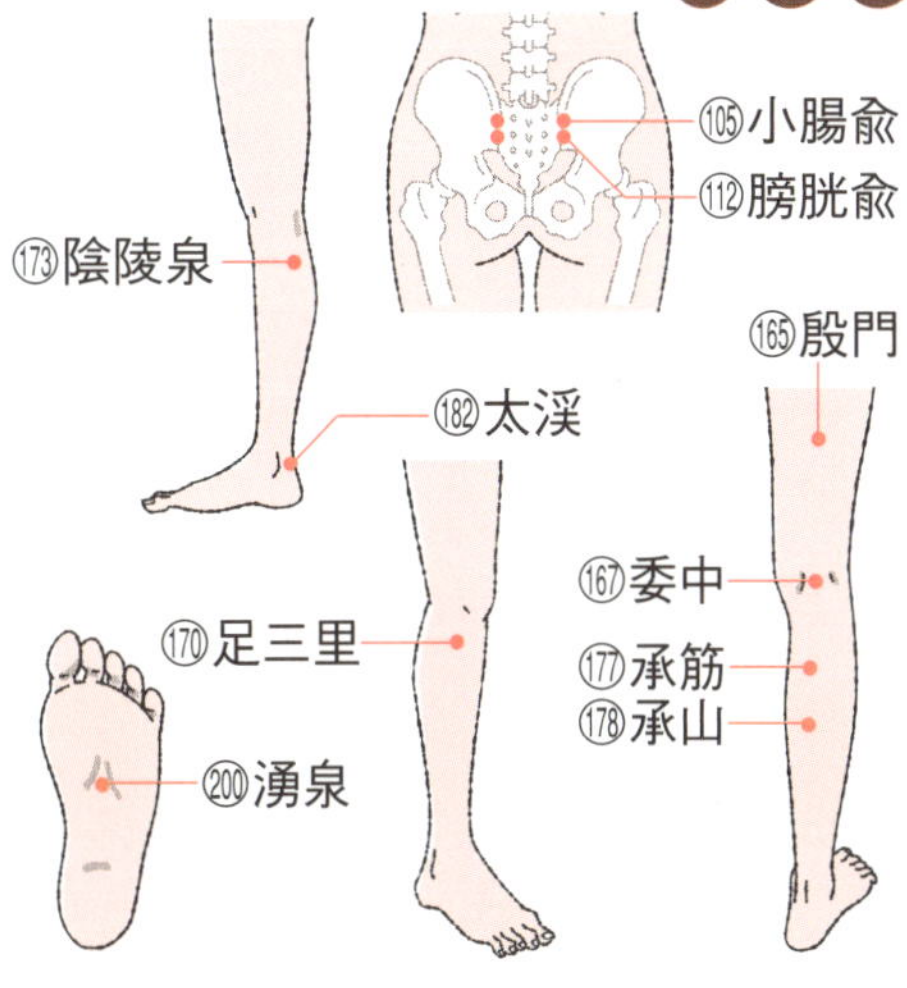

膀胱兪《ぼうこうゆ》

坐骨神経のけいれんをしずめ
こむら返りの治療に効果

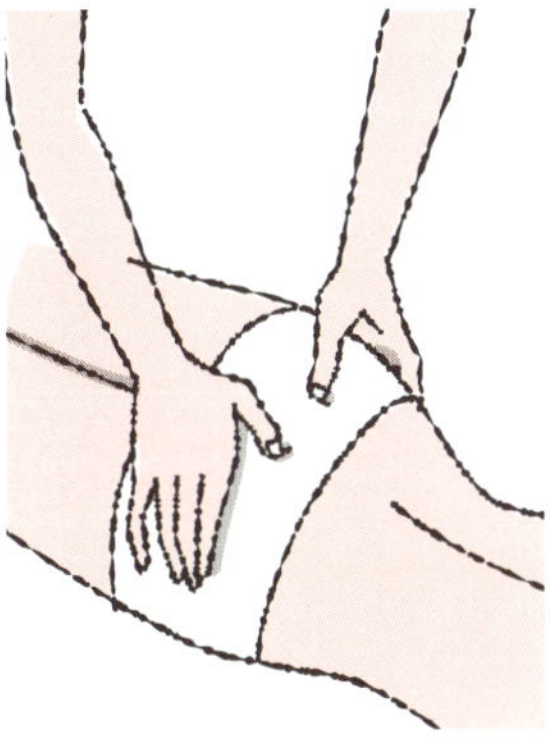

位置◆仙骨《せんこつ》部をさすったとき上から2番目に触れるくぼみ（第2後仙骨孔）と同じ高さで、からだの中心線から親指の幅１本半分外側。

治療◆左右のツボを親指でぐっと押す。これは、坐骨《ざこつ》神経の通り道にあるツボなので、足腰のけいれん、こむら返りに効く。

足三里《あしさんり》

こむら返りを起こしやすい人は
ふだんからここの刺激を

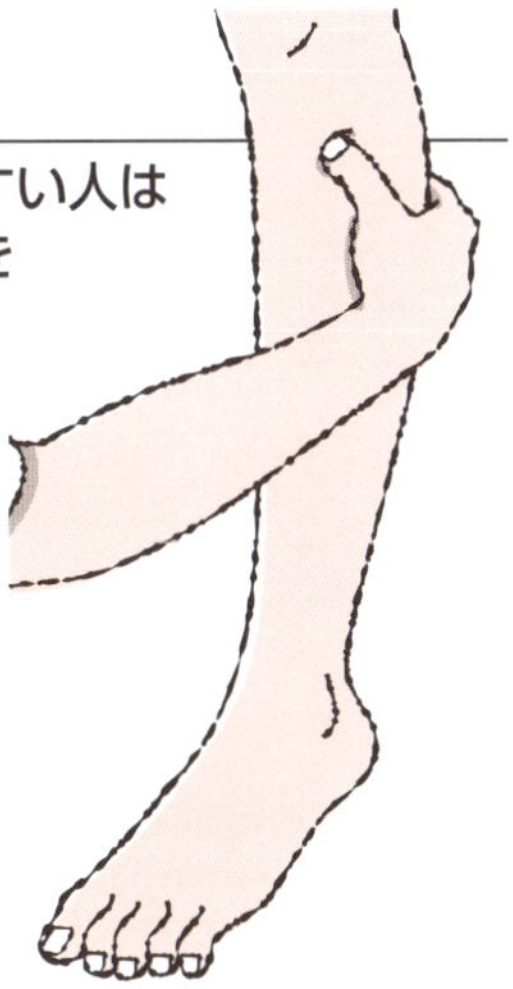

位置◆膝蓋骨《しつがいこつ》の下方外側のくぼみ（犢鼻《とくび》というツボの位置）から、親指の幅3本分下がったところ。

治療◆親指でグッと強めに指圧する。こむら返りを起こしやすい人は、ふだんから承筋《しょうきん》、承山《しょうざん》とあわせてこのツボの指圧やお灸《きゅう》をしておくとよい。

承筋《しょうきん》

けいれんがおさまったら
このツボを押す

位置◆ふくらはぎの中心で、かかととひざの後ろの中間。

治療◆ふくらはぎのけいれんがおさまってきたら、親指の腹でゆっくりとくり返し押す。痛みがひいてなければ、なでるだけでもよい。こむら返りが起こりやすい人は、ふだんからここを刺激しておくとよい。

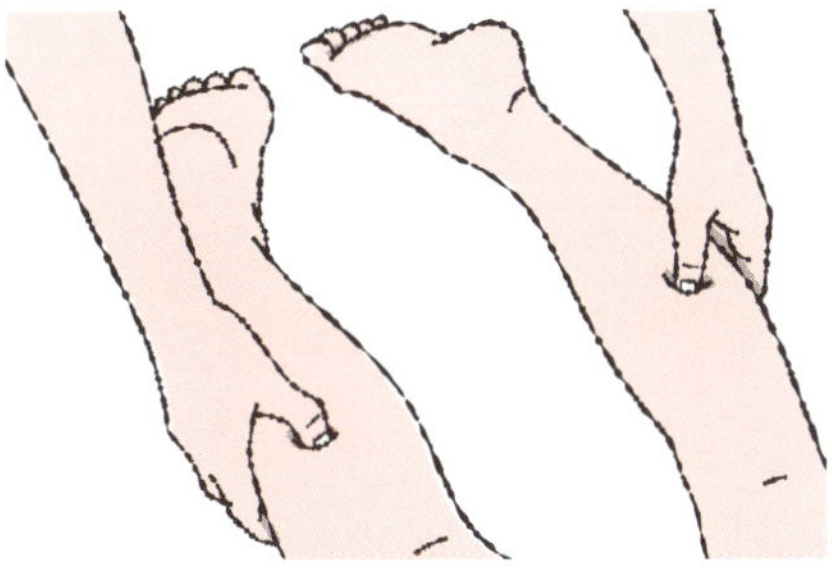

脳卒中後の手足のまひ

■症状の見方

脳の血管がつまったり破れたりして起こる脳の障害を脳卒中といいます。脳卒中では、後遺症として、からだの左右どちらかにまひが残ることが少なくありません。これを半身まひ（半身不随）といいます。発症後しばらくは手足がだらりとしてほとんど動かせない場合が多く、放置すると引きつった状態へと移行したり、関節がかたくなったりします。

また、まひした手足には冷えやほてり、むくみ、痛みなどがあらわれることがあります。

■治療の進め方

運動機能の回復をはかる治療が効果を上げるのは、発症後半年から一年ぐらいまでです。まずは、専門医の治療を受けながらリハビリテーションを行なうことが大切です。

ツボ療法では、手足のマッサージを中心にして、機能回復訓練を手助けします。筋肉のこわばりをほぐして関節の動きを楽にする手足の各ツボの指圧と、マッサージが大切です。

肩髃《けんぐう》

肩関節と腕の動きをよくするツボ

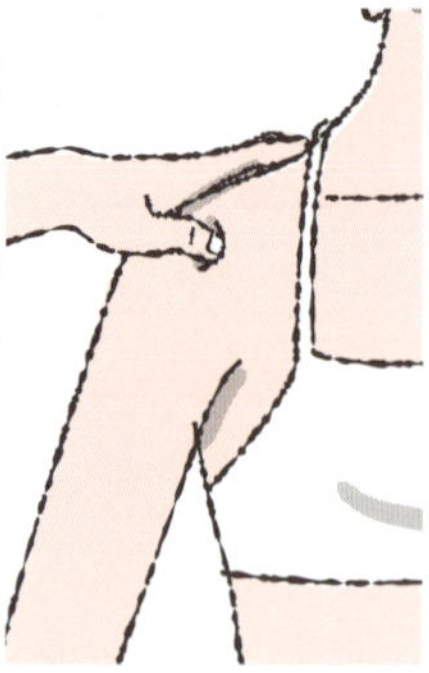

位置◆肩の先端、腕を真横に動かすとできる2つのくぼみのうち、前側のくぼみ。

治療◆親指でツボを指圧する。手足の関節の運動を行なう前に指圧して周辺をよくもんでおくと、肩の関節の動きがよくなる。

曲池《きょくち》

ひじ関節の動きをよくする効果がある

位置◆ひじの曲がり目にある横じわ（横紋《おうもん》）の、親指側の端のくぼみ。

治療◆ひじをつかむようにして、親指に力をこめて指圧する。ひじの曲げ伸ばし運動をする前にこのツボの指圧を行なうと、関節の動きがよくなる。

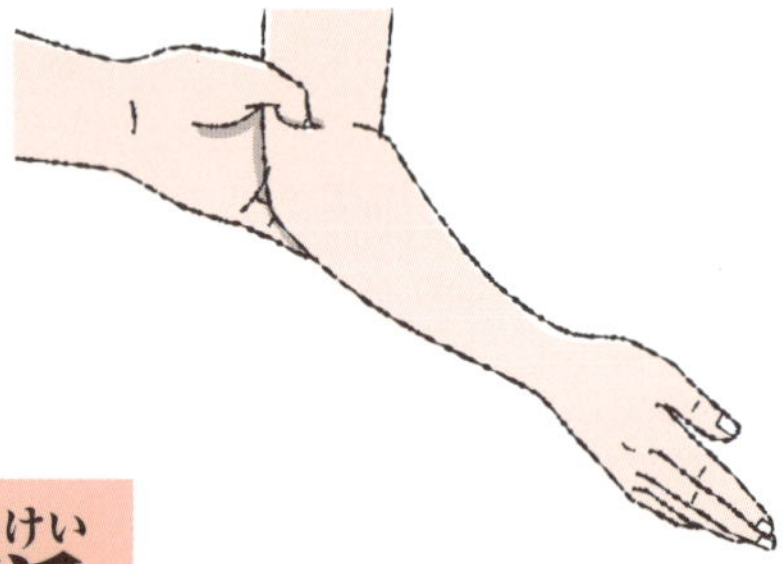

解渓《かいけい》

足首の関節の動きをよくする効果がある

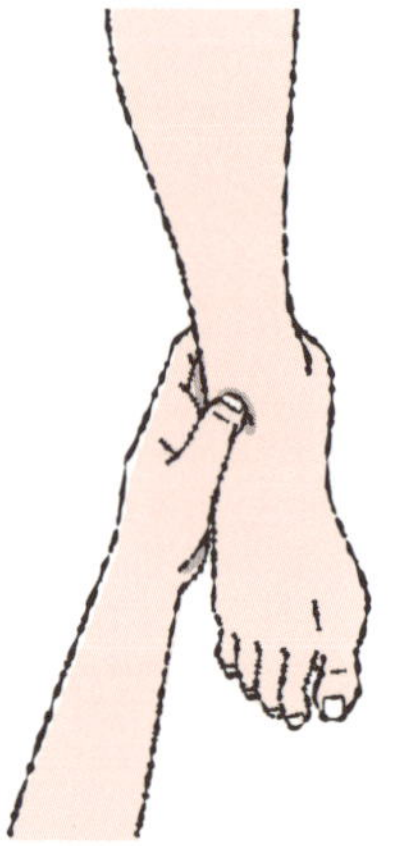

位置◆足首の前面中央あたり。

治療◆かかとを手のひらで包むようにして、親指でツボを指圧する。手足の運動の前に他の足のツボとあわせて押しもむと、足首の関節の動きがよくなる。

ここが特効ツボ！

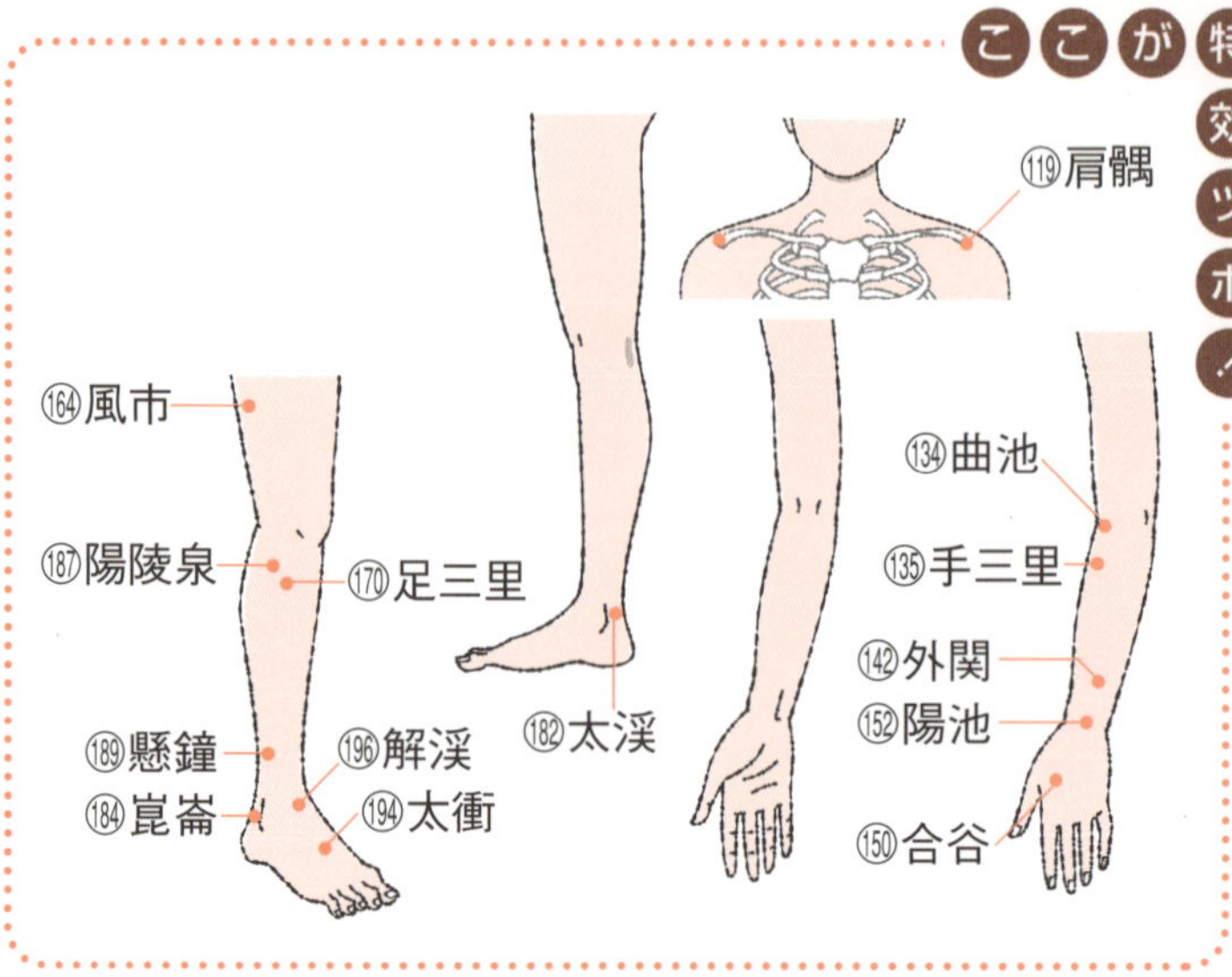

まひのある手足の関節運動

　脳卒中の後遺症で手足のまひが起こった場合、そのまま放置すると筋肉が硬直して引きつり、からだをまっすぐに伸ばして寝ることができなくなってしまいます。引きつったまま同じ姿勢を長時間続けていると、ほかの病気を併発する原因にもなります。

　そこで、自由に動くことができない患者のからだを介護者の手で数時間おきに動かし、寝ている向きや手足の位置を変える必要があります。患者の体位変換を介護者が正しく行なうことが、患者の関節の引きつりや変形を防ぐことにつながります。

　また、患者の手足の関節運動を介護者が手伝うことは、全身の機能回復を早めるのに役立ちます。

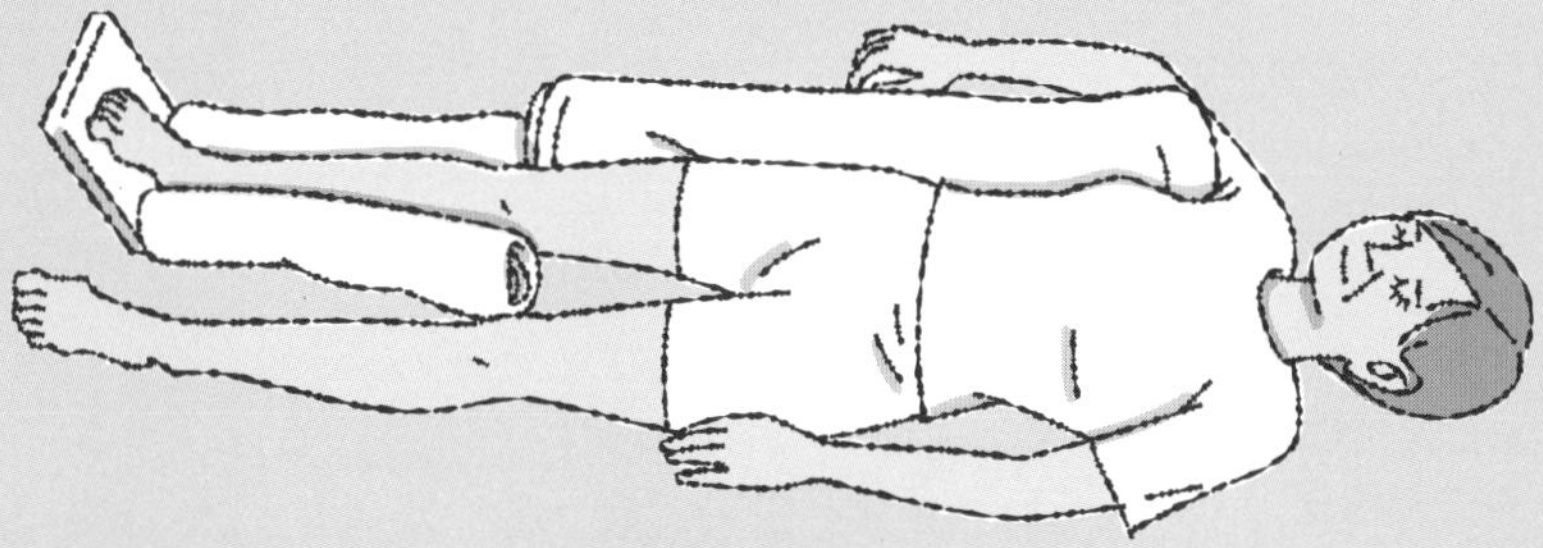

①引きつった手足をまっすぐな姿勢にするには

あお向けに寝た患者の、まひしている側の肩を横に開き、腕とわきの間に筒状に丸めた毛布をはさんで固定する。まひしている側の足の裏には板を当て、足首が内側や外側に向かないよう、枕や毛布、座布団などで固定する。手にはタオルを握らせる。

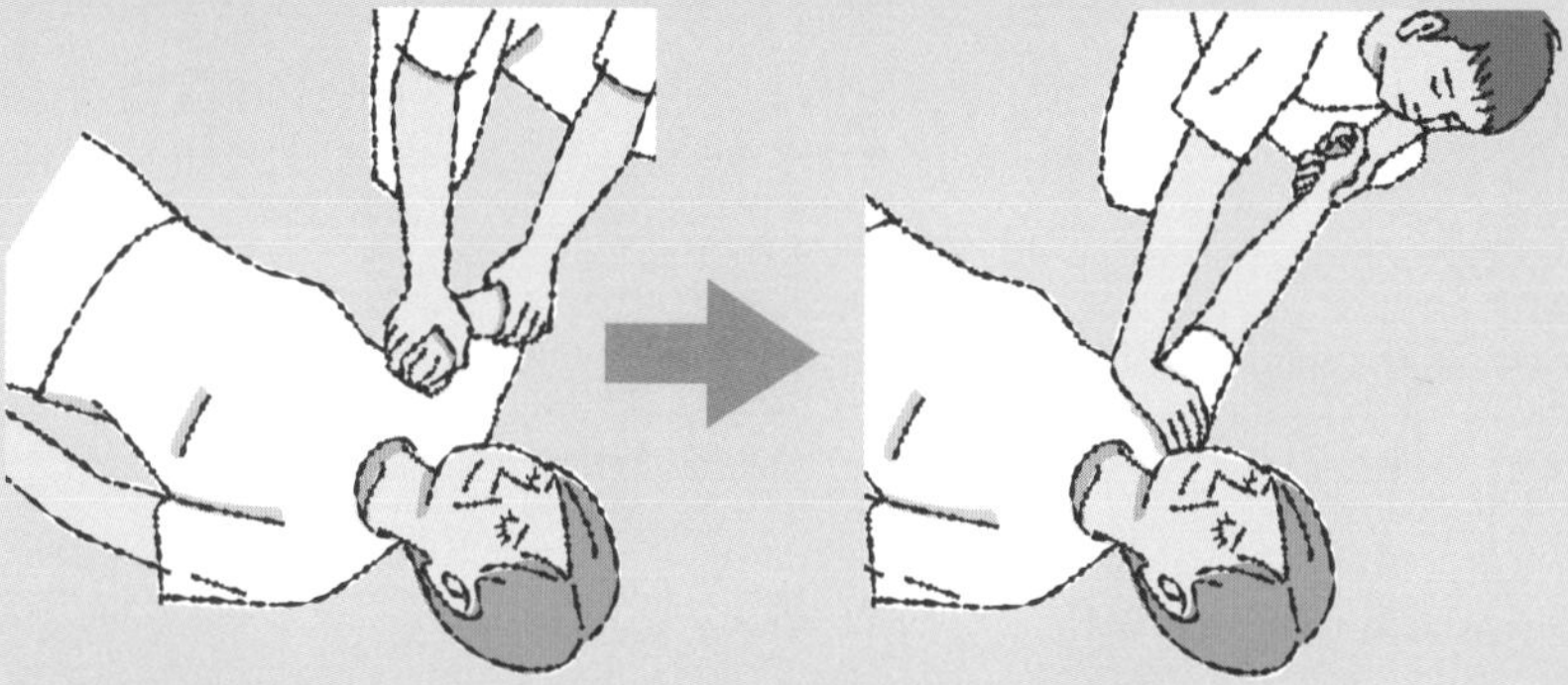

②手の関節を動かす運動

介護者は、患者の手首を持って腕を伸ばす。患者が痛がらない程度にゆっくり少しずつ動かすのがコツ。最初はひじを押さえて前腕と上腕が直角になるまで動かし、次に押さえる場所を腕のつけ根に移し、腕をまっすぐに伸ばす。手の指を１本１本ほぐして開いたり、手首をゆっくりと回す運動を加えてもよい。

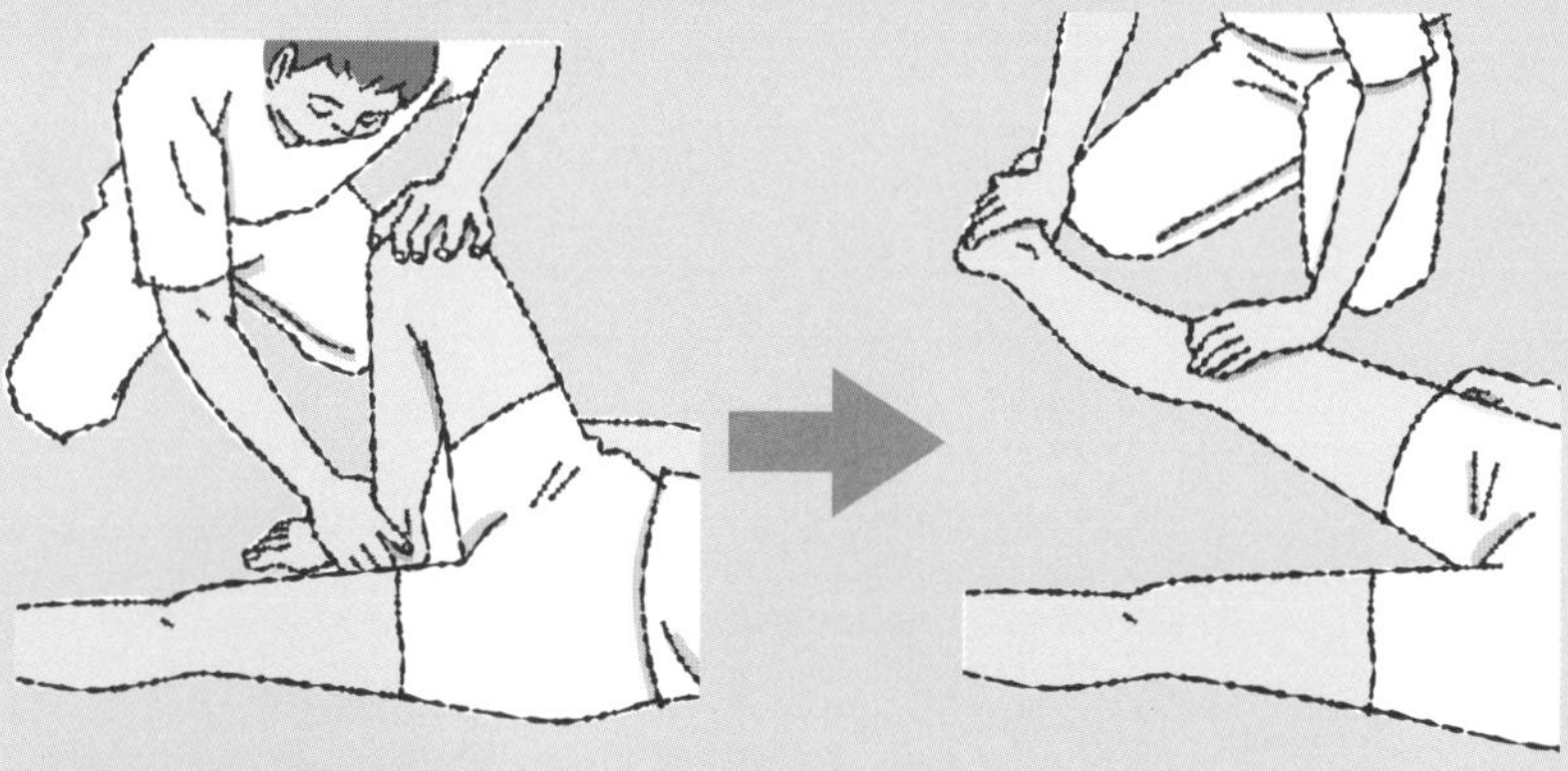

③足の関節を動かす運動

介護者は、患者の足首を持って足を曲げ伸ばす。患者が痛がらない程度にゆっくり少しずつ動かすのがコツ。最初はひざを押さえて徐々に足を曲げていき、ある程度のところまで曲げたら徐々に戻す。足首を押さえて爪先を外側に向けたり、足首をゆっくりと回す運動を加えてもよい。

慢性の腰痛

■**症状の見方**

重苦しく感じる痛み、突然ズキンと走るような痛み、足や背中に抜ける痛みなど、腰の痛みはさまざまです。健康な人でも、作業による疲れや姿勢の影響、老化などが原因となって腰の痛みは起こります。

また、変形性腰椎《ようつい》症や坐骨《ざこつ》神経痛などの病気や、内臓の病気があるときにも、腰の痛みがあらわれることがあります。痛みが長く続く場合は、病気が隠れていないか、念のため検査を受けましょう。

■**治療の進め方**

腰と背中をよくあたため、三焦兪《さんしょうゆ》、腎兪《じんゆ》、大腸兪《だいちょうゆ》など背中と腰のツボを親指で指圧し、筋肉の緊張をほぐします。ツボによっては押すとひどく痛む場合がありますが、あまりゴリゴリと押さず、軽く押すようにします。

腰を支える腹筋の機能を高めるため、腹部の関元《かんげん》もていねいに指圧します。足の痛みをともなう場合には、復溜《ふくりゅう》、太渓《たいけい》、崑崙《こんろん》、三陰《さんいん》交《こう》、委中《いちゅう》などをもみ押していくと効果があります。

腎兪《じんゆ》

腰のこりと痛みをほぐし体力増強にもつながる

位置◆肋骨《ろっこつ》のいちばん下（第12肋骨）の先端と同じ高さ、背骨（第2腰椎棘突起《ようついきょくとっき》下縁）をはさんだ両側で、からだの中心線から親指の幅１本半分外側。

治療◆親指でよくもみ押すと、腰のこりと痛みがほぐれ、体力増強につながる。腰をよくあたため、痛みがひどい場合は無理に強くもまないこと。志室《ししつ》も同様に指圧するとよい。

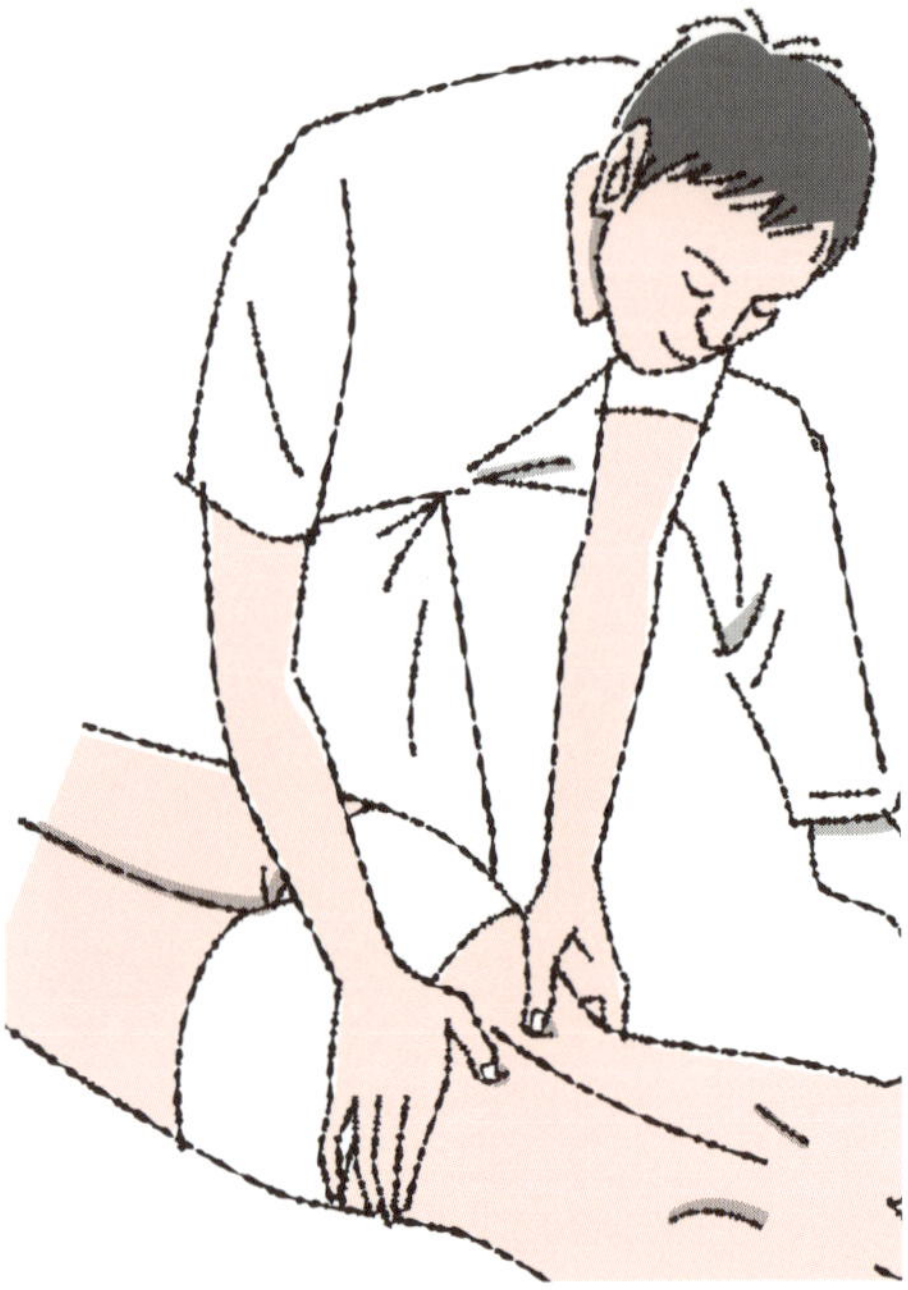

ここが特効ツボ！

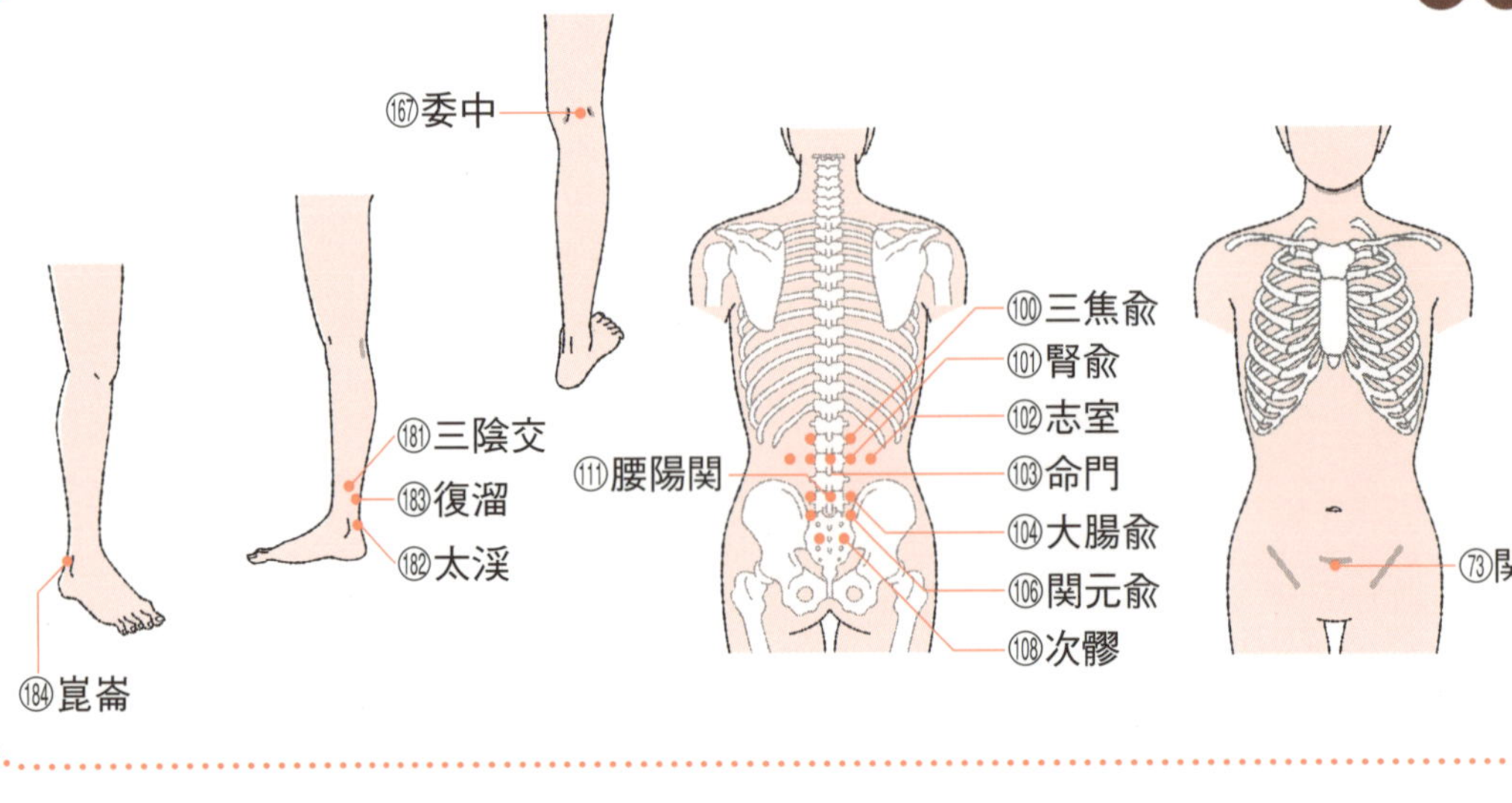

関元兪《かんげんゆ》

痛みやしびれなど、
腰と下半身の諸症状を緩和

位置◆腰部、背骨（第5腰椎棘突起《ようついきょくとっき》下縁）をはさんだ両側で、からだの中心線から親指の幅１本半分外側。

治療◆親指でツボをこねるようにもみ押す。腰の痛み、だるさ、しびれなど、腰と下半身の諸症状をやわらげる効果がある。

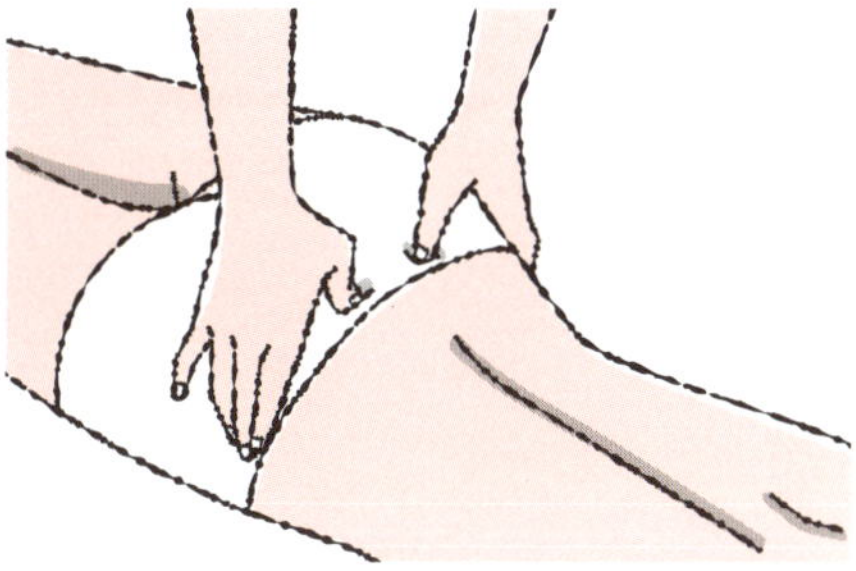

復溜《ふくりゅう》

足腰の血行をよくして
慢性の腰痛症状に効く

位置◆内くるぶしの後ろから親指の幅2本分上がったところ。

治療◆足首を手のひらで包むようにして、しっかりと親指で指圧すると、足腰の血行が改善されて慢性の腰痛症状がやわらぐ。ぐいぐいと押しもむようにしてもよい。

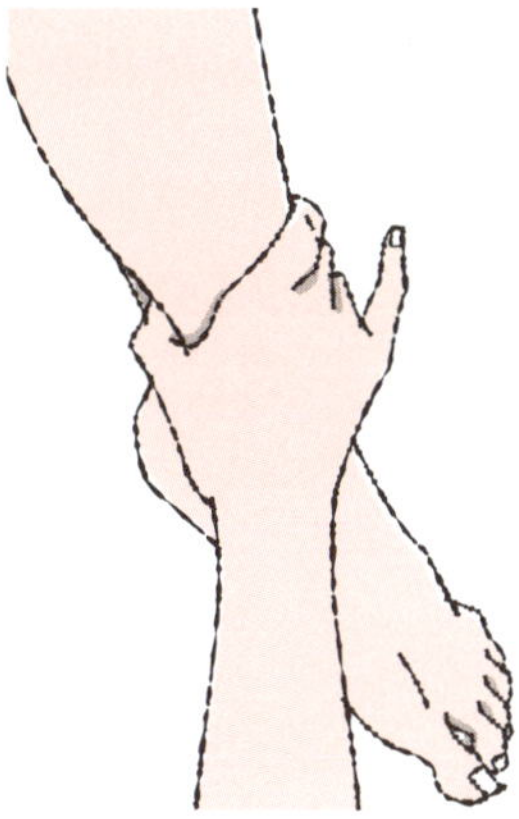

太渓《たいけい》

足三里や三陰交とあわせ
足腰の血行を改善

位置◆足の内くるぶしのすぐ後ろ側。

治療◆足首を手のひらで包むようにして親指でしっかり指圧する。足三里《あしさんり》や三陰交《さんいんこう》などをも同様に指圧し、マッサージすると、足腰の血行改善にさらに効果的。

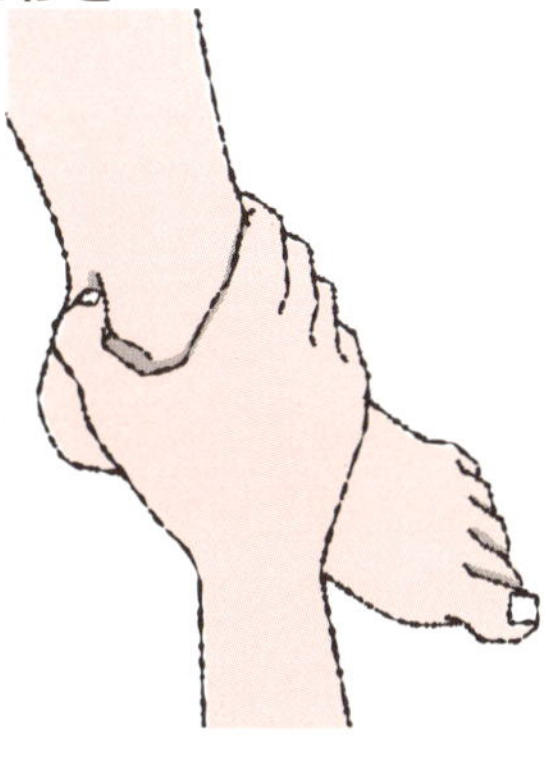

関元《かんげん》

おなかの筋肉の緊張をとり
腰痛のためにくずれた姿勢を正す

位置◆下腹部、からだの中心線上で、おへそから親指の幅3本分下がったところ。

治療◆両手を重ね、中指の先で静かに押す。腰痛をかばって緊張していた腹筋をほぐす効果がある。おへそのまわりのマッサージを加えると、さらに効果的。

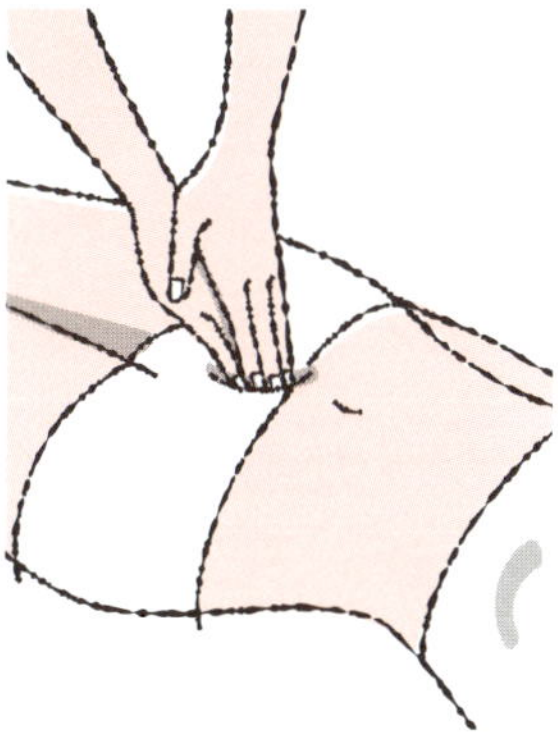

三焦兪《さんしょうゆ》

腰から背中へかけての
こわばりをほぐす

位置◆腰部、背骨（第１腰椎棘《ようついきょく》突起《とっき》下縁）をはさんだ両側で、からだの中心線から親指の幅１本半分外側。

治療◆腰をつかまえるようにして親指で指圧する。ここから膀《ぼう》胱兪《こうゆ》まで、腰椎沿いにていねいな指圧とマッサージを加えると、腰のこわばりがほぐれてくる。

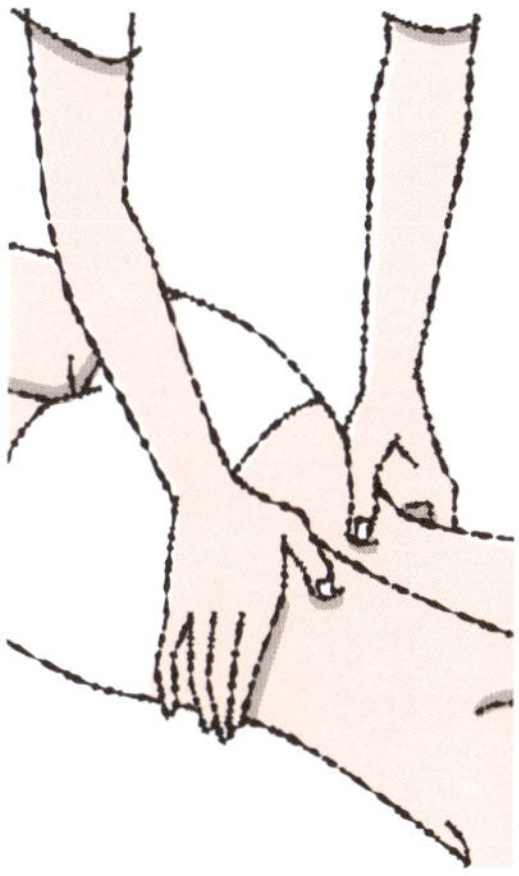

大腸兪《だいちょうゆ》

腰の血行を促進して
冷えからくる腰痛に効く

位置◆左右の骨盤の上端を結んだ線の高さにある背骨（第4腰椎棘突起《ようついきょくとっき》下縁）をはさんだ両側で、からだの中心線から親指の幅１本半分外側。

治療◆両手の親指でくり返し指圧する。腰の血行を促進し、冷えからくる腰の痛みやだるさに効果的。殿部《でんぶ》をあたため、ていねいなマッサージを加えるとよい。

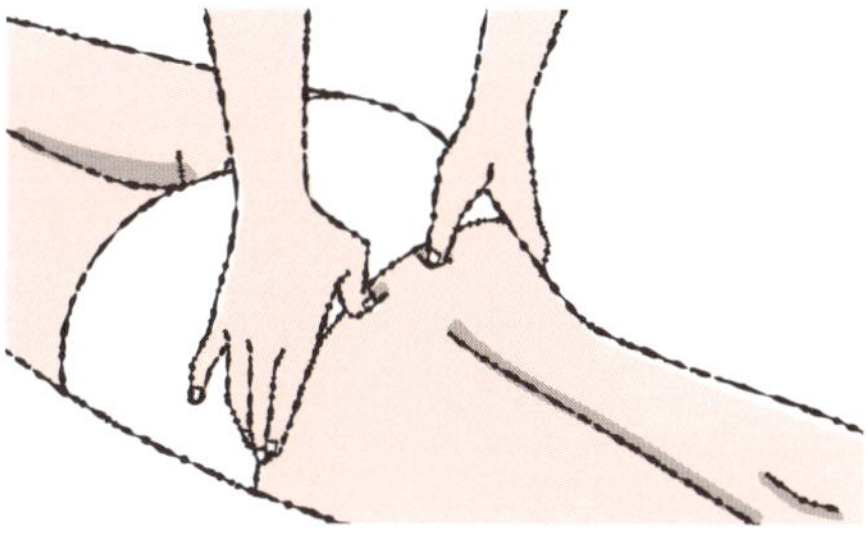

ぎっくり腰

■症状の見方

ぎっくり腰は、重い荷物を持とうとしたときや、何げなくものを拾おうと前かがみになったときなど、腰に力が入ったときに突然、起こります。文字どおりギクリと激しい痛みが走り、そのままの姿勢で身動きができなくなってしまうこともあります。「急性腰痛症」ともいい、たびたびくり返すと、足腰に鈍い不快な痛みが続くようになります。

■治療の進め方

保温と安静を心がけ、あせって腰を強くもんだりしないように注意します。発症後一～二時間ぐらいまでは患部を冷やすのも有効ですが、冷やしすぎないようにします。回復期には温湿布をするとよいでしょう。

ツボ療法では、まず腰の腎兪《じんゆ》、大腸兪《だいちょうゆ》、関《かん》元兪《げんゆ》、上髎《じょうりょう》などの各ツボを、上から順に、力の入れすぎに注意しながら軽めに指圧します。続いて足三里《あしさんり》、承山《しょうざん》、解渓《かいけい》を、強めに押します。これらの足の指圧はぎっくり腰にとくによく効き、押したとたんに痛みがおさまったという例もあります。

腎兪《じんゆ》

腰の緊張をほぐして安静にするのがいちばん

位置◆肋骨《ろっこつ》のいちばん下（第12肋骨）の先端と同じ高さ、背骨（第2腰椎棘突起《ようついきょくとっき》下縁）をはさんだ両側で、からだの中心線から親指の幅１本半分外側。

治療◆うつぶせに寝た患者の腰のツボを親指で指圧する。三焦兪《さんしょうゆ》からここを通って大腸兪《だいちょうゆ》までを順にじっくりと指圧し、マッサージを加えると、腰の緊張がほぐれる。

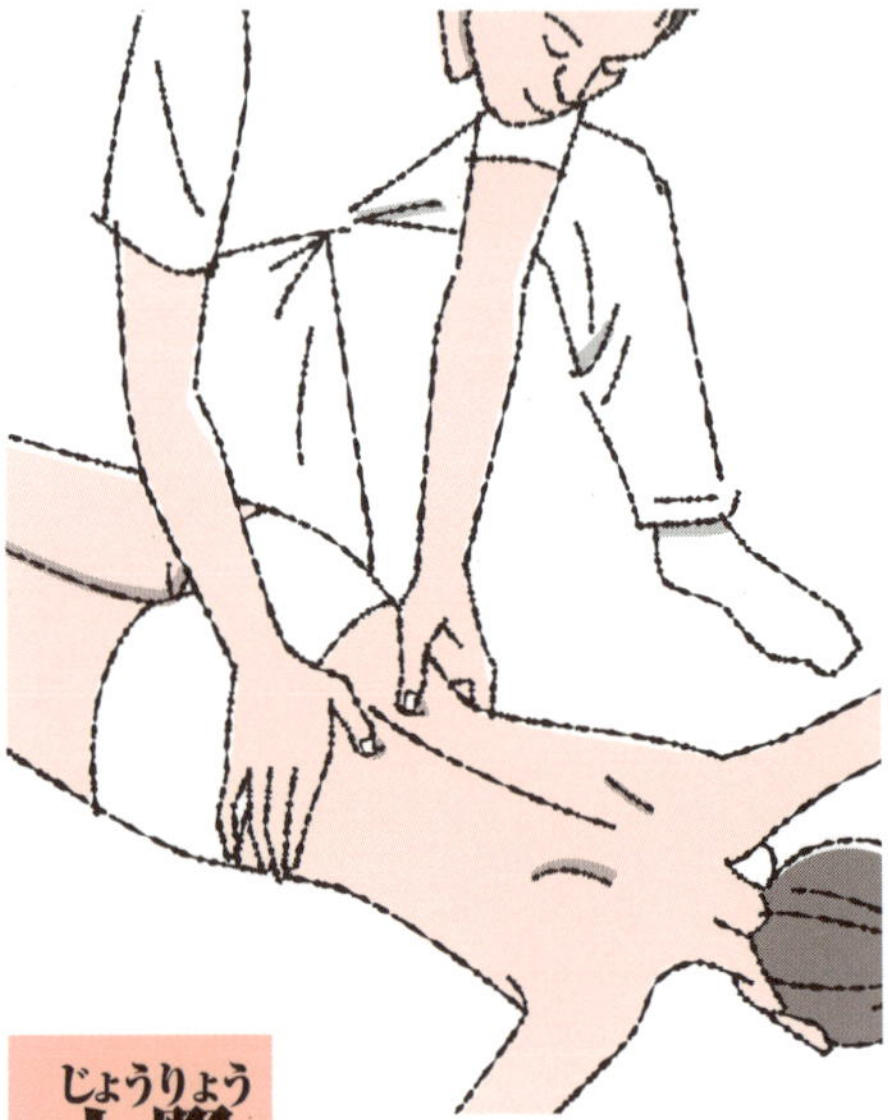

上髎《じょうりょう》

腰をめぐる血行を改善して冷えをやわらげ悪化を防ぐ

位置◆仙骨《せんこつ》部をさすったときいちばん上に触れるくぼみ（第１後仙骨孔）の中。

治療◆腰に両手を当て、親指でツボを押す。このツボを中心に腰の各ツボをゆっくりもみほぐすと、症状の悪化が防げる。

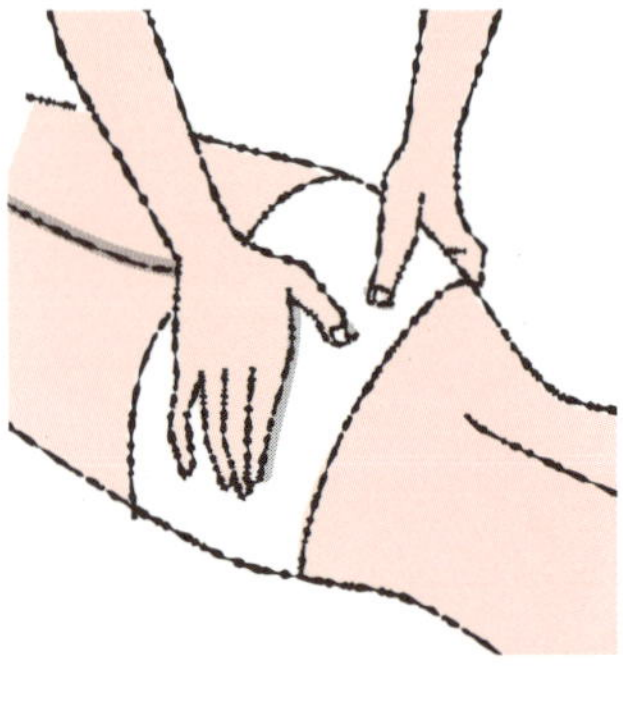

ここが特効ツボ！

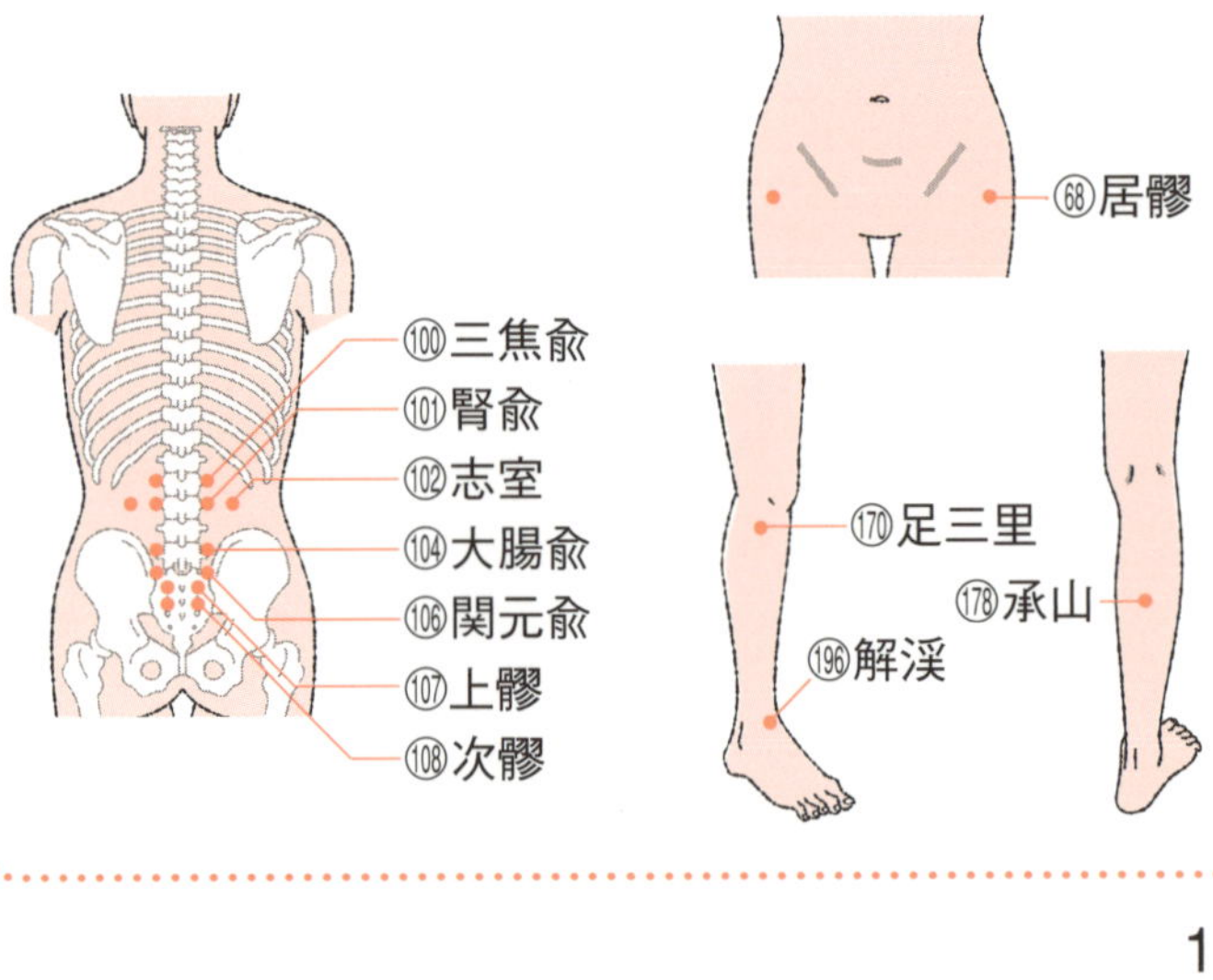

承山《しょうざん》

うつぶせに寝てくり返し指圧すると ぎっくり腰の症状がやわらぐ

位置◆足の後ろ側の、ふくらはぎの中心線上で、腱《けん》と筋肉の変わり目のところ。

治療◆親指の腹で強めに5～7秒押す。これを2～3回以上くり返すとぎっくり腰の症状がやわらぐ。ただし、痛みがおさまってから腰の保温に注意しながら行なう。

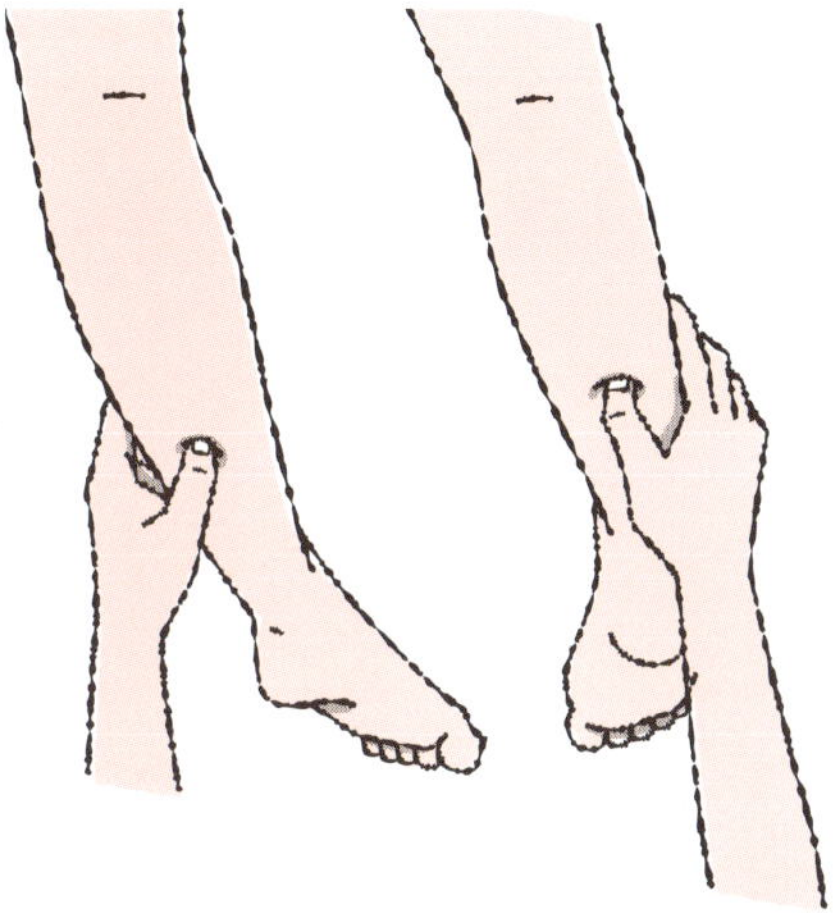

大腸兪《だいちょうゆ》

痛みがひどいときは 無理にギュウギュウ押さない

位置◆左右の骨盤の上端を結んだ線の高さにある背骨（第4腰椎棘突起《ようついきょくとっき》下縁）をはさんだ両側で、からだの中心線から親指の幅1本半分外側。

治療◆うつぶせに寝た患者の腰のツボを親指で指圧する。痛みがあればギュウギュウと無理に押さず、なでる程度でもよい。骨盤と腰全体の症状に効果がある。

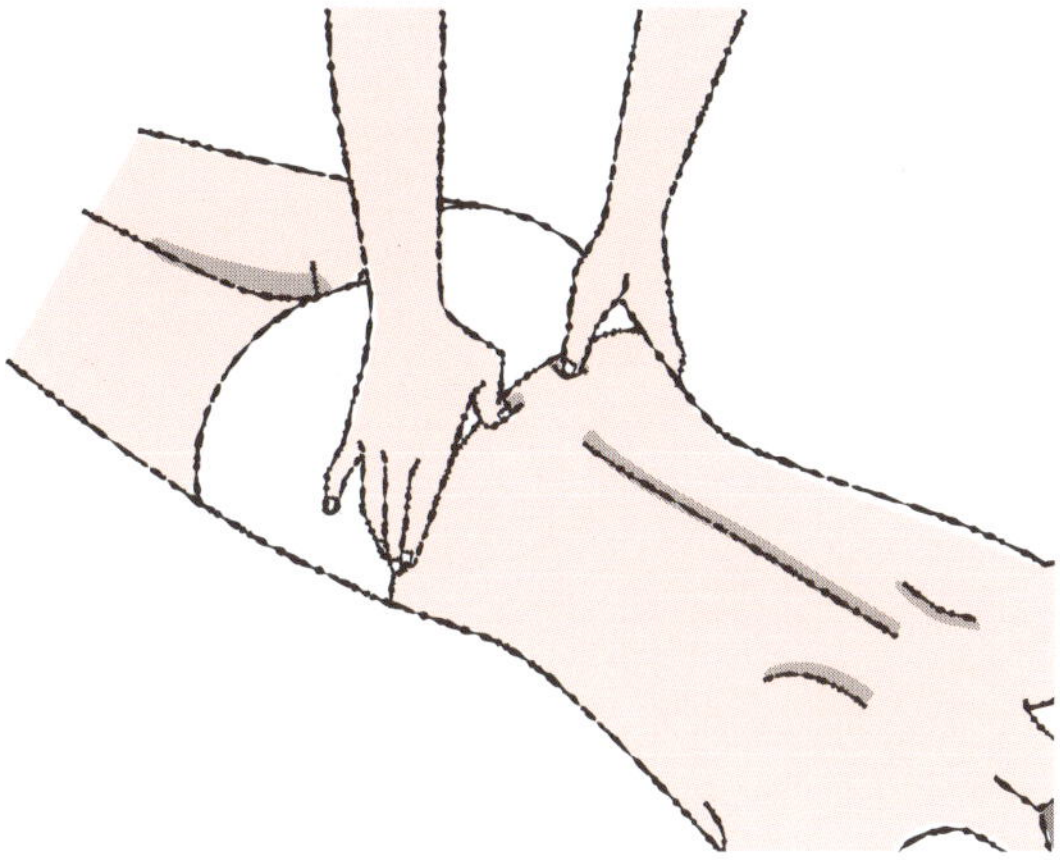

解渓《かいけい》

強めの指圧が効果的 発症後しばらくして行なうとよい

位置◆足首の前面中央あたり。

治療◆治療者は、まっすぐ足を伸ばしてあお向けに寝た患者の足首を、強めにグッと押す。そのまま何回かくり返しているうちに腰の症状がおさまってくる。

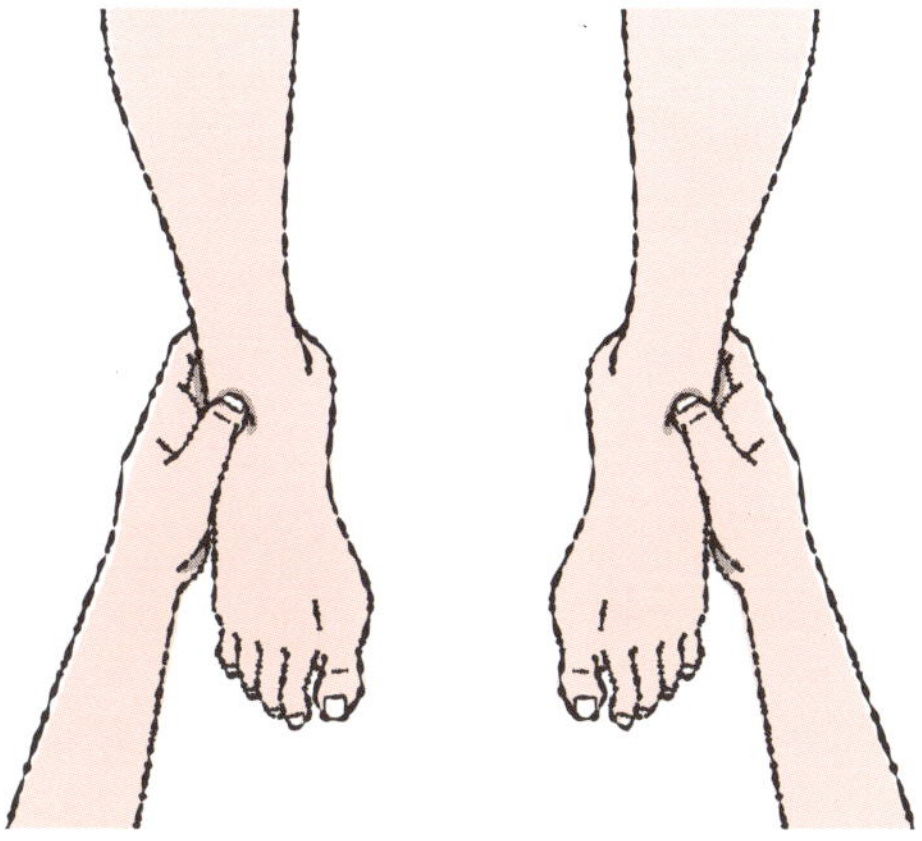

関元兪《かんげんゆ》

適度な力でやさしく指圧して やさしくなでる

位置◆腰部、背骨（第5腰椎棘突起《ようついきょくとっき》下縁）をはさんだ両側で、からだの中心線から親指の幅1本半分外側。

治療◆うつぶせに寝た患者の腰のツボを親指で指圧する。腰の症状をよくするには、適度な加減の指圧のあと、患部をやさしくなでるのがポイント。

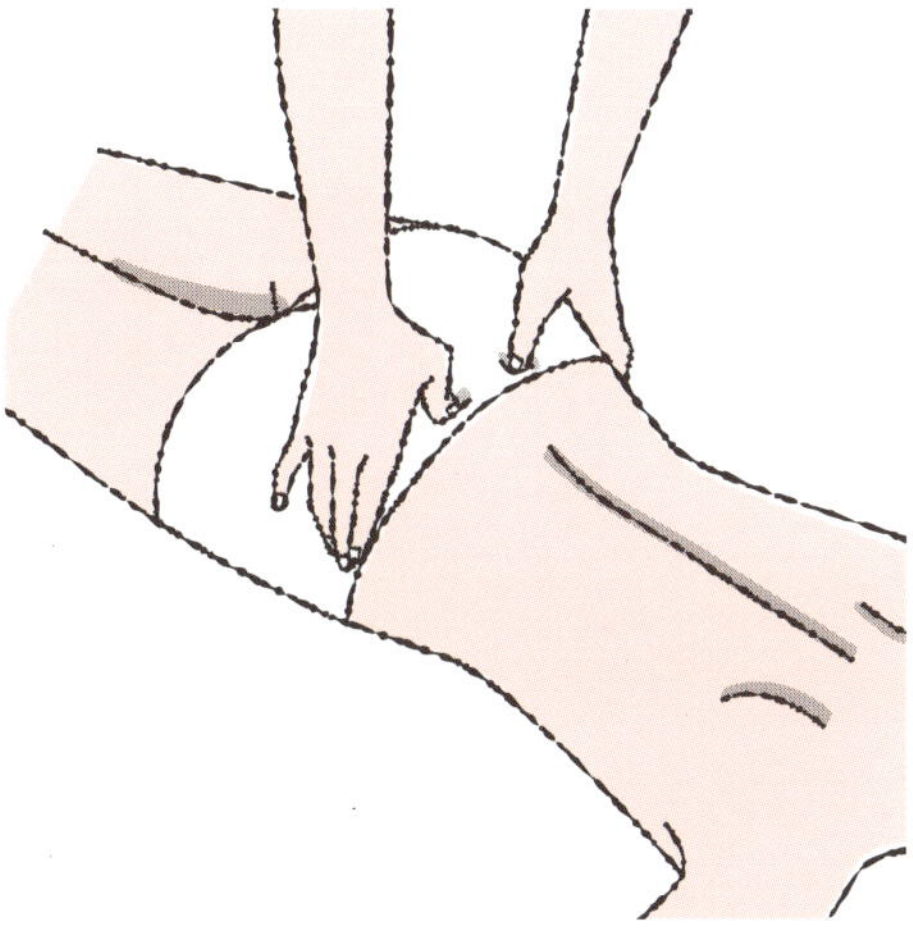

腹が張る・鳴る・ふくれる

■症状の見方

健康な人でも、食後、とくに食べすぎたときには、おなかがふくれて張ることがあります。おなかの調子が悪いときは、腸内にガスがたまっておなかが張ったり、ゴロゴロ鳴ったりします。また、便秘や冷えなどによっても、下腹部が張ることがあります。食べすぎなど思い当たる原因がないのに異常におなかがふくれているときは、何らかの病気が原因で腹腔《ふっくう》内に水がたまっている場合もあるので、注意が必要です。

■治療の進め方

腹部に重い病気がなければ、ツボ療法が有効です。まずは脾兪《ひゆ》、大腸兪《だいちょうゆ》などの背中から腰にかけての各ツボを親指の腹で上から順にゆっくりと指圧し、背中の緊張をとります。これらは内臓の機能調整に効くツボです。

続いて腹部の中脘《ちゅうかん》、大巨《だいこ》、関元《かんげん》などの指圧とマッサージに移りますが、腹部の治療は、力を入れすぎないよう、とくに気をつけて行なうようにしましょう。足の三陰交《さんいんこう》はしっかりともみ押します。

中脘《ちゅうかん》

呼吸に合わせた指圧で消化機能をととのえる

位置◆腹部の中心線上で、みぞおちとおへその中間あたり。

治療◆腹部に指先をそろえて両手を重ね、患者が息を吐くのに合わせて徐々に力を加え、指圧する。消化機能をととのえる効果があり、このツボから関元《かんげん》のあたりまで大きな8の字を描くようなマッサージを加えると、さらに効果的。

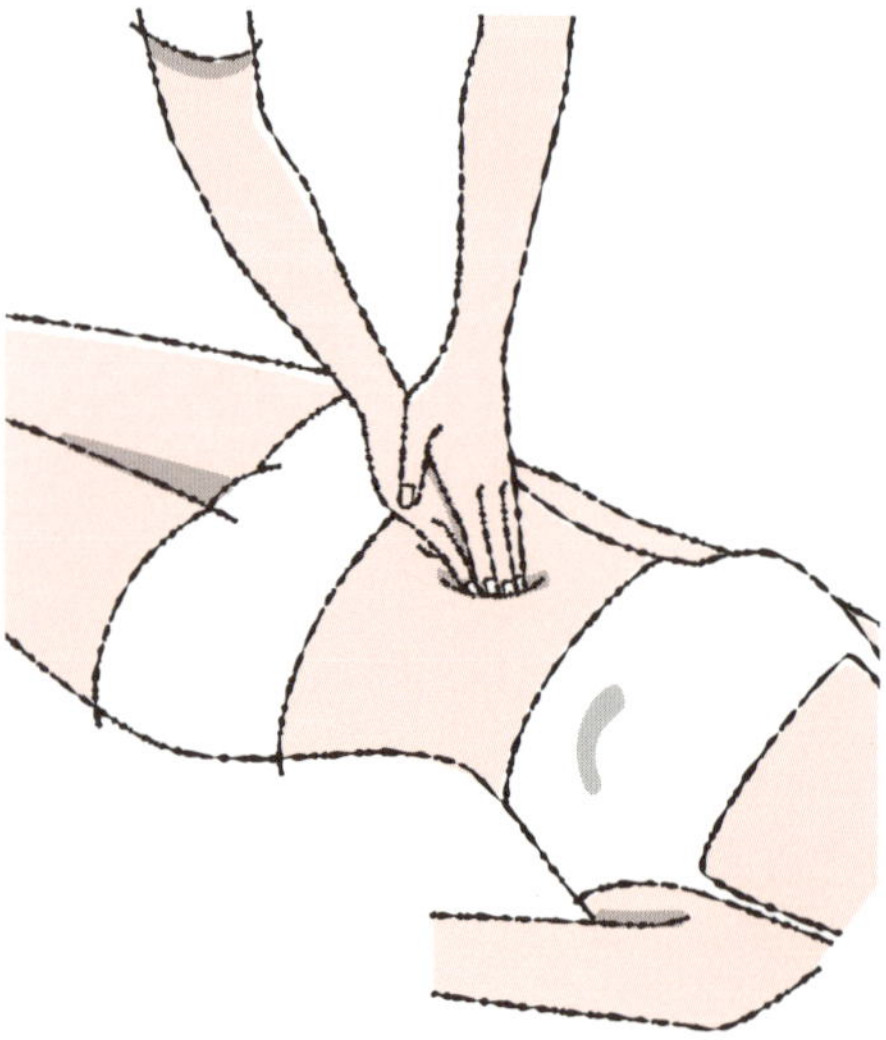

ここが特効ツボ!

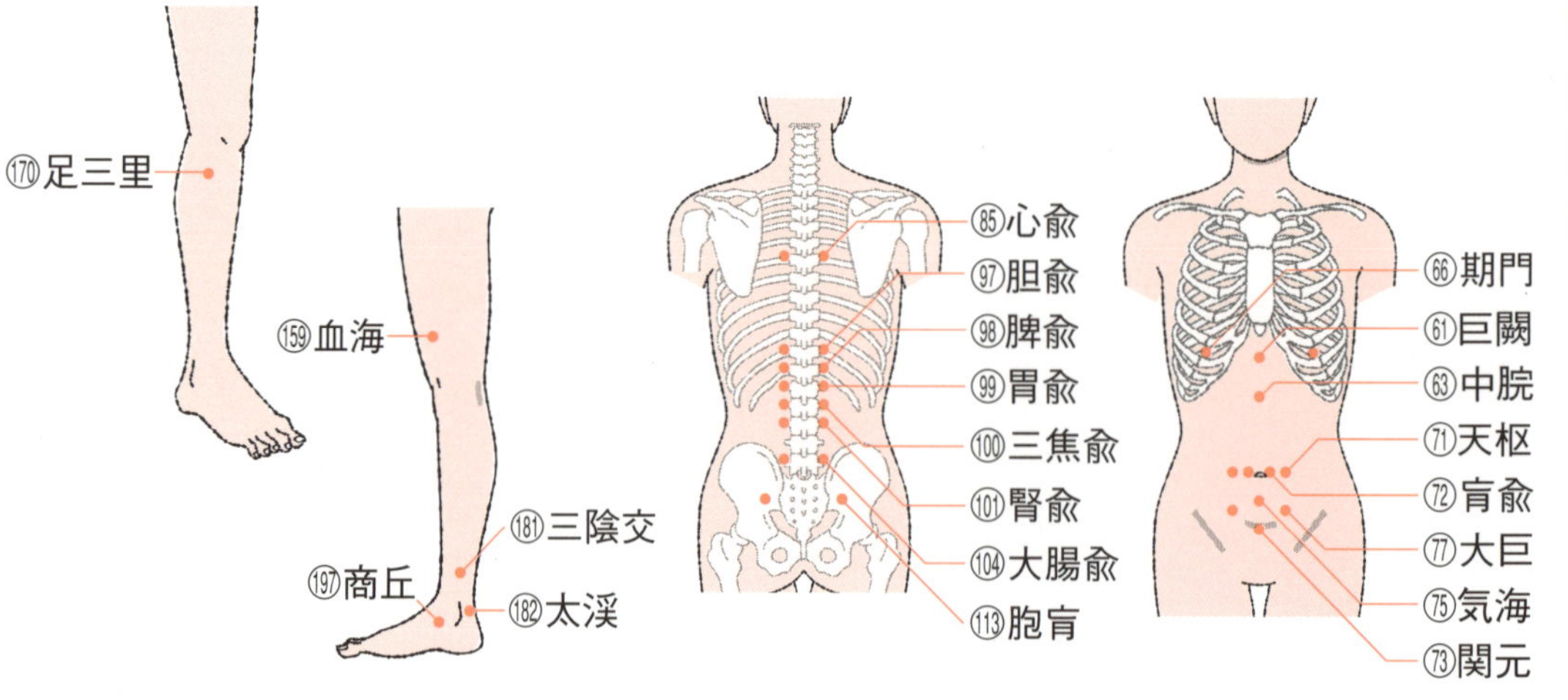

大腸兪《だいちょうゆ》

腸の働きを促進し、おなかがゴロゴロ鳴る不快感をやわらげる

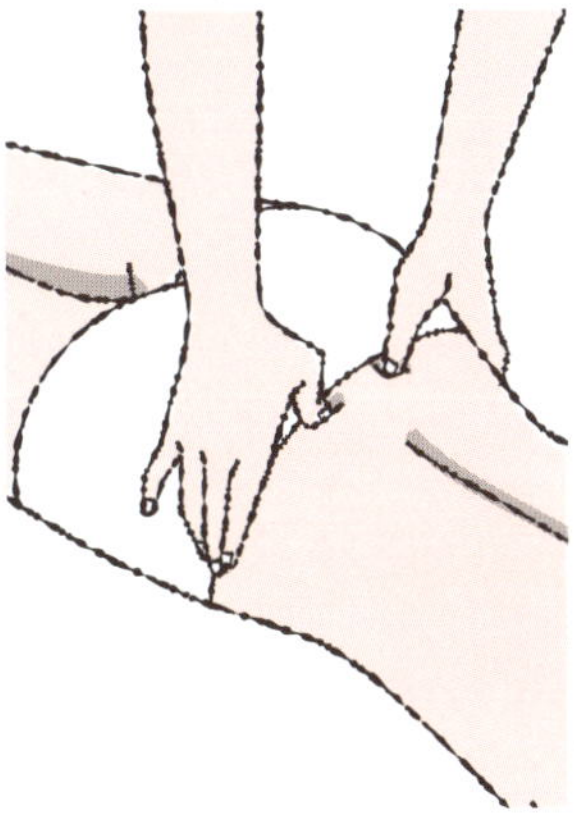

位置◆左右の骨盤の上端を結んだ線の高さにある背骨（第4腰椎棘突起《ようついきょくとっき》下縁）をはさんだ両側で、からだの中心線から親指の幅１本半分外側。

治療◆腰をかかえるようにして左右のツボを親指でやや力をこめてくり返し押すと、腸の働きが高められ、便秘やおなかがゴロゴロ鳴る不快感がやわらぐ。

関元《かんげん》

慢性的な消化器の不調による下腹部の張りをとる

位置◆からだの中心線上で、おへそから親指の幅3本分下がったところ。

治療◆下腹部に指先をそろえて両手を重ね、腹部の脂肪が軽くへこむ程度に指圧すると、消化器の不調から起こる下腹部の張りがやわらぐ。

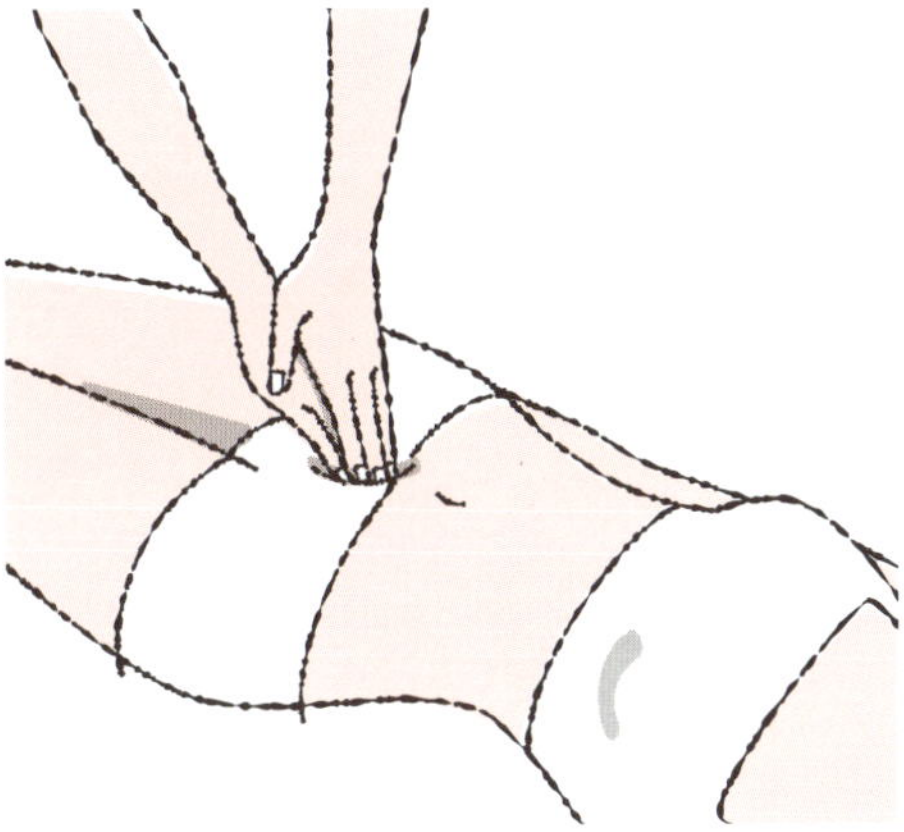

大巨《だいこ》

腹筋の機能を高め慢性的な消化器の不調を治す

位置◆下腹部、おへそから親指の幅2本分下で、からだの中心線から親指の幅2本分外側。

治療◆両手の親指で左右のツボを同時に、腹部の脂肪が軽くへこむ程度に圧する。腹筋の機能を高め、慢性的な消化器の不調に有効。

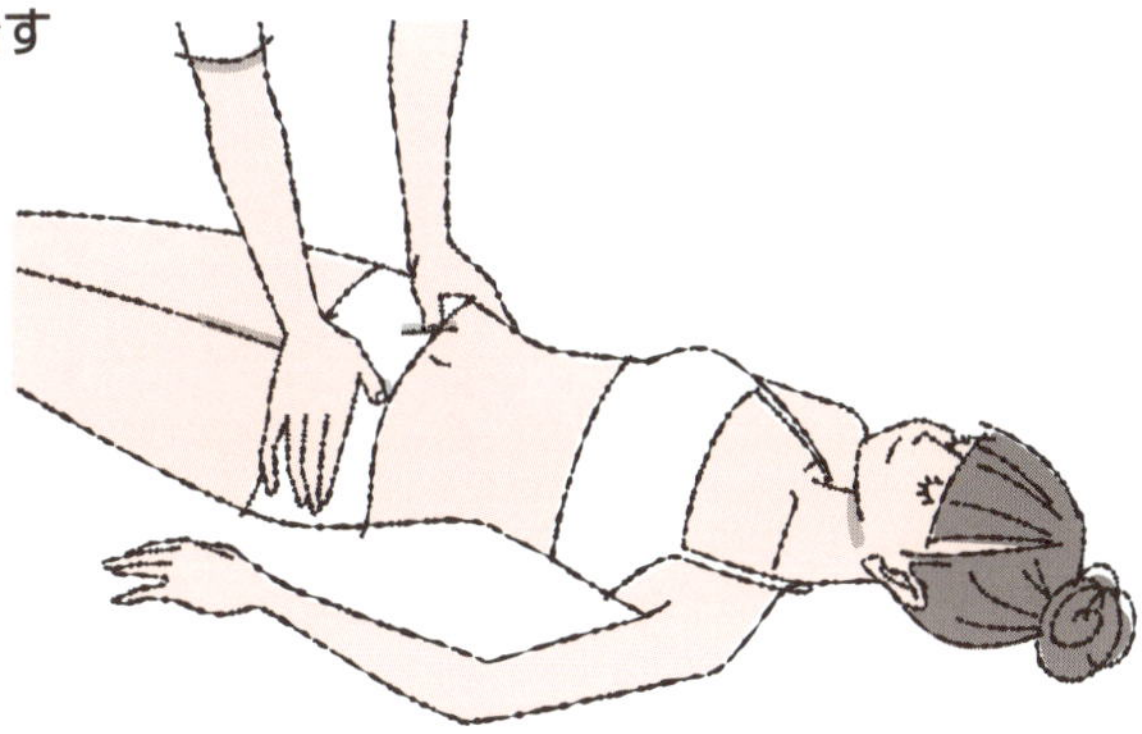

三陰交《さんいんこう》

冷えによって起こる下腹部の張りに効果

位置◆足の内くるぶしから親指の幅3本分上がったところ。

治療◆すねを手のひらで包むようにして親指に力をこめる。冷えからくる下腹部の張りによく効く。お灸《きゅう》も効果的。

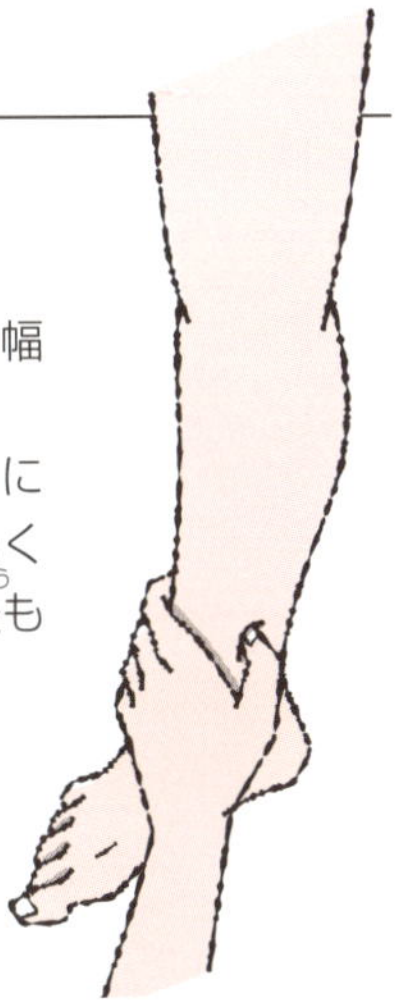

脾兪《ひゆ》

胃兪の指圧とあわせて胃の症状によく効くツボ

位置◆上背部、背骨（第11胸椎棘突起《きょうついきょくとっき》下縁）をはさんだ両側で、からだの中心線から親指の幅１本半分外側。

治療◆左右のツボを同時にやや力をこめて押すと、胃腸の働きが高められ、胃液の分泌を促して消化活動を活発にする。すぐ下の胃兪《いゆ》も同様に指圧するとよい。

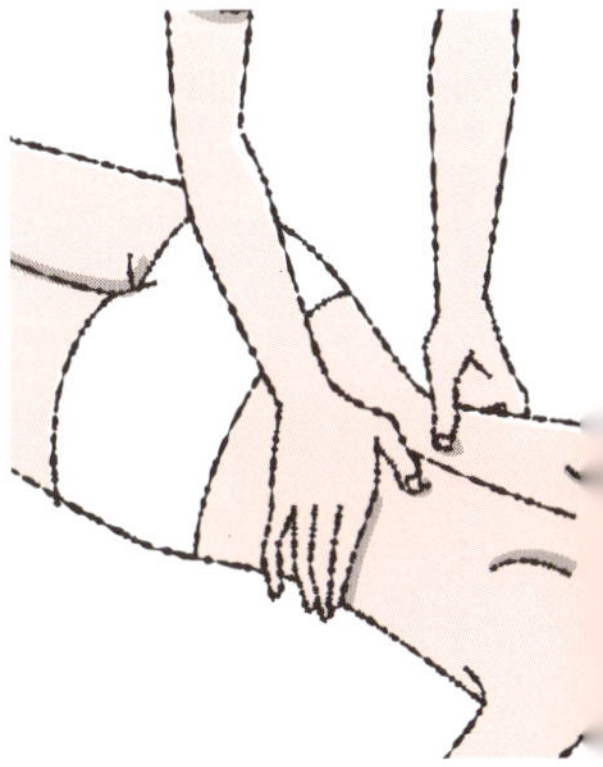

胸やけ・ゲップ

■症状の見方

胸やけは、みぞおちから胸にかけて重苦しい、胃がもたれるなどの不快感のある症状です。ふだんから胃の調子が悪い、俗に胃弱といわれる人に多くみられます。

一方、ゲップは、胃にたまった余分な空気を吐き出す生理現象です。たくさん食べたときなどによくみられますが、胃の調子が悪いときは、胸やけとあわせて起こりがちです。

■治療の進め方

ツボ療法で体調をととのえ、胃の機能を活発にすることで、胸やけやゲップはかなり防げるようになります。胃弱ぎみの体質改善には、お灸《きゅう》も効果的です。

まずは、腹部全体を軽くさすって緊張をほぐします。それから腹部の各ツボを、腹部が軽くへこむ程度にマッサージするように押していきます。消化器系の機能を高めるには、背中の各ツボの指圧も欠かせません。足三里《あしさんり》と梁丘《りょうきゅう》、手三里《てさんり》の指圧も効果的です。

ゲップをおさえるには、のどの天突《てんとつ》、気舎《きしゃ》の指圧が有効です。

巨闕《こけつ》

胃の諸症状に効き
みぞおちの不快感も取り除く

位置◆みぞおちのちょうど真ん中。

治療◆両手を重ね、中指の先で指圧する。このツボはみぞおちの不快感をはじめ、胃の諸症状に効果がある。慢性的な胸やけにはお灸《きゅう》も効果的。

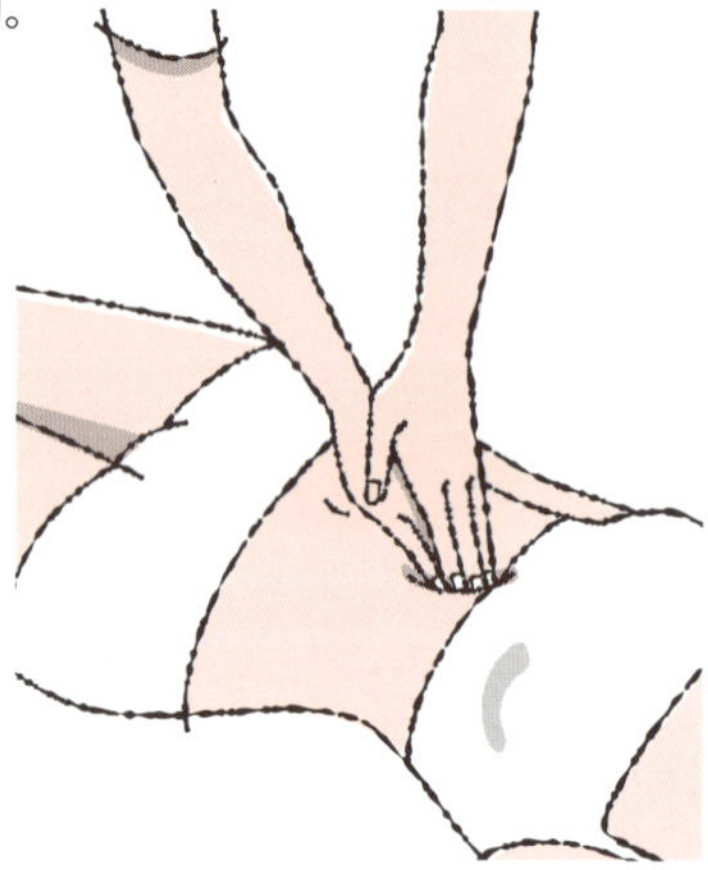

手三里《てさんり》

強めにもみ押し続けると
胃の不快感がやわらぐ

位置◆ひじの曲がり目の外側の端から、人さし指に向かって親指の幅2本分下がったくぼみ。

治療◆親指の先が皮膚に沈むように、やや力をこめて押す。胃の不快な症状をやわらげるには、このツボをもみ続けるとよい。

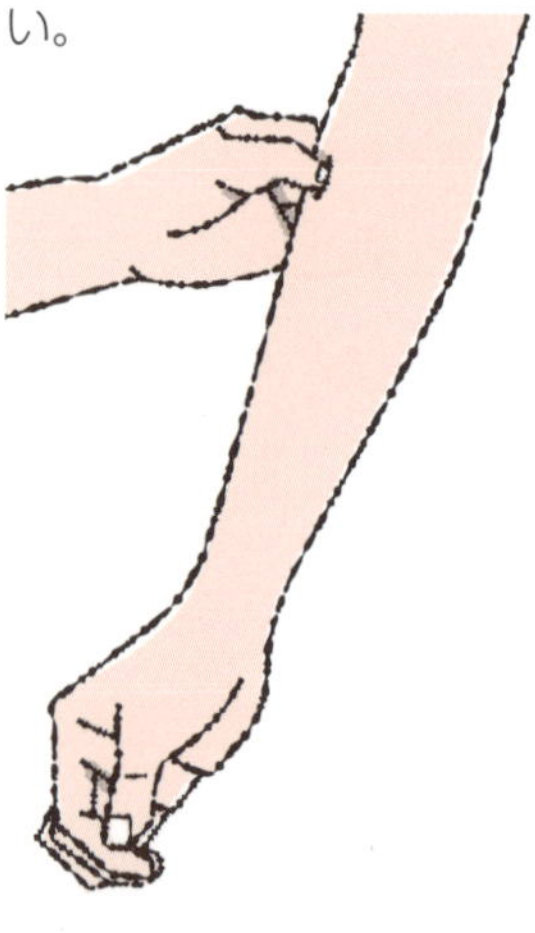

ここが特効ツボ！

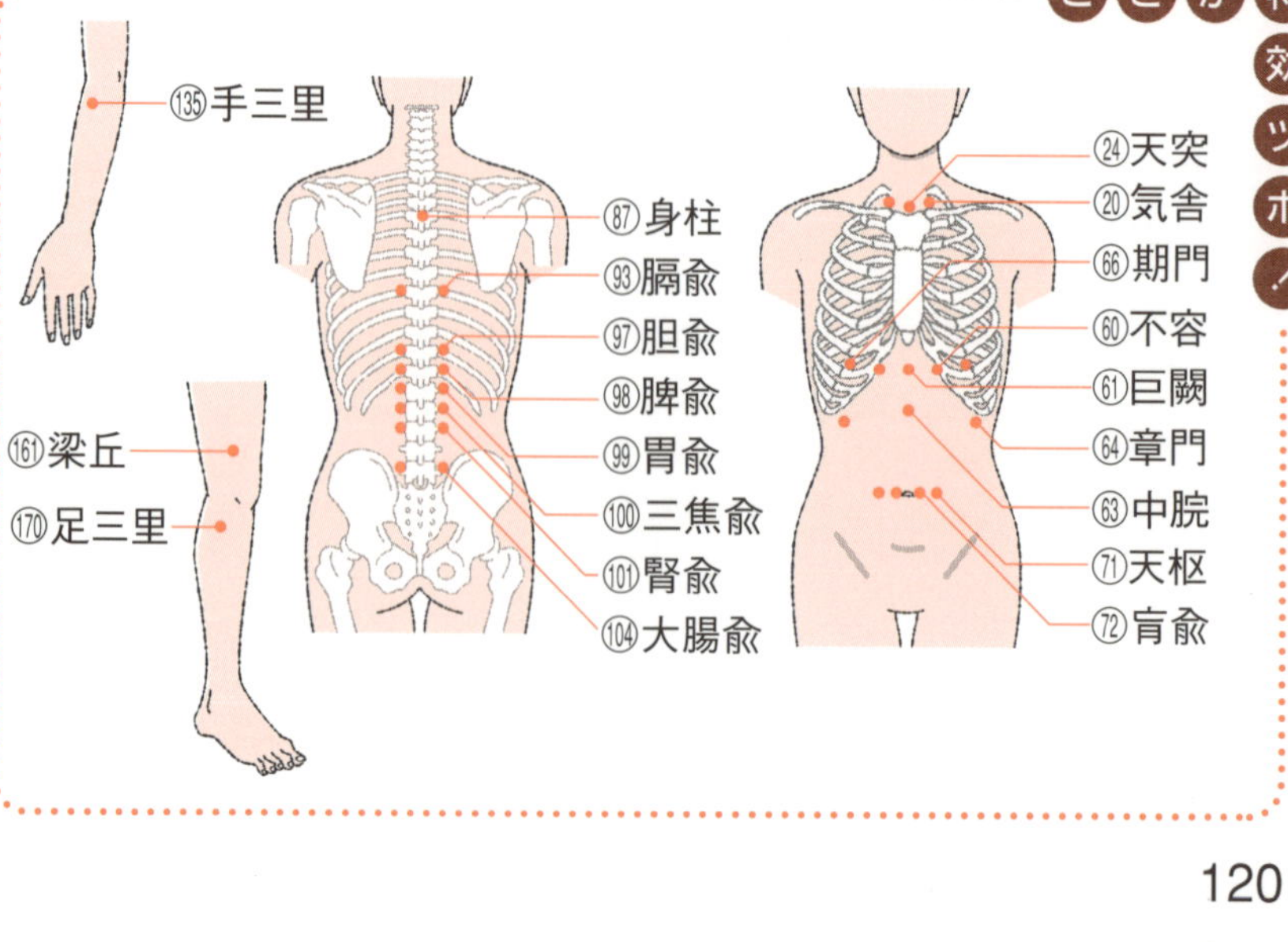

気舎《きしゃ》

胃の中のガスを出し切らせ ゲップが続かないようにする

位置◆首の前側の下方のくぼみで、鎖骨《さこつ》と胸骨の結合部の上へり。

治療◆力の入れすぎに注意し、人さし指を当てて、左右のツボを同時に指圧する。同様に天突《てんとつ》も指圧すると、胃にたまっていたガスが大きなゲップとなって何度か排出され、やがておさまる。

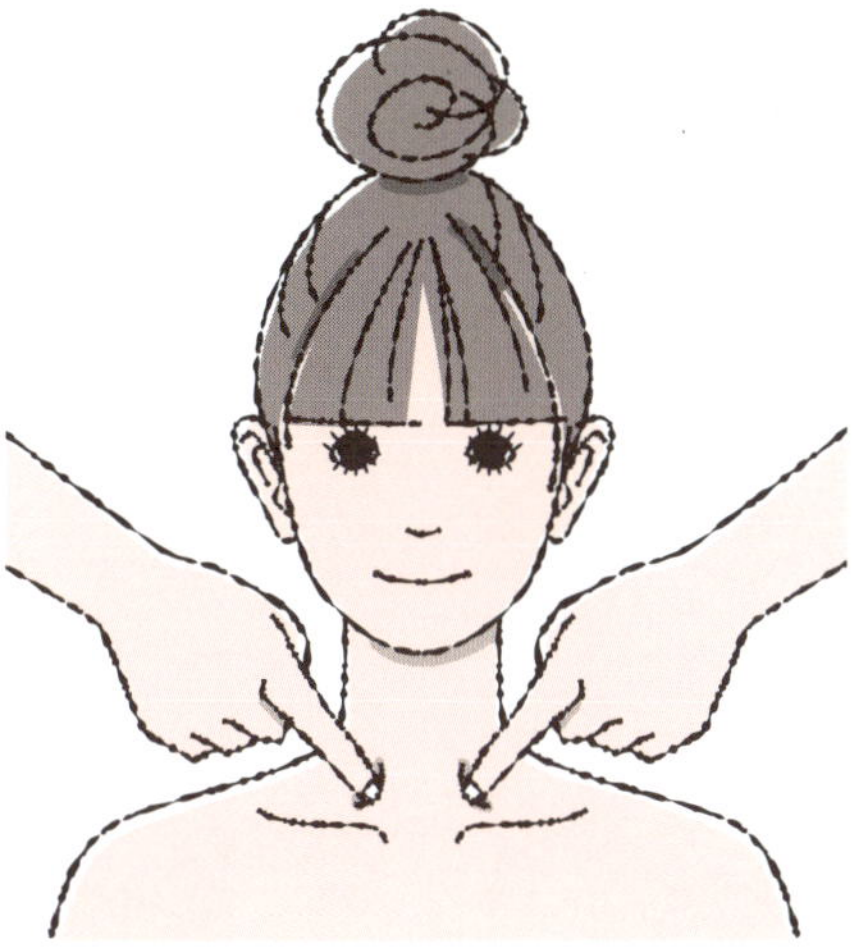

天枢《てんすう》

腹筋の機能を高め 胃弱体質の改善をはかる

位置◆おへその両側で、親指の幅2本分外側。

治療◆指先をそろえ、腹部の脂肪が軽くへこむ程度に指圧する。腹部マッサージの併用で腹筋機能が高まり、慢性的な胃弱体質の改善がはかれる。

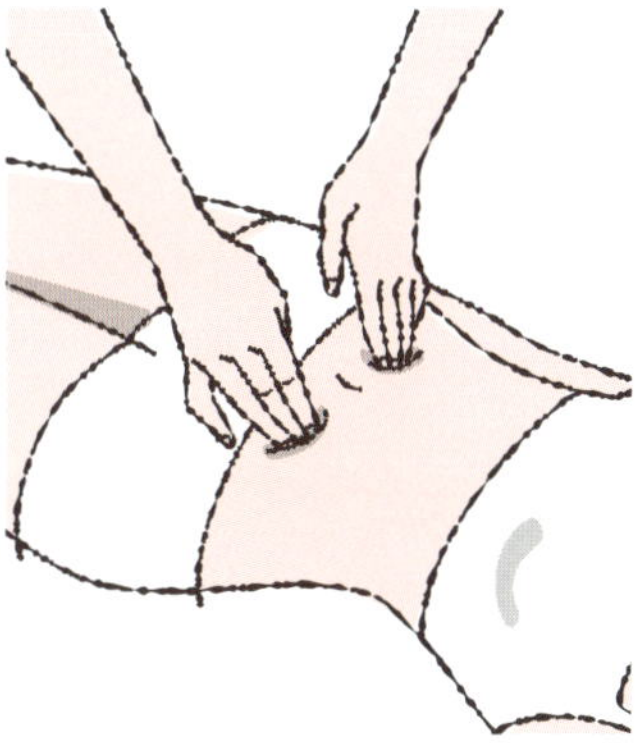

胆兪《たんゆ》

背中の緊張をやわらげ 胃腸の働きをととのえる

位置◆上背部、背骨（第10胸椎棘突起《きょうついきょくとっき》下縁）をはさんだ両側で、からだの中心線から親指の幅1本半分外側。

治療◆左右のツボを同時に親指でグッと押す。胃兪《いゆ》、脾兪《ひゆ》などとあわせて、背中の緊張をやわらげ、胃腸の働きをととのえるのに効果的。

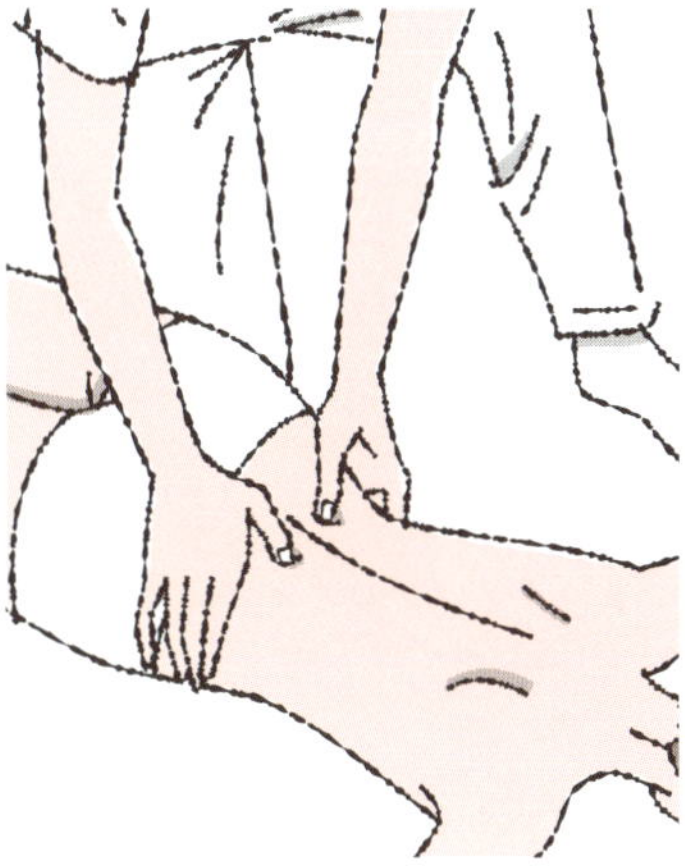

消化不良のときは

胃弱をはじめ、消化器系の機能が衰えてくると、栄養素がうまくからだに吸収されず、やせたり下痢を起こしたりしやすくなります。

これを防ぐには、規則正しい食生活と適度な運動が大切です。さらに、背中の胆兪《たんゆ》、脾《ひ》兪《ゆ》、胃兪《いゆ》、腹部の天枢《てんすう》、足三里《あしさんり》などへ、ふだんから指圧やお灸《きゅう》を続けていると、消化器系の機能が高まり、消化不良を起こしにくくなります。ストレスが原因で起こる消化不良の場合は、背中の身柱《しんちゅう》の指圧も加えます。

足三里《あしさんり》

むかつきや重苦しさを やわらげるのに効果的

位置◆膝蓋骨《しつがいこつ》の下方外側のくぼみ（犢鼻《とくび》というツボの位置）から、親指の幅3本分下がったところ。

治療◆こねるようにもみ押す。胸のむかつきにともなう胃の重苦しさがやわらぐ。

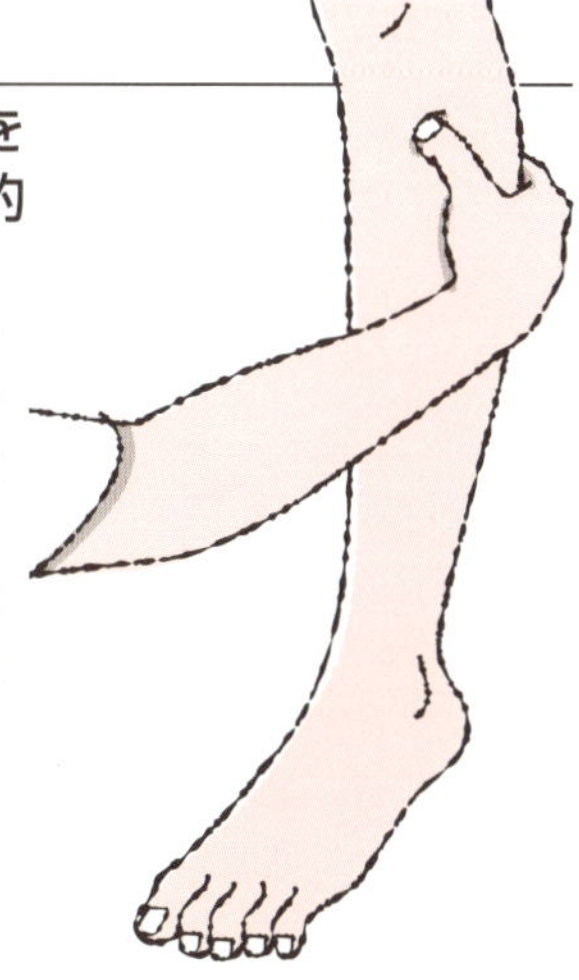

腹痛・胃けいれん

■症状の見方

腹痛は、心身のさまざまな病気が原因で起こります。胃けいれんは、みぞおちから脇腹のあたりに突然、痛みが起こるものです。激しい腹痛は、一刻を争う重い病気が原因のこともあるので、すぐに受診しましょう。

■治療の進め方

慢性の胃腸の病気や、ストレスによる腹痛、胃けいれんの痛みには、ツボ療法が効果的です。とくに背中の膈兪《かくゆ》から胃兪《いゆ》までと、腹部の不容《ふよう》、中脘《ちゅうかん》などの指圧は重要です。ただし、ひどく痛むときは無理に腹部を指圧せず、背中や手三里《てさんり》、足三里《あしさんり》などをじっくり指圧して、痛みがひくのを待つようにします。

足の梁丘《りょうきゅう》は胃けいれんの特効ツボです。手の合谷《ごうこく》も、痛みをやわらげるのに有効です。

不容《ふよう》

上腹部の痛みと胃のシクシクする痛みによく効く

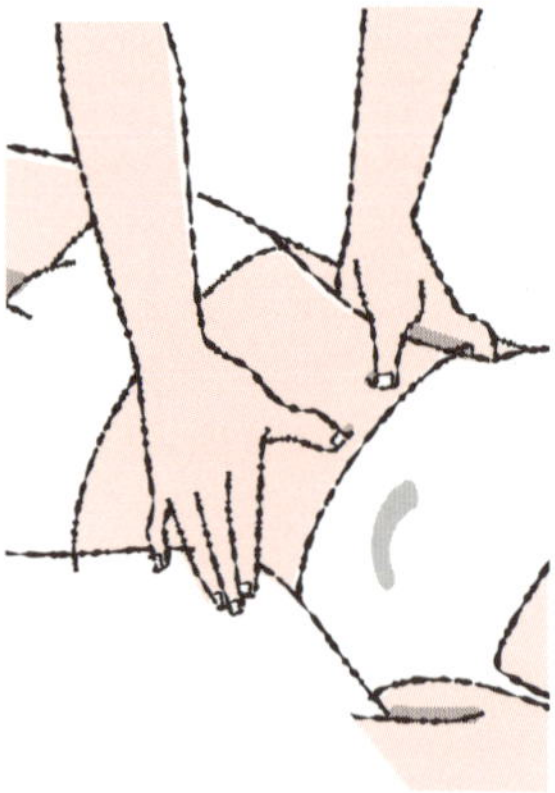

位置◆上腹部で、みぞおちの真ん中から親指の幅2本分外側。

治療◆脇腹をつかむようにして、親指で指圧する。上腹部の痛みと胃のシクシクする痛みによく効く。

梁丘《りょうきゅう》

胃けいれんの発作時に押し続けると痛みがおさまる

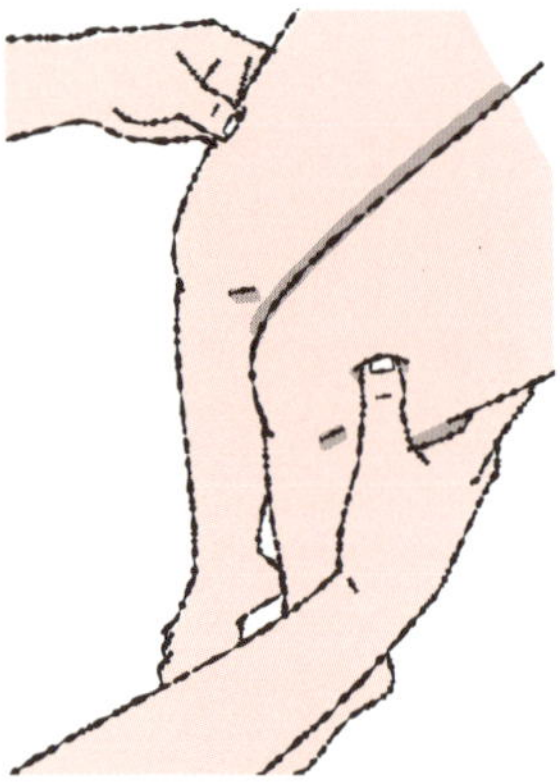

位置◆膝蓋骨《しつがいこつ》の上端から親指の幅2本分上がったところで、腱《けん》（大腿直筋腱）の外縁。

治療◆胃けいれんの発作時や、しめつけられるような腹痛に、ゆっくり時間をかけて押し続けていると痛みがおさまってくる。

ここが特効ツボ！

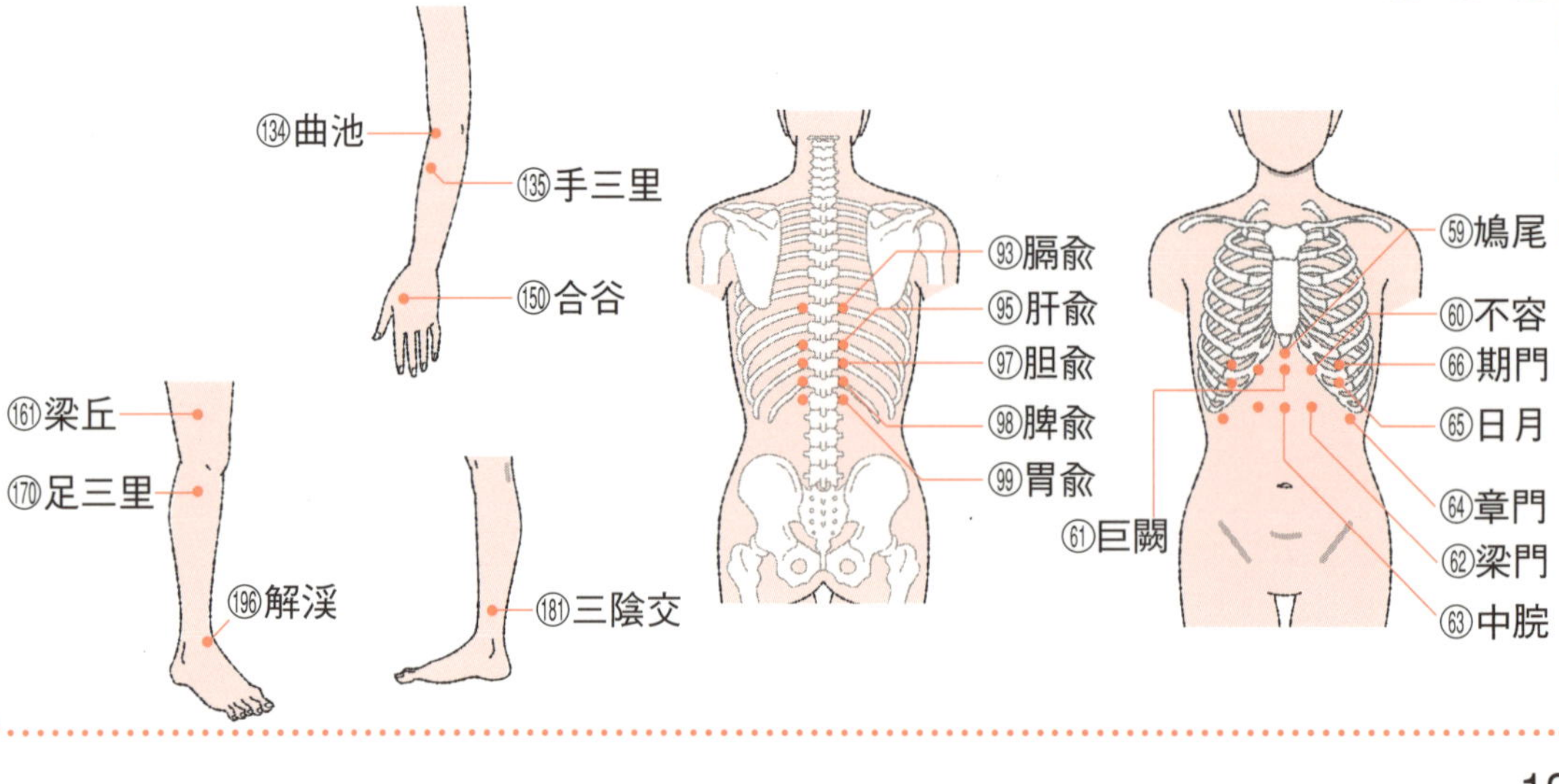

腹・消化器系の症状と病気

胃がシクシク痛む（胃・十二指腸潰瘍）

■症状の見方

みぞおちのあたりに差し込むようなシクシクする痛みがあり、空腹時にとくにひどく感じられるのであれば、胃・十二指腸潰瘍《かいよう》が疑われます。ひどくなると吐血したり、黒っぽい血便が出ることもあるので、早めに受診しましょう。シクシクする胃の痛みは、精神的ストレスが原因で起こることもあります。

■治療の進め方

ツボ療法では痛みの緩和と胃の機能調整、心身のリラックスを促します。胃をはじめとする消化器系の機能促進には膈兪《かくゆ》や膏兪《こうゆ》など背中と腹部の各ツボを指圧します。足三里《あしさんり》、陽陵泉《ようりょうせん》、三陰交《さんいんこう》、厲兌《れいだ》、手の内関《ないかん》なども胃腸機能をととのえます。痛みには手の合谷《ごうこく》、全身のリラックスには腰の腎兪《じんゆ》が効きます。

膈兪《かくゆ》

潰瘍の原因になりやすい
胃液の余分な分泌を調整する

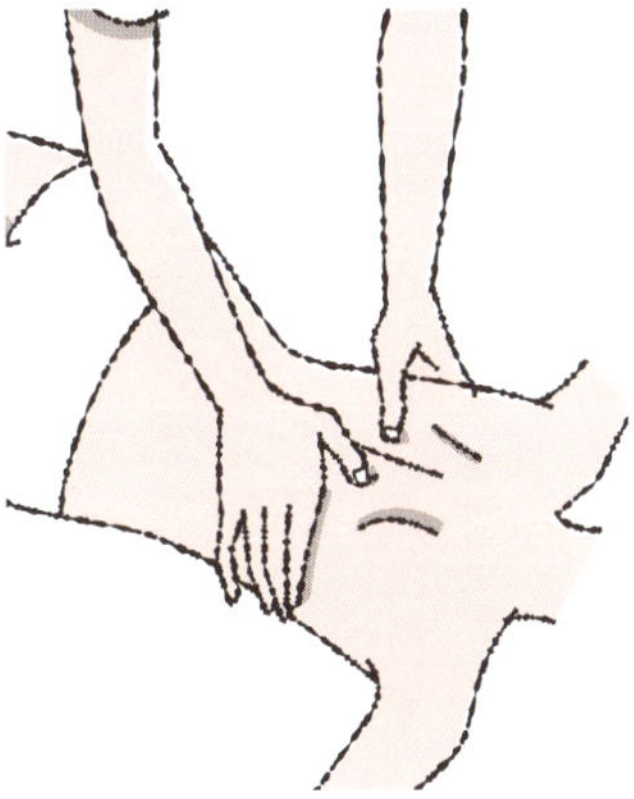

位置◆上背部、背骨（第7胸椎棘突起《きょうついきょくとっき》下縁）をはさんだ両側で、からだの中心線から親指の幅1本半分外側。

治療◆親指の腹で小さな円を描くように押す。このツボは胃液の分泌を調整する効果がある。

厲兌《れいだ》

みぞおちの重苦しさや痛み
ムカムカした感じをやわらげる

位置◆足の第2指の爪のきわのところ。

治療◆両足の指を、爪のつけ根をつまむようにしてグリグリともみ押す。胃液の分泌過剰をおさえ、胃のむかつきや重苦しさなどの症状をやわらげる。

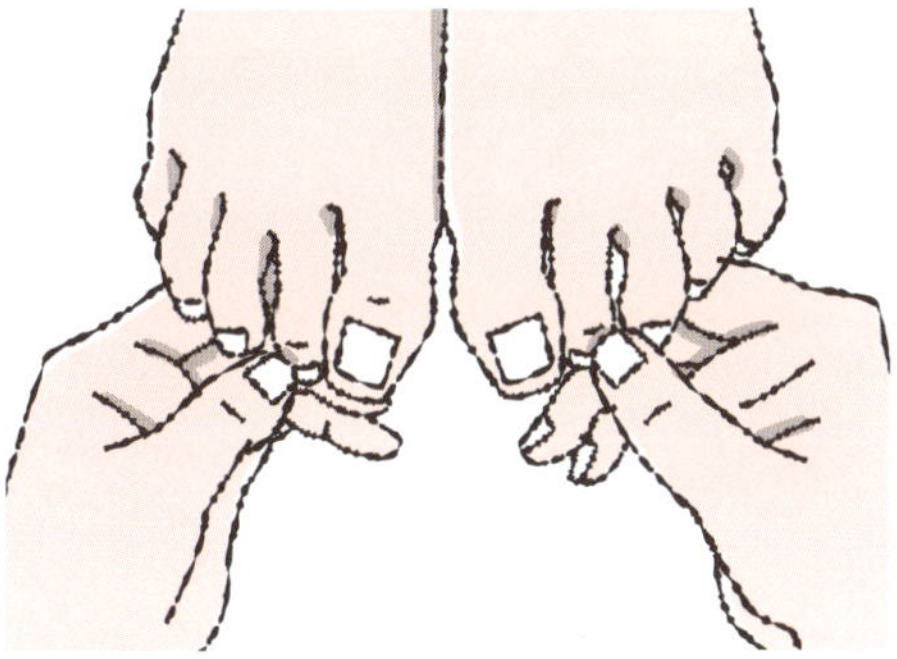

ここが特効ツボ！

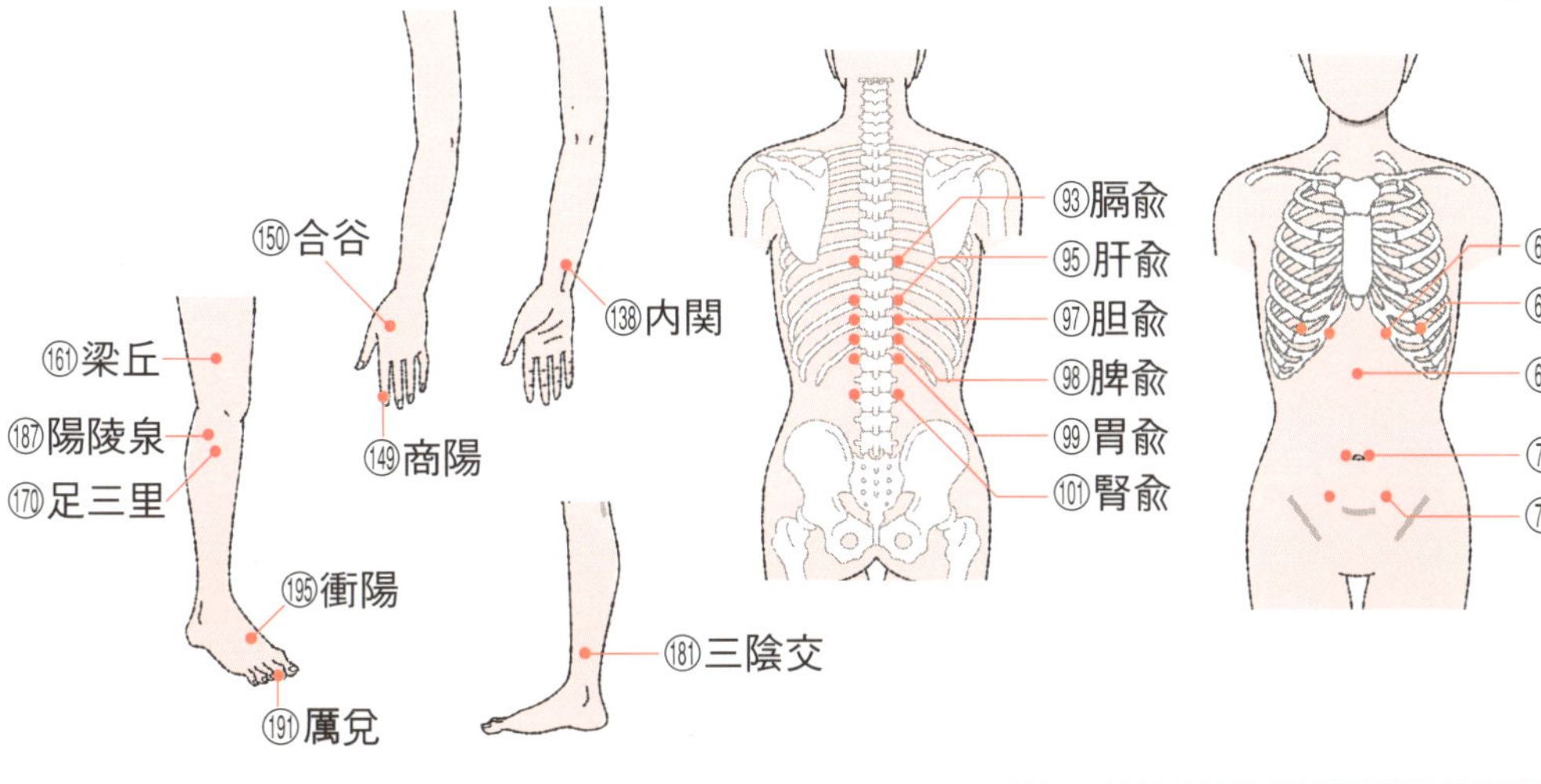

胃がもたれる（慢性胃炎・胃下垂・胃アトニー）

■症状の見方

健康な人でも、食べすぎると胃がもたれることがあります。食事内容に関係なくふだんから胃がもたれやすい場合は、慢性胃炎や胃下垂・胃アトニーなどが原因のこともあります。胃下垂は通常よりも胃が下がっている状態、胃アトニーは胃の周辺の筋力が弱い体質で、胃の働きが弱く、もたれやすくなります。

■治療の進め方

ツボ療法で、胃の働きを高めます。背中の膈兪《かくゆ》、脾兪《ひゆ》、胃兪《いゆ》、腹部の中脘《ちゅうかん》、足三里《あしさんり》などを刺激すると消化器系の機能が高められ、胃の運動が促進され、胃液の分泌も活発になります。お灸《きゅう》も効果的です。天枢《てんすう》、関元《かんげん》、気海《きかい》、手の内関《ないかん》、合谷《ごうこく》、足の陰陵泉《いんりょうせん》、解渓《かいけい》、内庭《ないてい》などを指圧してもよいでしょう。

中脘《ちゅうかん》

消化機能をととのえることで慢性的な症状を改善

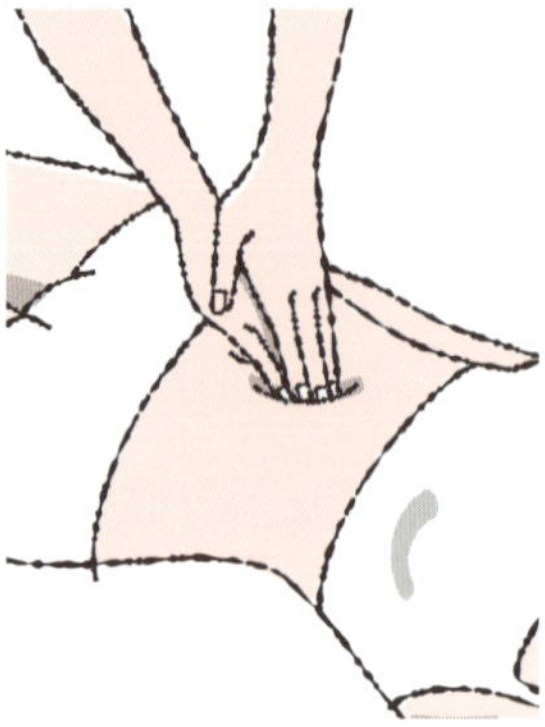

位置◆腹部の中心線上で、みぞおちとおへその中間あたり。

治療◆両手を重ね、中指の先で指圧する。患者が息を吐くのに合わせて徐々に力を加えるのがコツ。消化機能をととのえ、慢性的な症状を改善する。

胃兪《いゆ》

胃の働き・胃液の分泌を調整し消化活動を活発にする

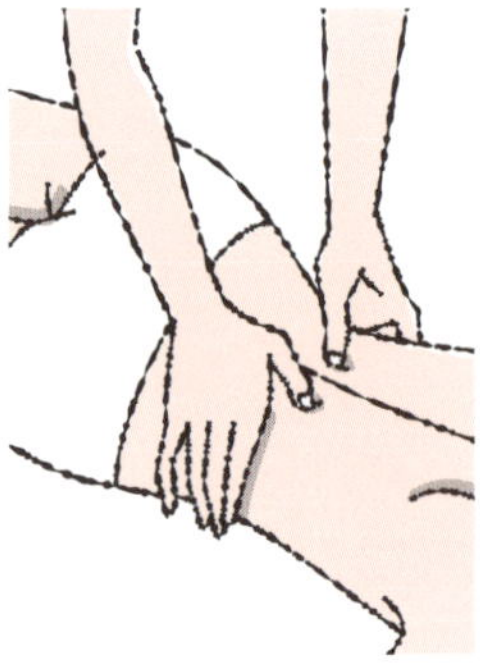

位置◆上背部、背骨（第12胸《きょう》椎棘突起《ついきょくとっき》下縁）をはさんだ両側で、からだの中心線から親指の幅1本半分外側。

治療◆左右のツボを同時にやや力をこめて押す。胃腸の働きと胃液の分泌を調整し、消化活動を活発にする効果がある。

足三里《あしさんり》

胃のもたれの重苦しさをやわらげるのに効果的

位置◆膝蓋骨《しつがいこつ》の下方外側のくぼみ（犢鼻《とくび》というツボの位置）から、親指の幅3本分下がったところ。

治療◆こねるようにもみ押すことで、胃のもたれと、それにともなう重苦しさがやわらぐ。

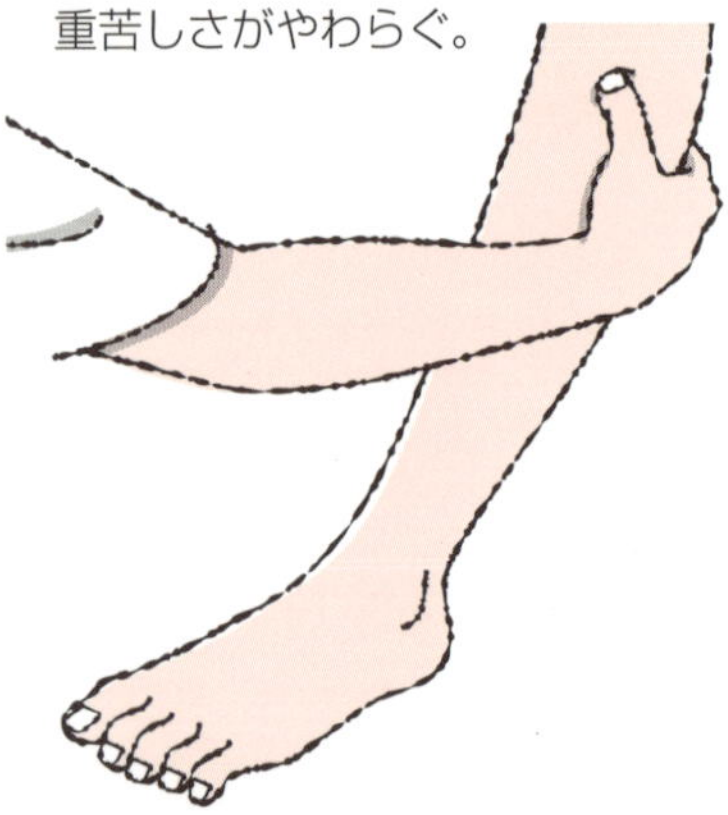

ここが特効ツボ！

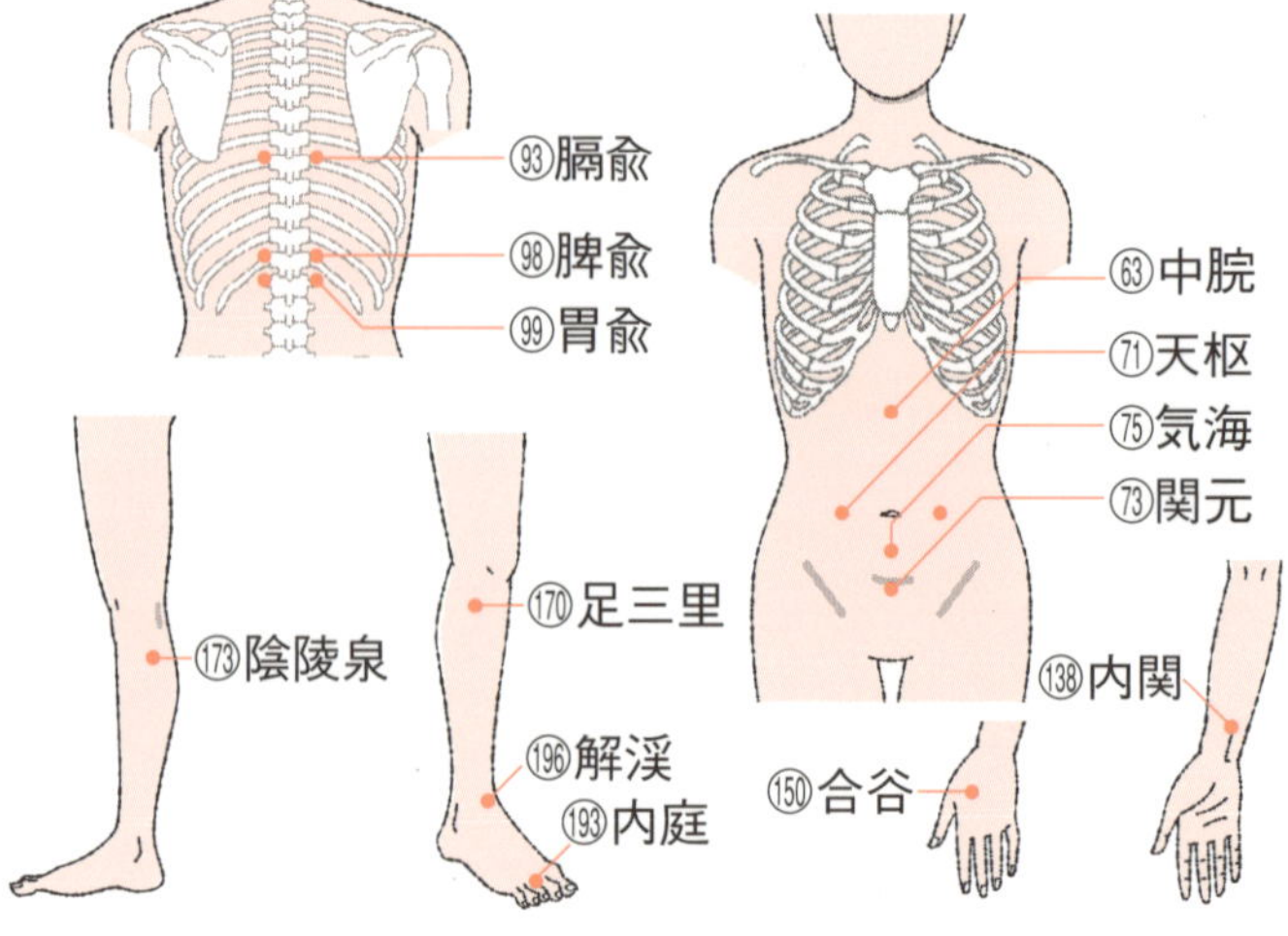

腹・消化器系の症状と病気

過敏性腸症候群（腹痛・下痢・便秘）

■症状の見方

おなかが張る、ゴロゴロ鳴る、下痢と便秘を交互にくり返す、ときどき腹痛があるといった症状に、全身のだるさと疲れやすさをともないます。精神的ストレスなどが原因となって起こる場合が多い病気です。

■治療の進め方

背中の心兪《しんゆ》から腰の腎兪《じんゆ》、大腸兪《だいちょうゆ》までを指圧し、続いて背骨沿いにマッサージして全身の緊張をほぐします。精神的ストレスが原因の場合は頭重感をともなうことが多いので、天柱《てんちゅう》と大椎《だいつい》をよくもみほぐします。天枢《てんすう》、大《だい》巨《こ》など腹部の各ツボは消化器全般の機能を促進し、手の合谷《ごうこく》は大腸、足三里《あしさんり》と三陰交《さんいんこう》は胃腸の調子をととのえます。おなかの張りをとるには復溜《ふくりゅう》、体力増強には太渓《たいけい》が効果的です。

腎兪《じんゆ》

からだの緊張をほぐし 腰の各ツボの効果を高める

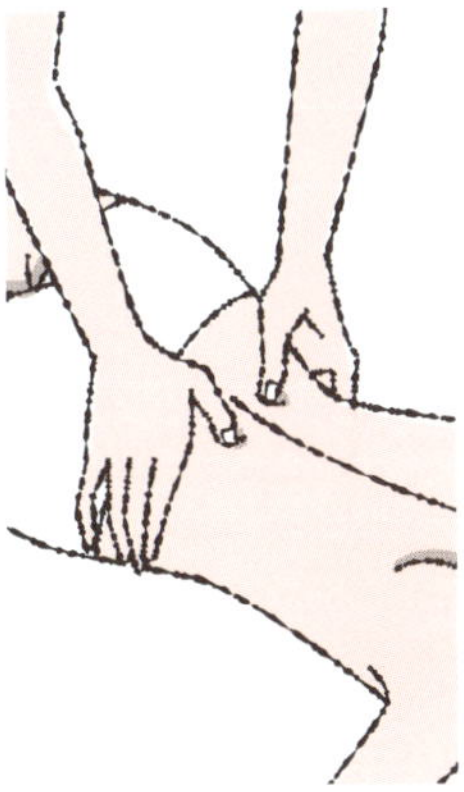

位置◆肋骨《ろっこつ》のいちばん下（第12肋骨）の先端と同じ高さ、背骨（第2腰椎棘突起《ようついきょくとっき》下縁）をはさんだ両側で、からだの中心線から親指の幅1本半分外側。

治療◆親指で押しもむ。このツボをほぐしたうえで、大腸兪《だいちょうゆ》など腸の機能に関係がある腰の各ツボを指圧するとよい。

天枢《てんすう》

腹筋の機能を高め 消化器の機能をととのえる

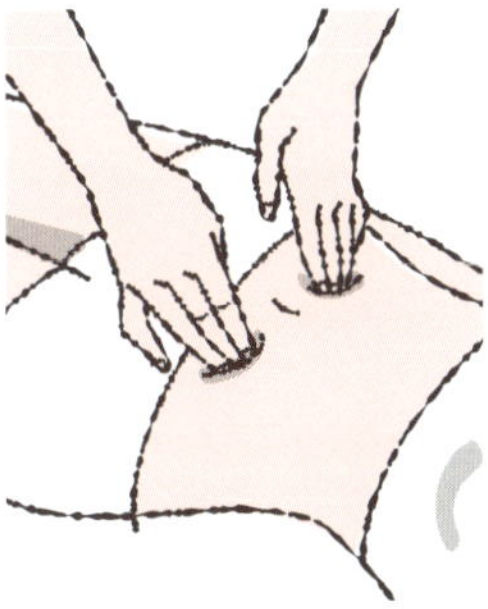

位置◆おへその両側で、親指の幅2本分外側。

治療◆両手の指先をそろえて、腹部の脂肪が軽くへこむ程度に指圧する。腹部のマッサージを併用するとさらによい。

大巨《だいこ》

指圧やマッサージもよいが お灸も効果的

位置◆下腹部、おへそから親指の幅2本分下で、からだの中心線から親指の幅2本分外側。

治療◆腹部の脂肪が軽くへこむ程度に指圧する。慢性的な腸の症状には、お灸《きゅう》も効果的。

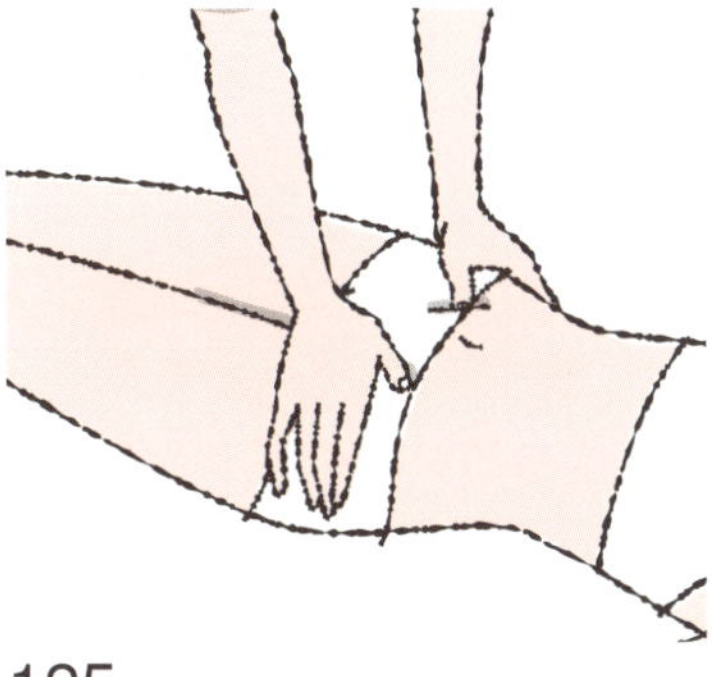

ここが特効ツボ！

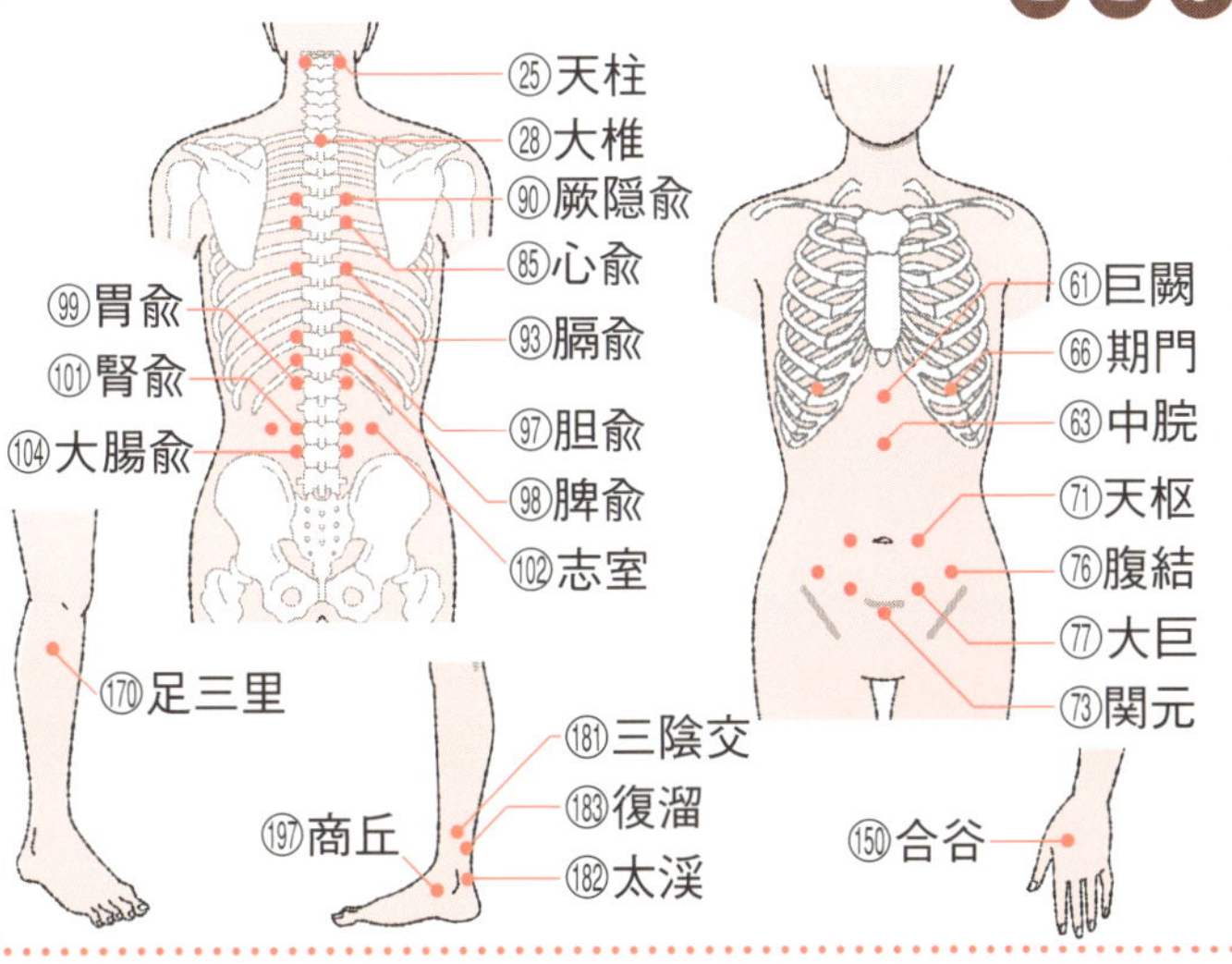

慢性の下痢

■症状の見方

下痢は、便の水分が増してやわらかくなるもので、腹痛をともなうこともあります。慢性の下痢の多くは、腸の機能低下や腸の粘膜の異常などが原因で起こります。たとえば、腸の機能が低下していると腸壁から水分がよく吸収されなくなって、水っぽい便となります。逆に腸の運動が活発すぎるときも、腸の内容物が早く通過してしまい、腸壁から水分がよく吸収されず、便の水分が多くなります。

こうした腸の機能の問題のほか、精神的ストレスが原因でも下痢は起こります。

■治療の進め方

まず、首のつけ根の大椎《だいつい》と、胃兪《いゆ》や大腸兪《だいちょうゆ》など背中から腰にかけての各ツボを、ゆっくり指圧して消化機能をととのえます。中脘《ちゅうかん》、大巨《だいこ》など、腹部の各ツボは強い指圧を避けてなでるようにします。

手足にも曲池《きょくち》、三陰交《さんいんこう》など消化機能をととのえるツボが多いので丹念に指圧します。ツボ療法は毎日根気よく続けることで効果がみられます。お灸《きゅう》も効果的です。

大腸兪《だいちょうゆ》

小腸兪とともに腸の働きをととのえる

位置◆左右の骨盤の上端を結んだ線の高さにある背骨（第4腰椎棘突起《ようついきょくとっき》下縁）をはさんだ両側で、からだの中心線から親指の幅１本半分外側。

治療◆患者の呼吸に合わせてリズミカルに親指で指圧する。小腸兪《しょうちょうゆ》とともに腸の働きをととのえる効果があり、下痢やおなかがゴロゴロ鳴る不快感がやわらぐ。

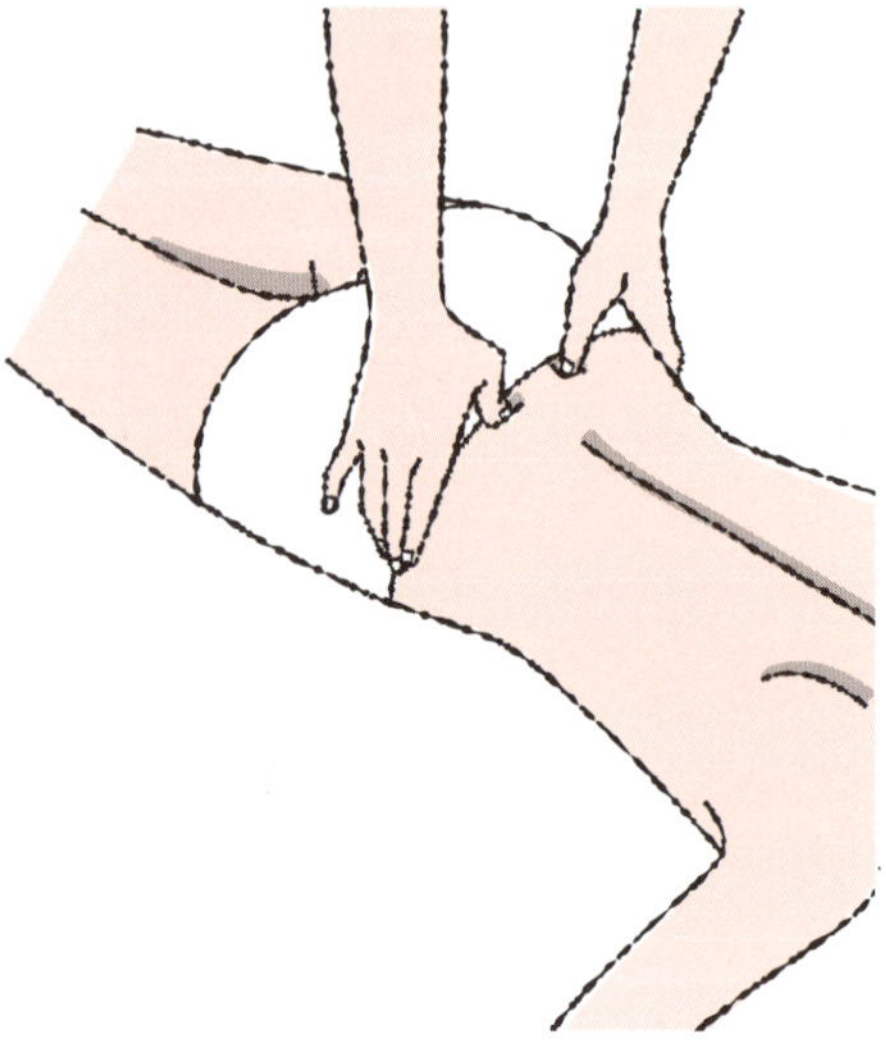

ここが特効ツボ！

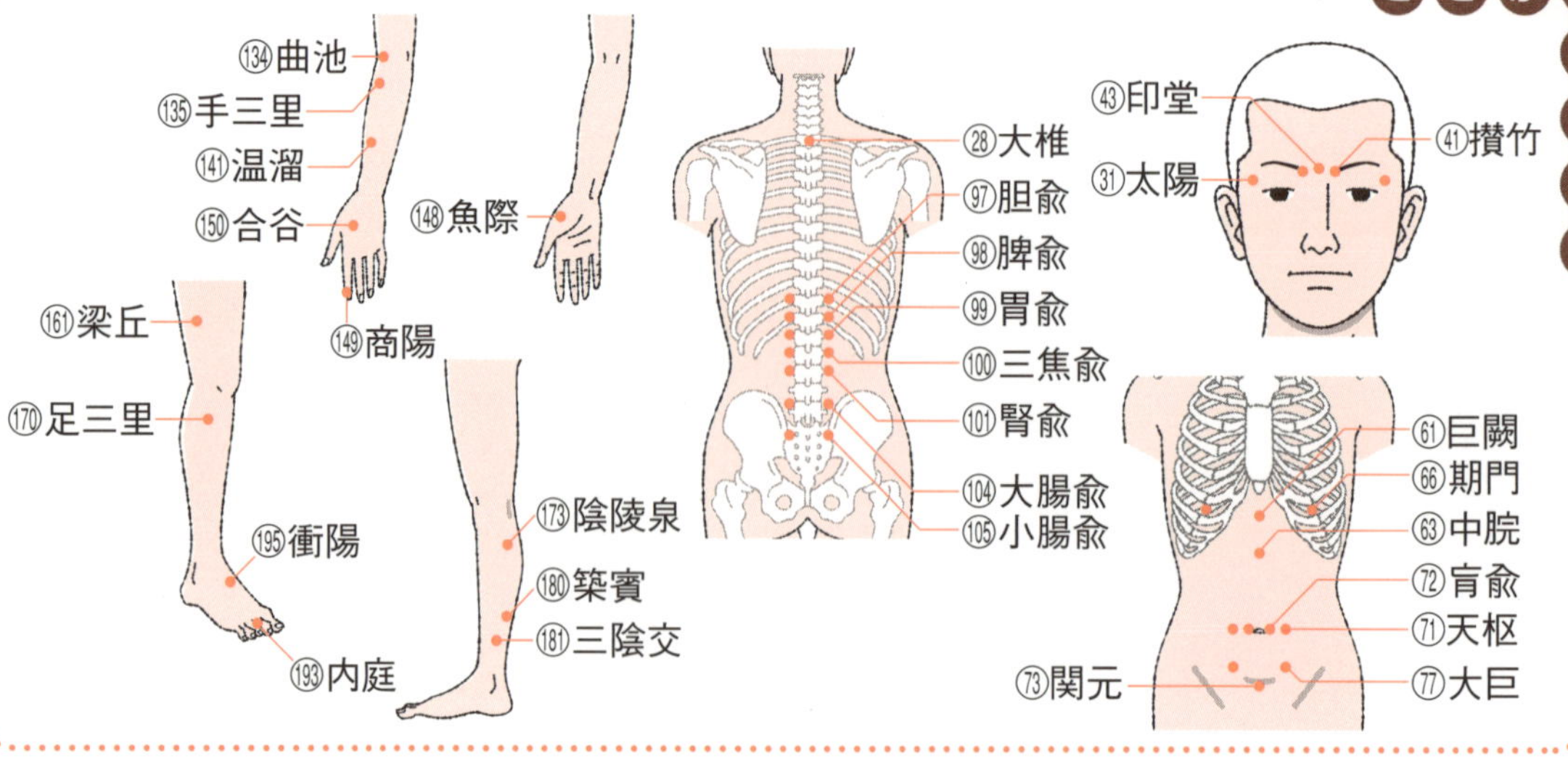

曲池《きょくち》

大腸の機能をととのえるには強めの指圧が効く

位置◆ひじの曲がり目にある横じわ（横紋《おうもん》）の、親指側の端のくぼみ。

治療◆ひじをつかむようにして、親指の関節を曲げて力をこめる。おもに大腸の機能を整え、消化器系全般の機能をよくするツボ。手三里《てさんり》も同様に指圧するとよい。

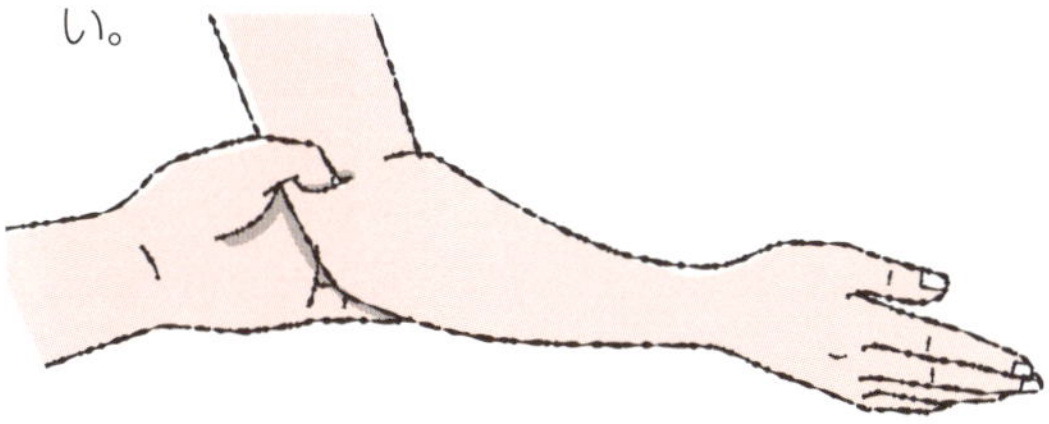

大椎《だいつい》

下痢をしやすい人はこの周辺のこりをほぐすとよい

位置◆首を前に曲げたとき、最も突出する骨（第7頸椎《けいつい》）の下のくぼみ。

治療◆親指でツボをこねるように押す。アレルギー体質で下痢を起こしやすい人は、このツボ周辺がこりやすい。こりをよくほぐすと、症状改善につながる。

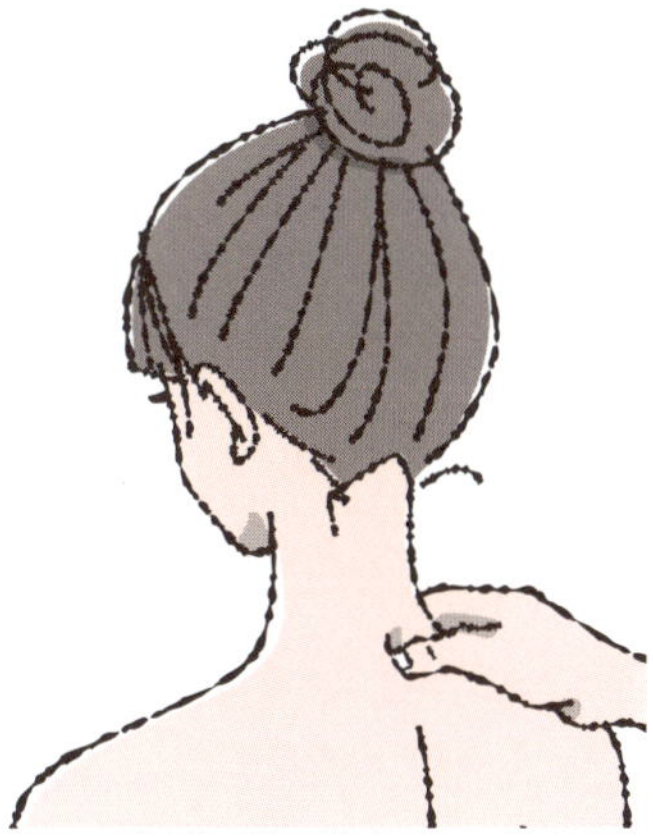

中脘《ちゅうかん》

呼吸に合わせて軽く押さえて消化機能をととのえる

位置◆腹部の中心線上で、みぞおちとおへその中間あたり。

治療◆消化機能をととのえるのに大切なツボ。患者が息を吐くのに合わせて軽く押さえるのを、ゆっくりくり返し、続けて腹部マッサージへとなめらかに移る。

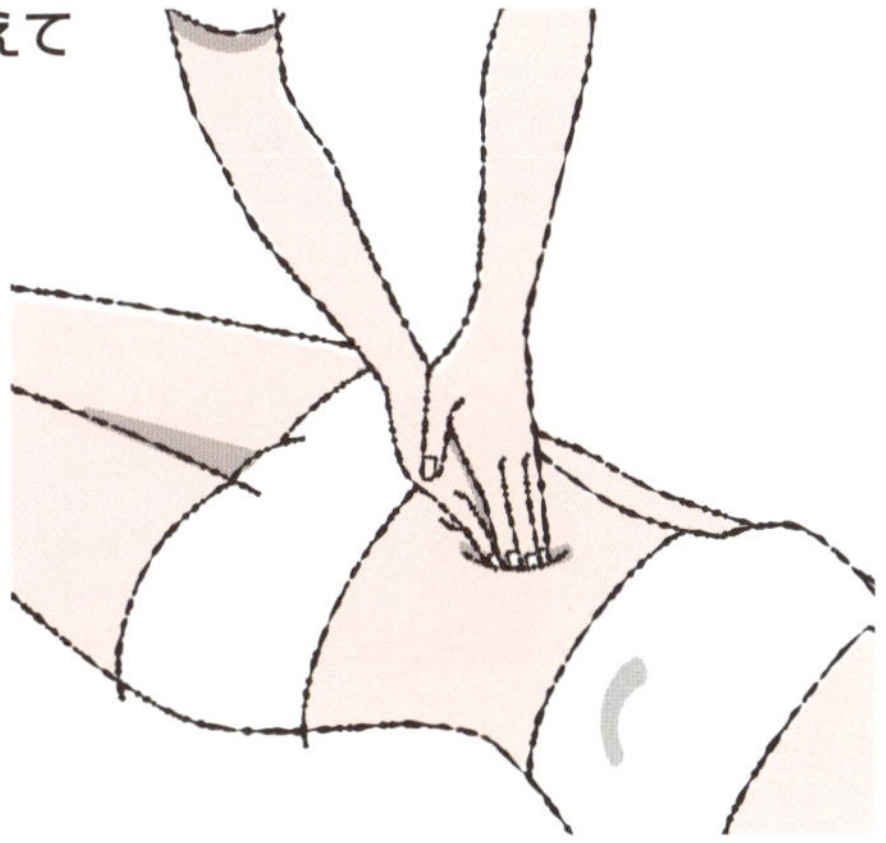

三陰交《さんいんこう》

冷えからくる下痢の不快な症状をやわらげる

位置◆足の内くるぶしから親指の幅3本分上がったところ。

治療◆すねを手のひらで包むようにして親指に力をこめる。冷えからくる下痢と、下腹部の不快な症状をとる。足三里《あしさんり》も同様に指圧するとよい。

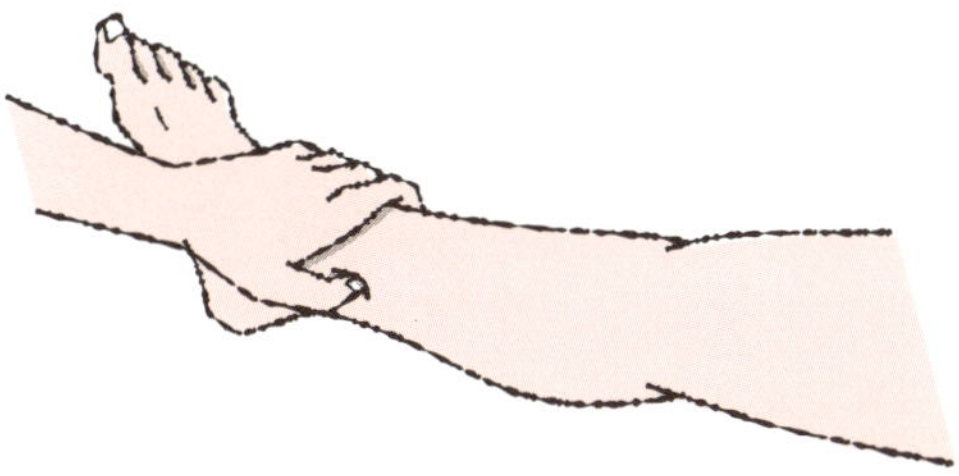

大巨《だいこ》

マッサージを併用して慢性的な消化器の不調を治す

位置◆下腹部、おへそから親指の幅2本分下で、からだの中心線から親指の幅2本分外側。

治療◆親指で腹部の脂肪が軽くへこむ程度に指圧する。腹部のマッサージとの併用で腹筋の機能を高め、慢性的な消化器の不調に有効。

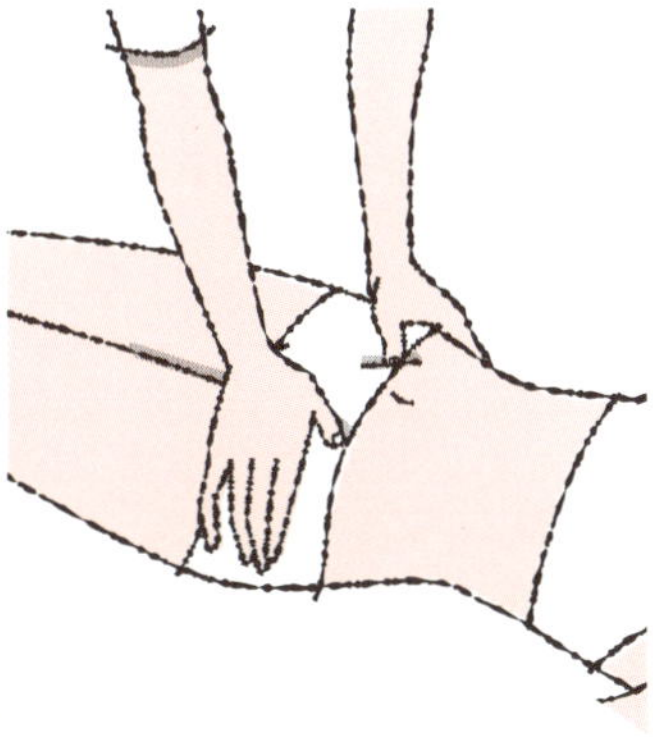

慢性の便秘

■症状の見方

便秘は、排便の量や回数が健康な状態に比べて減るもので、おなかの張りや下腹部の不快感、腹痛などをともないます。便がかたくなって肛門《こうもん》に負担がかかることもあります。慢性の便秘は常習性便秘ともいい、腸の機能低下のほか精神的ストレスも原因となります。ひどい場合は頭重や全身の倦怠感、食欲不振、イライラ感などをともなうことがあります。

■治療の進め方

患者はあお向けに寝てひざを立て、できるだけ腹筋をゆるめた状態で治療にのぞみます。中脘《ちゅうかん》、天枢《てんすう》など腹部の各ツボはいきなり指圧せず、おへその周囲に大きく円を描くようにやさしくなでて緊張をほぐします。

大腸兪《だいちょうゆ》、小腸兪《しょうちょうゆ》など背中、腰の各ツボはじっくりと指圧し、次に神門《しんもん》、足三里《あしさんり》など手足の各ツボを指圧します。とくに、さわったときこりや痛みを感じるツボは、ていねいにもみ押しします。ツボ療法は毎日根気よく続けることが大切です。指圧だけでなく、お灸《きゅう》も効果的です。

中脘《ちゅうかん》

腹部のマッサージを加えて排便を楽にする

位置◆腹部の中心線上で、みぞおちとおへその中間あたり。

治療◆あお向けに寝て腹筋をゆるめたところへ指先をそろえて両手を重ね、息を吐くのに合わせて軽く押さえる。続けて腹部マッサージへとなめらかに移ることで、消化機能がととのえられ、排便が楽になる。

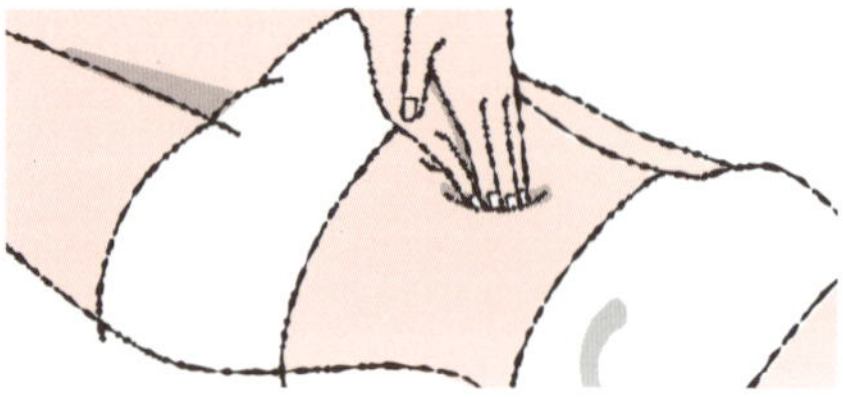

天枢《てんすう》

マッサージを加えることで排便を促進する効果がある

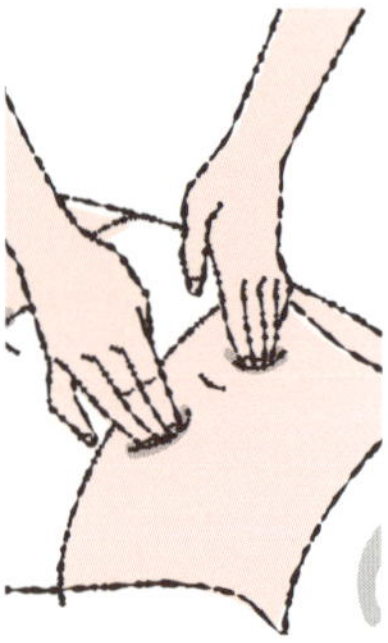

位置◆おへその両側で、親指の幅2本分外側。

治療◆腹部の脂肪が軽くへこむ程度にやさしく指圧する。大巨《だいこ》も同様に指圧し、おへそのまわりに円を描くようなマッサージを加えるとさらに排便が促進される。

ここが特効ツボ!

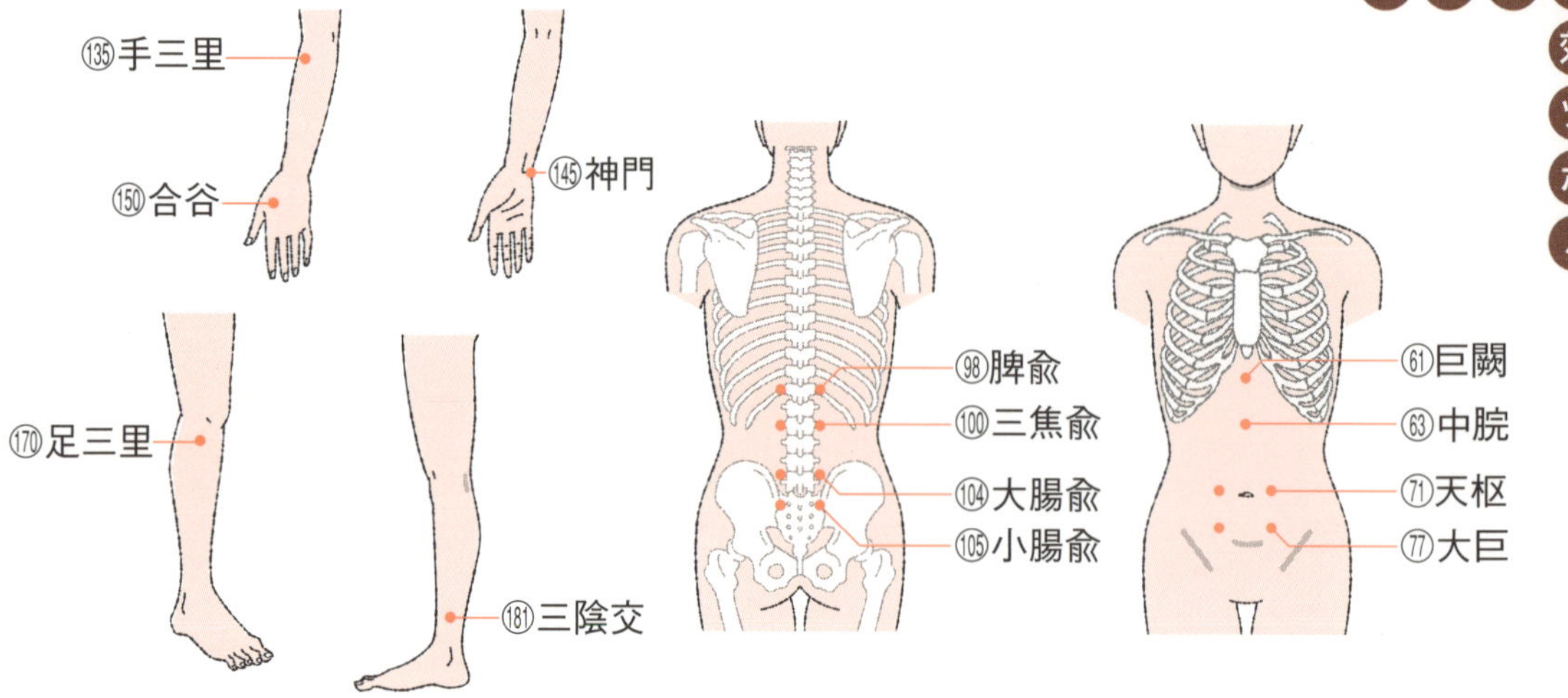

神門《しんもん》

手のツボながら
便秘にたいへんよく効く

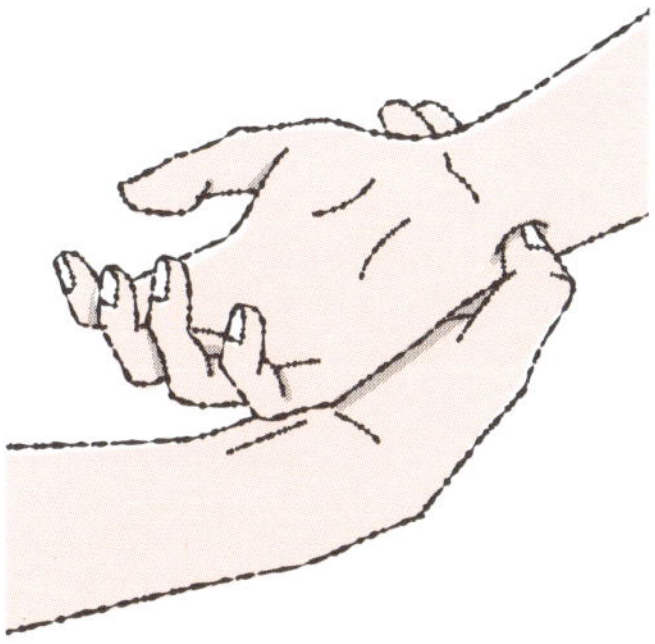

位置◆手首の関節上にある、手のひら側の横じわ（横紋《おうもん》）の小指寄りの端。

治療◆親指で強めの刺激を加える。手のツボながら便秘にたいへんよく効くので、ふだんからよく押さえるようにしているとよい。お灸《きゅう》も非常に効果的。

足三里《あしさんり》

消化機能を促進させて
便秘を解消する

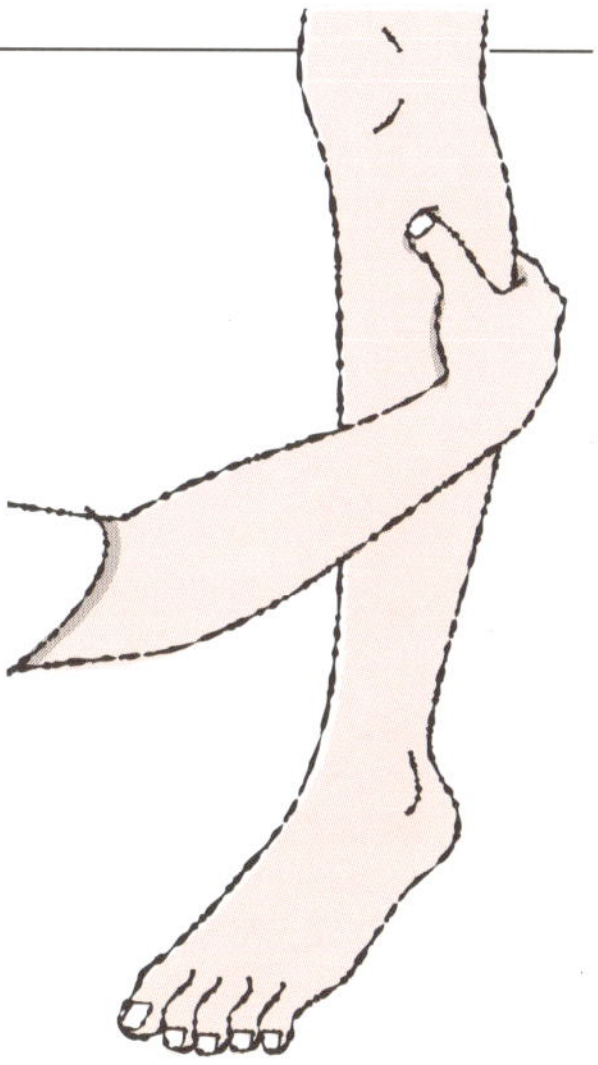

位置◆膝蓋骨《しつがいこつ》の下方外側のくぼみ（犢鼻《とくび》というツボの位置）から、親指の幅3本分下がったところ。

治療◆こねるようにもみ押すと、消化器の機能が促進され、便秘にも効く。

便秘しやすい人の生活の注意

適度な運動と規則正しい食生活はもちろん、ふだんからよくおなかや腰をもんでおくのもよい方法です。就寝前に自分であお向けに寝ておなかをもめば、翌朝、健康なお通じが期待できます。また、洋式便座を使用しているときには、排便しながらおなかをさすったり、腰の後ろ側を押したりしていると、楽に排便ができるようになります。

便秘がちな人は、便意を感じたらなるべくがまんせず、トイレに行きましょう。毎日時間を決めて、習慣的にトイレに腰かけるのも、お通じをよくするコツです。

大腸兪《だいちょうゆ》

健康な排便には欠かせない
腸の働きを促進する

位置◆左右の骨盤の上端を結んだ線の高さにある背骨（第4腰椎棘突起《ようついきょくとっき》下縁）をはさんだ両側で、からだの中心線から親指の幅1本半分外側。

治療◆お尻の上方をつかむようにして、親指で指圧する。リズミカルにもむように押すとさらによい。小腸兪《しょうちょうゆ》とともに腸の働きをよくするツボで、腸の不快な症状をやわらげ、健康な排便を促す効果がある。

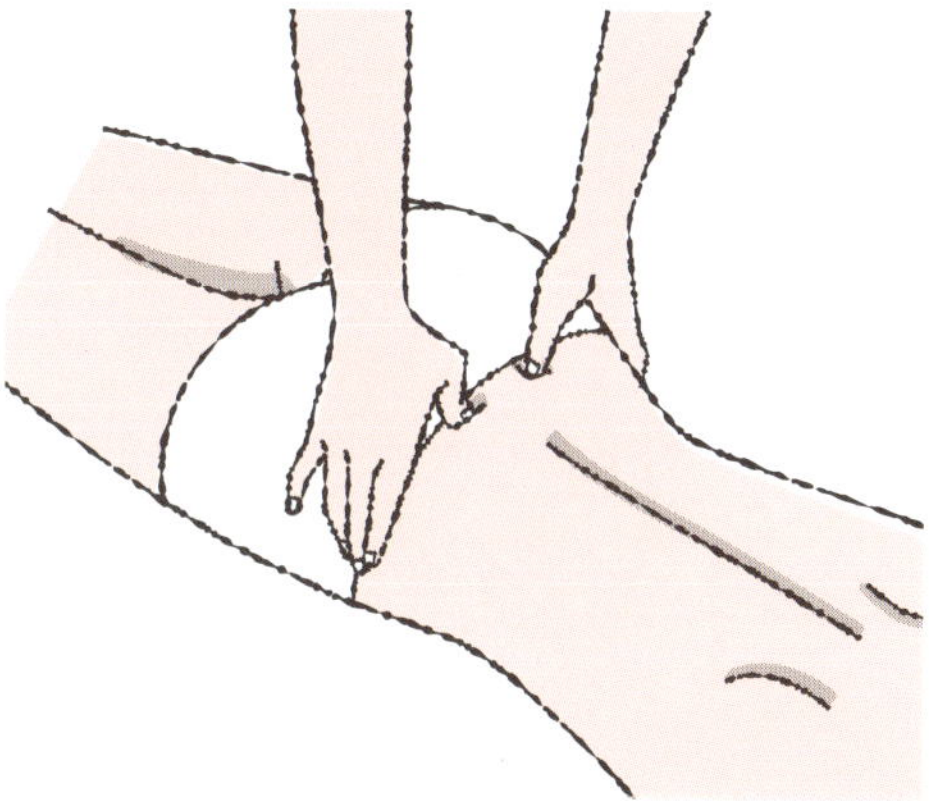

小腸兪《しょうちょうゆ》

大腸兪と並んで
便秘治療に欠かせないツボ

位置◆仙骨《せんこつ》部をさすったときいちばん上に触れるくぼみ（第1後仙骨孔）と同じ高さで、からだの中心線から親指の幅で1本半分外側。

治療◆お尻をかかえるようにして左右のツボを親指でやや力をこめて押す。大腸兪《だいちょうゆ》とともに腸の働きをよくする。

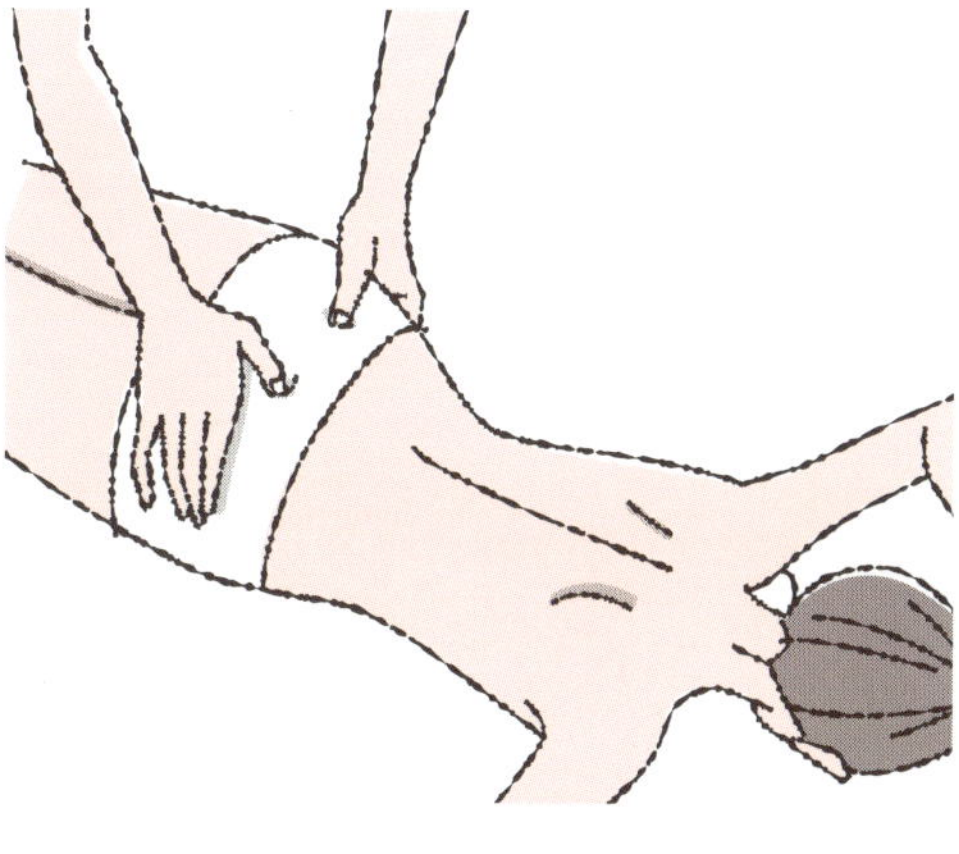

痔の痛み・出血

■症状の見方

痔《じ》は、肛門《こうもん》周囲の血管にコブができる痔核《じかく》（いぼ痔）、肛門が切れる裂肛《れっこう》（切れ痔）、肛門周囲に膿《うみ》がたまる痔瘻《じろう》（あな痔）などに大別されます。いずれも排便時のいきみと関係する肛門周囲の血行不良が原因で起こり、肛門の痛みと出血をともないます。症状の悪化を防ぐには、排便時に長時間いきんだり、強くいきみすぎたりしないことです。

■治療の進め方

ひどい場合は外科治療が必要です。ツボ療法では肛門周囲の血行を促進し、消化機能をととのえて排便を楽にするようにつとめます。

まず頭の百会《ひゃくえ》、首のつけ根の大椎《だいつい》をはじめ、背中、腰の各ツボを指圧します。とくに患部に近い会陽《えよう》と長強《ちょうきょう》はしっかり押しましょう。

足腰の冷えは肛門の症状を悪化させるので、腰の三焦兪《さんしょうゆ》、腎兪《じんゆ》、足の三陰交《さんいんこう》、太渓《たいけい》などの指圧で対処します。消化機能をととのえるため、腹部の天枢《てんすう》、足三里《あしさんり》の指圧とマッサージも欠かせません。手の孔最《こうさい》や合谷《ごうこく》の指圧は、つらい痛みをやわらげます。

百会《ひゃくえ》

からだの芯に抜けるような指圧やお灸が効果的

位置◆両耳をまっすぐ上がった線と、眉間《みけん》の中心から上がった線が交差する、頭のてっぺん。

治療◆治療者は患者の頭をかかえ込み、まっすぐからだの芯《しん》に抜けるように両手の親指で指圧する。お尻の長強《ちょうきょう》とあわせて刺激すると痔《じ》の治療にたいへん効果が高い。髪をかき分けてお灸《きゅう》をすえてもよい。

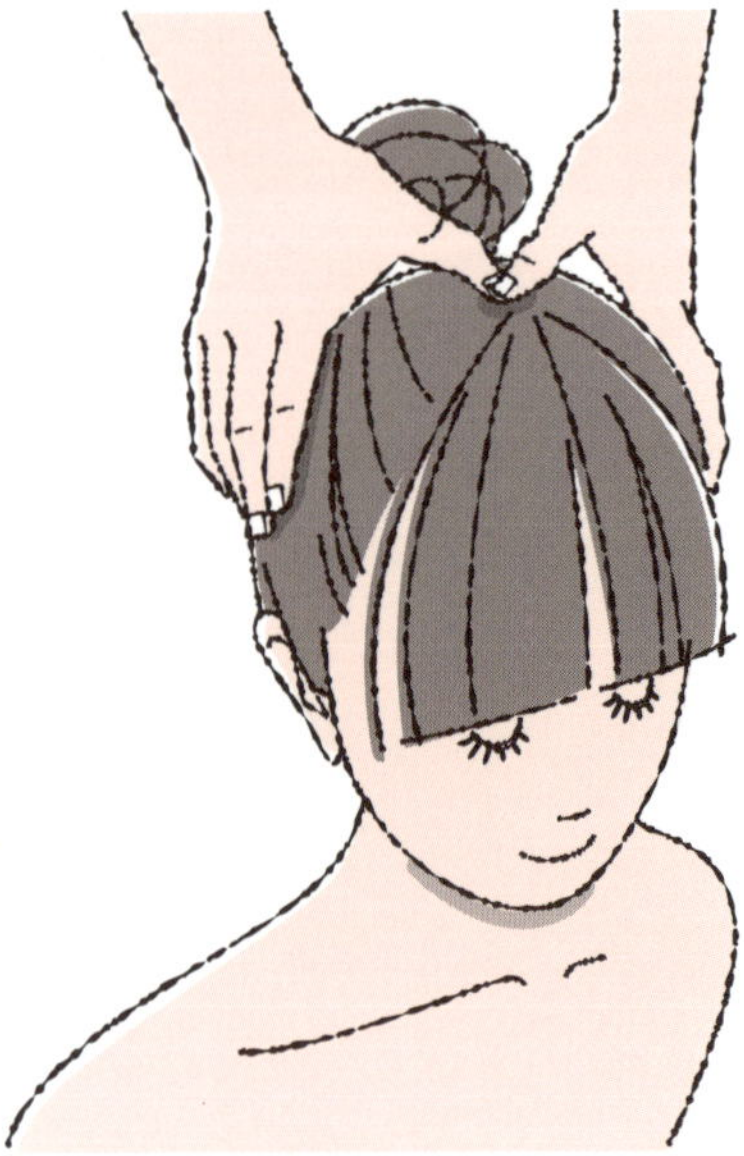

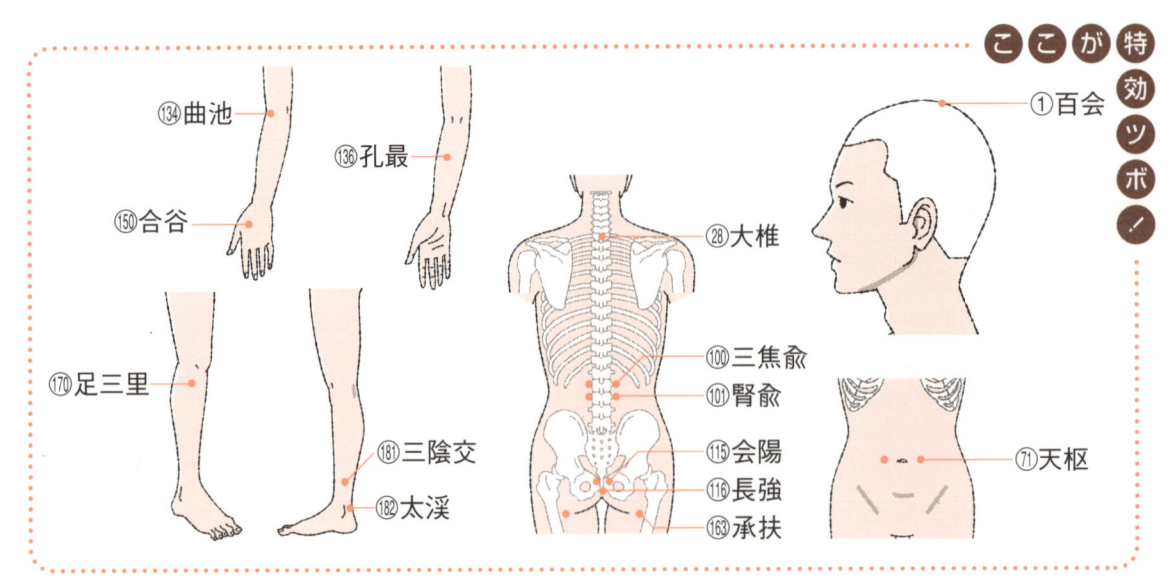

ここが特効ツボ！

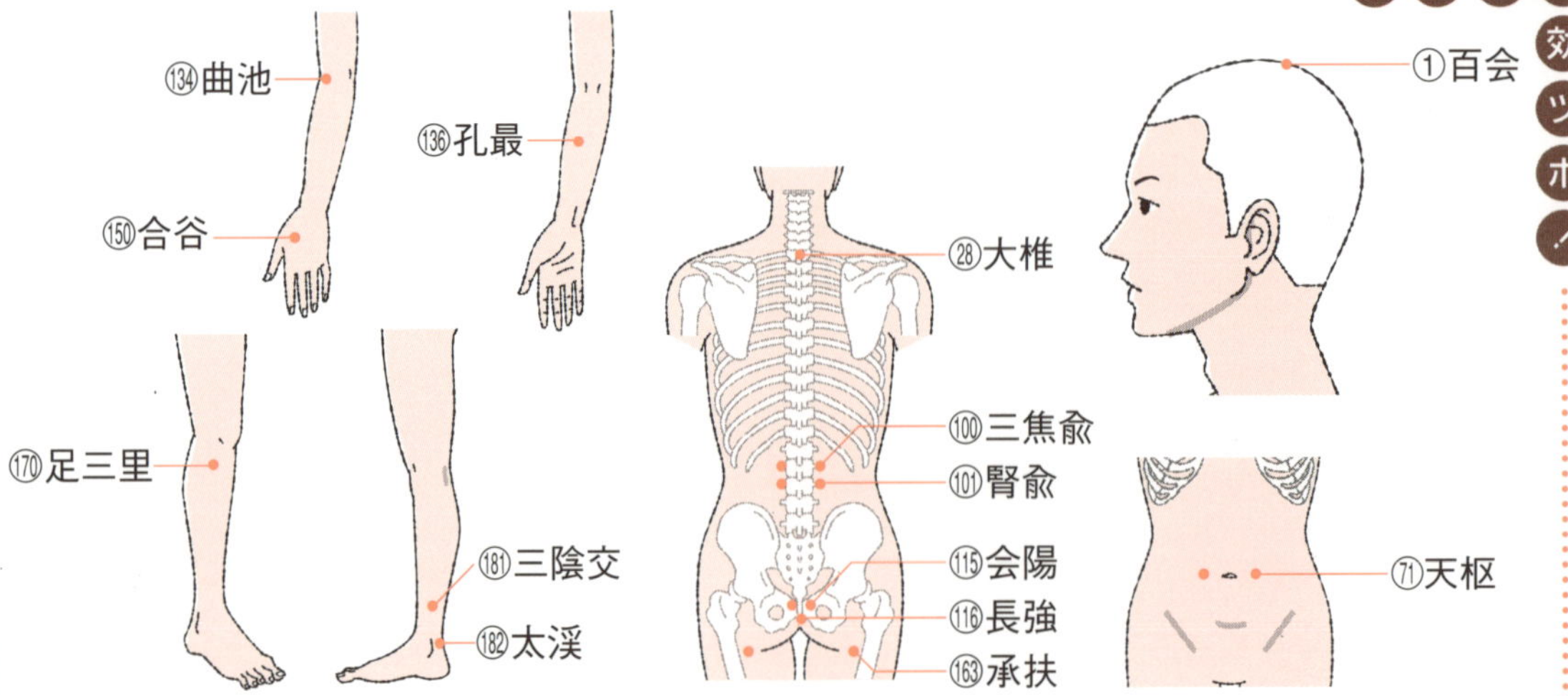

会陽《えよう》

肛門周囲の血行を促進
痛みや出血をやわらげる

位置◆尾骨《びこつ》の下端から親指の幅半分外側。

治療◆長強《ちょうきょう》と並んで痔の治療に大切なツボ。うつぶせに寝て軽く足を開いた患者の尾骨の両脇に親指を当てて、3～5秒の指圧をくり返す。肛門《こうもん》周囲の血行がととのえられ、痛みや出血がやわらぐ。

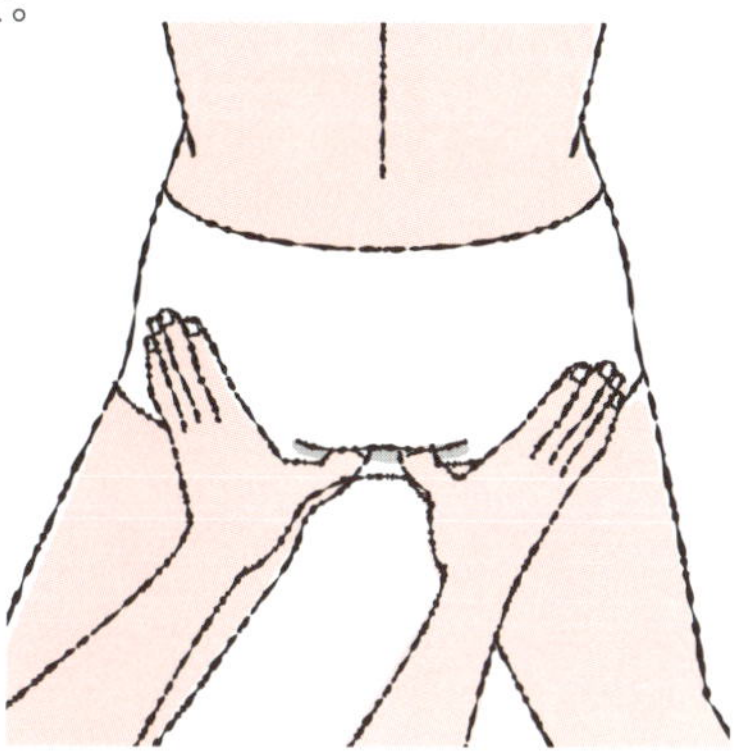

足三里《あしさんり》

消化機能をととのえ
排便が楽になる

位置◆膝蓋骨《しつがいこつ》の下方外側のくぼみ（犢鼻《とくび》というツボの位置）から、親指の幅3本分下がったところ。

治療◆こねるようにもみ押すと、消化器の機能がととのえられ、排便が楽になるので、肛門《こうもん》にかかる負担が軽くなる。

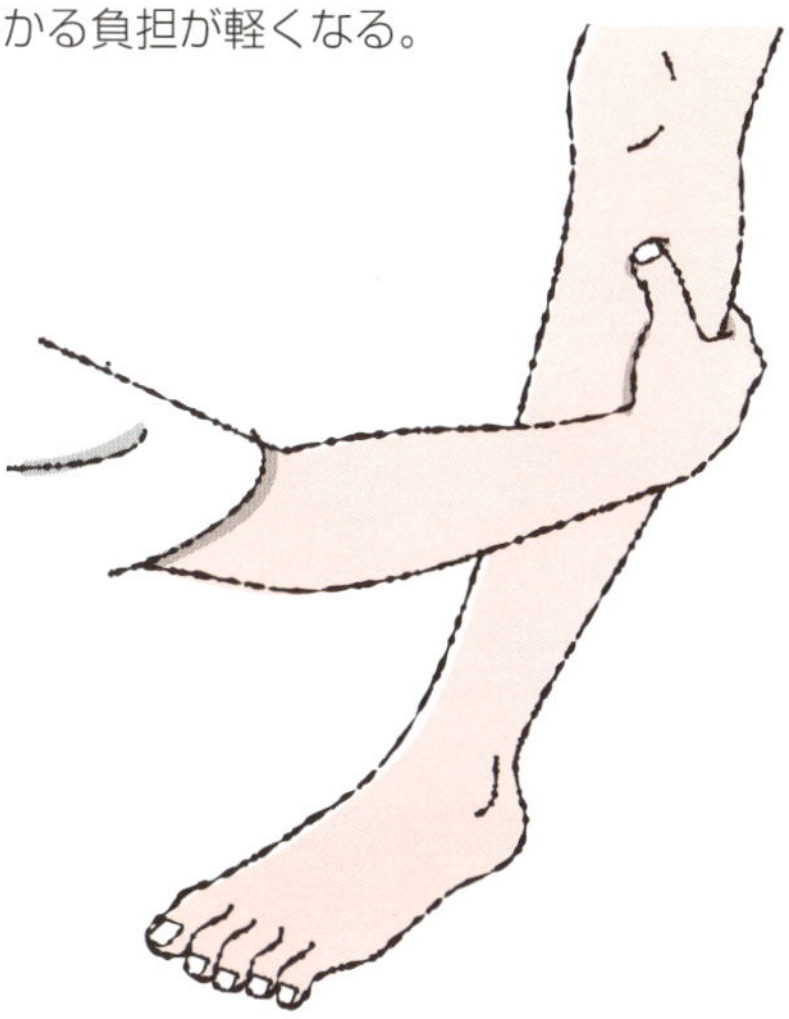

大椎《だいつい》

下痢ぎみで肛門に負担が
かかりやすい場合に効く

位置◆首を前に曲げたとき、最も突出する骨（第7頸椎《けいつい》）の下のくぼみ。

治療◆親指でツボをこねるようにしながらグッと押す。根気よく続けると、下痢をしやすい体質の改善や、肛門《こうもん》の周囲のできものに効く。

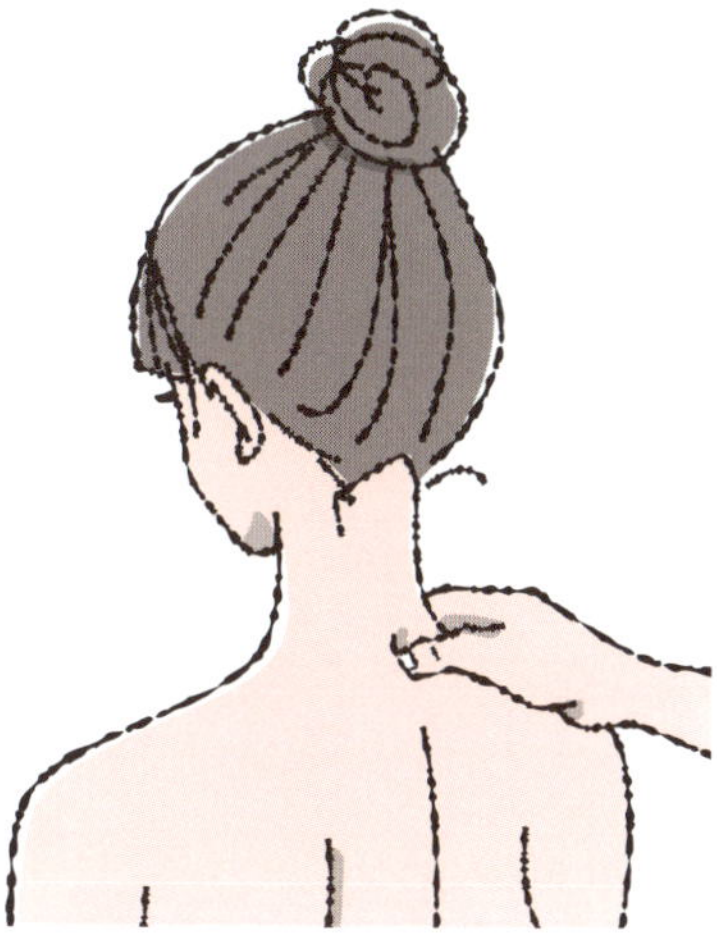

腎兪《じんゆ》

腰の緊張をほぐし
肛門へめぐる血行を改善

位置◆肋骨《ろっこつ》のいちばん下（第12肋骨）の先端と同じ高さ、背骨（第2腰椎棘突起《ようついきょくとっき》下縁）をはさんだ両側で、からだの中心線から親指の幅1本半分外側。

治療◆親指で強めにツボを押す。三焦兪《さんしょうゆ》とあわせてじっくりと指圧すると、からだの緊張がほぐれ、肛門《こうもん》周囲の血行が改善されて冷えがとれ、痔《じ》の症状がやわらぐ。

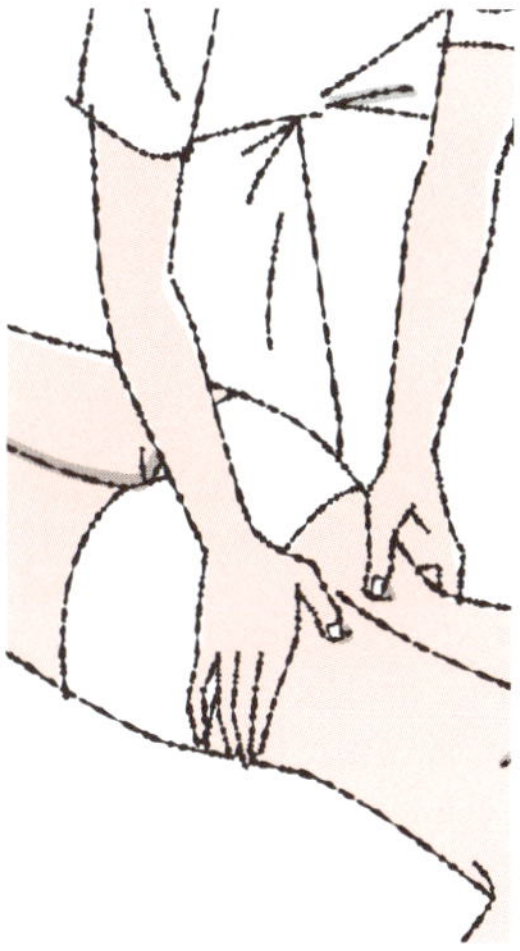

長強《ちょうきょう》

痔の治療にとくに大切なツボ
3～5秒の指圧をくり返すとよい

位置◆尾骨《びこつ》の下方、尾骨先端と肛門《こうもん》の中央。

治療◆痔《じ》の特効ツボのうちとくに大切なツボ。両手の親指を当て、3～5秒の指圧をくり返す。百会《ひゃくえ》を刺激したら必ずこのツボも指圧することで効果が高まる。お灸《きゅう》もよい。

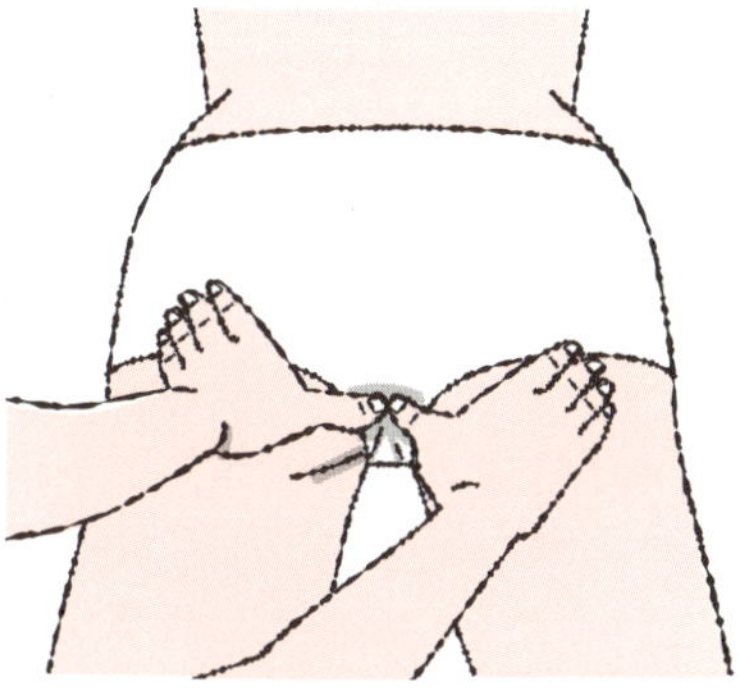

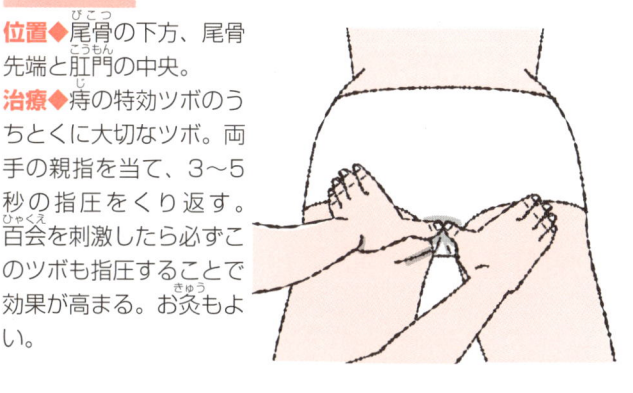

むくみ（腎臓病）

■症状の見方

からだの組織、とくに皮下組織に水分が異常にたまった状態をむくみといいます。健康な人でも疲れたときや血行不良のときには、軽いむくみがみられることがあります。病気が原因の場合、高血圧症や心臓病などでは、からだの末梢部《まっしょう》にあらわれます。腎臓や泌尿器の病気では、顔など、からだのやわらかいところにあらわれることが多いようです。

腎臓の病気でむくみが起こると、尿の量や回数が健康なときとは異なったり、全身のだるさを訴えたりします。進行すると、たんぱく尿や血尿が出ることもあります。

■治療の進め方

顔のむくみには手の曲池《きょくち》と合谷《ごうこく》、足のむくみには足三里《あしさんり》と築賓《ちくひん》、三陰交《さんいんこう》、太渓《たいけい》などの指圧が効果的です。血圧の異常でむくみが出ている場合は頭の百会《ひゃくえ》と天柱《てんちゅう》も有効です。

腎臓病特有の症状には、腹部の水分《すいぶん》、水道《すいどう》、中極《ちゅうきょく》、背中の腎兪《じんゆ》、膀胱兪《ぼうこうゆ》などを中心とした指圧とマッサージが効果的です。足の裏の湧泉《ゆうせん》をもみ押すと、疲れやだるさに効きます。

天柱《てんちゅう》

腎臓病の代表的な症状である全身のだるさをやわらげる

位置◆首の後ろの髪の生えぎわにある、2本の太い筋肉の外側のくぼみ。

治療◆頭を両手で包み込むようにして、親指で指圧する。まずここをもみほぐすことから治療を始め、百会《ひゃくえ》もあわせて指圧しておくと、腎臓病にともなう全身のだるさと疲労感をやわらげる効果が高まる。

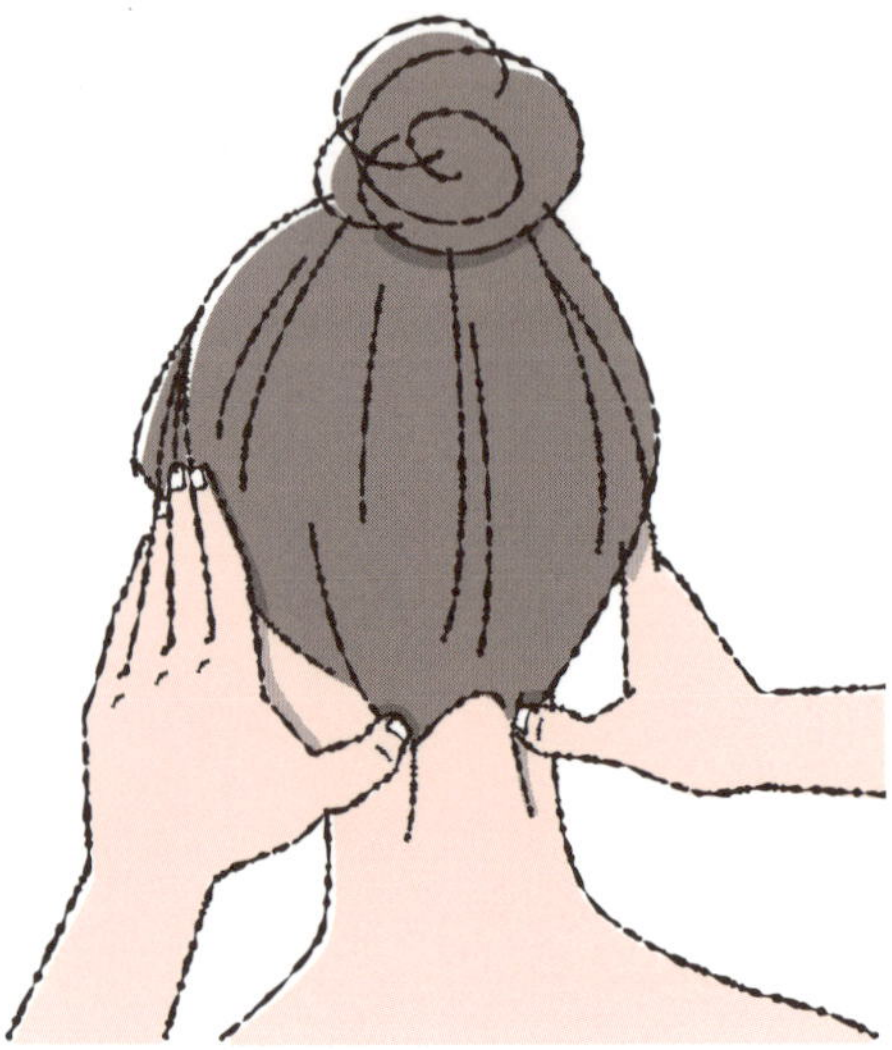

ここが特効ツボ！

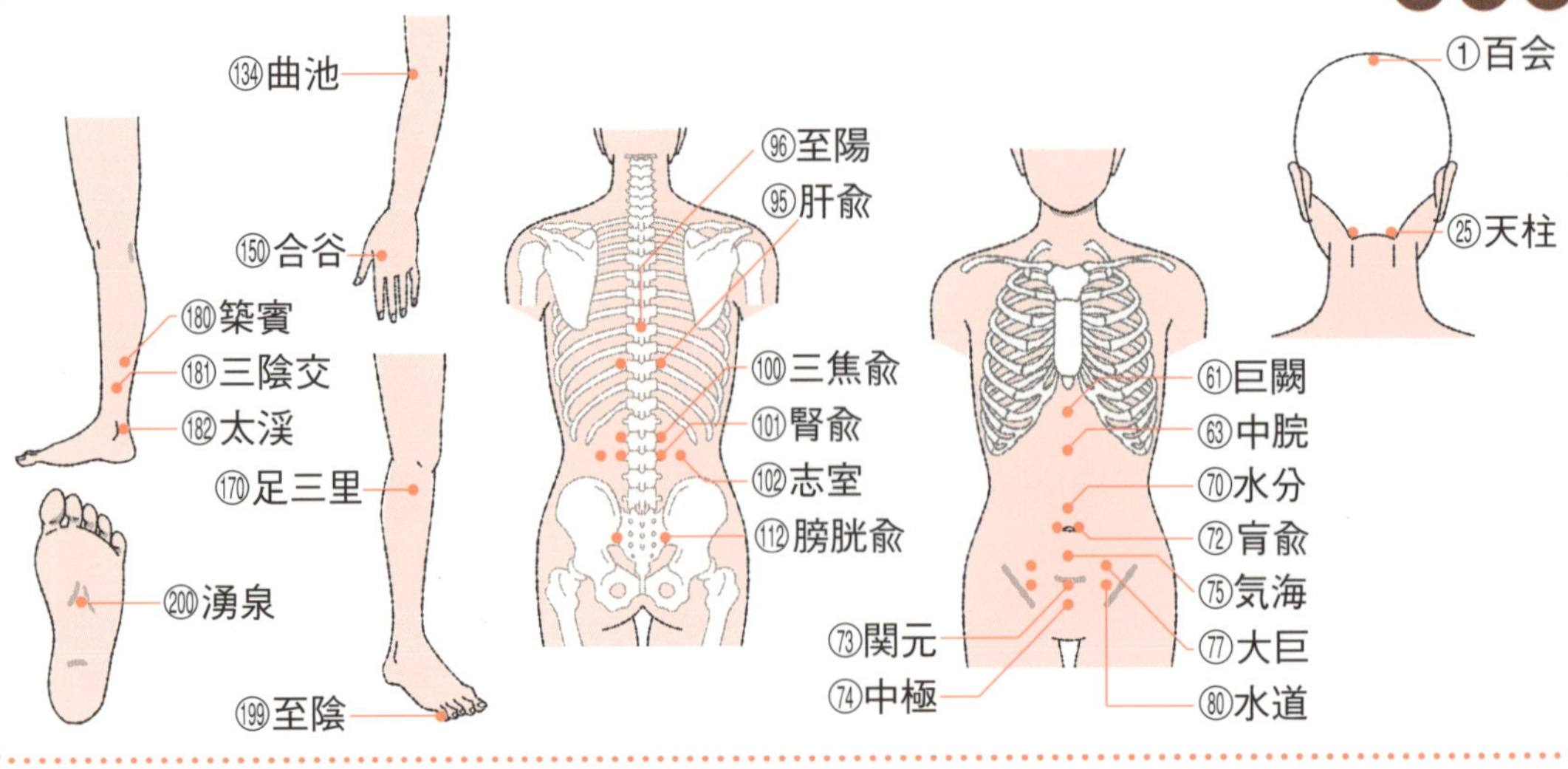

腎兪《じんゆ》

**腎機能をととのえて
全身に活力をつける**

位置◆肋骨《ろっこつ》のいちばん下（第12肋骨）の先端と同じ高さ、背骨（第2腰椎棘突起《ようついきょくとっき》下縁）をはさんだ両側で、からだの中心線から親指の幅1本半分外側。

治療◆両手の親指でくり返し指圧する。腎機能をととのえるツボで、だるさと疲労感をとり、全身に活力をつける。

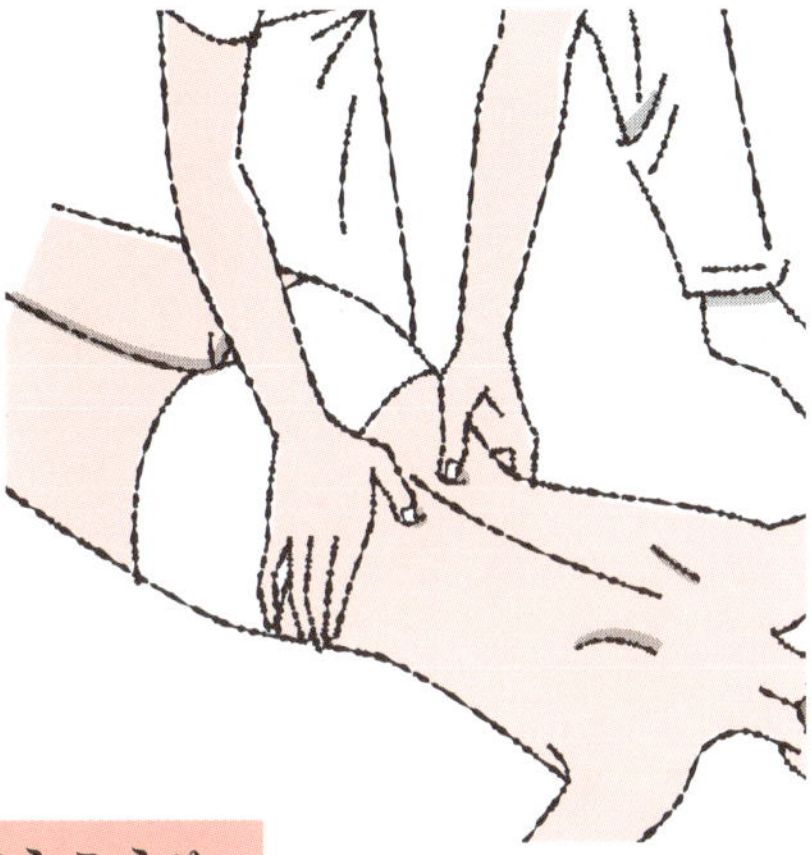

膀胱兪《ぼうこうゆ》

**泌尿器系の治療に有効
頻尿なども改善**

位置◆仙骨《せんこつ》部をさすったとき上から2番目に触れるくぼみ（第2後仙骨孔）と同じ高さで、からだの中心線から親指の幅1本半分外側。

治療◆お尻をかかえるようにして左右のツボを親指でやや力をこめて押す。膀胱《ぼうこう》など泌尿器系の症状・病気によく効き、頻尿の改善にもよい。

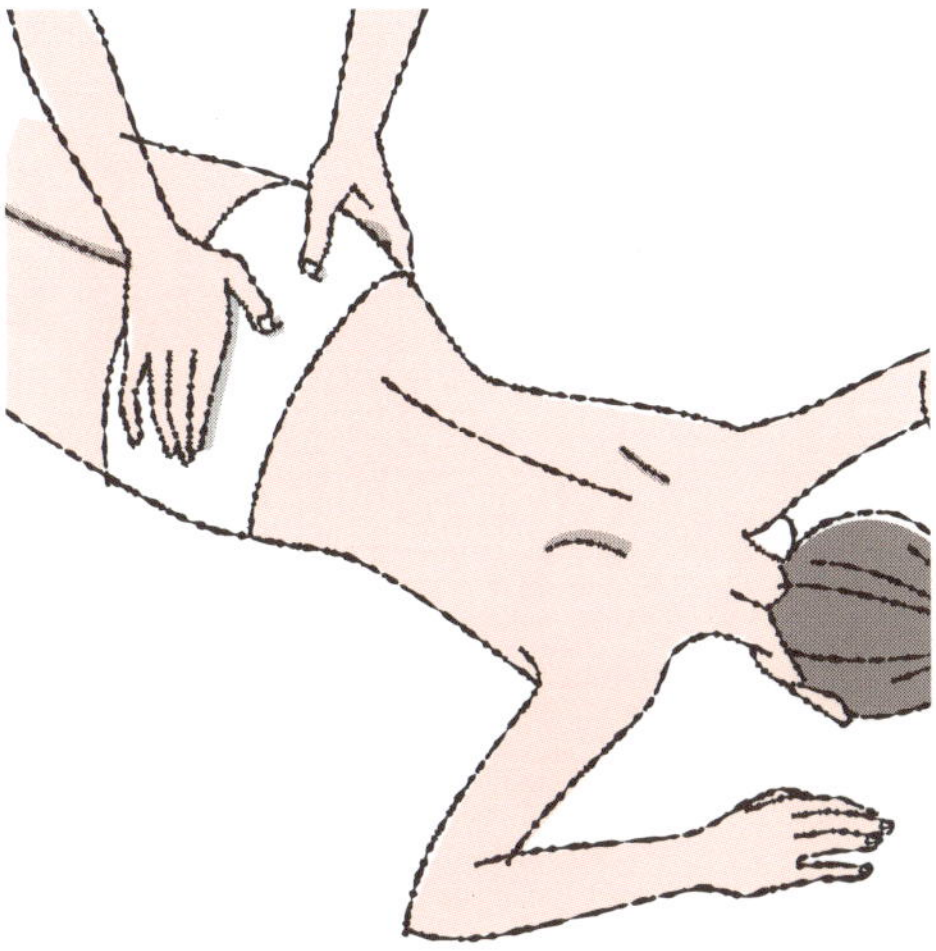

中極《ちゅうきょく》

**泌尿器系の機能をととのえて
むくみや排尿の症状を改善**

位置◆下腹部、からだの中心線上で、おへそから親指の幅4本分下がったところ。

治療◆両手を重ね、下腹部の脂肪が軽くへこむ程度に指圧する。泌尿器系の機能を調節し、むくみや排尿に関する症状を改善する効果がある。

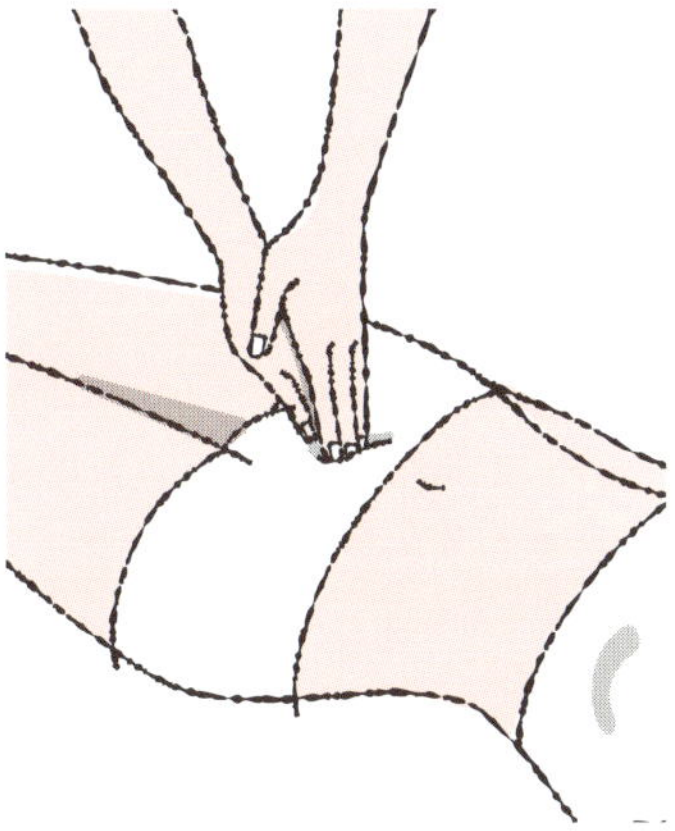

水道《すいどう》

**からだの余分な水分を
調節・排出する機能を促進**

位置◆下腹部、おへそから親指の幅3本分下で、からだの中心線から親指の幅2本分外側。

治療◆指先をそろえ、下腹部の脂肪が軽くへこむ程度に中指で指圧する。体内の水分をコントロールし、余分な水分の排出を促進、むくみをおさえるのによい。

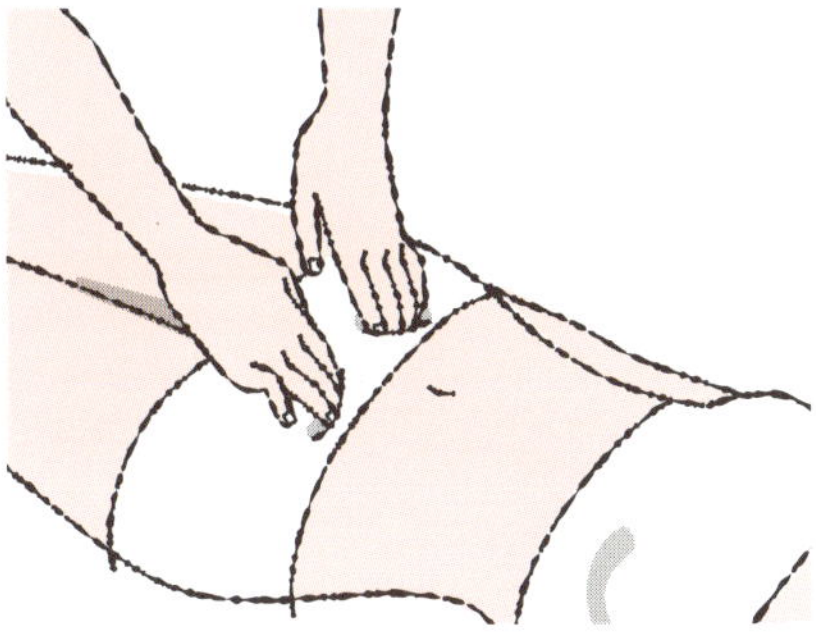

水分《すいぶん》

**体内の水分をコントロールし
むくみ・腎臓病によく効く**

位置◆上腹部、からだの中心線上で、おへそから親指の幅1本分上がったところ。

治療◆両手を重ね、上腹部の脂肪が軽くへこむ程度に指圧する。体内の水分をコントロールするツボで、水分過多によるむくみをやわらげる。お灸《きゅう》も効果的。

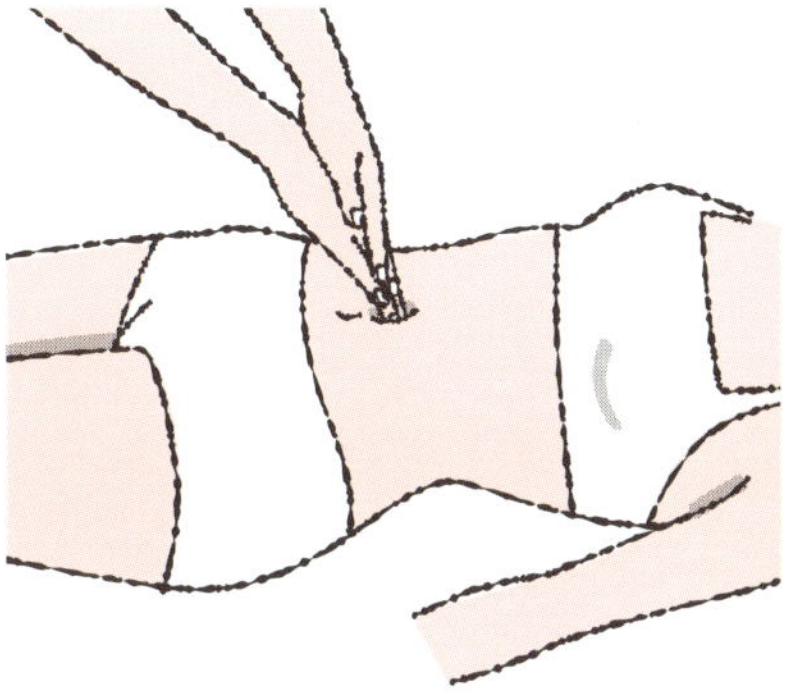

トイレが近い（頻尿）

■症状の見方

頻繁に尿意を感じて、トイレに行く回数が多くなることを頻尿といいます。頻尿の原因は、水分のとりすぎのほか、下半身の冷えや老化などさまざまです。精神的なものも原因となります。頻繁にトイレに行ってもあまり尿が出ず、排尿時の痛みや血尿、排尿後の残尿感をともなう場合は、腎臓の病気や膀胱《ぼうこう》炎、尿道炎などの病気が疑われます。

■治療の進め方

まずは腰をよくあたためて、腰の腎兪《じんゆ》、関元兪《かんげんゆ》と、腹部の関元《かんげん》、中極《ちゅうきょく》、足の照海《しょうかい》、太渓《たいけい》などをゆっくり指圧します。これらは慢性的な頻尿の治療に効果的です。下半身の冷えを強く感じる場合は、足の三陰交《さんいんこう》、復溜《ふくりゅう》などをよくもみ押すと、冷えがやわらぎます。

ここが特効ツボ！

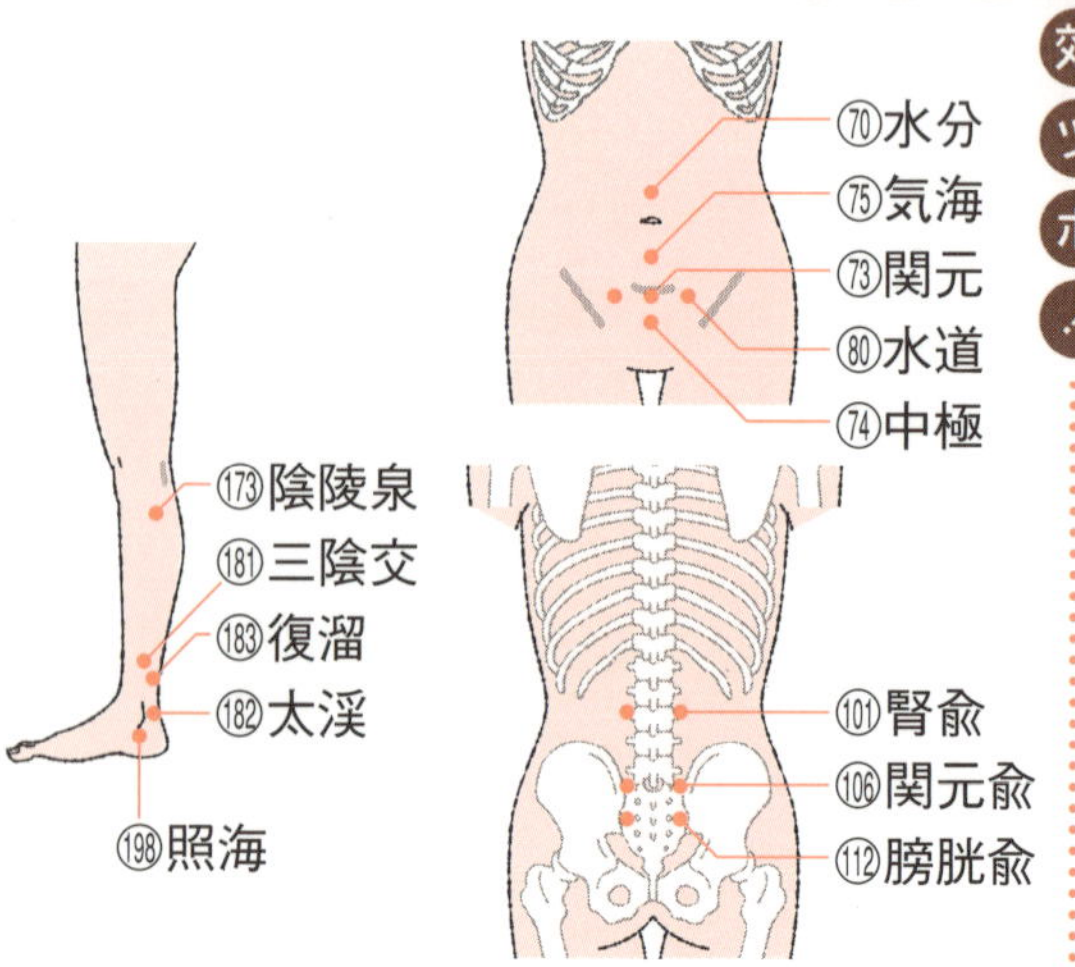

腎兪《じんゆ》

腎機能をととのえ
排尿回数を正常に近づける

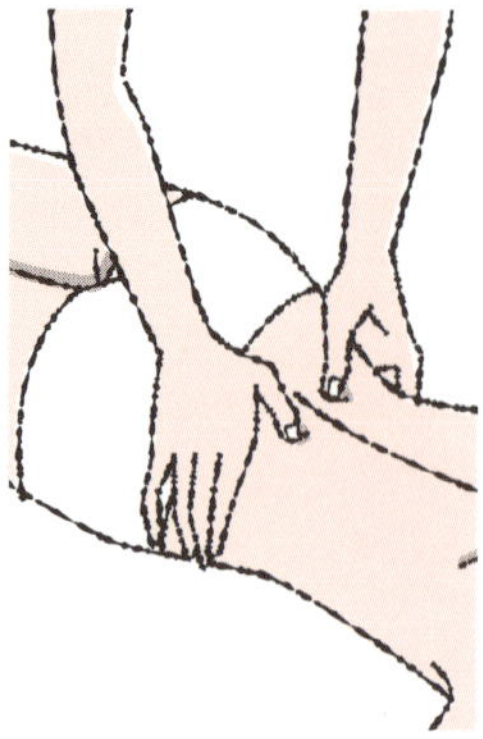

位置◆肋骨《ろっこつ》のいちばん下（第12肋骨）の先端と同じ高さ、背骨（第2腰椎棘突起《ようついきょくとっき》下縁）をはさんだ両側で、からだの中心線から親指の幅1本半分外側。

治療◆両手の親指でくり返し指圧して腎機能をととのえ、排尿の異常を正常に近づける。

関元《かんげん》

ストレスや緊張からくる
頻尿を改善する

位置◆下腹部、からだの中心線上で、おへそから親指の幅3本分下がったところ。

治療◆両手を重ね、腹部の脂肪が軽くへこむ程度にやさしく指圧することでリラックスを促し、ストレスや緊張からくる頻尿を改善する。

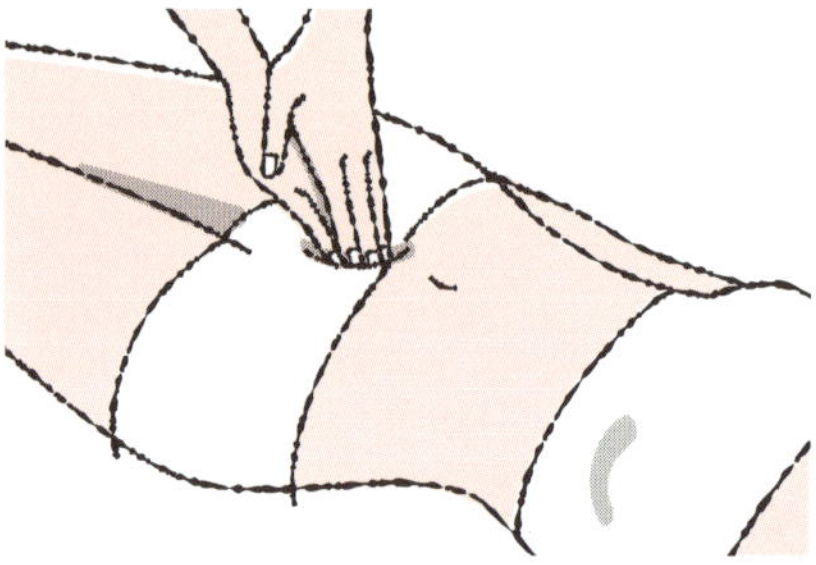

照海《しょうかい》

血行を促進して
冷えからくる頻尿を改善

位置◆足の内くるぶしの真下のくぼみ。

治療◆かかとを持つようにして親指をツボに当て、しっかりと押し込む。これをくり返すと血行が促進されて、冷えがやわらぎ、頻尿が改善される。

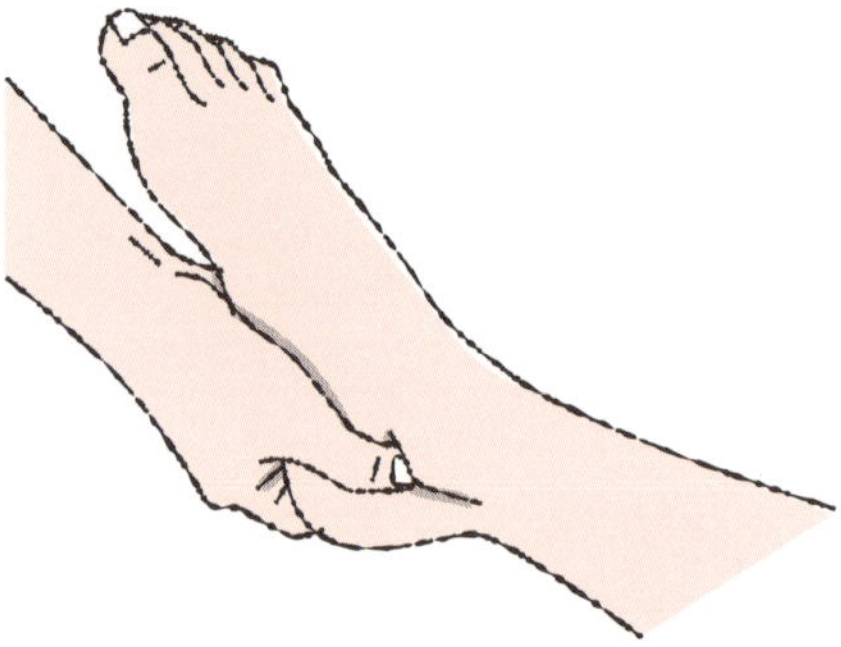

尿が出にくい

腎臓・泌尿器系の症状と病気

■症状の見方

　尿意を感じてトイレに行っても尿が出る量が少なく、むくみをともなう場合は腎臓の病気が疑われます。尿に勢いがなく、尿を出しにくいという場合は尿道や膀胱《ぼうこう》の機能異常、頻尿や排尿痛、血尿などをともなう場合は膀胱炎や尿道炎が疑われます。男性の場合には前立腺肥大症《ぜんりつせんひだい》が原因のこともあります。

■治療の進め方

　腰をあたため、骨盤(仙骨《せんこつ》)上にある上髎《じょうりょう》、次髎《じりょう》、中髎《ちゅうりょう》、下髎《げりょう》を指圧します。これらのツボは八髎穴《はちりょうけつ》と呼ばれ、膀胱や尿道など骨盤内臓器の機能を調整します。お灸《きゅう》も効果的です。ひざの曲泉《きょくせん》も加えると、体液の循環調整につながります。三焦兪《さんしょうゆ》、腎兪《じんゆ》、大腸兪《だいちょうゆ》、胞《ほう》肓《こう》、期門《きもん》、足三里《あしさんり》や陰陵泉《いんりょうせん》の指圧も有効です。

上髎《じょうりょう》

骨盤内臓器の機能調整に欠かせないツボ

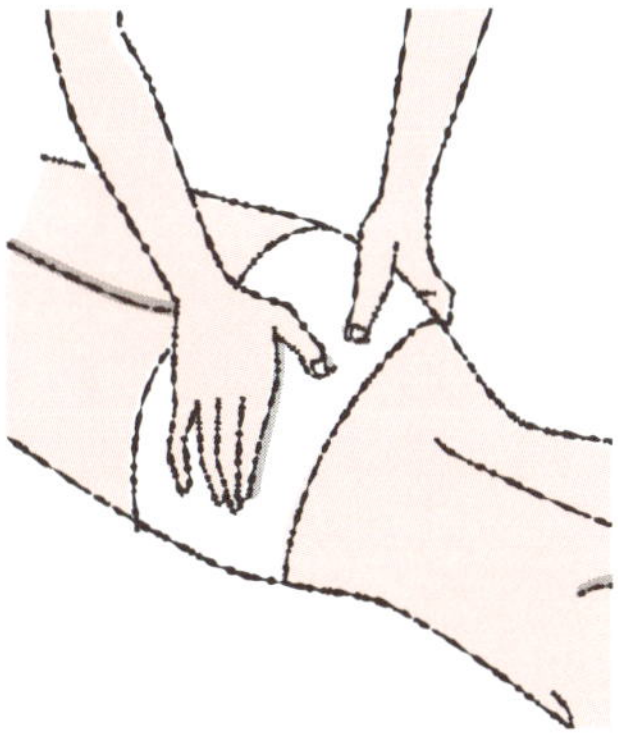

位置◆仙骨《せんこつ》部をさすったときいちばん上に触れるくぼみ（第1後仙骨孔）の中。

治療◆腰に両手を当て、親指で強めに押す。続けて腰の各ツボをゆっくりもみほぐすと、症状の悪化予防に役立つ。

次髎《じりょう》

腰の血行を改善して健康な排尿を促進

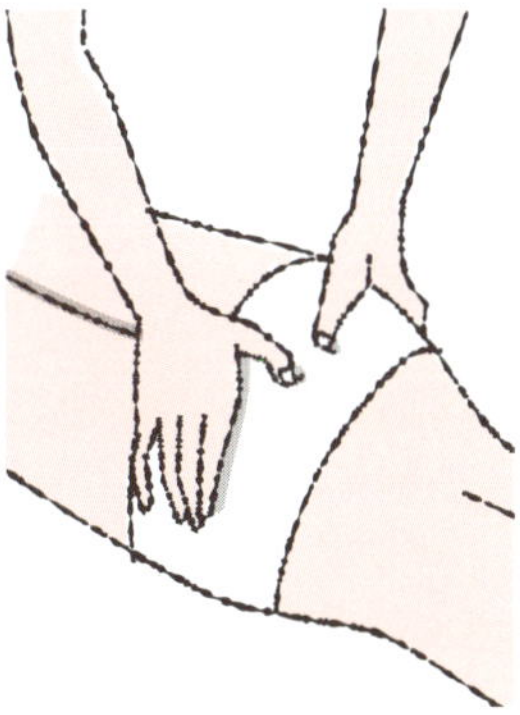

位置◆仙骨《せんこつ》部をさすったとき上から2番目に触れるくぼみ（第2後仙骨孔）の中。

治療◆腰に両手を当て、親指で強めに押す。よくもみほぐすと腰の緊張がほぐれて血行がよくなり、健康な排尿が促進される。

陰陵泉《いんりょうせん》

冷えが原因で起こる排尿の異常を改善

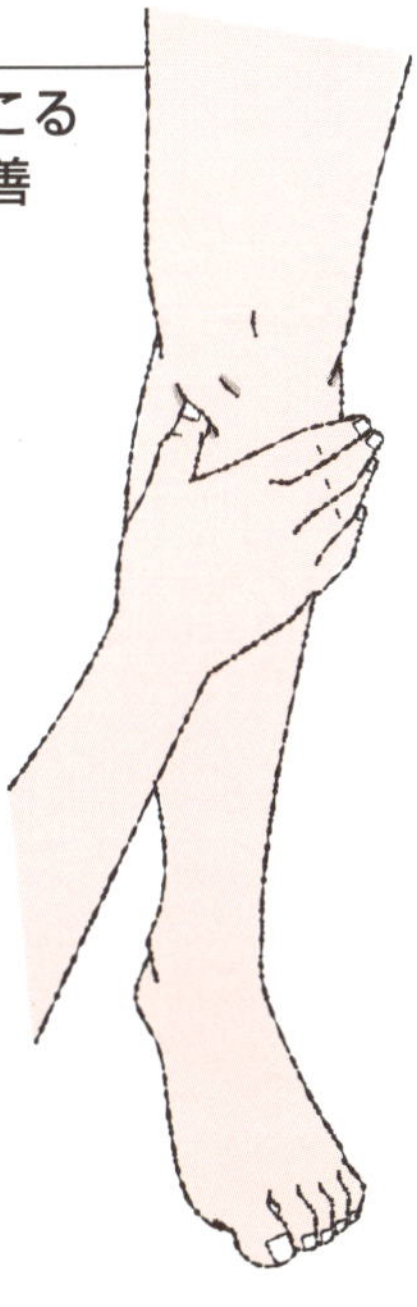

位置◆下腿の内側の骨端（脛骨内側顆《けいこつないそくか》）の下縁と脛骨後縁が接する角のくぼみ。

治療◆親指を食い込ませてよく押しもむと、血行が促進され、冷えが原因で起こる泌尿器の症状が改善される。足三里《あしさんり》も同様にもみ押すとよい。

ここが特効ツボ！

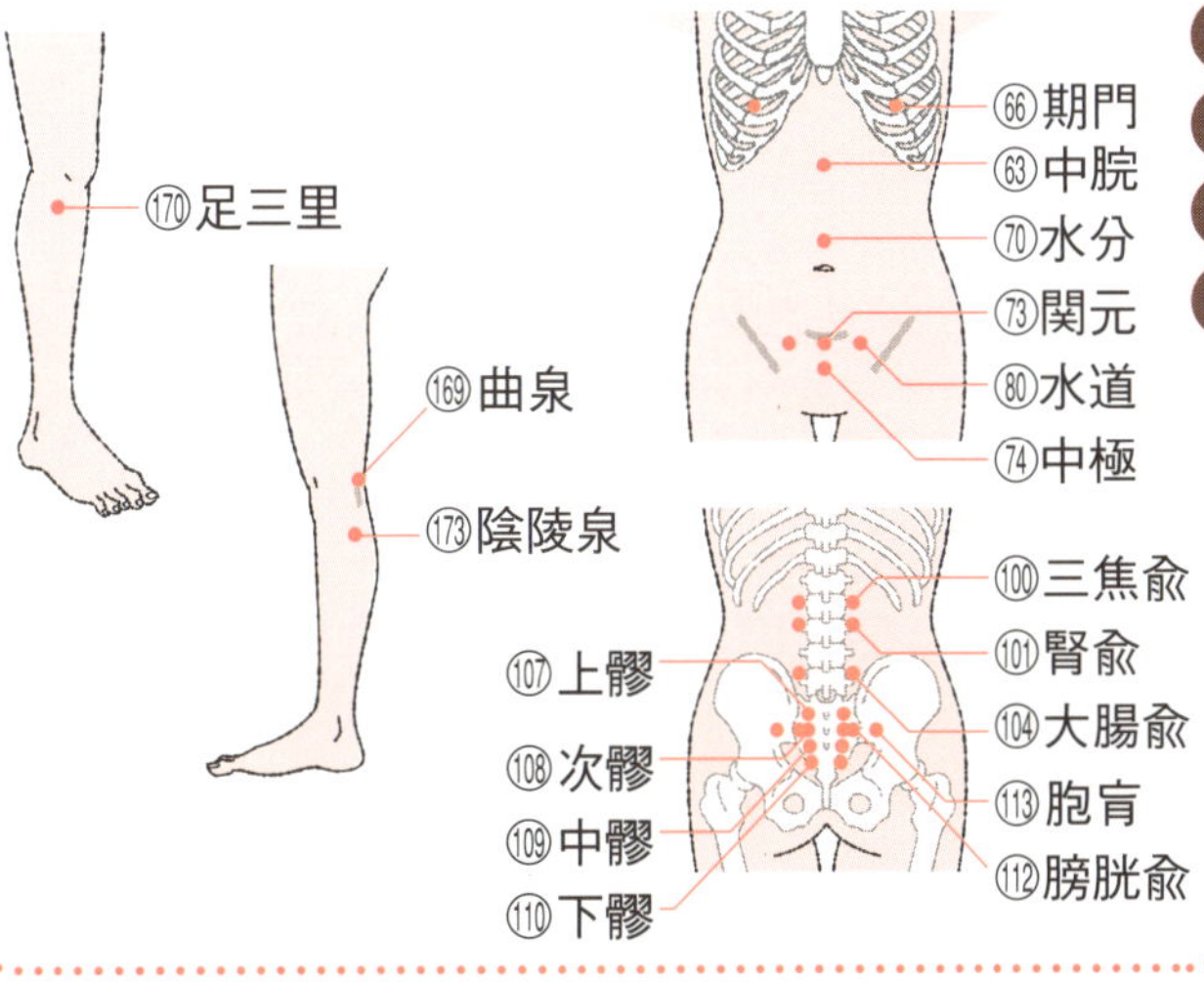

皮膚がかゆい（皮膚そう痒症）

■症状の見方

かゆみの原因は、かぶれや湿疹・じんま疹などさまざまです。肌荒れや皮膚の乾燥、老化にともなう肌の変化、血液循環の影響、精神的要因などが関係してかゆみを引き起こすこともあります。これといった皮膚の病変がないのに皮膚のかゆみを感じる場合を皮膚そう痒《よう》症といいます。

■治療の進め方

かゆみをピタリと止めることはできませんが、血行不良や乾燥などで悪化した皮膚の健康状態の改善をはかります。背中の風門《ふうもん》、肺兪《はいゆ》、手の曲池《きょくち》、足の血海《けっかい》、三陰交《さんいんこう》などの指圧やお灸《きゅう》は血行を改善、皮膚の健康状態を良好にします。腹部の中脘《ちゅうかん》、手の合谷《ごうこく》、足の太渓《たいけい》、足三里《あしさんり》などを加えてもよいでしょう。

肺兪《はいゆ》

皮膚の健康を維持し慢性的な症状を改善

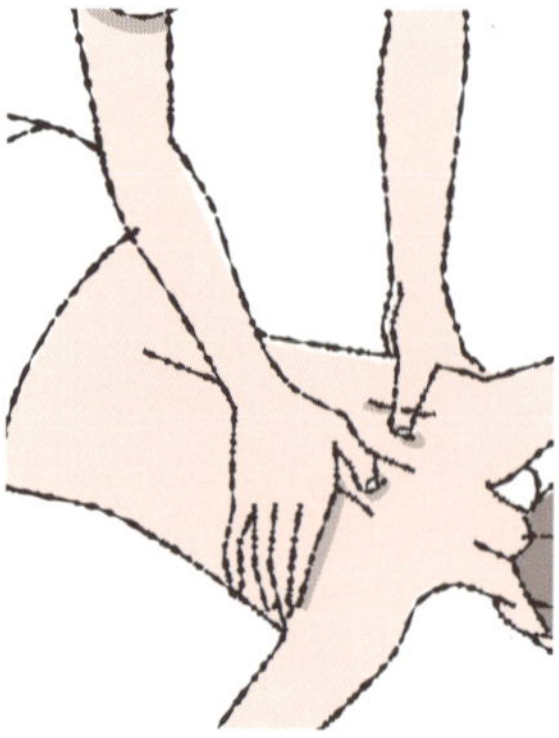

位置◆肩甲骨の内側、背骨（第3胸椎棘突起《きょうついきょくとっき》下縁）をはさんだ両側で、からだの中心線から親指の幅1本半分外側。

治療◆左右のツボを同時にやや力をこめて押す。皮膚の健康維持に関係するツボで、慢性的な皮膚症状の改善によい。

曲池《きょくち》

力をこめて押すことで皮膚の症状に効果

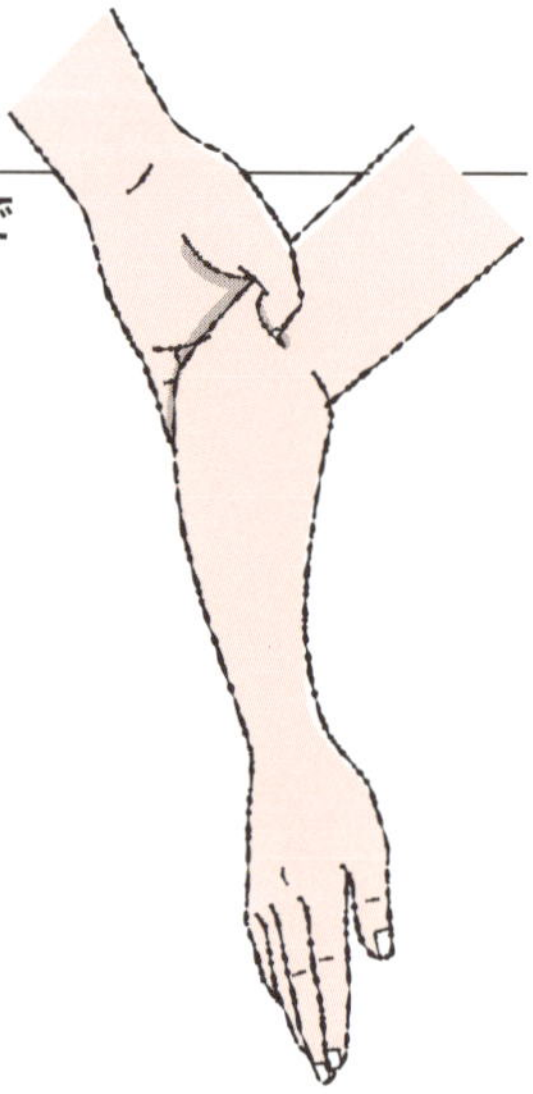

位置◆ひじの曲がり目にある横じわ（横紋《おうもん》）の、親指側の端のくぼみ。

治療◆親指の関節を曲げ、力をこめてくり返し押す。皮膚の症状をしずめるほか、抗アレルギー作用もある。お灸《きゅう》も効果的。

血海《けっかい》

血液の循環を調整しかゆみをしずめる

位置◆膝蓋骨《しつがいこつ》の内へりから、親指の幅2本分上がったところ。

治療◆親指でやさしく刺激することで血液循環が調整され、かゆみがやわらぐ。曲池《きょくち》とあわせて用いると、より効果的。

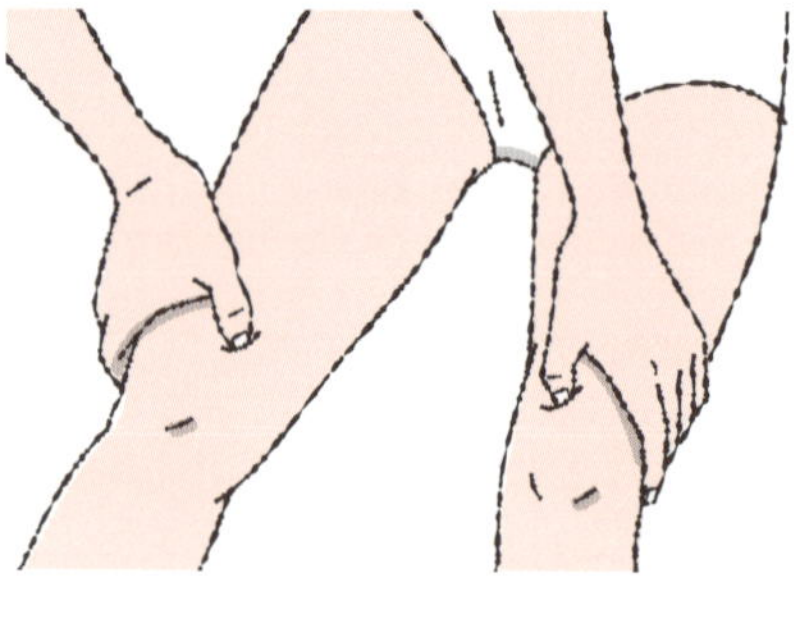

ここが特効ツボ！

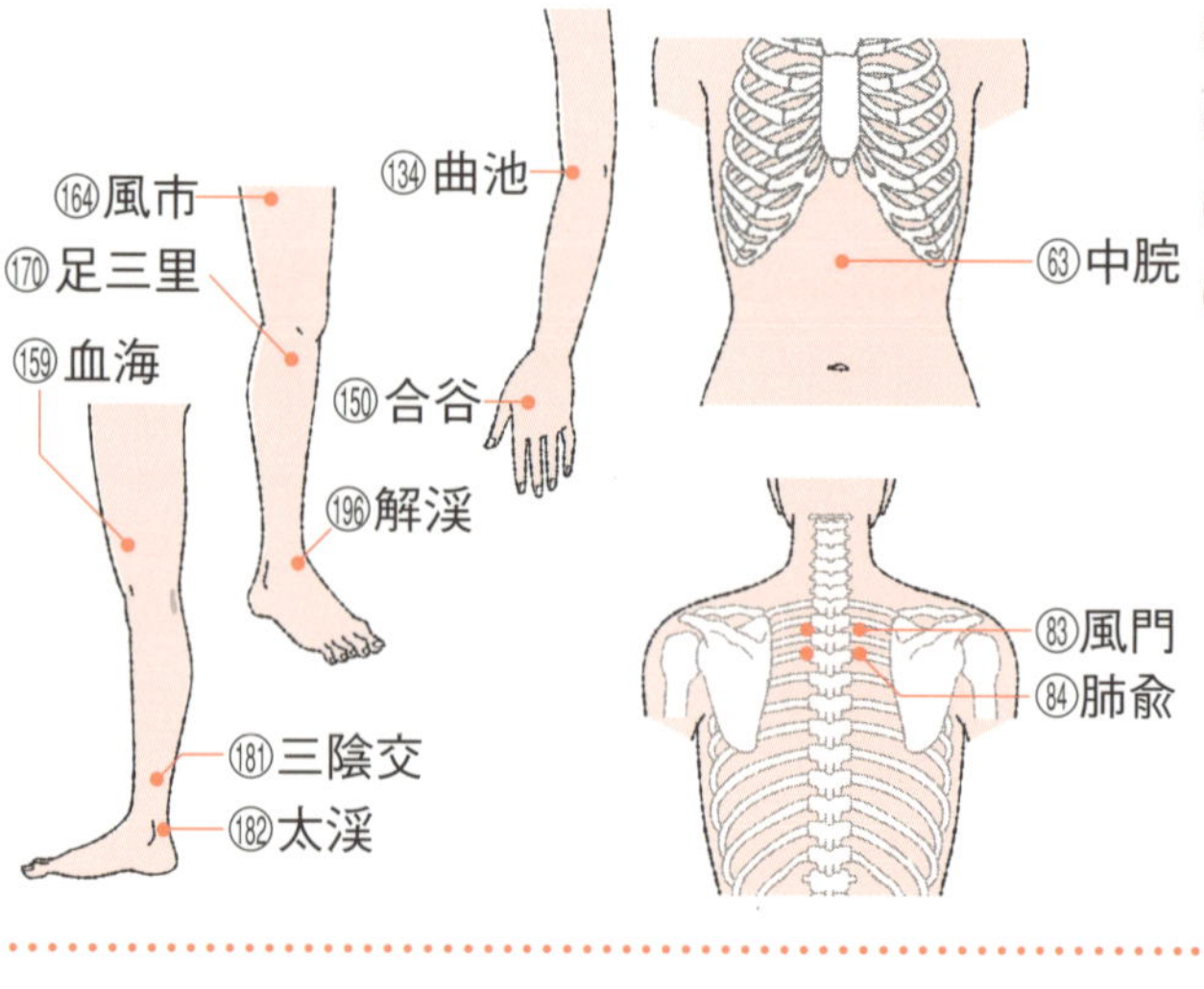

皮膚の症状と病気

湿疹・じんま疹

■症状の見方

かゆみとともに皮膚が赤くなったり、ブツブツと発疹が出たりします。炎症がひどくなると、はれて熱をもつこともあります。

じんま疹の原因はさまざまです。皮膚の直接的な刺激だけでなく、食べ物や薬の副作用、心身の疲労、日光や温度差なども関係し、とくにアレルギー体質の人によくみられます。

■治療の進め方

背中と腹部の各ツボを刺激して全身状態をととのえます。顔の症状には百会《ひゃくえ》、天柱《てんちゅう》、肩髃《けんぐう》、手の場合は曲池《きょくち》、陽池《ようち》、手三里《てさんり》、肩や胸の場合は中府《ちゅうふ》、肩井《けんせい》、足の場合は太渓《たいけい》など足の各ツボも加えます。手の合谷《ごうこく》はあらゆる場合に効果があり、アレルギーの場合は首のつけ根の大椎《だいつい》が効果的です。お灸《きゅう》も効きます。

大椎《だいつい》

アレルギー体質からくる皮膚の異常によく効く

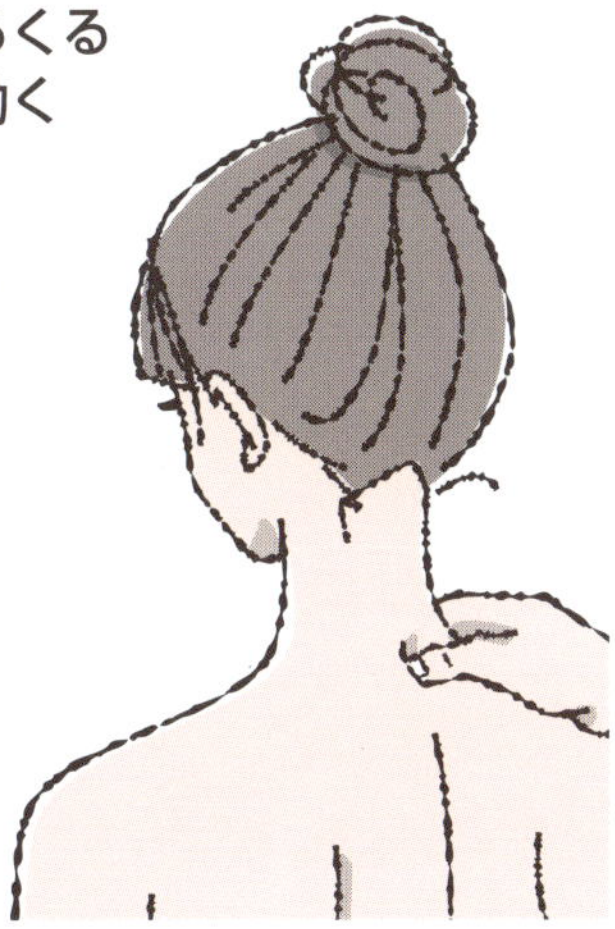

位置◆首を前に曲げたとき、最も突出する骨（第7頸椎《けいつい》）の下のくぼみ。

治療◆親指でこねるように押す。アレルギー体質で皮膚が弱い人はこのツボ周辺がこりやすいので、もみほぐすとよい。お灸《きゅう》も効果的。

肩井《けんせい》

症状をやわらげ皮膚の健康を回復

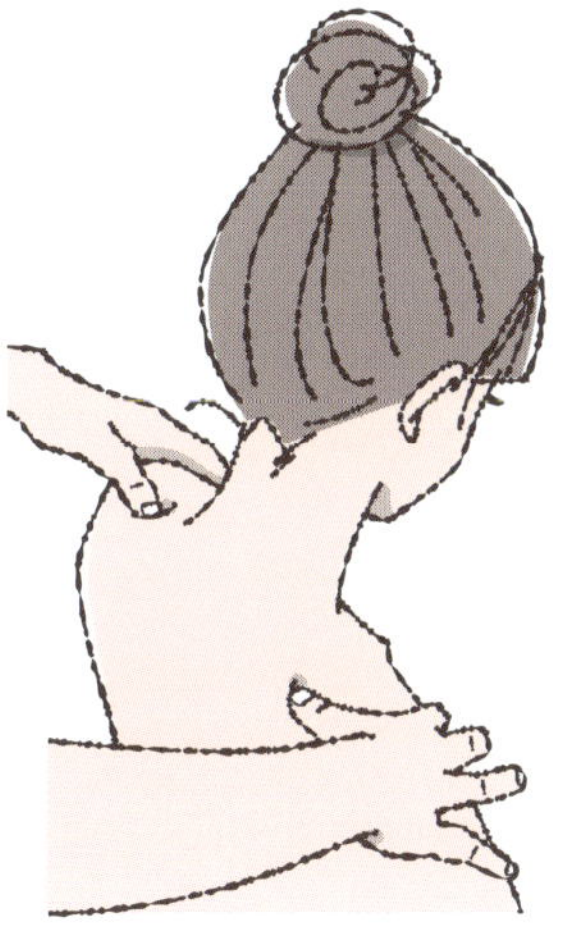

位置◆後ろ首の根元（第7頸椎棘突起《けいついきょくとっき》）と肩先（肩峰《けんぽう》外縁）を結んだ線上の中間点。

治療◆肩をつかむようにして、親指で強めにもみ押す。お灸《きゅう》も効果が高いが、この部分に皮膚の炎症がある場合は無理に刺激しない。

ここが特効ツボ！

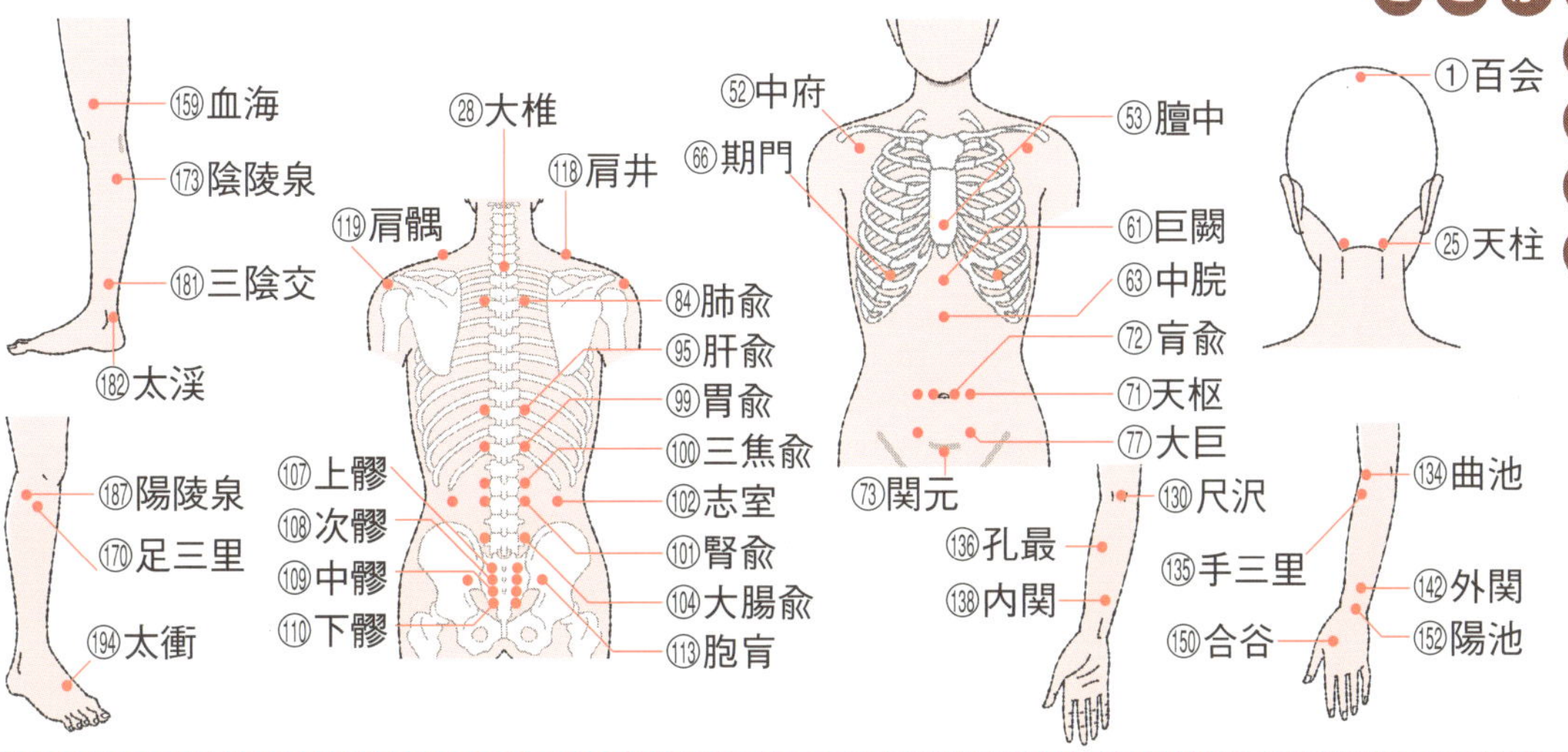

皮膚の症状と病気

しみ・そばかす

■症状の見方

しみ・そばかすは、皮膚の色素沈着の一種で、目のまわりや鼻、頬《ほお》など、日光の当たりやすいところによくできます。しみは内臓の病気が原因で起こる場合もありますが、肌質に合わない化粧品の使用など、体質的なものが関係することもあります。そばかすも、日光過敏体質の場合によくみられます。

■治療の進め方

しみ・そばかすを短期間で消すことはできませんが、体調をととのえることによって、自然治癒を早めます。

まず腎兪《じんゆ》など背中と腰の各ツボを指圧し、全体をマッサージします。続いて胸の膻中《だんちゅう》や腹部の各ツボ、太渓《たいけい》など手足の各ツボも同様に指圧します。お灸《きゅう》も効果的です。

腎兪《じんゆ》

体調をととのえ、皮膚の自然治癒力を高める

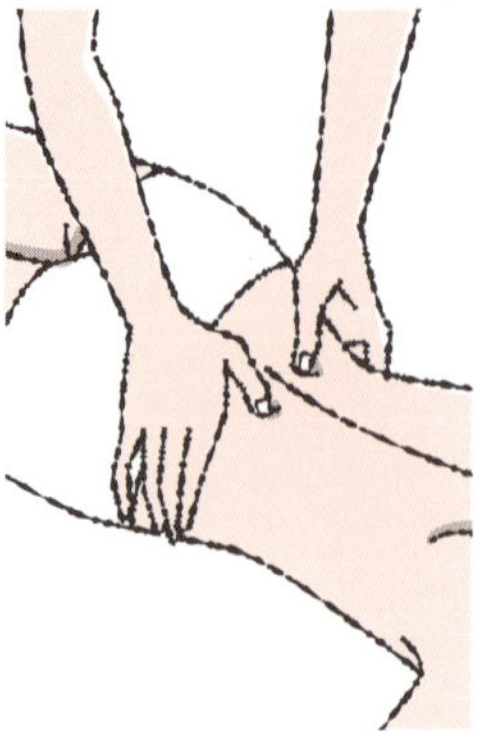

位置◆肋骨《ろっこつ》のいちばん下（第12肋骨）の先端と同じ高さ、背骨（第2腰椎棘突起《ようついきょくとっき》下縁）をはさんだ両側で、からだの中心線から親指の幅１本半分外側。

治療◆両手の親指でツボをグッと押す。全身に活力をつけるツボで、皮膚の自然な治癒力を高めるのによい。

膻中《だんちゅう》

丈夫なからだをつくり皮膚の健康回復をはかる

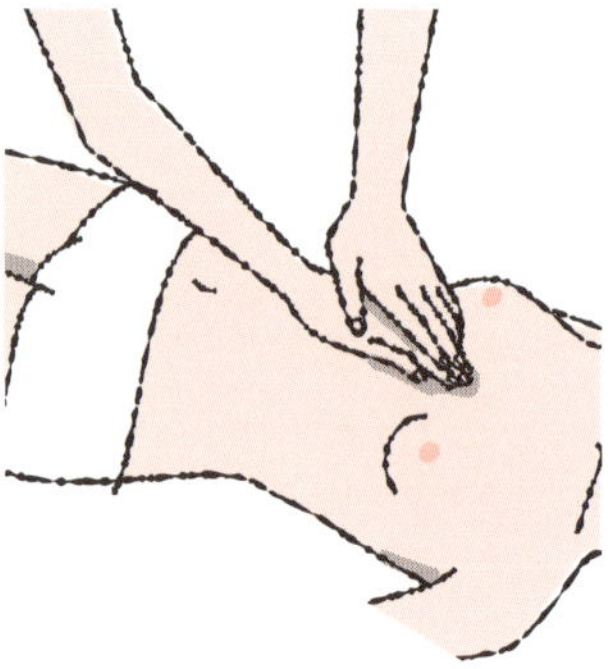

位置◆左右の乳首を結んだ線のちょうど真ん中のところ。

治療◆両手を重ね、静かに指圧する。呼吸器と循環器の機能をととのえ、丈夫なからだをつくり、皮膚の健康回復に効果がある。

ここが特効ツボ！

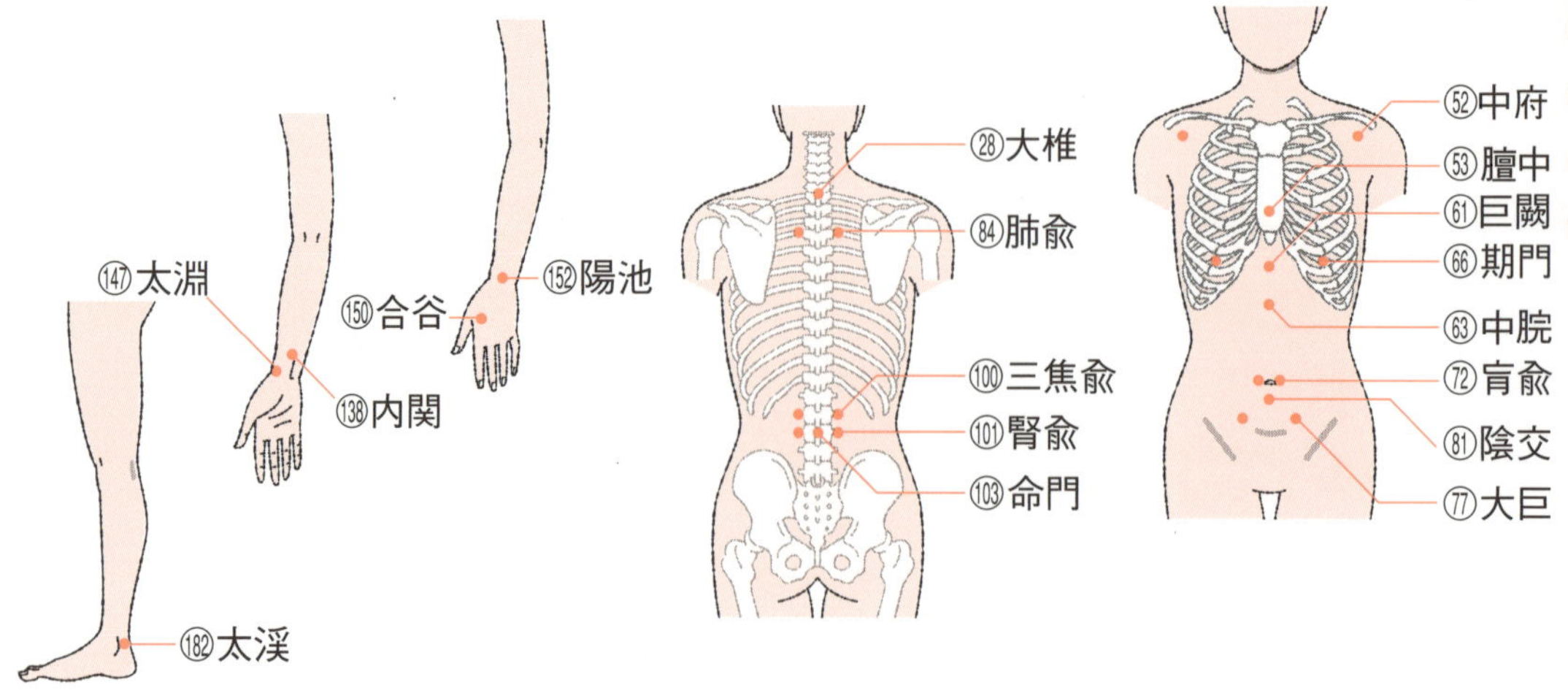

皮膚の症状と病気

にきび・吹き出もの

■症状の見方

にきび・吹き出ものの原因はさまざまです。多くは、ホルモンや代謝のバランスが影響して毛穴に脂肪や角質がつまるものです。毛穴に小さな粒ができ、そこへ細菌感染を起こすと、周囲が赤くはれて膿《うみ》をもつことがあります。炎症がひどいと痛みを感じ、治ったあとに深くえぐれた傷が残ることがあります。

■治療の進め方

体調をととのえ、皮膚の自然治癒力を高めることを目標とし、体力増強と内臓機能の促進に効果のある背中、腹部の各ツボを指圧します。皮膚の治療には主に大椎《だいつい》、肺兪《はいゆ》などを用いますが、面疔《めんちょう》など顔のできものには、手の養老《ようろう》にお灸《きゅう》をすえると効果的です。手の合谷《ごうこく》も頭と顔の症状に効果があります。

大椎《だいつい》

**できものが出やすい人は
このツボをていねいに治療する**

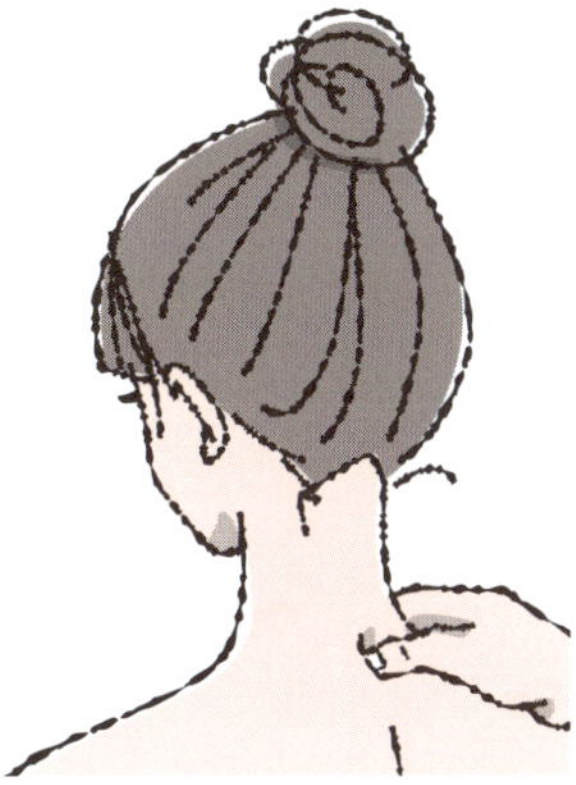

位置◆首を前に曲げたとき、最も突出する骨（第7頸椎《けいつい》）の下のくぼみ。
治療◆親指でツボをこねるように押す。皮膚にできものが出やすい人は、ふだんからこのツボに指圧やお灸《きゅう》などをていねいに行なうとよい。

肺兪《はいゆ》

**背中の各ツボの指圧も加え
皮膚の自然治癒力を高める**

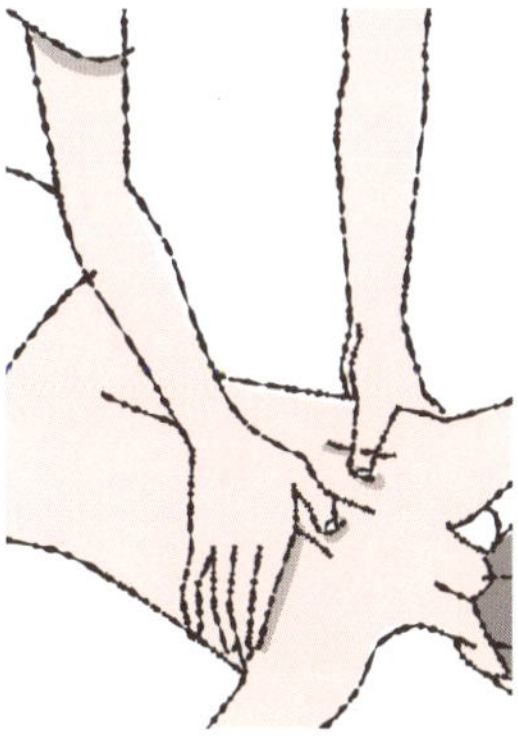

位置◆肩甲骨の内側、背骨（第3胸椎棘突起《きょうついきょくとっき》下縁）をはさんだ両側で、からだの中心線から親指の幅1本半分外側。
治療◆左右のツボを同時にやや力をこめて押す。背中の各ツボも同様に指圧・マッサージを行なうと、皮膚の自然治癒力が高まる。

合谷《ごうこく》

**よくもみ押してほぐし
顔や頭の症状をやわらげる**

位置◆手の甲で、人さし指のつけ根（第2中手骨《ちゅうしゅこつ》中点）の外側。
治療◆手の甲へ親指を食い込ませて押す。しこりや痛みが強く感じるときは、よくもみほぐす。顔や頭の症状をやわらげる効果がある。

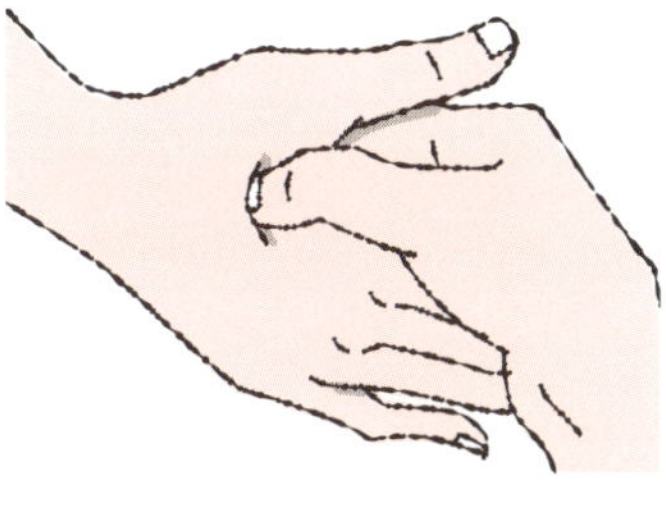

ここが特効ツボ！

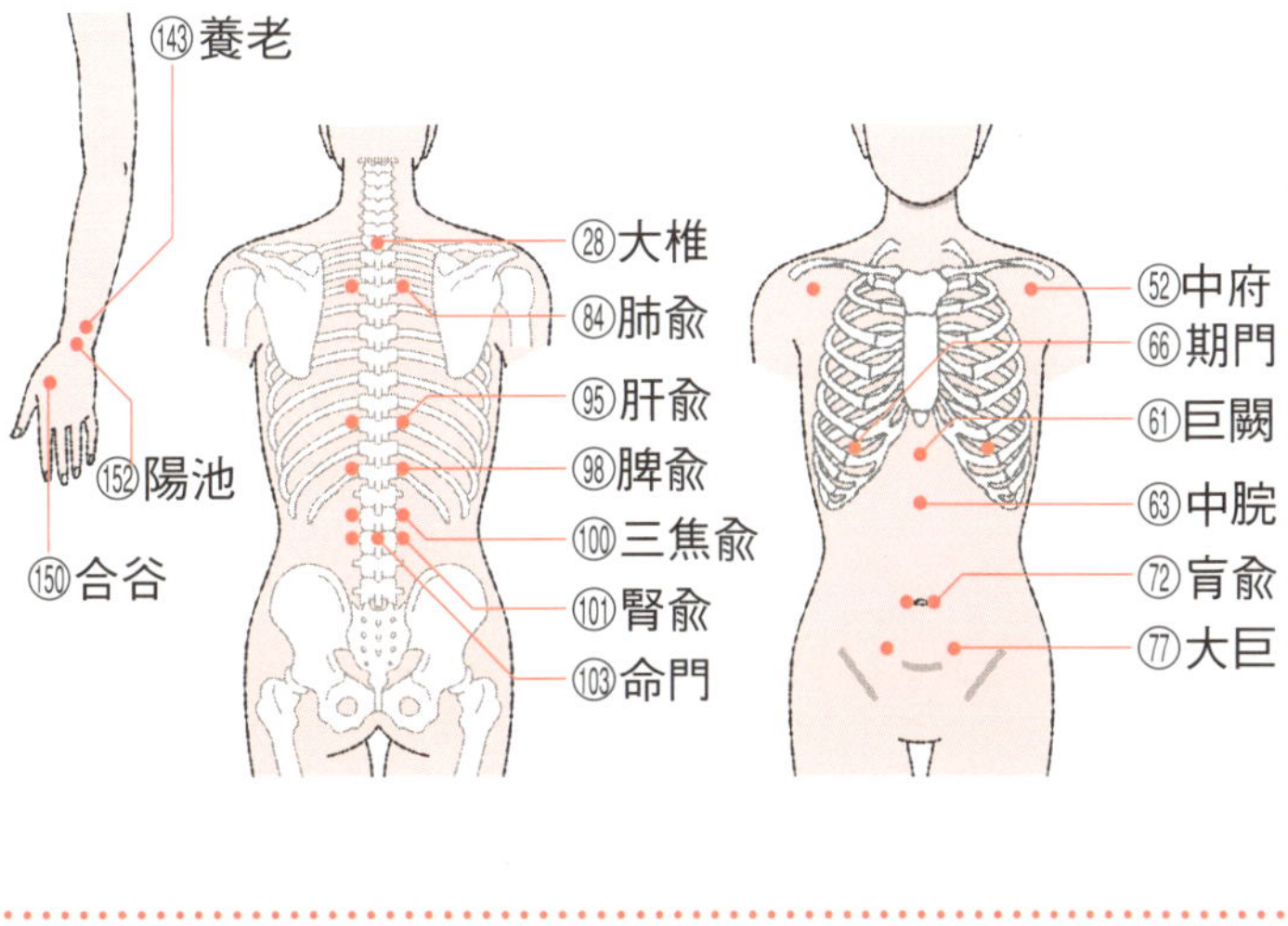

抜け毛・円形脱毛症

■症状の見方

頭髪は毎日少しずつ抜け変わりますが、突然まとまって抜けたり、目立つ抜け毛が続いたりする場合は、頭皮の異常や何らかの病気が疑われることもあります。

抜け毛の原因はホルモンや自律神経系の働きに関係があるといわれ、精神的ストレスなども影響します。とくに円形脱毛症の場合は、ある日突然、頭髪が抜けて頭皮に十円玉大の円形のハゲができるもので、精神の緊張と深い関係があることが知られています。

■治療の進め方

頭部の血行をよくするための適度な刺激と、頭皮の清潔を心がけます。ブラシで頭全体を軽くポンポンとたたいたり、頭と首の各ツボ、とくに百会《ひゃくえ》、通天《つうてん》、天柱《てんちゅう》、風池《ふうち》などを指でよくこねるように押すと効果的です。

背中と腹部のツボは自律神経やホルモンをはじめ全身の状態をととのえるので、関元《かんげん》、身柱《しんちゅう》などを中心に指圧します。鎖骨《さこつ》の下側にある中府《ちゅうふ》も同様に指圧します。手足の各ツボの刺激も頭皮の症状に効果があります。

百会《ひゃくえ》

抜け毛を防ぐ頭皮の刺激はここを中心にくり返す

位置◆両耳をまっすぐ上がった線と、眉間《みけん》の中心から上がった線が交差する、頭のてっぺん。

治療◆治療者は患者の頭をかかえ込み、まっすぐからだの芯《しん》に抜けるように両手の親指で指圧する。このツボを中心に頭皮をくり返し刺激すると、抜け毛の予防になる。頭全体のマッサージもここから行なうとよい。

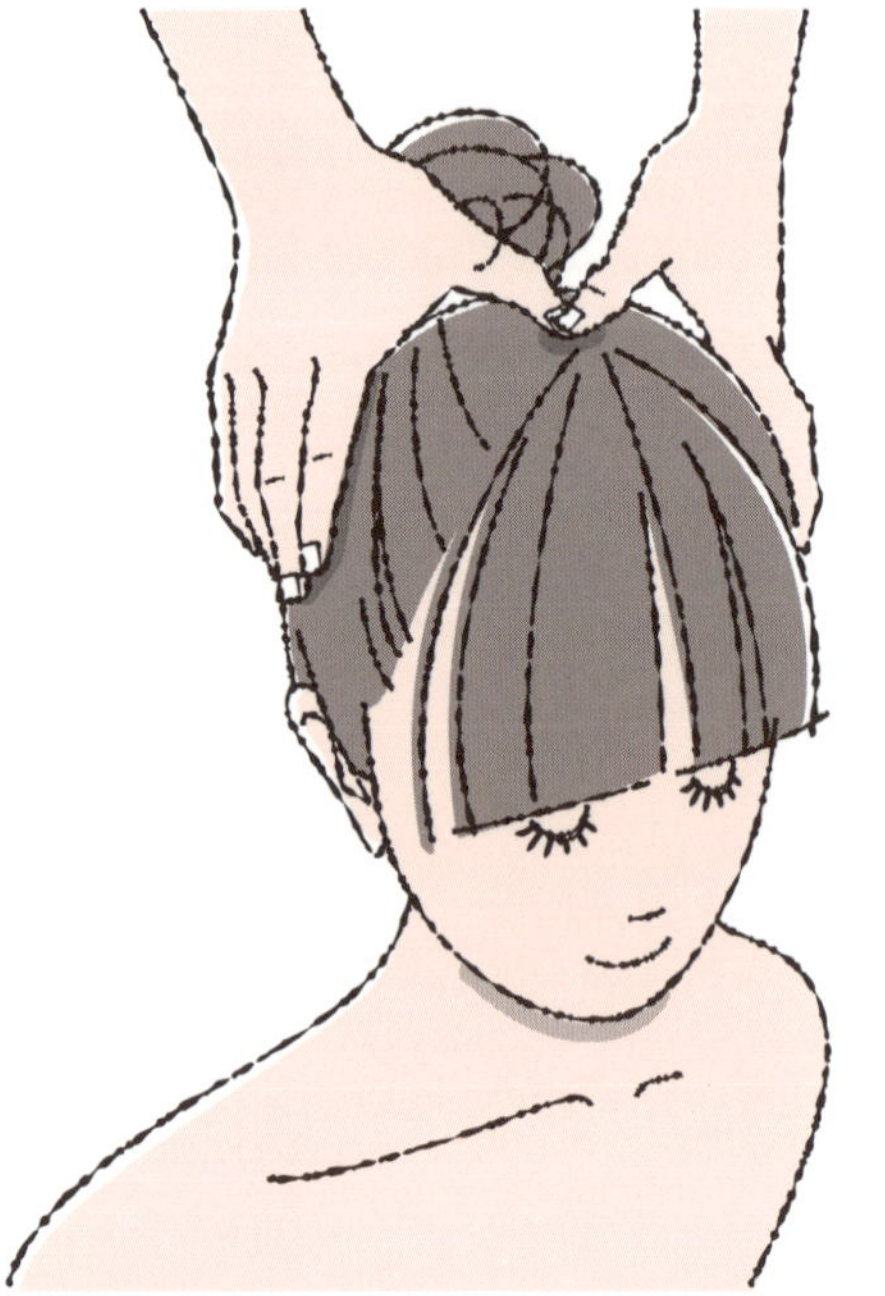

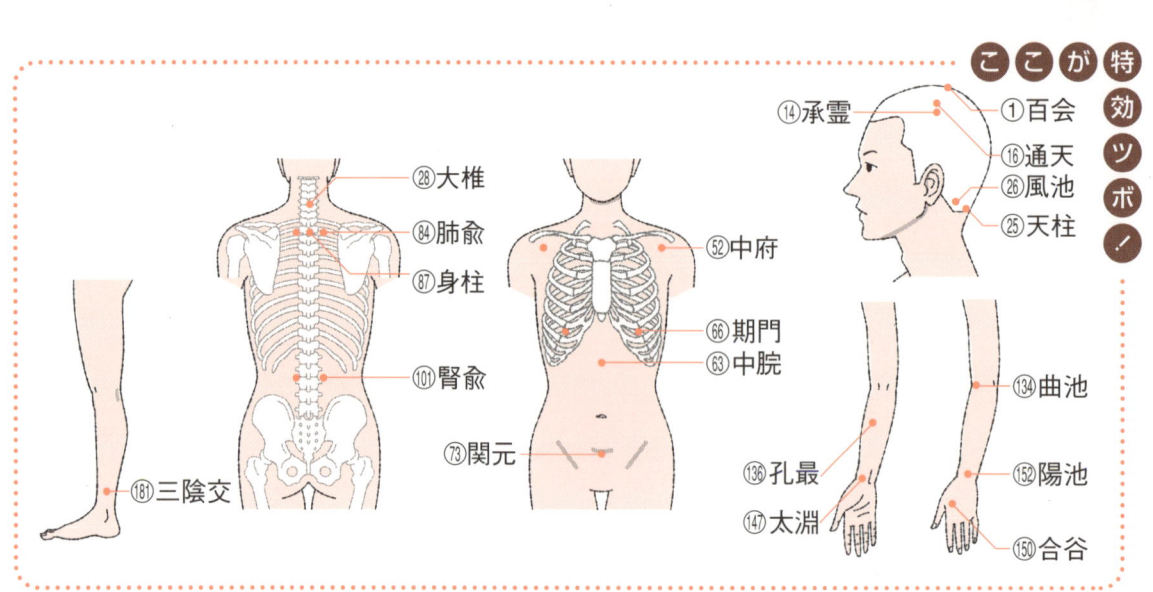

ここが特効ツボ！

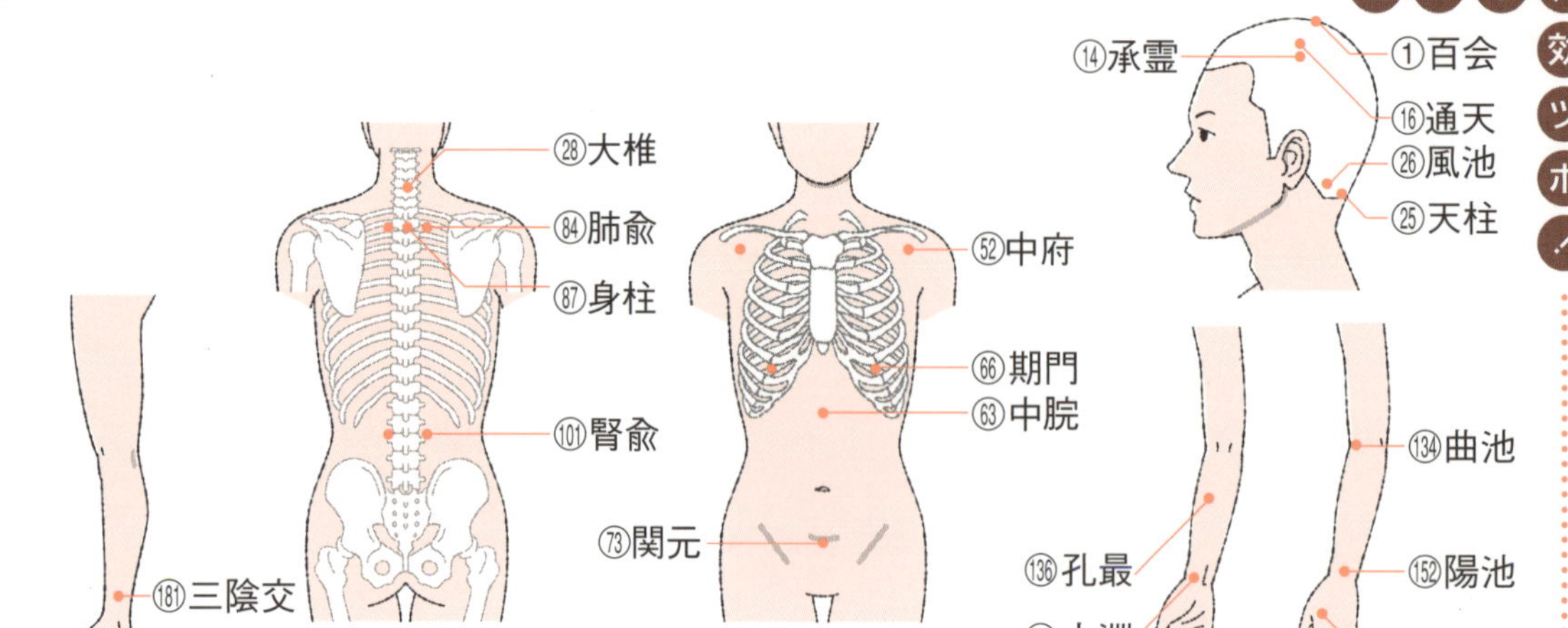

関元《かんげん》

**心身の調子をととのえて
頭皮の症状の回復を助ける**

位置◆下腹部、からだの中心線上で、おへそから親指の幅3本分下がったところ。

治療◆指先をそろえて両手を重ね、腹部の脂肪が軽くへこむ程度にやさしく指圧する。精神のリラックスを促して心身の調子をととのえ、頭皮の症状の回復を助ける。

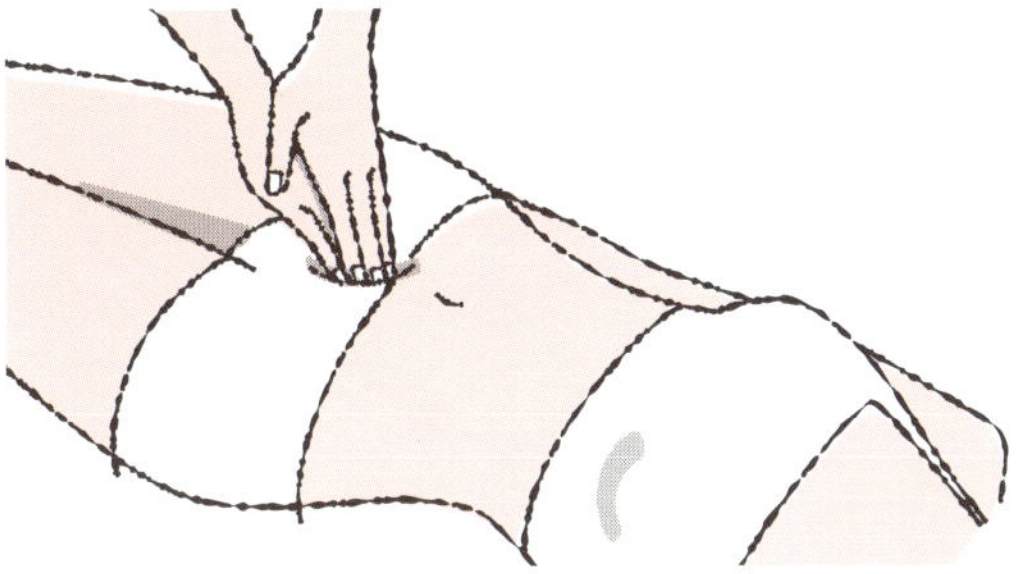

通天《つうてん》

**頭の血行をよくして
脱毛症の症状をやわらげる**

位置◆前髪の生えぎわの中心から頭のてっぺんへ向けて親指の幅4本分上がり、そこから耳の方へ親指の幅１本半分下がったところ。

治療◆側頭部を支えるようにして親指で指圧する。百会《ひゃくえ》と同様、ここを刺激すると頭皮の血行がよくなり、脱毛予防になる。

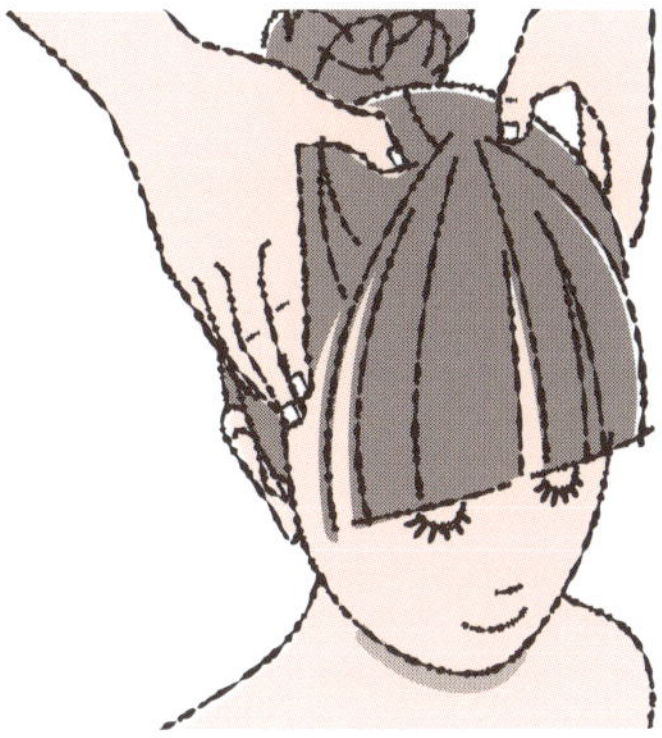

身柱《しんちゅう》

**頭から首、背中のラインにあらわれる
諸症状の治療に効果的**

位置◆上背部、からだの中心線上で第3胸椎棘突起《きょうついきょくとっき》の下のくぼみ。

治療◆親指で徐々に力をこめるが、あまり強めすぎないのがコツ。頭、首、背中のラインに出る症状の治療の中心となるツボ。背すじのマッサージを加えるとよい。お灸《きゅう》も効果的。

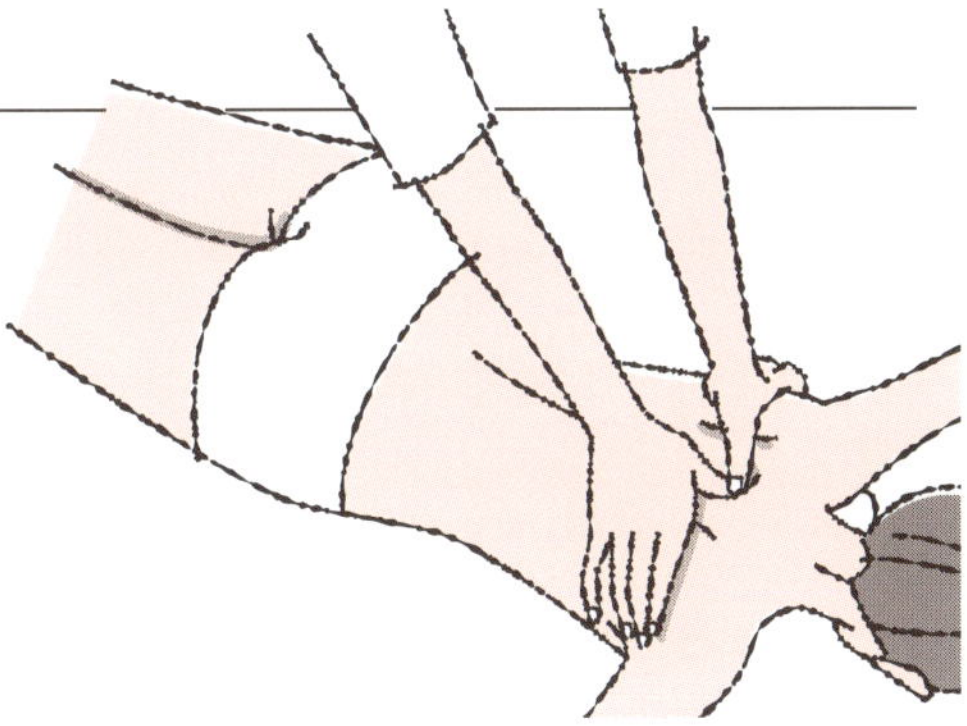

フケ・かゆみを防ぐには

頭皮の清潔を保つことが最も大切です。しかしどんなにシャンプーをこまめにしても、フケが出てしまうことはよくあります。こんなときは、抜け毛の予防にならって、頭皮刺激を根気よく行ないましょう。

頭皮にはたくさんツボが集中しており、まんべんなく刺激をしていれば、体調もよくなります。ほどほどのかたさのブラシでポンポンと軽く、頭全体をたたくのが最も簡単で、よい方法です。

天柱《てんちゅう》

**後頭部の抜け毛には
風池とともに用いるとよい**

位置◆首の後ろの髪の生えぎわにある、2本の太い筋肉の外側のくぼみ。

治療◆頭を両手で包み込むようにして、親指でツボを指圧する。後頭部の抜け毛には、風池《ふうち》もあわせて刺激するとよい。

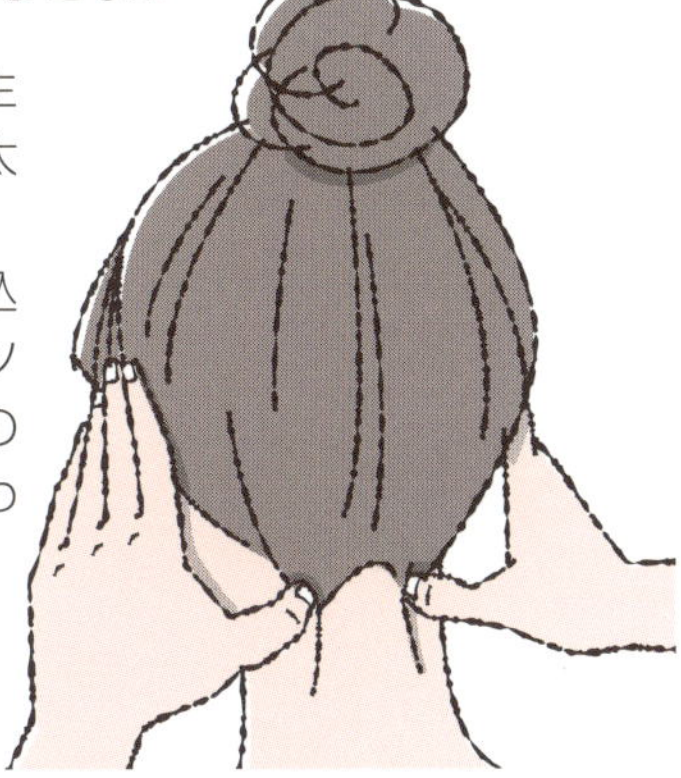

イライラ・不快感

■症状の見方

イライラすると、気分が落ち着かず、ときにはからだを小刻みに動かしたり、動悸《どうき》、冷や汗などをともないます。あせりや不満、感情の抑圧があるときなどは、誰でもイライラしがちです。しかし、これといった原因もなくイライラし、不快感が続く場合は、強いストレスや心の病気が疑われます。

■治療の進め方

背中の肝兪《かんゆ》や腹部の期門《きもん》、中脘《ちゅうかん》などを指圧し、背中や腹部の全体もよくマッサージして緊張をほぐします。足の太衝《たいしょう》も丹念にもみ押すとよいでしょう。腰の腎兪《じんゆ》、みぞおちの巨《こ》闕《けつ》、胸の膻中《だんちゅう》なども、体調をととのえるために指圧とマッサージを併用します。これらのツボは、精神安定と活力増進に効果的です。

肝兪《かんゆ》

やや力をこめて押し、イライラや不快感をやわらげる

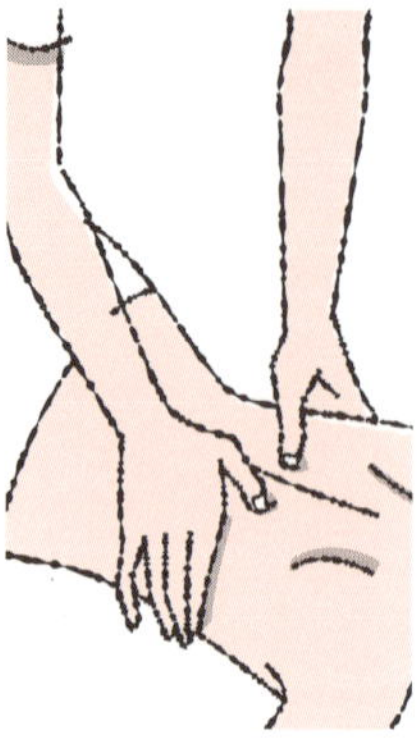

位置◆上背部、背骨（第9胸椎棘《きょうついきょく》突起《とっき》下縁）をはさんだ両側で、からだの中心線から親指の幅1本半分外側。

治療◆親指で、左右のツボを同時にやや力をこめて押す。背中の緊張をほぐし、イライラや胸がむかつくような不快感をやわらげる。

期門《きもん》

息苦しさを感じるような症状をやわらげる

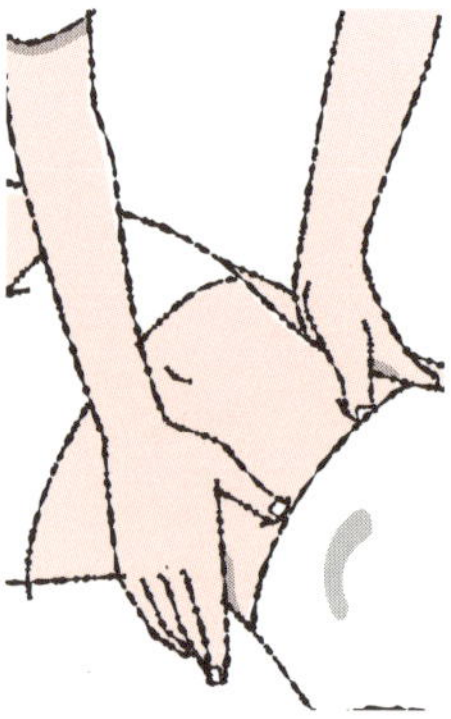

位置◆前胸部、乳頭直下の第6肋間《ろっかん》で、からだの中心線から親指の幅で4本分外側。

治療◆親指で、皮膚が軽くくぼむ程度に指圧。イライラして息苦しさを感じるような場合に効く。周辺マッサージも効果的。

太衝《たいしょう》

冷え・のぼせやホルモンに関係するイライラをしずめる

位置◆足の甲で、親指の骨とその隣の指の骨の間にある、動脈の拍動部。

治療◆親指でよく押しもむ。冷え・のぼせをともなう場合や、ホルモンバランスのくずれからくるイライラをやわらげる効果がある。お灸《きゅう》をすえてもよい。

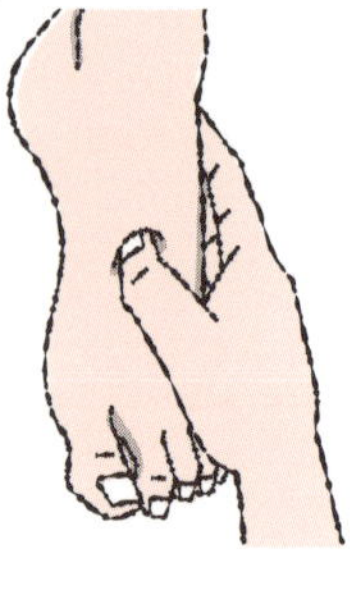

ここが特効ツボ！

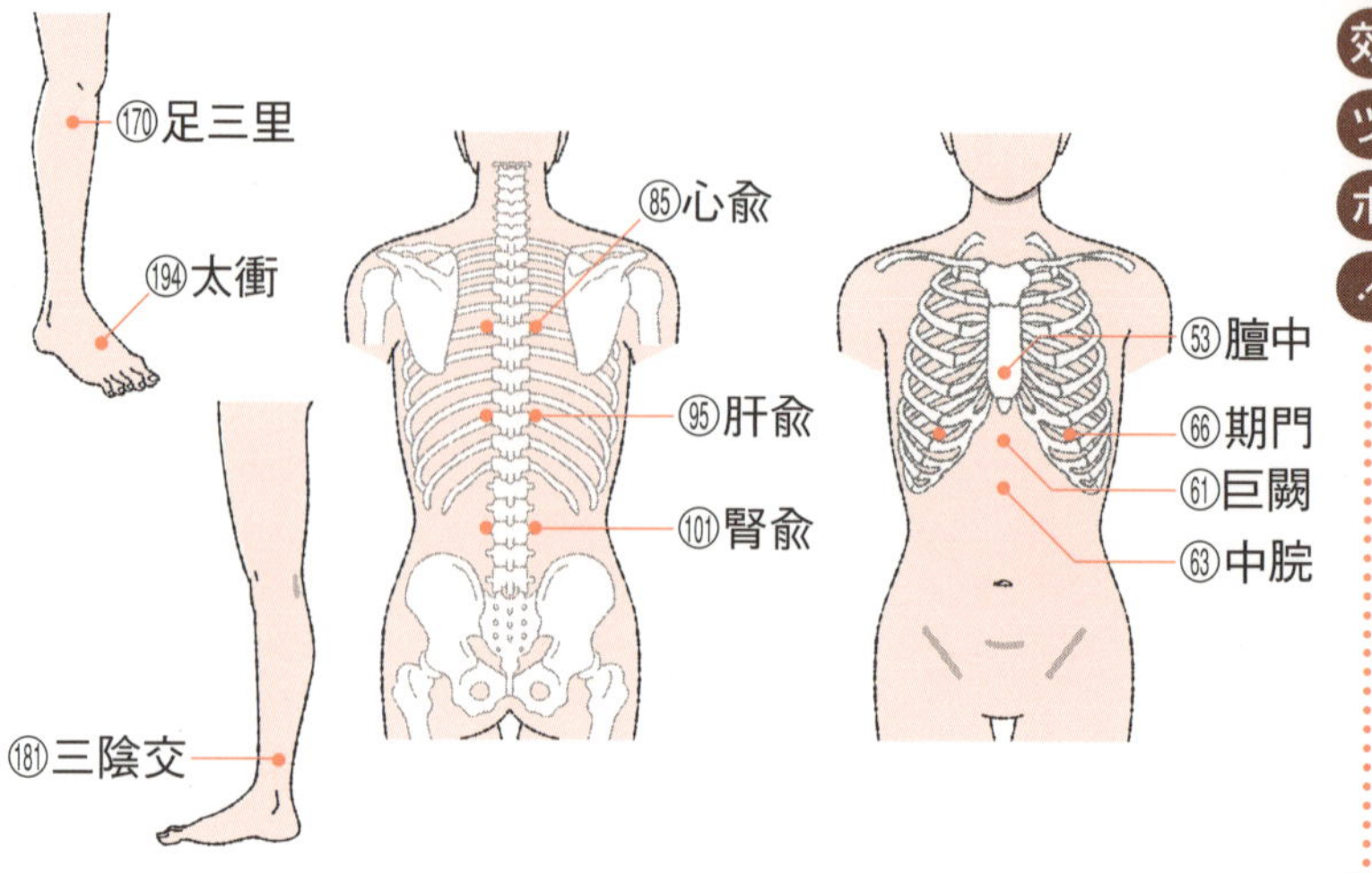

心の症状と病気

うつ状態（ゆううつ・無気力）

■症状の見方

うつ状態とは、一日中気分がすぐれずゆううつで、虚脱感や無気力感におちいることをいいます。不眠傾向や食欲不振のほか、倦怠感や頭重感などの身体症状をともなうこともあります。一時的な気分の落ち込みとは明らかに異なるうつ状態が長期間続く場合はうつ病が疑われるので、専門医を受診します。

■治療の進め方

うつ状態のときは全身の活力が衰えているので、ツボ療法では体力増強と活力の回復を目標にします。手の神門《しんもん》、内関《ないかん》、魚際《ぎょさい》、足の三陰交《さんいんこう》、足三里《あしさんり》、肋骨《ろっこつ》の下にある章門《しょうもん》などを指圧またはお灸《きゅう》で刺激します。全身の活力をつけるには脾兪《ひゆ》、心兪《しんゆ》、腎兪《じんゆ》、膻中《だんちゅう》、中脘《ちゅうかん》などを加えます。

神門《しんもん》

くり返し指圧すると精神・神経の症状に効く

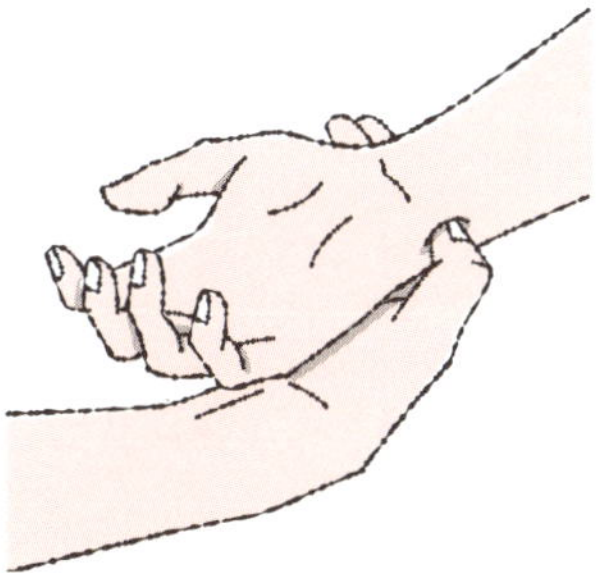

位置◆手首の関節上にある、手のひら側の横じわ（横紋《おうもん》）の小指寄りの端。

治療◆親指で3〜5秒の指圧と1〜2秒の休みを3〜5回ほどくり返す。気分の落ち込みや、精神的負担からくる胸苦しさをやわらげる効果がある。

内関《ないかん》

ふだんから軽くもみ押していると気分の安定につながる

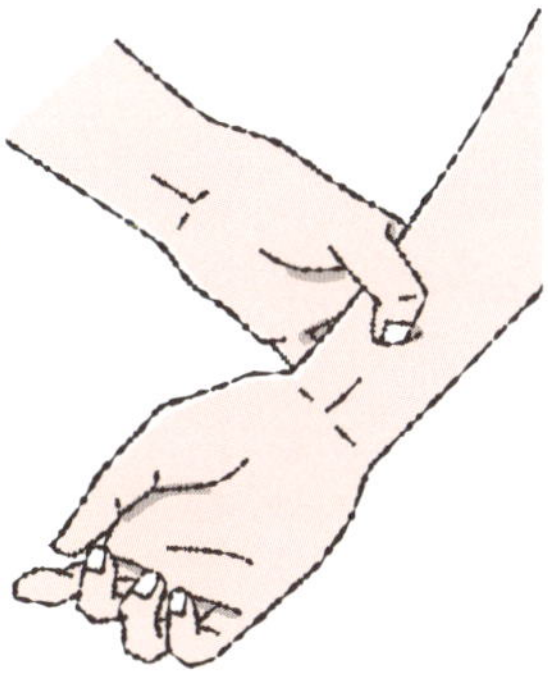

位置◆手首の関節の手のひら側にある、横じわ（横紋《おうもん》）の中央から上方へ、親指の幅2本分上がったところ。

治療◆親指に力をこめて指圧する。ふだんからここを軽くもみ押すようにしておくと気分が安定する。

三陰交《さんいんこう》

血行を改善して活力をつけ無気力感からの回復をはかる

位置◆足の内くるぶしから親指の幅3本分上がったところ。

治療◆親指でくり返し押しもむ。これにより血行を改善して活力をつけ、無気力感からの回復をはかる。足三里《あしさんり》も同様に指圧するとよい。

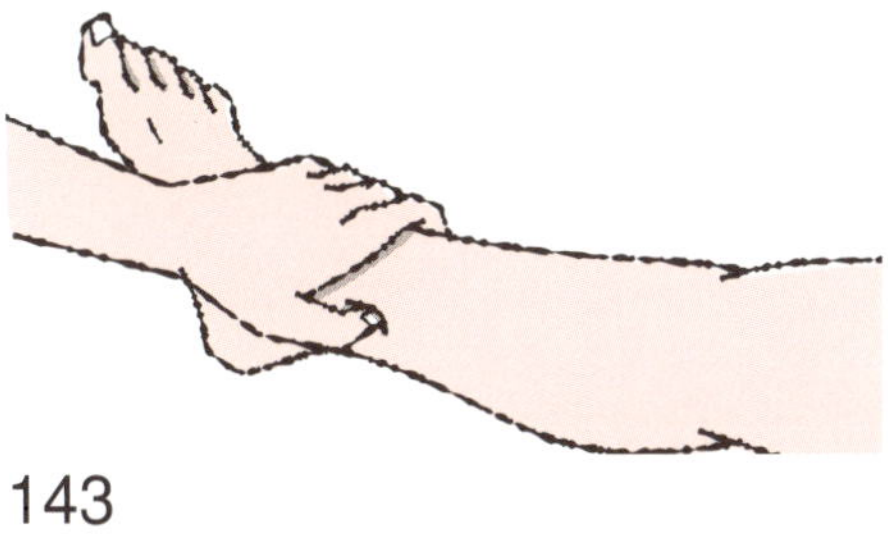

ここが特効ツボ！

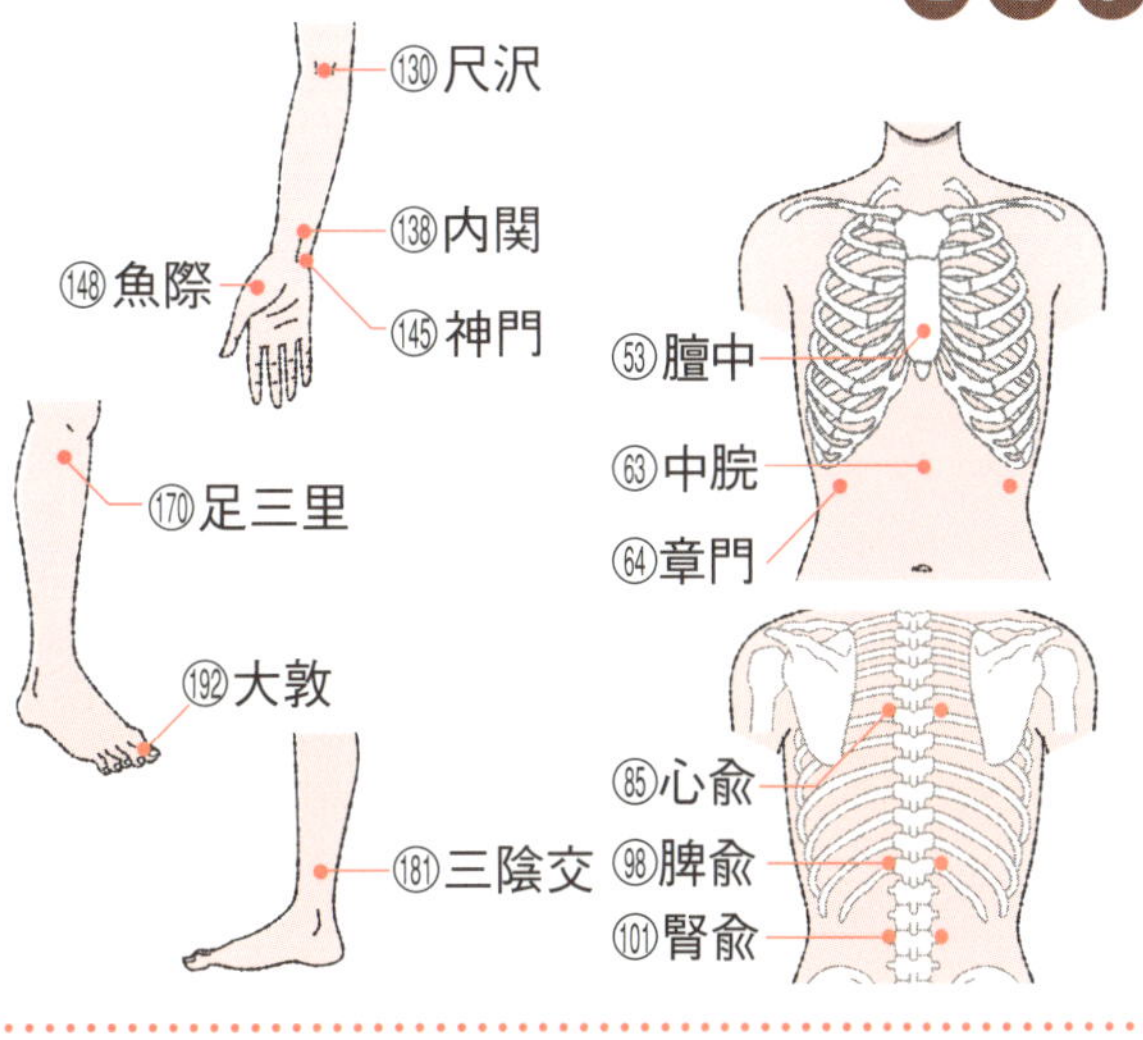

パニック障害（動悸・突然の不安や恐怖）

■症状の見方

パニック障害は、かつては不安神経症ともいわれていました。わけもなく湧き起こる激しい不安感などが引き金となり、動悸《どうき》や息切れ、呼吸困難、ふるえ、めまいなどの身体的症状があらわれます。突然このような状態におちいることをパニック発作といいます。

急な発作が起こると、文字どおりパニック状態になってしまいます。発作は短時間でおさまることがほとんどですが、しばしばくり返し起こります。そのため、次の発作がくることに不安と恐怖をつのらせ、ますます症状が悪化することが少なくありません。

■治療の進め方

心身の調和とリラックスを促すため、ふだんから背中と腹部の各ツボや、手足の各ツボをよくもみ押しておくとよいでしょう。

激しいめまいや動悸などの循環器系の症状には背中の心兪《しんゆ》、胸の膻中《だんちゅう》、鳩尾《きゅうび》、みぞおちの巨闕《こけつ》、手の神門《しんもん》がとくに効果的です。息切れや呼吸が苦しいといった呼吸器系の症状には背中の肺兪《はいゆ》、手の孔最《こうさい》などがとくに効きます。

急に発作が起きたときは、郄門《げきもん》や神門《しんもん》、少海《しょうかい》などの手のツボをくり返しもみ押すと落ち着いてきます。

心兪《しんゆ》

パニック発作による動悸をしずめる

位置◆肩甲骨の内側、背骨（第5胸《きょう》椎棘突起《ついきょくとっき》下縁）をはさんだ両側で、からだの中心線から親指の幅１本半分外側。

治療◆親指で左右のツボを同時に押す。心臓・循環器系の機能をととのえ、めまいや動悸《どうき》をしずめる効果がある。

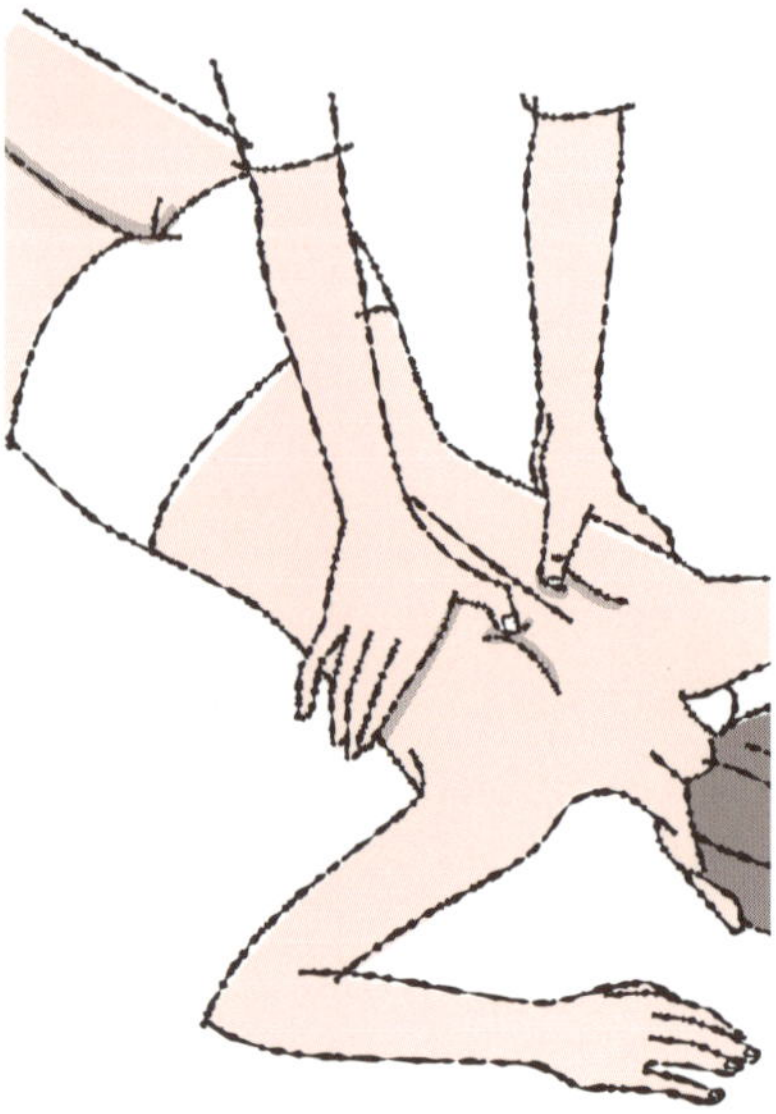

ここが特効ツボ！

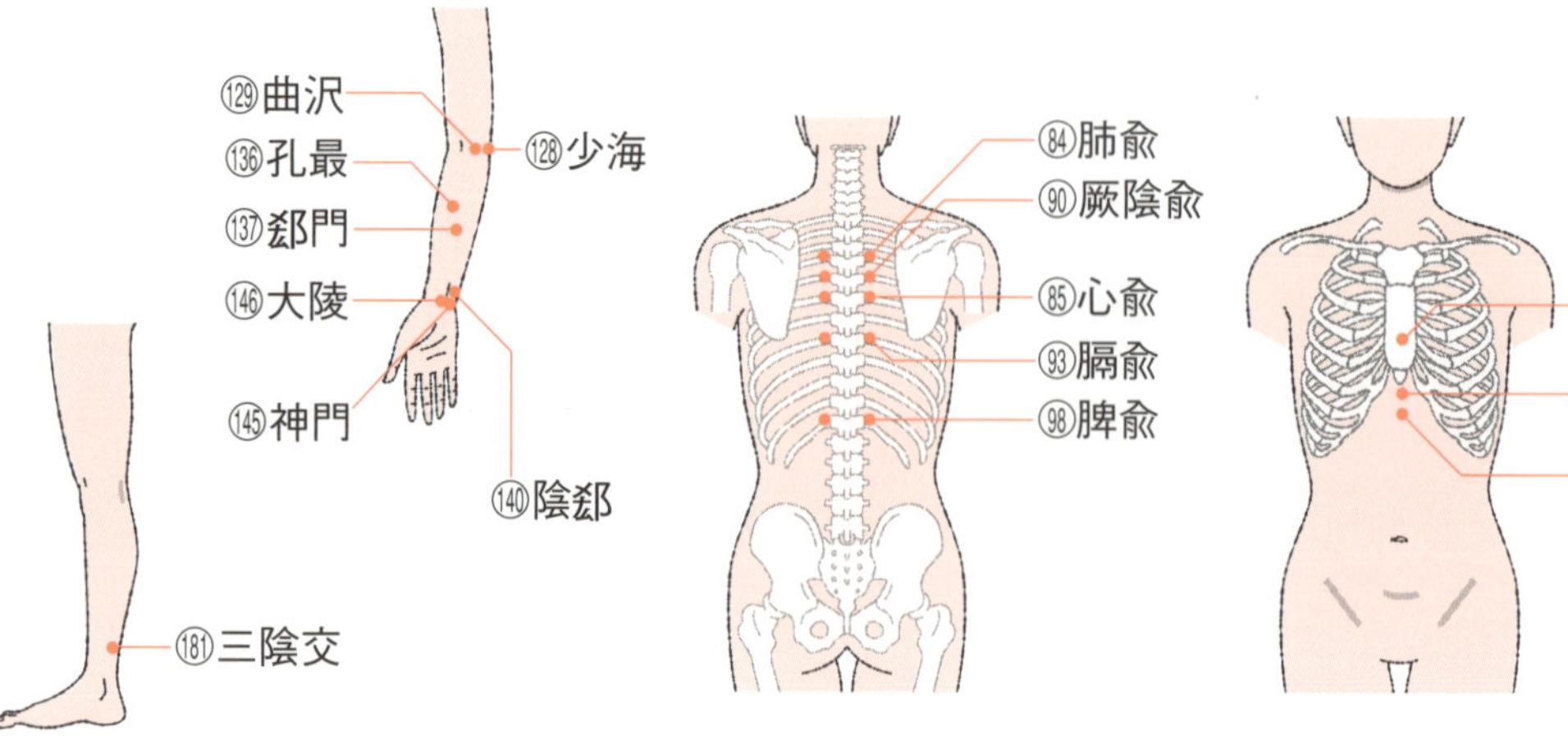

郄門《げきもん》

息苦しさがおさまり 不安感もやわらいでくる

位置◆手首の関節の手のひら側にある、横じわ（横紋《おうもん》）の中央から上方へ、親指の幅5本分上がったところ。

治療◆親指で強めにもみ押し、これをくり返すと、動悸《どうき》や息切れ、息苦しさをおさえるのに効果的。同時に、不安感もやわらいでくる。孔最《こうさい》や神門《しんもん》なども同様に用いるとよい。

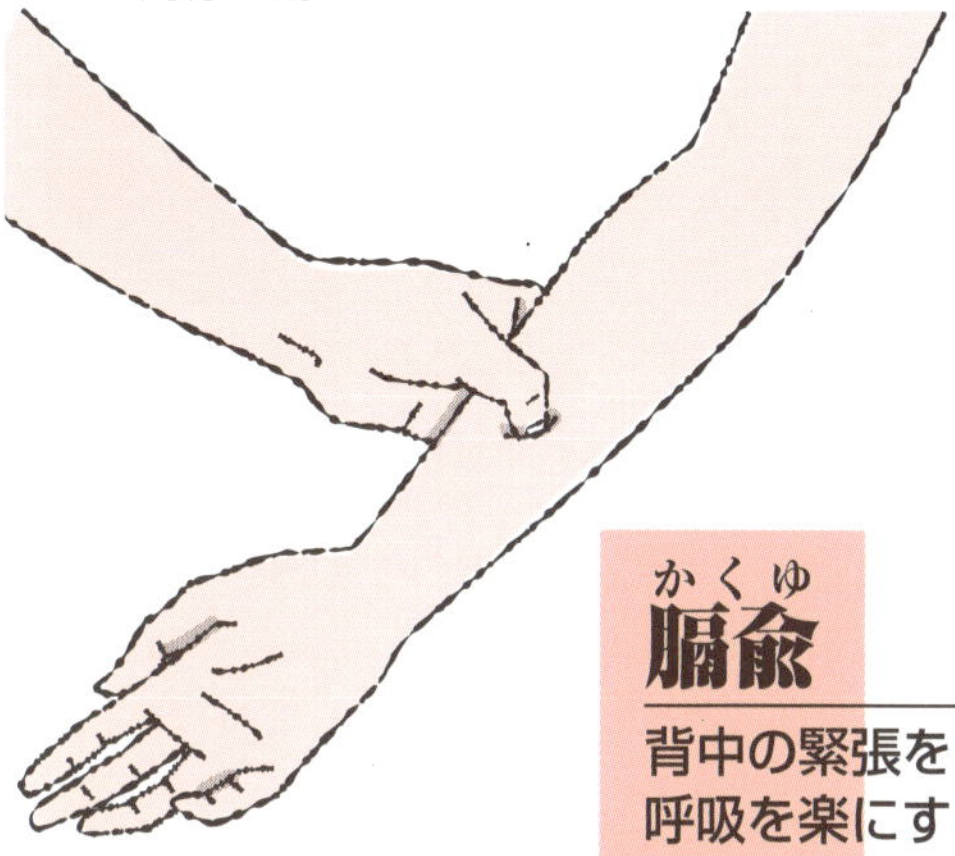

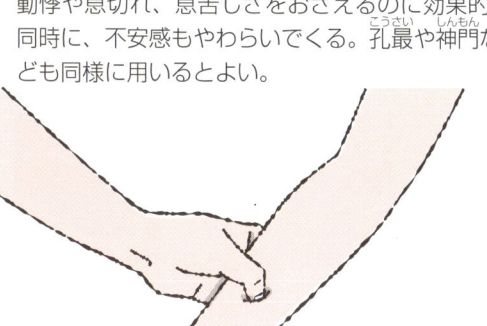

膻中《だんちゅう》

突然起こる動悸をしずめ 胸苦しさをやわらげる

位置◆左右の乳首を結んだ線のちょうど真ん中のところ。

治療◆胸に両手を重ね、中指の先でくり返し指圧する。突然、動悸《どうき》がして胸苦しくなったときに行なうと、症状がやわらいでくる。

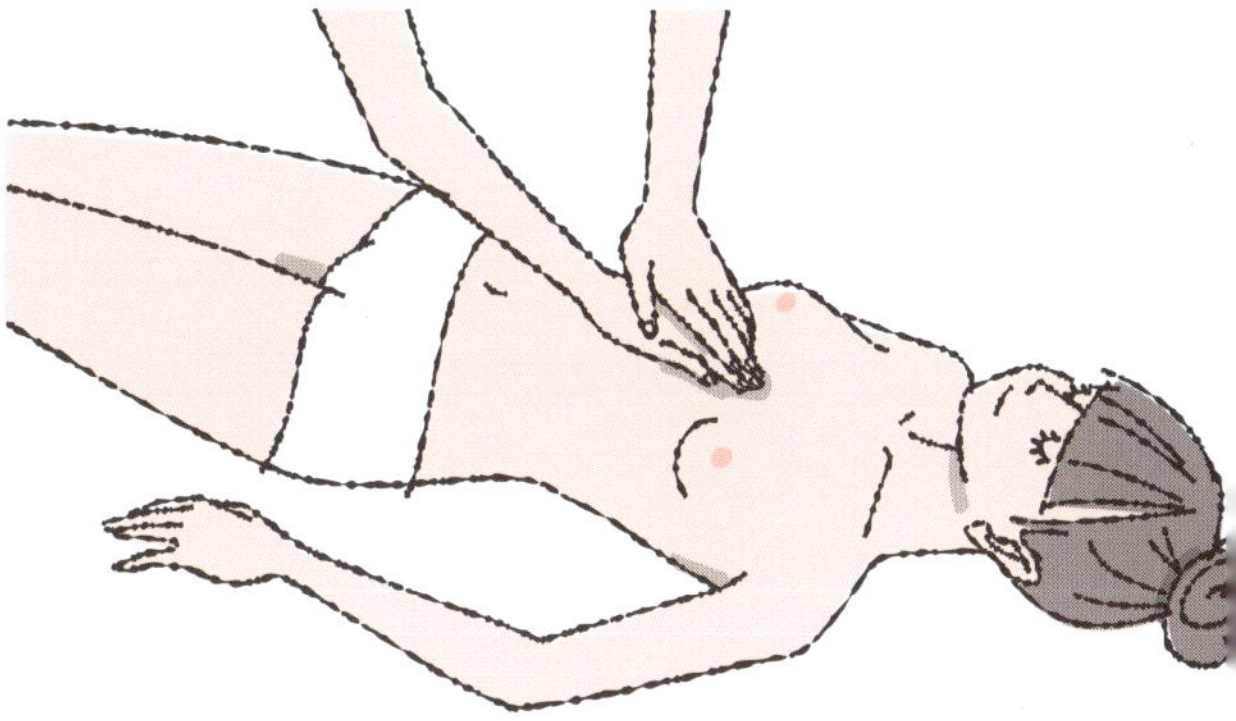

膈兪《かくゆ》

背中の緊張をほぐし 呼吸を楽にする

位置◆上背部、背骨（第7胸《きょう》椎棘突起《ついきょくとっき》下縁）をはさんだ両側で、からだの中心線から親指の幅1本半分外側。

治療◆親指で左右のツボを同時に押しながらもむと、背中の緊張がほぐれ、呼吸が楽になる。

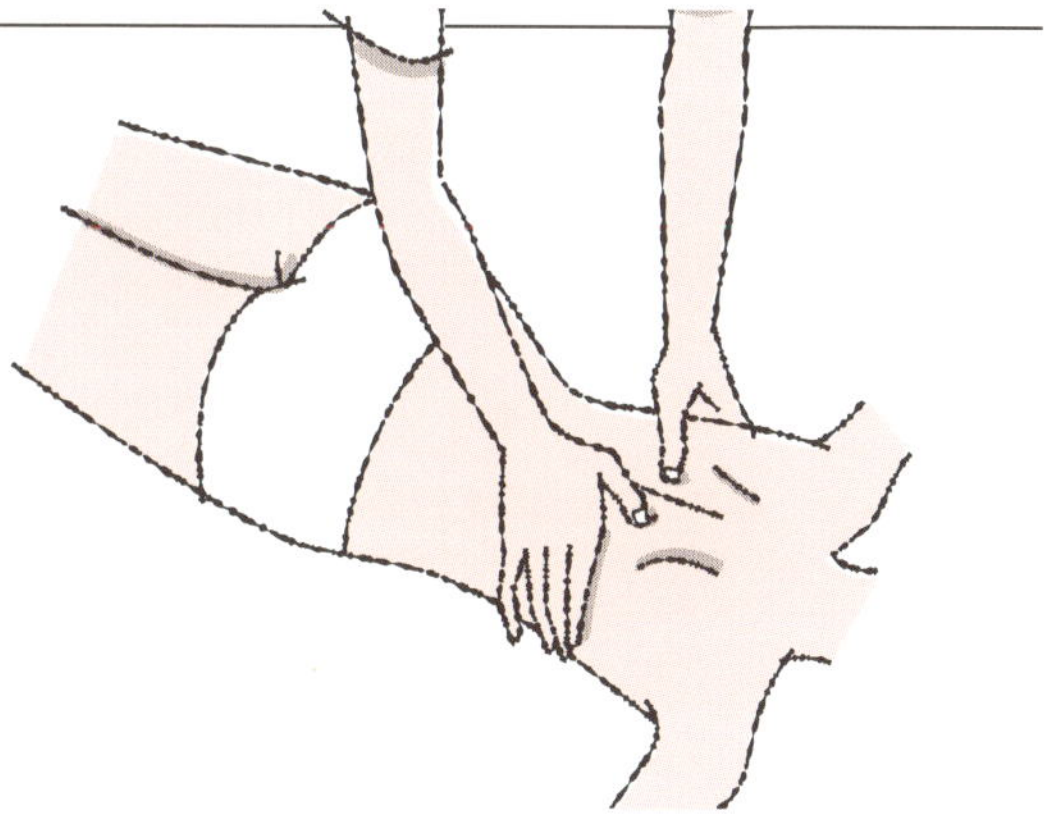

突然起こる心の症状の対処法

パニック障害による不安感をはじめ、イライラやゆううつなど、心の症状は日常生活のなかで突然、発作的にあらわれます。そんなときは、ツボ療法で落ち着かせましょう。

心の症状の特効ツボはいろいろありますが、そのうち、手足にあるツボは、無理なくごく自然に自分で押すことができます。ふだんからこれら手足のツボをよく押して比較し、とくにひびくように感じるツボや、気持ちよく感じるツボを覚えておきましょう。そして、いざ発作的に症状が起こったら、覚えておいたツボを集中的に押します。呼吸に合わせてくり返し押していると、症状はかなりやわらいでくるはずです。

ひびくツボや気持ちよく感じるツボは、人によって違います。自分に合うツボを選び、あわてず上手に利用してください。

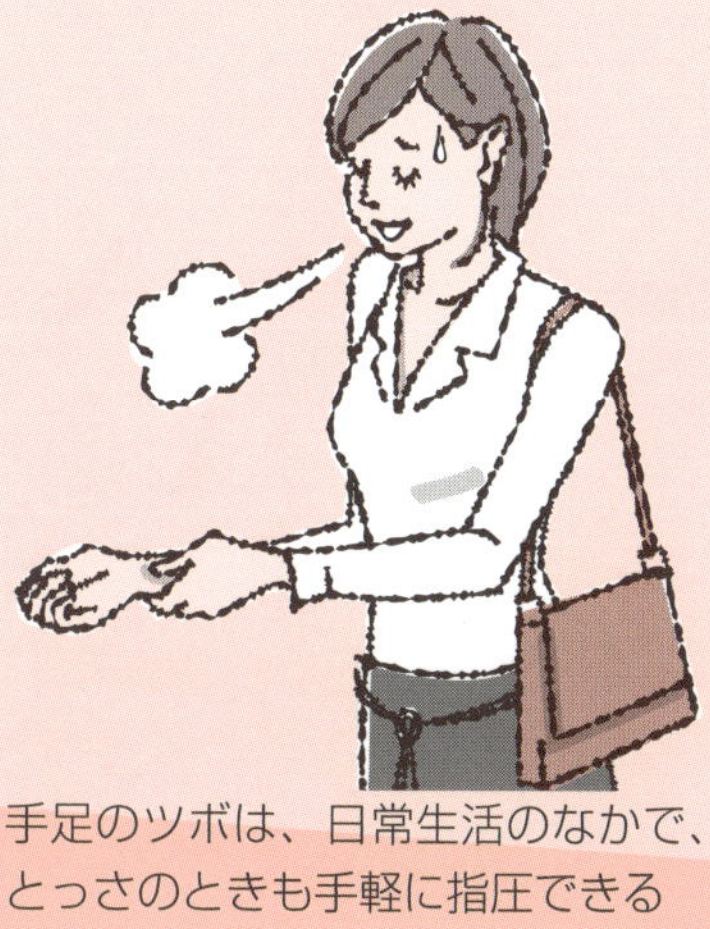

手足のツボは、日常生活のなかで、とっさのときも手軽に指圧できる

不眠症

■症状の見方

寝つきが悪い、寝てもしばしば目が覚める、眠りが浅い、熟睡できないなどの症状がたびたび重なったものを、不眠症といいます。

多くの場合、心配ごとやイライラ、不安感、ストレスなど、精神的なものが原因となって起こります。

不眠症は、ただ眠れないだけでなく、首や背中のこりとだるさ、頭のぼんやりした感じなどをともなうことが多いようです。

■治療の進め方

全身を自然にリラックスさせることが健康的な眠りを促すので、背中の心兪《しんゆ》から肝兪《かんゆ》、腎兪《じんゆ》までをゆっくりと指圧し、こりや痛みをやわらげましょう。

心の症状が強く影響する不眠には手の神門《しんもん》、冷えてよく眠れない場合には足の三陰交《さんいんこう》などをじっくりともみ押しします。手の内関《ないかん》、足の復溜《ふくりゅう》、太渓《たいけい》、足三里《あしさんり》などの指圧を加えてもよいでしょう。胸の鳩尾《きゅうび》やみぞおちの巨闕《こけつ》、腹部の中脘《ちゅうかん》へのやさしい刺激も効果的です。ただし、胸や腹部のツボの指圧は力を入れすぎないように注意します。

慢性的な症状には、各ツボにお灸《きゅう》をすえると、より効果的です。寝不足によるぼんやり感の解消には頭の百会《ひゃくえ》や風池《ふうち》が効きます。

心兪《しんゆ》

マッサージを加えて ストレス・緊張をほぐす

位置◆肩甲骨の内側、背骨（第5胸《きょう》椎棘突起《ついきょくとっき》下縁）をはさんだ両側で、からだの中心線から親指の幅1本半分外側。

治療◆親指で左右のツボを同時に押して心身の機能をととのえ、精神的ストレスからくる不眠症を改善する。ふだんから背骨沿いの各ツボを指圧し、マッサージを加えるようにしていると、ストレスや緊張がほぐれて快眠につながる。

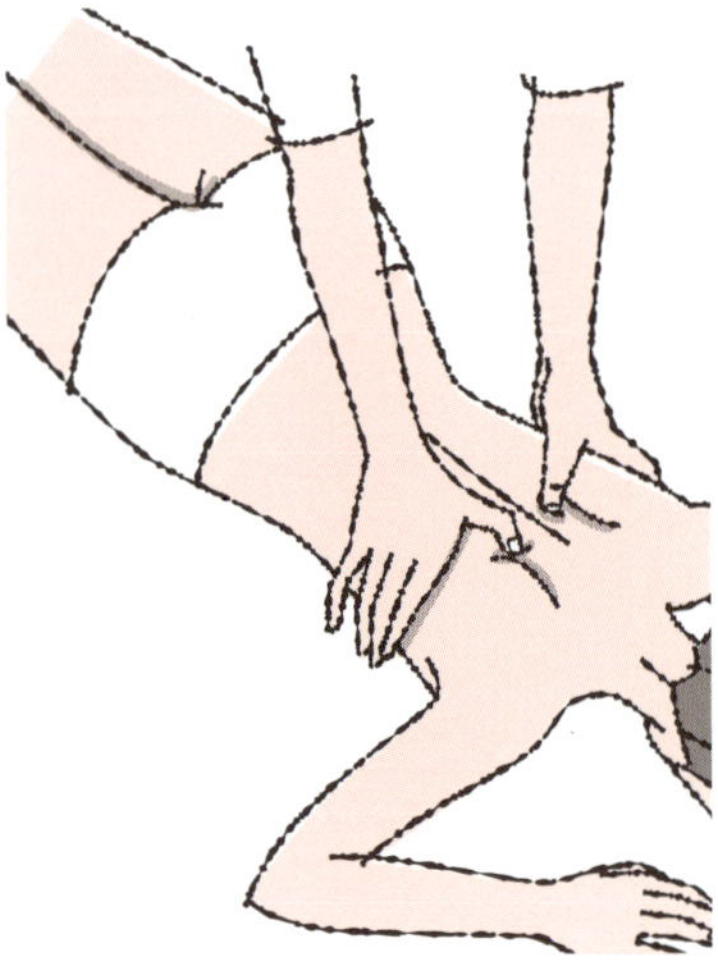

ここが特効ツボ！

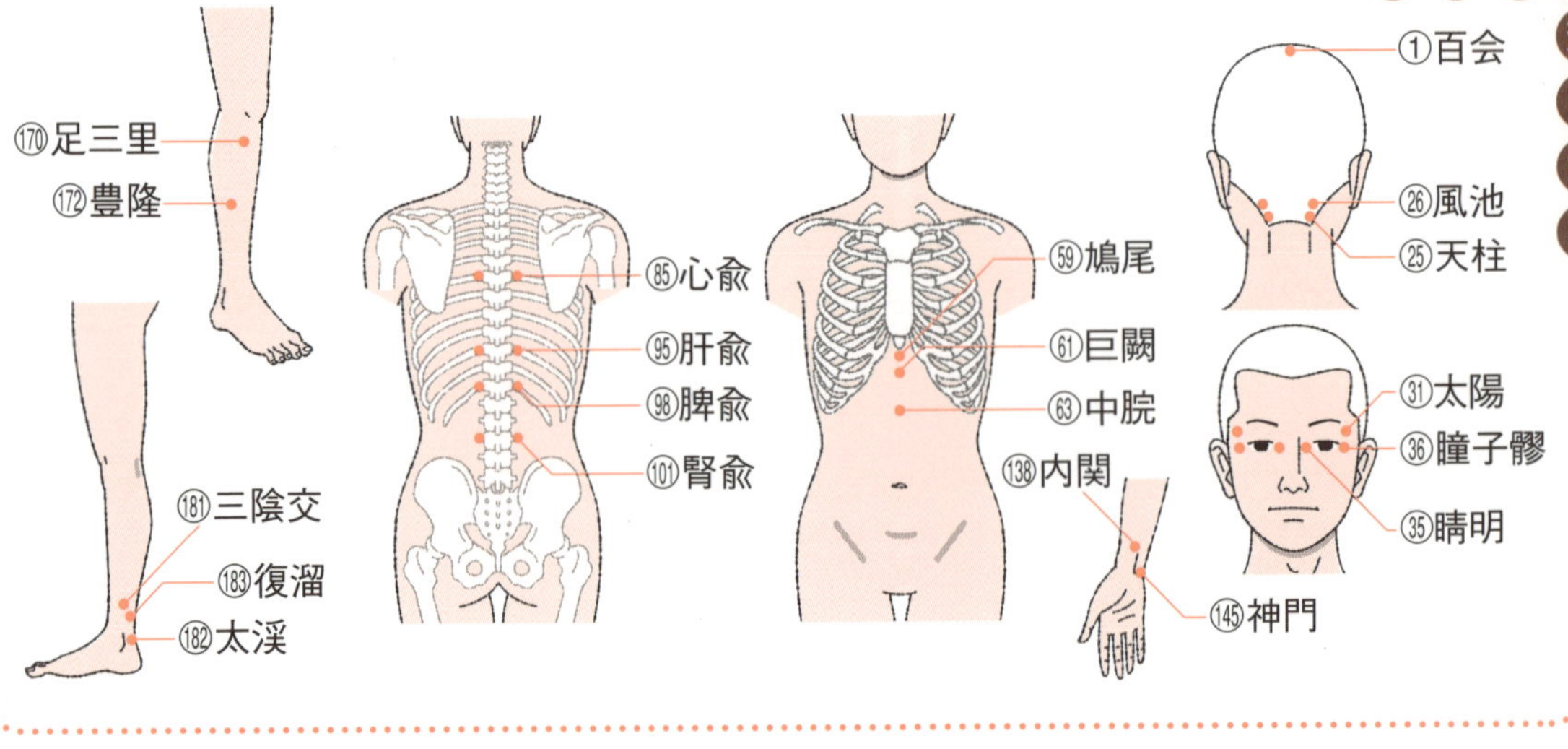

三陰交《さんいんこう》

足が冷えて眠れないときは力をこめてよく押しもむ

位置◆足の内くるぶしから親指の幅3本分上がったところ。

治療◆親指に力をこめてもみ押すことで血行を改善し、快眠をめざす。就寝前に足が冷えて眠れないときは、足三里《あしさんり》などほかの足のツボも順番にもみ押すとよい。

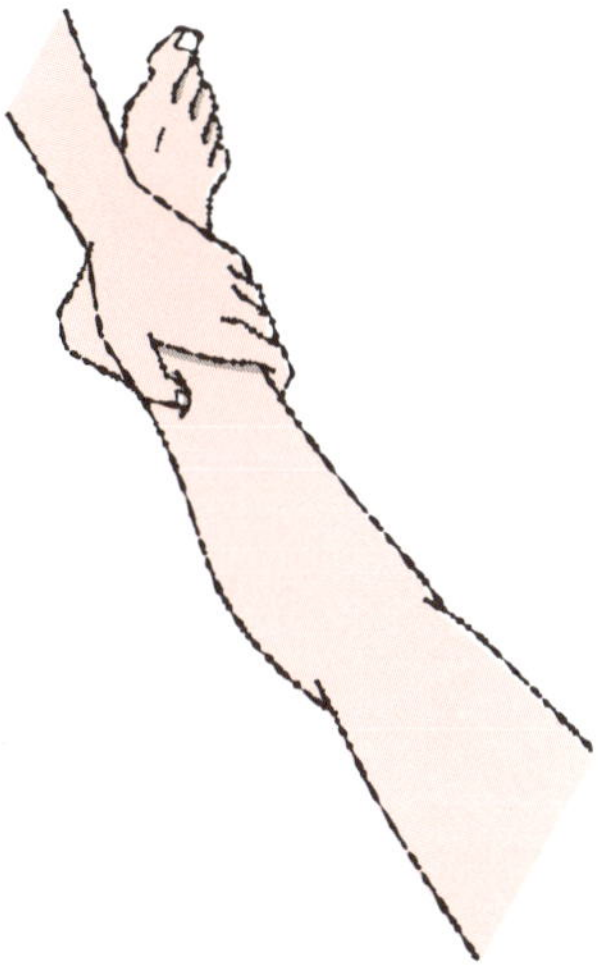

脾兪《ひゆ》

内臓機能をととのえて心身の健康と快眠を助ける

位置◆上背部、背骨（第11胸椎棘突起《きょうついきょくとっき》下縁）をはさんだ両側で、からだの中心線から親指の幅1本半分外側。

治療◆左右のツボを同時に親指でやや力を入れてもみ押す。内臓の機能を調整して心身の健康を増進し、快眠を助ける。

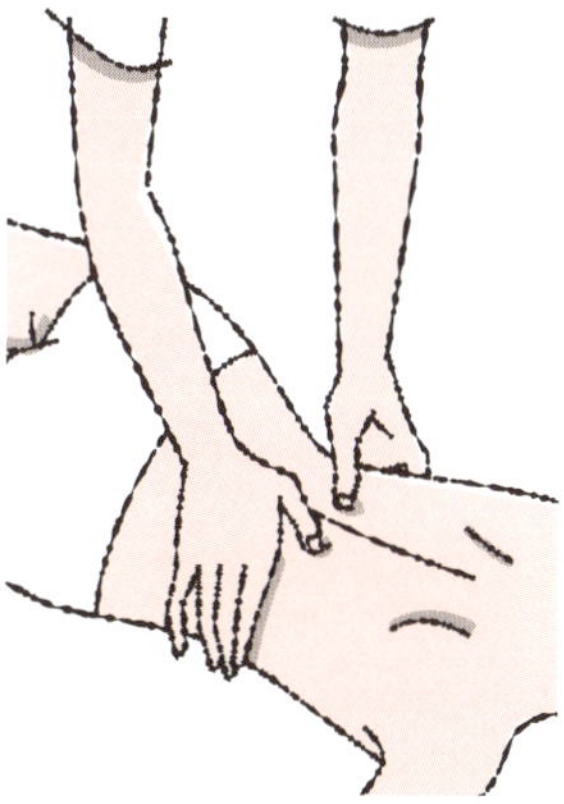

腎兪《じんゆ》

不眠が続いたときのだるさをやわらげる

位置◆肋骨《ろっこつ》のいちばん下（第12肋骨）の先端と同じ高さ、背骨（第2腰椎棘突起《ようついきょくとっき》下縁）をはさんだ両側で、からだの中心線から親指の幅1本半分外側。

治療◆両手の親指でツボをもみ押す。血行をよくし、全身に活力をつけて、不眠によるだるさをやわらげる効果がある。

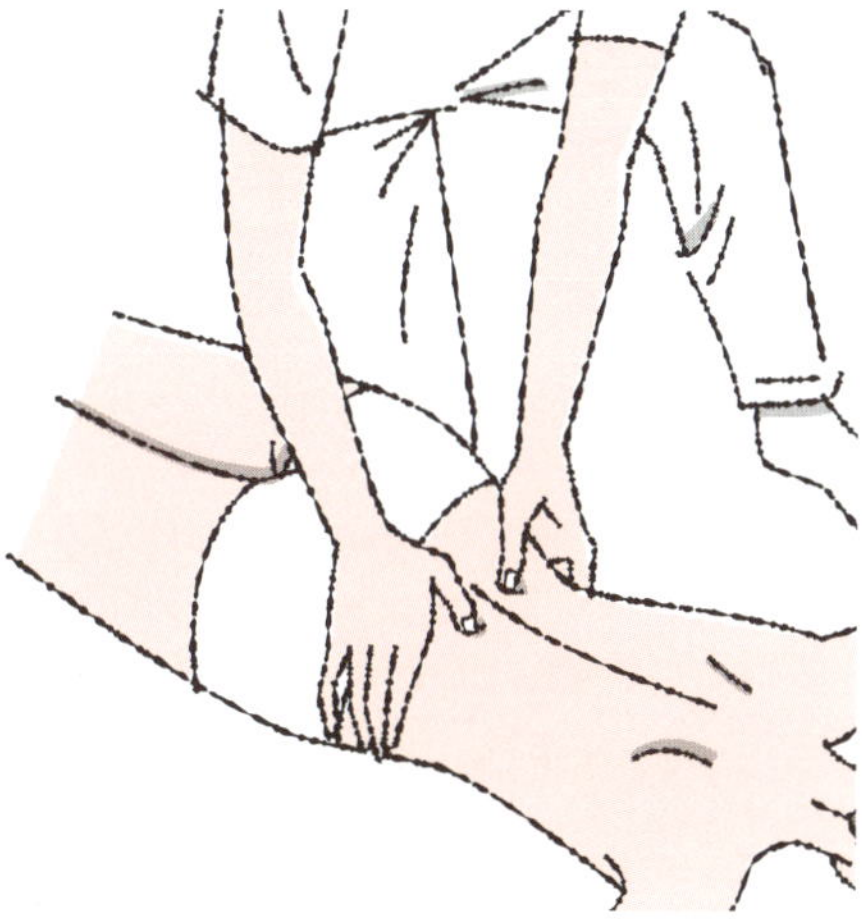

神門《しんもん》

不安感や胸苦しさをともなう不眠の症状を改善する

位置◆手首の関節上にある、手のひら側の横じわ（横《おう》紋《もん》）の小指寄りの端。

治療◆親指で数秒以上の指圧をくり返す。動悸《どうき》をしずめ、不安感や胸苦しさをともなう不眠症状の改善も期待できる。

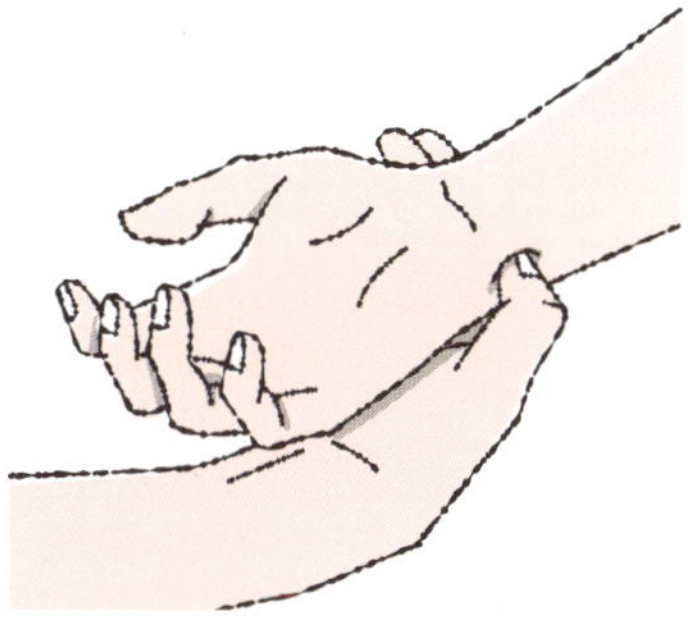

寝覚めをスッキリさせるには

頭の百会《ひゃくえ》、首の天柱《てんちゅう》、風池《ふうち》、目の周囲の晴《せい》明《めい》、瞳子髎《どうしりょう》、太陽《たいよう》などを指圧すると、とくに目をすっきりさせる効果があります。腰を軽くたたいたり、腎兪《じんゆ》を親指で押したり、胸の鳩尾《きゅうび》やみぞおちの巨闕《こけつ》を軽く圧迫するのも、自律神経の機能をととのえて、眠けをスッキリさせます。

眠ってはいけない運転中や作業中などに、突然、眠けがあらわれた場合も、これらのツボを刺激すると、眠け覚ましに役立ちます。

夜泣き・かんのむし

■症状の見方

子どもが夜中に突然泣きだすことを「夜泣き」といいます。子どもの心が不安定で神経質になっている状態は俗に「かんのむし」といい、夜泣きの原因のひとつとされています。ただし、赤ちゃんが空腹時やおむつがぬれたときに、夜昼関係なく泣くのはあたりまえのことで、神経過敏ではありません。

■治療の進め方

ツボ療法では背中の身柱《しんちゅう》や胸の鳩尾《きゅうび》、腰の腎兪《じんゆ》などをやさしく指圧して、子どもの気持ちをリラックスさせるようにします。子どもの指圧は力の入れ方を軽くすることが大切です。ヘルスメーターを押したときに五〇〇g～一kg 程度に針が振れる圧力で押すと、ちょうどよいでしょう。

鳩尾《きゅうび》

子どもがむずかったら やさしくこのツボをなでる

位置◆みぞおちの上方、胸骨の下端の少し下。

治療◆みぞおちの上方に両手の親指を重ねて軽く指圧する。寝床で子どもがむずかったときは、やさしく「の」の字を描くようになでるとよい。

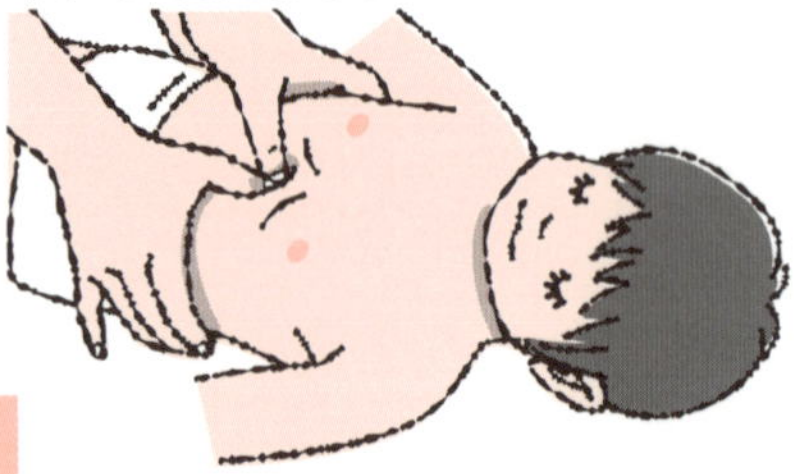

身柱《しんちゅう》

子どもの症状によく効くツボ 指圧でもお灸でも効果が高い

位置◆上背部、からだの中心線上で第3胸椎棘突起《きょうついきょくとっき》の下のくぼみ。

治療◆両手の親指で軽くもみ押す。昔から子どもの万病に効くともいわれているツボで、お灸《きゅう》（子どもなので熱くない温灸など）も効果的。

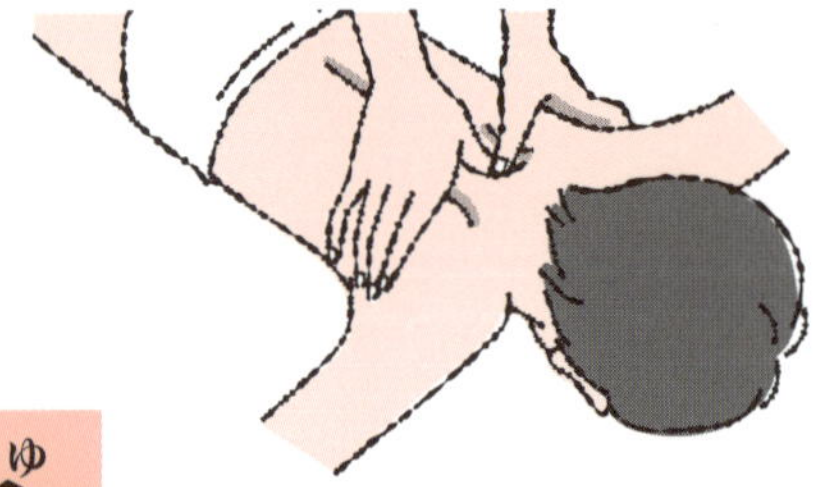

腎兪《じんゆ》

神経質な子どもでも からだの緊張がほぐれてくる

位置◆肋骨《ろっこつ》のいちばん下（第12肋骨）の先端と同じ高さ、背骨（第2腰椎棘突起《ようついきょくとっき》下縁）をはさんだ両側で、からだの中心線から親指の幅１本半分外側。

治療◆両手の親指でやさしく押しもむ。神経質な子どもでも、これによりからだの緊張がほぐれ、体調がととのえられる。

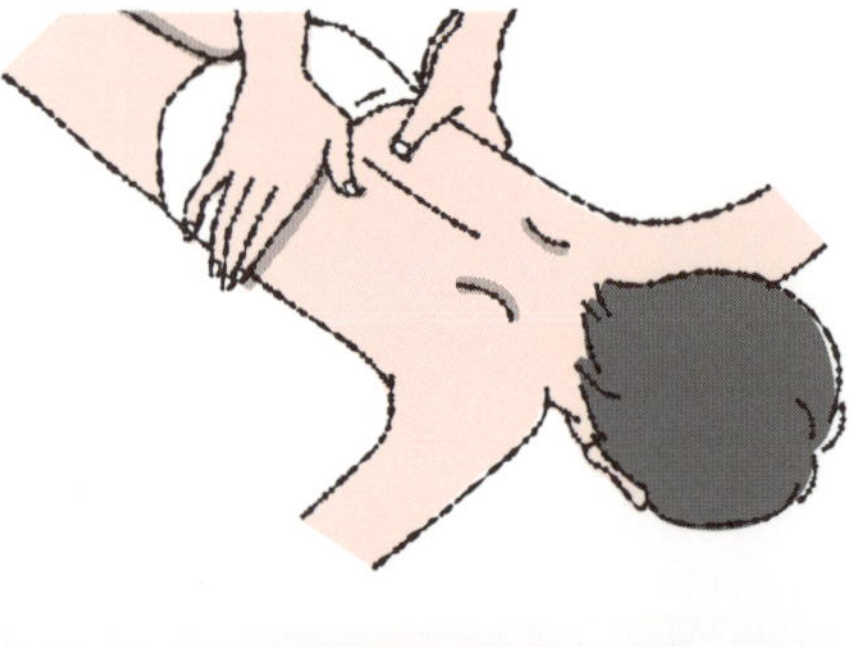

ここが特効ツボ！

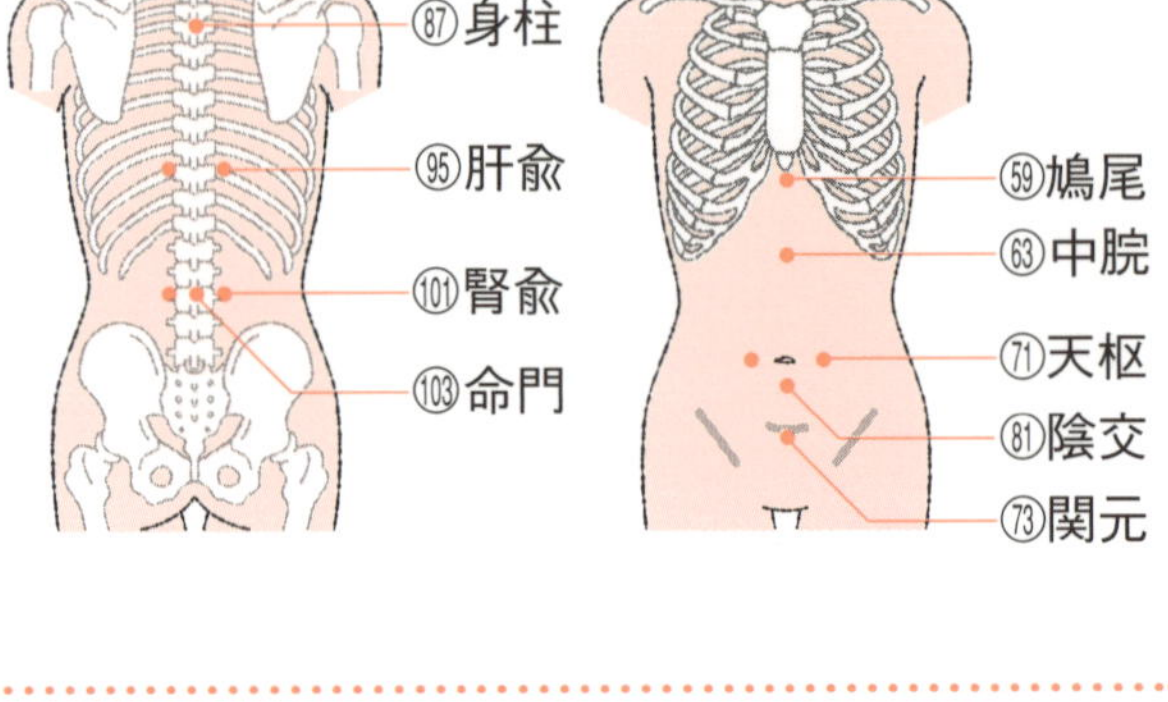

子どもの症状と病気

夜尿症

■症状の見方

就寝後のおもらし、おねしょのことを夜尿症といいます。学齢期になっても続く場合は、精神的なものが原因となっていることもあります。寝る前に水分を控えさせることも大切です。また、夜尿症の子どもはお尻や手足が冷えていることが多く、夜尿症は子どもの冷え症の一種とも考えられます。

■治療の進め方

ツボ療法では腹部の関元《かんげん》、水分《すいぶん》、中極《ちゅうきょく》、背中の腎兪《じんゆ》、膀胱兪《ぼうこうゆ》などを中心に各ツボを刺激します。指圧もよいですが、お灸《きゅう》がとくに効果的です。ただし、子どもなので、温灸《おんきゅう》などの熱くないお灸（→P31）を用います。そのほか、百会《ひゃくえ》、肩井《けんせい》などの刺激は全身の体調をととのえ、足の各ツボは冷えに効きます。

腎兪《じんゆ》

もみほぐして血行を促進
子どもの冷えをやわらげる

位置◆肋骨《ろっこつ》のいちばん下（第12肋骨）の先端と同じ高さ、背骨（第2腰椎棘突起《ようついきょくとっき》下縁）をはさんだ両側で、からだの中心線から親指の幅1本半分外側。

治療◆親指でやさしく押しもむ。夜尿症の子どもは下半身が冷えている場合が多いので、近くの志室とあわせてもみほぐすと改善される。

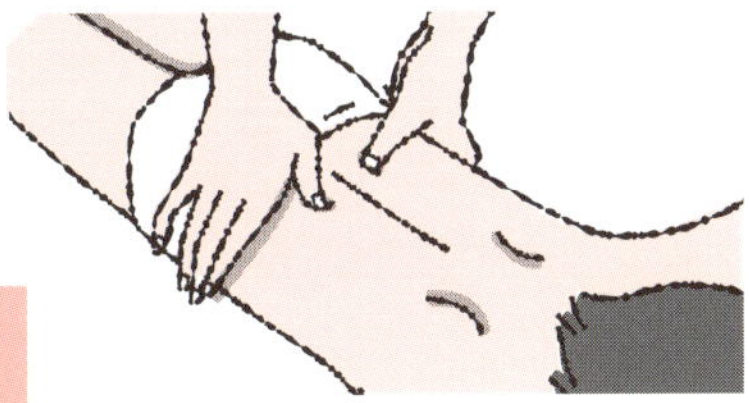

膀胱兪《ぼうこうゆ》

泌尿器系の機能をととのえ
夜尿症にも効果的

位置◆仙骨《せんこつ》部をさすったとき上から2番目に触れるくぼみ（第2後仙骨孔）と同じ高さで、からだの中心線から親指の幅1本半分外側。

治療◆左右のツボを親指でやさしく押す。泌尿器系の機能をととのえ、夜尿症にも効く。腰全体のマッサージを加えるとさらによい。

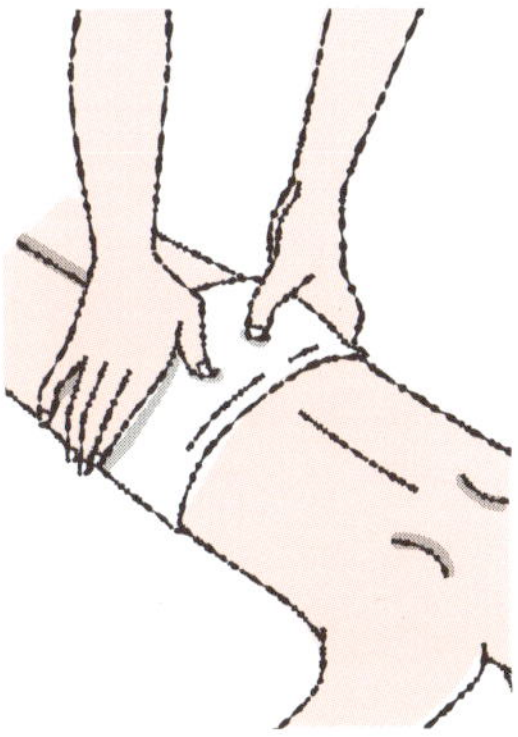

水分《すいぶん》

体内の水分調節のツボ
やさしく軽く指圧する

位置◆上腹部、からだの中心線上で、おへそから親指の幅1本分上がったところ。

治療◆上腹部の脂肪がごく軽くへこむ程度に指圧する。体内の水分を調節し、尿量を適度に改善する。

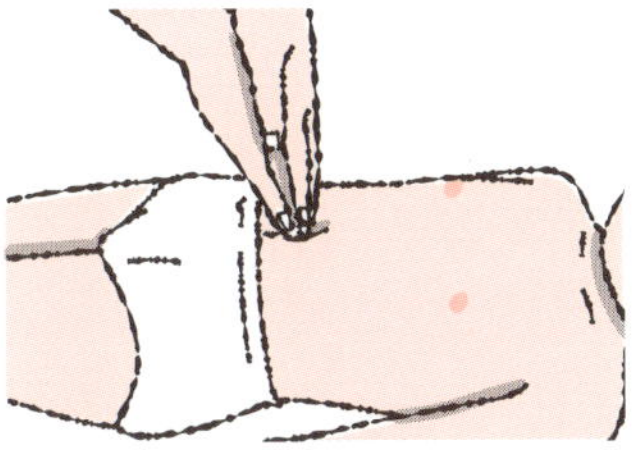

ここが特効ツボ！

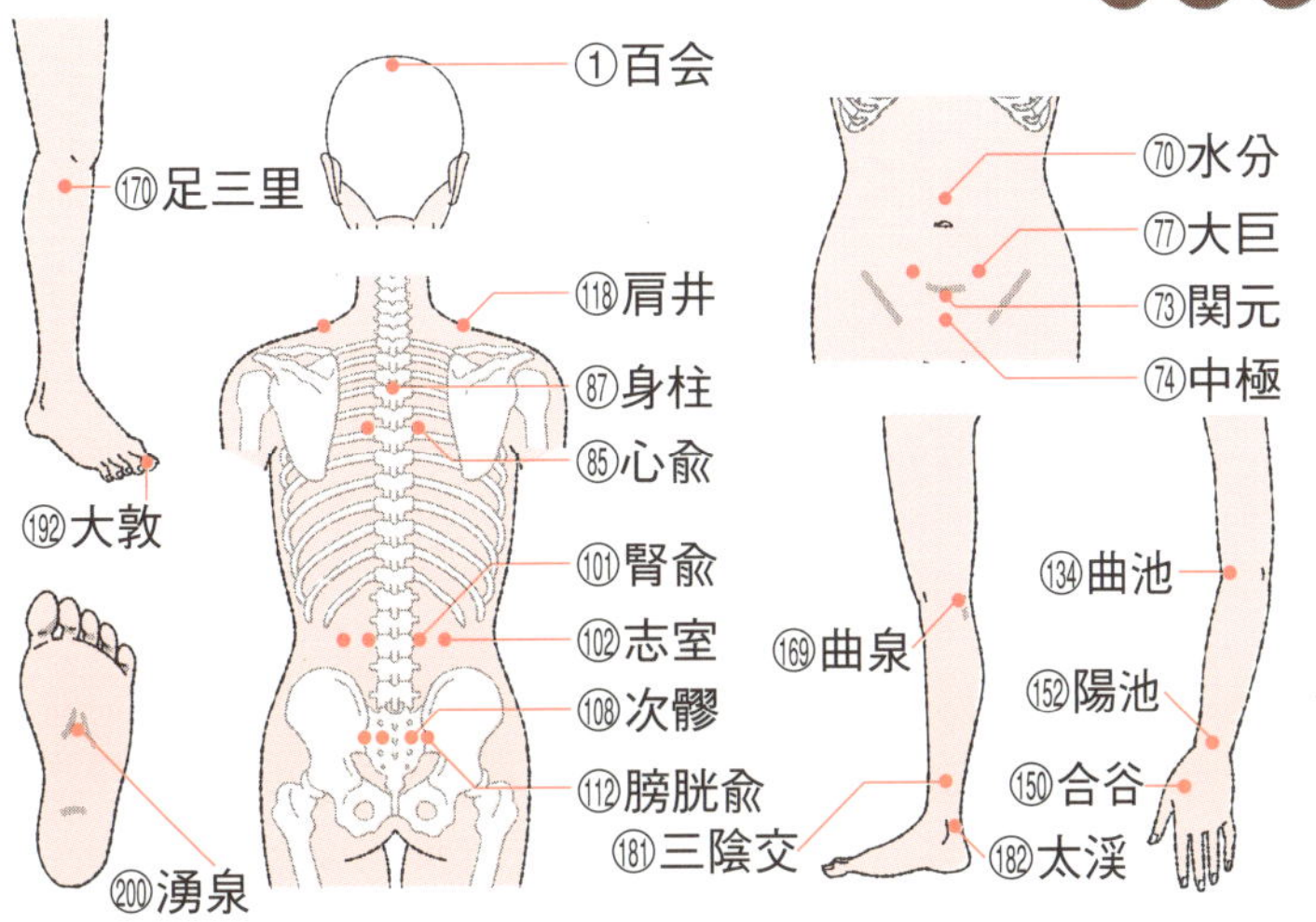

小児虚弱体質

■症状の見方

体力がなく、生理的に不安定で、刺激に対して過敏に反応しやすい体質を虚弱体質といいます。一般にやせ型で血色が悪く、食欲がない、疲れやすい、かぜをひきやすいなどの傾向があります。また、一見健康そうに太った子どもでも、皮膚に弾力がなく、筋肉の発達が悪い虚弱体質の場合があります。

■治療の進め方

ツボ療法では、全身の機能を調整し、体力増進をはかります。虚弱体質の子どもは、背中の身柱《しんちゅう》や首のつけ根の大椎《だいつい》に反応があらわれるので、ここが治療の中心になります。

頭の百会《ひゃくえ》と腎兪《じんゆ》をはじめ背中と腹部の各ツボをやさしく指圧するほか、かぜをひきやすい場合には風門《ふうもん》の指圧が効果的です。

大椎《だいつい》

アレルギー体質でからだの弱い子どもの治療によく効く

位置◆首を前に曲げたとき、最も突出する骨（第7頸椎《けいつい》）の下のくぼみ。

治療◆親指で軽くこねるように押す。アレルギー体質でからだの弱い子どもはこのツボ周辺がこりやすいので、もみほぐすとよい。お灸《きゅう》も効果的。

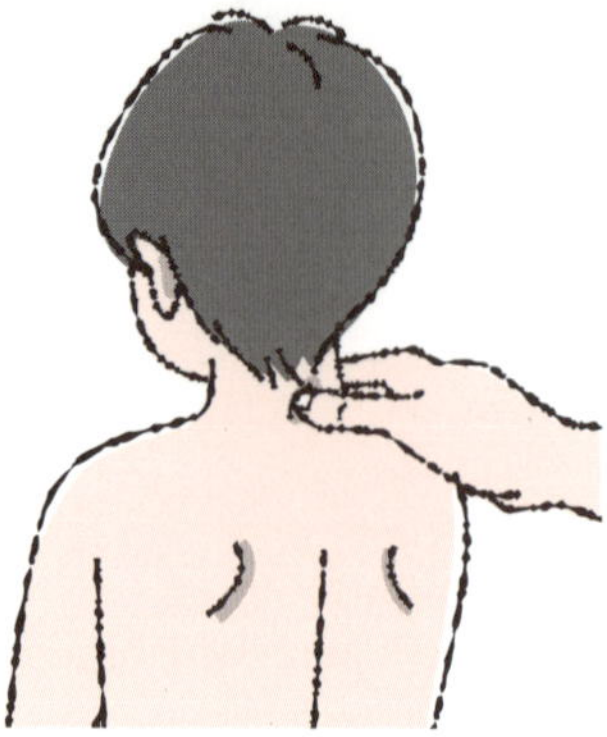

身柱《しんちゅう》

根気よい治療でからだを丈夫にする

位置◆上背部、からだの中心線上で第3胸椎棘突起《きょうついきょくとっき》の下のくぼみ。

治療◆根気よく指圧やお灸《きゅう》（熱くない温灸など）を行なう。このツボは別名「散《ち》り気《げ》」といい、さまざまな病気や症状の原因を散らして、子どものからだを丈夫にするといわれている。

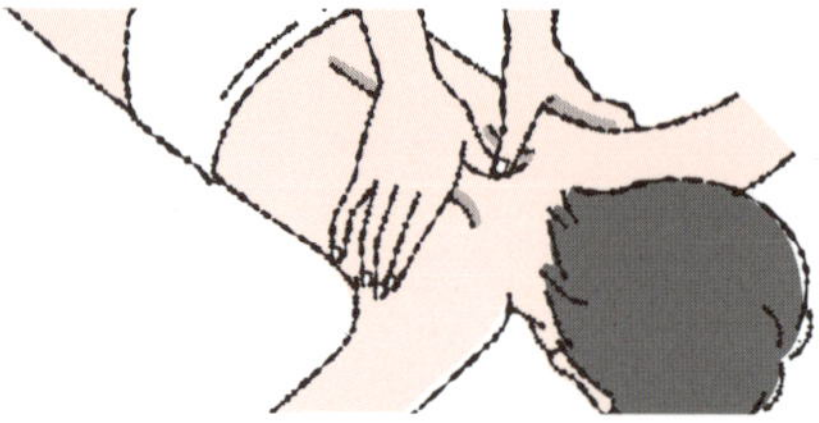

腎兪《じんゆ》

押しもむ習慣をつけて体力と活力を増強

位置◆肋骨《ろっこつ》のいちばん下（第12肋骨）の先端と同じ高さ、背骨（第2腰椎棘《ようついきょく》突起《とっき》下縁）をはさんだ両側で、からだの中心線から親指の幅1本半分外側。

治療◆両手の親指でやさしく押しもむ習慣をつけると、体力と活力の増強につながる。

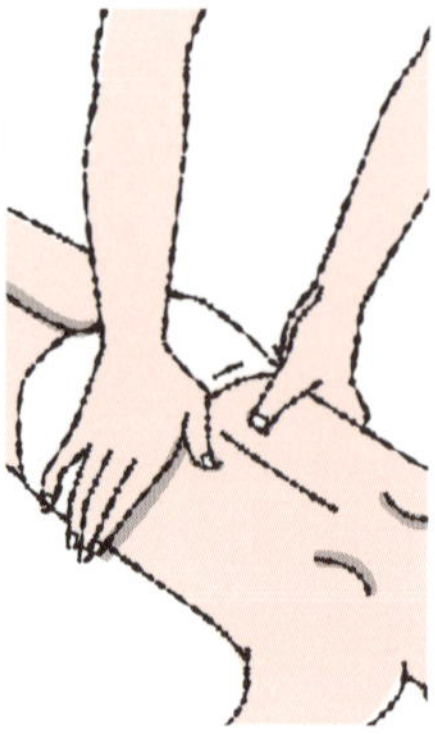

ここが特効ツボ！

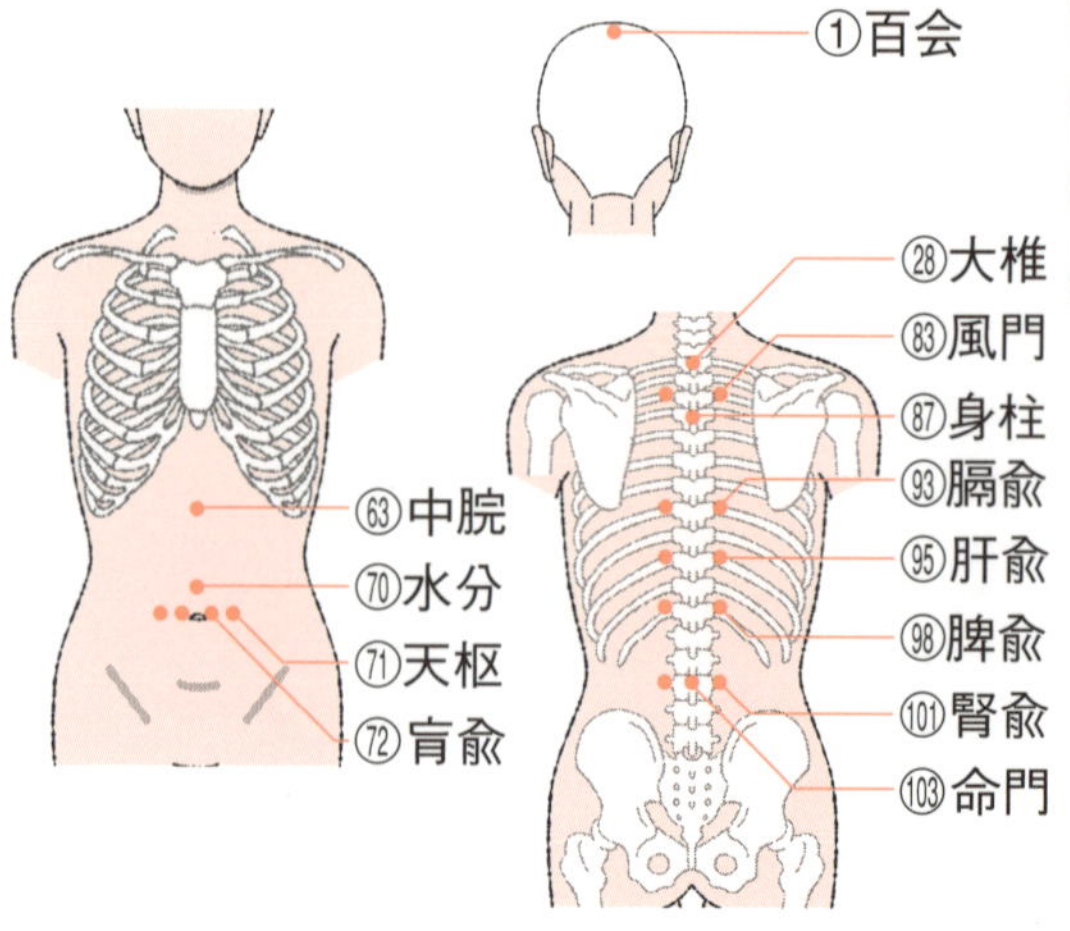

子どもの症状と病気

小児ぜんそく

■**症状の見方**

発作的にせきが出て呼吸が苦しくなり、ゼイゼイ、ヒューヒューとのどが鳴る（喘鳴《ぜんめい》）などが主な症状です。アレルギー体質の子どもや、かぜをひきやすい虚弱体質の子どもなどに多くみられます。

■**治療の進め方**

ぜんそく発作で呼吸困難などがあれば至急、専門医を受診します。軽い発作であれば、首の天柱《てんちゅう》、手の孔最《こうさい》や侠白《きょうはく》をもみ押すと症状がやわらぎます。アレルギー体質なら首のつけ根の大椎《だいつい》の刺激も効果的です。人迎《じんげい》、天突《てんとつ》、胸の上方の中府《ちゅうふ》、背中の肺兪《はいゆ》、腰の腎兪《じんゆ》などを軽く押さえるのもよいでしょう。

根気よくお灸《きゅう》（子どもの場合は熱くない温灸など）をすえるとさらに効果があります。

中府《ちゅうふ》

長引く症状をしずめ
息苦しさをやわらげる

位置◆前胸部、第１肋間《ろっかん》と同じ高さ、鎖骨《さこつ》の下のくぼみ（鎖骨下窩《かか》）の外側で、からだの中心線から親指6本分外側。

治療◆あお向けに寝かせた子どもの両肩をつかむようにして、親指でやさしくもみほぐす。せきをしずめるには、腕の孔最《こうさい》もあわせて指圧するとよい。

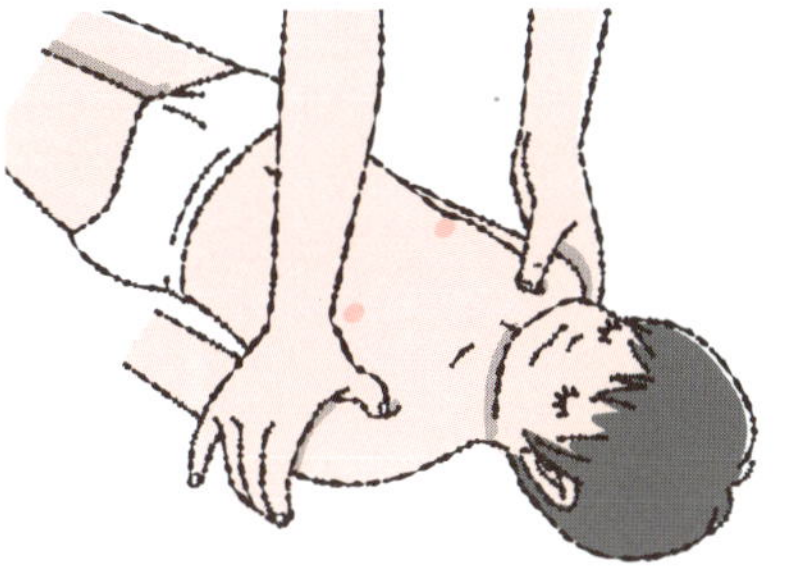

天突《てんとつ》

気道をゆるめて
せきをしずめる

位置◆前頸部《けいぶ》で、胸骨の上端中央のくぼみ（胸骨上窩《じょうか》）。

治療◆子どもが苦しくない程度に指で軽く指圧する。気道をゆるめ、せきをしずめる効果がある。

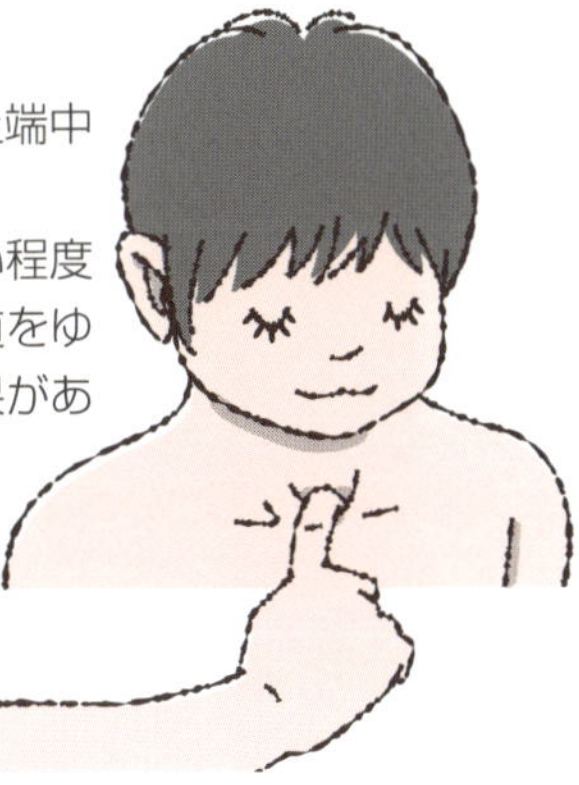

肺兪《はいゆ》

呼吸器系の機能をととのえ
息苦しさをやわらげる

位置◆肩甲骨の内側、背骨（第3胸椎棘突起《きょうついきょくとっき》下縁）をはさんだ両側で、からだの中心線から親指の幅１本半分外側。

治療◆左右のツボを同時に軽く押す。背中の緊張をほぐし、息苦しさ・胸苦しさをやわらげるのによい。

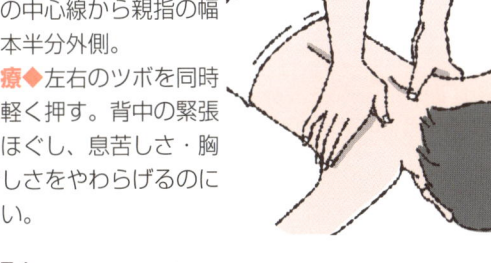

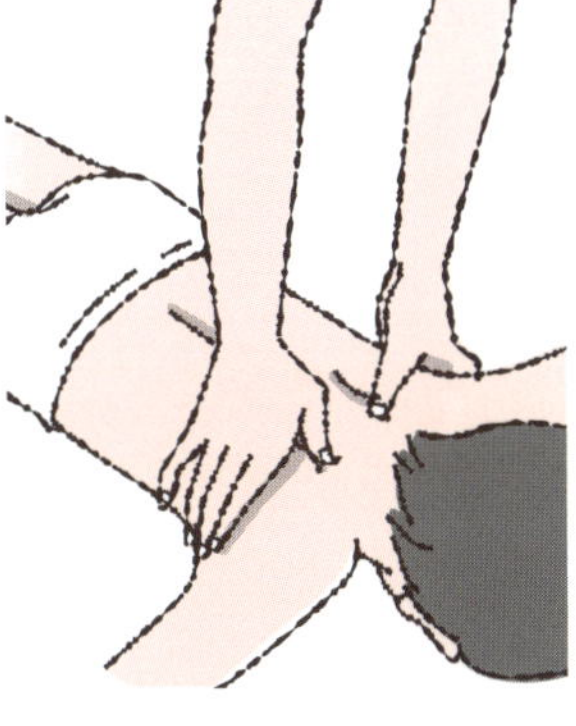

ここが特効ツボ！

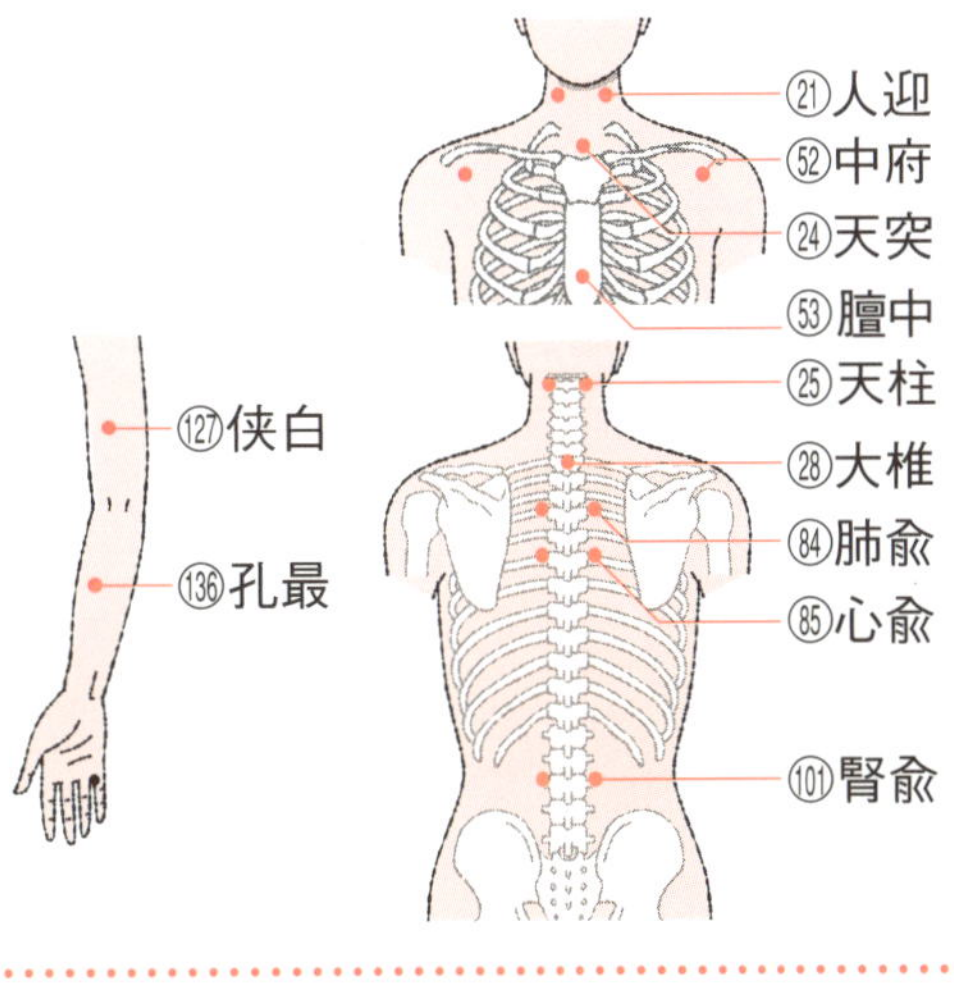

性欲減退・インポテンツ

■症状の見方

男性の性欲減退や勃起《ぼっき》不全、勃起しても射精に至らないなどの症状をインポテンツといいます。病気が原因で起こることもありますが、多くの場合は、疲労や加齢、心理的要因などが大きく影響しています。

■治療の進め方

腰の命門《めいもん》や志室《ししつ》、腎兪《じんゆ》などをもみ押して筋肉の緊張をほぐしましょう。とくに腰の腎兪はスタミナ増進効果があります。

腹部は中極《ちゅうきょく》、関元《かんげん》などを中心に指圧とマッサージを加えます。心理的要因が大きく影響している場合は神門《しんもん》、冷えがある場合は気《き》海《かい》や三陰交《さんいんこう》、太渓《たいけい》なども加えます。

心因性の性欲減退やインポテンツには、ツボ療法がとくに効果的です。

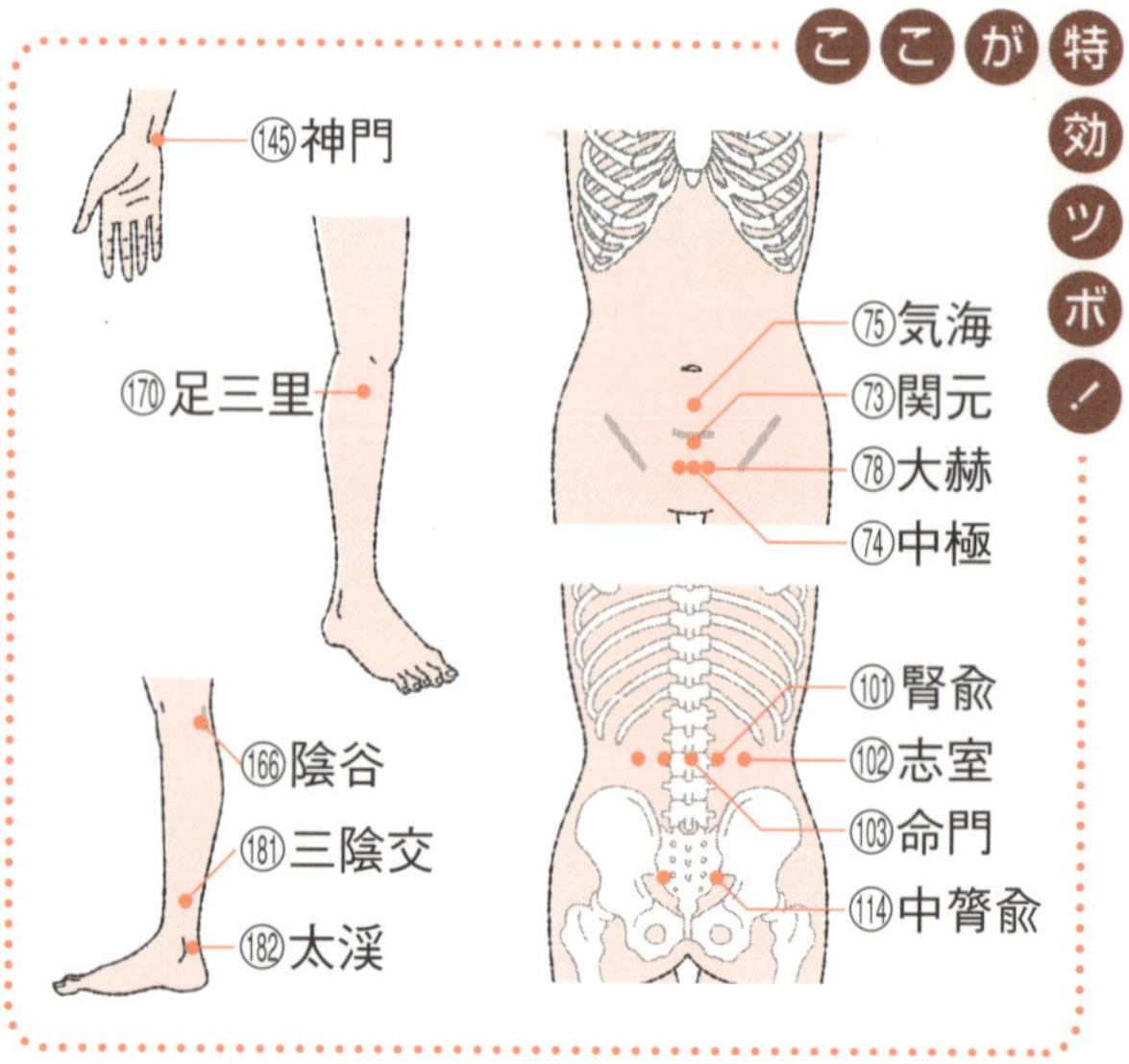

腎兪《じんゆ》

腰のだるさをとり
活力増進をはかる

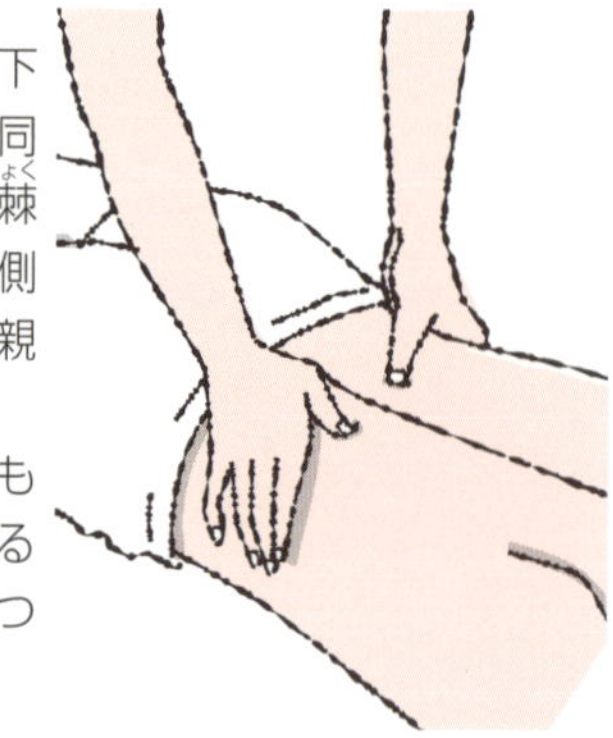

位置◆肋骨《ろっこつ》のいちばん下（第12肋骨）の先端と同じ高さ、背骨（第2腰椎棘《ようついきょく》突起《とっき》下縁）をはさんだ両側で、からだの中心線から親指の幅1本半分外側。

治療◆親指でよく押しもむ。これによって腰のだるさをとり、全身に活力をつける。

志室《ししつ》

下半身の血行を改善し
性機能を正常に近づける

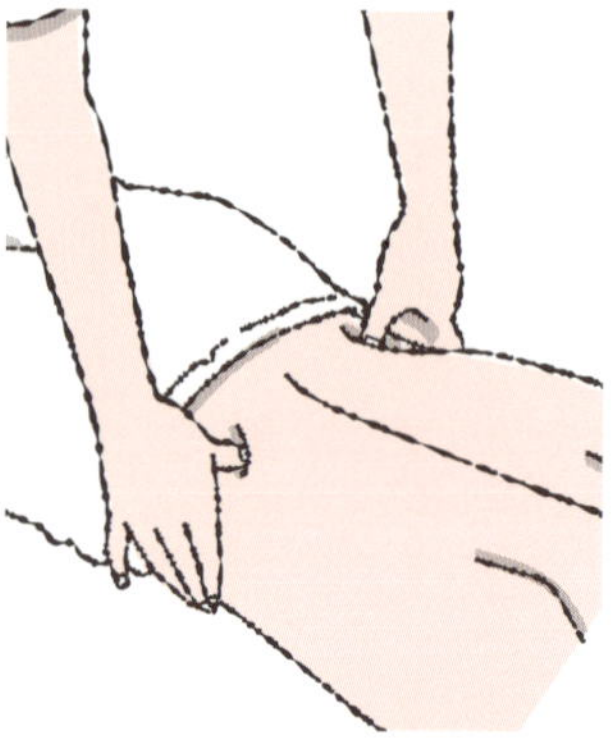

位置◆腰部、背骨（第2腰椎棘突起《ようついきょくとっき》下縁）をはさんだ両側で、からだの中心線から親指の幅3本分外側。

治療◆親指でよく押しもむ。腰のこりをほぐして下半身の血行を改善することで、性機能を正常に近づける。

関元《かんげん》

精力の衰えに効くツボ
腹部マッサージも効果的

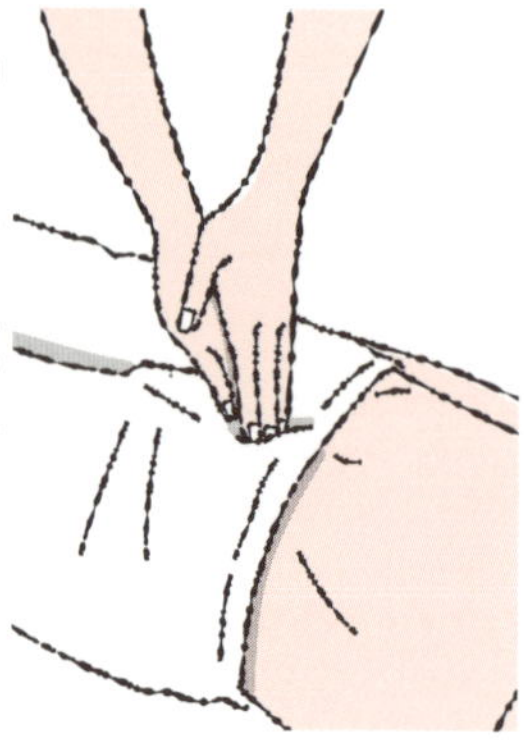

位置◆下腹部、からだの中心線上で、おへそから親指の幅3本分下がったところ。

治療◆両手を重ね、下腹部の脂肪が軽くへこむ程度にやさしく指圧する。精力の衰えや性器の症状によく効くツボ。周辺のマッサージも効果的。

男性の症状と病気
前立腺肥大症

■症状の見方

初期には尿が出にくい、放尿に勢いがない、排尿に時間がかかる、排尿回数が頻繁になる（頻尿）などの症状がみられます。中高年以降の男性に多い症状で、インポテンツの原因となることもあります。

■治療の進め方

腹部の中極《ちゅうきょく》、大赫《だいかく》などを中心に各ツボを指圧します。排尿機能の回復には水道《すいどう》、曲骨《きょっこつ》、活力増進には肓兪《こうゆ》、関元《かんげん》が効果的です。

背中の肝兪《かんゆ》、腰の腎兪《じんゆ》、命門《めいもん》、膀胱兪《ぼうこうゆ》も泌尿器とからだ全体の機能に効果があるので、ていねいな指圧を加えます。男性性器の機能改善には、腰の上髎《じょうりょう》・中髎《ちゅうりょう》・下髎《げりょう》と蠡溝《れいこう》、太衝《たいしょう》など足の各ツボを指圧またはお灸《きゅう》で刺激するのも効果的です。

中極《ちゅうきょく》

前立腺肥大からくる排尿困難も改善

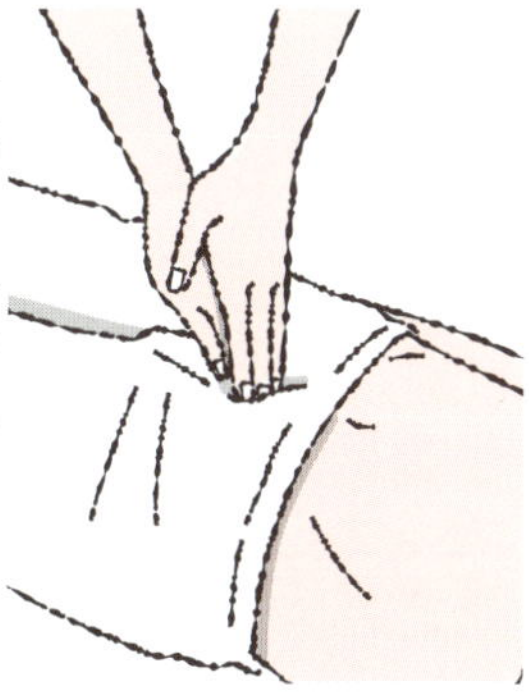

位置◆下腹部、からだの中心線上で、おへそから親指の幅4本分下がったところ。

治療◆下腹部の脂肪が軽くへこむ程度に指圧する。泌尿器系の諸症状に効き、前立腺肥《ぜんりつせんひ》大《だい》症が原因の排尿困難も改善する。

膀胱兪《ぼうこうゆ》

ていねいな指圧が泌尿器系の機能をととのえる

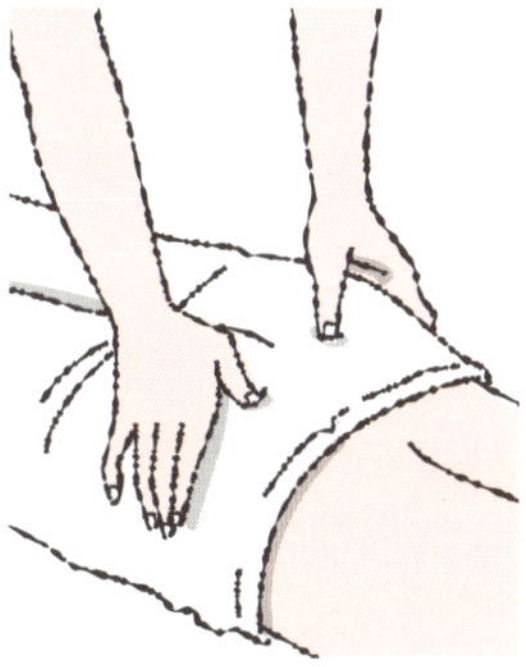

位置◆仙骨《せんこつ》部をさすったとき上から2番目に触れるくぼみ（第2後仙骨孔）と同じ高さで、からだの中心線から親指の幅１本半分外側。

治療◆左右のツボを親指でていねいに指圧することで泌尿器系の機能をととのえる。頻尿などの症状改善にも有効。

太衝《たいしょう》

ふだんから押しもんでいると排尿が楽にできるようになる

位置◆足の甲で、親指の骨とその隣の指の骨の間にある、動脈の拍動部。

治療◆ふだんから親指でよく押しもんだり、お灸《きゅう》をすえたりしていると、前立腺肥大《ぜんりつせんひだい》症にともなう排尿困難の改善に役立つ。

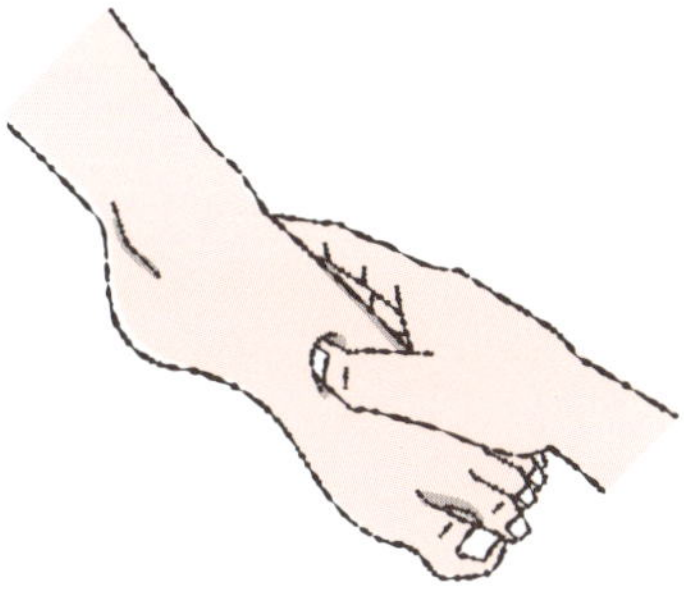

ここが特効ツボ！

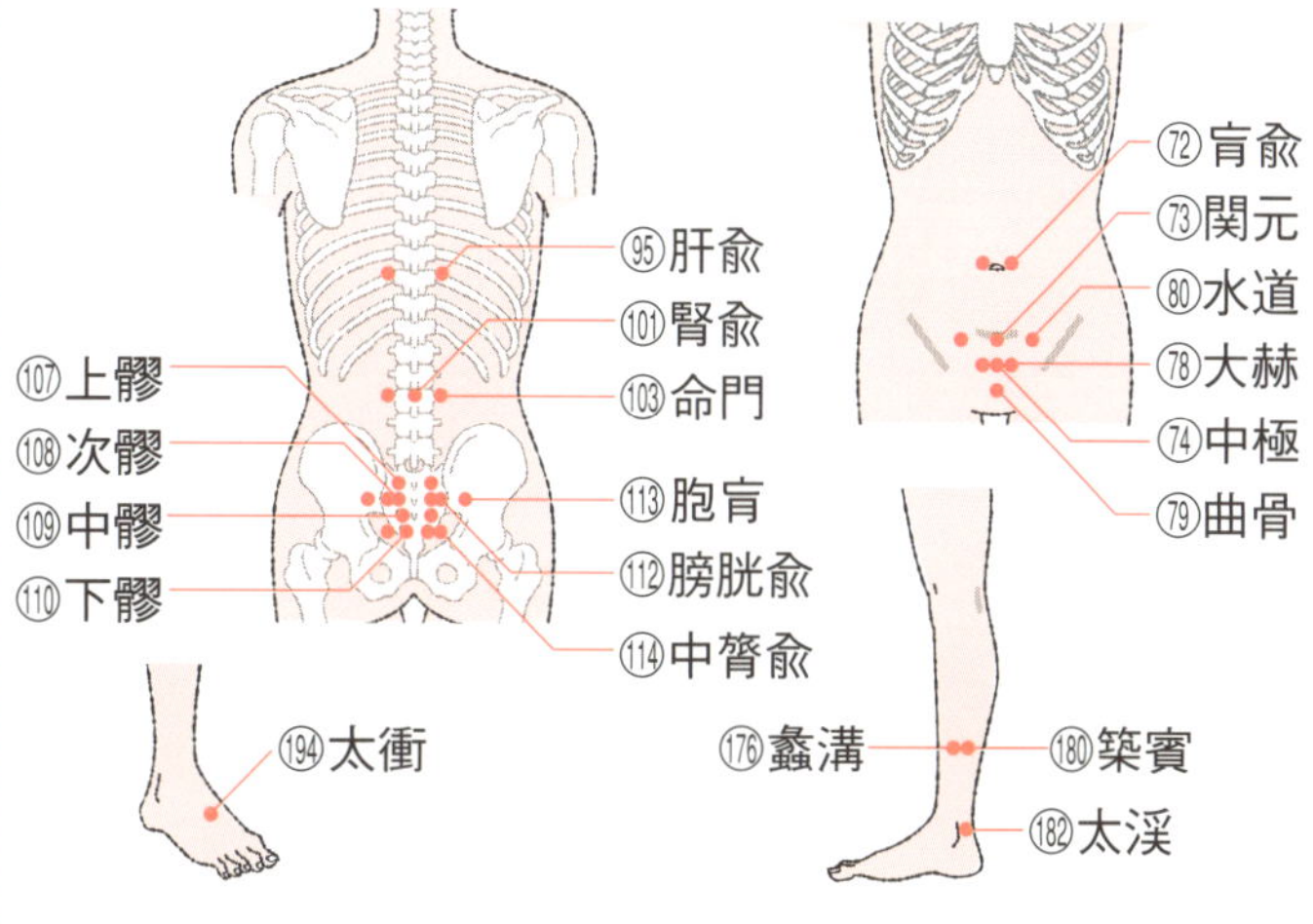
95 肝兪
101 腎兪
103 命門
107 上髎
108 次髎
109 中髎
110 下髎
113 胞肓
112 膀胱兪
114 中膂兪
194 太衝
72 肓兪
73 関元
80 水道
78 大赫
74 中極
79 曲骨
176 蠡溝
180 築賓
182 太渓

月経不順・月経痛・月経困難症

■症状の見方

月経周期に乱れがあることを月経不順といいます。月経痛は、月経時に起こる下腹部の張りや痛みです。月経時にはほかにも冷えやのぼせ、頭痛、肩こり、ゆううつ感、経血が多くて貧血ぎみになるなど、さまざまな症状をともないがちです。月経痛やその他の症状がひどく続く場合を月経困難症といいます。

■治療の進め方

背中・腰と腹部の各ツボへの刺激が全身状態を改善し、ホルモンバランスをととのえます。とくに腰の上髎《じょうりょう》・次髎《じりょう》・中髎《ちゅうりょう》・下髎《げりょう》は生殖器など骨盤内臓器の機能調整に効きます。経血の量の異常には足の血海《けっかい》、のぼせや頭痛には頭・首、冷えには足の各ツボの指圧が有効。手の合谷《ごうこく》は鎮痛効果があります。

下髎《げりょう》

腰をめぐる血行をよくし
生殖器の機能をととのえる

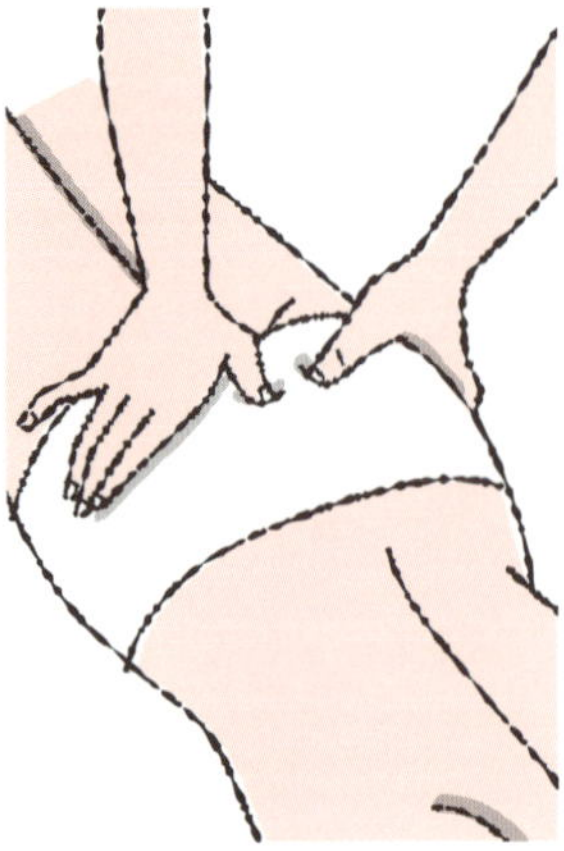

位置◆仙骨《せんこつ》部をさすったとき上から4番目に触れるくぼみ（第4後仙骨孔）の中。
治療◆親指で指圧する。あわせて腰の各ツボをもみほぐすと腰の緊張がほぐれて血行が促進、生殖器機能がととのえられる。

血海《けっかい》

冷えをやわらげ
経血の量の異常を改善

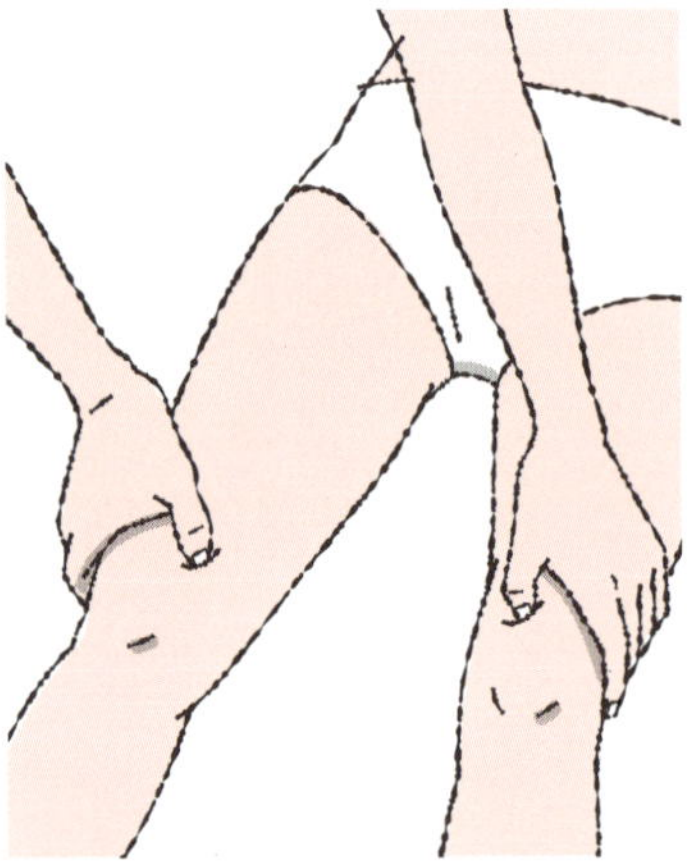

位置◆膝蓋骨《しつがいこつ》の内へりから、親指の幅2本分上がったところ。
治療◆ひざの上をつかむようにして、親指で強く押しもむ。婦人科系の諸症状によく効き、冷えをやわらげ、経血の量の異常を改善する。

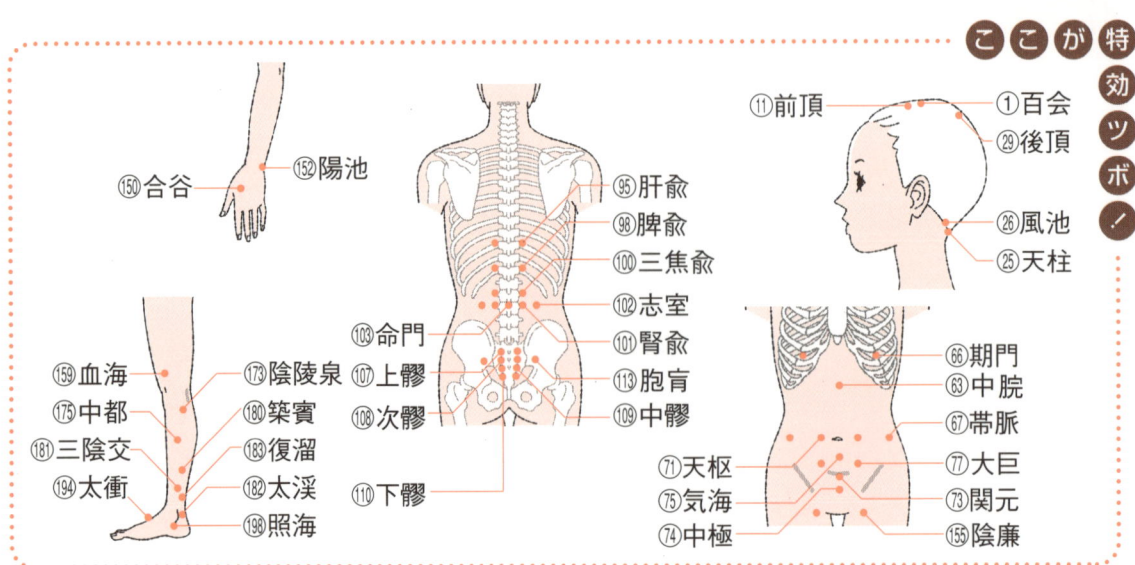

ここが特効ツボ！

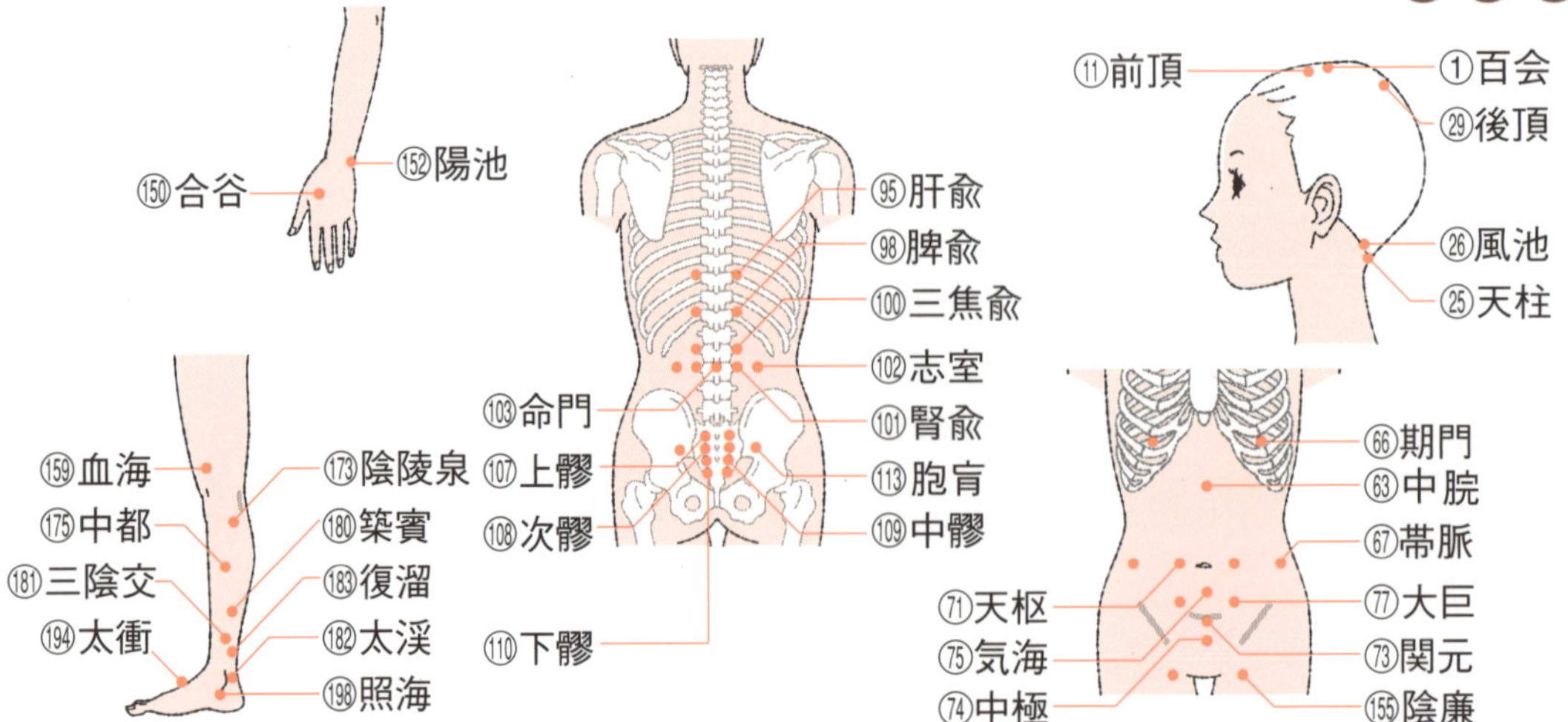

女性の症状と病気

更年期障害

■症状の見方

更年期障害は主に四〇～五〇歳代の女性にみられ、閉経期前後に生殖ホルモンの分泌バランスが変わるために起こります。頭痛・頭重、肩こり、腰痛、動悸《どうき》・息切れ、冷え・のぼせ、心身の不快感など症状はさまざまです。

■治療の進め方

東洋医学では、女性ホルモンや月経に関連して起こる諸症状を「血の道症」といい、体内の気血《きけつ》（心身のエネルギー）の流れが悪いために起こるとしています。血の道症には、全身の血行調整が大切で、足の血海《けっかい》、背中の肝兪《かんゆ》、脾兪《ひゆ》、腰の胞肓《ほうこう》などへの指圧やお灸《きゅう》が効きます。冷えには足の三陰交《さんいんこう》、下腹部の張りには大巨《だいこ》など腹部の各ツボ、頭痛やのぼせがあれば百会《ひゃくえ》や天柱《てんちゅう》、風池《ふうち》をもみ押します。

胞肓《ほうこう》

腰のだるさや冷えに効く
治療前にあたためると効果が増す

位置◆仙骨《せんこつ》部をさすったとき上から2番目に触れるくぼみ（第2後仙骨孔）と同じ高さで、からだの中心線から親指の幅3本分外側。

治療◆親指で押しもむことで、婦人科系の症状として起こる腰のだるさや冷えをやわらげる。指圧やマッサージの前にあたためると効果が増す。

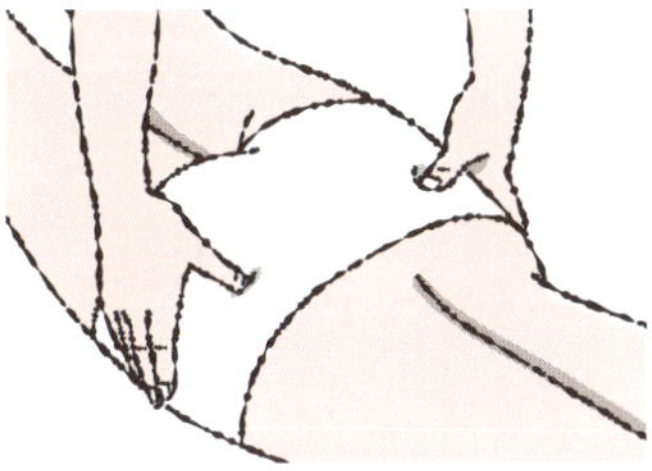

血海《けっかい》

血液の循環をよくし
婦人科系の諸症状に効く

位置◆膝蓋骨《しつがいこつ》の内へりから、親指の幅2本分上がったところ。

治療◆親指で強く押しもむ。これは、血液の循環をよくし、婦人科系の諸症状を改善する。三陰交《さんいんこう》も同様に指圧するとよい。

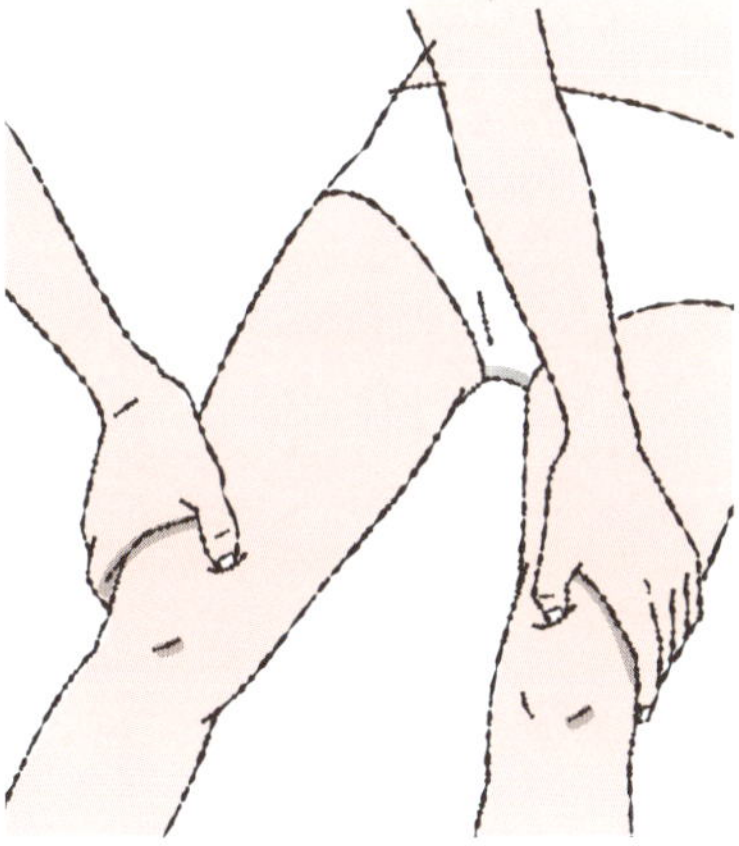

ここが特効ツボ！

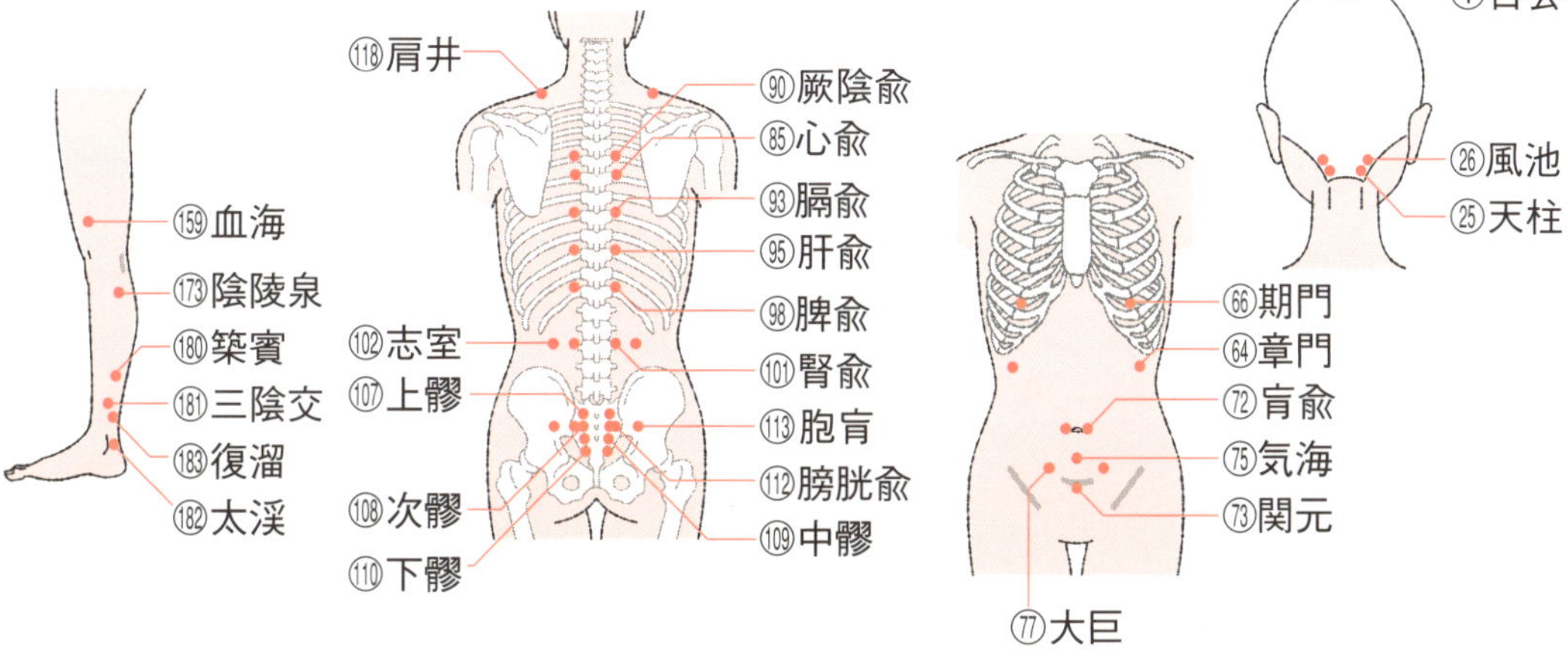

⑮⑨血海
⑰③陰陵泉
⑱⓪築賓
⑱①三陰交
⑱③復溜
⑱②太渓
⑪⑧肩井
⑩②志室
⑩⑦上髎
⑩⑧次髎
⑪⓪下髎
⑨⓪厥陰兪
⑧⑤心兪
⑨③膈兪
⑨⑤肝兪
⑨⑧脾兪
⑩①腎兪
⑪③胞肓
⑪②膀胱兪
⑩⑨中髎
⑥⑥期門
⑥④章門
⑦②肓兪
⑦⑤気海
⑦③関元
⑦⑦大巨
①百会
㉖風池
㉕天柱

冷え症

■症状の見方

女性特有の冷え症は、腰や手足にとくに強い冷えを感じる不快な症状で、頭部ののぼせやめまい、腰痛、下腹部の張りと痛みなどをともなうこともあります。中年以降の場合、更年期障害によりひどくなることもあります。若い人では、月経困難症や月経不順、婦人科系の病気などをともなうこともあります。

■治療の進め方

蒸しタオルや温湿布で腰をあたためたり、こまめに手足のマッサージや足湯などをし、家庭療法を続けます。そのうえで足の三陰交《さんいんこう》や背中と腰の各ツボをもみ押しします。腰から足への血行促進には衝門《しょうもん》、気衝《きしょう》が効果的です。腹部の張りと痛みがあれば、天枢《てんすう》などおへそのまわりのツボをさするようにします。

気衝《きしょう》

数秒押してはパッとはなし、足の血行をよくする

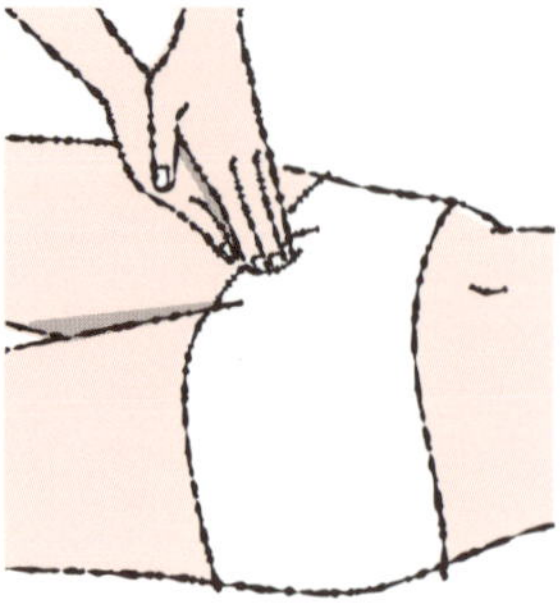

位置◆鼠径《そけい》部、恥骨《ちこつ》（恥骨結合）の上縁と同じ高さで、からだの中心線から親指の幅2本分外側。動脈の拍動部。

治療◆指先をそろえて数秒間押し、パッとはなす動作を何度もくり返すと、足へめぐる血行が促進され、冷えがやわらぐ。衝門《しょうもん》も同様に治療するとよい。

次髎《じりょう》

腰をめぐる血行をよくし冷えをやわらげる

位置◆仙骨《せんこつ》部をさすったとき上から2番目に触れるくぼみ（第2後仙骨孔）の中。

治療◆親指で押しもむ。このツボを中心に腰の各ツボをよくもみほぐすと、腰の緊張がほぐれて血行がよくなり、冷えがやわらぐ。

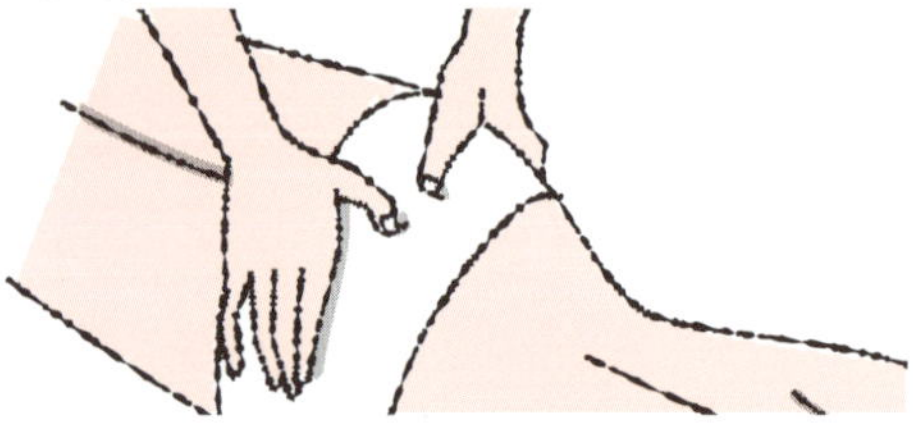

ここが特効ツボ！

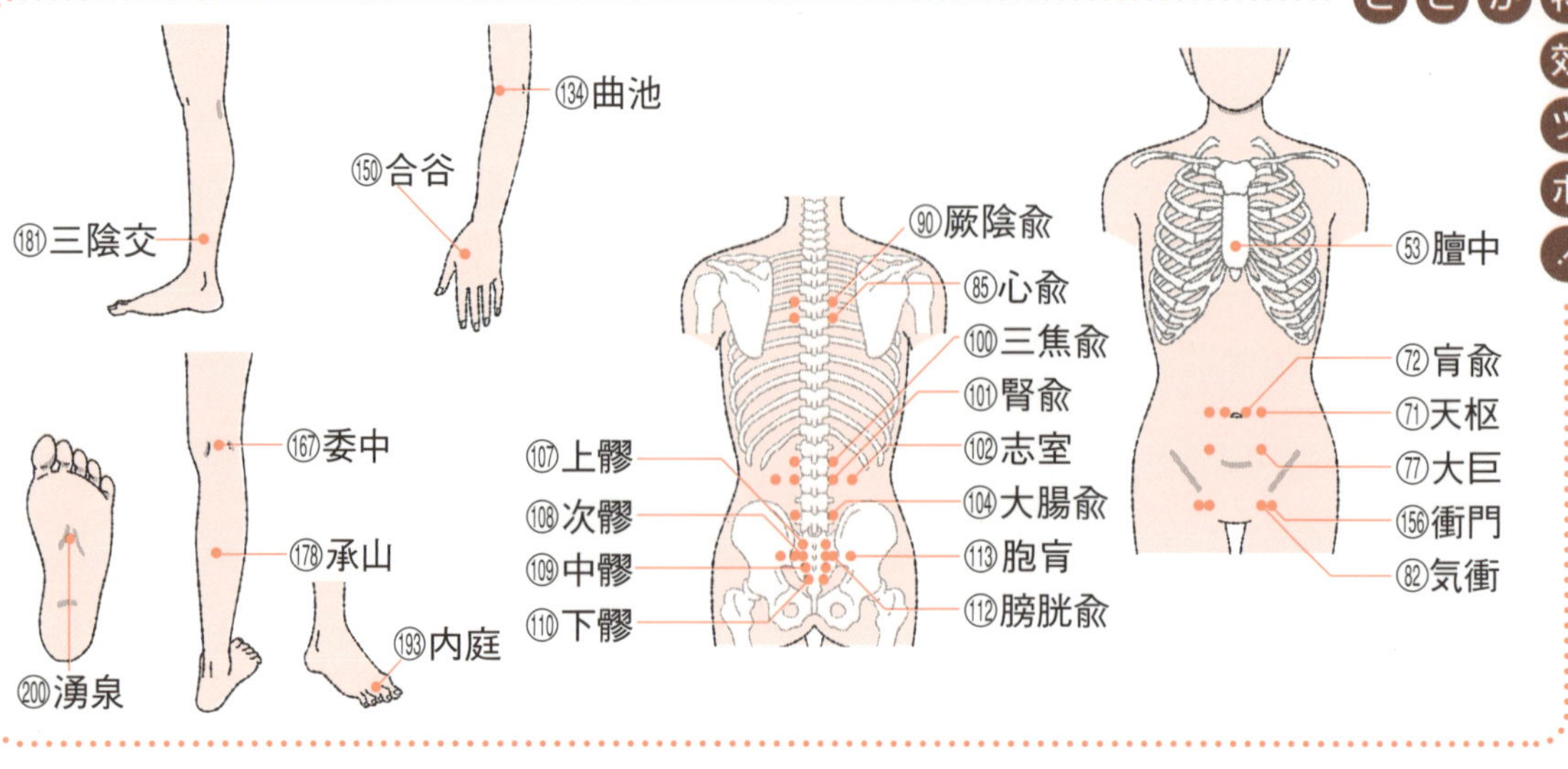

女性の症状と病気

不妊症

■症状の見方

精子の異常など男性側に原因があるわけでなく、避妊せずに性交しているのに数年以上も妊娠しない場合は、不妊症が疑われます。原因は、卵巣や子宮、女性ホルモンの分泌などに何らかの異常が考えられます。とくに、月経不順や冷え症の人には不妊傾向が多くみられるようです。虚弱体質や代謝異常などの全身性の疾患が原因のこともあります。

■治療の進め方

婦人科系の症状があると背中や足腰が冷えてこりやすいので、まずは背中や足腰の各ツボを指圧し、マッサージします。お灸《きゅう》も効果的です。とくに胞肓《ほうこう》、復溜《ふくりゅう》、三陰交《さんいんこう》は、下半身の冷えをやわらげ、月経周期を順調にする効果が高いツボです。次に中髎《ちゅうかん》から中極《ちゅうきょく》にかけての腹部の各ツボをやさしく指圧し、腰骨に沿って下腹部もよくマッサージします。

胞肓《ほうこう》

腰の冷えをやわらげ体質改善をはかる

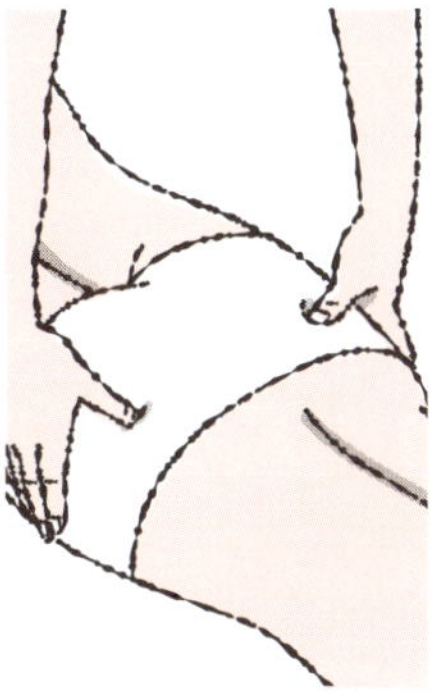

位置◆仙骨《せんこつ》部をさすったとき上から2番目に触れるくぼみ（第2後仙骨孔）と同じ高さで、からだの中心線から親指の幅3本分外側。

治療◆左右のツボを親指でやや力をこめて押しもみ、腰が冷えて子どもができにくい場合の体質の改善をはかる。治療前にあたためておくとさらに効果的。

三陰交《さんいんこう》

力をこめて押しもむと下腹部の不快な症状に効く

位置◆足の内くるぶしから親指の幅3本分上がったところ。

治療◆親指に力をこめて押しもみ、血行を促進して冷えをおさえる。冷え症で不妊傾向がある場合によくみられる下腹部の張りなどの不快な症状に効く。

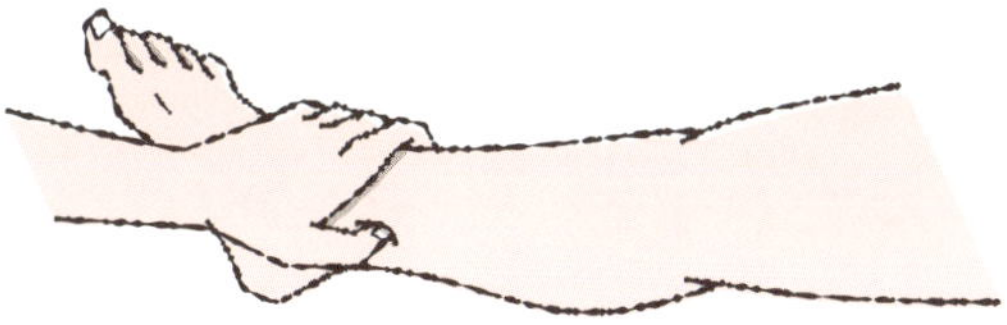

ここが特効ツボ！

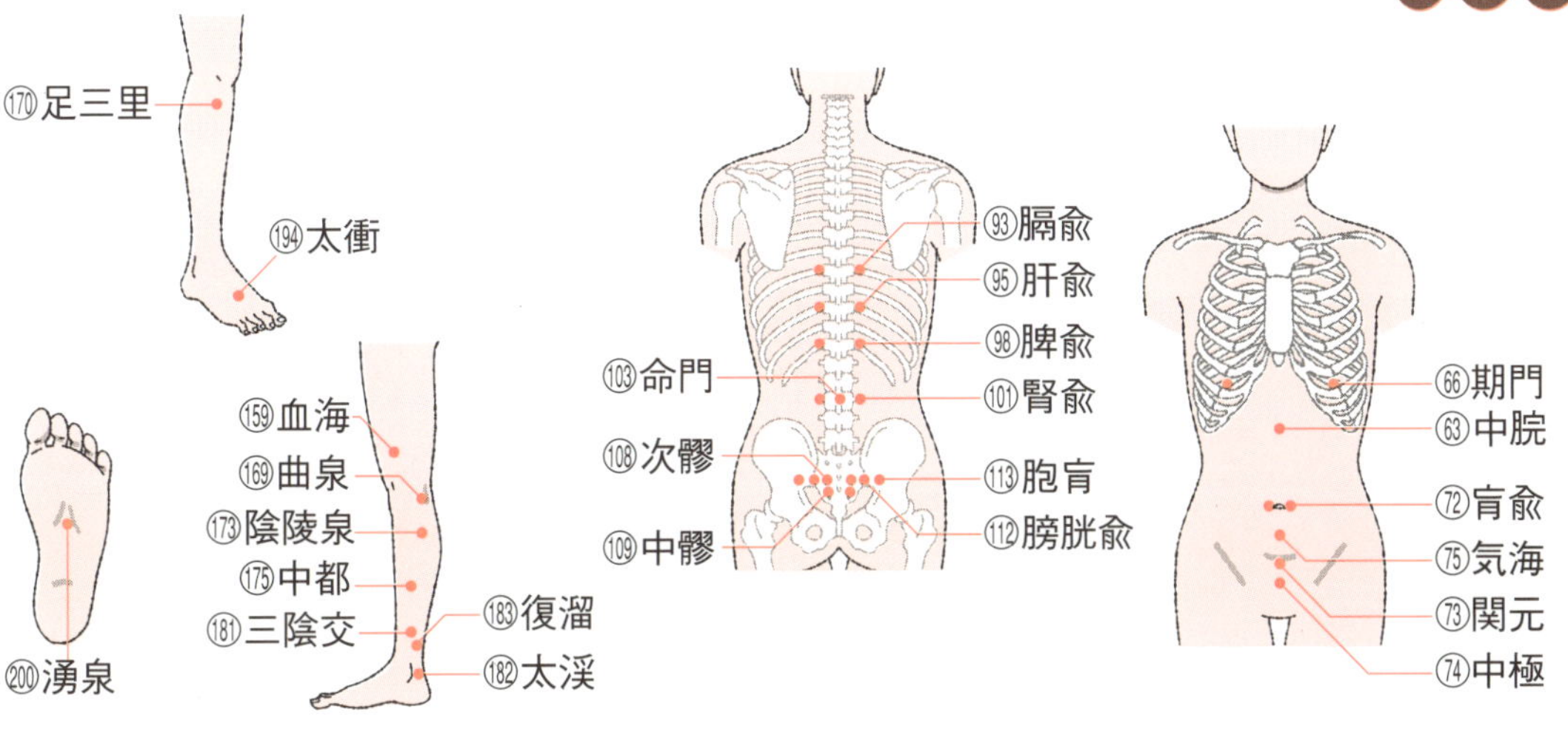

170 足三里
194 太衝
200 湧泉
159 血海
169 曲泉
173 陰陵泉
175 中都
181 三陰交
183 復溜
182 太渓
103 命門
108 次髎
109 中髎
93 膈兪
95 肝兪
98 脾兪
101 腎兪
113 胞肓
112 膀胱兪
66 期門
63 中脘
72 肓兪
75 気海
73 関元
74 中極

女性の症状と病気

母乳が出にくい

■症状の見方

出産後二〜三日たつと母乳の分泌が始まります。しかし、十分に母乳が分泌されていても、乳管などが何らかの原因でつまっていたりすると、母乳が出にくくなります。この場合は乳房がしこって痛みを感じ、乳腺に炎症を起こすこともあるので注意が必要です。

また、ホルモンの分泌がうまくいかなかったり、疲労や悩みごと、不安定な栄養状態などが原因となって母乳の分泌そのものが減少し、母乳が出にくくなることもあります。

■治療の進め方

乳房全体を蒸しタオルなどでよくあたため、胸の天渓《てんけい》、乳根《にゅうこん》、乳中《にゅうちゅう》、膺窓《ようそう》、神封《しんぽう》などのツボを中心にマッサージします。ただし、乳房に熱をもっていたり、乳房が激しく痛んだり、乳腺に炎症が起きたりしている場合には、必ず専門医の治療を受けましょう。このような場合、無理なマッサージは厳禁です。

また、乳房の異常があると前かがみの姿勢になりやすく背中がこりますが、肩甲骨周辺の各ツボを指圧すると楽になります。

ここが特効ツボ！

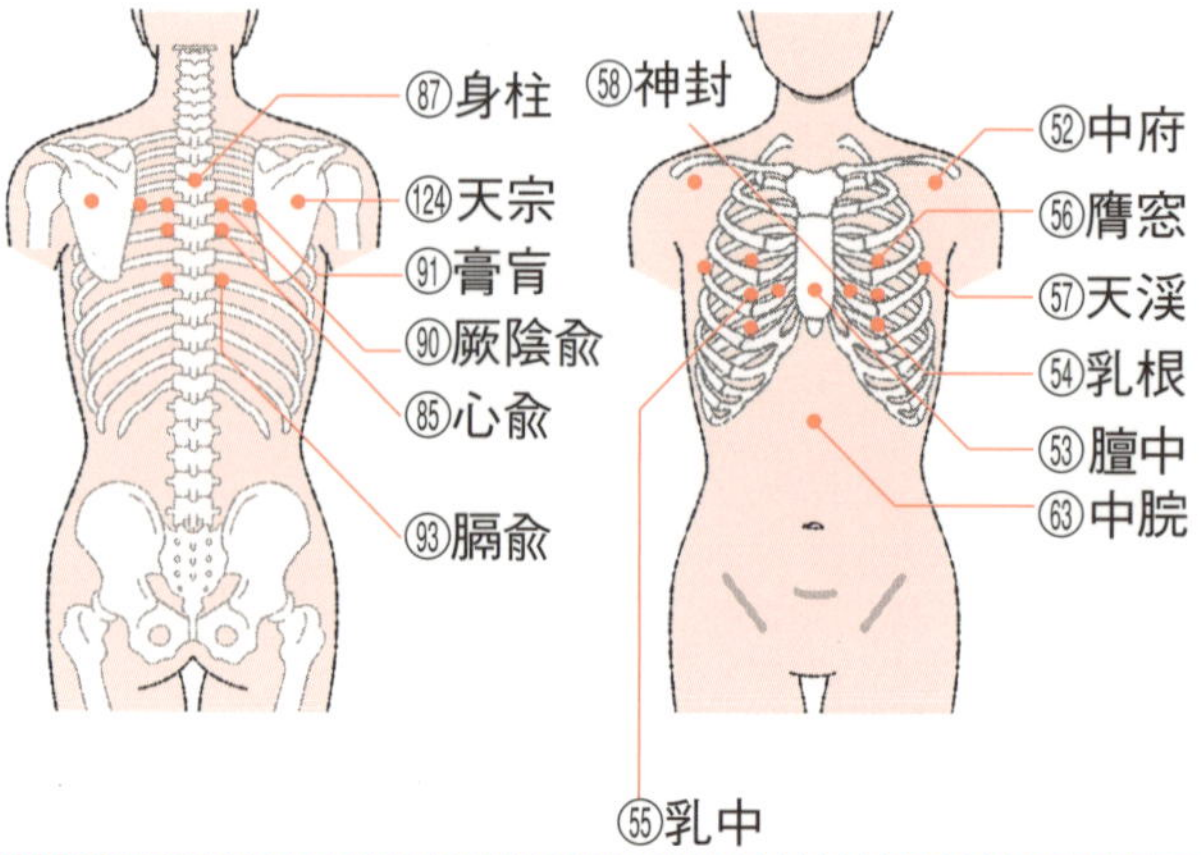

乳根《にゅうこん》

乳房のはれと痛みをやわらげ
母乳の出をよくする

位置◆胸部、第5肋間《ろっかん》で、からだの中心線から親指の幅4本分外側。

治療◆人さし指と中指をそろえて軽く指圧したり、乳房の下に沿ってさすったりすることで、乳房の張り・痛みをやわらげ、母乳の出をよくする。

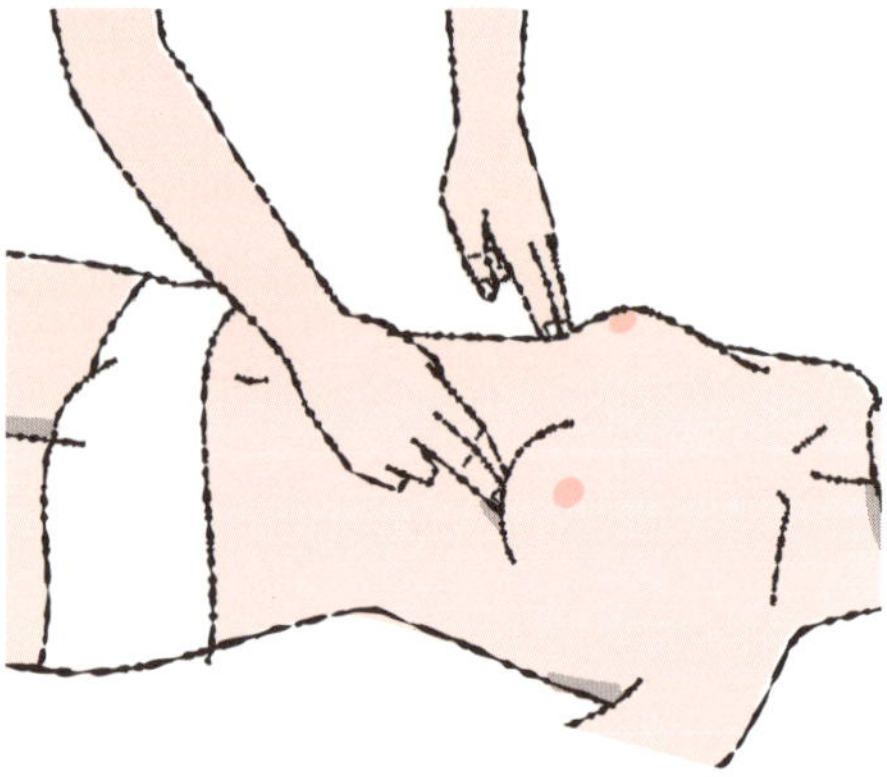

乳中《にゅうちゅう》

母乳の出が悪いときは
指先で刺激を加える

位置◆乳頭の中央。

治療◆母乳の出が悪いときに、指先で刺激すると効果がある。中指の先を左右に揺らして乳頭をふるわせたり、親指と人さし指でつまんで刺激してもよい。

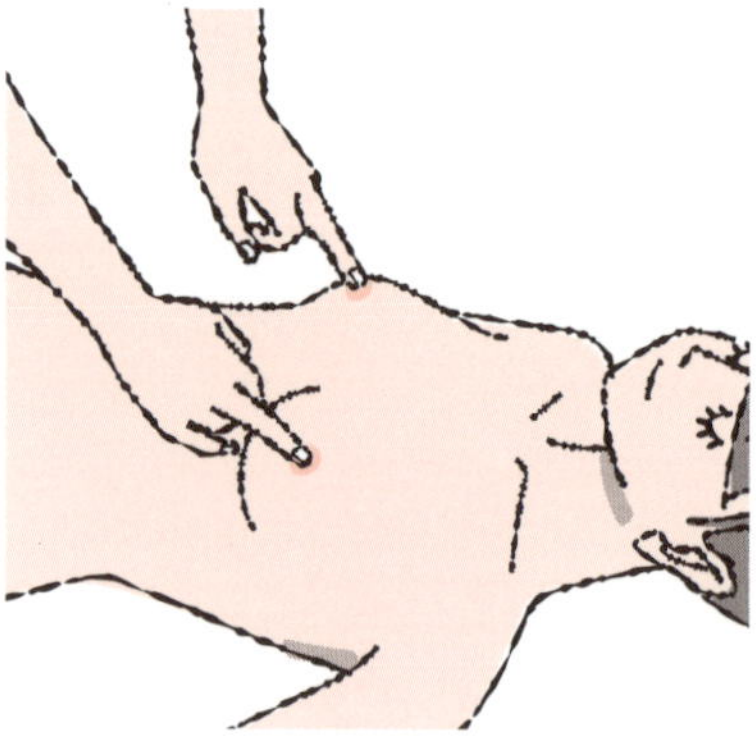

母乳の出をよくするマッサージ

母乳の出をよくするマッサージを行なうときは、あらかじめ乳房全体を蒸しタオルなどでおおい、一〇～一五分間ほど温湿布します。

温湿布がすんだら、乳房のまわりの各ツボをポイントにマッサージをしていきます。

乳房の上と下にそれぞれ半円を描くようにして手のひらでマッサージを行ない、次に乳房の裾《すそ》から乳頭に向かって、なでもむようにするとよいでしょう。

続いて乳頭を刺激し、背中のマッサージも加えます。所要時間は、温湿布の時間も含めて二〇～三〇分ぐらいが目安です。

乳房のマッサージの手順

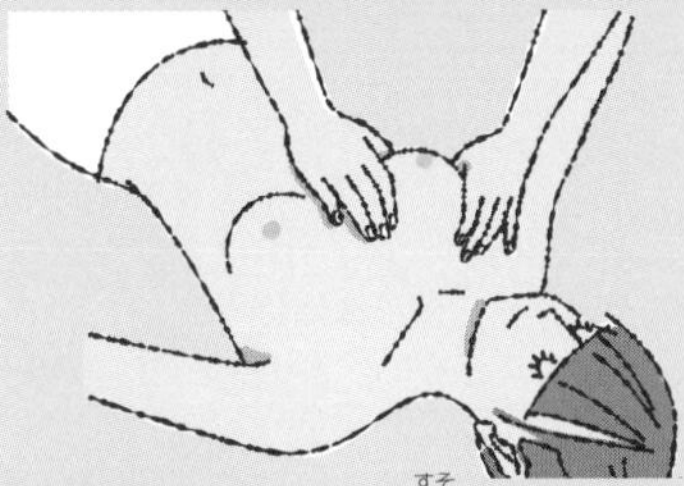

①乳房のふくらみの裾《すそ》の部分に手のひらで半円を描くようマッサージする。左右の手でそれぞれ数回行ない、それがすんだら乳頭の方向へ向かって乳房のふくらみを集めるようになでる。

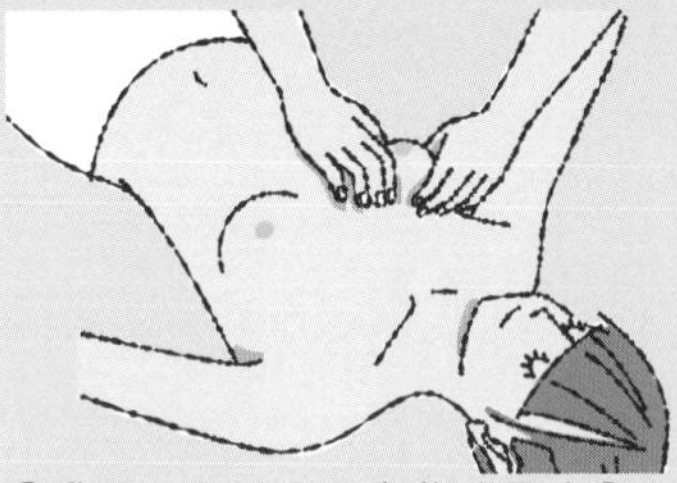

②乳房のふくらみを集めるようにしてなでたら、それと同時に、わきの下や乳房の外側などもていねいになでる。それがすんだら次は両手で乳房のふくらみを軽くもむ。

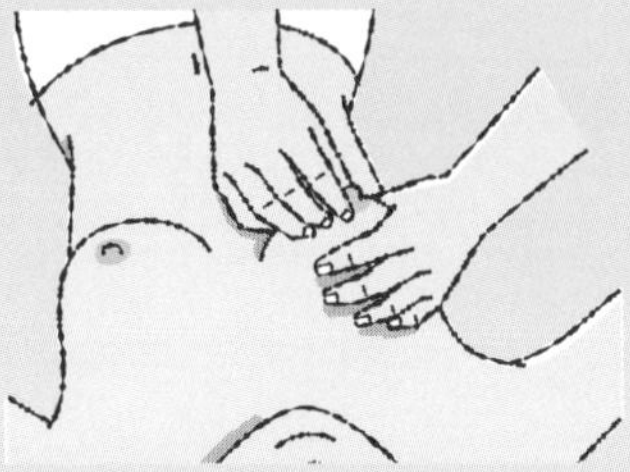

③親指と人さし指で乳頭をつまんでもみ、引っぱったり振動させたりして刺激を加える。乳頭がすんだら乳房全体を振動させる。

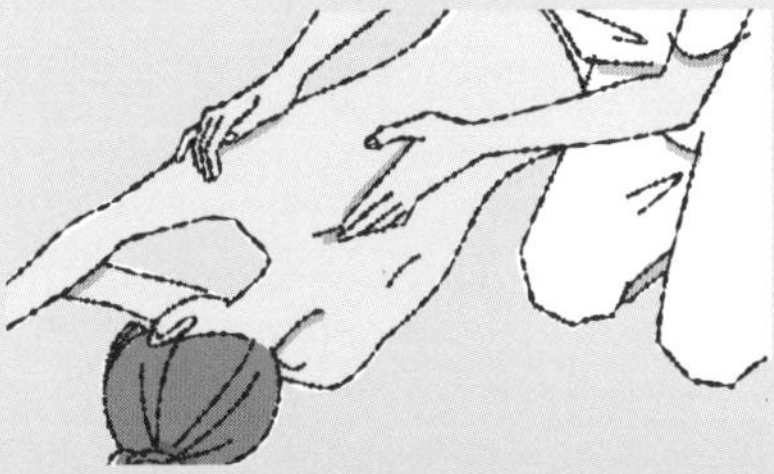

④乳房の治療がすんだら横向きの姿勢で背中を軽くさすってマッサージを終える。この①～④を、片側の乳房のマッサージ１回分の基本手順とする。

膺窓《ようそう》

胸と乳房の痛みにとてもよく効く

位置◆胸部、第3肋間《ろっかん》で、からだの中心線から親指の幅4本分外側。

治療◆人さし指と中指をそろえて軽く指圧したり、乳房の上に沿ってさすったりすることで、胸や乳房の痛みをやわらげ、母乳の出をよくする。

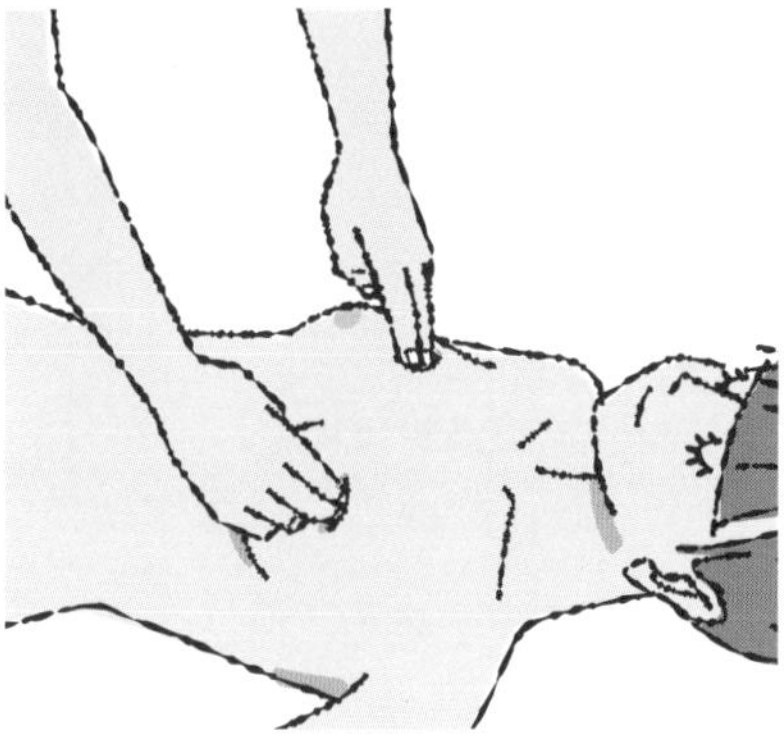

天渓《てんけい》

乳房がはれたらここを中心に治療する

位置◆胸部、第4肋間《ろっかん》で、からだの中心線から親指の幅6本分外側。

治療◆人さし指と中指をそろえて軽く指圧したり、乳房の脇に沿ってさすると乳房のはれにとてもよく効く。

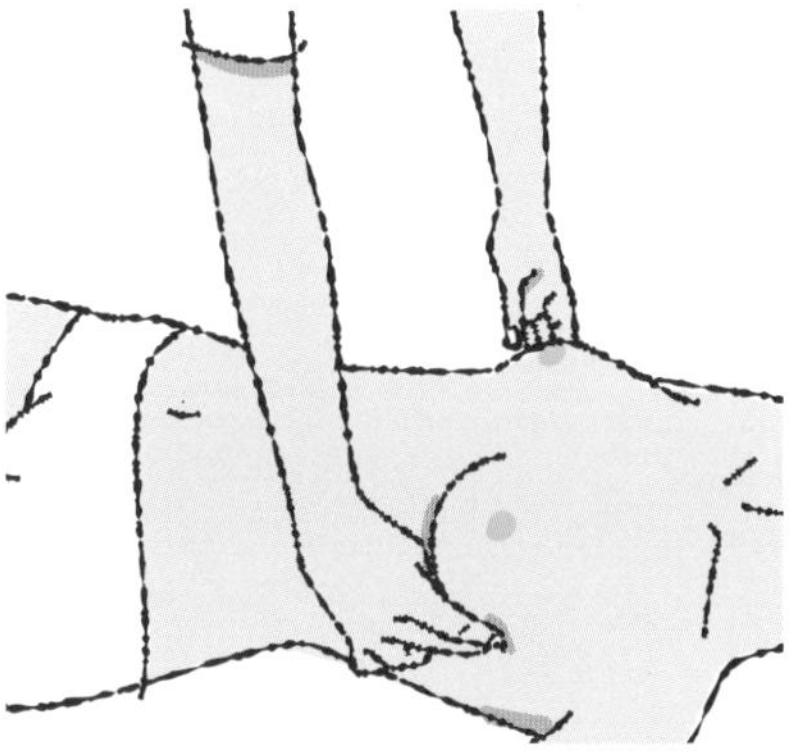

つわり

■症状の見方

つわりは、妊娠にともなう生理的反応として起こります。気分がすぐれず、吐き気や嘔《おう》吐《と》、食欲不振などを訴えたり、食べ物の好みが変わることもあります。妊娠二～四か月目ごろにみられることが多い症状ですが、人によっては、それがつわりだとは気づかないほど軽いこともあります。

■治療の進め方

背中の肝兪《かんゆ》、胃兪《いゆ》、脾兪《ひゆ》と、中脘《ちゅうかん》など腹部の各ツボは、胃腸の機能をととのえるので嘔吐や食欲不振に効果があります。妊娠中なので、腹部のツボはやさしく指圧します。

吐き気があるときは、気舎《きしゃ》、天鼎《てんてい》、天柱《てんちゅう》などを指圧します。足の各ツボをもみ押すと、冷えを防いで全身の調整につながります。

天柱《てんちゅう》

妊娠初期によくみられるだるさと不快感をとる

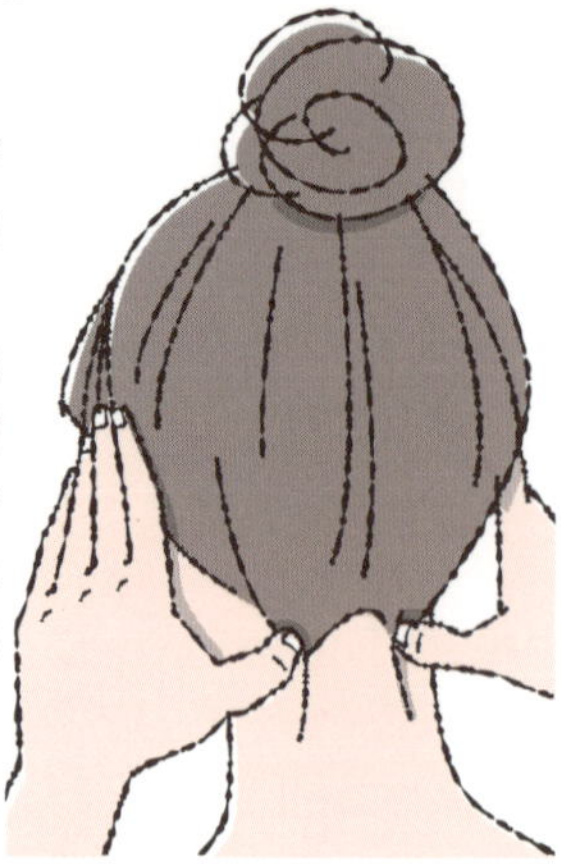

位置◆首の後ろの髪の生えぎわにある、2本の太い筋肉の外側のくぼみ。

治療◆親指で指圧し、首すじをよくもみほぐすと、妊娠初期特有のだるさや不快感がやわらぐ。吐き気をともなうときは天鼎《てんてい》や気舎《きしゃ》を、苦しくない程度に指圧するとよい。

胃兪《いゆ》

背中の緊張をほぐし胃の痛みと重苦しさをやわらげる

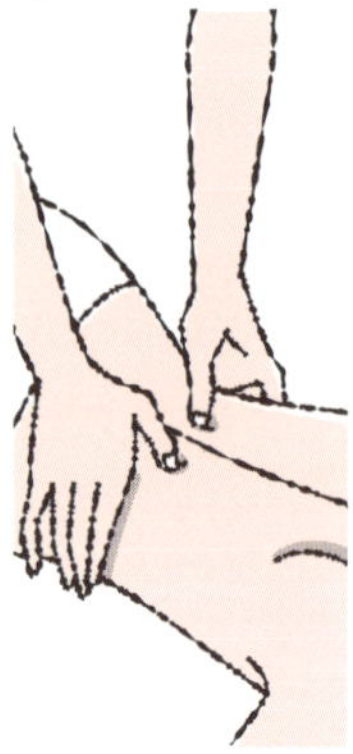

位置◆上背部、背骨（第12胸椎棘突《きょうついきょくとっ》起《き》下縁）をはさんだ両側で、からだの中心線から親指の幅1本半分外側。

治療◆左右のツボを同時にやや力をこめて親指で押す。背中の緊張がほぐれ、胃の機能がととのえられて、つわりからくる食欲不振が改善される。

中脘《ちゅうかん》

軽いマッサージと併用して健康な食欲を取り戻す

位置◆腹部の中心線上で、みぞおちとおへその中間あたり。

治療◆息を吐くのに合わせて軽くツボを押さえ、腹部マッサージも軽く加えると、消化機能がととのえられて食欲が回復する。ただし、妊娠中は腹部を強く押さないよう十分に注意する。

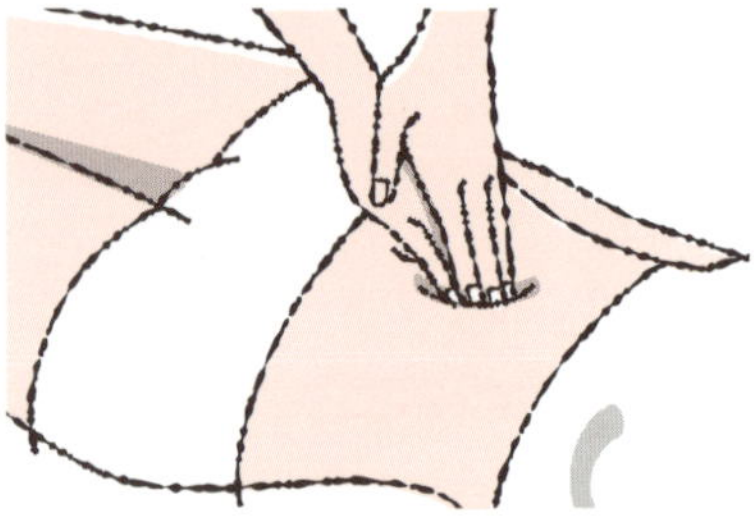

ここが特効ツボ！

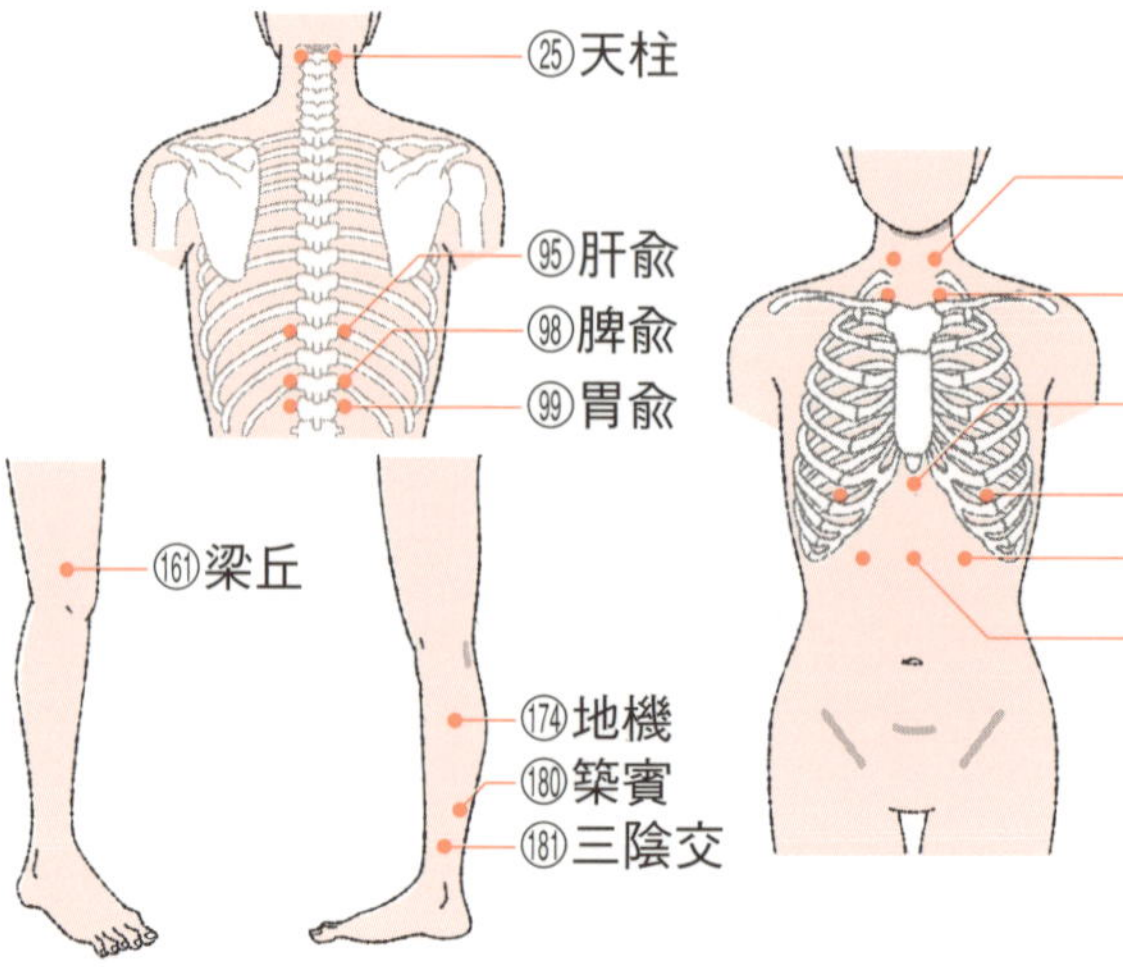

第3章

部位別
ツボ200
詳細解説

頭・首のツボ

1 百会（ひゃくえ）

「百《ひゃく》」という数字は「数が多い・たくさんの」ということをあらわしています。

つまり、からだの働きに関係するもろもろの道すじが、一堂に集まり会する場所が、頭のてっぺんにある百会のツボというわけです。

百会は応用範囲が広く、多くの症状に効果を発揮しますが、それも、このようなツボ名の由来を知れば納得できます。

ツボの見つけ方　頭頂部のほぼ中央にあるツボです。頭頂部を見つけるには、頭部に前後と左右の二つの線を想定し、その二つの線が交差する場所を探せばよいでしょう。

具体的には、まず左右の両耳を前に折り曲げ、その最上端から頭のてっぺんに向かって上がった線を想定します。前後の線は、左右の眉の間の中央からまっすぐ上がった線で、両者が交差する点をとれば、正確に頭頂部の中央を見つけることができます。

ちなみに、眉の間からまっすぐ上がった頭の中央を通る線上で、額と衿足のそれぞれの髪の生えぎわまでを一二寸とすれば、このツボはちょうど、額の生えぎわから五寸、衿足の生えぎわから七寸の位置になります。ここを指先で押すと、軽い痛みが感じられます。

治療の効果　たいへん応用範囲が広く、指圧やお灸《きゅう》、鍼《はり》治療などによく用いられます。たとえば、血圧の変化・異常によるめまい・立ちくらみのほか、乗り物酔い、二日酔いなどといった全身症状の治療に効果があります。

また、疲れ目や、鼻づまり、さまざまな病気が原因で起こる頭痛・頭重感、耳鳴りなどにも効くほか、寝違えや首・肩のこり、脱毛症の予防、痔《じ》などにも有効です。

治療のコツ　頭のてっぺんから、まっすぐからだの芯《しん》に抜けるように指圧するのが治療のコツです。これによって、さまざまな病気が原因で起こる、頭のぼんやりした感じがスッキリしてきます。

2 翳風（えいふう）

「翳《えい》」は「陰《かげ》・かざす・退く・目がかすむ・隠す」などの意味があります。

一方の「風《ふう》」には、音や風に通じる意味があります。

したがって、このツボが、陰になる場所にあって、耳鳴りなどの耳の疾患によく効くツボであることを示しています。

ツボの見つけ方　耳たぶの後ろにあるツボです。

耳たぶのすぐ後ろにある骨の出っぱりを乳様突起《にゅうようとっき》といい、その骨の前、小さなくぼみの中にこのツボがあります。耳たぶの後ろを押さえると、このくぼみに触れます。ここを押すと、耳の中にズーンとひびくような痛みを感じるので、比較的探しやすいツボです。

治療の効果　顔のまひ、けいれん、頬《ほお》のはれや歯痛に効果があります。また、これらが原因で起こる首や肩のこり・痛みをやわらげます。

そのほか、難聴や耳の痛み、めまい、乗り物酔いにも効果があります。また、三叉《さんさ》神経痛の特効ツボでもあります。

治療のコツ　耳のまわりには翳風をはじめ聴宮《ちょうきゅう》、頭竅陰《あたまきょういん》、耳《じ》門《もん》などいくつかツボが集まっていて、これらのツボは難聴・耳鳴りの特効ツボです。

中国では、耳の聞こえない子どもたちに、これらのツボを使って鍼《はり》治療を行なったところ、聴力が回復したという報告があります。

3 角孫（かくそん）

角孫の「角《かく》」は、耳の上にあ

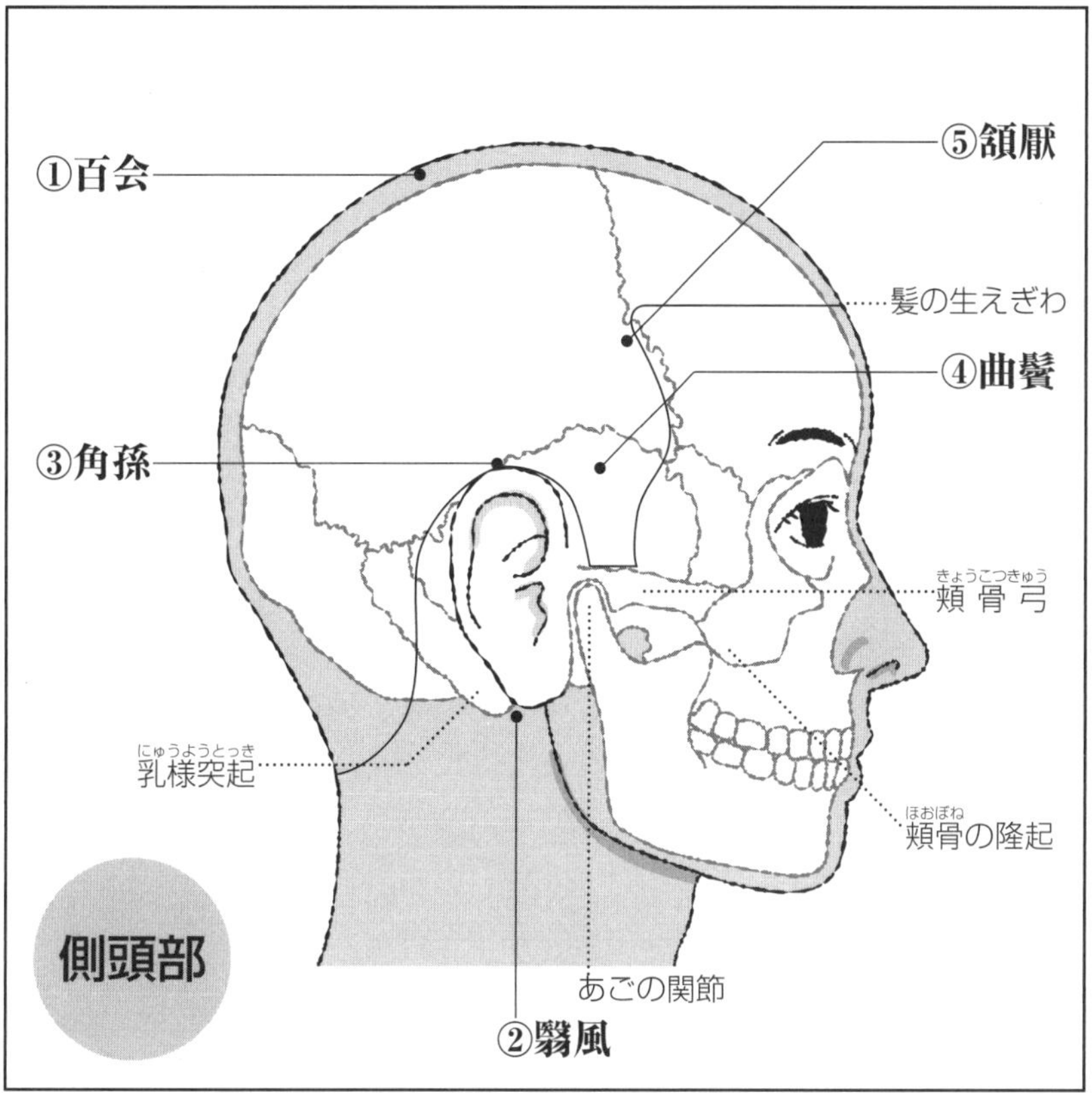

る「角《かど》」を意味します。「孫《そん》」は「孫絡《そんらく》（基幹となる経絡から分岐した経絡）」つまり孫脈から転じて、「つなぐ」という意味があります。

角孫というツボ名は、耳の上の角にあって、いろいろなからだの働きと関係のあるツボの並ぶ線（経絡→P191）がつながっていることに由来しています。

ツボの見つけ方　耳全体を前に折り、耳の穴をふさぐようにかぶせたとき、耳の一番上が当たるところにあります。髪の生えぎわのくぼんだところを目安にするとよいでしょう。

また、口の開け閉めを目安に探すこともできます。

口を開けたり閉じたりすると、筋肉が動いてくぼみができるところがありますが、そこが角孫です。

治療の効果　目の病気、歯の病気、耳の病気に広く効果があるツボです。

目の疾患では結膜炎など、耳の疾患では耳鳴りや耳の痛みなどに効果があります。歯では、むし歯や歯周炎の症状をやわらげます。頭部から首すじにかけてのこわばりにも有効です。

治療のコツ　頭痛・頭重感があるときや、めまい、立ちくらみを感じたときにもよく効き、このツボを押すと頭がスッキリしてきます。

4 曲鬢（きょくびん）

「曲《きょく》」には、「曲がる・かがむ・屈折する・すみ・片端《かたはし》」などの意味があります。「鬢《びん》」は「小鬢《こびん》」という言葉があるように、頭部の左右側面にある髪のことをさしています。

つまり、額のすみで髪の毛の生えぎわにあるという意味で、ツボの位置が、そのまま名称になっているわけです。

ツボの見つけ方　もみあげの後ろの髪側にあるツボです。もみあげの後ろの髪の生えぎわをまっすぐ上に上がる線を引き、次に耳のいちばん高いところから水平線を引くと、この二つの線が交わるところにあります。

治療の効果　頭痛、とりわけ血管性の頭痛・頭重感にすぐれた効果があります。頭の両側から下あごにかけてのはれや痛みもやわらげます。

また、三叉《さんさ》神経痛や、目の疲れをとるのにもよいツボとして知られています。

5 頷厭（がんえん）

「頷《がん》」は、「おとがい・下あご・うなずく」という意味をもっています。一方、「厭《えん》」には、

「疲れる・憎む・押す・沈む・うっとうしい」などの意味があります。下あごを押し下げ、歯を咬《か》むようにすると筋肉が動くところ、すなわち、こめかみのことを指しているのです。

頭や首の痛みでうなずくこともできなかったり、首が回らなくなったりした状態を治すところから、このように名づけられました。

ツボの見つけ方　額の角の髪の生えぎわを、親指の幅半分上がったところにある頭維《ずい》というツボの少し下にあります。

もみあげにある曲鬢《きょくびん》と、頭維を結ぶ曲線上で、頭維から四分の一のところにあります。

治療の効果　目の疾患やめまい、耳鳴り、子どものひきつけの治療などにも用いられます。

また、片頭痛をはじめとした頭痛の治療にも効果があり、とくに後頭部の痛みによく効きます。

そのほか顔面のまひやこわばり、三叉《さんさ》神経痛、手・腕の痛みにもよく効きます。

また、頭がボーッとしているときに、このツボを刺激するとスッキリします。

6 完骨（かんこつ）

完骨の「完《かん》」は、家のまわりをめぐる垣根をあらわし、垣根に欠けたところがなく家を取り巻いていることから転じて、「まっとうする」という意味をあらわしています。また、「完骨は耳後《じご》の高骨《こうこつ》を謂《い》う」とされるように、耳の後ろの垣根のような骨（乳様突起《にゅうようとっき》）を指すツボとして名づけられました。

ツボの見つけ方　耳の後ろの出っぱった骨（乳様突起）の下端の後ろ側のくぼみにあります。この部分を指で強く押すと、頭の両側にひびくような痛みを感じます。

治療の効果　完骨はさまざまな症状に効果があり、とくに片頭痛、めまい、言語障害、顔面神経まひ、不眠症などの症状によく効きます。

立ちくらみをともなう頭痛・頭重感、頭や顔のむくみ、歯肉炎、耳の疾患などの治療にも用いられるツボです。

治療のコツ　口のゆがみ、首の痛み、うなじの痛み、動悸《どうき》、息切れ、のどのつかえや痛みがみられるときに、この完骨を刺激するとたいへん楽になります。

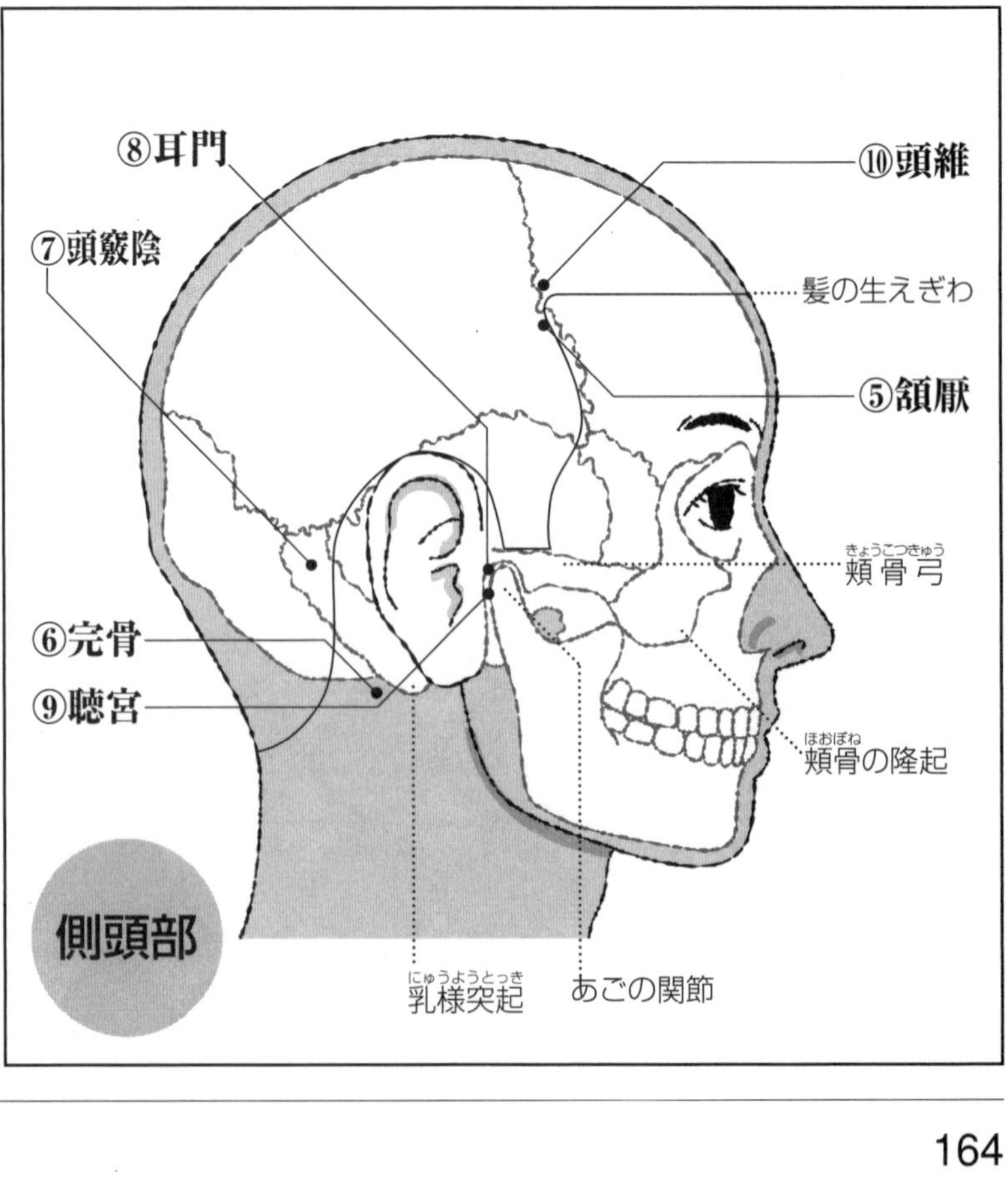

7 頭竅陰（あたまきょういん）

「竅《きょう》」とは骨に開いている孔《あな》（穴）のことで、「陰《いん》」は陰陽《いんよう》の陰側をさしています。つまり、耳の陰（耳孔《じこう》の後ろ側）にある穴というのが竅陰の意味です。

ただし、竅陰と呼ばれるツボは足にもあります。

そのため、頭部のこのツボには、「頭」という文字が加えられます。

なお、足のほうの竅陰は、親指から数えて四番目の指の端にあります。

ツボの見つけ方 耳の後ろにあるツボで、乳様突起《にゅうようとっき》の上方、外耳孔のほぼ後ろ側のくぼみが頭竅陰です。

治療の効果 頭と目の痛み全般によく効きます。とくに、頭の痛みからくるめまいや、立ちくらみが起こったときに、このツボを軽く押さえると症状がやわらぎます。

そのほかにもこむら返りや、うなじの痛みをともなう耳の疾患、耳鳴り、舌からの出血にも効果があります。

耳の疾患に対する治療効果は昔からよく知られ、中国では耳の不自由な子どもの治療に用いられていました。

また、このツボは疲れや血圧の症状など、中年以降の人に特有の全身症状にも効果があります。気分がすぐれないとき、疲れやすいとき、耳が聞こえにくいときに、このツボを刺激すると症状がやわらぎます。

治療のコツ 耳の後ろの髪の生えぎわを少し入ったところで、動脈の拍動を目安に、ツボをとるとよいでしょう。ここを強く押すと痛みが感じられます。

8 耳門（じもん）

耳の前にあるツボで、耳の門戸という意味があります。

東洋医学では、耳門は耳の病気の原因となる邪気《じゃき》(→P220)が出入りする門にあたるとされているツボです。したがって、このツボを刺激することによって邪気を払うことができ、耳の疾患全般によく効きます。

ツボの見つけ方 耳の穴のすぐ前には耳珠《じしゅ》と呼ばれる小さな出っぱりがあります。この耳珠の上のえぐったような弯入《わんにゅう》部の、すぐ前にできるくぼみに、耳門があります。

耳珠の中央のすぐ前にある聴《ちょう》宮《きゅう》から、親指の幅半分上がったところです。

治療の効果 耳の疾患全般にすぐれた効果があり、耳鳴り、難聴、中耳炎、外耳炎などによく効きます。

そのほか顔面の神経まひ、三《さん》叉《さ》神経痛、歯の痛みにも用いられます。

9 聴宮（ちょうきゅう）

「聴《ちょう》」は文字どおり「聴く、しっかり聞く」という意味です。「宮《きゅう》」は「お宮《みや》・御家《みや》」で、生活の中心となる家の尊称です。つまり聴宮とは、ものをしっかりと聞くための場所の中心部であるというのが、このツボ名の由来です。

ツボの見つけ方 耳の前にある小さなやわらかい突起を耳珠《じしゅ》といいます。耳珠の真ん中にはくぼんだところがあります。そこが耳珠の中央です。口をわずかに開けたとき、この耳珠の中央のすぐ前にくぼみができますが、そこが聴宮です。

耳門《じもん》から、親指の幅半分下がったところです

治療の効果 耳鳴り、難聴の特効ツボです。とくに、セミが鳴くようなジーッという音や、キーンという金属音のような耳鳴りをおさえるのに効果があります。

そのほか、耳の病気全般、顔の筋肉の病気からくる頭痛・頭重感、めまい、視力の低下、記憶力の減退にもすぐれた効果があります。

耳珠の前には、聴宮のほか耳門というツボがあります。この二つのツボは、どちらも耳の疾患の治療に欠かせない大切なツボとして、重要な役割を果たしています。

10 頭維（ずい）

「頭《ず》」は、文字通り頭部のことで、「維《い》」は「つなぐ」から転じて「角《かど》・すみ」などを意味します。

したがって頭維という名称

は、髪の生えぎわで、かつ頭部の角にあるツボということをあらわしています。

ツボの見つけ方 額の髪の生えぎわの角で、そこからさらに親指の幅半分、頭のてっぺんに向かったところにあります。額にグッとしわをつくったときに、いちばん上のしわが頭と顔の境目になります。

このしわを横にたどると、ちょうど髪の生えぎわにあたり、これを目安に見つける方法もあります。

治療の効果 周辺に三叉《さんさ》神経が通っているので、三叉神経痛や片頭痛に非常に高い効果があります。

また、目の病気や目の疲れ、視力低下、のぼせなどの治療にも用いられます。

11 前頂（ぜんちょう）

「頂《ちょう》」は文字通り頭のてっぺんを、「前《ぜん》」はてっぺん（百会《ひゃくえ》）の前を意味しています。つまり、ツボの位置が、そのままツボ名になっているわけです。

また、後頭部にある後頂《ごちょう》（→p174）というツボに対応するという意味でもあります。

ツボの見つけ方 額の髪の生えぎわの真ん中（前正中線上）から、親指の幅三本半分、後ろにあります。百会からみると、親指の幅一本半分だけ前になります。

百会というツボは、頭のほぼてっぺんにあるツボです。したがって、前頂は頭頂部の少し前ということになります。

治療の効果 かぜによる頭痛、めまい、顔のはれによく効きます。また、鼻がつまって頭が重苦しく感じるときなどにも、このツボが用いられることがあります。

治療のコツ 前頭部が重苦しく感じられるときは左右の中指と人さし指をそろえて置き、かなり力を入れて頭の芯《しん》に圧力がかかるように指圧します。こうすると頭の重苦しい感じがとれて気分がスッキリしてきます。

また、血圧が高いときのさま

ツボの話 自然の理をふまえた東洋医学と「陰陽五行説」

ツボ療法に代表される東洋医学は、素朴な自然の理《ことわり》をふまえたものです。その根本には、自然界の現象すべてが、陰《いん》と陽《よう》のどちらかに属しているという考えがあります。

●基本は「陰陽五行説」

また、東洋独特の自然観として、「陰陽五行説《いんようごぎょうせつ》」があります。これは自然界が植物・熱・土壌・鉱物・液体という五つの物質で構成されているとして、それぞれを木《もく》・火《か》・土《ど》・金《ごん》・水《すい》の五行として表現し、それらに陰陽を組み合わせたものです。

東洋医学では、人間のからだにも、この陰陽と五行があてはまると考えられており、人体の臓器すべてに、陰と陽、木・火・土・金・水の五行を割り振っています。

人体の状態を、あくまで自然界の現象の一つとしてとらえるのが、東洋医学の基本的な理念なのです。

そして、この理念によって、西洋医学とはまったく異なる、独特な視点が生まれたのです。

●ツボ名もこの自然観から

ツボ療法で用いられるツボは、こうした考え方をもとにして発見され、命名されてきました。ツボ名に「陰」や「陽」の文字が使われたり、池《ち》・丘《きゅう》・泉《せん》・谷《こく》など、木・火・土・金・水のいずれかを意味する文字が使われているのも、このような東洋医学の基本理念に由来しているのです。

また、木・火・土・金・水の五行に対して、順に角《かく》・徴《ち》・宮《きゅう》・商《しょう》・羽《う》の文字をあてはめたものを五音、青・赤・黄・白・黒をあてはめたものを五色といい、これらの文字を使ったツボ名も多くあります。

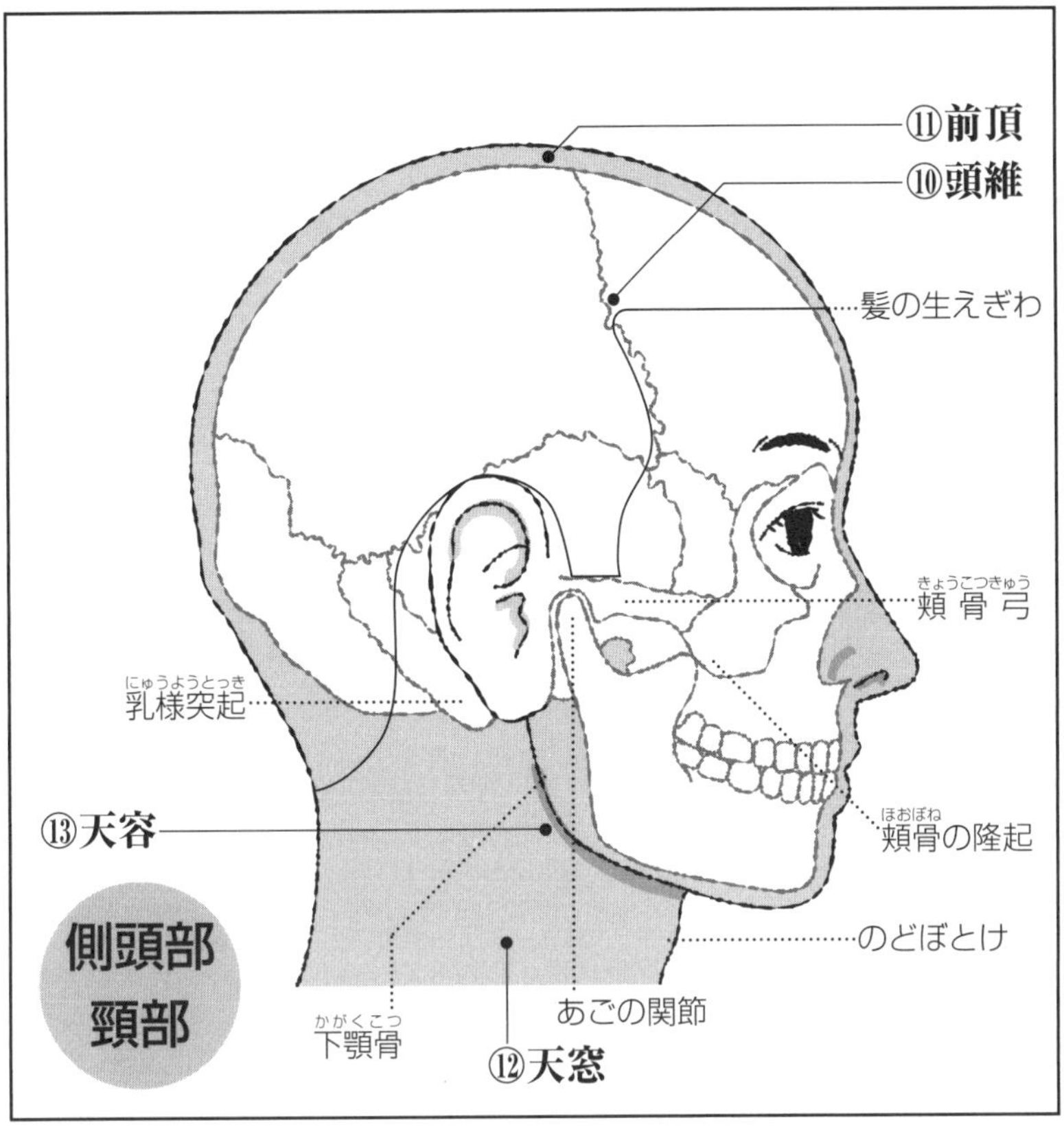

ざまな症状、たとえば顔面の充血、はれ、からだのむくみなどにも効果があります。

⑫ 天窓（てんそう）

東洋医学では、人体を「天・人・地」という三つの部分に分けて区別することがあります。

この分け方に基づくと、天窓の「天」は鎖骨《さこつ》よりも上の部分をさします。

「窓《そう》」は文字どおり窓《まど》で、頭部にある窓（孔《あな》）、つまり耳の穴をさします。したがって、天窓は、耳の疾患によく効くツボとして知られています。

ツボの見つけ方 のどぼとけ（喉頭《こうとう》隆起＝甲状《こうじょう》軟骨）の上へりから水平に引いた線と、頸部《けいぶ》側面を斜めに走る筋肉の後ろへりが交わるところにあります。さわると、動脈を手に感じるくぼみのところです。

治療の効果 一般的には、中耳炎や外耳炎、耳鳴り、難聴など、耳の病気によく用いられるツボです。

しかし、適応となる症状は幅広く、扁桃《へんとう》炎によるはれや痛み、頸肩腕《けいけんわん》症候群などの肩の痛みにも、しばしば用いられます。

また、頬《ほお》のこわばりやはれをやわらげる際にも、用いられることがあります。

治療のコツ 天窓を指圧するときは、力の入れすぎに注意しながら押すようにします。

⑬ 天容（てんよう）

「天《てん》」は、鎖骨《さこつ》より上の部分のことを意味します。

「容《よう》」は容貌《ようぼう》、つまり耳輪をつけたときに、耳輪が接触する部分という意味です。また、「入れる・包む・盛る・用いる」という意味もあります。

したがって、天容とは、耳やのど、頭や歯など、鎖骨より上の部分の病気の痛みを取り除くツボ、および、それらの部分のすべての病気をこの中に包み込んでしまうツボという意味もあります。

ツボの見つけ方 耳の下で、下あごの角の後ろ側にあるツボです。頸部《けいぶ》側面を斜めに走る筋肉（胸鎖乳突筋《きょうさにゅうとつきん》）の、前方のくぼみにあります。

治療の効果 頸部の病気の治療に、よく用いられるツボで高い効果を発揮します。

たとえば、首がこって回らない、寝違えて首が痛い、痛みでしゃべりにくいというような場合に効果があります。

そのほか、のどにつまった感じがあるときや胸が痛いとき、あるいは歯が痛いとき、耳鳴り、耳が聞こえにくいなどの症状がある場合にも効果的です。

治療のコツ　のどが痛いときは、このツボを中心に首すじ全体をマッサージすると、たいへん楽になります。

14 承霊（しょうれい）

「霊《れい》」は神霊の宿るところで、頭は元神の府《ふ》とされています。一方の「承《しょう》」は、「受ける」という意味です。

したがって、神霊を受け、主に頭部の病気を治すという意味があります。

ツボの見つけ方　左右の瞳孔《どうこう》から上に伸ばした線上にあり、頭部を側面から見たとき、頭頂部にある百会《ひゃくえ》よりも、わずかに後方へ下がったところに位置しています。

治療の効果　脳や脊髄《せきずい》の炎症から起こる発熱をはじめ、まひやけいれん、めまい、頭痛に効果があります。ほかにもかぜによる寒け、頭痛、鼻血、鼻づまり、ぜんそくなどの治療にも用いられます。

また、脱毛防止を目的としたツボ療法でも、承霊とその周辺のツボは、大切なポイントになっています。

15 曲差（きょくさ）

「曲《きょく》」は「曲げる・曲がる・ゆがむ・よこしま」という意味から転じて、「片端《かたはし》・角《かど》・すみ」をあらわしています。

一方「差《さ》」という文字には、「互い・違う・不揃い」などの意味があります。

曲差というツボ名は、平坦な額から前髪の生えぎわに曲がる段差のあるところに位置するツボをあらわしています。

ツボの見つけ方　前正中線上で、額の髪の生えぎわから親指の幅半分だけ後ろにある神庭《しんてい》を基準点とすると、神庭から真横に、親指の幅一本半分だけ外側のところに位置しています。

また、髪が薄いために、生えぎわがわかりにくいときは、前頭部にしわを寄せて、しわの最上部と頭皮の境界を髪の生えぎわとします。

治療の効果　鼻の病気によく効きます。たとえば、慢性鼻炎やアレルギー性鼻炎、慢性副鼻腔《ふくびくう》炎による鼻づまりに効果があります。鼻血、鼻たけにもこのツボを使います。

そのほかにも視力障害や眼底出血、頭痛、高血圧症にも効果があります。

治療のコツ　鼻づまりには曲差のほか天柱《てんちゅう》、風池《ふうち》、迎香《げいこう》、通天《つうてん》などを同時に用いるといっそう効果が上がります。

16 通天（つうてん）

通天の「通《つう》」は「通る・届く」という意味があり、転じて「開く・貫く・過ぎる」という意味で用いられてます。

一方、「天《てん》」は、このツボが所属する経絡《けいらく》（膀胱《ぼうこう》経）のツボとしては、最も高い位置（頭部）にあるということをさしています。

経脈は、この通天から百会《ひゃくえ》に通じ、脳の中を循環するといわれています。したがって、頭頂部の百会に気を送り込む経穴《けいけつ》である、ということが、通天というツボ名の由来となっているわけです。

ツボの見つけ方　頭のてっぺんにある百会（→P162）の両側のわずかに前寄りにあるツボです。前正中線上を親指の幅四本分後ろにいき、さらに耳の方向へ親指の幅一本半分下がったところにあります。

治療の効果　たいへん応用範囲の広いツボで、さまざまな治療効果があります。

とくに頸部《けいぶ》にこぶ状のできものができたときや、鼻の中にできものができたとき、鼻汁による鼻づまりがあるときは、高い効果が期待できます。

そのほか頭痛・頭重感の治療にもよく用いられます。なかでも片頭痛にはよく効き、さらに後頭部からうなじにかけてのこわばりをほぐす特効ツボでもあります。また、抜毛や円形脱毛症、脳卒中が原因の顔面まひなどにも用いられます。

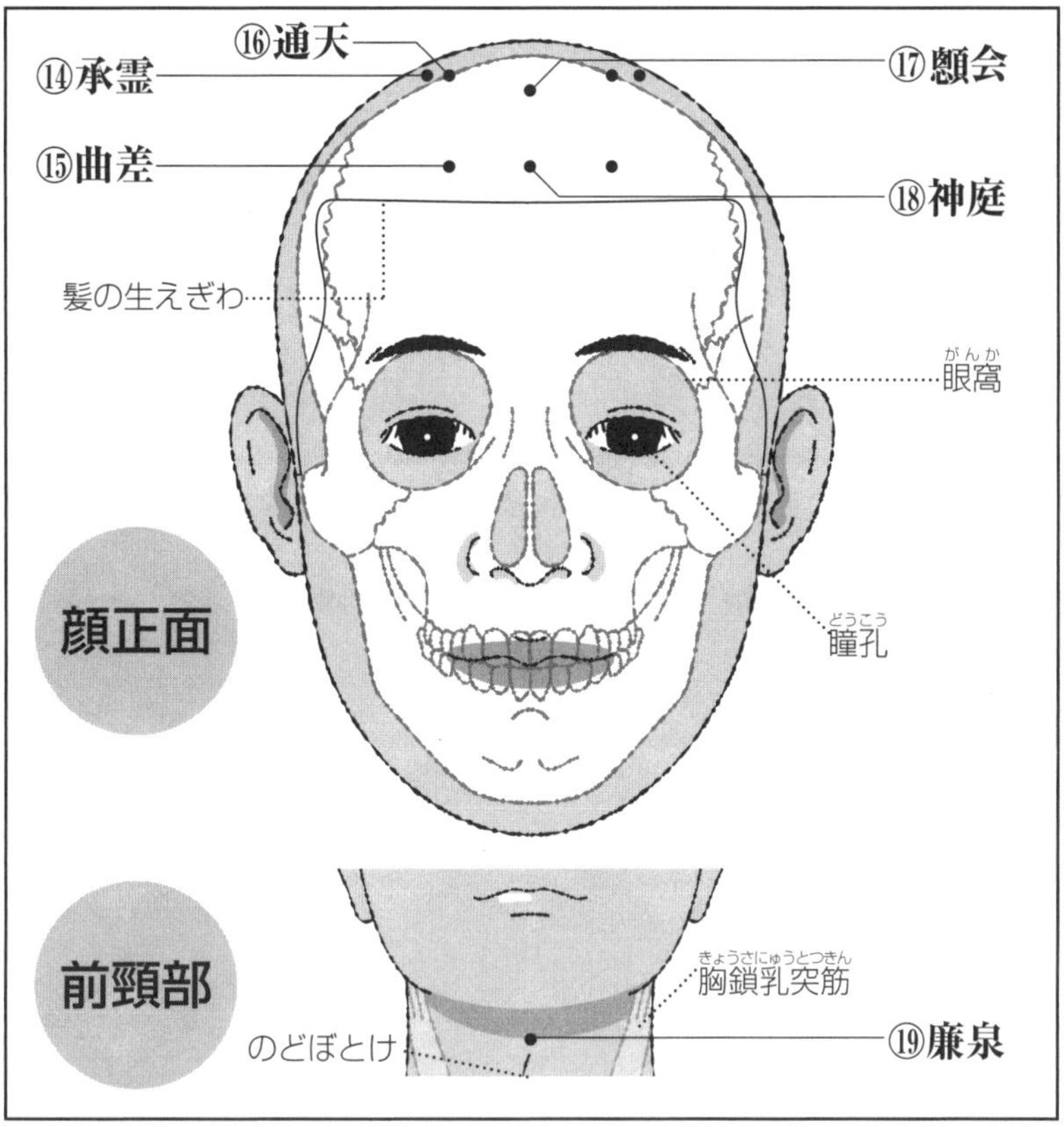

17 顖会（しんえ）

顖《しん》は大泉門《だいせんもん》（頭頂部にある骨のすき間）のこと。「会《え》」は「集まり会する」という意味です。いくつもの骨が集まる部位にあることから、このような名称がつけられました。

ツボの見つけ方 額の髪の生えぎわから、前正中線上を親指の幅二本分後ろにいったところにあります。

頭のてっぺんにある百会《ひゃくえ》（→P162）から、親指の幅三本分前になります。

治療の効果 脳貧血によるめまい、立ちくらみ、のぼせ、または、のぼせによる鼻血などの治療に用いて効果があります。

そのほか、顔のはれやむくみ、頭痛・頭重感、鼻づまりなど、頭部や顔面のさまざまな症状をやわらげます。

18 神庭（しんてい）

神庭の「神《しん》」は精神の神をあらわしています。「庭《てい》」は文字どおり庭《にわ》を意味しています。したがって、額から髪の毛に入る庭先にあたるというツボの位置を示す名称です。精神や情緒を安定させるツボという意味をもっています。

ツボの見つけ方 額の髪の生えぎわから、前正中線上を親指半分後ろにいったところにあります。

生えぎわが分かりにくい場合は、眉間《みけん》の真ん中から親指の幅三本半分上がったところが、ツボのある場所です。

治療の効果 慢性鼻炎、慢性副《ふく》鼻腔《びくう》炎などの鼻の疾患をはじめ、頭痛、めまい、てんかんに効果があります。

また、眉の上が痛くて上方を見ることができないときや、意識を失ったときなどにも、このツボを刺激するとよく効くとされています。

19 廉泉（れんせん）

「廉《れん》」には、「角《かど》・側辺・すみ」という意味と、「舌」という意味があります。「泉《せん》」は水源のことをあらわします。

つまり廉泉は、下あごと首が接する角にあって、からだの運営をつかさどるエネルギーである「気」が、泉のように湧き出すところを意味しています。

ツボの見つけ方 首の前にあるツボです。首の真ん中の線と、のどぼとけ（喉頭《こうとう》隆起＝甲状《こうじょう》軟骨）のすぐ上の横じわが交わるところにあります。のどぼとけの上方にある舌骨《ぜっこつ》のすぐ上のくぼみです。

ここを指で押すと、舌の根を感じることができます。

治療の効果　舌の病気によく効くツボです。たとえば、舌炎《ぜつえん》や舌の知覚異常、舌がもつれて話しにくい、舌の根元が急に収縮して言葉が出ない、舌が丸まってよだれが流れる、といった症状に効果があります。

また、喉頭炎、扁桃《へんとう》炎、気管支炎などによるせきやたんをしずめる場合にも、このツボがよく用いられます。

そのほか、心因性の失語症、声がれ、唾液《だえき》分泌過多の治療にも効果があります。

⑳ 気舎（きしゃ）

気舎の「気《き》」は空気をあらわしています。「舎《しゃ》」は「とどまる・いる」の意味です。

したがって、呼気がここにとどこおり、集まる場所という意味になります。

ツボ名からもわかるように、主に呼吸器系疾患の治療によく用いられています。

ツボの見つけ方　のどぼとけ（喉頭《こうとう》隆起＝甲状《こうじょう》軟骨）を真下に下がると胸の骨のくぼみに当たります。気舎は、このくぼみの外側にある小さなくぼみ（小《しょう》鎖骨上窩《じょうか》）にあります。このくぼみは、頸部《けいぶ》側面を斜めに走る筋肉の下端が、二つに分かれて胸骨上端と鎖骨にくっつくことでできます。

また、首を横に向けたときには、向けた側に細くて深いくぼみとしてあらわれます。

治療の効果　のどの痛み、首のできものやはれ、肩から首にかけてのこりなどに、高い効果を発揮します。

また、ぜんそくの治療や、しゃっくりにも使用されます。

㉑ 人迎（じんげい）

東洋医学では、人体を上・中・下の三部に分類し、三部をさらに「天・人・地」の三つ（九候《こう》）に分けることがあります。これを三部九候といいますが、人迎の「人」は、九候のなかの人候をさしています。「迎《げい》」は、「迎える・会う・動く」の意味です。

したがって、人迎というツボ名は、頸《けい》動脈の拍動を指で感じるところという意味になります。

ツボの見つけ方　のどぼとけ（喉頭《こうとう》隆起＝甲状《こうじょう》軟骨）の上へりと同じ高さで、頸部側面を斜めに走る筋肉（胸鎖乳突筋《きょうさにゅうとつきん》）の前端にあります。この部分に指を当てると強い脈を感じるので、

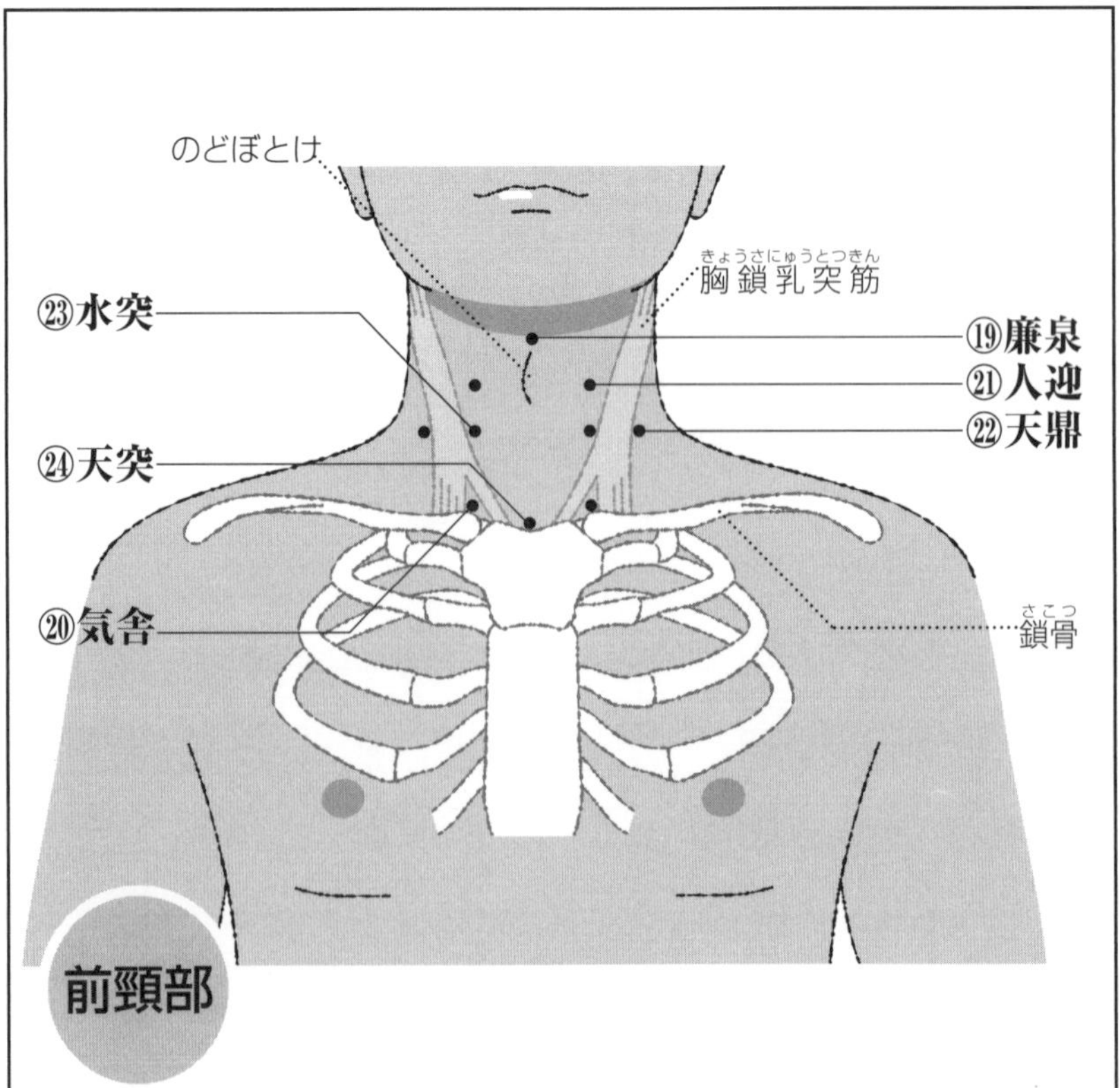

それがツボを探す手がかりになります。

治療の効果 ぜんそく、関節リウマチ、高血圧症、痛風《つうふう》、黄疸《おうだん》、慢性的な気管支の症状に効果があります。

また、神経性の心悸亢進《しんきこうしん》症、狭心症、胃けいれん、胆石症の痛み、めまい、のぼせ、結節性紅斑《こうはん》などの病気の治療にもよく使用されます。

さらに、女性に多い甲状腺《こうじょうせん》の機能の高まりから起こる橋本病や、血圧を下げるのにも効果があります。

22 天鼎（てんてい）

「天《てん》」の文字は、人間のからだの上の方、鎖骨《さこつ》より上の部分をあらわしています。

一方、「鼎《てい》」は三つの脚をもった銅器で、古代の祭祀《さいし》器です。大椎《だいつい》とともに、頭部を鼎《かなえ》のように支え、天の生気がからだの中に入ってくる三角形の中心にあるツボ、という意味で名づけられました。

このツボがある胸鎖乳突筋《きょうさにゅうとっきん》の内側には、心臓と頭部を結ぶ血管や神経が多数通っており、人間のからだの中でも、とくに大切な部分です。

ツボの見つけ方 のどぼとけ（喉頭《こうとう》隆起＝甲状《こうじょう》軟骨）の直下にある軟骨（輪状《りんじょう》軟骨）と同じ高さで、胸鎖乳突筋の後ろのへりに位置します。

この位置は、のどぼとけの上のへりから親指の幅で一本分下がり、さらに外側に親指の幅三本分移動したところにあたります。

治療の効果 扁桃《へんとう》炎によるのどの痛みやはれ、声がかれ、のどの閉塞《へいそく》感、息苦しさなどをやわらげるのに効果があります。歯痛、手のしびれや痛みの治療にも使われます。

治療のコツ このツボは血液の循環を調節する場所として知られており、高血圧のために血液の循環に障害が出ると、このツボの周辺にしこりやこりがあらわれます。

そのしこりやこりを取り除くことで、高血圧症の治療に効果を発揮します。

ただし、けっして強く押さないように、注意することが大切です。

23 水突（すいとつ）

「水《すい》」は水分（水穀《すいこく》＝飲食）を意味します。東洋医学ではこの部分に水分がうっ滞すると、ぜんそくや気管支炎を起こし、せきやたんの症状があらわれるとされています。「突《とつ》」は「突く・突き出る」の意味で、ここでは、のどぼとけ（喉頭《こうとう》隆起＝甲状《こうじょう》軟骨）を指しています。

したがって、水分を飲み込む動作をすると、この部分が上下して突き出るということからつけられたツボ名です。

ツボの見つけ方 のどぼとけの直下にある軟骨（輪状《りんじょう》軟骨）と同じ高さで、頸部《けいぶ》側面を斜めに走る筋肉の前のへりにあります。

この位置は、まず、のどぼとけの上のへりから親指の幅一本分下がり、さらに外の方へ親指の幅一本半分移動したところにあたります。

治療の効果 せきが出てのぼせる、のどがはれる、息苦しいなどの症状によく効くツボとして知られています。

のどの調子が悪くて声がガラガラにかれてしまったときや、気管支炎、咽頭《いんとう》炎、喉頭炎、ぜんそくによる、のどの痛みとはれなどの治療にも効果があるといわれています。

24 天突（てんとつ）

「天《てん》」は鎖骨《さこつ》から上の部分を指します。「突《とつ》」は「突く・突き出る」という意味で、ここでは喉頭《こうとう》隆起（甲状《こうじょう》軟骨）をさしています。

したがって天突は、頸部《けいぶ》の喉頭隆起の下にあるツボという意味になります。のどの疾患の治療に、よく用いられるツボです。

ツボの見つけ方 のどぼとけから指を下に滑らせると、左右の鎖骨の内側にくぼみがあるのがわかります。そのくぼみの真ん中が天突です。

治療の効果　天突は一般に気管支と咽頭《いんとう》・喉頭の病気に効果があるツボとされており、さまざまな病気が原因で起こるせきやたんによく効きます。

とくに、声がれや、食べ物が飲み込みにくい場合（嚥下《えんげ》困難）、ぜんそく発作のために声が出ないほど息苦しい場合などに対して、すぐれた効果が期待できます。

また、のどが渇いていがらっぽいとき、ヒリヒリ痛むときなどの特効ツボでもあります。しゃっくりをしずめる場合や顔面充血、言語障害などにも使用されます。

治療のコツ　軽い症状であれば、自分で人さし指をカギ状に曲げ、このツボを下に向けてぐっと押すだけで楽になります。

天突を押すと、のどからあごの下にかけて、ツーンとひびくような刺激が走ります。ただし、力を入れすぎると息苦しくなることがあるので、力の加減に注意が必要です。

25 天柱（てんちゅう）

「天《てん》」は、頭部など鎖骨《さこつ》から上の部分を意味します。「柱《ちゅう》」は、大黒柱という言葉にみるとおり、最も大切な部分を支えるということを意味しています。

したがって、天柱という名前は、柱のように隆起して頭部を支えている筋肉が、盛り上がり始める部分にあるツボをあらわしています。

ツボの見つけ方　首の後ろ側、真ん中あたりに骨のくぼみがあり、その両側に僧帽筋《そうぼうきん》という太い筋肉が二本、縦に浮き上がっています。天柱はその僧帽筋の上端で、左右両方の外側にあります。

治療の効果　頭部のあらゆる疾患はもちろん、さまざまな全身状態を回復するのに役立つツボです。

とくに、中年以降の人の血圧安定のために、たいへん効果があります。

また、急性の熱で汗が出ないときや、めまい、頭痛、目の疲れ、首の後ろや肩のこりなどの際に、このツボを刺激すると治りが早まります。

そのほか、だるい、疲れやすい、のぼせ、冷え、低血圧症、高血圧症、二日酔い、乗り物酔いなどの全身症状にも、すぐれた効果があります。

さらに、慢性鼻炎や慢性副鼻《ふくび》腔《くう》炎による鼻づまり、鼻血、耳鳴り、むち打ち症、寝違え、むくみなどの腎臓病の治療といったように、きわめて応用範囲の広いツボです。

首は、頭部と体幹部を結び、血管や神経の通り道となっています。そのため、天柱を刺激すると、心身のさまざまな症状をやわらげるのに役立つというわけです。

このツボを押したりもんだりすることによって頭部の血行が促進され、頭のぼんやりした不快感がすっきりし、快方に向かいます。

治療のコツ　僧帽筋の上端の位置を正確にとるためには、髪の生え際を目安にするとよいでしょう。

26 風池（ふうち）

風池は「風邪《ふうじゃ》入りて邪気溜滞《じゃきりゅうたい》する」といわれるツボです。「風《ふう》」は風の邪気を意味し、「池《ち》」は池のようにたまる場所を意味します。

つまりこのツボ名は、風の邪気がたまる場所をあらわしているわけです。

東洋医学でいう邪気とは、病気の原因のことで、寒・暑・風・湿・熱・燥・火の七つがあります。そのうちの「風邪」が人体の中に入って、池のようにたまるところが、この風池というわけです。

このツボは風府《ふうふ》、風門《ふうもん》と並ぶかぜの特効ツボであると同時に、中風《ちゅうふう》（脳卒中の後遺症）にもよく効くツボとして知られています。

ツボの見つけ方　首の後ろの髪の生えぎわで、僧帽《そうぼう》筋という二本の太い筋肉の両外側をわずかに離れたくぼみのあたりにあります。

ほかのツボを基準とするなら、天柱の少し上の外側を目安にするとよいでしょう。

指でもむと、耳の後ろから頭の両側にかけて、軽い痛みが走ります。

治療の効果 頭が痛い、首筋の後ろがこる、からだの節々が痛い、熱っぽい、せきが出る、だるいなど、さまざまなかぜの症状に対する特効ツボです。ほとんどのかぜは、風池を刺激すると治るといわれています。

かぜ以外には、前述の中風や、めまい、立ちくらみ、二日酔い、乗り物酔いといった全身症状、あるいは目の疲れにもすぐれた効果があります。

さらに、円形脱毛症や月経困難、月経痛、寝違えの治療にも使われます。頭部や胸部にいろいろな症状が出ているときにも、広く活用されています。

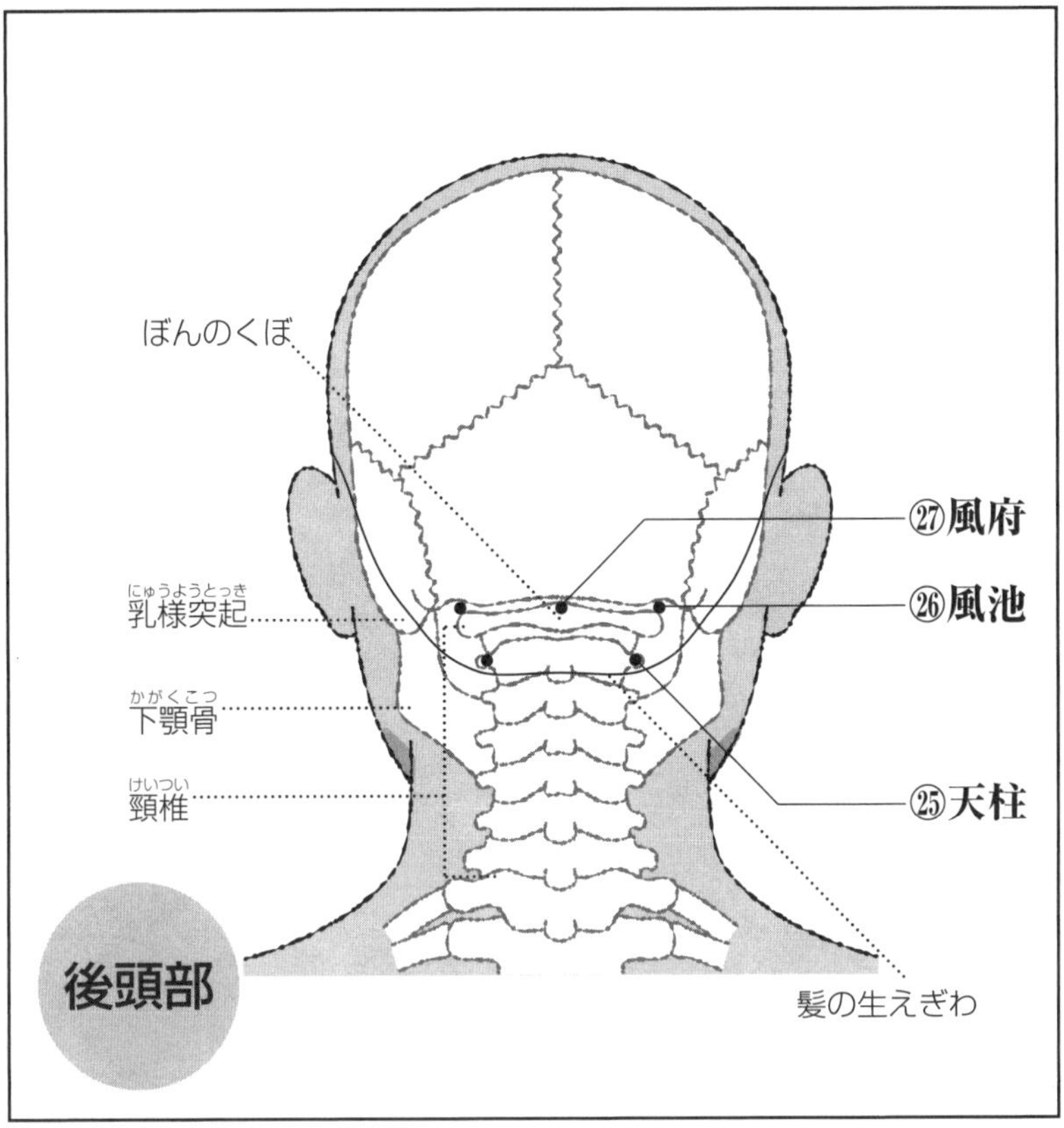

27 風府（ふうふ）

風府の「風《ふう》」は東洋医学で病気の原因といわれている邪気《じゃき》の一つ「風邪《ふうじゃ》」を意味しています。「府《ふ》」は「倉・みやこ・集まるところ」といった意味があります。

つまり風府というツボ名は、風の邪気である風邪が、ここに集まってくることをあらわしています。

なお、風府には、舌本《ぜっぽん》、鬼枕《きちん》、鬼穴《きけつ》といった別名があります。鬼の字がつくツボは、からだの機能が高ぶりすぎたときに、これを調節する働きがあります。

ツボの見つけ方 後頭部の中心線上（後正中線上）で、髪の生えぎわから親指の幅一本分上がったくぼみにあります。

このくぼみは、僧帽筋《そうぼうきん》という首の後ろにある二本の太い筋肉の隆起の間にできるものです。

俗に「ぼんのくぼみ」または「ぼんのくぼ」と呼ばれるくぼみが首の後ろにありますが、風府は、このくぼみの上のほうにあり、押すと軽い痛みを感じます。

治療の効果 頭痛・頭重感や全身のだるさ、くしゃみ、鼻水、鼻づまり、発熱、寒けなど、かぜによって起こるさまざまな症状をやわらげる特効ツボです。

主に、鼻血や慢性副鼻腔炎《ふくびくう》、鼻炎といった鼻疾患、脳出血、高血圧症などに用いられ、高い効果を発揮します。

また、眠けをとるのにも、効果があるといわれています。

治療のコツ 東洋医学では、かぜの原因である風の邪気はまず背中の風門《ふうもん》から入り、首の風池《ふうち》に集まるといわれています。そして、さらに進行すると風府に集まり、最後は脳に入って全身の痛みが生じるといわれています。

このため、風府でしっかりかぜを食い止めることが大切になります。

28 大椎（だいつい）

大椎とは「大きな椎骨《ついこつ》」の意味で、頸椎《けいつい》の七番目にある骨を指します。

「大《だい》」には「尊い・偉い・大切・重要」などの意味がありますから、大椎は椎骨の重要なところにあるツボ、ということになります。

ツボの見つけ方　首を前に曲げると、首の後ろの後正中線上に最も突出する骨（第七頸椎棘突起《きょくとっき》）があります。大椎は、この突起の下のくぼみにあります。アレルギー体質の人は、このツボの刺激にとくに敏感です。

治療の効果　嘔吐《おうと》、鼻血、首や肩のこりに効果があります。とくに首から肩にかけてこわばるようなときは、大椎を中心とした指圧やマッサージがたいへん効果的です。

そのほか、片頭痛や痔《じ》、鼻かぜ、胃腸障害、ぜんそく、子どもの虚弱体質の改善など、幅広い症状に用いられます。また、湿疹・じんま疹、にきび・吹き出物、抜け毛、円形脱毛症といった皮膚症状にも、効果を発揮します。

治療のコツ　大椎から邪気《じゃき》が入ると背筋がゾクッとしたり、首が張ったり、頭が重くなってしまうといわれています。

このようなかぜの症状があらわれたときには、大椎にお灸《きゅう》をして、体内から邪気を取り除きます。

また、簡単なかぜの予防法としては、大椎にカイロを当てておくと効果的です。

29 後頂（ごちょう）

「後《ご》」は後ろを、「頂《ちょう》」は「いただき」を意味しています。つまり、頭頂部の後ろという場所をあらわしているわけです。

ツボの話　五行説から生まれた「五臓五腑」

東洋医学では、陰陽五行《いんようごぎょう》の自然観（→p166）を、人間のからだにあてはめています。これによると、陰は「静なるもの」、陽は「動なるもの」と考えます。

からだについていえば、手のひらや足の裏など内側の静的な部分を陰、手の甲や足の甲など外側の動的な部分を陽といっています。また、体内では、生命を営む主体となる「臓《ぞう》」に、木《もく》・火《か》・土《ど》・金《こん》・水《すい》の五行をあてはめ、肝は木、心は火、脾《ひ》は土、肺は金、腎は水にあたるとしています。この五つの臓を総称して、五臓といいます。

●臓腑の組み合わせで生命を維持

また、東洋医学では、臓の働きを補うものとして「腑《ふ》」という存在を想定しています。つまり、臓と腑のコンビネーションが整っていてこそ、生命が正常に維持できるというわけです。

たとえば、肝に対応する腑は胆であり、「肝胆相照らす」という言葉はここから出ています。

ちなみに、心に対する腑は小腸で、以下、脾には胃、肺には大腸、腎には膀胱《ぼうこう》が対応するとされています。

●現代医学の臓器名は東洋医学に由来

この「臓と腑」という考え方からわかるように、東洋医学でいう臓腑と、現代医学でいう内臓は、必ずしも一致しません。

それにもかかわらず同じ名称が使われているのは、理由があります。杉田玄白《げんぱく》らがオランダの解剖学書から『解体新書』を翻訳した際に、臓器の名称を新たにつくるよりも、馴染みのある東洋医学の用字用語をもとにして、臓器の名称としたためなのです。

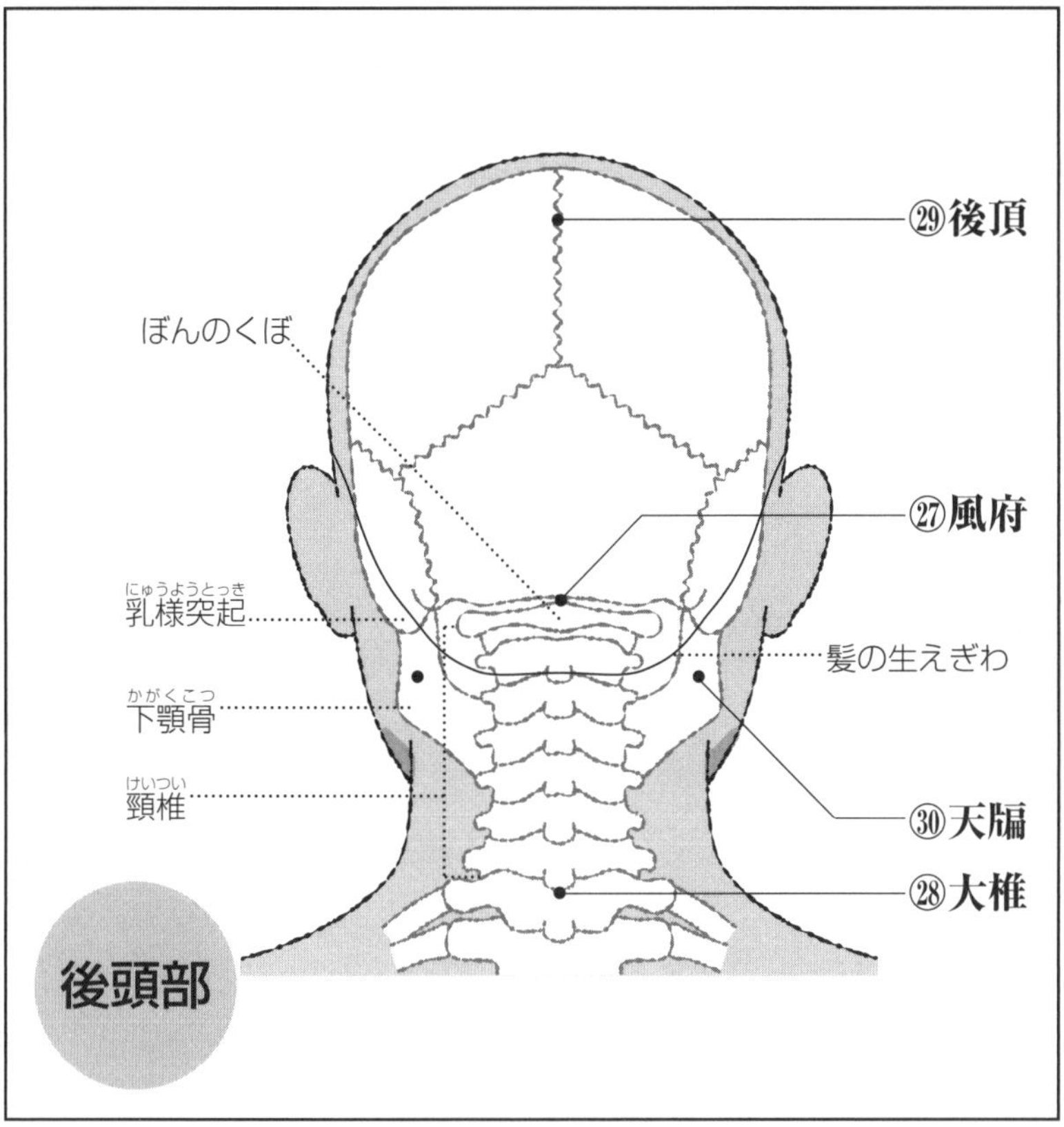

また、百会《ひゃくえ》（→P162）の前方に位置する前頂《ぜんちょう》（→P166）というツボに対して、「百会の後ろにあるツボ」という意味でもあります。

ツボの見つけ方　頭のてっぺんにある百会のすぐ後方にあるツボです。親指の幅一本半分後ろにあたります。

百会は左右の耳を前に折り曲げ、その最上端から頭のてっぺんに向かって上がった線と、眉《み》間《けん》からまっすぐ上がった線の交差する点にあります。

治療の効果　頭部全体に関するさまざまな症状に効果があるツボです。

一般的には、頭頂部の痛みやこわばり、寒け、めまい、不眠症、肩こり、三叉《さんさ》神経痛、生理不順などの治療によく用いられています。

そのほか、てんかんの治療に用いられることもあります。

治療のコツ　百会をはさむ後頂《ごちょう》と前頂は、男性の脱毛予防にも効果があります。

抜け毛が気になりはじめたら、これらのツボを指圧したり、ヘアブラシで軽く叩いたりして刺激してみましょう。

30 天牖（てんゆう）

「天《てん》」は、東洋医学で、鎖骨《さこつ》から上の部分を示す「天部」を示し、「牖《ゆう》」は窓という意味です。つまり天牖は、鎖骨から上の部分の状態を知るための窓という意味になります。

ツボの見つけ方　下あごの角と同じ高さで、頸部《けいぶ》側面を斜めに走る筋肉（胸鎖乳突筋《きょうさにゅうとつきん》）の後方のくぼみにあります。

治療の効果　頭痛・頭重感、顔のはれや痛み、首のこわばり、首が回らないなどの症状によく効きます。なかでも首筋の痛みなどは、このツボが耳の乳様突《にゅうようとっ》起《き》に胸鎖乳突筋が接する部分のすぐ後ろにあることから、とくに効果があり、斜頸《しゃけい》の治療にもしばしば用いられます。

そのほか、歯の痛みや目の痛みなどの治療に用いられることがあります。

さらに、突発性の難聴、視力の衰え、よく転倒する、顔色が悪いといった症状にも効果があります。また、うつ状態の人は胸鎖乳突筋が異常に緊張していることが多く、その場合には天牖をはじめとした胸鎖乳突筋周辺のツボを刺激すると効果があります。

治療のコツ　胸鎖乳突筋は、首を左右のどちらかに傾けてさわると、筋肉の付着部がわかります。この付着部の後ろのへりのあたりを、指でなぞって探すとツボの位置が、わかりやすくなります。

顔のツボ

31 太陽（たいよう）

「太《たい》」は「大」と同じで、古代では混用されていました。「盛ん・すぐれている・大きい」の意味です。「陽《よう》」は、日光が当たる方の側面、という意味です。

したがって、太陽という名称は、頭部の側面にあり、陽気が盛んで充実しているところを意味しています。

奇穴《きけつ》の一つであり、眼疾患や側頭部の疾患に効果があります。

ツボの見つけ方　眉毛の外側の端と、目じりの外側の端を結んだ中間点から、親指の幅一本分後ろのところにあります。

こめかみから、目じりに向かって指を滑らせていったときに、目じりの斜め上でぶつかるわずかなくぼみを目安に探してもよいでしょう。

治療の効果　眼精疲労、それによる目の痛みや充血をはじめとして、目のさまざまな症状をやわらげるのに、効果の高いツボです。

なかでも目の疲れが原因で、目の奥がジンジンと痛むとき、物がかすんで見えるとき、まぶしく感じるとき、目がショボショボするときなどによく効きます。

治療のコツ　このツボを、指先で小さな輪を描くようなつもりで、もみ押し続けます。すると、文字どおり太陽が照るように、目がスッキリして、気分も晴ればれとしてきます。

指圧のコツとしては、はじめは軽く押して徐々に力を入れていき、最終的にはしっかりと圧力をかけるようにします。

32 迎香（げいこう）

「迎《げい》」は、「迎える、迎え会うこと」を意味し、「香《こう》」は、「におい、香り、かんばしい」という意味をもっています。

つまり、これらの文字があらわすとおり、迎香というツボは、鼻に関する症状（鼻づまり。においを嗅《か》ぎとれないなど）の特効ツボとして、よく治療に用いられます。

ツボの見つけ方　鼻の両脇、小鼻の開いた根元のすぐ横のあたりにあるツボです。

親指と人さし指で何げなく鼻をつまむときに触れる、小さなくぼみを目安にするとよいでしょう。

治療の効果　鼻のさまざまな症状を、やわらげる効果があります。たとえば、鼻水、鼻づまり、鼻血によく効きます。とくに、鼻づまりがひどくなって息苦しく、においがわからなくなってしまったときなどに、高い治療効果を発揮します。

したがって、病名でいうと慢性鼻炎、急性鼻炎、慢性副鼻腔《ふくびくう》炎などに効果があるツボといえます。

そのほか、顔面の神経に関する症状にも効果があり、小鼻の脇がピクピクけいれんしたときや、顔面神経痛で痛みがあるときの治療にも、よく用いられています。

そのほか、結膜炎の治療に用いられることもあります。

治療のコツ　左右のツボを両手の指で同時に、やや強めに押すのがコツです。これによって、鼻の通りがよくなり、嗅覚《きゅうかく》が回復します。

33 巨髎（こりょう）

「巨《こ》」は巨分《こぶん》をあらわします。巨分とは、鼻唇溝《びしんこう》（鼻の両側から口の角《かど》までの溝）のことです。

一方、「髎《りょう》」は、「骨の角すみ、凹凸、盛り上がり、飛び出る」などを意味する文字で、ここでは巨分の角すみにあるへこんだ部分をさしています。

二つの漢字の意味を総合すると、巨髎というツボ名は、巨分の角すみとなるへこんだ部分で重要な働きをもつところ、という意味をあらわしていることになります。

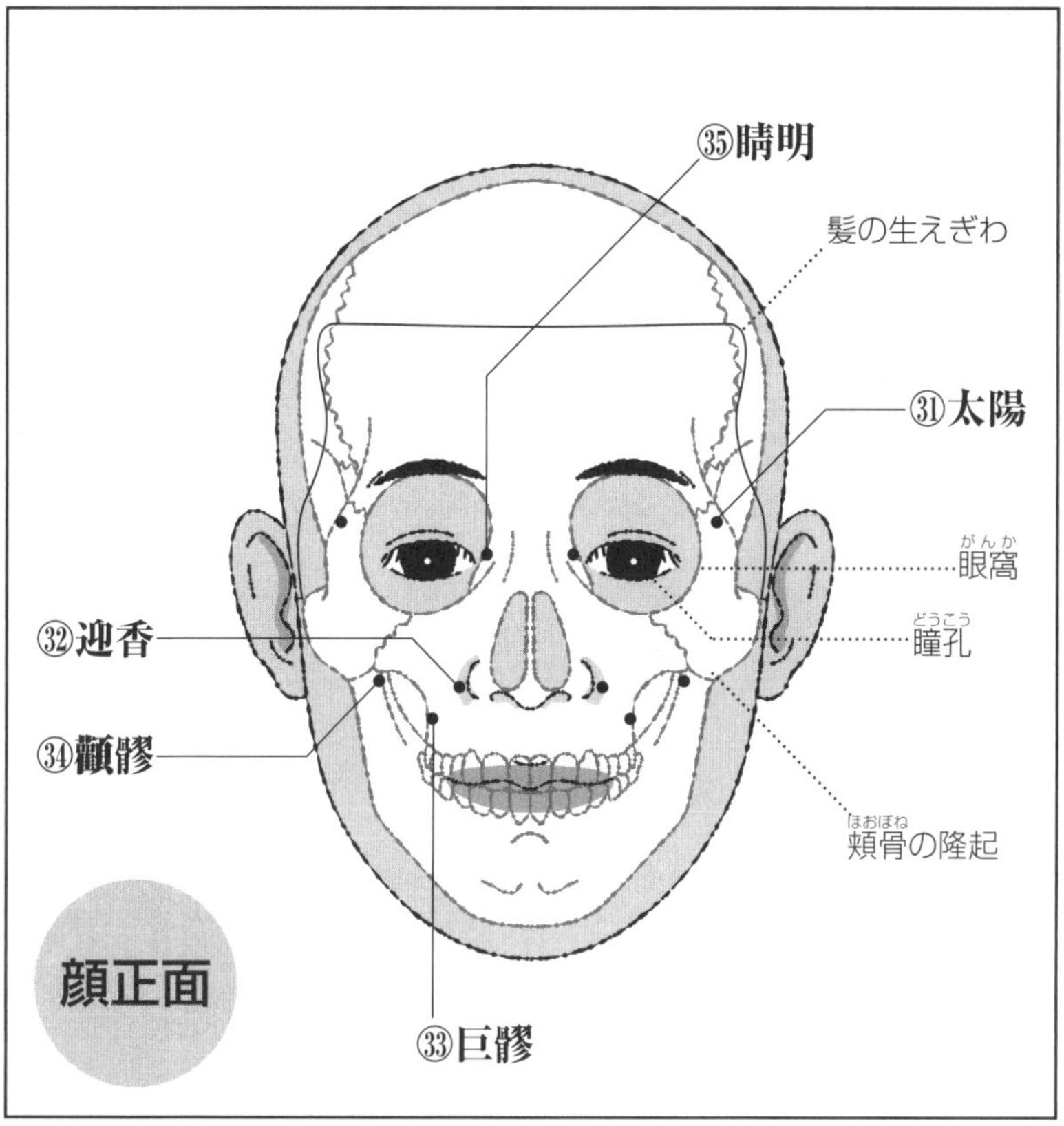

ツボの見つけ方 鼻の両脇にあります。

鼻の穴の入り口の高さで水平線を引き、その水平線と、瞳孔《どうこう》からまっすぐ下におろした線が交差するところにあります。

治療の効果 鼻炎による鼻づまり、鼻水によく効くので、鼻かぜのときなどに用いられます。また、鼻血や慢性副鼻腔《ふくびくう》炎などにも効果があります。

鼻の症状以外にも効果があり、目の疾患や歯の痛み、歯肉炎、三叉《さんさ》神経痛、顔のまひ・けいれんなどの治療にも、よく用いられます。

34 顴髎（けんりょう）

「顴《けん》」は頬《ほお》骨のことで、「髎《りょう》」は角すみの陥凹部をあらわしています。

つまり、頬骨の隆起の角すみのへこんだところという意味になり、ツボが位置する場所を示している名前ということになります。

ツボの見つけ方 頬骨の隆起のすぐ下にあります。わかりにくい場合は、目じりから真下にのばした線と、鼻の下端の水平線が交わるところを目安に探します。

あるいは、頬骨の下のへりを指で下から押し上げるようにしたときに、痛みを感じるところを探すとよいでしょう。

治療の効果 歯の痛み、頬のはれ、目の黄ばみ、眼精疲労などに効果があります。

また、ここは三叉《さんさ》神経の第二枝や顔面神経頬筋枝《きょうきんし》などが通っている場所なので、顔面神経のまひや、顔面のけいれん、引きつり、三叉神経痛、急性鼻炎などの治療にもよい効果が期待できます。

治療のコツ このツボは、美容にも効果があるツボとしても知られています。

顔の美容で最も気になるのは、額に出る横じわや目じりの小じわなどです。

顔だけにこのような気になるしわがあらわれるのは、からだの中で顔の皮膚だけが、筋肉の組織とからみ合い、一体となっているからです。そのため筋肉のゆるみがすぐ皮膚のゆるみとなってしわができてしまうというわけです。

したがって、日ごろからこのツボを中心に指先で軽くマッサージしていると、張りのある皮膚を保つことができます。

35 睛明（せいめい）

「睛《せい》」は目を、「明《めい》」は「照らすこと・明るいこと」を意味します。

つまりこの名は、物が非常に

はっきりと見えるようになる、という意味をあらわしています。

ツボの見つけ方　目がしらを指で押さえると、骨のくぼみに触れます。そして、その指を上下に動かすと、鼻の奥に痛みが走ります。その場所が睛明です。

治療の効果　目にあらわれるさまざまな症状に効果があります。たとえば、本を長時間読んだりして目が疲れたときなどに、人さし指で睛明をもむようにすると、スッキリして目の疲れがとれます。かすみ目や目の充血も、このツボで治療することができます。

　顔面のけいれんにも効果があり、とくに目のまわりやまぶたがピクピクけいれんしたときに指圧すると、たいへんよく効きます。

　また、目と鼻を結ぶ位置にあるツボなので、鼻の機能をととのえる効果もあります。鼻血や鼻水・鼻づまり、花粉症、いびきなどでは、鼻筋に沿ったいくつかのツボとともにこのツボを指圧します。

　そのほか、子どものひきつけ、かんのむしなどにも効果があります。ちょっとしたことでむずかったり、泣きやまないときなどには、睛明を軽く押してあげると機嫌がなおります。

治療のコツ　人さし指または中指で、鼻すじの中心へ向けて、気持ちよく感じる程度の強さで指圧します。人さし指と親指で、左右のツボを同時に、つまむようにして押しもむのも効果的です。

36 瞳子髎（どうしりょう）

「瞳子《どうし》」は「目・ひとみ」を、「髎《りょう》」は「骨の角《かど》・すみ・くぼみ」をあらわす文字です。

　つまり瞳子髎という名称は、目のかたわらにある骨のくぼみに位置するツボという意味になります。

ツボの見つけ方　目じりから親指の幅半分だけ外側にある、骨のくぼみの中にあります。この部分を押さえて上下に動かすと、頭の両端から上まぶたに向けて痛みがひびきます。

治療の効果　目の機能を調整し、眼精疲労や目のかゆみ、充血、あるいはお年寄りの視力低下・老人性白内障《はくないしょう》などに効果を発揮します。

　また、目じりのしわをとるのにも効果的で、美容にも欠かせないツボです。

　そのほか、頭痛などの頭部疾患の治療にも、このツボが用いられることがあります。

治療のコツ　人さし指または中指を当てて、気持ちよく感じる程度の強さで指圧します。

37 陽白（ようはく）

「陽《よう》」は高く明らかなるという意味をもつ文字で、「ひなた・あたたか・清い」などをあらわしています。

　一方、「白《はく》」は光明つまり光り輝いて明るいということを示しています。

　このことから陽白というツボ名は、目の働きを、明るく清澄《せいちょう》な状態にするという意味をあらわしています。

ツボの見つけ方　瞳孔《どうこう》線の中心線上で、眉の中央から親指の幅一本分上がったところにあります。指でさぐると骨の上にくぼみがあり、ここを強く押すと頭の中に痛みがひびくのでわかります。

治療の効果　主に頭や顔、目の症状に効果があります。とくに、目の上の痛み、あごの痛み、三《さん》叉《さ》神経痛のひどい痛みをやわらげるのに効果的です。

　そのほか、別に光源を見ているわけでもないのにまぶしく感じるとき、涙がしきりに出て止まらないとき、角膜の濁りがあるとき、あるいはトラコーマの症状なども、このツボで治療します。

　また、夜盲症、めまい、寒さによるふるえなどにも効果があります。

38 承漿（しょうしょう）

「承《しょう》」は、「人がひざまずいて両手で捧げる・受ける」といった意味をもっています。「漿《しょう》」は水分をあらわす文字で、ここでは無意識に口の外に流れ出るよだれ、唾液《だえき》のことをさしています。

したがって、承漿というツボ名は、流れ出たよだれや唾液を下で受ける位置という、ツボのある場所をあらわしています。

ツボの見つけ方　下唇中央の少し下で、あごの溝の真ん中（おとがい唇溝《しんこう》中央）のくぼみにあります。

治療の効果　口や目がゆがんで斜めになってしまったときや、顔がはれてしまったとき、口や歯が痛くて話をすることができないときなどに、すぐれた効果があります。

一般には顔面浮腫《ふしゅ》、三叉《さんさ》神経痛、顔面神経のまひやこわばりといった顔の症状や、歯の痛み、中風《ちゅうふう》（脳卒中の後遺症）患者の言語障害の治療によく用いられます。

治療のコツ　指圧をするときは、親指で強めに押すとよいでしょう。

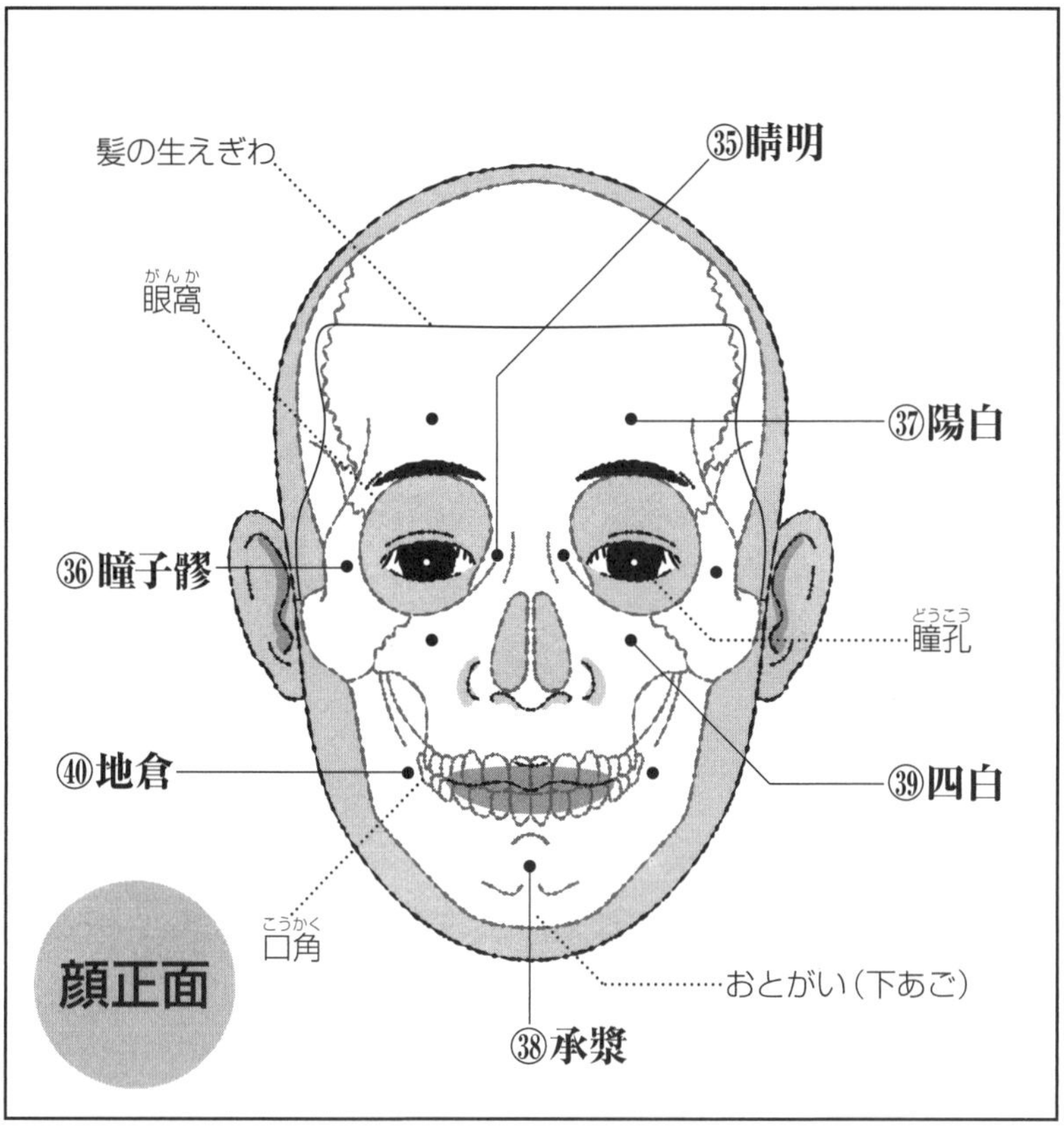

39 四白（しはく）

「四《し》」は「四方・周囲」を、「白《はく》」は「光・明白・明らかになる」という意味です。このツボを治療すると、周囲が明るくはっきりと見える効果があると解釈できるツボ名です。

また、「白」は空白から転じて「くぼみ」という意味にもとれ、周囲よりもくぼんだ場所にあるツボをあらわしているとの説もあります。

ツボの見つけ方　目の下を指でさぐると、眼球の入っている骨のくぼみ（眼窩《がんか》）の下のへりを触れます。四白は、その眼窩の下端の下方、瞳孔《どうこう》直下の骨のくぼみ（眼窩下孔《かこう》）にあります。この部分を指で押さえ、左右に動かすと鼻の横にピリピリとした痛みが走ります。

治療の効果　顔の神経がまひしてまぶたを閉じることができない、頬《ほお》のあたりに痛みがある、といったときに効果があります。また、顔面がけいれんしたときには、ここを指圧しただけで、けいれんを一時的に止めることができます。

そのほか、頭痛やめまい、眼精疲労、三叉《さんさ》神経痛などの治療でも用いられることがあります。

治療のコツ　頬全体を手のひらで包むようにして、指の先で静かに指圧します。

40 地倉（ちそう）

「地《ち》」は大地をあらわし、転じて大地の恵みである作物・食べ物を意味しています。

一方、「倉《そう》」は作物・食べ物

を貯える場所をあらわします。地倉は、食べ物を体内に取り入れる口元にあるツボなので、このような名前がついたといわれています。

また、東洋医学では、古くは「胃の腑《ふ》」のことを「大倉《たいそう》」と呼んでいました。そのため、大倉へ食べ物を運び入れる場所という意味からも、倉という字が使われたという説もあります。

ツボの見つけ方　唇を結んだときに、その両端を口角《こうかく》といいます。地倉はその口角からわずかに外側のところにあるツボです。

治療の効果　高血圧症、中風《ちゅうふう》（脳卒中の後遺症）による言語障害、顔面神経のまひによる口のゆがみ、三叉《さんさ》神経痛、さらに顔にけいれんが起きたときの治療に用いられます。

また、胃の状態が悪くなると、この場所にかさぶたや湿疹ができやすくなります。

地倉は胃の状態を知るバロメーターともいわれ、胃の不調からくる口角炎や口内炎の治療にも効果を発揮します。

治療のコツ　左右のツボを同時に人さし指で押さえ、ゆっくりと力を加え、気持ちよく感じる程度の強さで指圧するとよいでしょう。

41 攢竹（さんちく）

「攢《さん》」は集まることを、「竹《ちく》」は竹の葉に似た眉毛の形を意味します。

したがって攢竹は、毛が集まってできた眉の内側の端に位置するツボ、という意味なのです。

ツボの見つけ方　左右それぞれの眉毛の内端にあるツボです。人さし指を当てて上下に動かし、ここを指でさぐると、細いコリコリしたすじに触れます。そこが攢竹です。

治療の効果　目の機能を調整する働きがあり、涙が出やすいときや眼精疲労、結膜炎、お年寄りの視力低下・白内障《はくないしょう》の改善などに効果を発揮します。また、目がはればったいときには、ここを指圧するとはれがひきます。

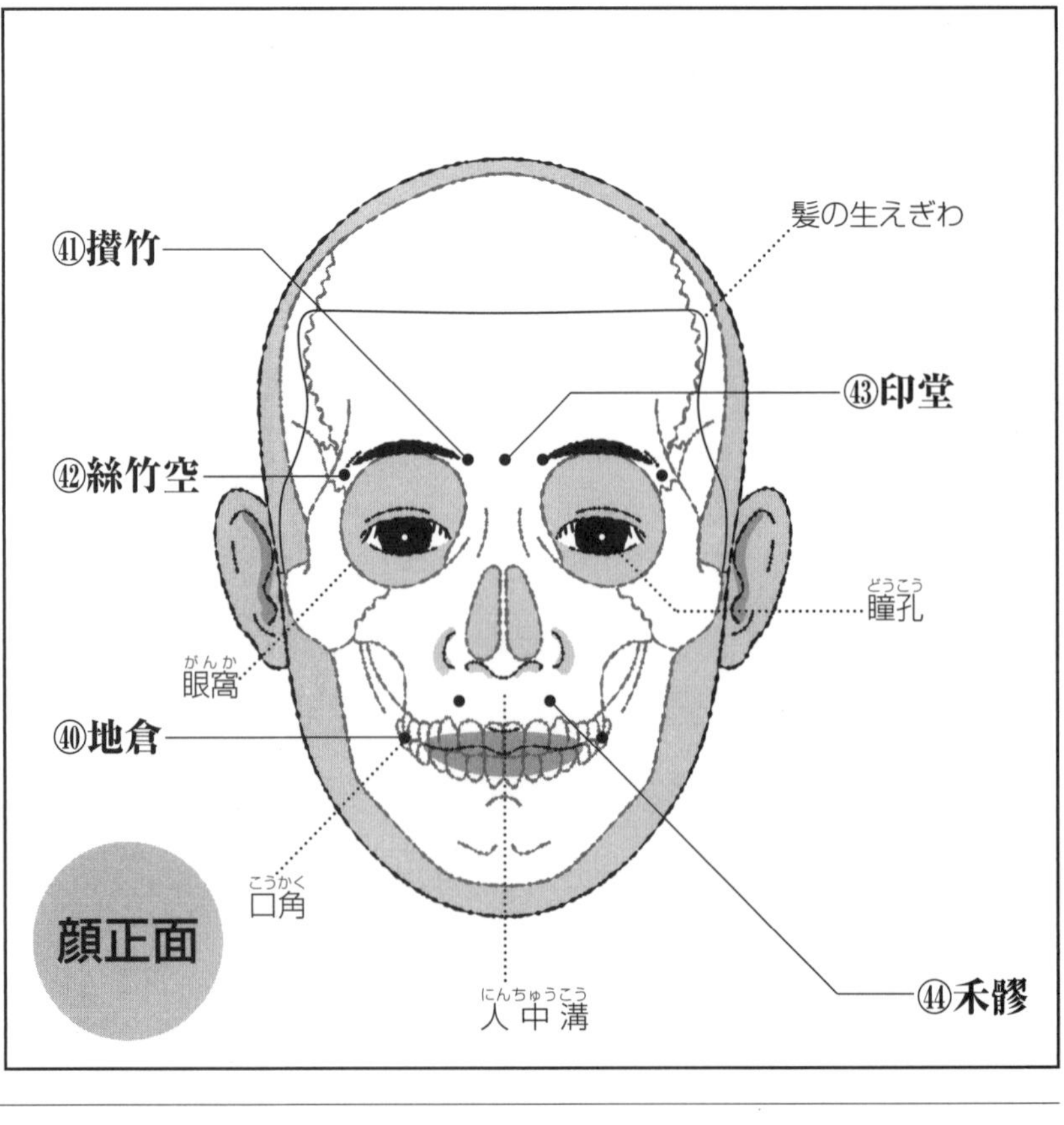

そのほか、頭痛・頭重感、高血圧症、頬が痛むときなどの治療にも、このツボが用いられることがあります。

治療のコツ　人さし指または中指を当てて、気持ちよく感じる程度の強さで指圧します。

42 絲竹空（しちくくう）

「絲《し》」は糸のように細いこと、「竹《ちく》」は竹の葉に似た眉の形、「空《くう》」はすき間・穴、すなわちツボそのものを意味します。

ツボの話 「五臓五腑」と「六臓六腑」

人間の生命維持にとって大切なからだのしくみを、五行《ごぎょう》になぞらえたものを「五臓五腑《ごぞうごふ》」といいます（→P174）。

ところが、東洋医学では、この五つの臓腑のほかに、もう一つ大切な臓腑の組み合わせがあるとしています。

●五行以外のもう一つの臓腑

六つ目にあたる臓腑は、心包《しんぽう》という臓と、三焦《さんしょう》と呼ばれる腑です。五臓のなかには心《しん》の臓がありますが、これは人体の中でも最も大切なものなので、これをしっかり包んで保護している袋があるはずだ、という考えから名づけられたのが心包です。

一方、三焦は、「三つの熱源」という意味で名づけられています。こちらは、人間は生命がある限り、外界の寒暖に関係なく常に一定の体温を保っていることから、そのための熱をつくるものとして想定されたものです。

この心包と三焦をプラスして、六臓六腑と呼ばれています。

●東洋医学の基本は六臓六腑

現代医学つまり西洋医学は、臓器にしろ病原菌にしろ、実在するものを対象として構築されています。

これに対して東洋医学では、解剖学的に実在するかどうかよりも、複雑かつ精密な生命維持活動を維持するためのしくみを観念的に体系化しています。三焦という実在しない臓器を想定し、六臓六腑《ろくぞうろっぷ》を生命維持の基本としているのも、そのためなのです。

そして、人体の営みはすべて六臓六腑によってコントロールされ、臓腑のどれかが不調に陥ると、さまざまな症状があらわれてくると考えるわけです。

つまり糸竹空とは、眉が糸のように細くなった眉毛外端の陥没部分にあるツボ、という意味からつけられたツボ名です。

ツボの見つけ方 眉の外側の端を指で押さえて上下に動かすと、骨の小さなくぼみに触れることができます。そこが糸竹空です。軽く押すだけで、目の奥のほうにツーンとひびくような痛みを感じるはずです。

治療の効果 目の機能を調整する働きがあり、このツボを指圧したり、軽くマッサージしたりすると、目の疲れがとれてスッキリします。目の充血や逆さまつげ、片頭痛などにも効果があります。

治療のコツ 人さし指または中指を当てて、気持ちよく感じる程度の強さで指圧します。

目の周囲にあるほかのツボもあわせて刺激すると、効果が高まります。

43 印堂（いんどう）

「印《いん》」は、「しるし・目印・木版」のことで、「堂《どう》」は場所を意味します。

したがって印堂というツボの名は、美しく装うために、額にしるし（紅点《こうてん》）をつけた場所、ということをあらわしています。このような額のしるしは、仏像などでも見られます。

奇穴（→P15）の一つで、鼻の疾患によく用いられます。

ツボの見つけ方 顔の正面、左右の眉の間の、ちょうど真ん中にあるツボです。

治療の効果 慢性副鼻腔炎《ふくびくう》や慢性鼻炎などにみられる、鼻づまりとそれにともなう頭の重苦しい感じや、息苦しいような不快感をやわらげるのに効果があります。

慢性的な鼻づまりをはじめとして、鼻水、鼻血、鼻のツーンとひびくような痛みなど、鼻のいろいろな病気とその症状緩和のために用いられるツボの一つです。

また、めまいや、子どものひきつけなどにも効果があるとされています。

そのほか、精神を安定させる働きがあるともいわれ、うつ病などの治療に用いられることもあります。

44 禾髎（かりょう）

「禾《か》」はのぎへんの稲穂をあらわし、このツボが食べ物と関係が深いことを示しています。「髎《りょう》」は「骨の角《かど》・すみ・くぼみ」をあらわす文字で、ここでは口と鼻の間にあるくぼみをあらわしています。

つまりこの名は、ツボが口と鼻のすみにあって、食べ物と関係が深いことを意味します。

ツボの見つけ方　鼻の下の真ん中の溝を、人中溝《にんちゅうこう》といいます。禾髎は、この人中溝の中間点から親指の幅半分外側で、鼻孔《びこう》の外縁の下方にあります。

治療の効果　いろいろな鼻の疾患の治療に、広く用いられているツボです。

たとえば、急性鼻炎や慢性鼻炎、慢性副鼻腔《ふくびくう》炎などによる鼻水、鼻づまり、鼻血などの治療に、すぐれた効果を発揮します。鼻づまりによってにおいがわからなくなったときなどにも、このツボが用いられます。

そのほか、三叉《さんさ》神経痛による顔の痛みや、顔面神経まひによるけいれんなどにも有効です。

また、上歯槽《じょうしそう》神経の通っているところにあるので、上側の歯や歯ぐきの痛みにも効果を発揮します。

治療のコツ　中指と人さし指を重ねるようにしてツボにあて、少しずつ力を加えながら、気持ちよく感じる程度の強さで指圧します。

45 大迎（たいげい）

「大《たい》」という字には、「大いなる・立派・盛ん」という意味があります。一方、「迎《げい》」は、「迎える・迎え会う・大迎骨（下顎《かがく》骨《こつ》）」という意味をあらわしています。

大迎は、下顎角部《かくぶ》、下顎枝と下顎体のへりの交わる場所であり、またここは、大腸の働きに関係するツボの道すじと、胃の働きに関係するツボの道すじ（経絡《けいらく》→P191）の交差しているところなので、このツボ名がついたとされています。

ツボの見つけ方　下顎角（下あごの角《かど》）から骨の下端を前方へ触れていくと、くぼんだところがあります。

このくぼみは、咬《か》む筋肉（咬《こう》筋《きん》付着部）の前方のくぼみで、ここに指を置くと、動脈（顔面動脈）の拍動を触れます。大迎は、このくぼみにあります。ここを指で押すと、下の歯全体にひびきます。

治療の効果　冷えやほてりなどの症状や、三叉《さんさ》神経痛からくる口のけいれん、舌のこわばり、目の痛み、歯や歯ぐきの痛みなどに効果があります。また、あごの関節痛にも、よい効果があります。

46 上関（じょうかん）

顔の真横に弓状になった頬骨《きょうこつ》（頬骨弓《きゅう》）があるのですが、この骨はかつて関骨《かんこつ》とも呼ばれており、その上側に位置するツボなので上関と名づけられています。関骨下側に位置して、上関に対応しているツボが下関《げかん》です。

なお、このツボは、以前は客《きゃく》主人《しゅじん》と呼ばれていました。上関と下関は向かい合って並んでおり、それがまるで客と主人が相対しているように見えることから、客主人と呼ばれたわけです。

ツボの見つけ方　顔を真横から見たとき、耳の穴の前方に弓状の骨（頬骨弓）が突出しているのがわかります。上関は、この頬骨弓の中央の上へりのくぼみにあります。ここを指で押さえて上下に動かすと、頭の両側に痛みがひびきます。

治療の効果　三叉《さんさ》神経痛による顔面の痛みや、顔面神経まひによる顔のけいれんに効果があります。そのほか、耳鳴りや難聴、子どものひきつけなどの治療にも用いられます。また、上側の歯が痛むときに、上関を刺激すると痛みがやわらぎます。

治療のコツ　強い力をかけるの

は避け、ソフトにゆっくりと指圧します。

47 頬車（きょうしゃ）

文字どおり頬《ほお》の車という意味のツボ名です。ここでいう車とは、古い東洋医学の言葉で下顎《かがく》関節を示す「牙車《がしゃ》」のことです。つまりこのツボ名は、頬《ほお》と下顎関節の働きに関係が深いことをあらわしているのです。

ツボの見つけ方 耳たぶのすぐ下に、下あごの骨（下顎骨）があります。この下顎骨の下へりを縦にさわりながら下がっていくと、下顎骨の角《かど》（下顎角《かく》）を触れます。

頬車は、この下顎角の前上方で、中指の幅一本分いったところにあります。口を閉じて咬《か》むと筋肉（咬筋《こうきん》）が盛り上がり、力を抜くとくぼむところです。

治療の効果 歯の痛みや顔の神経痛、頬やあごのはれ・こわばり、口や歯、歯ぐきの痛みなどによって、物を咬みしめることができない場合に効果があります。

また反対に、半身不随の状態で歯をくいしばったままになり、話ができないといった場合にも、頬車への治療は効果的です。

そのほか、物を咬むための筋肉がピクピクけいれんしているときにも、このツボを指圧するだけでけいれんがおさまります。

治療のコツ 人さし指をツボに当て、気持ちよく感じる程度の強さで指圧します。

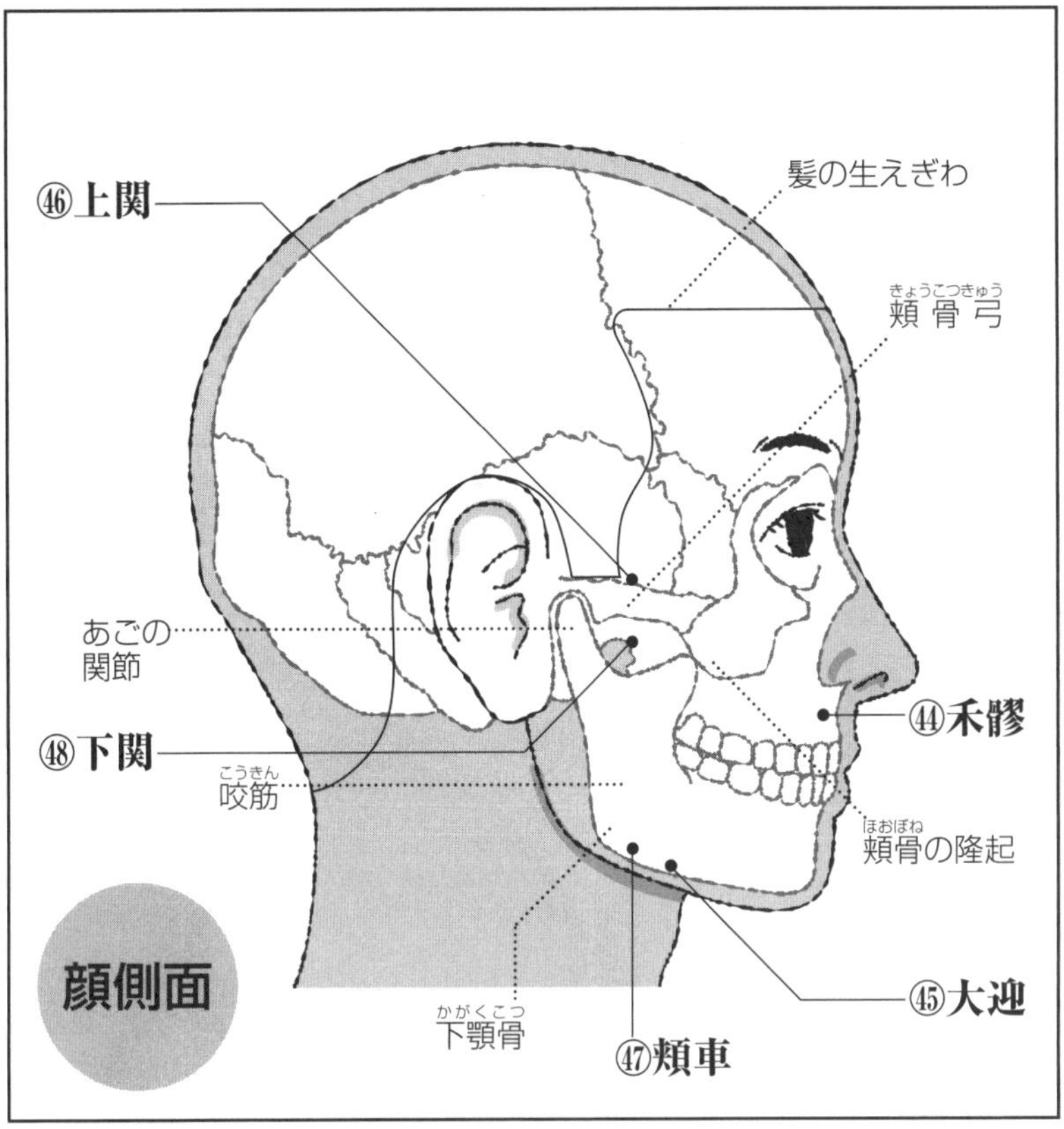

48 下関（げかん）

顔の真横に弓状になった頬骨《きょうこつ》（頬骨弓《きゅう》）があり、かつて関骨とも呼ばれていました。下関は、その関骨の下側に位置するツボなので、このような名前がつけられました。

上関と対応するツボですが、上関が胆経《たんけい》に属するのに対して、下関は胃経《いけい》に属しています。

ツボの見つけ方 頬骨弓のほぼ中央の下端にあるツボです。

耳の前から頬骨弓の下のへりをさわっていき、いちばん骨がくぼんだところが下関のある場所です。

ここを強めに押すと上または下の歯に、ひびくような痛みが生じます。

治療の効果 歯の痛み、三叉《さんさ》神経痛による顔の痛み、耳鳴りなどの治療によく用いられるツボです。

また、下あごの脱臼《だっきゅう》が習慣的になっている人や、下顎《かがく》関節の痛みで口を十分に開けられない場合にも効果があります。

治療のコツ 親指をツボに当て、気持ちよく感じる程度の強さで指圧します。

胸・腹のツボ

49 欠盆（けつぼん）

「欠《けつ》」は骨や肉が欠けていることをあらわし、「盆《ぼん》」はくぼみをあらわします。つまり欠盆という名は、このツボが、骨や肉が欠けているくぼみにあることを示しています。

ツボの見つけ方 鎖骨《さこつ》の上に、大きなくぼみ（大鎖骨上窩《じょうか》）があります。欠盆は、この大鎖骨上窩の中にあります。からだの真ん中（前正中線）から、親指の幅四本分外側にあります。

厳密に位置を決めるよりも、症状によって、鎖骨のくぼみの中で位置をずらしてさぐり、押したときに痛みを感じるポイントを探すとよいでしょう。

たとえば、頸肩腕《けいけんわん》症候群の治療のときには鎖骨のすぐ上に、内科系の病気のときは、くぼみの中央にツボをとります。

治療の効果 胸や腕に抜ける神経の通り道にあたります。そのため、これらの部位に関係する症状の治療に用いられ、たいへん効果があります。

主なものとしては、ぜんそくや息苦しさ、胸苦しさ、胸の痛み、肋間《ろっかん》神経痛、急性の熱病などがあげられます。

また、寝違えなど、首や肩の症状によく効きます。

治療のコツ 鎖骨に対して斜め下側に向けて、やや弱めに数回指圧をくり返します。椅子などに座って、背すじを伸ばした姿勢で行ないましょう。

50 兪府（ゆふ）

「兪《ゆ》」は、東洋医学でエネルギーの根源とされる「気」が出入りするツボ（兪穴《ゆけつ》）をさしています。

「府《ふ》」は「大切なものがたくさん入る建物・集合」という意味があります。

つまり、胸部から集まったエネルギーが、このツボを経て頸《けい》部《ぶ》や頭部に注ぎ込まれる際に、その調整を行なうツボとされています。

腎経《じんけい》に属するツボで、副甲状《こうじょう》腺《せん》ホルモンを調節して、自律神経やホルモンのバランスを整えると考えられています。

ツボの見つけ方 鎖骨《さこつ》の下を肩側のほうからさわっていくと、内側に骨が隆起しているところがあります。兪府は、その隆起のすぐ下にあります。

この部分の骨の隆起を簡単に察知するには、背筋を伸ばしてきちんとした姿勢をとるのがポイントです。胸の中央の線（前正中線）から、外側に親指の幅二本分離れた場所にあります。

治療の効果 のど元にやや近いことから、食道や気道に関連した症状の治療によく用いられます。また、肋間《ろっかん》神経痛などの胸の痛みや、心臓病などにも効果があります。

そのほか、骨粗鬆症《こつそしょう》のひざの痛みにもよいといわれています。

51 彧中（いくちゅう）

「彧《いく》」は、肺の近くを区切って囲むことを指すとともに、色の美しさを示しています。古代では、「肺は華蓋《かがい》」といわれ、華やかな彩りの府とされていました。一方の「中《ちゅう》」は、胸の内部を意味しています。

彧中という名称は、大切な肺の臓を囲んで、守っているツボであることを意味しています。

ツボの見つけ方 前胸部の第一肋間《ろっかん》（第一肋骨と第二肋骨の間）で、胸の中央の線（前正中線）から親指の幅二本分、外側にあります。

治療の効果 食道の疾患や肋間神経痛、気管支炎、心臓病などに効果があります。

たとえば、食欲がないときや、胸から脇腹にかけて重苦しいとき、あるいは、気管支炎によるせきやぜんそく発作などの治療に、よく用いられるツボです。

そのほか、甲状腺《こうじょうせん》のはれにも効果があるといわれています。

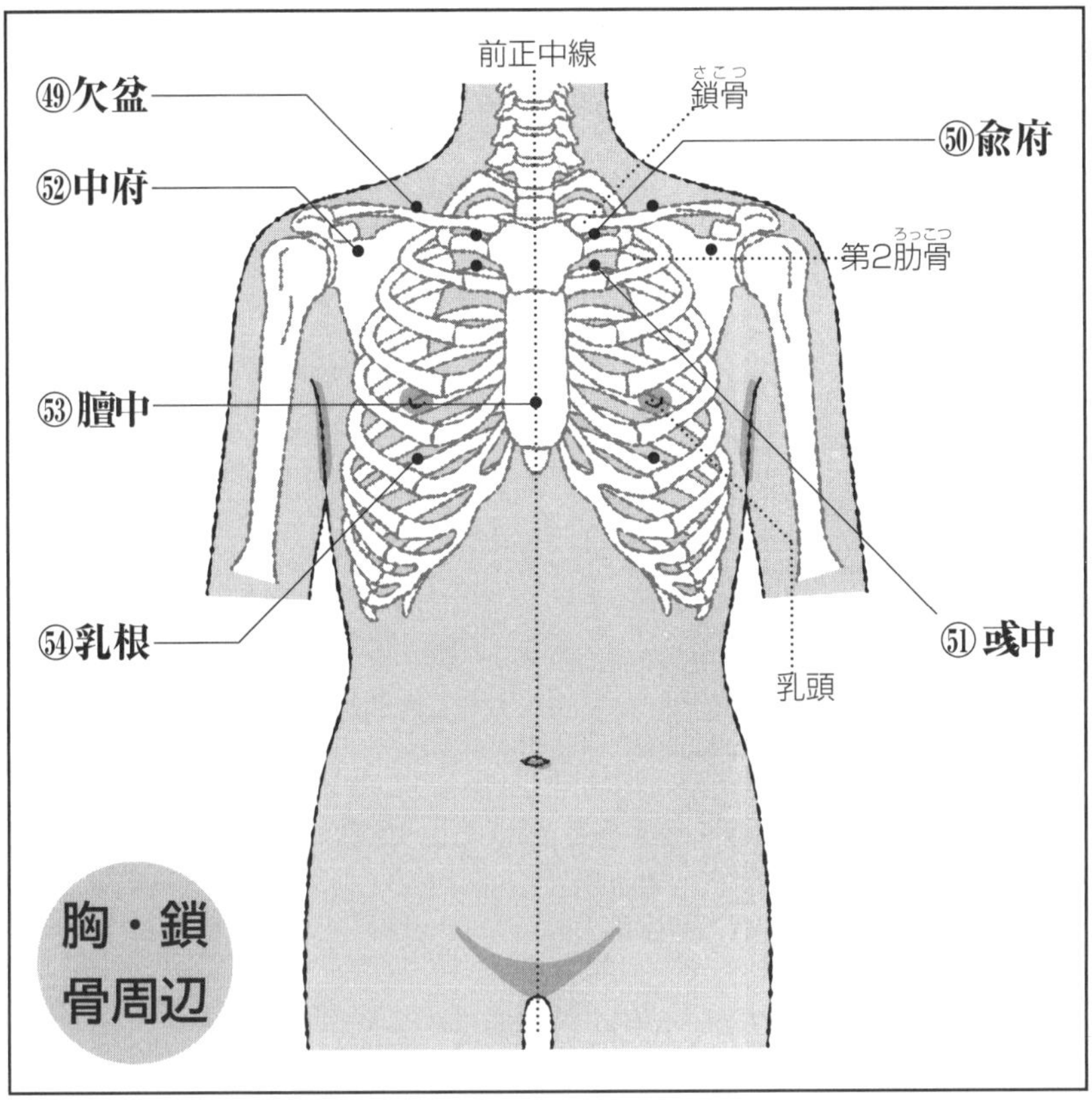

52 中府（ちゅうふ）

中府の「中《ちゅう》」は、中気《ちゅうき》（中焦《しょう》の気）を意味し、「府《ふ》」は経脈《けいみゃく》を通る気が、多く集まる場所を意味しています。

したがって、中府は中焦の気が上がって肺に帰り、経気《けいき》が集結するところを意味しています。また、中府は、手足の太陰経《たいいんけい》（肺経《はいけい》・脾経《ひけい》）の脈気《みゃくき》が会うところでもあります。

ツボの見つけ方　前胸部で、第一肋間《ろっかん》（第一肋骨と第二肋骨の間）と同じ高さにあります。鎖《さ》骨《こつ》の下のくぼみ（鎖骨下窩《かか》）の外側で、真ん中（前正中線）から親指の幅六本分外側にあります。このくぼみを指で押さえて上下に動かすと、コリコリした太い筋肉を触れます。

治療の効果　せきやたん、息切れ、のどの痛み、鼻水などによく効くので、慢性気管支炎やぜんそく、かぜなどの呼吸器疾患の治療に用いられます。

また、乳腺炎や、五十肩、胸《きょう》郭出口《かくでぐち》症候群などの治療にも、効果があります。

53 膻中（だんちゅう）

「膻《だん》」は、侵入しようとする邪気《じゃき》をさえぎって心の臓を守ることを意味し、「中《ちゅう》」は、「真ん中・囲い込む」ことをあらわしています。

したがって、膻中という名称は、心の臓を包み込んで保護するツボを意味しています。

ツボの見つけ方　左右の乳頭を結んだ線と、前正中線が交わるところにあります。

治療の効果　呼吸器や循環器など、胸部臓器の機能を調整する働きがあり、さまざまな病気の治療に広く用いられます。

主なものとしては、動悸《どうき》や息切れ、せき、たんなど、心臓病や気管支炎にともなう諸症状があり、また、肋間《ろっかん》神経痛による胸痛などにもよく効きます。

そのほか、更年期障害などでみられるのぼせや不安感、イライラなどにも効果があります。

さらに、母乳の出をよくする特効ツボでもあり、アトピー性皮膚炎や花粉症などのアレルギー疾患にも有効です。

治療のコツ　あお向けに寝てリラックスした姿勢で、両手の指先をそろえ重ねてツボに当て、息を吐くのに合わせてゆっくりと指圧します。

54 乳根（にゅうこん）

乳房の根元に位置することから、名づけられたといわれます。

ツボの見つけ方　前胸部の第五肋間《ろっかん》（第五肋骨と第六肋骨の間）で、からだの真ん中（前正中線）から親指の幅四本分、外側にあります。

ただし、性別によって多少ツボのとり方が異なり、男性では、左右の乳頭を結んだ線と第五肋間の交わるところにとります。一方、女性の場合は、乳房の下へりの中間点にとります。

治療の効果　乳腺炎、母乳が出にくいといった乳房に関連する症状によく効きます。

そのほか、胸部や腹部に張りがあって痛むとき、急性の熱性病でふくらはぎに張りやけいれんがみられるとき、肋間神経痛などでも、このツボを刺激すると症状が改善します。そのほか、心筋梗塞《こうそく》や胸膜《きょうまく》炎の治療に、用いられることもあります。

55 乳中（にゅうちゅう）

その名のとおりに、乳頭の中央にあるツボです。

ツボの見つけ方　乳頭の中央にあるので、誰でも簡単に見つけることができます。第四肋間《ろっかん》（第四肋骨と第五肋骨の間）にあります。

治療の効果　前項の乳根《にゅうこん》と同様、乳腺炎や母乳の出が悪いときに用いられるツボです。ただし、こちらは鍼《はり》やお灸《きゅう》ができないので、指圧・マッサージが中心になります。

母乳の分泌を促進する場合には、乳中を指でつまんで、ふるわせるようにしてマッサージします。その際、乳房の根元を一緒につかむようにして、乳中に向かってなで上げるようにしたり、乳房全体をマッサージすると効果が高まります。

治療のコツ　治療の前に、乳房全体を温湿布すると効果が高まります。

56 膺窓（ようそう）

「膺《よう》」は胸を、「窓《そう》」は「気と光を通す窓」を意味しています。つまり、膺窓というツボ名は、胸部の状態を見るための窓の役割をする、ということから名づけられたわけです。

ツボの見つけ方　前胸部の乳頭線上で、第三肋間《ろっかん》（第三肋骨と第四肋骨の間）にとります。からだの真ん中（前正中線）を基準にすると、親指の幅四本分外側にあります。

治療の効果　母乳の出をよくしたいときや、乳腺炎の治療に高い効果があります。

また、呼吸器疾患や心臓病、肋間神経痛、かぜなどにも効果があります。

57 天渓（てんけい）

東洋医学では、人体を「天・人・地」の三つに分けることがあります。天渓の「天」は、このうちの天、つまり鎖骨《さこつ》から上を示す文字です。

一方、「渓《けい》」は、「谷・谷川」のことで、水が川に落ちてくるところ、つまり乳汁の流れを意味しています。

したがって、天渓という名称は、天部の気が集まってくる肋間にあり、乳汁の流れをよくする場所をあらわしています。

ツボの見つけ方　前胸部の第四肋間《ろっかん》（第四肋骨と第五肋骨の間）で、からだの真ん中（前正中線）から親指の幅六本分外側にあります。

乳首の中央にある乳中《にゅうちゅう》からみると、親指の幅二本分外側になります。

治療の効果　肋間神経痛など、胸の痛みに大きな効果を発揮します。とくに、女性の乳房のはれに特効があります。

出産後、乳房がはれて高熱が出ることがありますが、そのときに天渓を指圧すると、はれがひいて熱も下がってきます。

58 神封（しんぽう）

「神《しん》」は、自然界の不思議な力をもつものを意味し、その神は心臓に存在するとされています。一方の「封《ぽう》」は、領土を与えて領主にするという意味で、心君の所在地をさしています。

つまり、心臓のあるところを

意味して、神封と名づけられているわけです。

ツボの見つけ方　前胸部の第四肋間《ろっかん》（第四肋骨と第五肋骨の間）で、からだの真ん中（前正中線）から親指の幅二本分外側にあります。

この位置は、仰向けに寝て、左右の乳首を結んだ線の中間点にある膻中《だんちゅう》から親指の幅二本分外側になります。

治療の効果　さまざまな胸の痛みに効果があり、とくに狭心症による胸痛の特効ツボとして知られています。胸痛以外にも、のぼせや胸苦しさ、動悸《どうき》、息苦しさ、せきなど、心臓病でみられるさまざまな症状に効果を発揮します。

そのほか、肋間神経痛による痛みや、母乳の出が悪くて乳房が張っているときの痛みにもよく効きます。また、女性ホルモンの分泌を促進する働きがあり、バストアップの効果もあるといわれています。

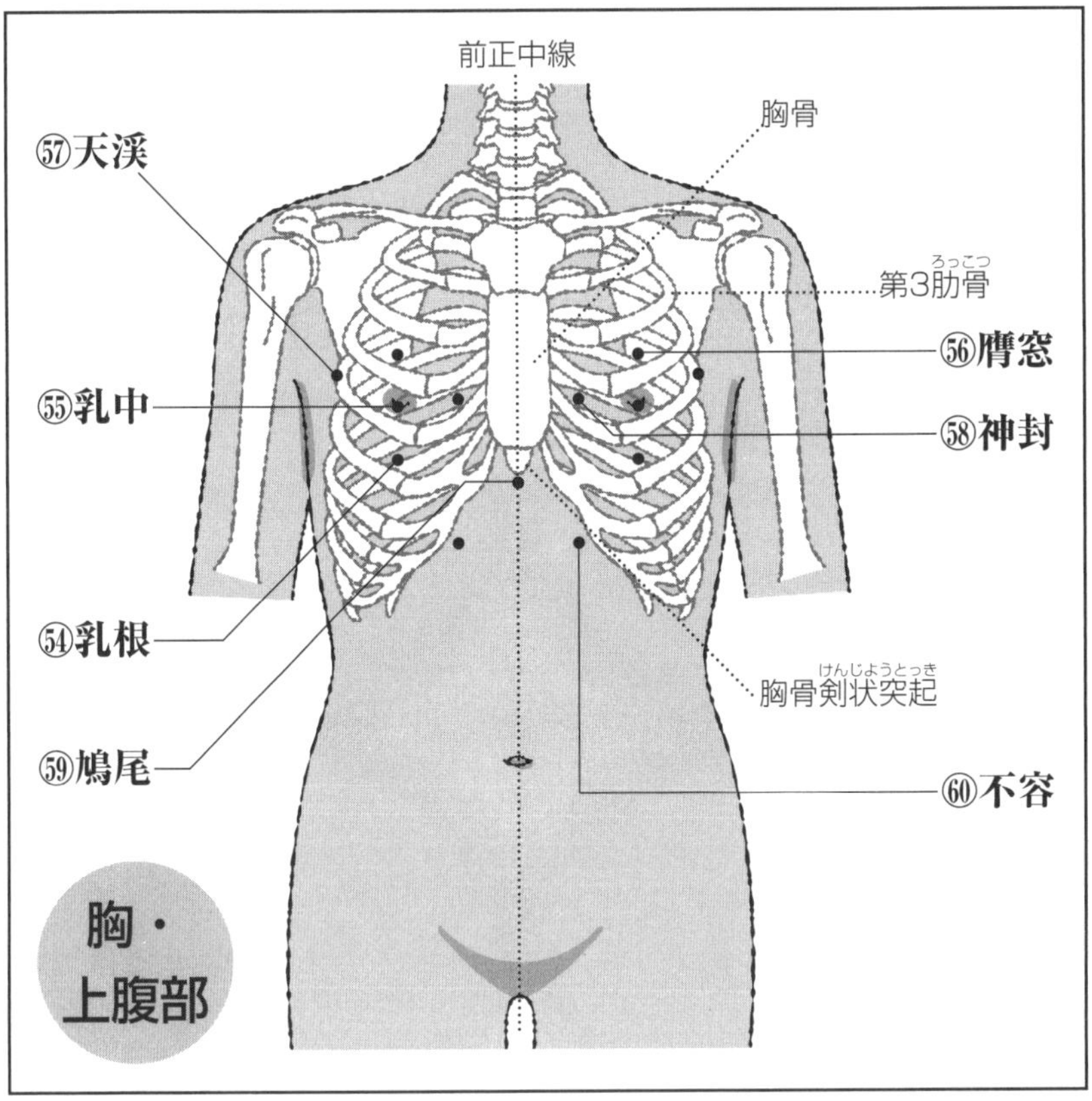

59 鳩尾（きゅうび）

胸骨剣状突起《けんじょうとっき》の下、つまりみぞおちにあるツボで、ツボのある場所が鳩《はと》の尾に似ていることから名づけられました。

ツボの見つけ方　肋骨《ろっこつ》が合わさっている中心の胸骨の下に、とがった小さな骨がついています。これが胸骨剣状突起で、その下に鳩尾があります。

わかりにくい場合には、別の探し方もあります。胸骨体下端からおへそまでを八等分し、その一つ分を一寸（親指の幅一本分）とする方法です。

左右の肋骨の下のへりを指でなぞり、それが中心で合わさっているところが胸骨体の下端です。この胸骨体下端から真下へ一寸の位置に鳩尾があります。

治療の効果　一般に、頭痛やのどの病気、心臓病などに用いられます。また、不眠やイライラ、動悸《どうき》、息切れ、食欲不振など、精神疲労からくるさまざまな症状にも効果があります。子どもの夜泣きにもよく効きます。

60 不容（ふよう）

「不《ふ》」は、「できない」などの否認を示します。「容《よう》」は、「入れ物・かたち」などをあらわします。不容というツボ名は、最初に食べ物が入る臓器、つまり胃が、それ以上食物を受け入れられないことを示しています。

ツボの見つけ方　上腹部で、おへそから親指の幅六本分上がったところを、さらに水平方向に親指の幅二本分外側にいった胸《きょう》郭《かく》の下口（肋骨弓《ろっこつきゅう》）の前へりにあります。
したがって、みぞおちの真ん中にある次項の巨闕《こけつ》から、親指の幅二本分外側ということになります。

治療の効果 胃の諸症状を抑えるのに、最も即効性があるツボです。

みぞおちから胃にかけてシクシク痛むときや、ゲップが出る、胸やけがする、胃がもたれる、胃が苦しいなど、慢性胃炎や胃アトニー、胃酸過多、胃弱などの症状に用いられます。

そのほか、腹部の張りや横隔《おうかく》膜《まく》のけいれん、肋間《ろっかん》神経痛、しゃっくりなどにもよく効くツボです。

61 巨闕（こけつ）

「巨《こ》」は「大きい・大いなる」を意味し、ここでは、心臓を指しています。一方、「闕《けつ》」は城壁や土塀の一部がU型にくぼんだ場所を指します。

巨闕という名称は、心臓を取り囲む壁の中で、大きくくぼんだみぞおちに位置するツボであることをあらわしています。

ツボの見つけ方 上腹部の前正中線上で、みぞおちにあるツボです。

胸骨の下端からおへそまでを八等分し、その一つ分を一寸とすると、上から二寸の位置にあります。

したがって、胸骨下端から一寸に位置する鳩尾《きゅうび》（→P187）からは、親指の幅一本分下がったところになります。

治療の効果 心臓の病気に高い効果があるツボです。狭心症や心臓弁膜症、心悸亢進《しんきこうしん》症などの治療に用いられ、胸痛や動悸《どうき》、息切れなどの症状を改善します。

また、胃腸病にもよく効き、食道狭窄《きょうさく》や慢性胃炎、胃けいれん、胃酸過多、胃弱などによる吐き気、嘔吐《おうと》、胸やけ、腹部の張りなどをおさえます。

治療のコツ 巨闕の周囲を押してみて、なんとなくかたく感じられるときは、自覚症状がなくても心臓に負担がかかっている証拠です。無理をせず、休息をとるようにしてください。

62 梁門（りょうもん）

「梁《りょう》」は、柱と柱の間に乗せた横木、つまり梁《はり》のことです。「門《もん》」は、いうまでもなく出入り口です。

梁門というツボ名は、左右の肋骨弓《ろっこつきゅう》の間で、気血の出入りを調整するツボという意味をあらわしています。

ツボの見つけ方 胸骨下端とおへそを結ぶ線の中間点から、親指の幅二本分外側にいったところにあります。

治療の効果 胃の病気に、たいへん効果があるツボです。急性および慢性の胃炎や胃潰瘍《かいよう》、胃下垂などの治療に用いられ、消化不良や腹部の膨満《ぼうまん》感、胃けいれん、食欲不振など、さまざまな症状によく効きます。

そのほか、黄疸《おうだん》や胆石症の治療に用いられることもあります。

治療のコツ 胃潰瘍の場合には、ここを押すと痛みを感じることが多いようです。胃がんの場合には、ここにしこりを触れることがあります。

なお、いくら効果があるからといっても、食事直後の治療は避けてください。

63 中脘（ちゅうかん）

「中《ちゅう》」は中央・中心を意味し、「脘《かん》」には胃袋を意味する字が当てられています。つまりこのツボ名は胃袋の中心部をあらわし、胃の働きに関係深いことを示しています。

ツボの見つけ方 上腹部の前正中線上で、おへそから親指の幅四本分上がったところにあります。

この位置は、胸骨体下端と、おへそを結ぶ線の中間点にあたります。

治療の効果 胃の機能を調えることで、内臓機能全般を調節する働きがあります。全身の健康づくりに効果があるため非常に応用範囲が広く、さまざまな治療に用いられています。

たとえば消化器系の症状とし

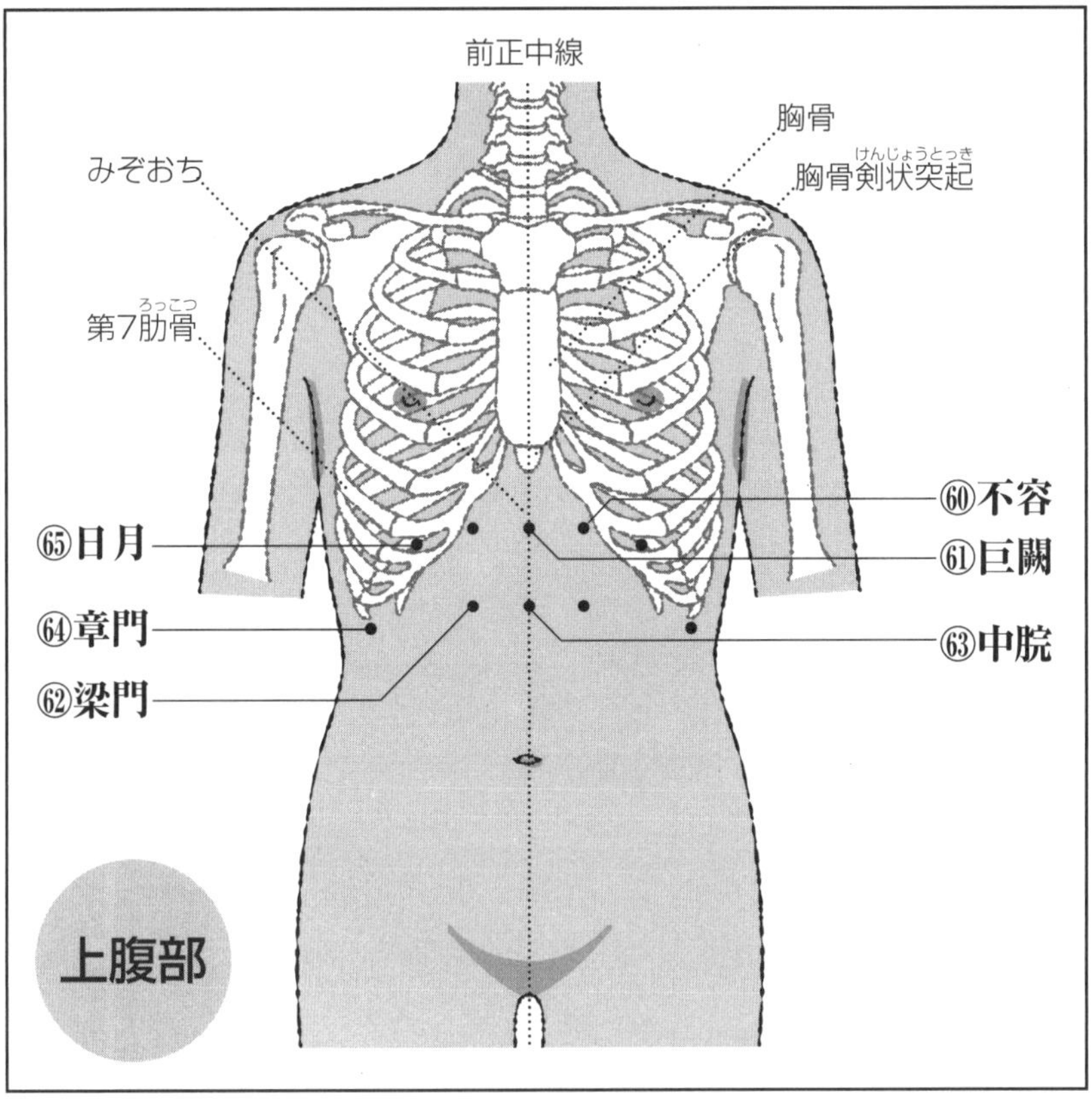

ては、吐き気、腹部膨満《ぼうまん》感、胸やけ・ゲップ、胃痛、下痢などによく効きます。

また、だるい・疲れやすい、めまい・立ちくらみ、太りすぎ・やせすぎなどの全身症状にもよく用いられます。

そのほか、抜け毛や白髪、息切れ、しゃっくり、しみ・そばかす、不眠症、更年期障害、冷え症などにも有効です。糖尿病や肝臓病の治療に使われることもあります。

治療のコツ 腹部のツボは、あお向けに寝て腹筋をゆるめた楽な姿勢で治療します。おへそとみぞおちの中間点に両手を重ね、中指の先で軽く押します。中脘からおへそまで、S字状に軽くマッサージするとより効果的です。お灸《きゅう》も効果があります。

64 章門（しょうもん）

「章《しょう》」は、「くっきりと目立つ・明らか・終わり」などを意味します。「門《もん》」は、人や物の出入りを監視する場所です。

章門という名称は、胸郭《きょうかく》の一番下にあって、左右の門のような形をなし、気血《きけつ》の出入りを調整するツボということから名づけられています。

ツボの見つけ方 側腹部で、第一一肋骨《ろっこつ》の下へりにあります。横向きに寝て、ひじを直角に曲げて脇腹につけたとき、ひじの頭がからだに当たるところです。

治療の効果 消化器系の症状全般に、高い効果を発揮するツボです。胃痛や嘔吐《おうと》、消化不良、腹水といった胃腸症状のほか、肝臓や胆嚢《たんのう》の病気にも用いられます。

また、消化器系以外では、冷え症や肋間《ろっかん》神経痛、背中のこわばり、手足の倦怠感などにも効果があります。

65 日月（じつげつ）

太陽をあらわす「日《じつ》」と、夜つまり陰《いん》を象徴する「月《げつ》」を合わせたツボ名からわかるように、陰陽が調和して、からだの機能がスムーズに営めるようにするツボを意味しています。

ツボの見つけ方 前胸部、乳頭中央を下がったところの第七肋《ろっ》間《かん》（第七肋骨と第八肋骨の間）で、からだの真ん中（前正中線）から親指の幅四本分外側に位置しています。次項の期門《きもん》よりも、一つ下の肋間になります。

なお、女性では、乳頭線（鎖《さ》骨《こつ》中線）と第七肋間が交わるところにあります。

治療の効果 胆嚢《たんのう》炎や胆石症、黄疸《おうだん》などの治療によく用いられるツボです。胸部や腹部に熱感があり息苦しいとき、胸部から腹部にかけて強い痛みを感じるときなどに効果があります。

そのほか、精神を安定させる働きもあり、イライラや不安感がある場合に、精神をリラックスさせてくれます。また、しゃっくりにも有効です。

66 期門（きもん）

「期《き》」は一周の意味です。人体の気血は、中府《ちゅうふ》を出て一二の経絡《けいらく》を一周し、期門に終わるとされています。「門《もん》」は、両開きの門を意味しています。

したがって期門は、気血《きけつ》が経絡を一巡し、最後の門をくぐる場所をあらわしています。

ツボの見つけ方 前胸部、乳頭直下の第六肋間《ろっかん》（第六肋骨と第七肋骨の間）で、からだの真ん中（前正中線）から親指の幅四本分外側にあります。

なお、女性では、乳頭線（鎖《さ》骨《こつ》中線）と第六肋間の交わるところにあります。

治療の効果 月経不順や子宮内膜症など、婦人科系の疾患に高い効果を発揮します。

また、肝臓病や胆嚢《たんのう》炎などで腹部がかたく張り、押すと痛みを感じるような場合にも、このツボを刺激すると症状がやわらぎます。

そのほか、糖尿病やぜんそく、精神不安などにも効果があります。

67 帯脈（たいみゃく）

「帯《たい》」は、腰帯部《ようたいぶ》をぐるりと回る帯を意味しています。「脈《みゃく》」は、経脈のすじ道をさします。

したがって帯脈は、腰帯部をぐるりと帯のようにめぐる経脈《けいみゃく》のすじ道のツボという意味です。

ツボの見つけ方 側腹部で、おへその高さの水平線と、第一一肋骨《ろっこつ》の下へりにある章門《しょうもん》（→P189）からの垂線が交わるところにあります。

治療の効果 腰や背中の痛みが腹部にまでひびいて歩けない、腸が鳴って下痢をしている、尿が出ない・出にくいといった症状に効果があります。

また、婦人病の特効ツボでもあり、月経不順のほか、卵巣や卵管、子宮の病気などに、すぐれた効果があります。

そのほか、子どもの慢性胃腸障害の改善に用いられることもあります。

68 居髎（きょりょう）

「居《きょ》」とはかがむことを意味し、「髎《りょう》」は骨にはさまれたすき間やへこみを意味しています。

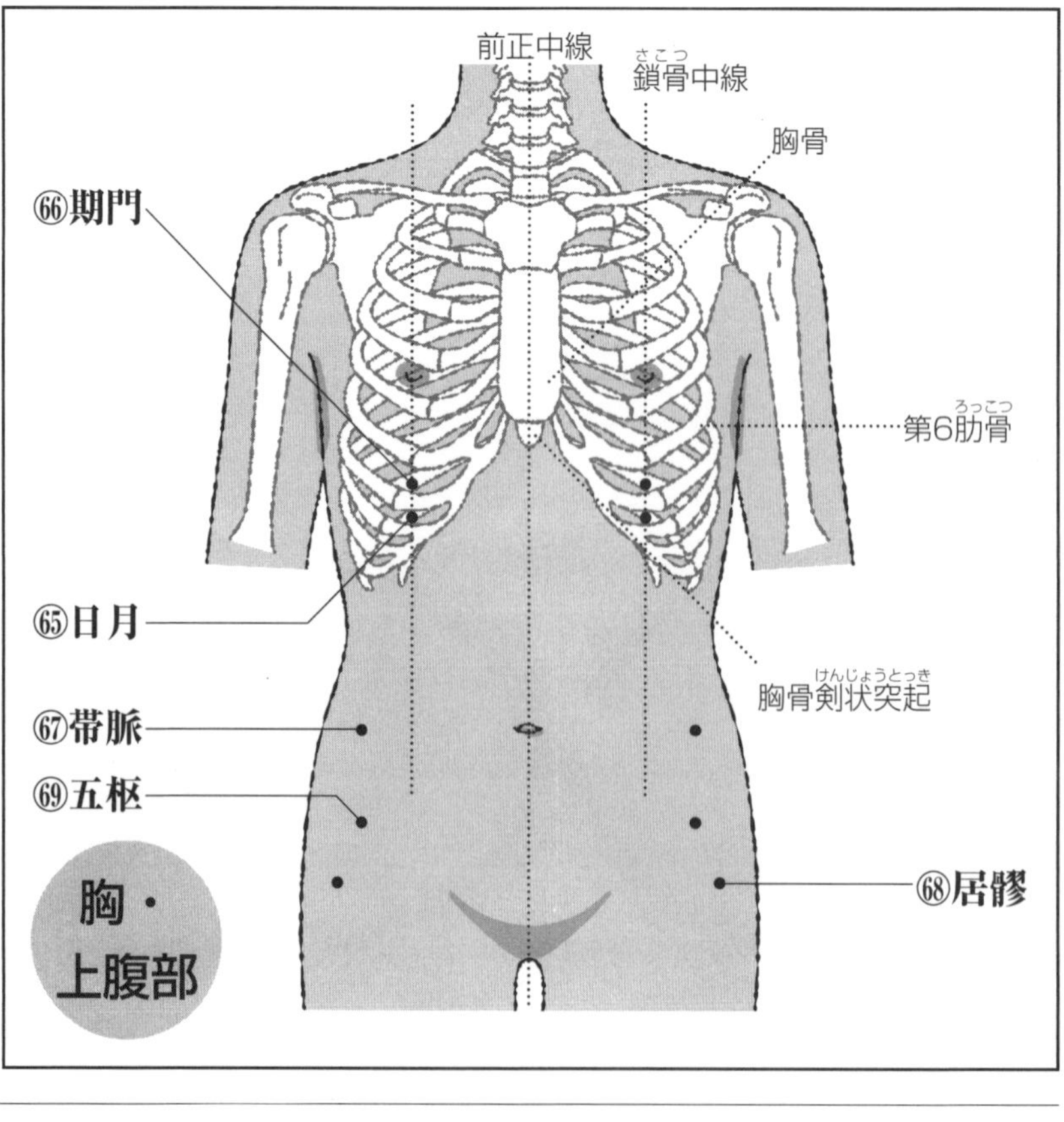

ツボの話　「六臓六腑」に対応する経絡

東洋医学では、六臓六腑《ろくぞうろっぷ》（→P181）の機能が正常に保たれ、それぞれの調和がとれていることが人間の健康につながると考えられています。反対に六臓六腑の調和が乱れれば、病気になりやすいというわけです。

●体内をめぐるエネルギーの道

六臓六腑の機能を常に正しく保つためには、エネルギーが必要です。東洋医学では、そのエネルギーを「気血《きけつ》」という言葉で表現し、気血が流れる道すじを経絡《けいらく》と名づけました。

経は縦の流れである経脈を、絡は横の流れである絡脈を意味しています。頭の先からつま先まで、体内を文字どおり縦横にエネルギーが流れているというわけです。

これらの経絡は、臓腑の数と同じく一二あり、おのおのが六臓六腑に対応しているとされています。

それが、肺経《はいけい》、大腸経《だいちょうけい》、胃経《いけい》、脾経《ひけい》、心経《しんけい》、小腸経《しょうちょうけい》、膀胱経《ぼうこうけい》、腎経《じんけい》、心包経《しんぽうけい》、三焦経《さんしょうけい》、胆経《たんけい》、肝経《かんけい》の「正経《せいけい》一二経」といわれるものです。

●経絡がもたらす独特な効果

これらの経絡は、順番にそれぞれの臓腑をめぐったのち、最後の肝の臓から再び肺経に戻ります。こうして全体の流れが一つにつながっているわけです。

なお、六臓の経絡を陰《いん》、六腑の経絡を陽《よう》としています。

からだのツボは、これらの経絡に沿って並んでいます。足にあるツボがおなかの症状に効いたり、手にあるツボなのに頭部の症状に効くというのは、不思議に思えるかもしれません。こうしたツボ療法の独特な効果は、臓腑に対応して全身をめぐる経絡と深い関係があるのです。

居髎の名は、股関節の中にあって、ひざを曲げて腰をかがめたときに、股関節の横にへこみができることに由来しています。

ツボの見つけ方　殿部《でんぶ》で、骨盤の前側の出っぱり（上前腸骨棘《こつきょく》）と、大腿骨外側の出っぱり（大《だい》転子《てんし》）の頂点を結んだ線の中間点にあります。

治療の効果　長時間歩いた後に股《こ》関節の外側が痛くなった、ひざが痛い、足がだるくて重い、足が引きつる・こわばる・しびれるといった症状によく効きます。そのため、坐骨《ざこつ》神経痛の治療によく用いられます。

また、腰痛や下腹部の痛み、膀胱《ぼうこう》に関連した症状、脳卒中の後遺症などにも効果があるといわれています。

治療のコツ　足を太い棒と仮定して、その中心軸に向かって押さえるように力を加えるとよいでしょう。

69 五枢（ごすう）

「五《ご》」という数字は東洋で好まれる奇数で、幸運の数の一つとされています。ここでは、五臓つまり全身をあらわしています。

一方の「枢《すう》」は、「穴にはめ込む扉の回転軸・かなめ」を意味しています。つまり、五臓の気が集まる大切なツボが五枢というわけです。

ツボの見つけ方　下腹部、おへそから親指の幅三本分下ったところにある関元《かんげん》（→P193）と同じ高さで、帯脈《たいみゃく》から親指の幅三本分だけ下がった前下方にあります。

つまり、関元を基準とした水平線と、帯脈を基準とした垂線が交差する場所になります。

骨盤の前側の出っぱり（上前腸骨棘《こつきょく》）の内側になります。上前腸骨棘は、骨盤の上端を腰から腹に向かって指でさぐると、骨盤のいちばん前側にあります。

治療の効果　寒けを感じ、下腹部がひきつるようなときによく効くツボです。冷房が効きすぎて、冷えから腹痛を起こすことがありますが、このような場合にこのツボを刺激すると、たいへん効果があります。同様に、冷えからくる腰のだるさにもよく効きます。

そのほか、坐骨《ざこつ》神経痛による足腰の痛みや、婦人科系の疾患にも用いられます。

70 水分（すいぶん）

文字どおり水を分けるという意味のツボ名です。

東洋医学では、摂取した水分や食物は小腸で濾過《ろか》され、濾過された液体は膀胱《ぼうこう》にたまって尿に、かすは大腸に入って便になるとされています。

このツボの位置が、ちょうど清濁を分ける小腸にあたることから、水分と名づけられました。

また「気《き》・血《けつ》・水《すい》」のうちの、水にかかわる不調を改善するツボであることも示しています。

ツボの見つけ方 上腹部の前正中線上で、おへそから親指の幅一本分上がったところにあります。ここを指で押えて上下に動かすと、下腹部に鈍い痛みが走ります。

治療の効果 体内の水分バランスを調える働きがあり、下痢や腹部の張りといった消化器症状、むくみや排尿困難などの泌尿器系症状の改善に効果を発揮します。

また、冷えによる背中や腰の痛み、子どもの夜尿症などにも効果があります。

治療のコツ 指圧をするときは、力をかけすぎないように注意しましょう。両手の指先をそろえ重ねるようにしてツボにあて、息を吐くのに合わせてやさしく指圧します。また、関元《かんげん》や中極《ちゅうきょく》といっしょに、お灸《きゅう》をすえるのも効果的です。

71 天枢（てんすう）

「天《てん》」は、全身を上から順に「天・人・地」に三分割したときの鎖骨《さこつ》から上の部分、天と地に二分割したときの上半身を指します。天枢の場合は、後者を意味しています。

一方、「枢《すう》」は「かなめ、大切なところ」を意味します。つまり、天枢というツボ名は、そこが天部の大切な場所であることを示しています。

東洋医学の古典的概念では、天部と地部の境界であるへその周辺で、上半身と下半身の生体エネルギーが交差していると考えています。そのため、へその周辺のツボは、とくに大切な場所と考えられているのです。

ツボの見つけ方 おへその両側で、親指の幅二本分外側のところにあります。

治療の効果 上半身と下半身の機能のバランスを調える働きがあるとされ、胃腸や肝臓、胆嚢《たんのう》、脾臓《ひぞう》など、消化器系疾患全般に広く効果があります。

とくに吐き気や嘔吐《おうと》をともなう慢性胃炎や、胃弱による胸やけやゲップ、慢性の下痢や便秘などによく効きます。

そのほか、子宮や卵巣、精巣といった生殖器の病気、腎臓病、倦怠感や冷え症などにも用いられます。

治療のコツ 指圧をするときは、力を入れすぎないように注意しましょう。腹部全体のマッサージを併用すると、効果が高まります。また、症状によってはやんわりとあたためたり、なでさするようにしたほうが、より効果的な場合があります。

72 肓兪（こうゆ）

「肓《こう》」はからだのなかで隠れた部分を指し、肓膜（腹膜）を意味します。「兪《ゆ》」は気が注ぐへこみを示します。

腎経《じんけい》の脈気は、肓兪から腹腔《ふっくう》内に深く入り肓膜に注ぐので、この名がつけられました。

ツボの見つけ方 おへその両側で、親指の幅半分だけ外側のところにあります。ここを人さし指で押すと、ズンと下腹にひびきます。

過労のときなどには、このツボを軽く押しただけでも強い痛みを感じるので、体力の低下具合を診断する際に利用されることもあります。

治療の効果 代表的な治療対象としては、胃潰瘍《かいよう》、胃炎、胃酸

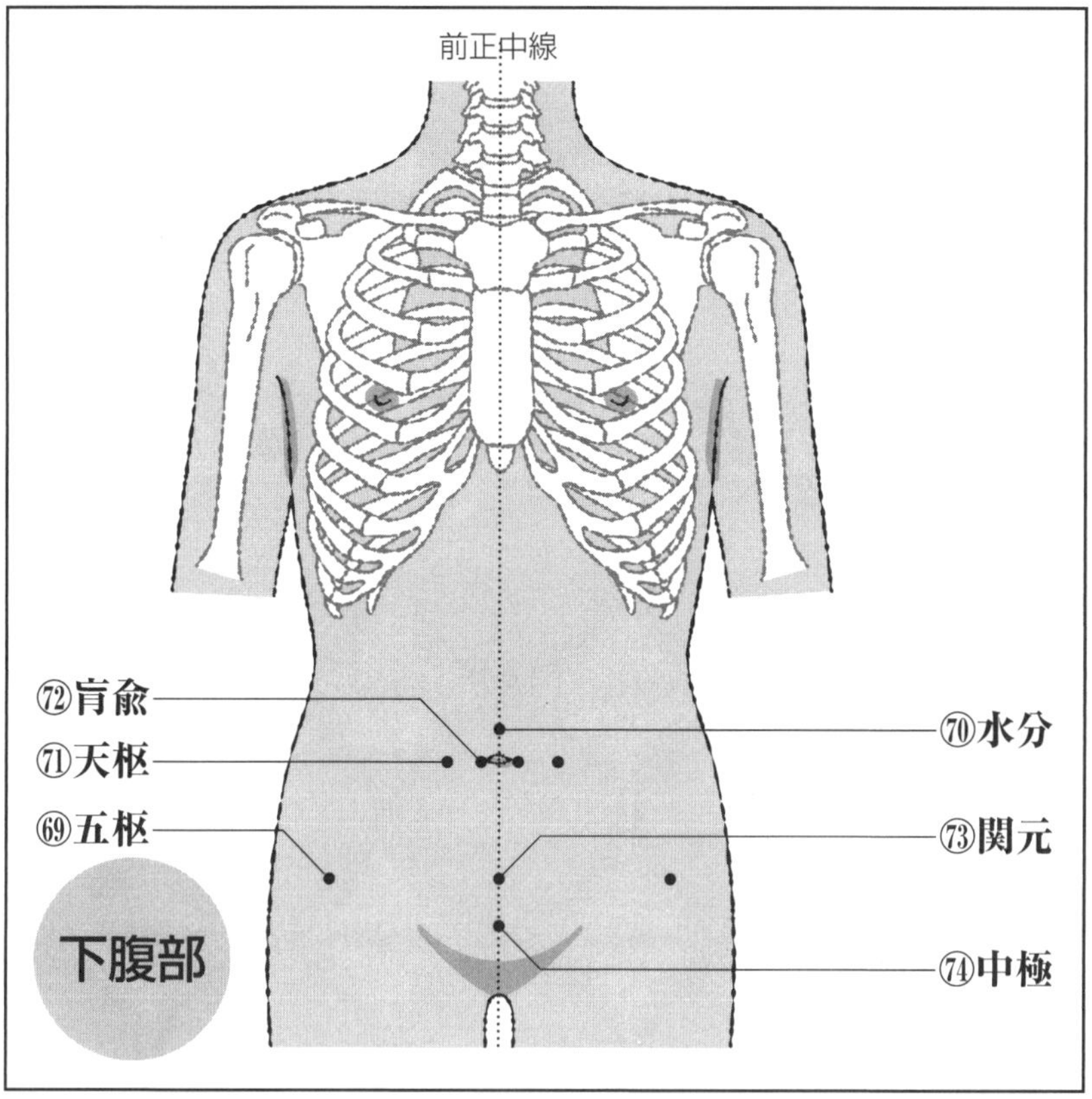

過多、胃けいれんなどによる腹痛や胸やけ、下痢などがあげられます。

また、呼吸器疾患や生理痛、精力減退、糖尿病、狭心症、黄《おう》疸《だん》などに用いられることもあります。

73 関元（かんげん）

「関《かん》」は「要所・出入り口」のことをあらわし、「元《げん》」は「源・元気」の意味があります。つまり、このツボ名は、元気のもとである「気《き》」や「血《けつ》」の出入りの要所であり、気・血の源であることを意味しています。

なお、東洋医学でいう元気とは、体内の生体エネルギーや生命力、活力といったものにあたり、人間が生きていくうえで非常に大切なものとされています。

したがって関元という名は、そこが元気に関係深い大切なツボであることを示しているのです。

ツボの見つけ方 下腹部の前正中線上で、おへそから親指の幅三本分下がったところにあります。

治療の効果 いろいろな内臓の機能を、調整する働きがあり、広範囲の病気の治療に応用されます。

よく知られているのは、胃炎や過敏性腸症候群など胃腸疾患です。また、月経痛や月経不順、子宮内膜症、冷え症など、女性特有の病気にも、高い効果を発揮します。

そのほか、頻尿やむくみといった泌尿器系の症状、精力減退、円形脱毛症、うつ病、不眠症、高血圧症などに用いられることもあります。

74 中極（ちょうきょく）

「中《ちゅう》」は「中心・かなめ・重要なところ」を意味する文字で、ここでは全身の中央をあらわしています。

一方、「極《きょく》」は、端から端まで張った心柱《しんばしら》を意味します。

つまり、頭から足先までを貫く柱の中央にあるツボ、ということからつけられた名称です。

ツボの見つけ方 下腹部の前正中線上で、おへそから親指の幅四本分下がったところにあります。

治療の効果 泌尿器系および生殖器系の病気によく効くツボとして知られています。

泌尿器系の疾患としては、膀《ぼう》胱《こう》炎や尿道炎のほか、腎臓病によるむくみやのぼせなどがあげられます。夜尿症やインポテンツにも効果があります。

生殖器系では、月経不順や月経痛、子宮内膜炎、子宮筋腫《きんしゅ》などがあげられます。下腹部の冷えや張りにも効きます。

このほか、坐骨《ざこつ》神経痛や下肢のリウマチなどに用いられることもあります。

治療のコツ　症状によっては、お灸《きゅう》を併用すると効果が高まります。

75 気海（きかい）

「気《き》」は先天の元気を、「海《かい》」は大海をさしています。生命エネルギーである気が、全身をめぐって最後にたどり着く「大海」であるとされるツボです。

海の水が蒸発して雲となり、再び雨として大地に降り注ぐように、気海に集まった気はここで醸成されて、再び全身をめぐると考えられています。

気海の少し下にある関元《かんげん》（→P193）とともに、生命を維持するうえで重要な意味をもつツボで、この二つのツボをまとめて「丹田《たんでん》」と呼んでいます。

ツボの見つけ方　下腹部の前正中線上で、おへそから親指の幅一本半分下がったところにあります。

治療の効果　気の働きが弱まって、生命力が低下したために起こるさまざまな症状に効果を発揮します。

よく知られているのは、下痢や消化不良などの消化器症状ですが、月経不順や不正出血、不妊症といった婦人科系の症状にも効果があります。男性の場合には、精力減退やインポテンツに用いられます。

そのほか、呼吸器疾患や腎臓病、膀胱《ぼうこう》炎などにも用いられます。また、うつ病などの心の病気にも効果があります。

76 腹結（ふっけつ）

「腹《ふく》」は、ツボのある場所を示しています。「結《けつ》」は「くくる・結び目・集結」を意味する文字ですが、ここでは、しこりや痛みなどをあらわします。

つまり、腹部のしこりや痛みと関係深いツボであることを示しているツボ名なのです。

ツボの見つけ方　下腹部、おへそから親指の幅一・三本分下がり、その部分の真ん中（前正中線）から親指の幅四本分外側にいったところにあります。

ここを指でさぐると、縦に線状のすじが感じられます。

治療の効果　腹部の機能をととのえる働きをもつツボで、腹が張って痛む場合、下痢や便秘が続いている場合の特効ツボとして知られています。

とくに、みぞおちの痛みに下痢をともなう場合、腹部にしこりを触れる場合、おへそを中心にして締めつけられるような痛みがある場合などに著効をあらわします。

また、習慣的な便秘は、さまざまな病気の誘因となりますが、このツボは便秘の改善効果が非常に高いことで知られています。そのため、便秘にともなってできたにきびや吹き出物の治療、あるいはダイエットなどにも効果があります。

治療のコツ　指圧の際には、人さし指・中指・薬指をそろえてツボにあて、息を吐くのに合わせてやさしく指圧します。

77 大巨（だいこ）

「大《だい》」も「巨《こ》」も、ともに「大いなるもの・立派なもの・重要なもの」あるいは「高く隆起したところ」といった意味をあらわす文字です。大巨というツボ名は、腹部の高く隆起した場所にある重要なツボ、という意味でつけられたものです。

ツボの見つけ方　おへその中央から親指の幅二本分外側にある天枢《てんすう》（→P192）から、親指の幅二本分まっすぐ下がったところにあります。

治療の効果　下痢や便秘、腹痛などによく効くツボとして知られており、過敏性腸症候群や慢性腸炎などに高い効果を発揮します。

また、腎炎や腎盂《じんう》炎、腎臓結核といった腎臓病にも効果があり、排尿困難などの改善に用いられています。

そのほか、月経困難症や子宮

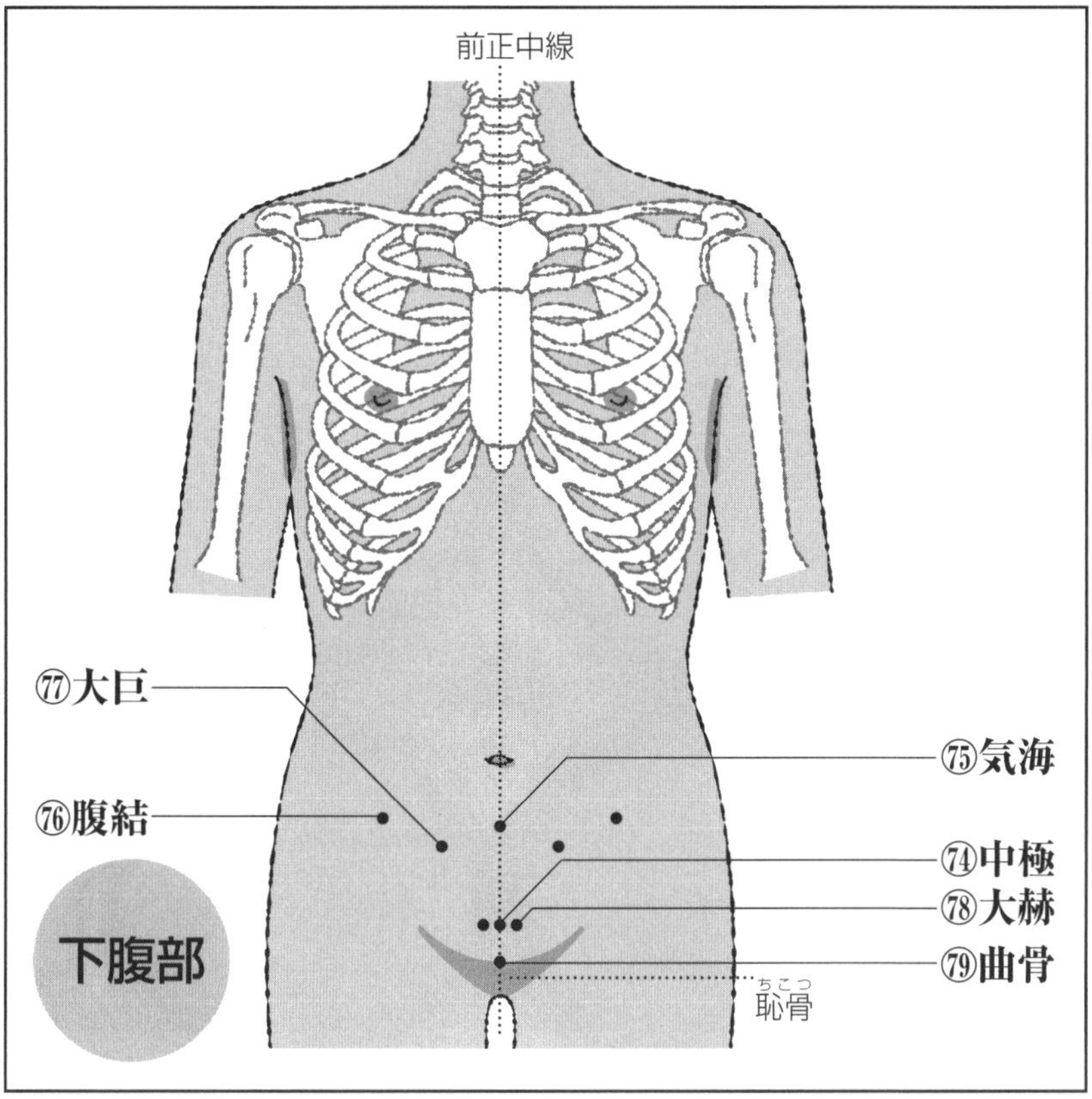

内膜症、こしけ（おりもの）といった婦人科系の病気をはじめ、不眠症、糖尿病、のぼせ、冷え症、低血圧症、膀胱《ぼうこう》炎、不妊症など、さまざまな症状の改善に用いられています。

なお、昔から左側の大巨は、悪い血がたまって婦人科系の病気の原因になるというお血《けつ》の有無を調べたり、お血を取り除くために用いられています。

治療のコツ 腹部へのマッサージを併用すると、効果がより高くなります。

78 大赫（だいかく）

「大《だい》」は、「大きい・盛大」を意味し、「赫《かく》」は「輝かしい」という意味をもっています。このツボの内部には子宮があり、妊娠するとこの部分が突出して見やすくなる、という意味が込められています。

ツボの見つけ方 おへその中央から親指の幅半分外側のところにある肓兪《こうゆ》（→P192）より、親指の幅四本分、まっすぐ下がったところにあります。

治療の効果 生殖器・泌尿器系の症状改善に効果を発揮します。とくに、ここを刺激すると、男性では精巣にひびきます。男性ホルモンや精液を作る機能にも大きく作用するといわれ、男性のインポテンツや精力減退、早漏の特効ツボとして知られています。

女性の不感症にも、効果があります。

治療のコツ 息を吐くのに合わせて、軽く左右のツボを同時に指圧します。お灸《きゅう》も効果的ですし、使い捨てカイロであたためたりするのもよいでしょう。

79 曲骨（きょっこつ）

文字どおり曲がった骨という意味です。「骨《こつ》」は恥骨《ちこつ》を指し、「曲《きょく》」は恥骨の丸みのちょうど曲がり目、つまりこのツボがある位置を指しています。

回骨《かいこつ》、屈骨《くっこつ》、屈骨端《くっこつたん》、尿胞《にょうほう》などの別名があります。

ツボの見つけ方 下腹部の前正中線上で、恥骨（恥骨結合）の中央の上へりにあります。おへその中央から、親指の幅五本分下がったところです。

治療の効果 泌尿器系や生殖器系の症状を改善する際に、高い効果を発揮します。

とくに前立腺肥大《ぜんりつせんひだい》症による排尿困難や頻尿、残尿感などによく効きます。

そのほか、泌尿器系では尿道炎や膀胱《ぼうこう》炎、インポテンツに、生殖器系では月経不順や不正出血、産後のおりものなどに用いられています。

子どもの夜尿症の治療にも、このツボがよく活用されます。泌尿器系や生殖器系以外には、慢性胃炎や内臓の虚弱改善に用いられることがあります。

治療のコツ 両手の指先をそろえ重ねるようにして、ジンワリとやさしく指圧します。症状によってはお灸《きゅう》も効果的です。

80 水道（すいどう）

文字どおり「水が通じる道」という意味です。

体内の水分量を適切に保つことは、東洋医学でも西洋医学でも重要なことです。

このツボは、からだの余分な水分を排出する機能をととのえ、泌尿器系や生殖器系の症状、あるいは腹水や排便に関連した症状を改善します。

ツボの見つけ方 下腹部で、おへそから親指の幅二本分外側にある天枢《てんすう》（→P192）から、親指の幅三本分下がったところにあります。

治療の効果 下腹部のさまざまな症状、たとえば、便秘で下腹部が張っているときや、尿道炎や膀胱《ぼうこう》炎、前立腺肥大《ぜんりつせんひだい》症などで起こる尿量や排尿回数の異常にすぐれた効果を発揮します。

また、糖尿病や腎臓病などの症状をやわらげ、むくみをとるのにも効果的です。

そのほか、婦人科系の病気にもしばしば用いられ、月経異常や更年期障害などにともなう腰痛や腹痛、下腹部の張り、首の後ろから背中、腰へかけての痛みなどに、すぐれた効きめをあらわします。

治療のコツ 下腹部の脂肪が軽くへこむ程度に、軽く指圧するのがポイントです。

81 陰交（いんこう）

「陰《いん》」は日が当たらない場所を、「交《こう》」は交差する場所を意味しており、陰交という名前は、陰陽《いんよう》の陰に分類されている経絡《けいらく》が交差する場所という意味からつけられました。

ツボの話 「正経一二経」と「奇経八脈」

ツボ療法の理念を理解するうえで欠かせないのが、六臓六腑《ろくぞうろっぷ》と、各臓腑に対応した経絡《けいらく》の存在です。健康を維持するためには気血が経絡を順調に流れていなければならず、もしも、そのどこかに異常が生じれば病気が起こる、というのがツボ療法の基本的な考え方なのです。

●経絡のメイン回路とサブ回路

東洋医学では、気血の道すじとして、二つのタイプを考えています。一つは、六臓六腑に対応する正規の道すじである「正《せい》経《けい》一二経」（→P191）。いわばメイン回路ともいうべきものです。

もう一つは、任脈《にんみゃく》、督脈《とくみゃく》、陽《よう》蹻脈《きょうみゃく》、陰蹻脈《いんきょうみゃく》、陽維脈《よういみゃく》、陰維《いんい》脈《みゃく》、帯脈《たいみゃく》、衝脈《しょうみゃく》という「奇経八《きけいはち》脈《みゃく》」です。正経一二経に何か障害が生じ、エネルギーの流れに過不足が生じた際に、それを補正するサブ回路の役割を果たしています。

●重要視される任脈と督脈

このうち、任脈はからだの前面中央を、あごから腹部にかけて走っています。また、督脈は、背中側の中央を背骨に沿って走っています。任脈はすべての陰経を、督脈はすべての陽脈を統率するため、それぞれ「陰脈の海」「陽脈の海」といわれています。

この任脈と督脈は、循環器系の機能を調整する回路として、とくに重要視されています。

そのためツボ療法では、正経一二経に任脈と督脈を加えた一四経を、からだの機能を守る大切な経絡として扱っています。

そして、これらの経絡に沿って、さまざまな働きをもつツボが点在しているというわけです。ちなみに、ツボの数は一年一二か月になぞらえて、三六〇以上あるとされています。

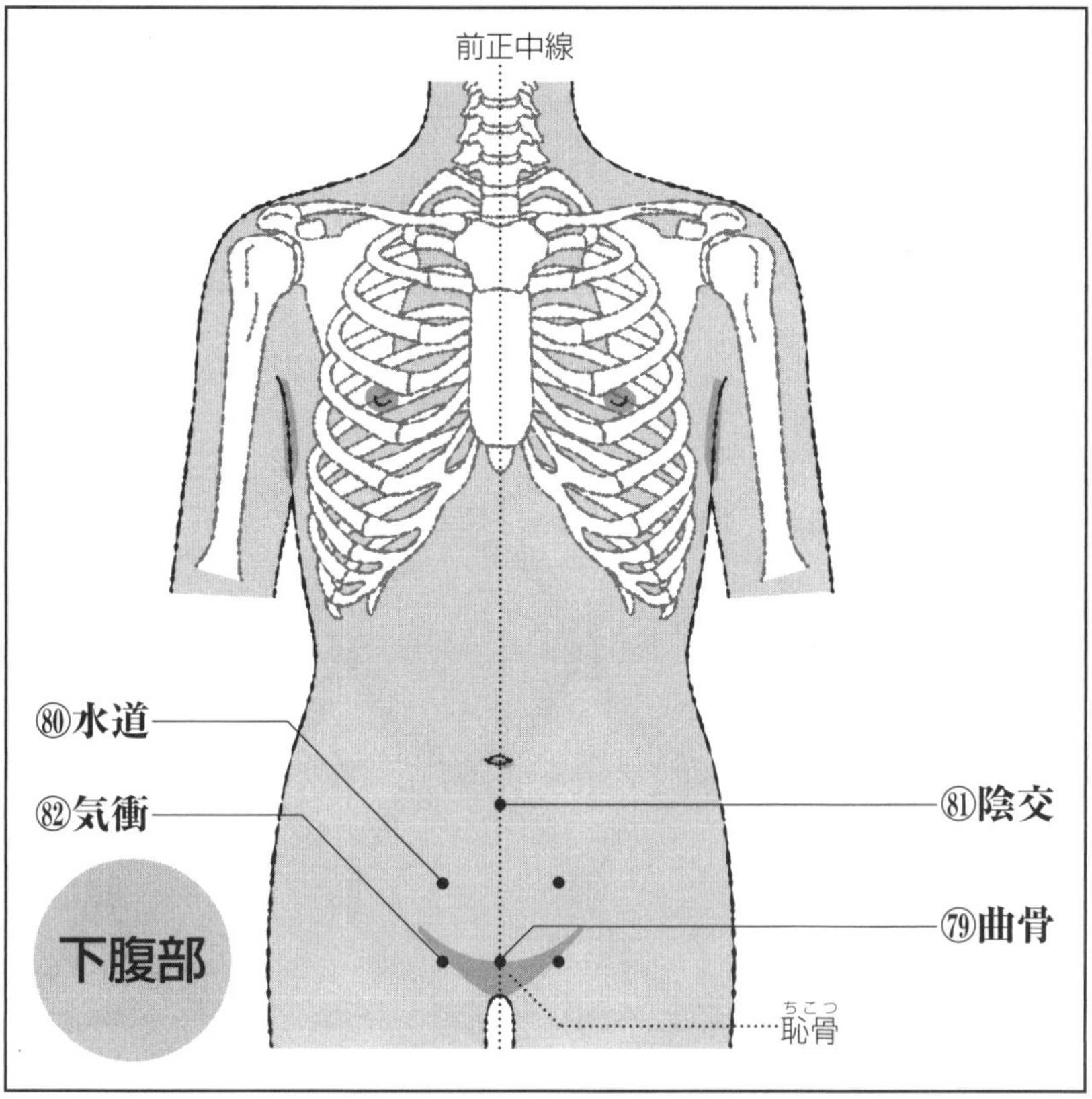

ツボの見つけ方 下腹部の前正中線上で、おへその中央から親指の幅一本分下がったところにあります。

治療の効果 主に婦人科系の病気に用いられるツボで、下腹部が冷えて痛むとき、産後におりものが止まらないとき、不正出血があるときなどに、すぐれた効果を発揮します。

月経不順などによる腰痛にも効果があります。

そのほか、腎臓病や慢性の下痢、坐骨《ざこつ》神経痛などの治療に使われることもあります。

82 気衝（きしょう）

「気《き》」は、東洋医学で生命を維持するためのエネルギーとされている気血の気を、「衝《しょう》」は脈拍の触れるところを意味しています。皮膚の上から脈拍を感じるツボの名前には、衝の文字が入っています。つまり気衝とは、脈気の拍動を触知できるところで、衝脈の起こるところという意味になります。

胃経《いけい》に属するツボで、生殖器系の症状に特効を示します。

ツボの見つけ方 鼠径《そけい》部で、恥《ち》骨《こつ》（恥骨結合）の上へりにある曲骨《きょっこつ》から、水平に親指の幅二本分外側にいったところにあります。大腿動脈の拍動を触れるところです。

ほかのツボの位置を手がかりにして探す場合には、曲骨を通る水平な線と、天枢《てんすう》や水道《すいどう》を通る垂線が交差する場所にあたります。

治療の効果 男女の生殖器系疾患にすぐれた効果があり、子宮内膜炎や卵巣炎、卵管炎、月経不順、月経困難症、精巣上体炎などの治療によく用いられます。不妊症のツボとしても知られています。

また、足の血行を促進する働きがあり、冷え症やレイノー病、間欠性跛行《かんけつせいはこう》（痛みのために歩行困難になるが、少し休むと歩けるようになること）などにも効果を発揮します。

そのほか、尿道炎や膀胱《ぼうこう》炎、腎盂《じんう》炎などの泌尿器疾患、腹膜炎、腹水、鼠径部の神経痛、鼠径ヘルニアなどに用いられることがあります。難産のときにも、このツボを使って治療すると効果があります。

治療のコツ 指先をそろえて指圧します。しっかりと数秒間押し続けて、すぐに離すというパターンで繰り返し指圧するとよいでしょう。

押し続ける時間は、五～六秒くらいが目安です。

衝門《しょうもん》（→P232）も同様に指圧するとさらに効果が高まります。

背中・腰のツボ

83 風門（ふうもん）

「風《ふう》」は風邪《ふうじゃ》を意味し、「門《もん》」は出入り口を意味します。つまりこのツボ名は、風邪の侵入する場所をあらわしています。

東洋医学の古典的概念には、病気を引き起こす原因とされる邪気《じゃき》（→P220）というものがあります。邪気にはいくつかの種類があって、その一つが風邪と呼ばれるものです。

東洋医学では、この風邪が体内に侵入するするために、かぜをひくと考えられていました。風門は、風邪が侵入してくる場所であり、また、その侵入を防ぐ場所でもあります。

ツボの見つけ方　肩甲骨の内側、背骨にある第二胸椎棘突起《きょうついきょくとっき》（椎骨の後端が突出している部分）下縁をはさんだ両側で、からだの真ん中（後正中線）から親指の幅一本半分外側に位置しています。

治療の効果　ツボ名からも推測できるように、微熱や頭痛、せき、鼻水、鼻づまり、くしゃみなど、かぜの諸症状に高い効果があります。

風邪は風門から入って風池《ふうち》に集まると、かぜを悪化させるといわれています。したがって、風門に侵入した段階で治療することが大切で、風門がかぜのひきはじめの治療に欠かせないツボとされているのもそのためなのです。

かぜ以外にも、ぜんそく、気管支炎などの呼吸器疾患や、肩・首・背中のこり、軽い脳血管障害による症状などに用いられます。

治療のコツ　ふだんから風門をよく指圧しておくと、かぜの予防につながるといわれています。また、お灸《きゅう》がよく効くツボでもあり、少しでも早く治したいときには、お灸をすえるとよいでしょう。

84 肺兪（はいゆ）

ツボ名にある「兪《ゆ》」は、「兪《ゆ》穴《けつ》」を意味します。

兪穴とは、背骨の両脇に並んでいるツボのことです。本来、兪という文字は、鋭いのみでくり抜いてつくった丸太舟を意味します。

「くり抜く＝穴」ということから、東洋医学では、邪気《じゃき》が侵入するツボ・邪気を追い出すツボを兪穴と呼んでいます。

つまりこのツボは、肺を邪気から守るツボというわけです。

ツボの見つけ方　肩甲骨の内側、背骨にある第三胸椎棘突起《きょうついきょくとっき》（椎骨の後端が突出している部分）の下縁をはさんだ両側で、からだの真ん中（後正中線）から親指の幅一本半分外側に位置しています。

治療の効果　肺の機能を調整するツボなので、かぜや気管支炎、鼻炎、花粉症など、さまざまな呼吸器疾患に特効があります。効果がある症状はきわめて幅広く、呼吸器疾患以外にも、頭痛、動悸《どうき》、息切れ、胸痛などの治療に用いられます。

そのほか、糖尿病、疲労による全身倦怠感、黄疸《おうだん》、心身症などにも有効です。また、しみやそばかすといった肌のトラブルにも効果があります。

治療のコツ　指圧のほか、お灸《きゅう》をしても効果があります。指圧する際には、左右のツボを同時に、やや強めの力で押すのがポイントです。

85 心兪（しんゆ）

「心《しん》」は「心の臓《ぞう》」を、「兪《ゆ》」は「兪穴《ゆけつ》」を意味します。

背骨の両脇に並んでいる兪穴は、病気の原因となる邪気《じゃき》が体内に侵入する入り口であり、治療によって邪気を追い払うツボでもあります。

兪穴には、それぞれの臓器に対応した固有のツボがあり、心兪は心の臓の働きを守るツボとされています。

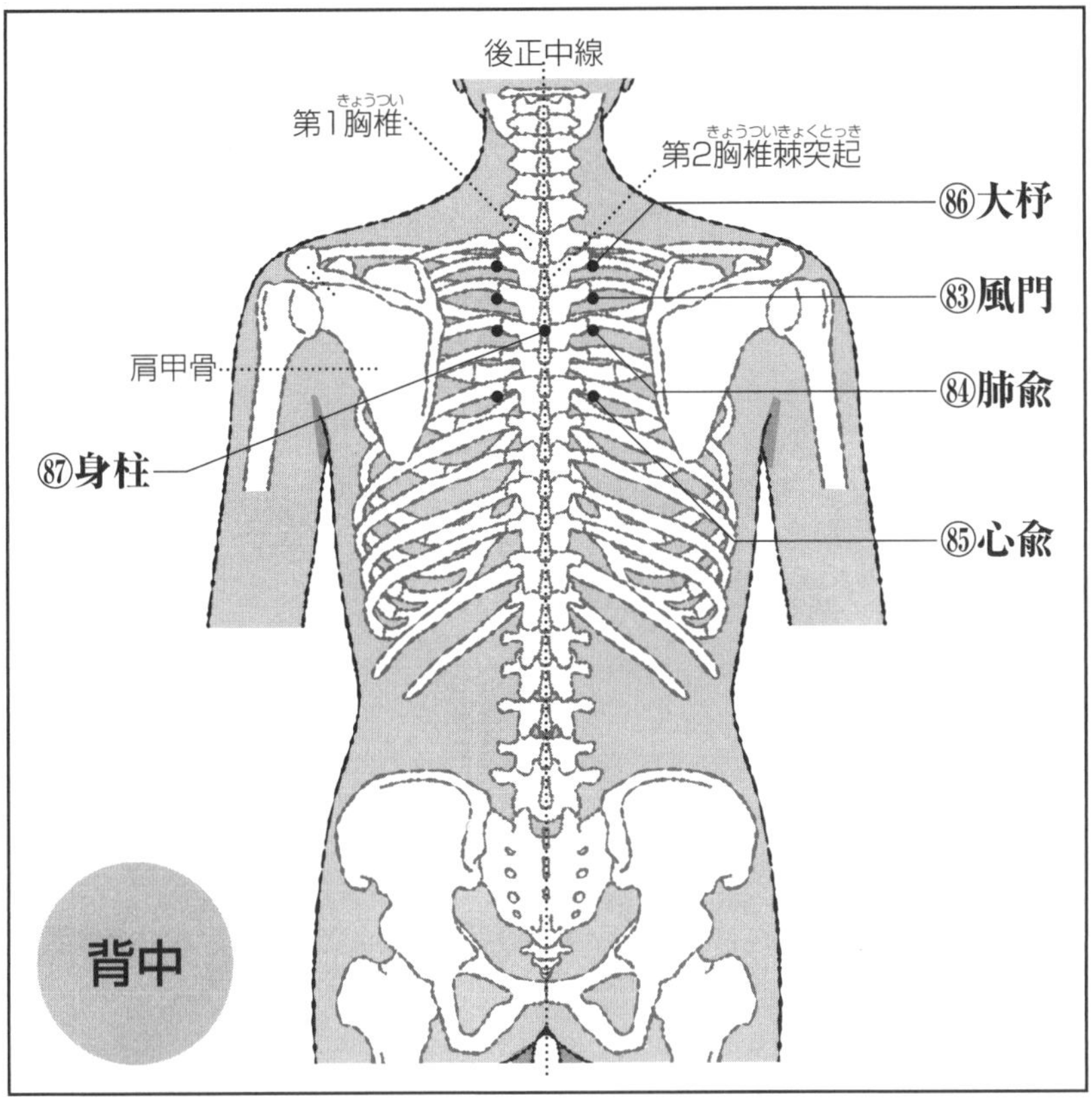

ツボの見つけ方 肩甲骨の内側、背骨の第五胸椎棘突起《きょうついきょくとっき》（椎骨の後端が突出している部分）下縁をはさんだ両側で、真ん中（後正中線）から親指の幅一本半分外側にあります。

治療の効果 心機能を調整することから、狭心症や高血圧症などの循環器疾患に効果を発揮し、胸痛や動悸《どうき》、頭重感、のぼせ、冷え、イライラといった症状を改善します。

そのほか、肋間《ろっかん》神経痛、中風《ちゅうふう》（脳卒中の後遺症）、心身症や躁《そう》うつ病、胃腸の病気、子供の虚弱体質や夜尿症などにも使われます。

治療のコツ 狭心症などの発作の際には直接効果がある心兪とあわせて巨闕《こけつ》や膻中《だんちゅう》、陰郄《いんげき》などもいっしょに刺激するとよいでしょう。

心兪にはお灸《きゅう》が効果的です。東洋医学の古典には「百壮《ひゃくそう》すえる」とありますが、これは回数を多くすえるとよいという意味です。

86 大杼（だいじょ）

「大《だい》」は「大きい・たっぷりと広い」という意味で、「杼《じょ》」は横糸をまく糸巻き車に似ていることを示しています。また、椎骨《ついこつ》の横突起《おうとっき》は杼骨と呼ばれています。

したがって大杼は、糸巻き車に似た大きい椎骨の杼骨（横突起）の端にあるツボ、という意味になります。

ツボの見つけ方 上背部、背骨の第一胸椎棘突起《きょうついきょく》（椎骨の後端が突出している部分）の下縁をはさんだ両側で、真ん中（後正中線）から親指の幅一本半分外側にあります。

治療の効果 いろいろな症状に用いられるツボです。よく使われるのは、発熱、せき、頭痛、のどの痛みといったかぜの諸症状です。

また、首すじや肩のこり、めまい、腹痛、倦怠感などにもよく効きます。

87 身柱（しんちゅう）

読んで字のごとく、「からだを支える柱」という意味のツボです。

左右の肺や肩甲骨の真中に位置し、肩甲骨の重さを支えていることから名づけられたといいます。

ツボの見つけ方 上背部の後正中線上、第三胸椎棘突起《きょうついきょくとっき》（椎骨の後端が突出している部分）の下のくぼみにあります。

治療の効果 頭部、首、背中の痛みやこりによく効きます。また、呼吸器疾患や消化不良、脱毛予防にも効果があります。
　なお、お灸《きゅう》の技法の一つに「散《ち》り気《げ》」という方法があり、小児のかんのむしなどによく用いられます。
　このツボは別名「散り気」とも呼ばれ、かんのむしの治療のほか、子どもの虚弱体質の改善や、小児ぜんそくなどにも有効です。
　アレルギー疾患にも効果的で、アトピー性皮膚炎や花粉症などの症状緩和が期待できます。

治療のコツ　左右のツボを、親指で同時に押します。押すときには徐々に力を加えていきますが、力を入れすぎないように注意が必要です。

88 附分（ふぶん）

「附《ふ》」は「つく・寄り添う・かたわら（傍）」という意味をあらわしています。一方の「分《ぶん》」は、「分離・分かれる」の意味です。
　附分は、膀胱経《ぼうこうけい》の第一側線のかたわらを分かれて下る、第二側線の最初のツボという意味から名づけられました。

ツボの見つけ方　上背部、背骨の第二胸椎棘突起《きょうついきょくとっき》（椎骨の後端が突出している部分）下縁をはさんだ両側で、真ん中（後正中線）から親指の幅三本分外方にあります。
　このツボは、肩甲骨の内へりにおおわれている場合が多いので、肩甲骨を開くようにして探します。

治療の効果　首すじや肩、背中のこりをとるのに、よく用いられます。とくに、背骨がかたくなる強直性脊椎《せきつい》炎に高い効果があります。
　この病気は、加齢によって脊椎と脊椎の間の水分が減少し、かたくなるものです。そのため、背中を後ろにそらせなくなったり、からだを横向きにしづらくなったりします。また、胸部が強く圧迫されるので、胸苦しさやせき、息切れ、動悸《どうき》などが起こります。
　そのほかに効果がある症状としては、肋間《ろっかん》神経痛やかぜなどがあり、また精神をリラックスさせる働きもあります。

89 魄戸（はっこ）

「魄《はく》」とは、肺に宿るとされる精神作用のことで、ここでは肺をあらわしています。これに出入り口を示す「戸《こ》」を加え、肺へ出入りする気血《きけつ》の門戸という意味をあらわしています。

ツボの見つけ方　上背部、背骨の第三胸椎棘突起《きょうついきょくとっき》（椎骨の後端が突出している部分）の下縁をはさんだ両側で、真ん中（後正中線）から親指の幅三本分外側にあります。

治療の効果　このツボは気管支炎、ぜんそくなどの呼吸器疾患の治療に用いられ、せきやたん、のどの痛み、喘鳴《ぜんめい》などにすぐれた効果をあらわします。肩や背中の痛み、こりにもよく効きます。
　また、魄という文字が使われているように、呼吸器疾患からくる情緒の不安定や神経過敏にも効果があります。

90 厥陰兪（けついんゆ）

「厥陰《けついん》」は心包《しんぽう》を、「兪《ゆ》」は背骨の両脇に並び各臓腑《ぞうふ》の機能を調整する「兪穴《ゆけつ》」であることを意味します。
　心包は「六臓」の一つで、心臓を包む袋または膜と考えられています。したがって、厥陰兪は、心臓などの循環器の障害を治療するツボということをあらわしています。

ツボの見つけ方　肩甲骨の内側、背骨の第四胸椎棘突起《きょうついきょくとっき》（椎骨の後端が突出している部分）下縁をはさんだ両側で、真ん中（後正中線）から親指の幅一本半分外側にあります。

治療の効果　肋間《ろっかん》神経痛や心臓の病気、呼吸器疾患などに効果があります。せきが激しく出る、のぼせ、胸苦しい、胸痛などによく用いられます。
　とくに血液の循環が悪く冷え症の人は、動悸《どうき》や胸苦しさで根気が続かないことが多いので、

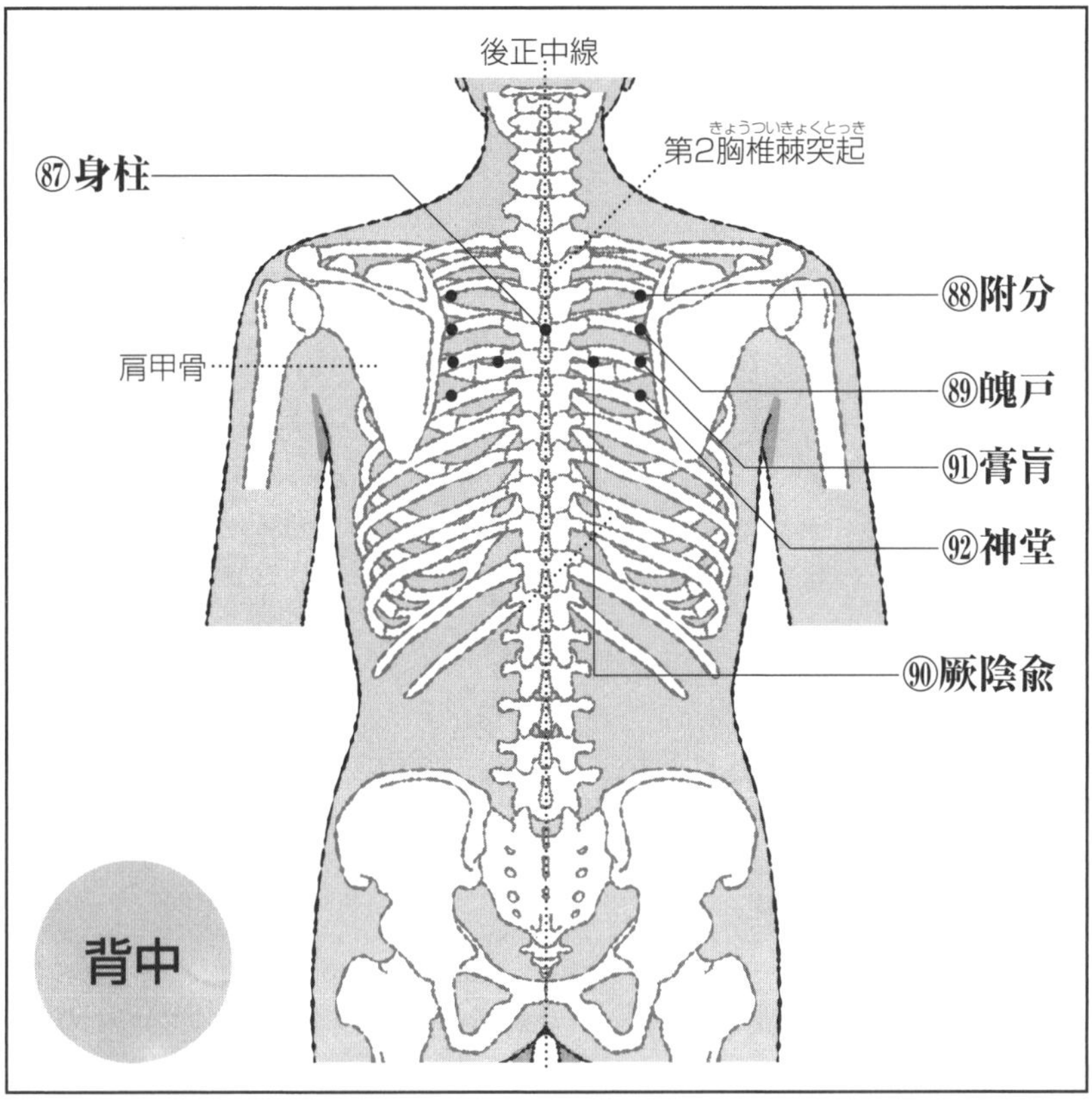

このツボを静かに指でマッサージすると症状がおさまり、楽になります。

過敏性腸症候群や心身症、歯痛などの治療にも用いられます。

治療のコツ 低血圧症の治療には、このツボから腎兪《じんゆ》までの兪穴を刺激すると効果的です。押すときには、やや強めに押すとよいでしょう。

91 膏肓（こうこう）

「膏《こう》」は心臓の下の脂肪組織を指します。一方の「肓《こう》」は、横隔膜《おうかくまく》の上の見えない部分にある肉のこと。したがって膏肓は、胸部と腹部の境界でからだのいちばん深いところをさし、邪気《じゃき》がここまで侵入してしまうと、病気がなかなか治らないことをあらわしています。

ちなみに「病、膏肓に入る」という言葉の「膏肓」はこのツボのことで、「こうもう」と読むのは誤りが慣例化してしまったためです。

ツボの見つけ方 肩甲骨の内側、背骨の第四胸椎棘突起《きょうついきょくとっき》（椎骨の後端が突出している部分）下縁をはさんだ両側で、真ん中（後正中線）から親指の幅三本分外側にあります。

厥陰兪《けついんゆ》よりも、親指の幅で一本半分、外側ということになります。

治療の効果 肩甲骨のへり近くにあるツボなので、肩や腕、背中の痛みやこりに効果があります。とくに、慢性的で頑固な肩こりによく効きます。関節の動きに関係する症状の改善にも効果があります。

また、ひじから上腕部に抜けるような痛みがある場合や、テニスひじなどのスポーツ障害に対する、特効ツボのひとつでもあります。

厥陰兪と並んでいて、心臓の最も奥に入ってしまった邪気を、えぐり出すツボとされています。

そのほか、循環器系や呼吸器系の疾患、脳卒中の後遺症などにもしばしば用いられます。また精神をリラックスさせる作用があることから、統合失調症などにも使われます。

治療のコツ 指圧する場合は、息を吐くときに合わせて行なってください。

ただし、強く押すと圧迫骨折を起こす恐れがあるので、注意が必要です。お灸《きゅう》も効果があります。

92 神堂（しんどう）

「神《しん》」は「全能・神・こころ」を意味し、「堂《どう》」は「家・宮殿」を意味します。東洋医学では、心《しん》の臓《ぞう》に神すなわちこころが宿るとしています。

したがって、神堂というツボ名は、神が宿り、すべての病気に対応するツボという意味を示しています。

ツボの見つけ方 肩甲骨の内側、背骨の第五胸椎棘突起《きょうついきょくとっき》（椎骨の後端が突出している部分）下縁をはさんだ両側で、真ん中（後正中線）から親指の幅三本分外側にあります。

治療の効果 循環器系や呼吸器系の症状に効果があり、息切れや胸痛、胸苦しさ、動悸《どうき》、せきなどによく用いられます。

また、肩や背中のこりや痛み、肋間《ろっかん》神経痛、上腕神経痛などにも効果があります。

治療のコツ 左右のツボを同時に押します。静かに一〇秒ほど押し続け、それを何回かくり返します。

93 膈兪（かくゆ）

「膈《かく》」は上焦《じょうしょう》と中焦《ちゅうしょう》を隔てる膜の意味で、横隔膜《おうかくまく》のこととされています。

「兪《ゆ》」は各臓腑《ぞうふ》の機能を調整する「兪穴《ゆけつ》」であることを意味し、ここでは、横隔膜を中心にした上焦と中焦の両方の症状を癒すツボ、という意味で用いられています。

東洋医学では、六腑《ろっぷ》の一つとして三焦《さんしょう》をあげています。三焦は理論上の臓腑で、肺や胃腸のような実体はありません。横隔膜より上の胸部を上焦、その下からおへそあたりまでを中焦、そこから下の下腹部を下焦《かしょう》と呼んでいます。

したがって膈兪は、胸部（循環器や呼吸器）と上腹部（消化器）に関連した症状に対応するツボということになります。ちなみに下焦は、排泄や内分泌などの恒常性保持機能を調整するとされています。

ツボの見つけ方 上背部、背骨の第七胸椎棘突起《きょうついきょくとっき》（椎骨の後端が突出している部分）下縁をはさんだ両側で、真ん中（後正中線）から親指の幅一本半分外側にあります。

ツボの話

からだのエネルギー循環を支える「気血」

東洋医学で、人間のからだの基本とされる六臓六腑《ろくぞうろっぷ》には、その機能を維持するためのエネルギー循環が、絶えることなく起きています。このエネルギーが通る道すじがいくつものツボが並んだ経絡《けいらく》であり、逆にいえば、ツボの道すじは、エネルギーの道すじでもあるわけです。

では、経絡を流れるエネルギーとは、具体的にどんなものなのでしょうか。

●ツボの道すじはエネルギーの道

東洋医学では、人間のからだには、経絡を通って「気《き》」と「血《けつ》」が流れていると考えられています。このうち血は西洋医学でいう血液と、ほぼ同じものと考えてよいでしょう。一方の気は、いままでいうエネルギー・活力に近い意味をもっています。この二つは、合わせて「気血《きけつ》」と呼ばれることもあり、気血こそが経絡を流れる心身のエネルギーとされています。

また、このエネルギーは、経絡を川になぞらえると、水のように絶え間なく流れていることから、「経水《けいすい》」とも呼ばれます。

●生命に不可欠な「気」と「血」

こうした気血あるいは経水と呼ばれるエネルギーの流れは、一見したところ、現代医学の循環系や神経系と似ていますが、実際はまったく異なるものです。

しかし、元々の基本理念が異なるのですから、現代医学と同じであるかどうかは意味がありません。東洋医学の見地からすれば、これらは生命維持に不可欠な存在です。

そして、どのようにすれば、このエネルギーを順調に流れさせることができるかを追究し、その結果生まれた治療法の一つがツボ療法なのです。

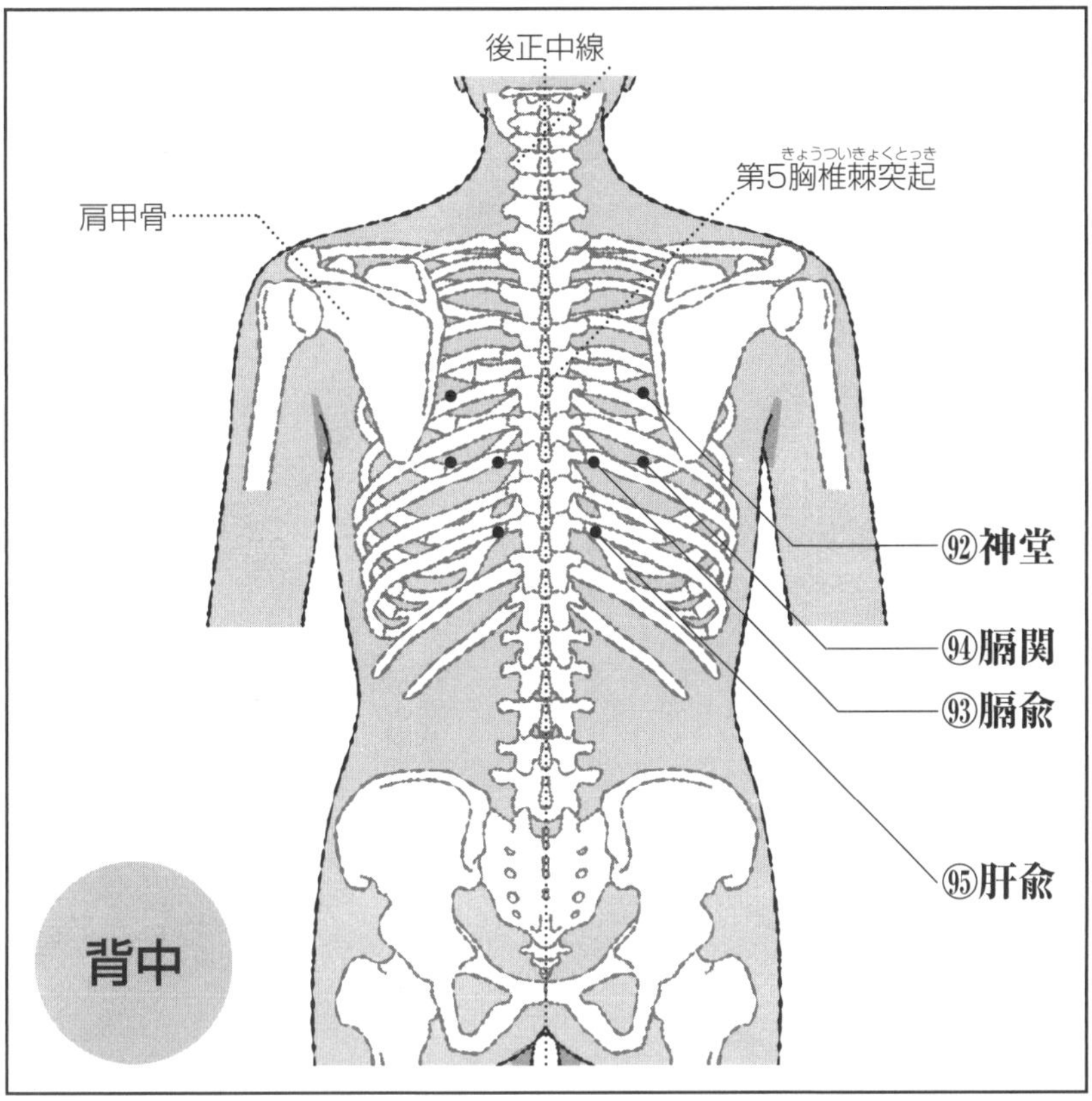

治療の効果 横隔膜そのものが関係するしゃっくりには、とてもよく効きます。また、横隔膜のけいれんをしずめて、呼吸を楽にする働きもあります。

循環器に関連する症状では、胸痛やめまい、のぼせなどに有効です。呼吸器系の症状では、せきや喘鳴《ぜんめい》に効果があります。

消化器経の症状では、胃炎や消化性潰瘍《かいよう》などに用いられ、胃痛や腹部膨満《ぼうまん》感、吐き気、嘔吐《おうと》、胸やけ、胃のもたれなどを改善します。

治療のコツ 慢性の消化器疾患には鍼《はり》治療がよく効きます。

94 膈関（かくかん）

「膈《かく》」は「へだてる」の意味、「関《かん》」は「重要な出入り口」を意味しています。

胸部と腹部を隔てる横隔膜《おうかくまく》の近くに位置し、気血《きけつ》の重要な通り道であることをあらわしたツボ名です。

ツボの見つけ方 上背部、背骨の第七胸椎棘突起《きょうついきょくとっき》（椎骨の後端が突出している部分）下縁をはさんだ両側で、真ん中（後正中線）から親指の幅三本分外側にあります。

治療の効果 しゃっくりや吐き気、嚥下《えんげ》困難などによく効きます。また、肩や背中のこりや痛み、肋間《ろっかん》神経痛などに用いられることもあります。

95 肝兪（かんゆ）

兪穴《ゆけつ》（各臓腑の機能を調整して病気から守るツボ）のなかで、肝の臓を邪気《じゃき》から守るとされているツボです。

肝の臓が弱ると、みぞおちから肋骨《ろっこつ》、とりわけ右の脇腹に圧迫感があり、肝兪の位置に強いこりがあらわれるようになります。このような機能低下を改善するのが肝兪で、それがそのままツボ名になっています。

なお、東洋医学では、肝の臓の状態を診断するには肝兪と期《き》門《もん》（→P190）を使います。この二つのツボは現代医学でいう肝臓の位置と一致します。

ツボの見つけ方 上背部、背骨の第九胸椎棘突起《きょうついきょくとっき》（椎骨の後端が突出している部分）下縁をはさんだ両側で、真ん中（後正中線）から親指の幅一本半分外側にあります。

治療の効果 肝炎、肝機能障害、胆石、胆嚢《たんのう》炎など、肝臓や胆嚢の病気に用いられます。症状としては、胸のむかつき、黄疸《おうだん》、食欲不振、全身の倦怠感、胆石痛などがあげられます。

また、東洋医学で「眼《め》は肝に通ず」とされていることから、かすみ目や視力低下など、目の病気にも効果があるといわれています。

　そのほか、胸膜炎や腰痛、不眠、てんかん、脳卒中後遺症、虚弱体質、糖尿病、口内炎、さらには肋間《ろっかん》神経痛やこむら返り、乗り物酔い、二日酔い、立ちくらみなどによく効き、きわめて応用範囲の広いツボです。

　また、肝臓には外部から体内に入った毒を浄化する働きがあるため、肝臓の位置にある肝兪は解毒の特効ツボとしても知られています。

治療のコツ　左右のツボを親指で同時に、やや強めに押すとよいでしょう。

96 至陽（しよう）

　東洋医学では、第七胸椎《きょうつい》を境にして、そこから上を陽《よう》中の陽（上部）、下を陽中の陰《いん》（下部）に分けています。

　至陽というツボ名は、ここから陽の部分に入るということを意味しています。

ツボの見つけ方　上背部の後正中線上、第七胸椎棘突起《きょくとっき》（椎骨の後端が突出している部分）の下のくぼみにあります。

　第七胸椎棘突起は、左右の肩甲骨の下角を結ぶ水平線と、後正中線とが交わるところにあります。

治療の効果　胃炎や胃アトニー、消化不良、食欲不振、胃酸過多など、胃腸のさまざまな症状に効果を発揮します。

　また、ぜんそく、気管支炎などによるせきや喘鳴《ぜんめい》、あるいは胸膜炎や肋間《ろっかん》神経痛などで起こる胸痛などにも効果があります。そのほか、黄疸《おうだん》や腎臓病、四肢の痛み、微熱などにも効きめがあります。

97 胆兪（たんゆ）

　胆の腑《ふ》の機能を整えるツボ、ということから名づけられました。胆石症や胆嚢《たんのう》炎、十二指腸潰瘍《かいよう》のときには、右側の胆兪のあたりに痛みが起こります。

　日月《じつげつ》とともに、胆嚢疾患の治療では、重要なツボとして用いられています。

ツボの見つけ方　上背部、背骨の第一〇胸椎《きょうつい》棘突起《きょくとっき》（椎骨の後端が突出している部分）下縁をはさんだ両側で、真ん中（後正中線）から親指の幅一本半分外側にあります。

治療の効果　心臓の周辺から腹のあたりが張る、口の中が苦い、舌がかわく、胸や脇腹が痛い、頭痛がする、寒けがする、わきの下がはれている、のどが痛いといった症状のほか、結核による発熱や消化不良、胃弱、胸やけ、ゲップなどにも効果があります。

　「肝胆相照らす」という言葉がありますが、これは東洋医学において、肝の臓と胆の腑は、常に互いを補い合いながら機能しているとされていることに由来します。そのため肝兪《かんゆ》のツボで効果がある症状には、胆兪を刺激しても効果が得られます。

治療のコツ　慢性の胆嚢炎や胆石症では、このツボに鍼《はり》やお灸《きゅう》をするとよく効きます。

98 脾兪（ひゆ）

　東洋医学でいう脾《ひ》の臓をコントロールするツボという意味のツボ名です。ただし東洋医学でいう脾の臓は、現代医学の脾臓ではなく、膵臓のことをさしています。

　また、「脾には意志が宿る」といわれているため、精神の安定を保ち、リラックスするのによいツボです。

ツボの見つけ方　上背部、背骨の第一一胸椎《きょうつい》棘突起《きょくとっき》（椎骨の後端が突出している部分）下縁をはさんだ両側で、真ん中（後正中線）から親指の幅一本半分外側にあります。

治療の効果　膵臓が分泌するインスリンが不足すると、糖尿病になることはよく知られています。脾兪を刺激すると膵臓の機能が回復し、糖尿病の症状緩和に効果を示します。

　また、「脾の臓、胃の腑《ふ》」といわれるように、東洋医学でいう脾と胃はお互いに助け合って

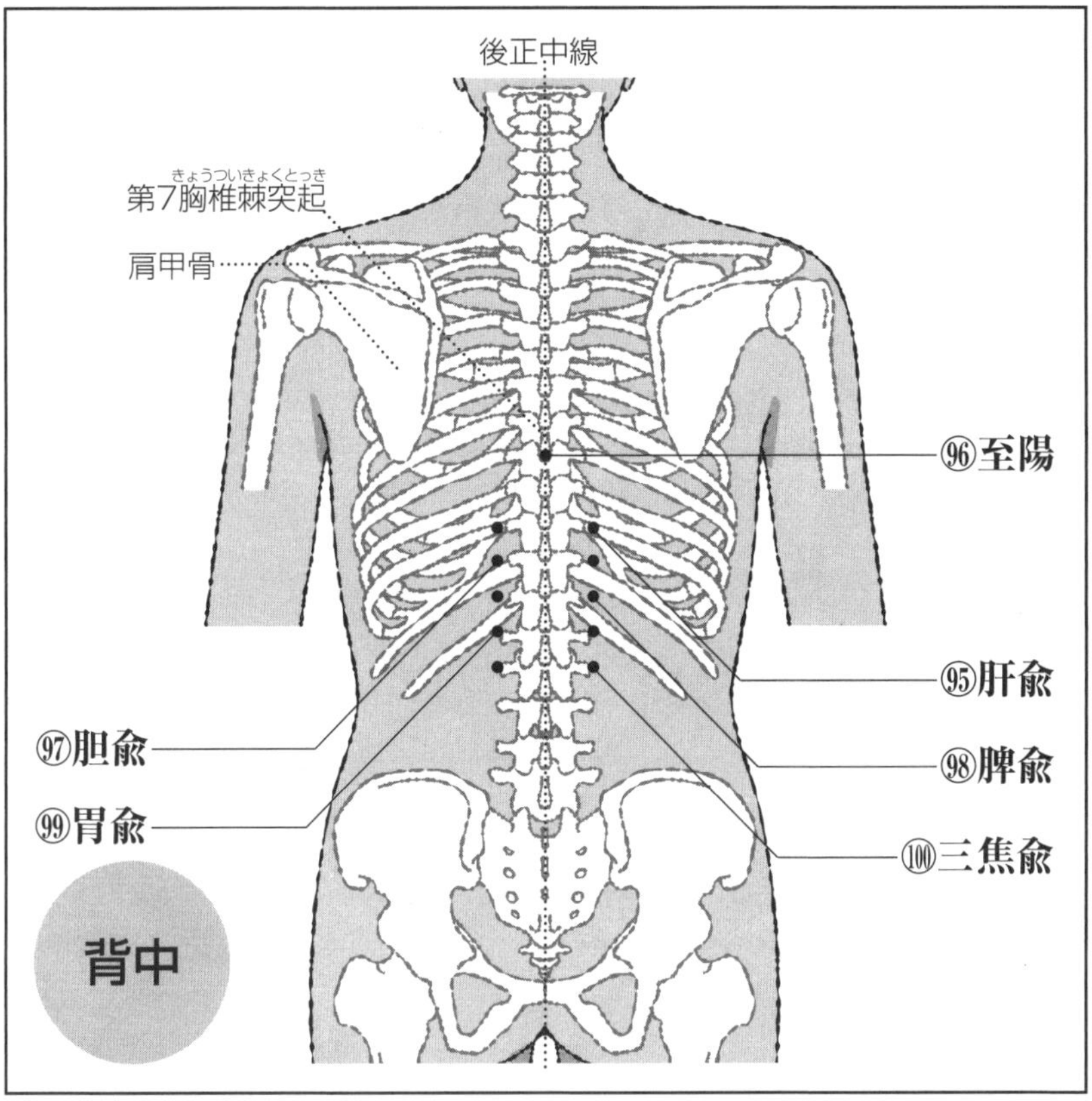

いる関係にあります。そのため、胃痛や食欲不振、消化不良などの治療にも用いられます。

そのほか、肝機能障害や黄疸《おうだん》、胆石症、胆嚢《たんのう》炎など、肝臓や胆嚢の症状にも効果があります。

子どもの場合には、肝兪《かんゆ》などとともに、夜泣きやかんのむしの治療にも用いられます。

治療のコツ 左右のツボを同時に、やや力を込めて押し、それを何回かくり返します。また、慢性的な消化器症状には、お灸《きゅう》で熱刺激を与えても、よい効果が得られます。

99 胃兪（いゆ）

文字どおり、胃を守る兪穴《ゆけつ》という意味の名前です。兪穴とは、背骨の両脇に並んでいる一連のツボのことで、それぞれが担当する臓腑《ぞうふ》の機能を調整し、病気の原因となる邪気から守る働きがあります。

ツボの見つけ方 上背部、背骨の第一二胸椎棘突起《きょうついきょくとっき》（椎骨の後端が突出している部分）下縁をはさんだ両側で、真ん中（後正中線）から、親指の幅一本半分外側にあります。

脾兪《ひゆ》と三焦兪《さんしょうゆ》の、ちょうど中間になります。

治療の効果 ツボ名からも想像できるように、胃に関連した症状全般にすぐれた効果を発揮します。

たとえば、急性胃炎や慢性胃炎、胃下垂、胃アトニーなどで、腹が張って食欲がない、胃が冷える、おなかがゴロゴロ鳴る、吐き気や嘔吐《おうと》がある、腹部が痛む、といった場合には、このツボを使って治療します。

また、胃腸の調子が悪いと口内炎や口角《こうかく》炎ができやすくなりますが、胃兪はそれらの治療にも効果があります。痔《じ》の治療にも有効とされています。

そのほか、糖尿病やダイエット、不安やイライラなどにも有効です。

治療のコツ 胃兪とともに「胃の六ツ灸《きゅう》（左右の膈兪《かくゆ》・肝兪《かんゆ》・脾兪の六穴）」もよく用いられます。

100 三焦兪（さんしょうゆ）

東洋医学では、六腑《ろっぷ》の一つとして三焦《さんしょう》という臓腑《ぞうふ》があります。三焦の「焦」は人体のエネルギーが生まれるところを意味しており、人体を上から三つに分けて、横隔膜《おうかくまく》より上の胸部を上焦《じょうしょう》（循環器や呼吸器を担当）、その下からおへそあたりまでを中焦《ちゅうしょう》（主に消化器を担当）、そこから下の下腹部を下焦《かしょう》（内分泌系や泌尿器を担当）と呼んでいます。

三焦兪は、このうちの中焦と下焦の機能を調整するツボとされています。

ツボの見つけ方　腰部、背骨の第一腰椎棘突起《ようついきょくとっき》（椎骨の後端が突出している部分）下縁をはさんだ両側に位置し、真ん中（後正中線）から親指の幅一本半分外側にあります。

治療の効果　中焦は消化器の働きを、下焦は主に内分泌系の機能を担当するので、これらに関連する症状全般に広く効果を発揮します。

消化器系の症状としては、胃腸の機能低下による下痢や腹痛、食欲不振、口内炎などがあげられます。またホルモンの異常による内分泌系の症状としては、冷えやのぼせ、心身の倦怠感、発汗過多、やせすぎ、頭痛などによく効きます。そのため、更年期障害などの治療に、よく用いられます。

そのほか、背中や腰の痛みやこり、下腹部のこわばりなどにも有効といわれています。

101 腎兪（じんゆ）

「腎《じん》」は文字どおり腎臓を、「兪《ゆ》」は「へこみ・穴」を意味しています。腎臓を担当する兪《ゆ》穴《けつ》（各臓腑《ぞうふ》の機能を調整して病気から守るツボ）という意味で名づけられました。

ツボの見つけ方　腰部、肋骨《ろっこつ》のいちばん下（第一二肋骨）の先端と同じ高さ、背骨の第二腰椎《ようつい》棘突起《きょくとっき》（椎骨の後端が突出している部分）下縁をはさんだ両側にあり、真ん中（後正中線）から親指の幅一本半分外側にあります。

後正中線と次項にあげた志室《ししつ》の、中間にあたります。

治療の効果　まず、ツボ名からもわかるように、むくみや倦怠感、尿量の減少といった、腎機能に関連した症状に効果があり、慢性腎炎などの治療に用いられます。

また、同じ泌尿器系の臓器である膀胱《ぼうこう》や前立腺《ぜんりつせん》の病気にも、すぐれた効きめを発揮します。

生殖器の病気にも効果が高く、月経痛や月経不順、それらにともなう腰や下腹部の痛み、不妊症といった、女性特有の症状にもよく用いられます。

男性では、インポテンツに効果があります。

そのほか、高血圧症などの循環器系疾患や糖尿病、中耳炎、坐骨《ざこつ》神経痛、ぎっくり腰、さらには痔《じ》や直腸脱、シミ・そばかすにも用いられるなど、きわめて応用範囲の広いのがこのツボの特徴です。

治療のコツ　神経質で食が細く、やせすぎの人には、体力をつける効果があります。その場合には、背中から腰にかけてのマッサージと併用するとさらに効果的です。

102 志室（ししつ）

「志《し》」は「こころざし・意志」という意味ですが、転じて精気をあらわします。

一方の「室《しつ》」は「部屋、家、宿る場所」という意味で、ここでは精気を蓄える場所という意味で使われています。

同じ高さにある腎兪《じんゆ》、命門《めいもん》と並び、腎の臓を守る重要なツボとされています。

ツボの見つけ方　腰部、背骨の第二腰椎棘突起《ようついきょくとっき》（椎骨の後端が突出している部分）下縁をはさんだ両側で、真ん中（後正中線）から親指の幅三本分外側にあります。

第二腰椎棘突起は、肋骨《ろっこつ》のいちばん下（第一二肋骨）の先端を結んだ水平線と、後正中線とが交わるところにあります。

治療の効果　精気をみなぎらせて健康を増進させる働きから、男女の生殖器に関連する症状に効果があり、インポテンツや精巣のはれ、陰部の痛みなどに用いられます。

そのほか、疲労や倦怠感、体力低下などが原因で起こる諸症状の改善にも有効です。消化不良や嘔吐《おうと》などにも、効果があります。

ただ、このツボが最もよく使われるのは腰痛で、一般的にみられる疲労からくる腰痛のほか、ぎっくり腰、坐骨《ざこつ》神経痛などによる足腰のしびれや痛みに著効を発揮します。

治療のコツ　親指にゆっくりと体重をかけるようにして、ツボを押します。

また、とくに目立った症状がない場合でも、このツボへの指圧が役立ちます。何となく疲れを感じるようなときには、腎兪《じんゆ》や命門《めいもん》を指圧し、腰全体を軽くマッサージすると、疲れがとれて気分がスッキリします。

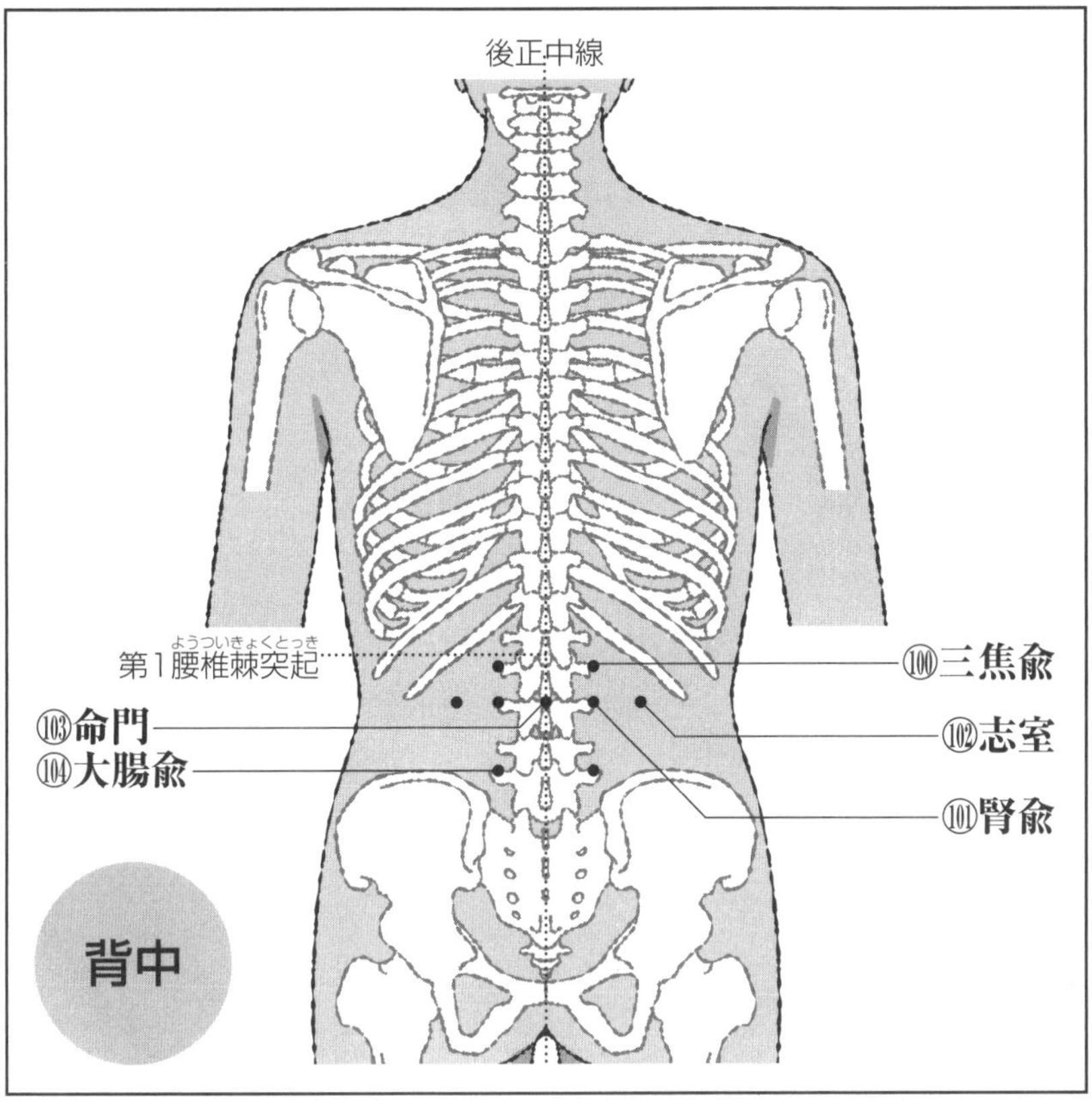

103 命門（めいもん）

「命《めい》」は生命を意味し、「門《もん》」は、門戸を意味します。

したがって命門は、生命の中心へ通じる出入り口のツボという意味になります。東洋医学では生命力の根本は腎の臓に宿ると考えられているためで、命門はそこへの出入口といえます。

ツボの見つけ方　腰部の後正中線上で、第二腰椎棘突起《ようついきょくとっき》（椎骨の後端が突出している部分）の下のくぼみにあります。

治療の効果　生命に活力を与える働きがあり、壮年期を迎えて体力の低下を感じたときの体力増強、あるいは虚弱体質の改善、病後の回復促進などによく効きます。

また、下半身が冷えて腰痛や下痢・軟便などがみられる場合にも、高い効果があります。

そのほか、婦人科系の病気にも効果があり、月経異常やおりもの、不正出血などに用いられます。頭痛や発熱、子どものかんのむしなどにも有効です。

なお、不正出血以外にも、下血や鼻血、痔《じ》による出血などにも用いられ、止血のツボとして知られています。

治療のコツ　このツボは先天の元気が出入りするツボとされており、先天の元気が宿る腎兪《じんゆ》や後天の元気が宿る三焦兪《さんしょうゆ》（↓P205）、元気に関連したツボである関元《かんげん》（↓P193）などといっしょに使用すると、効果がより高くなります。

104 大腸兪（だいちょうゆ）

東洋医学でいう「大腸の腑《ふ》」に対応する兪穴《ゆけつ》です。「兪穴」とは、背骨の両側に並んでいる一連のツボで、それぞれのツボが担当する臓腑を、病気の原因である邪気《じゃき》から守る役割をもっています。

ツボの見つけ方　腰部、背骨の第四腰椎棘突起《ようついきょくとっき》（椎骨の後端が突出している部分）下縁をはさんだ両側にあり、真ん中（後正中線）から親指の幅一本半分外側にあります。
　第四腰椎棘突起《ようついきょくとっき》は、左右の骨盤の上へりを結んだ線の高さにあります。

治療の効果　ツボ名からもわかるように、下痢や便秘、腹痛、腹部膨満《ぼうまん》感、おなかがゴロゴロ鳴るなど、大腸に関連した症状に高い効果を発揮します。腰痛や痔《じ》、背中のこりや痛みにもよく効きます。
　また、肥満は便秘が原因となることもあるので、肥満防止にも効果があるといわれています。

治療のコツ　通常、やや強めの力で指圧しますが、痛みがある場合には、無理には指圧せず、なでるだけでもいいでしょう。一回五～六秒程度の指圧を、ゆっくりくり返します。もっとゆっくりと押すこともあります。
　また、大腸兪と同時に、天枢《てんすう》（→P192）も刺激すると効果が高まります。天枢は腹部の病気に効果があるツボですが、大腸兪と互いに助け合ってこそ、本来の治療効果が発揮されるからです。

105 小腸兪（しょうちょうゆ）

　読んで字のごとく、「小腸の腑《ふ》」に対応する兪穴《ゆけつ》です。
　背骨の両脇に並んでいる兪穴は、病気の原因となる邪気《じゃき》が体内に侵入する入り口、治療によって邪気を追い払うツボです。
　兪穴は、それぞれが各臓腑に対応しており、小腸兪は小腸の働きを調整するツボとされています。

ツボの見つけ方　仙骨《せんこつ》部をさすったときに、いちばん上に触れるくぼみ（第一後仙骨孔）と同じ高さで、仙骨の真ん中の隆起（正中仙骨稜《りょう》）から親指の幅一本半分外側にあります。
　仙骨部のくぼみは、ひざをかかえ、背中をまるめて腰から下をさわると、その様子がよくわかります。

治療の効果　ツボ名から推察できるように、下痢や腹痛、便秘、食欲不振、痔《じ》などに治療効果を発揮します。
　また東洋医学では、小腸の腑は、脾《ひ》の臓（膵臓）へとつながるとしているため、糖尿病の治療にもよく用いられます。
　さらに、小腸の腑は、腸の内容物を水（尿）とカス（便）に分ける役割を果たしているとされています。そのため泌尿器系の症状にも効果があり、頻尿や尿の色がおかしい、尿量が少ないといった症状にも効果があります。
　そのほか、ツボの位置が殿部《でんぶ》にあるので、生殖器に関連した症状にも有効とされ、おりものなど女性特有の症状にも用いられます。

治療のコツ　このツボと関元《かんげん》を併用して治療すると、治療効果が上がります。

106 関元兪（かんげんゆ）

　関元と表裏一体の関係にある兪穴《ゆけつ》（各臓腑《ぞうふ》の機能を調整して病気から守るツボ）です。三焦《さんしょう》の一つである下焦《かしょう》の気（エネルギー）が出入りするツボとされています。

ツボの見つけ方　腰部、背骨の第五腰椎棘突起《ようついきょくとっき》（椎骨の後端が突出している部分）下縁をはさんだ両側で、真ん中（後正中線）から親指の幅一本半分外側にあります。

治療の効果　泌尿器系の疾患に、効果があるとされており、腎臓病などで排尿に異常があるときに用いられます。また、下焦は排便にも関係しているので、便秘や下痢にも有効です。
　そのほか、腰の痛みやだるさ、冷え症、月経痛などにも効果があります。

107 上髎（じょうりょう）

　殿部《でんぶ》の中心には仙骨《せんこつ》という平らな骨があり、そこには左右一対となった小さなくぼみが四対並んでいます。この四対のくぼみには、それぞれ「髎穴《りょうけつ》」と呼ばれるツボがあります。左右合わせて八つあることから、八髎穴と呼ばれています。
　そのなかで最も上にあるツボが上髎です。「髎」には、すみ、

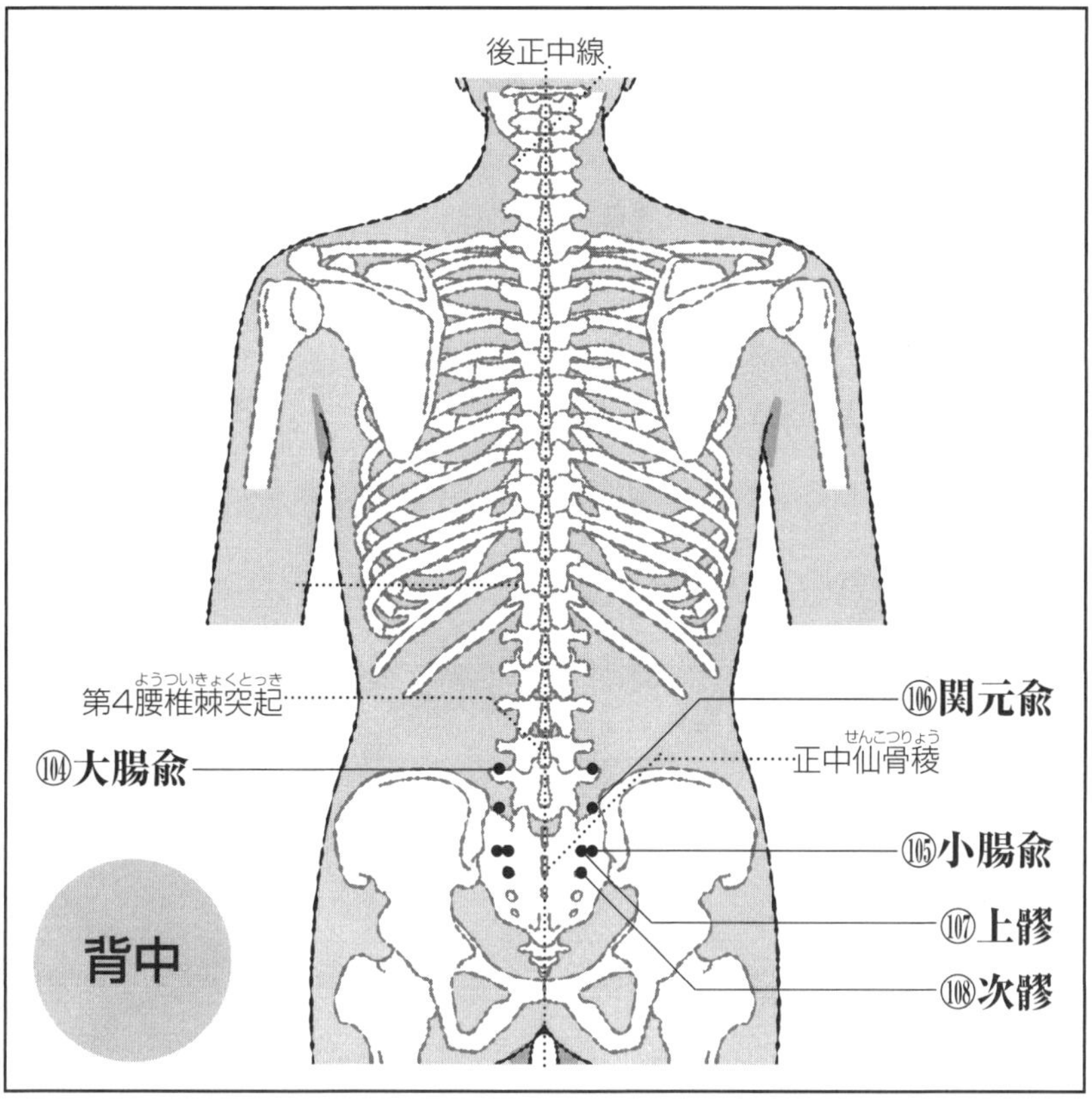

角《かど》、くぼみなどの意味があります。

ツボの見つけ方 仙骨部をさすったときに、いちばん上に触れるくぼみ（第一後仙骨孔）の中にあります。

仙骨部のくぼみは、ひざをかかえ、背中をまるめさせて腰から下をさわると、その様子がよくわかります。

治療の効果 骨盤内臓器の機能調整に効果があります。とくに、「血の道」と呼ばれる女性特有の症状には、高い効果を発揮します。

血の道の主な症状としては、下腹部の痛みや張り、月経不順、おりものの異常、足のむくみ、冷え症、頭痛、便秘などがあります。

また、腰痛の治療にも、しばしばこのツボが用いられます。

このほか、下痢、尿量の減少、胃のむかつき、胸やけ、てんかん、鼻血などにも効果があります。子どもの夜尿症にも、よく効きます。

治療のコツ やや強めの力で、一回五〜六秒程度の指圧をゆっくりとくり返します。殿部《でんぶ》の盛り上がりに対して、垂直に力をかけることがポイントです。

108 次髎（じりょう）

上髎《じょうりょう》の次にある髎穴《りょうけつ》なので、次髎と呼ばれています。腰にある「髎」の文字がつくツボのなかでは、最も重要な働きをするツボです。

ツボの見つけ方 仙骨《せんこつ》部をさすったときに、上から二番目に触れるくぼみ（第二後仙骨孔）の中にあります。

腰の両端にある出っぱった大きな骨（腸骨）の上端に沿って、指で下のほうにさぐっていくと、腸骨下端の隆起（上後腸骨棘《きょく》）を触れます。第二後仙骨孔は、この上後腸骨棘の下へりと仙骨の真ん中の隆起（正中仙骨稜《りょう》）との間のくぼみにあります。

治療の効果 一般に、上髎とともに、骨盤内臓器の病気や泌尿器の病気に有効なツボとされています。

とりわけ女性の月経の不調が原因となって起こるイライラや足の冷え、下腹部の痛みに効果的で、次髎を刺激して月経を順調にすれば、これらの症状も改善されます。

そのほか、便秘、下痢、尿量の減少、血尿、排尿痛など、排尿・排便に関連した症状にも高い効果を発揮します。また、腰痛のツボとしても、広く知られています。

治療のコツ 膀胱兪《ぼうこうゆ》（→P211）や胞肓《ほうこう》（→P212）、中極《ちゅうきょく》（→P193）

などといっしょに、マッサージや指圧、お灸《きゅう》をすると、効果が高くなります。

109 中髎（ちゅうりょう）

上髎《じょうりょう》、次髎《じりょう》に続き、下髎《げりょう》の前に位置するので中髎と呼ばれています。

ツボの見つけ方　仙骨《せんこつ》部をさすったときに、上から三番目に触れるくぼみ（第三後仙骨孔）の中にあります。

治療の効果　生殖器や腎臓、泌尿器の病気、および坐骨《ざこつ》神経痛や婦人病に効果があります。

基本的には上髎や下髎とほぼ同様の効能があります。ただし、痔《じ》や膀胱《ぼうこう》炎ではこの中髎が最も効果的といわれています。

上・中・下の左右合わせて六つの髎穴《りょうけつ》は「下の六ツ灸《きゅう》」と呼ばれ、生殖器の働きを活発にするとされています。そのため、この六ツ灸は、インポテンツの治療にすぐれた効果を発揮します。

そのほか、中髎は、湿疹や皮膚炎の治療にも用いられます。その場合は、下の六ツ灸の三穴に次髎を加え、さらに巨闕《こけつ》（→P188）、中脘《ちゅうかん》（→P188）、期門《きもん》（→P190）、肓兪《こうゆ》（→P192）、天枢《てんすう》（→P192）、大巨《だいこ》（→P194）、関元《かんげん》（→P193）、肩井《けんせい》（→P214）、肺兪《はいゆ》（→P198）、三焦兪《さんしょうゆ》（→P205）のなかから、反応のあるツボを選んで治療します。

110 下髎（げりょう）

八髎穴《はちりょうけつ》のなかで、最も下に位置することから下髎と呼ばれています。仙骨《せんこつ》部にあるので、生殖器や泌尿器の病気に効果があるとされています。

ツボの見つけ方　仙骨部をさすったときに、上から四番目に触れるくぼみ（第四後仙骨孔）の中にあります。

治療の効果　月経痛や月経不順、インポテンツ、不妊といった生殖器の症状、膀胱《ぼうこう》炎をはじめとした泌尿器疾患などに、すぐれた効果があります。

また、下痢や便秘、腹痛、腹

ツボの話　人間がもつ先天・後天二つの「元気」

人間のからだの中には、「気《き》血《けつ》」または「経水《けいすい》」と呼ばれるエネルギーの流れがあります。この流れが少しでも滞ると病気が起こり、止まってしまえば死に至ります。

したがって、私たちの生命力の根源はこの気血にあり、その順調な流れがあってこそ六臓六《ろくぞうろっ》腑《ぶ》が十分に機能でき、健康でいられるというのが東洋医学の考え方になります。

●先天の元気を補う後天の元気

また、東洋医学の古典では、気について次のような説明をしています。それは、気には人間が生まれながらにもっている「先天の元気」と、生まれたあとに取り入れる「後天の元気」があるというものです。

先天の元気は、父母から子へと受け継がれるものです。ただし私たち人間は、生きていく間にからだに害を及ぼす要因（邪《じゃ》気《き》）にさらされ、先天の元気を消費します。

当然、邪気によって減少したエネルギーを補給しなければ、気血の流れが滞って病気になってしまいます。そんな場合に、体内のエネルギーとして自然界から補給されるのが後天の元気なのです。

●元気は健康維持のエネルギー

こうして先天の元気は、後天の元気によって補われ、強められて、全身をくまなく流れて、健康を維持していると考えられています。

現代でも、「元気を出す」「気合いを入れる」といった言葉が使われますが、元気を出すにも気合いを入れるにも、もとになる「元気」が必要です。そのためにも健康的な生活で、元気を取り入れることが大切です。

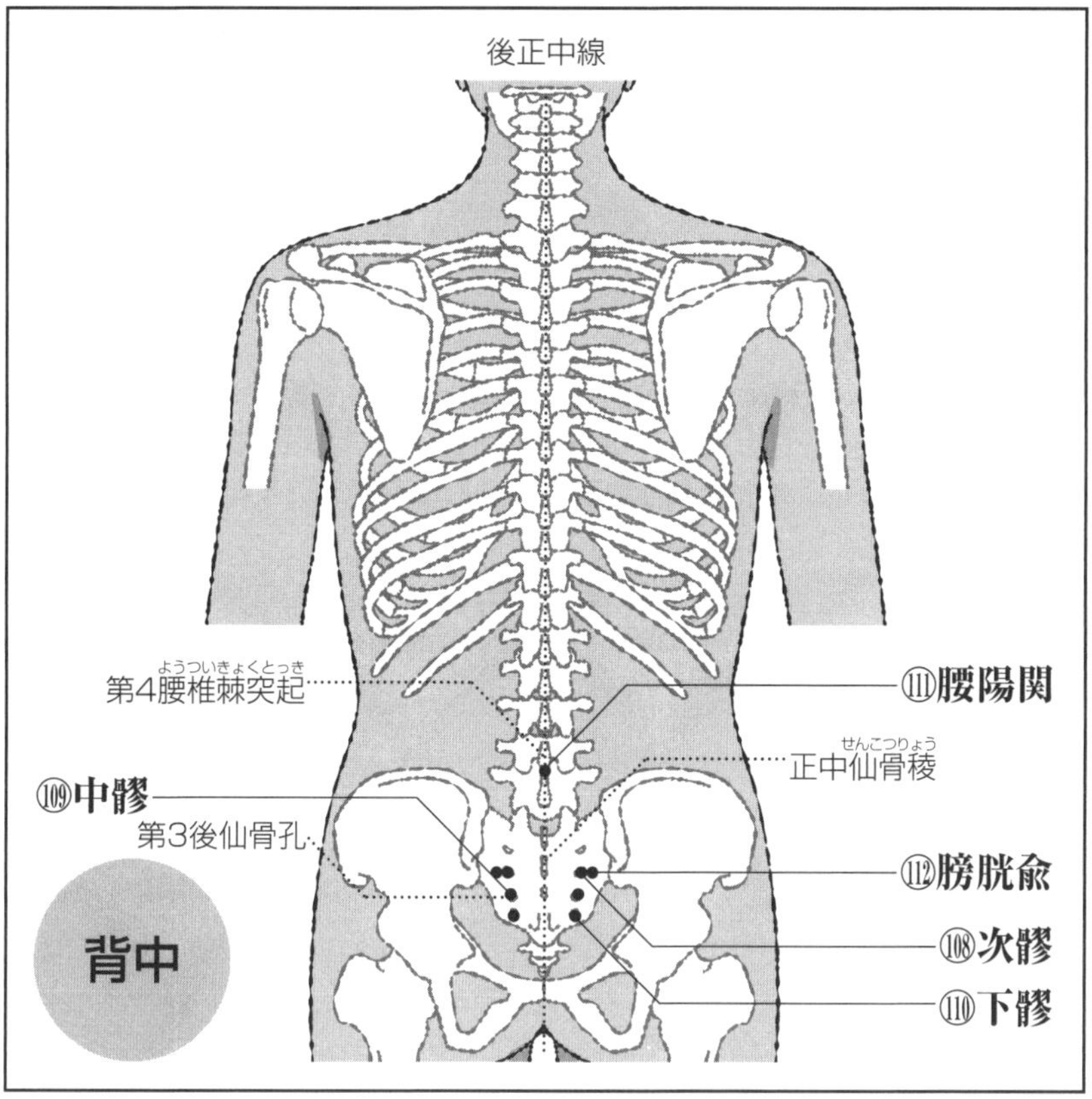

部膨満感、下血、痔《じ》など、直腸や肛門の症状にも効きめがあります。そのほか、坐骨《ざこつ》神経痛などによる腰痛にも、しばしば用いられるツボです。

治療のコツ このツボを中心に、ほかの腰のツボをゆっくりもみほぐすと、腰の緊張がとれて血行がよくなります。

111 腰陽関（こしょうかん）

「陽《よう》」は、「太陽・陽気」の意味、「関《かん》」は「関所・気血の流れの要所」の意味です。

腰陽関は、このツボの場所から下に、健康を意味する陽気を伝える関門となっています。腰から下を温める働きがあることから、腰痛を軽減するツボとして知られています。

ツボの見つけ方 腰部の後正中線上で、第四腰椎棘突起《ようついきょくとっき》（椎骨の後端が突出している部分）の下のくぼみにあります。

第四腰椎棘突起は、左右の骨盤の上へりを結んだ線の高さにあります。

治療の効果 腰にあらわれるさまざまな症状に効果がありますが、最もよく用いられるのは腰痛の治療です。

日常みられる軽度の腰痛だけでなく、腰の曲げ伸ばしができない、腰がしびれて思うように動けない、腰や腹部にしこりができて腰が痛むといった場合にも、すぐれた効果を発揮します。

腰痛以外の症状としては、ひざなどの関節炎、関節リウマチ、腰や下腹部の冷感、下肢のまひなどがあげられます。

そのほか、膀胱《ぼうこう》炎や前立腺《ぜんりつせん》炎による排尿障害、月経不順、インポテンツの治療にも用いられます。

治療のコツ 指圧だけでなく、お灸《きゅう》も効果があります。

112 膀胱兪（ぼうこうゆ）

東洋医学でいう「膀胱《ぼうこう》の腑《ふ》」に対応する兪穴《ゆけつ》です。

兪穴とは、背骨の両脇に並んでいる一連のツボのことで、それぞれの臓腑の機能を調整し、病気の原因となる邪気《じゃき》から守る働きがあります。

ツボの見つけ方 仙骨《せんこつ》部をさすったときに、上から二番目に触れるくぼみ（第二後仙骨孔）と同じ高さで、仙骨の真ん中の隆起（正中仙骨稜《りょう》）から親指の幅一本半分外方にあります。

治療の効果 ツボ名から推測できるように、膀胱炎をはじめとした泌尿器系の症状にすぐれた効果があり、頻尿や残尿感、排尿痛、血尿などを改善します。

また、子どもの夜尿症にも、よ

く効きます。
　このツボには、下半身の血流をよくする働きがあります。女性の場合、冷え症が膀胱炎を誘発することがありますが、血流が盛んになればからだの冷えが改善され、その結果、膀胱炎などの予防にもつながります。
　また、下半身の血行をよくすることは、腰痛の治療・予防にもなるため、坐骨《ざこつ》神経痛などによる腰痛の治療にも用いられます。そのほか、便秘の予防・改善にも効果があります。

治療のコツ　左右のツボを同時に、やや力を入れて、一回五〜六秒程度の指圧をし、それを何回かくり返します。症状によっては、もっとゆっくり押すこともあります。

113 胞肓（ほうこう）

「胞《ほう》」は膀胱《ぼうこう》をさし、「肓《こう》」は膀胱を包む脂膜・穴を意味します。
　したがって、胞肓は膀胱兪《ぼうこうゆ》のかたわらにあり、膀胱の疾患を治すツボという意味をあらわしています。

ツボの見つけ方　仙骨《せんこつ》部をさすったときに、上から二番目に触れるくぼみ（第二後仙骨孔）と同じ高さで、仙骨の真ん中の隆起（正中仙骨稜《りょう》）から親指の幅三本分外側にあります。
　ここを指で押さえて左右に動かすと、お尻全体に痛みが感じられます。

治療の効果　膀胱炎や尿道炎、尿路結石などによる排尿困難や排尿痛などの症状にもよく効きます。
　また、生殖器系の症状、とくに婦人科系の症状にも、高い効果があるツボです。下腹部の張りや痛み、冷え症、頭痛、肩こり、腰痛などの症状がみられるときには、このツボを刺激すると楽になります。
　そのほか、便秘や殿部《でんぶ》の痛みなどにも、用いられることがあります。

治療のコツ　腰から下をお湯に浸し、下半身をあたためる腰湯という入浴法があります。胞肓をはじめ、婦人科疾患に効果のあるツボは腰から殿部にかけて位置しているので、その部分を一度にあたためる腰湯は、すぐれた治療法といえます。
　マッサージや指圧を行なうときも、先に温湿布をしておくと、治療効果がより向上します。

114 中膂兪（ちゅうりょゆ）

「中《ちゅう》」はからだの中心を、「膂《りょ》」は脊柱《せきちゅう》の両側の筋肉をさすといわれています。「兪《ゆ》」は兪穴《ゆけつ》（各臓腑《ぞうふ》の機能を調整して病気から守るツボ）を意味しています。
　したがって、中膂兪という名前は、このツボが、脊柱をはさむ筋肉（脊柱起立筋）の中にあることを意味しています。

ツボの見つけ方　仙骨《せんこつ》部をさすったときに、上から三番目に触れるくぼみ（第三後仙骨孔）と同じ高さで、仙骨の真ん中の隆起（正中仙骨稜《りょう》）から親指の幅一本半分外側にあります。

治療の効果　男性の陰茎や尿道に症状が出る病気、たとえば前《ぜん》立腺《りっせん》炎や前立腺肥大《ひだい》症、尿道炎などの治療に用いられ、尿道の痛みや排尿困難、頻尿、残尿感などの症状をやわらげます。また、インポテンツに対しては、大赫《だいかく》（→P195）とともに効果の高いツボとして知られています。
　そのほか、糖尿病や坐骨《ざこつ》神経痛、腹痛、腹部膨満感、腸からの出血などにも効果があります。

治療のコツ　一回数秒の指圧を、ゆっくりくり返します。近くの次髎《じりょう》もあわせて指圧すると、さらに効果的です。

115 会陽（えよう）

「会《え》」は「出合い」を、「陽《よう》」は陰陽のうちの陽気を意味します。膀胱経《ぼうこうけい》と督脈《とくみゃく》という、陽に属する二つの経絡《けいらく》が出合う場所に位置しています。尾骨《びこつ》をはさんで、尾骨の前側にある会陰《えいん》と対応しています。

ツボの見つけ方　殿部《でんぶ》で、尾骨の下へりから親指の幅半分外側にあります。

治療の効果　生殖器や泌尿器に

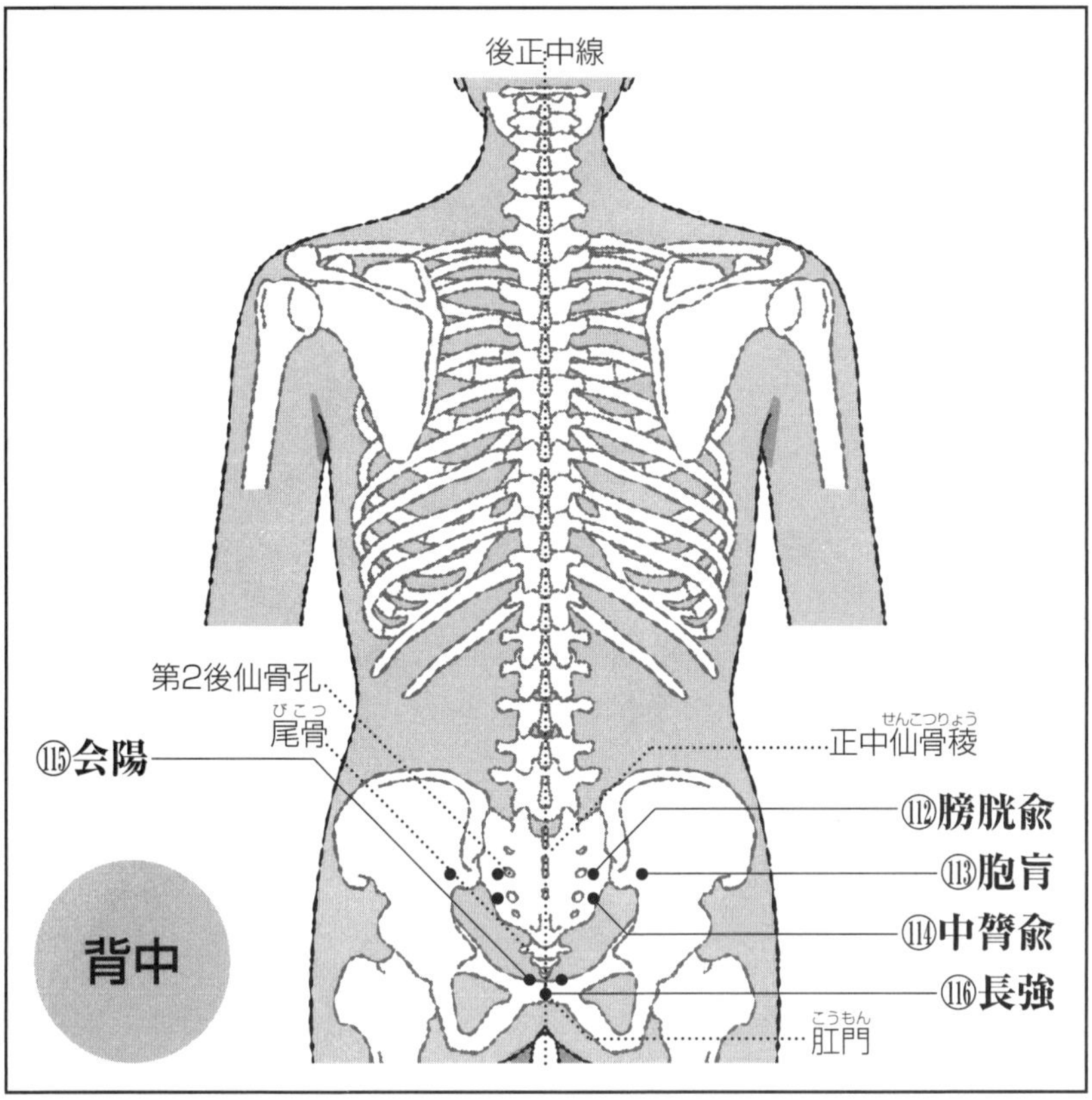

関連した症状に、高い効果を発揮するツボです。

とくに痔《じ》の特効ツボとして広く用いられ、尾骨のちょうど先端にある長強《ちょうきょう》とあわせて治療すると、たいへん効果があります。痔の原因の一つは肛門《こうもん》周辺の血行が滞ることにありますが、会陽や長強を刺激すると、肛門周囲の血行が盛んになり、痔の痛みがやわらぎます。

肛門の病気では、脱肛《だっこう》にも効果があります。

このほか、慢性的な下痢や血便、インポテンツ、おりものの異常、坐骨《ざこつ》神経痛の治療にも用いられることがあります。

治療のコツ 会陽での治療には、お灸《きゅう》がたいへん効果的です。お灸のあとには、殿部を軽くマッサージしておくとよいでしょう。

なお、痔の治療でお灸が効果的なのは痔核《じかく》（いぼ痔）と裂肛《れっこう》（切れ痔）だけで、痔瘻《じろう》（あな痔）には効きません。脱肛には、お灸が効きます。

116 長強（ちょうきょう）

「長《ちょう》」は、「長い・たけだけしい・いつまでも」といった意味があります。一方の「強《きょう》」は、「かたい・丈夫」という意味です。長強というツボ名は、長く強固な背骨をさしています。

また、このツボは督脈《とくみゃく》に属していますが、督脈は「諸陽の長」とも呼ばれる経絡《けいらく》で、全身の陽気が集まり、その気が強く盛んであることを意味する名前でもあります。

ツボの見つけ方 会陰《えいん》部で、尾《び》骨《こっ》端と肛門《こうもん》の中央にあります。うつぶせに寝て、このツボを指でぐっと押すと、ツーンと独特の感覚があります。

治療の効果 長強は、痔《じ》の特効ツボです。

痔は肛門周辺を流れる静脈の血行が悪くなって起こり、進行すると静脈が破れて出血します。長強を刺激すると、血管が拡張して血の循環がよくなり、肛門括約筋《かつやくきん》が締まります。

痔以外の症状にも効果があり、背中から腰にかけての痛みやこり、下痢、便秘、うつ病などの精神疾患、尿閉、陰部のかゆみ、子どものかんのむしやひきつけなどに用いられます。

治療のコツ 指圧だけでなく、お灸《きゅう》をすえて熱刺激を加えると、より効果が高くなります。ただし、通常、お灸は一回に三～五壮《そう》すえれば効果がありますが、長強へのお灸は最低でも一〇～一五壮くらいでないと効果が期待できません。

また、頭部の百会《ひゃくえ》をいっしょに刺激すると効果が上がります。

手・肩のツボ

117 雲門（うんもん）

「雲《うん》」は雲をあらわし、「門《もん》」は、東洋医学でいう気血《きけつ》や邪気《じゃき》の出入り口を意味します。

東洋医学では、人体のエネルギーをつかさどる器官として、三焦《さんしょう》という腑《ふ》があるとしています。三焦は胸部を担当する上《じょう》焦《しょう》、上腹部の中焦《ちゅうしょう》、下腹部の下焦《かしょう》の三つに分けられます。

中焦から中府《ちゅうふ》（→P185）を経てこの雲門に集まった気が、ここから雲のようにモクモクと出始め、門を出て行くということからつけられた名前です。

ツボの見つけ方　前胸部、鎖骨《さこつ》の下のくぼみ（鎖骨下窩《かか》）で、からだの真ん中（前正中線）から親指の幅六本分外側にあります。鎖骨下窩は、腕を胸からやや離して、鎖骨の外側先端と肩の大きな関節部の盛り上がりとの間にできるくぼみです。圧迫すると、上腕のほうにひびくように感じます。

治療の効果　呼吸器系の症状に広く活用され、すぐれた効果を発揮しています。具体的には、せきや息切れなどによく用いられています。かぜやぜんそく、気管支炎などにも効果があります。

また、肩から腕、胸にかけての機能をととのえる働きがあり、肩のこりや痛み、胸痛、腕の痛み・しびれ、背中の痛みなどの症状改善にもよく用いられ、効果を発揮します。

治療のコツ　鎖骨に対して垂直に、初めはやや弱めに数回指圧をくり返し、徐々に力を強めます。

118 肩井（けんせい）

肩の井戸という意味です。ここでいう井戸とは、人間の生命維持に必要な生体エネルギー、つまり気血《きけつ》が湧き出るところという意味です。

肩の下には胸郭《きょうかく》という大きな空間があるため、それを井戸に見立てて名づけられたともいいます。ここから湧き出るエネルギーがあまり多すぎても少なすぎても、からだの調子はバランスを崩しやすくなります。

ツボの見つけ方　後ろ首の根元の第七頸椎棘突起《けいついきょくとっき》（椎骨の後端が突出している部分）と、肩先（肩峰《けんぽう》外縁）を結んだ線上の中間点にあります。この中間点から、前にまっすぐ下ると乳頭にあたります。このツボを指で圧迫すると、痛みが走ります。

治療の効果　肩こりの特効ツボとして、よく知られており、肩や首すじの痛みやこり、頸肩腕《けいけんわん》症候群などにすぐれた効果を発揮します。また、頭痛やうつ病、自律神経失調症などの神経系疾患にも効果があります。

「中風《ちゅうふう》七穴」の一つでもあり、半身まひや言語障害の治療にも用いられています。

そのほか、高血圧症や眼精疲労、過労、のぼせ、冷え症などにも有効です。

治療のコツ　このツボを中心に、首すじから肩の先端にかけて指圧する方法を、「肩井の術」と呼びます。親指で、やや強めに指圧します。ただし、このツボに急激な刺激を与えると、ときに脳貧血を引き起こすことがあるので注意しましょう。

お灸《きゅう》も効果的ですが、この場合も、刺激が強くなりすぎないように注意が必要です。

119 肩髃（けんぐう）

「髃《ぐう》」は、「すみ・先端」という意味です。この名は、肩の先端に突出している肩峰《けんぽう》突起に、このツボがあることから名づけられました。

ツボの見つけ方　上腕を真横に上げると、肩の先端に二つのくぼみができます。肩髃は、このうちの前のくぼみにあります。この部分は、肩峰の外へりの前端と上腕骨大結節《けっせつ》の間にできたくぼみです。

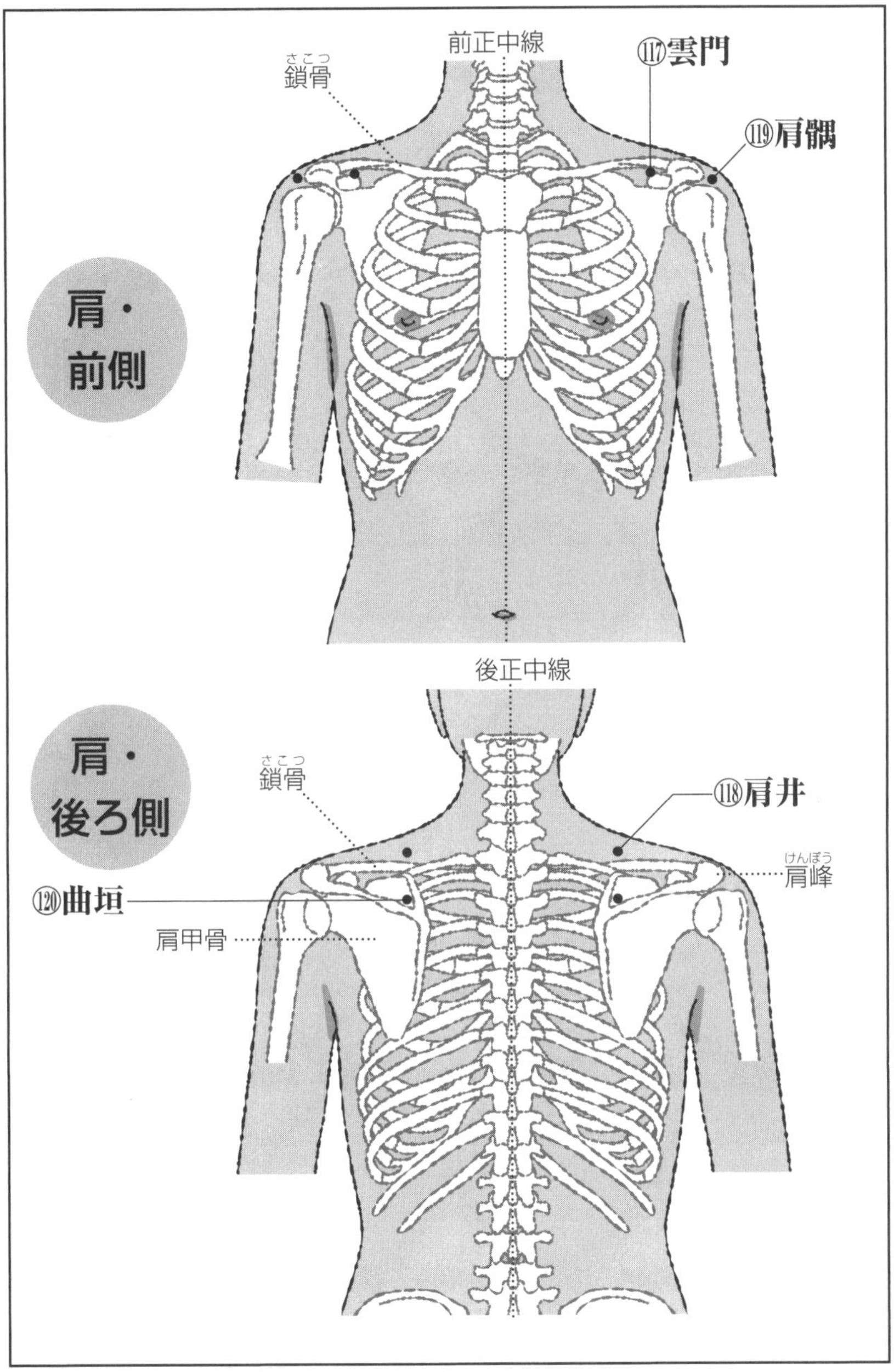

治療の効果　最もよく使われるのは、五十肩や頸肩腕《けいけんわん》症候群など、肩の関節に関連する疾患です。したがって、野球やテニスなど、スポーツのやりすぎで起こる肩関節の痛みにも、すぐれた効果があります。関節リウマチの治療にも、しばしば用いられるツボです。

また、上腕神経痛や湿疹、じんま疹、歯痛にも効果があります。そのほか中風《ちゅうふう》（脳卒中後遺症）にも、よいツボとして知られています。

治療のコツ　力を入れすぎず、気持ちよく感じる程度の力で指圧します。また、中風の治療では発症から一週間以内に、肩髎《けんりょう》などといっしょにお灸をすえると、効果があるといわれています。その場合には、症状がある反対側のツボで治療するか、左右のツボを同時に治療するのが一般的です。

120 曲垣（きょくえん）

「曲《きょく》」は曲がり目、「垣《えん》」は垣根を意味します。このツボは肩甲骨の上のほうにあるため、それがまるで背中の垣根の曲がり角のように見えるためです。

ツボの見つけ方　背中の肩甲骨の上方で、その内側の角に位置するツボです。肩甲骨の上方で、横に走る骨（肩甲棘《きょく》）を指でさぐり、肩甲棘内端の上のくぼみにあります。この部分を圧迫すると、手のほうにまで鈍い痛みが走ります。

治療の効果　肩から腕にかけての機能をととのえる働きがあるため、五十肩や頸肩腕《けいけんわん》症候群など、肩を中心として首すじや腕などの痛みやこりをやわらげるのにたいへん効果的です。

曲垣と後頸部《けいぶ》上方にある天柱《てんちゅう》（→P172）、風池《ふうち》（→P172）の付近には、肩甲骨と頭部をつないでいる筋肉があります。また、天柱、風池と肩井《けんせい》との間にも筋肉が走っていて、この二つの筋肉の緊張が、肩こりとなってあらわれます。

したがって、これらのツボを結ぶ線に沿って、それぞれのツボに刺激を与えることで、症状をおさえることができます。

こりや痛みがひどく、背中にまで及んでいるような場合には、とくに効果的です。

治療のコツ　お灸《きゅう》などで温熱刺激を与えても効果があります。手軽な方法としては、温湿布をしてから、ヘアドライヤーで温風を当てる方法もあります。

121 肩中兪（けんちゅうゆ）

「肩《けん》」は部位を、「中《ちゅう》」は中間を、「兪《ゆ》」は気血《きけつ》が出入りするツボを意味しています。次項の肩外兪《けんがいゆ》と対応するツボで、こちらは正中線に近い側にあり、肩《けん》井《せい》と大椎《だいつい》の中間にあることから名づけられました。

ツボの見つけ方　背部、背骨の第七頸椎棘突起《けいついきょくとつき》（椎骨の後端が突出している部分）の下縁をはさんだ両側で、からだの真ん中（後正中線）から親指の幅二本分外側にあります。第七頸椎棘突起は、首を前に曲げると、首の後ろで最も突出する盛り上がりとして触れることができます。

治療の効果　肩外兪は、肩井と並んで、肩こりの重要なツボとして広く用いられています。また、腕の神経が肩中兪からも出ているので、腕のしびれや痛みにも高い効果を発揮します。肩から背中へかけての痛みや、筋肉のこわばりにも効きます。

そのほか、かぜやぜんそくなどの呼吸器疾患、片頭痛にも有効です。また、かすみ目や疲れ目、視力低下などのツボとしても知られています。

122 肩外兪（けんがいゆ）

前項の肩中兪《けんちゅうゆ》に対応するツボで、こちらは外側にあり、肩甲骨からはずれたところ（肩外）に位置するので肩外兪と呼ばれています。

肩中兪とともに「兪《ゆ》」の文字が使われていますが、どちらも、「気血《きけつ》が集まるツボ」という意味で兪が用いられています。

ツボの見つけ方　上背部、背骨の第一胸椎棘突起《きょうついきょくとつき》（椎骨の後端が突出している部分）下縁をはさんだ両側で、からだの真ん中（後正中線）から親指の幅三本分外側にあります。

第一胸椎棘突起下縁の水平線と、肩甲骨の最も内へり（肩甲棘内側縁）をまっすぐ上がった垂線とが交わるところです。

治療の効果　肩外兪は肩中兪や肩井と同様に、肩こりの治療では、重要なツボとしてよく用いられます。背中や腕のこりや痛みにも、すぐれた効果があります。そのほか、胸痛や腹痛に用いられることもあります。

治療のコツ　このツボがある部分には、肩甲拳筋《きょきん》という筋肉がついています。がんこな肩こりは、この筋肉が原因になることが多く、肩外兪付近をゆっくりと指圧すると症状が改善します。また、お灸《きゅう》も効果的です。

123 肩髎（けんりょう）

「髎《りょう》」は、骨の「角《かど》・すみ・すき間」を意味します。つまりこの名は、肩の骨の角すみのツボであることを示しているのです。

ツボの見つけ方　上腕を真横に上げると、肩の先端にくぼみが二つできます。肩髎は、このうちの後ろ側のくぼみにあります。このくぼみは、肩峰角《けんぽうかく》と上腕骨大結節《けっせつ》の間にできたものです。

治療の効果　重い荷物を持ったり、無理な運動をした際などには、肩が上がらなくなって痛んだり、腕がだるくなるなどの症状が起こります。

腕を横に上げるときには、肩にある三角筋が重要な働きをします。前述のような症状が起こるのは、この三角筋に生じる軽い炎症が原因となります。肩髎には、この三角筋の機能を調整する働きがあり、五十肩や腕の痛み・しびれなどによく効くツボとして知られています。

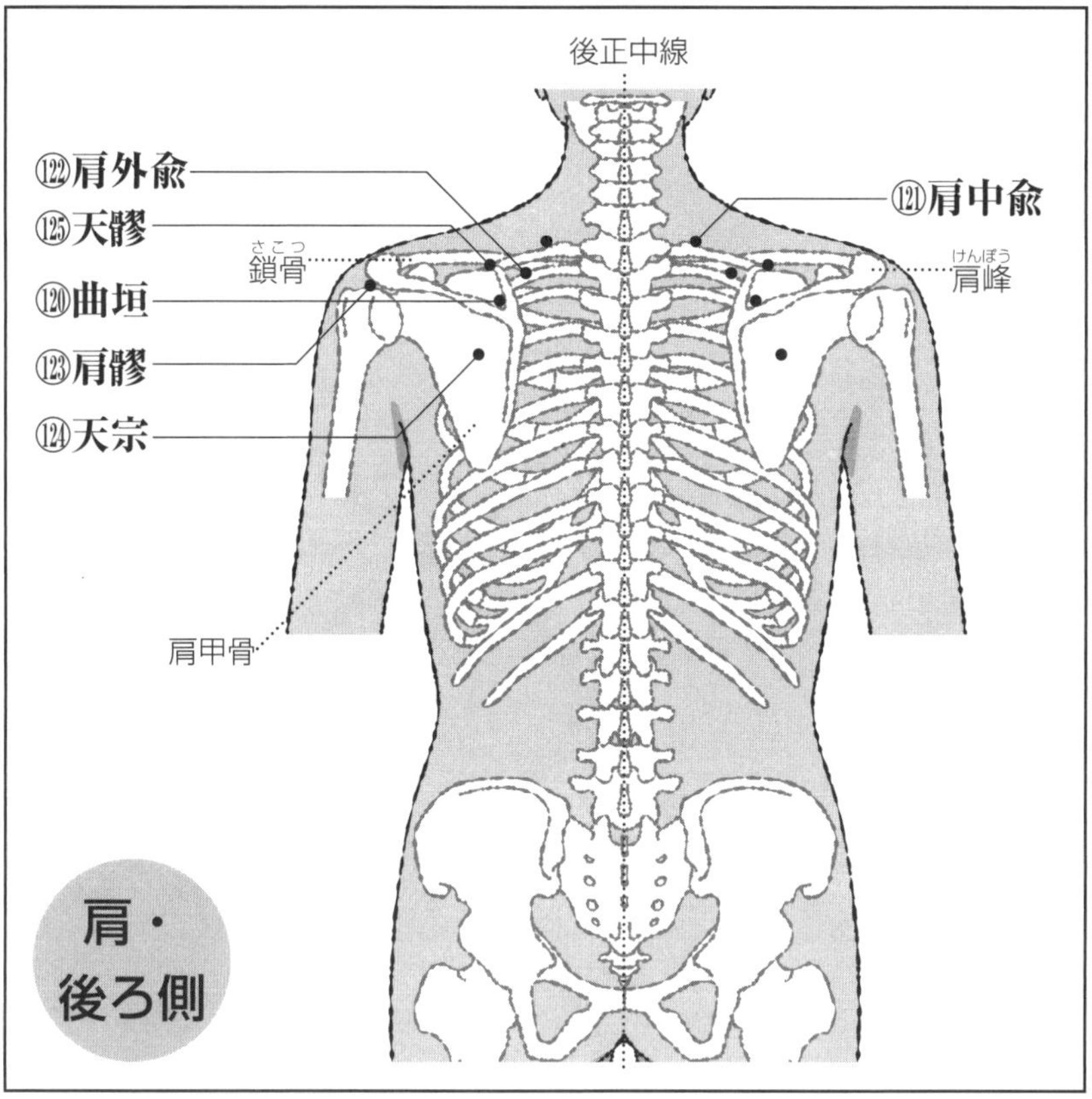

また、重いものを長時間持ち上げていると、上腕三頭筋が伸びきって、ひじが伸ばせなくなったりします。このツボは、上腕三頭筋の働きにも関与しているので、このような症状にもよく効きます。そのほか、中風《ちゅうふう》（脳卒中後遺症）による腕のまひ、頭痛、関節リウマチなどにも効果があります。

治療のコツ 痛くない側の手の指で、ツボを強めに押します。そして指でツボを押したまま、痛い肩のほうの腕を上下に動かします。肩髃《けんぐう》や臂臑《ひじゅ》をいっしょに刺激すると、効果がより高まります。

124 天宗（てんそう）

東洋医学の古い人体の区分では、人体を上下二つに分けるとき、おへそより上を天、下を地と呼んでいました。したがってこのツボ名の「天《てん》」には、上半身という意味があります。「宗《そう》」には「源・集まる」という意味があります。つまりこの名は、上半身の気血《きけつ》がこのツボに集まることを示しています。

ツボの見つけ方 肩甲骨の上方で、横に走る骨（肩甲棘《きょく》）をさぐります。その肩甲棘の中間点と、肩甲骨の下の角《かど》すみ（肩甲骨下角《かかく》）を結んだ線上で、肩甲棘の中間点から三分の一のところにあるくぼみにあります。この部分を指で押すと、上腕の小指側に痛みが走ります。

治療の効果 五十肩の治療によく用いられ、高い効果があるツボです。肩こりにもよく効きます。このツボを押すとジーンとひびきますが、これは肩甲上神経の一部が、このツボのある場所に伸びているためです。この神経に刺激を与え、血行をよくして痛みをとるわけです。鍼灸《しんきゅう》治療では、肋間《ろっかん》神経痛や心疾患にも使われることがあります。女性では母乳の出が悪いときに、お灸がよく効くことでも知られています。そのほか、高血圧症や頭痛、顔のむくみ、中風《ちゅうふう》（脳卒中後遺症）による片まひなどにも効果があります。

治療のコツ 軽い運動やマッサージを併用すると効果的です。また、肩の痛みやこりには、肩を冷やさないことが肝心です。なお、何の異常もないのにこのツボを刺激すると、かえって腕が上がらなくなったりすることがあります。

125 天髎（てんりょう）

「天《てん》」は、人体の上部、つまり上半身を意味し、ここでは肩をさしています。「髎《りょう》」は、骨の「角《かど》・すみ・すき間」を意味し、ここではツボのことをあらわしています。つまり、肩の角すみにあるツボという意味です。

ツボの見つけ方　背中の肩甲骨の上のほうにあるツボです。肩甲骨の内へりを指でさぐりながら上がっていくと、出っぱった角（肩甲骨上角《じょうかく》）を触れます。天髎は、この肩甲骨上角の上方のくぼみにあります。

治療の効果　肩こりや五十肩の治療に、よく用いられます。肩以外にも、ひじの痛み、首やうなじのこり・痛みなどに効果があります。

そのほか、鎖骨《さこつ》のくぼみが痛んで汗が出ない場合や、頭痛、高血圧症、目の充血などに効きます。また、心を落ち着かせる作用があるので、不安感やイライラの解消などにも用いられることがあります。

126 極泉（きょくせん）

「極《きょく》」は「高いところ・棟《むな》木《ぎ》・尽きるところ」などの意味があり、ここでは最上あるいは最終の意味で使われています。

一方、「泉《せん》」は「水の湧き出る源」で、ここでは、からだのエネルギーである気血《きけつ》が湧き出るツボという意味をあらわしています。

ツボの見つけ方　わきの下（腋《えき》窩《か》中央）にあるツボです。極泉は、この部分の腋窩動脈の拍動を触れるところにあります。

治療の効果　わきの下の中央部には、肩から腕に向かう神経の分岐点があります。したがって、肩や腕、脇腹にかけての痛みやこわばりなどに効果があります。そのため、五十肩や頸肩腕《けいけんわん》症候群、テニスひじなどのひじの痛み、肋間《ろっかん》神経痛などによく用いられるツボです。

なお、極泉は、心経《しんけい》という経《けい》絡《らく》に属するツボです。心経は、いわゆる心臓に関係した経絡であるため、動悸《どうき》や心疾患に、このツボが用いられることもあります。また心経は、精神的な機能にも関与しています。そのため、ストレスや不安感、焦燥《しょうそう》感をしずめ、精神をリラックスさせる働きもあります。

治療のコツ　少し強めに感じるくらいの力で、ゆっくりと押すのがポイントです。

127 侠白（きょうはく）

「侠《きょう》」は「両脇にはさむ」という意味をもっています。「白《はく》」は白色のことですが、ここでは肺を意味しています。

東洋医学では、各臓腑《ぞうふ》を五行《ごぎょう》の「木《もく》・火《か》・土《ど》・金《ごん》・水《すい》」のそれぞれと、五色（白・青・赤・黄・黒）を割り当てています。肺は五行では金、五色では白が割りあてられており、侠白の白という文字は、この色をあらわしているのです。

ちなみに、肝は「木・青」、心は「火・赤」、脾《ひ》は「土・黄」、腎は「水・黒」が割り当てられています。

ツボの見つけ方　上腕の前外側で、腕を曲げるとできる力こぶ（上腕二頭筋）の外側のへりにあります。

この位置は、わきの下の横じわ（腋窩横紋《えきかおうもん》）の前端から、親指の幅四本分下がったところになります。

治療の効果　肺をはさむ位置にあることから、呼吸器系の疾患の治療によく用いられます。循環器系の症状にもしばしば用いられ、動悸《どうき》や胸痛などの症状によく効きます。

また、首や肩のこり・痛みにもよく効きます。そのほか、上腕部の痛みやしびれ、テニスひじや野球ひじなどのスポーツ障害による関節痛にも効果があります。

128 少海（しょうかい）

「少《しょう》」は少ないこと、「海《かい》」は人間の生命維持に必要な生体エネルギー、つまり気血《きけつ》が大量に集まる場所を示しています。

東洋医学の考え方では、気血は最初からたくさん流れているわけではありません。泉がしみ出て小さな川になり、やがて大河となって海へ注ぐように、し

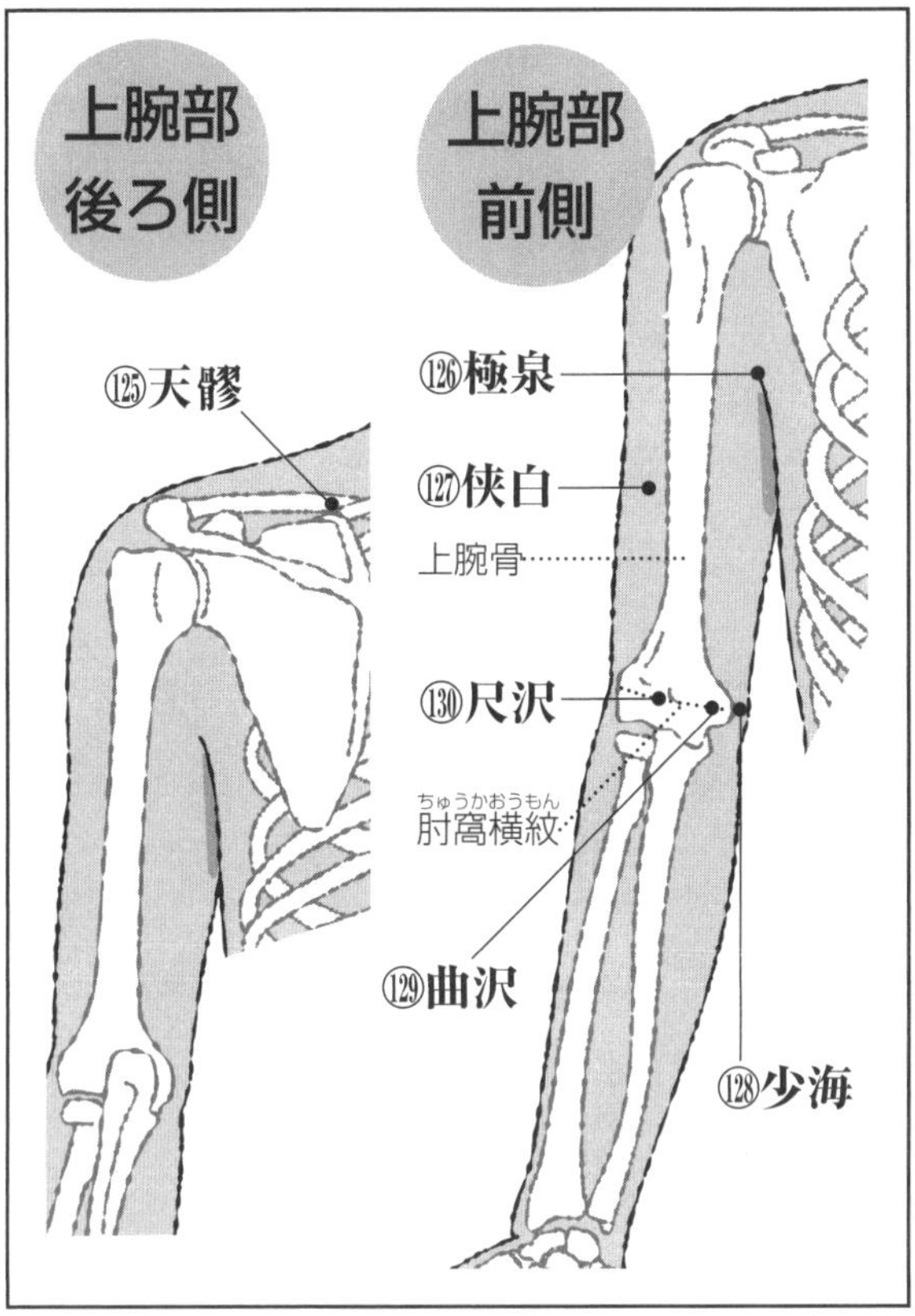

だいに大きな流れとなって、全身をめぐっていると考えられているのです。

つまり少海というツボ名は、最初は少量だった気血がしだいに量を増していき、ここで海へ注ぎ込むほどになっていることを示しているわけです。

ツボの見つけ方 ひじを直角に曲げたときに、ひじの内側（手のひら側）に横じわができます。このしわの小指側の先端に少海があります。しわが二本できる場合には、手のひらに近いほうが少海です。

ひじの横じわの小指側をさわると、上腕骨の出っぱりを見つけることができます。そこを目安にして、わずかに親指側にたどった位置を探してもよいでしょう。

治療の効果 ひじから前腕にかけての痛み、わきの下の痛みに、すぐれた効果を発揮します。このため、野球やテニスなどで、ひじに負担をかけすぎて起こるひじの関節痛によく用いられます。

少海のある位置には尺骨《しゃっこつ》神経という太い神経が走っているので、この神経を刺激して、痛みやこりなどをとるわけです。

また、頭痛やめまい、耳鳴り、冷え症、歯痛、目の充血などにも効果があります。

治療のコツ ひじに痛みや動きの制限があるときは、ツボを押しながら前腕の運動をするとよいでしょう。親指でじんわりと、三～五秒程度の指圧をくり返します。

129 曲沢（きょくたく）

「曲《きょく》」は「曲がる・曲げる」を意味し、「沢《さわ》」は水草が生い茂ったくぼみを意味します。ひじを曲げてツボを探すと、ツボの位置がへこんだ沢のように見えることから名づけられたといわれます。

ツボの見つけ方 手のひらを上にしてひじを軽く曲げると、ひじの曲がり目に横じわ（肘窩横《ちゅうかおう》紋《もん》）ができます。曲沢は、この肘窩横紋中央にある、かたいすじ（上腕二頭筋腱《けん》）の内側のくぼみにあります。

圧迫すると、ひじにひびくように感じられます。

治療の効果 ひじから手指付近までの痛みによく効くツボとして、広く知られてます。主に過度のスポーツによって起こるひじの痛みやしびれ、関節リウマチ、手根管《しゅこんかん》症候群、上腕神経痛などに用いられ、高い効果を発揮します。そのほか動悸《どうき》や胸痛などの循環器症状、みぞおちの痛み・嘔吐《おうと》などの消化器症状、せき、発熱といったかぜの諸症状に対しても、このツボが活用され効果をあげています。

130 尺沢（しゃくたく）

東洋医学では、手首からひじまでの長さを一尺二寸としていることから、尺沢の「尺《しゃく》」は、この一尺の尺のことをさし、前腕部を意味しています。

一方の「沢《たく》」は沼沢のことで、

低くへこんだ地形を意味しています。つまり尺沢とは、前腕の曲がり目のへこみ（肘窩《ちゅうか》）にあるツボをあらわしているわけです。

ツボの見つけ方　ひじを曲げたときにできる横じわ（肘窩横紋《おうもん》）の中央にある、かたいすじ（上腕二頭筋腱《けん》）の外側のくぼみにあります。

治療の効果　ひじの痛みを治す際の重要なツボで、テニスひじや関節リウマチなどの治療によく用いられます。上腕から前腕にかけての痛みやしびれにも効果があります。腕だけでなく、肩から背中にかけての痛みにも、しばしばこのツボが用いられます。また、このツボは肺経《はいけい》に属していることから、呼吸器症状の治療にも高い効果があります。せきやぜんそく、軽い呼吸困難などに用いられ、とくにせき止めのツボとして知られています。かぜでせき込むようなときによいでしょう。

　なお、尺沢には「鬼堂《きどう》」「鬼《き》受《じゅ》」といった別名があります。ツボ名に「鬼」がつくツボは、精神の高ぶりを押さえる働きがあるとされています。また、このツボで瀉血《しゃけつ》治療（血液を除去する治療）を行なうと、鼻や目の疾患、頭痛などに有効といわれています。このほか、吐血や遺尿《いにょう》症、口の渇きなど、いろいろな症状に用いられています。

131 臑会（じゅえ）

「臑《じゅ》」は、「ひじ・上腕」を意味し、「会《え》」は「会う・集合する」を意味する文字です。このツボのある場所で、二つの経絡《けいらく》（三焦経《さんしょうけい》と陽維脈《よういみゃく》）が交差することを示しています。

ツボの見つけ方　腕を真横に動かすと、肩にくぼみが二つできます。このうちの、後ろのくぼみにあるツボが肩髎《けんりょう》（→P216）です。その肩髎から天井《てんせい》に向かい、上腕の後ろ側を親指の幅三本分下がったところが臑会です。ちょうど三角筋の後ろの下へりにあたります。

三角筋上の筋肉の溝を指でさ

ツボの話

東洋医学の病気の概念と「邪気」

東洋医学で考える健康な状態とは、経絡《けいらく》にエネルギーが滞りなく流れ、六臓六腑《ろくぞうろっぷ》が正しく機能している状態です。逆に、このエネルギーの流れと六臓六腑の機能に何らかの異常があれば、健康状態は保たれず、病気になってしまいます。

●病気の原因となる七つの邪気

ところで病気の原因となるものを考える場合に、東洋医学では「邪気《じゃき》」と呼ばれるものが登場します。邪は邪悪の邪を意味し、気は気血《きけつ》（→P202）を意味します。この邪悪な気が体内に入ってくると、病気が引き起こされると考えているのです。

邪気の種類は自然界の現象になぞらえて、七つあります。すなわち、寒の邪気、暑の邪気、風の邪気、湿の邪気、熱の邪気、燥の邪気、火の邪気がそれです。

たとえば「風邪《ふうじゃ》」と呼ばれる風の邪気は、風門《ふうもん》というツボからからだに入り、人間に「かぜ」をひかせます。その後、風池《ふうち》というツボに進んでそこにたまり、さらに風府《ふうふ》というツボに集まると、かぜがこじれて重症化すると考えられています。

●邪気を追放するツボ療法

このようにからだにいったん入った邪気は、本来の気の流れにまぎれて、知らぬ間に人間のからだの中をめぐっているわけです。そして、気血の流れが滞るとどんどんたまってしまい、病気や症状を引き起こします。

これらの流れの道すじである経絡には、邪気のたまりやすいところがあり、それがツボ（経穴）というわけです。したがってツボ療法とは、ツボにたまった邪気を取り除いて、病気や症状の回復・改善をはかろうとする治療法なのです。

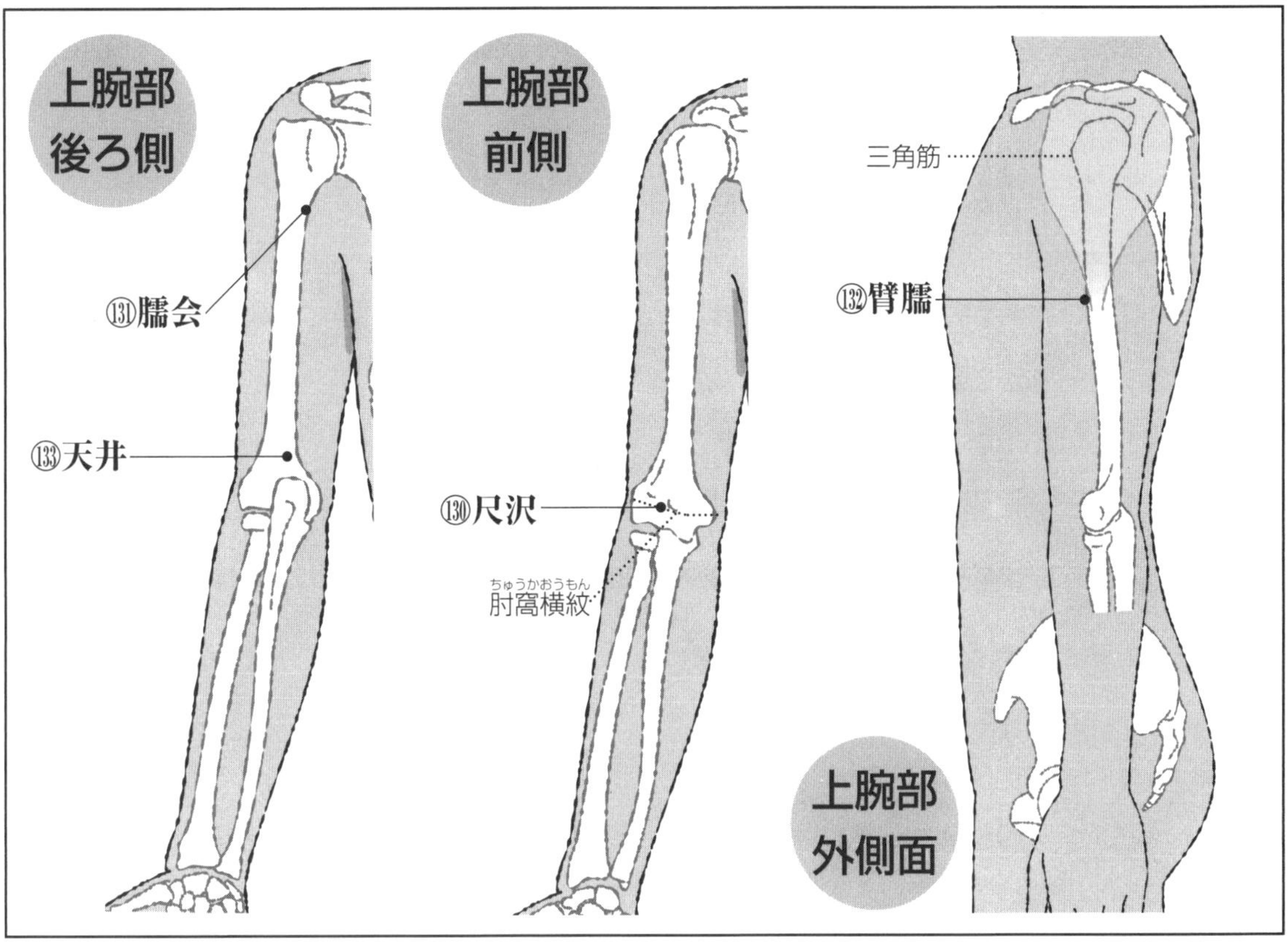

ぐり、押すと痛みを感じる場所にこのツボがあります。

治療の効果 三角筋のへりに近い部分にあることから、上腕の神経痛や肩の関節痛など、肩や上腕部の症状にすぐれた効果をあらわします。また、肩や頸部《けいぶ》のリンパ節のはれ、のどの炎症による発熱や痛み、脳卒中後遺症による片まひ、頭痛などにもしばしば用いられます。

132 臂臑（ひじゅ）

「臂《ひ》」はひじを、「臑《じゅ》」は肩からひじに至る上腕部をさします。上腕部に位置し、腕の症状全般にすぐれた効果があることから、このような名前がつけられたといわれています。

ツボの見つけ方 上腕外側、肩の後ろのくぼみにある肩髎《けんりょう》（↓P216）から、ひじの外端にある曲池《きょくち》（↓P222）に向かう線上で、曲池から親指の幅七本分ほど上がった三角筋の前へりにあります。この部分は、三角筋が終わるあたりで、皮膚の下に腕の骨を触れます。ここを圧迫すると、ひじにかけて痛みが走ります。

治療の効果 このツボの近くには、親指や人さし指を動かす神経が通っています。そのため、腕や手の機能を維持するうえではきわめて重要なツボで、五十肩をはじめ、肩の関節痛、腕や手の神経痛などによく用いられます。また、中風《ちゅうふう》（脳卒中後遺症）で腕や首が思うように動かせない場合などにも効果があります。頭頂部のけいれんにも、このツボが有効です。

133 天井（てんせい）

「天《てん》」は、東洋医学でいう天部、ここでは上半身をあらわします。「井《せい》」は泉の湧く場所の意味で、天部に向かう気血《きけつ》が湧き出すツボであることを示しています。

ツボの見つけ方 ひじの後ろ側、ひじの最も突出しているところ（肘頭《ちゅうとう》）の上方で、親指の幅一本分上がったところのくぼみにあります。

治療の効果 首の根元から上腕

部までの症状を治療するのに、大きな効果を発揮するツボです。とくに五十肩や頸肩腕《けいけんわん》症候群によく効きます。上腕神経痛やひじの関節痛、頸部《けいぶ》や肩のこり・痛みにもよく用いられます。

そのほか、頭痛や鼻づまり、発熱、せきといったかぜの諸症状、胸痛や腰痛にも効きめがあります。また、のぼせや動悸《どうき》、難聴、子どものひきつけなどにも活用されることがあります。

134 曲池（きょくち）

「曲《きょく》」は曲がったところを意味します。このツボはひじの曲がり目近くにあるため、ツボ名に曲という字がつけられました。

一方の「池《ち》」は、東洋医学の概念でいう気血《きけつ》や邪気《じゃき》が、池のようにたまる場所を意味しています。また、このツボがひじの関節のくぼみに位置することから、くぼみを意味する池の字が使われています。

ツボの見つけ方 ひじを曲げると、ひじの曲がり目に横じわ（肘窩横紋《ちゅうかおうもん》）ができます。この肘窩横紋の親指側の端のくぼみにこのツボがあります。

ひじの尺沢《しゃくたく》と上腕骨下端の外側の出っぱり（外側上顆《じょうか》）を結ぶ線上の中間点になります。また、ここを圧迫すると、痛みが感じられます。

治療の効果 ひじをはじめとした腕の症状全般に、高い効きめがあるツボです。とくに、ひじの痛みによく用いられます。

きわめて応用範囲の広いツボで、腕以外では、五十肩や肩こり、むち打ち症などにも高い効果があり、また歯痛の特効ツボとしてもよく知られています。

そのほか、眼精疲労による充血や冷え症、月経不順、糖尿病、皮膚病にも効果があります。

また、胃腸の調子をととのえる働きもあり、下痢や便秘の治療に効果を発揮します。

治療のコツ ひじの痛みに用いるときは、指圧のほか、つまようじ鍼《しん》（つまようじを一五本ほど束ねたもの）で、皮膚に赤みがさす程度に、軽くタッピングするのもよいでしょう。歯痛の治療では、合谷《ごうこく》（↓P229）といっしょに治療すると効果的です。

135 手三里（てさんり）

「手」は手を意味し、手にある三里という意味です。三里というツボは手と足にあるので、それぞれ「手三里」「足三里」と呼ばれています。「三」は肘髎というツボから三寸の位置にあることを示し、「里」は「居どころ・みちのり」を意味しています。

したがって、手三里は肘髎から三寸の場所にあるツボという意味で、ツボの場所をあらわしています。

ツボの見つけ方 ひじの曲がり目の横じわ（肘窩横紋《ちゅうかおうもん》）の親指側の端にある曲池《きょくち》から、手首背面の横じわ（手関節背面の横紋）の親指側にある陽渓《ようけい》（↓P230）というツボに向かって、曲池より親指の幅二本分下がったくぼみにあります。ここを押さえると，中指の方に痛みが走るのが感じられます。

治療の効果 胃痛や胸やけ、ゲップ、腹部膨満感、下痢など、消化器系の症状に対して広く用いられます。食べ物を摂取する口腔《こうくう》内の症状にもよく効き、歯痛、口内炎・口角《こうかく》炎などに用いられて、効果を発揮します。

また、上腕神経痛やめまい、頭痛、中風《ちゅうふう》（脳卒中後遺症）、のどのはれや痛み、糖尿病、扁桃《へんとう》炎などにも使われるように、治療対象はきわめて多彩です。

そのほか、このツボには鬼邪《きじゃ》という別称がありますが、「鬼」がつくツボは精神を落ち着かせる働きがあり、イライラや不安感の解消、気分転換などに効果があります。

治療のコツ 強めの力で、三〜五秒の指圧をくり返します。症状によっては、お灸《きゅう》が、非常に効果的な場合があります。

136 孔最（こうさい）

「孔《こう》」は穴、すなわちツボのことで、「最《さい》」は「最も・最高」

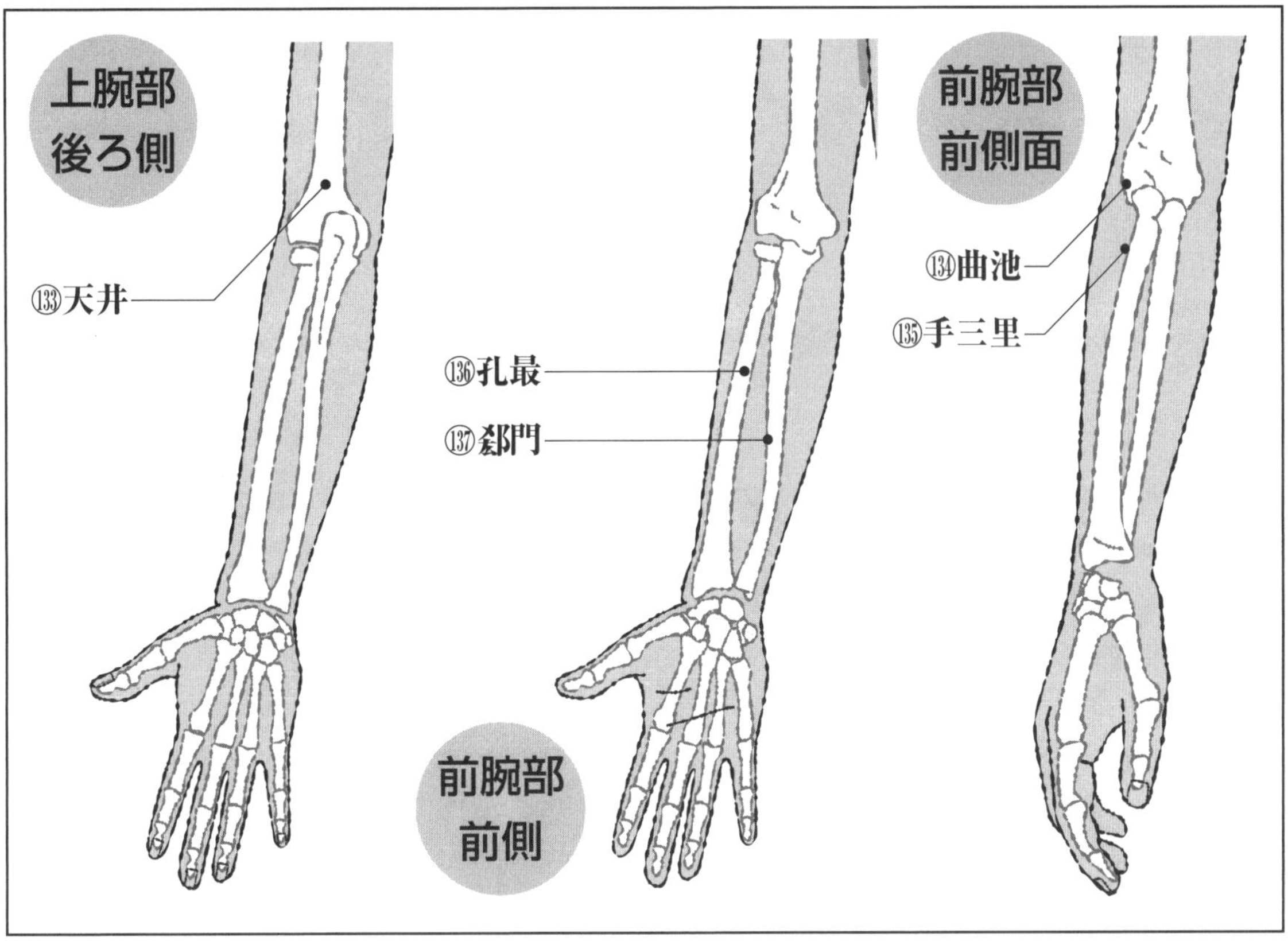

という意味です。このツボは、肺気を通じさせるのに最もすぐれていることから、孔最という名前がつけられました。

ツボの見つけ方　手のひらを上にして、ひじを軽く曲げたときにできる横じわ（肘窩横紋《ちゅうかおうもん》）の中央には、上腕二頭筋腱《けん》というかたいすじがあり、その外側のくぼみに尺沢《しゃくたく》があります。また、手首の内側にできる横じわの、親指側の端には太淵《たいえん》（→P227）があります。この二つのツボを結んだ線上の中間点から、親指の幅一本分上がったところが孔最です。

治療の効果　肺経《はいけい》に所属していることから呼吸器疾患によく用いられ、せきやたん、のどの痛み、鼻づまり、喀血《かっけつ》などにすぐれた効果を発揮します。主な病気としては、慢性気管支炎や胸膜炎、ぜんそくなどがあげられます。

また、このツボには、血液の流れをよくする作用もあります。そのため、肛門《こうもん》周辺の静脈に起こるうっ血が原因となる痔《じ》の治療にも、しばしば用いられ、高い効きめをあらわします。

そのほか、ひじの痛みや腕の冷え、頭痛、あるいは、発熱がありながら汗が出ないような場合にも、このツボがよく活用されます。

137 郄門（げきもん）

「郄《げき》」は「間隙《かんげき》・すき間」をあらわし、「門《もん》」は出入り口を意味します。

つまりこのツボ名は、骨や肉のすき間にあるツボで、気血《きけつ》が集まり、その出入り口になっていることを示しています。

ツボの見つけ方　前腕前面、手関節の手のひら側にできる横じわ（手関節掌側横紋《しょうそくおうもん》）中央の上方で、この掌側横紋上にある大陵《だいりょう》（→P227）から、ひじの曲沢《きょくたく》（→P219）に向かって、親指の幅五本分上がったところにあります。大陵と曲沢を結ぶ線上の中間点から、親指の幅一本分下がったところになります。

治療の効果　手や腕の機能を調

節するツボです。このため、腕のしびれや痛みなどの改善にすぐれた効果があります。
また、循環器系の症状に対してはとくに効果が高く、動悸《どうき》や息切れ、胸部の不快感、胸痛などによく用いられます。これは、このツボに自律神経の興奮をしずめる作用があるためで、鼻血や吐血を止める場合や、精神を落ち着かせる場合にも有効です。
胃腸の病気やむち打ち症などにも、このツボが活用されることがあります。

138 内関（ないかん）

「内《ない》」は内側、「関《かん》」は気血《きけつ》が出入りする要所を意味します。脈診（橈骨《とうこつ》動脈の拍動を触れ、病状の変化を知る診断法。橈骨動脈上を、手首側から寸・関・尺に三分して脈を触れる）で、関脈を触れる位置のかたわらにあることを意味するともいわれています。
したがって、前腕の内側で、経気《けいき》が出入りする重要な場所であることを示しています。
また、このツボと表裏一体の関係にあるツボで、手の甲側にある外関《がいかん》と相対する名前でもあります。

ツボの見つけ方 手のひらを上にして手首を曲げ、指で前腕前面をさぐると、中央に二本の腱《けん》（長掌筋《ちょうしょうきん》腱と橈側手根屈筋《とうそくしゅこんくっきん》腱）を見つけることができます。内関は、この長掌筋腱と橈側手根屈筋腱の間で、手のひら側の横じわ中央にある大陵《だいりょう》（→P227）から親指の幅二本分上がったところにあります。押さえると痛みを感じます。

治療の効果 動悸《どうき》や胸痛など、循環器系の症状に効果があります。慢性胃炎や胆石症などの消化器系の疾患にも効果があります。また、精神をリラックスさせる作用により、不眠症や不安感、イライラなどにも効果があります。このほか、しゃっくりや目の充血、腕や手の痛み・しびれなどにもよく効きます。

治療のコツ 症状によっては、お灸《きゅう》を併用すると効果的です。

139 列欠（れっけつ）

「列《れつ》」は裂に通じ、「分かれる・別行する」という意味をあらわします。「欠《けつ》」は器の裂け目という意味です。列欠というツボ名は、肺の機能に関係する経脈《けいみゃく》がここを分岐点として分かれ、その一部が体内の別の道すじに流れてしまうことから名づけられたといわれています。

ツボの見つけ方 手のひらを上にして軽く曲げると、手首に横じわ（手関節掌側横紋《しょうそくおうもん》）ができます。列欠は、この手関節掌側横紋の親指側の端から、親指の幅一本半分上がったところにあります。このツボを指で押さえると、動脈の拍動を感じとることができます。

治療の効果 肺経《はいけい》に属するツボで、気管支炎などによるせきやたん、のどの痛みに用いられるツボです。また、頭痛や歯痛にも効果があります。
そのほか、顔や腕の痛みやまひ、尿道炎、てんかん、手首の痛みなどにも有効です。
背中や胸に冷感があって息苦しさを覚えるような場合にも、このツボは効果を発揮します。

140 陰郄（いんげき）

「陰《いん》」は陰陽《いんよう》の陰をあらわし、ここでは手のひら側の少陰経《しょういんけい》を意味しています。これに対して「郄《げき》」はすき間を意味し、郄穴（四肢の深部の間隙《かんげき》に位置し、経気《けいき》が集結しているツボ。全部で一六個あり、急性症の治療によく用いられる）の郄をさしています。したがって陰郄は、手の少陰心経の郄穴であることを意味します。

ツボの見つけ方 手のひらを上にしたときに、手首の横じわ（手関節掌側横紋《しょうそくおうもん》）の小指側をさぐると、豆のような骨（豆状《とうじょう》骨《こつ》）を見つけることができます。そこからひじの方に向かって、親指の幅半分上がったところにあります。

治療の効果 このツボは心臓の気血《きけつ》の流れに作用して、循環器

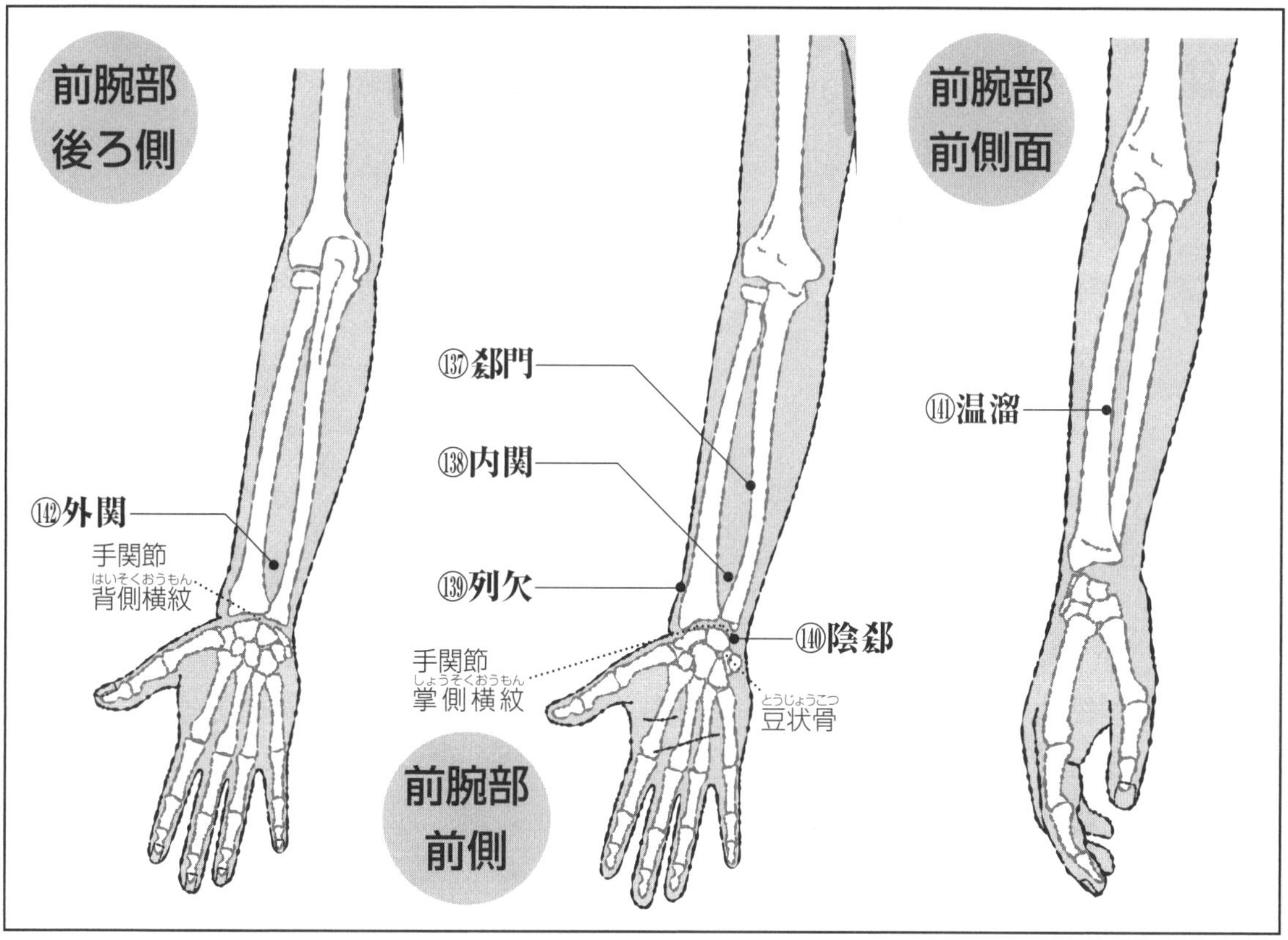

系の症状を改善してくれます。主に鍼《はり》やお灸《きゅう》が使われるツボですが、指圧でも効果があります。とくに狭心症の発作の際に、痛みをやわらげるツボとして知られていますが、動悸《どうき》や息切れ、めまいにもよく効きます。

また、みぞおちの痛みや鼻づまり、眼精疲労、腕の小指側で側面に起きた痛み、のぼせ、頭痛などの治療にも、このツボが用いられます。なお、鼻血や吐血の際の止血に、このツボが使われることがあります。

141 温溜（おんる）

「温《おん》」は「あたたかさ」を、「溜《る》」は「たまる・したたる・急に流れる」の意味です。

このツボ名は、気血《きけつ》の流れが停滞してこの部分にたまったときに、このツボを刺激することで流れをスムーズにすることをあらわしています。

熱病の際には、ここに邪気《じゃき》がたまるとされています。

ツボの見つけ方　手首の背面にできる横じわ（手関節背側横紋《はいそくおうもん》）の親指側の端にある陽渓《ようけい》（→P230）から、ひじの曲がり目の横じわ（肘窩横紋《ちゅうか》）の親指側にある曲池《きょくち》（→P222）に向かって、親指の幅五本分上がったところにあります。陽渓と曲池を結ぶ線上の中間点からは、親指の幅一本分下がったところです。

治療の効果　歯痛の重要なツボで、とくに下側の歯痛に使うと効果があります。

また、急性腸炎で下痢や発熱がある場合にもよく用いられ、高い効果をあらわします。

そのほか、手首の筋肉痛、神経痛、肩からひじ、あるいは背中にかけての痛みやこり、顔面神経まひ、半身まひ、のどの腫れ、口内炎、痔《じ》、鼻血など、幅広い症状の治療に活用できるツボです。躁《そう》病にも有効といわれています。

142 外関（がいかん）

外関の「外《がい》」は外側の意味、「関《かん》」は「仕切り・かんぬき・

気血《きけつ》が出入りする要所」の意味です。つまり外関という名前は、前腕の外側にあって、経気《けいき》が出入りする重要な場所であることをあらわしています。

ツボの見つけ方　手の甲を上にして、手首の中央からひじの方に向かって、親指の幅二本分上がったところにあります。この部分で触れる二本の骨（橈骨《とうこつ》と尺骨《しゃっこつ》）の間になります。

治療の効果　主に、腕や手の神経痛や関節の痛みに用いますが、何んとなくむくんでからだが重だるいといった状態の場合にも用いられます。これは、外関が三焦経《さんしょうけい》という経絡《けいらく》に属し、水分代謝に深く関与しているためです。からだがむくんだようで元気が出ない場合には、外関を刺激すると、むくみが改善されて元気が出てきます。

また、水分の代謝を促進する働きは、循環器系の病気にもよい効果をもたらし、動悸《どうき》や息切れ、胸痛などの治療にも効果を発揮します。そのほか、難聴や耳鳴り、頭痛、低血圧症、むち打ち症、胃腸の病気、めまいなどにもしばしば用いられます。

143 養老（ようろう）

「養《よう》」は養うこと、「老《ろう》」は衰えることをあらわしています。文字どおり「老いを養う」という意味のツボ名で、お年寄りの養生灸《きゅう》は、このツボにすえます。

ツボの見つけ方　手の甲を上にして手首の小指側を見ると、突き出た骨（尺骨頭《しゃっこつとう》）があります。養老は、この尺骨頭の骨のくぼみにあります。手首の横じわ（手関節背側横紋《はいそくおうもん》）の小指側の端からひじに向かい、親指の幅一本分上がった場所です。

治療の効果　このツボは顔や背中などにできるできものの特効ツボで、指圧のほか、お灸をすえても、すぐれた効果を発揮します。また、眼精疲労や視力低下など、目の症状にも効果があります。そのほか、上腕神経痛や尺骨神経まひなどの腕や肩の痛み、中耳炎などによる耳の痛みにも用いられます。

144 少衝（しょうしょう）

「少《しょう》」は少陰を、「衝《しょう》」は「道すじ・通り道・要衝」を意味しています。また、このツボは経気《けいき》があふれ出る井穴《せいけつ》とされています。したがって少衝は、手の少陰心経《しょういんしんけい》に属するツボで、経気があふれ出る要所であることをあらわしています。

ツボの見つけ方　小指の爪のつけ根で、薬指寄りの側面にあります。

治療の効果　動悸《どうき》や胸苦しさなど、心臓の病気で起こる症状に、きわめてよく効くツボとして知られています。とくに動悸が激しいときには、このツボが効果を発揮します。

また、のぼせや熱病、嘔吐《おうと》したあとののどの渇き、口や手のほてり、あるいは黄疸《おうだん》で白目が黄色っぽくなった場合などにも、このツボが用いられることがあります。そのほか、手指の痛み・しびれに効果のあるツボとして知られています。とくに小指側の指に生じた痛みに対しては、よく効きます。

治療のコツ　指圧よりも、鍼《はり》やお灸《きゅう》が使われることが多いツボです。なかでも、胸部にある膻《だん》中《ちゅう》（→P185）とともにお灸をすえると、動悸にすぐれた効果が期待できます。

145 神門（しんもん）

「神《しん》」は心をさします。東洋医学でいう心は、五臓《ごぞう》（心・肺・脾《ひ》・肝・腎）の心をさし、心臓の機能、人間の精神・意識・思考のコントロール機能を意味します。「門《もん》」は出入り口のことで、神門という名前は、心気《しんき》の出入り口であることをあらわしています。

ツボの見つけ方　手のひらを上にしたときに、手首の関節部の小指寄りの端にあるツボです。手首を軽く曲げるとできる横じわ（手関節掌側横紋《しょうそくおうもん》）の小指寄りを指でさぐると、豆状の骨（豆状骨《とうじょうこつ》）を触れます。神門は、この豆状骨の上へり

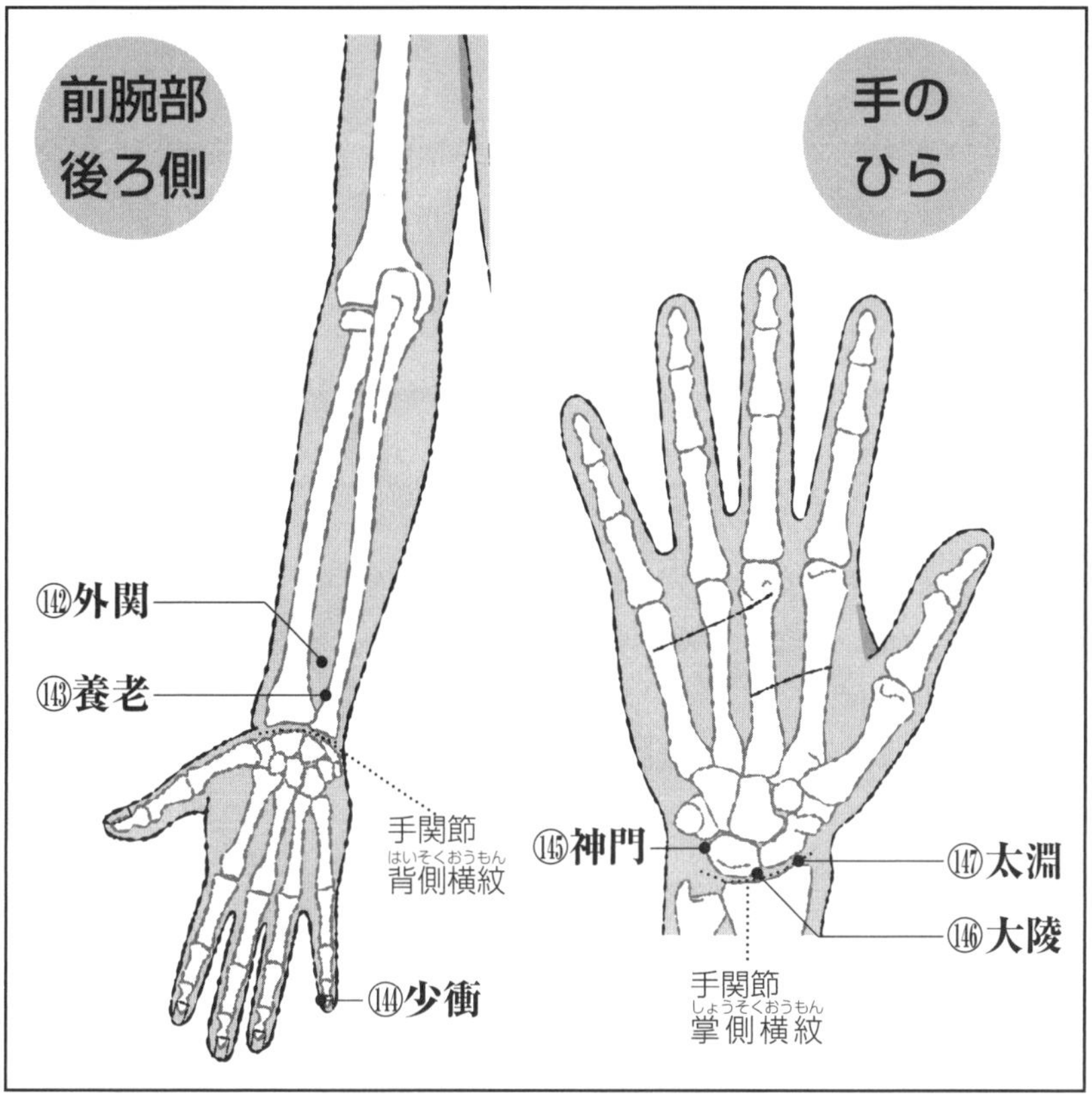

のくぼみにあります。

治療の効果　このツボは心臓の働きに深く関与しています。そのため、神門の状態を調べることで、心臓の異常の有無を知ることができるとともに、胸痛や動悸《どうき》、胸部の重苦しさなど、心臓病に関連した症状の治療にもすぐれた効果を発揮します。循環器系の疾患では、低血圧症にも効果があります。

また、疲労や全身の倦怠感、発熱、寒け、頭痛、めまいといった全身症状にも、このツボがよく効きます。

そのほか、嘔吐《おうと》や食欲不振、便秘、口の渇きといった消化器症状、健忘症や不眠症、うつ病などの精神疾患にも、高い効果があります。尿失禁、眼精疲労、腕のしびれに用いられることもあります。

146 大陵（だいりょう）

「大《だい》」には「大きい・大切・重んじる」の意味が、「陵《りょう》」には「丘・盛り上がる」の意味があります。つまり大きく盛り上がった丘という意味のツボ名です。これは、このツボが手首の盛り上がった骨の後方にあることをあらわしたものです。

ツボの見つけ方　手のひらを上にして手首を手前に曲げると、横じわ（手関節掌側横紋《しょうそくおうもん》）ができます。大陵は、この手関節掌側横紋の中央にあります。

治療の効果　広い範囲の症状に効果をもつツボです。

主なものとしては、胸痛や動《どう》悸《き》など心臓病に関連した症状、胃痛や嘔吐《おうと》、口の渇きといった消化器症状、また、手足の症状では、指や手首の痛み・こわばりなどがあげられます。

そのほか、わきの下やのどなどのリンパ節のはれ、関節リウマチ、頭痛、発熱、血尿など、多くの症状に効果があります。

治療のコツ　起床時に陽池《ようち》とあわせて刺激する習慣をつけると、関節リウマチによる指のこわばりがやわらいできます。

147 太淵（たいえん）

「太《たい》」は「豊か・大きい」を意味し、「淵《えん》」は「深くて広い」ことを意味しています。このツボが、大きくて深く広い淵《ふち》のような場所にあることをあらわしている名前です。

東洋医学では、このツボは人間の原気《げんき》（先天的な精気のこと。元気ともいう）が集中し、経脈《けいみゃく》が会うところ（脈会《みゃくえ》＝八会穴の一つ）とされています。

ツボの見つけ方　手のひらを上にして手首を手前に曲げると、

そこに横じわ（手関節掌側横紋《しょうそくおうもん》）ができます。太淵は、この手関節掌側横紋の親指寄りの端にあります。ツボを指で押さえると動脈の拍動を感じます。

治療の効果　せき、たん、鼻水、喀血《かっけつ》など、呼吸器系の症状によく用いられるツボです。とくに、せきをおさえるツボとして知られ、高い効果を発揮します。また胸痛など、循環器系の症状にもよく効きます。

骨や関節、筋肉の痛みにも効果が高く、前腕痛や肋間《ろっかん》神経痛、手のねんざ、あるいは関節リウマチによる手のこわばりなどにも用いられます。そのほか、結膜炎などの眼疾患、下痢や便秘、腹痛などの胃腸障害、疲労倦怠感、しみ・そばかす、脱毛症などにも使われます。

治療のコツ　ぜんそくの治療には、お灸《きゅう》がよく効きます。

148 魚際（ぎょさい）

手のひらの親指のつけ根はふっくらとしており、魚の腹に形状が似ていることから「魚腹《ぎょふく》」と呼ばれることがあります。

「魚際」の「魚」はこの魚腹をさし、「際」は辺縁を意味します。このツボが魚腹の辺縁に接するように位置していることから、この名がついたといわれています。

ツボの見つけ方　親指の根元にある手のひらのふくらみで、手のひらと手の甲との皮膚の境界部にあります。親指の骨（指骨《しこつ》）と手根の骨（大菱形骨《だいりょうけいこつ》）をつなぐ中間の骨（第一中手骨《ちゅうしゅこつ》）の中点で、外側にあります。この部分を押さえると、骨のかたさを感じます。

治療の効果　このツボがある親指の根元のふくらみ（魚腹）の色で、胃腸の調子が判断できるといわれています。

たとえば、胃腸の機能が低下して下痢があるときには、この部分に青いすじがあらわれます。また、肝臓の働きがかなり低下してくると、この部分が赤くなる（手掌紅斑《しゅしょうこうはん》）ことが知られています。

ツボの話　病気の原因となる「内因・外因・不内外因」

東洋医学で病気の元凶としている邪気《じゃき》は、いろいろな受け止め方ができます。その一つが、気候や気温、湿度などの変動という「外因」という考え方です。

しかし、すべての病気が、外因だけで起こるというわけではありません。むしろ、そのような病気は少数派でしょう。

その点を考慮して、東洋医学では、病気の原因を「内因・外因・不内因」の三つに分けています。

●七つの外因・七つの内因

人間のからだの働きには、精神的・情緒的動揺が影響しており、それらが重なって発病することも少なくありません。東洋医学では、前述の気候変動などを「外因」とする一方で、これらの要因を「内因」と呼んでいます。内因については、人間の情緒的変動を「喜《き》・怒《ど》・憂《ゆう》・思《し》・悲《ひ》・驚《きょう》・恐《きょう》」の七つとし、「七情の乱れ」と呼んでいます。

ちなみに外因としては、「寒《かん》・暑《しょ》・風《ふう》・湿《しつ》・熱《ねつ》・燥《そう》・火《か》」の七種としています。

また、両者に属さないものを「不内外因」と呼び、これら三つの要因が複雑に絡み合って病気になると考えています。

●見直されている独自の理論

こうした概念は現代医学とはまったく異なるものです。

細菌やウイルスなどによる感染症を東洋医学が苦手とするのも、そのためといえそうです。

しかし、気候の変動や精神的ストレスが原因となる病気、つまり現代医学では治りにくい病気に対して、東洋医学が見直されているのは、こうした独自の理論に根ざして、研究や臨床経験を蓄積してきたからでもあるのです。

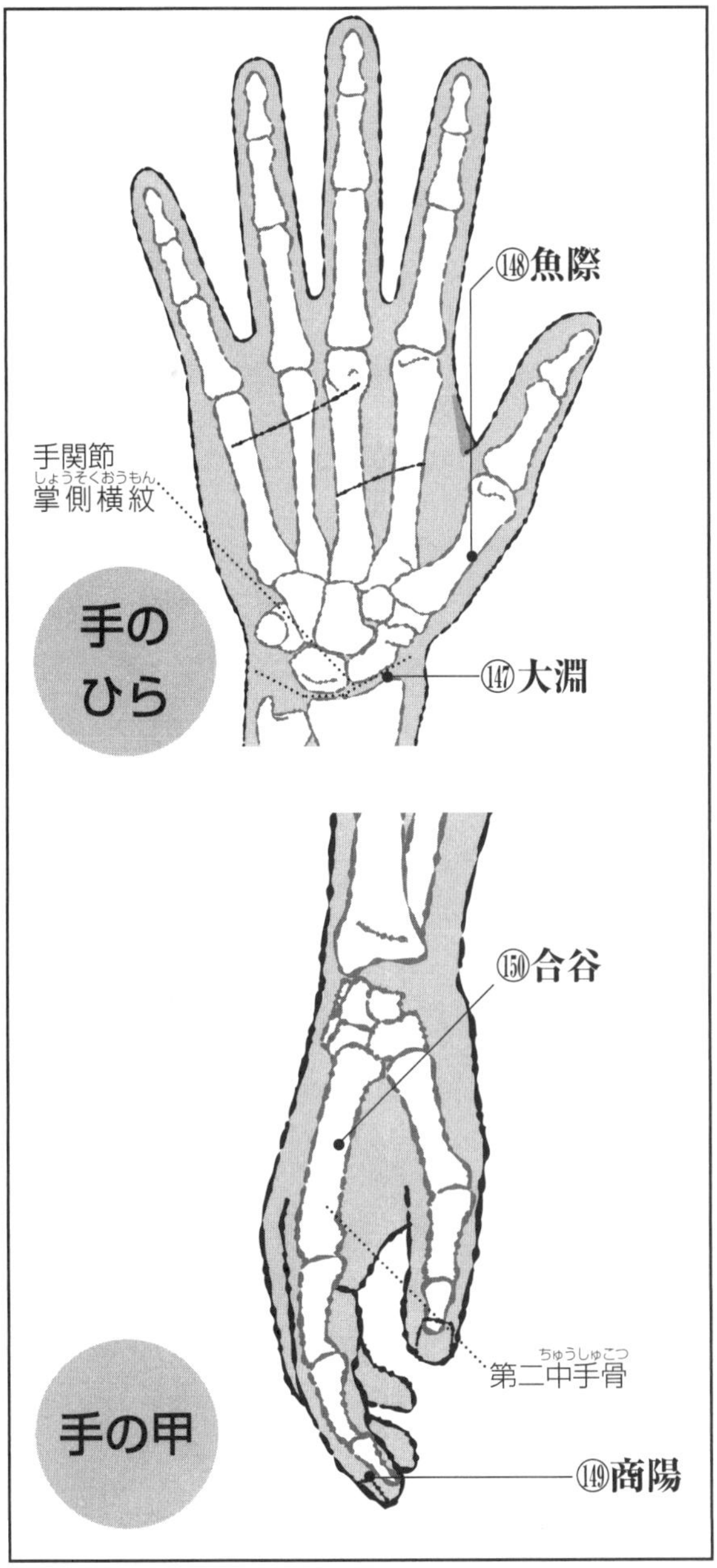

このように、胃腸や肝臓などの消化器の働きと深い関係があるので、暴飲暴食などで消化機能が衰えたときには、このツボを刺激すると効果があります。

消化器以外の症状では、頭痛やめまい、動悸《どうき》、発熱、のどの痛み、乳腺炎などに効果があるとされています。また、精神をリラックスさせ、イライラや不安感などをしずめます。

治療のコツ　親指のほうにビンとひびくように、強めの指圧を数回くり返します。

149 商陽（しょうよう）

五という数字は東洋医学ではきわめて重要視されています。経絡《けいらく》を分類する際にも、「木《もく》・火《か》・土《ど》・金《ごん》・水《すい》」の五行だけでなく、「角《かく》・徴《ち》・宮《きゅう》・商《しょう》・羽《う》」の五音で分けることがあります。

商陽の「商《しょう》」は、この五音の商をさし、このツボが肺経《はいけい》に属するツボであることを示しています。一方の「陽《よう》」は陰陽《いんよう》の陽を示し、手のひら側の陰《いん》に対して、陽である手の甲側にこのツボがあることを示しています。

ツボの見つけ方　このツボは手の甲を上にして見た人さし指の、親指側の爪のつけ根にあります。ただし、厳密にいえば、爪のきわから、ごくわずかに離れた位置にあります。

治療の効果　みぞおちの重苦しさなどを治療するときの大切なツボです。また、下痢の症状にも高い効果を発揮します。そのほかにも、せきやたんなどの呼吸器症状をはじめ、耳鳴り、難聴、歯痛、眼精疲労、視力低下、胸苦しさ、手指のまひなど、いろいろな症状に活躍します。

150 合谷（ごうこく）

このツボは、親指と人さし指の、分かれ目のくぼみにあります。合谷という名称は、このくぼみがまるで谷のようであり、第一と第二の中手骨《ちゅうしゅこつ》が接する部位の形が峡谷状をなしていることをあらわしています。このツボは、虎口《ここう》という別名でも呼ばれています。

ツボの見つけ方　手の甲側、人さし指のつけ根で、指の骨と手根の骨との間をつないでいる二番目の細長い管状の骨（第二中手骨）の中間点の外側にあります。少し力を入れて押さえると痛みを感じます。

治療の効果　幅広い症状に活用され、すぐれた効果をあげるツボです。とくに鎮痛効果が高いことで知られ、なかでも首から上の症状には、すべてこの合谷が著効を示すといわれています。その主な症状だけでも、頭痛、歯痛、のどの痛み、鼻血、鼻水、口内炎、耳鳴り、視力低下、脳血管障害、むち打ち症など、多岐にわたっています。

もちろん首から下の症状も幅広く、下痢や便秘、腹痛、腕の神経まひ、さらには月経痛、月経不順といった女性特有の症状まで、治療対象に含まれます。

このほか、高血圧症や低血圧症、むくみ、疲労倦怠感、てんかん、子どものひきつけといった全身症状にも、すぐれた効果を発揮します。さらに、円形脱毛症、乗り物酔いなどに対する効果もあります。

151 陽渓（ようけい）

「陽《よう》」は陰陽《いんよう》の陽を意味しています。東洋医学では人体を陰と陽に区分し、たとえば背中が陽なら腹部は陰と考えます。手の場合は、手の甲は陽、手のひらは陰というわけです。このツボは手の甲にあるため、ツボ名に陽という字がつけられました。

一方、「渓《けい》」は山間の浅い谷川を意味しています。

つまり陽渓は、手の甲の、浅いくぼみにあるツボという意味から、このような名前がつけられたというわけです。

ツボの見つけ方 手の甲を上にして指を開きぎみにし、親指をグッとそらせると、親指のつけ根に二本のかたいすじがあらわれます。このすじの中央部で、手首にできる横じわの中に陽渓があります。

また、くぼみを指でさわると、前腕の骨と手の骨が接している部分がわかります。

治療の効果 手の機能を調節するツボで、しびれ・痛みなど、腕や手の症状改善にたいへん効果があります。テニスひじや野球ひじなどのスポーツ障害にも有効です。

また、せきや息苦しさ、のどの痛み、冷え症、歯痛、耳鳴り、難聴、中風《ちゅうふう》（脳卒中後遺症）などにも効きます。

そのほか、精神を落ち着かせる働きがあり、躁《そう》病の治療にも用いられます。

152 陽池（ようち）

「陽《よう》」は、東洋医学で陰陽《いんよう》の陽にあたる手の甲を指し、「池《ち》」はこのツボがあるくぼみを池にたとえたものです。

陽池は手の三焦経《さんしょうけい》という経絡《けいらく》に属するツボです。三焦は東洋医学独特の用語で、気血《きけつ》（エネルギー）および水（体液）を全身にめぐらし、体液の水路を調節して、不要な物質を体外に排泄させる作用があります。

陽池は三焦の働きを高める大切なツボで、健康の維持増進をはかるうえで重要な働きをしています。

ツボの見つけ方 手関節の後面、手の甲側の横じわ（手関節背側横紋《はいそくおうもん》）の上をさぐると、真ん中にかたい腱《けん》（総指伸筋《ししんきん》腱）を触れることができます。陽池は、この総指伸筋腱の小指側のくぼみにあります。

治療の効果 手の機能を調節するツボで、しびれや痛みなど、腕や手、肩の症状改善にたいへん効果があります。

たとえば、五十肩による痛みで腕が上がらないときや、手根《しゅこん》管《かん》症候群、関節リウマチ、頸肩《けいけん》腕《わん》症候群などの治療で、すぐれた効きめをあらわします。

また、倦怠感や口の渇き、頻尿、のどの痛み、消化不良といった症状のほか、腕や手にできた湿疹・じんま疹・しみ・そばかすなどの皮膚疾患にも効果があります。

このツボは子宮の位置を正しく保つ働きがあり、おりものの異常などに用いられることもあります。男性では、インポテンツに有効とされています。

治療のコツ 指圧のほか、お灸《きゅう》をしても効果があります。

153 陽谷（ようこく）

「陽《よう》」は陰陽《いんよう》の陽、つまり手の陽側にあたる甲をあらわして

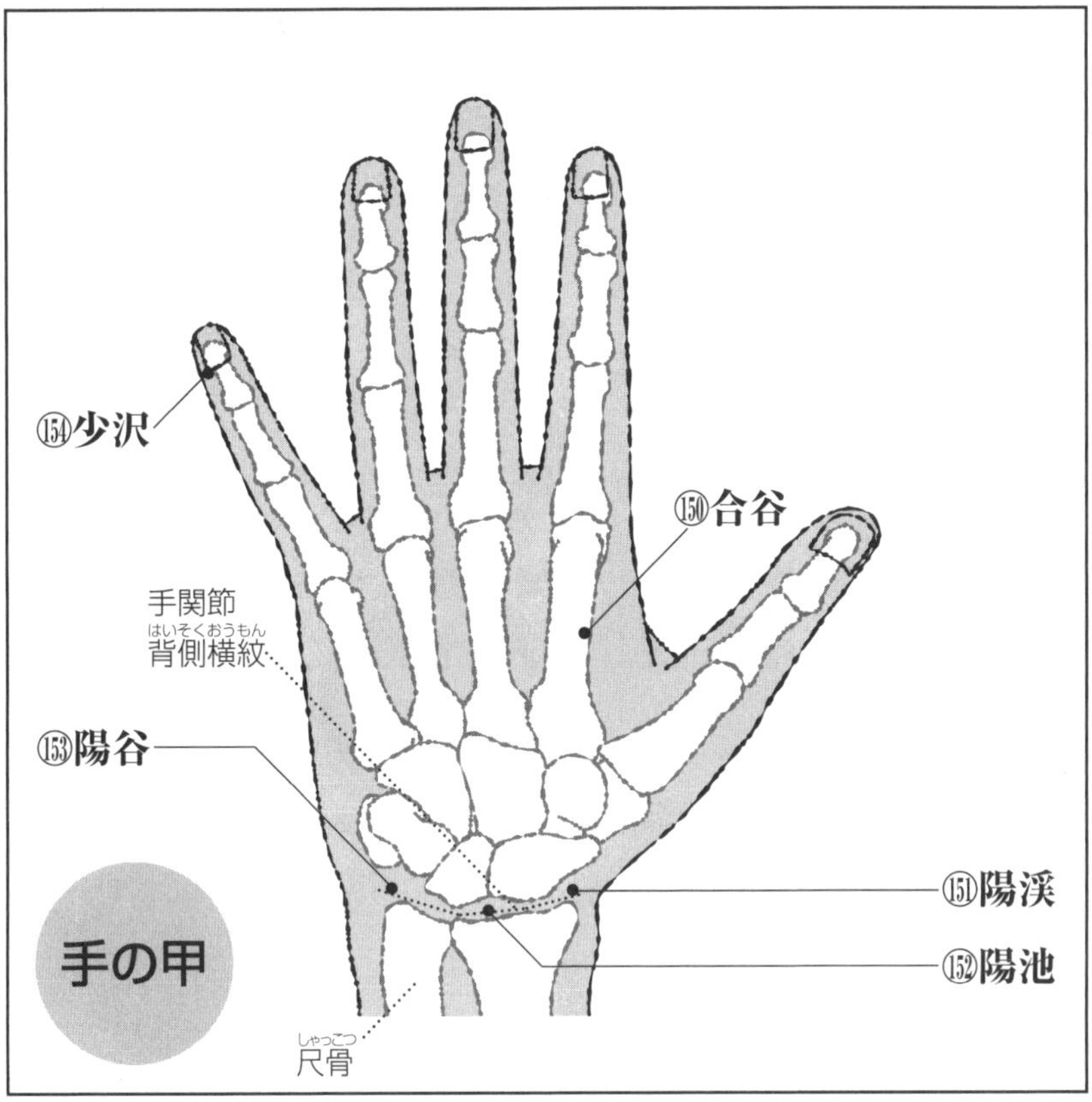

います。一方の「谷《こく》」は、山あいの谷間を意味し、くぼみをあらわしています。

ツボの見つけ方　手首の小指側をさぐると、大きな骨の出っぱり（尺骨茎状突起《しゃっこつけいじょうとっき》）を触れます。陽谷は、この尺骨茎状突起と手のつけ根の骨（三角骨）の間のくぼみにあります。

治療の効果　ねんざや神経痛など、手や腕の痛み・しびれの治療によく用いられるツボです。

また、手や腕の症状以外にも効果があり、頭痛や歯痛、耳鳴り、めまい、立ちくらみ、肋間《ろっかん》神経痛など、幅広く用いられています。

大腸や小腸の働きを調整する役割もあり、ダイエットにも効果があるとされています。

なお、陽谷とほぼ同じ意味の文字を使った陽渓《ようけい》とは、互いに補い合う関係にあり、治療ではこの二つのツボを同時に用いることも少なくありません。

154 少沢（しょうたく）

「少《しょう》」は「少ない・小さい」という意味の文字ですが、ここでは、このツボが属している小《しょう》腸経《ちょうけい》を指しています。一方の「沢《たく》」は「潤沢」を意味し、ここでは気血《きけつ》が湧き出てくるくぼみをあらわしています。したがって、少沢は手の太陽小腸経に属するツボで、気血が潤沢であることをあらわしています。

ツボの見つけ方　手の甲側で、小指の爪のつけ根のくぼみにあります。厳密にいうと、爪のつけ根の端ぎりぎりにあるのではなく、わずかに爪から離れたところに位置しています。

治療の効果　目の疾患、とくに白内障《はくないしょう》や緑内障《りょくないしょう》などにすぐれた効果を発揮します。ただし、これらの治療には専門家の技術が必要なので、一般の人が家庭で行なうことはできません。

このほかに、このツボが効く症状としては、せきやのどの痛み、頭痛・頭重感、息切れなど、かぜの諸症状があげられます。発熱していても汗が出ない場合にも、このツボが有効です。また、ひじの痛みやむち打ち症、首すじの痛み・こりなどにも、このツボが用いられます。

東洋医学では、手足の指先、つまり爪の端にあるツボは、中《ちゅう》風《ふう》（脳卒中後遺症）による半身まひにたいへん効果があるとされています。小指の爪先にある少沢もその一つです。

治療のコツ　半身まひの治療では、症状がある側と反対側のツボを使って治療するか、左右のツボを同時に治療するのが一般的です。

足のツボ

155 陰廉（いんれん）

「陰《いん》」は、ここでは「陰部・陰器」のことをさしています。一方の「廉《れん》」は、「角《かど》・すみ・かたわら」などの意味です。

したがって陰廉というツボ名は、陰部の角すみにあり、陰部の病気を治すツボという意味になります。

肝経《かんけい》に属するツボの一つです。

ツボの見つけ方　からだの真ん中（前正中線）から親指の幅二本分外側にある鼠径《そけい》部の気衝《きしょう》（→P197）を基点にして、親指の幅二本分下がったところの大腿内側にあります。

治療の効果　婦人病によく効くツボです。とくに不妊症に効果があることで知られていますが、月経の異常にもよく効きます。月経の異常には陰廉だけでなく、腎兪《じんゆ》（→P206）、上髎《じょうりょう》（→P208）、次髎《じりょう》（→P209）、中髎《ちゅうりょう》（→P210）、巨闕《こけつ》（→P188）、太渓《たいけい》（→P244）などと併用したほうが、治療効果が上がります。

また、膀胱《ぼうこう》炎にも、高い効果を発揮します。腰や腹部、足などの冷えにも効果があるので、冷房病の治療にも用いられます。

ほかにも、精巣《せいそう》炎、閉鎖《へいさ》神経痛、腰痛、下肢の痛み、下腹部の膨満《ぼうまん》感、インポテンツなどに効果があります。女性の不感症にも有効とされています。

治療のコツ　指圧のほか、お灸《きゅう》も効果があります。ただし、皮膚が敏感なところにあるツボなので、お灸は専門家に頼んだほうがよいでしょう。

156 衝門（しょうもん）

「衝《しょう》」は「通り道・向かう・当たる・突き進む」という意味があり、ここでは衝動・拍動を指しています。「門《もん》」は入り口のことです。

衝門は、動脈の拍動部にあり、体内のエネルギーの流れ（気血《きけつ》）が、腹部に向かって流れ込む門戸（出入口）にあたります。そのため、衝門という名がつけられたとされています。

ツボの見つけ方　下肢のつけ根にある溝（鼠径溝《そけいこう》）のほぼ中央にあり、動脈の拍動を感じるところにあります。

治療の効果　おへその下からみぞおちにかけての急激な痛みによく効き、子宮けいれんや、月経痛の突き上げるような痛みにたいへん効果があります。

更年期あるいは冷え症の女性が入浴後や暑気あたりをしたときに、おへそからみぞおちにかけて、痛みを訴える場合があります。これは自律神経の機能が乱れて、頭に急激に血がのぼるために起こります。

東洋医学ではこの症状を上衝《じょうしょう》と呼んでいますが、このツボは、こうしたのぼせや冷えにもよく効きます。

また、このツボの付近は、男性の生殖器疾患や婦人病のひきつるような痛み、圧痛が出るところでもあります。そのため、精巣《せいそう》炎や脱肛《だっこう》、子宮位置の異常から起こる痛みにも効果が期待できます。

このほかにも、幼児のひきつけ、動悸《どうき》、息苦しさ、胃痛、腹水、足のむくみなどの症状に用いられることもあります。

157 伏兎（ふくと）

「伏兎《ふくと》」とは、文字どおり、伏せた兎《うさぎ》という意味です。

このツボがある大腿部の筋肉（大腿四頭筋）が、まるで伏せている兎の背中のように、ふっくらと盛り上がっていることから、名づけられたといわれています。

ツボの見つけ方　大腿部正面の外側、ひざの皿の外端（膝蓋骨《しつがいこつ》底《てい》外端）の上へりと、骨盤の出っぱった大きな骨（腸骨）の前方下端にある隆起（上前腸骨棘《きょく》）を結んだ線上にあり、膝蓋骨底から親指の幅六本分上がったところにあります。

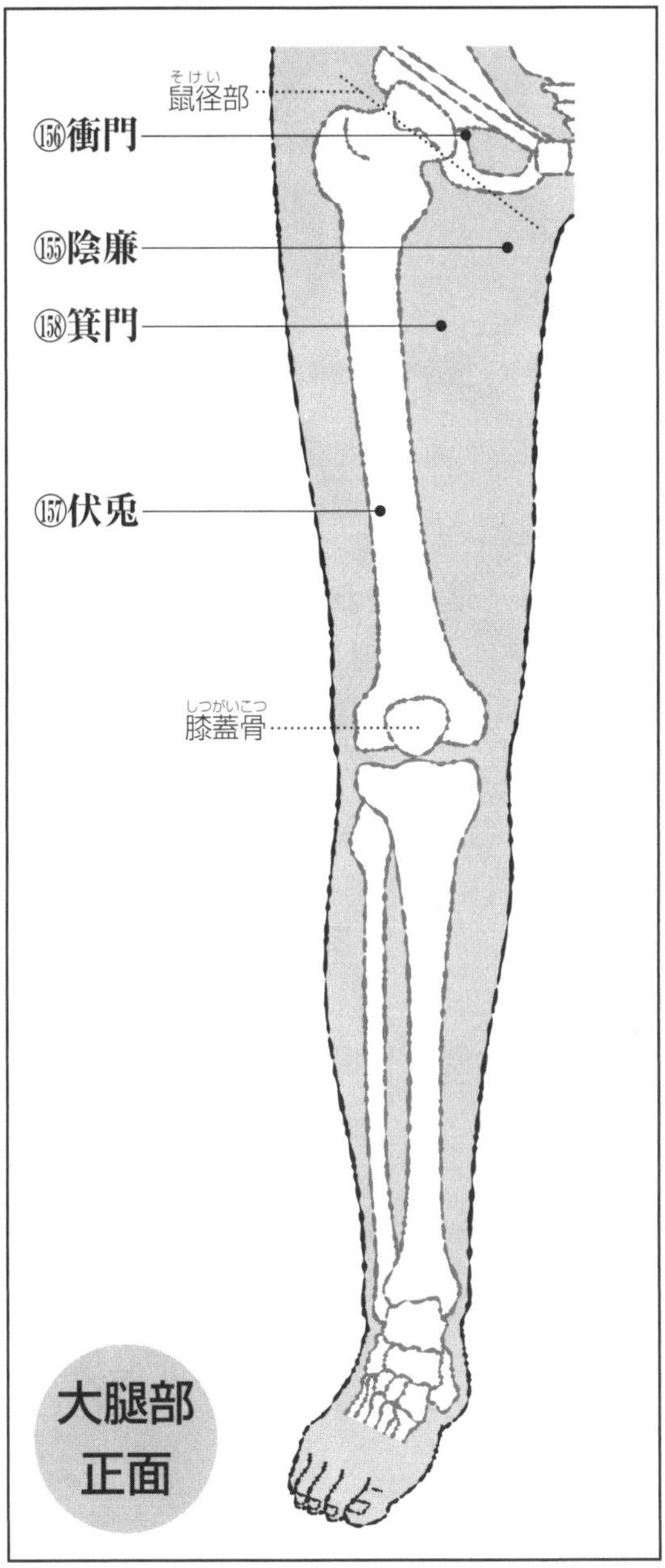

治療の効果 足の痛みをとるツボとして知られ、肉離れや大腿部の筋肉痛、足のだるさなどによく用いられます。太ももの血行をよくして筋肉の柔軟性を高める働きがあり、肉離れなどを起こした場合に、症状を改善するだけでなく、その後の再発予防にも役立ちます。

大腿部以外の足の症状としては、冷えによるひざの痛み、神経痛、むくみなどにも効果的です。また、不妊症を含む婦人科系の病気全般にも、広く用いられています。そのほか、このツボは胃経《いけい》に属しているので、胃の働きが低下したときにも用いられます。さらに排尿のトラブルや痔《じ》、中風《ちゅうふう》（脳卒中後遺症）による片まひの改善にも役立つツボです。

治療のコツ 指圧する際には、息を吐くときにしっかり押し、息を吸うときに離すというパターンをくり返します。肉離れの治療では、発症当初の痛みがおさまってから、じっくり押しもみすると効果的です。

158 箕門（きもん）

「箕《き》」は、穀物から小さなゴミやカラをふるい分けるための農具の箕《み》をあらわしています。一方の「門《もん》」は、気血《きけつ》や邪気《じゃき》が出入りする門を意味します。

箕門という名前は、このツボをとるときの座って両ひざを開いたときの姿勢が箕のようであり、両足が門のように見えることに由来します。

ツボの見つけ方 大腿部内側、ひざの皿の内側（膝蓋骨底《しつがいこつてい》内端）の上へりと、下肢のつけ根（鼠《そ》径溝《けいこう》）のほぼ中央にある衝門《しょうもん》を結んだ線上で、衝門から三分の一だけ下がったところにあります。このツボを押さえると、大腿動脈の拍動を感じます。

治療の効果 前項の伏兎《ふくと》と同じく、大腿部の痛みや婦人科系疾患全般の治療によく用いられるツボです。男性の場合は、精巣《せいそう》炎の治療にも使われます。

また、泌尿器系の症状にもよく効き、尿量の減少や遺尿《いにょう》、排尿困難などに用いられます。

そのほか、足の神経痛や静脈瘤《りゅう》、鼠径ヘルニア、鼠径部のはれ、痔《じ》、中風《ちゅうふう》（脳卒中後遺症）などに効果がある点でも、伏兎と似ています。

治療のコツ 同じ大腿部の肉離れでも、箕門は主に、大腿部の内側に生じた肉離れに使われます。大腿部外側の肉離れは、伏兎で治療することが多いようです。なお、肉離れの治療は、痛みがおさまってから始めるようにします。

159 血海（けっかい）

「血《けつ》」は「血液・血流・血の道」を意味し、「海《かい》」は大量に集まる場所を示しています。つまり血海は、血が大量に集まるところで、血の道症を治すツボということから名づけられました。

東洋医学では、血は気とともに経絡《けいらく》を流れ、その循環が停滞すると、さまざまな症状が引き起こされるとしています。血の道症とは、月経や出産に関連して起こる頭痛や動悸《どうき》、冷え、のぼせといった症状の総称です。

ちなみに、血の停滞を改善する血海に対して、気の停滞を治すツボとして気海《きかい》（↓P194）があげられます。気海はおへその下に位置し、仰向けに寝て足を六〇度ほど開くと、両足にある血海と気海が正三角形をつくります。

ツボの見つけ方　大腿部の前面内側で、ひざの皿の上端（膝蓋《しつがい》骨底《こってい》）の内へりから親指の幅二本分上がったところにあります。足をピンと伸ばしてひざに力を入れると、ひざの内側にくぼみができます。血海は、このくぼみの上方になります。

治療の効果　血海は血液の循環をよくすることで、女性特有の血の道症を改善します。血の道症の症状は多彩で、前述の頭痛や動悸などのほか、月経不順や月経痛、不正出血、むくみ、めまい、耳鳴り、顔面紅潮《こうちょう》、肩こり、発汗、興奮、不眠、脱力感などがあげられます。

また、ひざの周囲にあるので、変形性膝《しつ》関節症によるひざの痛みなどにもよく効きます。貧血や湿疹、皮膚炎にも有効です。

三陰交《さんいんこう》とあわせて治療すると、より効果が高まります。症状によっては、お灸《きゅう》や鍼《はり》もたいへん有効です。

160 内膝眼（ないしつがん）

ひざの皿をはさんで、反対側にある犢鼻《とくび》と対になっているツボです。犢鼻は、かつて外膝眼《がいしつがん》と呼ばれていました。

内膝眼と外膝眼というツボ名は、ひざを顔にみたてたときに、膝蓋靱帯《しつがいじんたい》を鼻とすれば、左右が目のように見えることからきています。

奇穴《きけつ》（P↓15）の一つで、ひざ関節の疾患によく用いられます。

ツボの見つけ方　ひざを曲げて椅子に座ったときに、ひざの皿のすぐ下の内側にできるくぼみの中にあります。

治療の効果　ひざの痛みにたいへん効果があるので、関節リウマチの治療に用いられます。また、中高年の人によくみられる変形性膝《しつ》関節症にも、すぐれた効果があります。痛みをやわらげるだけでなく、ひざの関節に水がたまっている場合にもよく効きます。

ひざの痛みの治療は、老化が原因のときはひざの内側が痛むことが多いので内膝眼を、からだをひねるなど物理的な原因のときはひざの外側が痛むことが多いので犢鼻を刺激するとよいとされています。

そのほか、腰痛などの治療にも用いられることがあります。

治療のコツ　内膝眼への治療は、指圧だけでなくお灸《きゅう》も効果的です。

161 梁丘（りょうきゅう）

「梁《りょう》」は山間のかけはし（山梁）のことで、「丘《きゅう》」は小高くなったところを意味します。

ひざの上の小高いところの外側にあり、山梁の上にあるように見えることから、このように名づけられました。

ツボの見つけ方　大腿部前面の外側で、ひざの皿の上端（膝蓋《しつがい》骨底《こってい》）から親指の幅二本分上がったところにあります。この部分を指で押すと、細いすじ（大腿直筋腱《けん》）が感じられます。梁丘は、この大腿直筋腱の外へりにあります。

強く指で押すと、痛みがズーンとひびきます。

治療の効果　ひざの近くにある

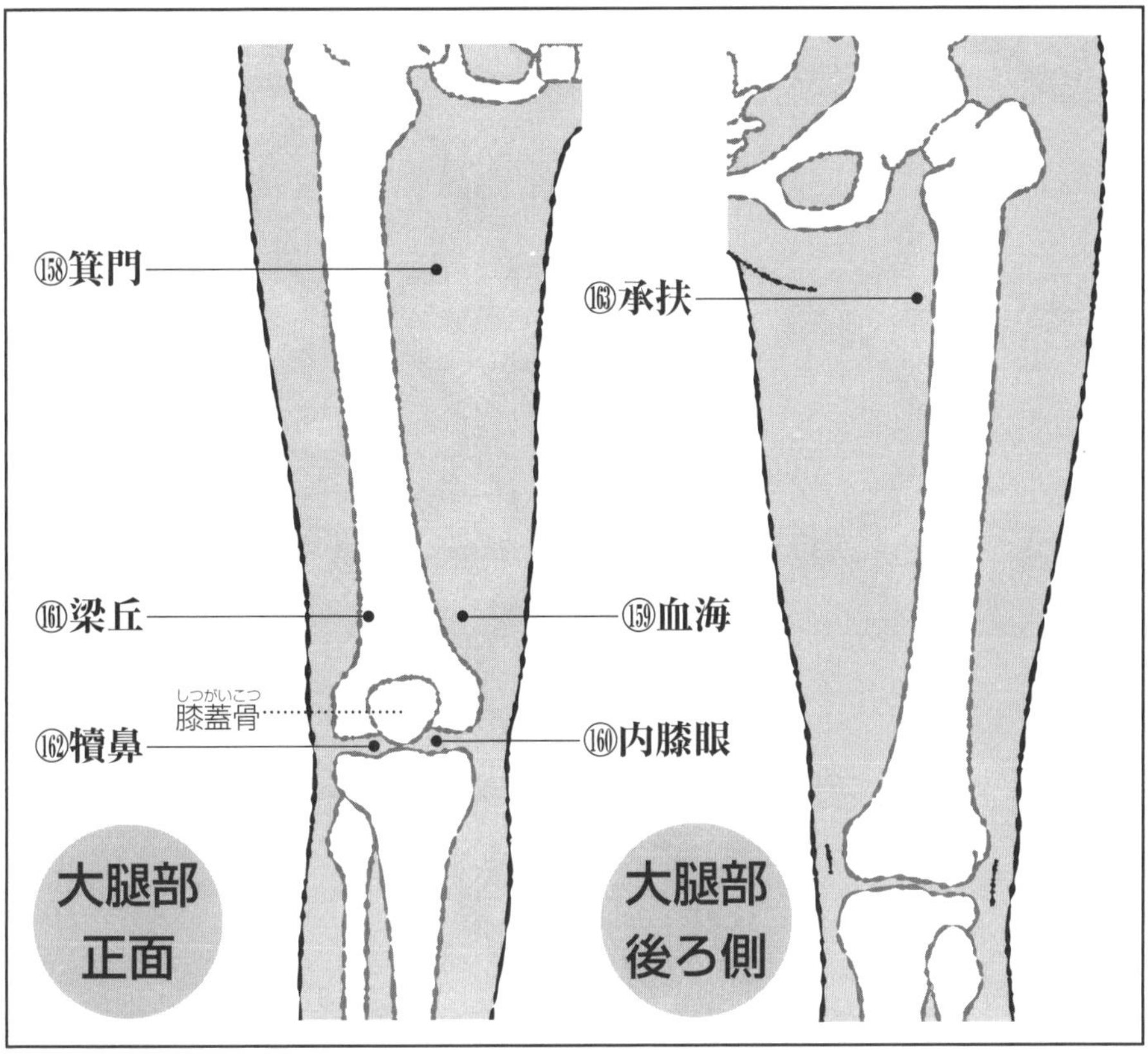

ので、ひざの関節痛やはれなどに、たいへんよい効果があります。腰や大腿部の痛みにも用いられます。

また、このツボは胃経に属するため、胃痛や胃けいれん、下痢といった消化器症状にもよく効きます。

そのほか、中風《ちゅうふう》（脳卒中後遺症）による片まひに使われることもあります。

治療のコツ　ひざの治療は、痛みやはれがひいてから開始します。はじめは軽く押して、徐々に強くしていくようにしましょう。

162 犢鼻（とくび）

ひざの皿をはさんで、反対側にある内膝眼《ないしつがん》と対になっているツボです。以前は外膝眼《がいしつがん》と呼ばれていましたが、二〇〇八年のWHO標準経穴《けいけつ》部位で、犢鼻と名前が変更されました。

「犢《とく》」は、子牛のことをさします。「鼻《び》」は牛の鼻孔をさし、膝蓋靱帯《しつがいじんたい》の両かたわらにあるくぼみをあらわしています。

したがって、犢鼻は膝蓋骨《しつがいこつ》の直下で、膝蓋靱帯の外側にできたくぼみを意味しています。

ツボの見つけ方　ひざを曲げると、ひざの皿（膝蓋骨）の両側下方にくぼみができます。犢鼻は、この二つのくぼみのうち、外側のくぼみにあります。

治療の効果　ひざの痛みにたいへん効果があるので、関節リウマチや変形性膝《しつ》関節症などの治療に用いられます。また、痛みをやわらげるだけでなく、ひざの関節に水がたまっている場合にもよく効きます。

ゴルフなどで体勢を崩してからだをねじってしまい、ひざに痛みが出たような場合には、ひざの外側が痛むことが多いものです。こうした場合には、このツボに刺激を与えるとたいへん効果があります。

そのほか、腰痛などの治療にも用いられることがあります。

治療のコツ　指圧だけでなく、お灸《きゅう》も効果的です。治療は、痛みやはれが消えるのを待ってから開始します。

163 承扶（しょうふ）

「承《しょう》」は「捧げ持つようにして受ける・承る」の意味、「扶《ふ》」は「支持する・助ける」の意味です。座ったときに体重を支え、足腰の機能を助ける、ということから名づけられたものです。

ツボの見つけ方　うつぶせに寝ると、お尻の筋肉のすぐ下に横じわができます。そのしわのほぼ中央で、軽く押すとひざのほうまで痛みがひびくところが承扶です。

治療の効果　大腿部の肉離れ、あるいは大腿部の内側から陰部にかけての、痛みやこわばりによい効果があります。

また、慢性的な痔《じ》、便秘や尿量の減少などにもよく用いられます。

そのほか、承扶は、坐骨《ざこつ》神経が骨盤の中から外へと出ている場所にあるので、大腿部の後ろから足全体にかけて痛むというような、坐骨神経痛の症状に高い効果を発揮します。

治療のコツ　足に痛みがあるとき、お尻の下の横じわの内側を軽く押すと、コリッとしたしこりができていることがあります。

これは、足の痛む部分をかばおうとして、殿部《でんぶ》の筋肉が疲れるために生じるものです。このしこりをマッサージや指圧、お灸《きゅう》などでほぐすと、足の痛みがやわらぎます。

164 風市（ふうし）

「風《ふう》」は、下肢の風気《ふうき》が集まるところ、「市《し》」は集結（都市）という意味です。

したがって、中風《ちゅうふう》（脳卒中後遺症）による半身まひでは、風を取り除く（去風《きょふう》）ための重要なツボとして、このツボがよく用いられます。

ツボの見つけ方　直立して腕を下げ、手のひらを大腿部の外側につけたとき、中指の先端が当たるところにあります。

靭帯《じんたい》（腸脛《ちょうけい》靭帯）と筋肉（大腿二頭筋）の間のくぼみにあります。

治療の効果　半身まひ、とりわけ下肢のまひに効果があります。そのほか、股《こ》関節痛や大腿部痛、坐骨《ざこつ》神経痛などの、下肢のさまざまな疾患にも効果があります。全身のかゆみ、じんま疹にも用います。

また、耳鳴り、難聴の特効ツボとしても知られています。

165 殷門（いんもん）

「殷《いん》」という字には、「真ん中・大きい・多い」という意味があります。このツボが、足の肉が多い部分、すなわち太ももの中央付近にあることを示しています。

一方の「門《もん》」は出入り口のことで、気血《きけつ》や邪気《じゃき》がこのツボから出入りすることを意味しています。

ツボの見つけ方　太ももの後ろ側中央、お尻の下にできる溝の下方で、親指の幅六本分下がったところにあります。

お尻の下の溝の中央にある承扶《しょうふ》と、ひざの中央にある委中《いちゅう》を結ぶ線の中間点から、親指の幅一本分、上がったところになります。

治療の効果　坐骨《ざこつ》神経痛の特効ツボとしてよく知られていて、慢性の坐骨神経痛では、殷門へのお灸《きゅう》が非常に効果的といわれています。もものつけ根から大腿部にかけて、痛みやしびれ、だるさを感じたときによく効きます。こむら返りや腰の痛み、背中のこわばりなどにも、このツボが有効です。

治療のコツ　気持ちよいと感じる程度の強さでゆっくりと、五～一〇回ほど指圧します。しこりがあるときには、しこりをほぐすようにやさしく押すとよいでしょう。

166 陰谷（いんこく）

「陰《いん》」は、陰陽《いんよう》の陰、つまりからだの裏側を意味しています。ここでは、足の後ろ側になります。一方の「谷《こく》」は渓谷などのように、落ち込んだくぼみを示しています。

つまり陰谷という名前は、谷のようなひざの裏のくぼみを意味しているわけです。

ツボの見つけ方　ひざを半分ぐらい曲げると、ひざの後ろに横じわができます。陰谷はそのしわの内側の端、足の親指側の側面にあります。

治療の効果　おりものが多い場

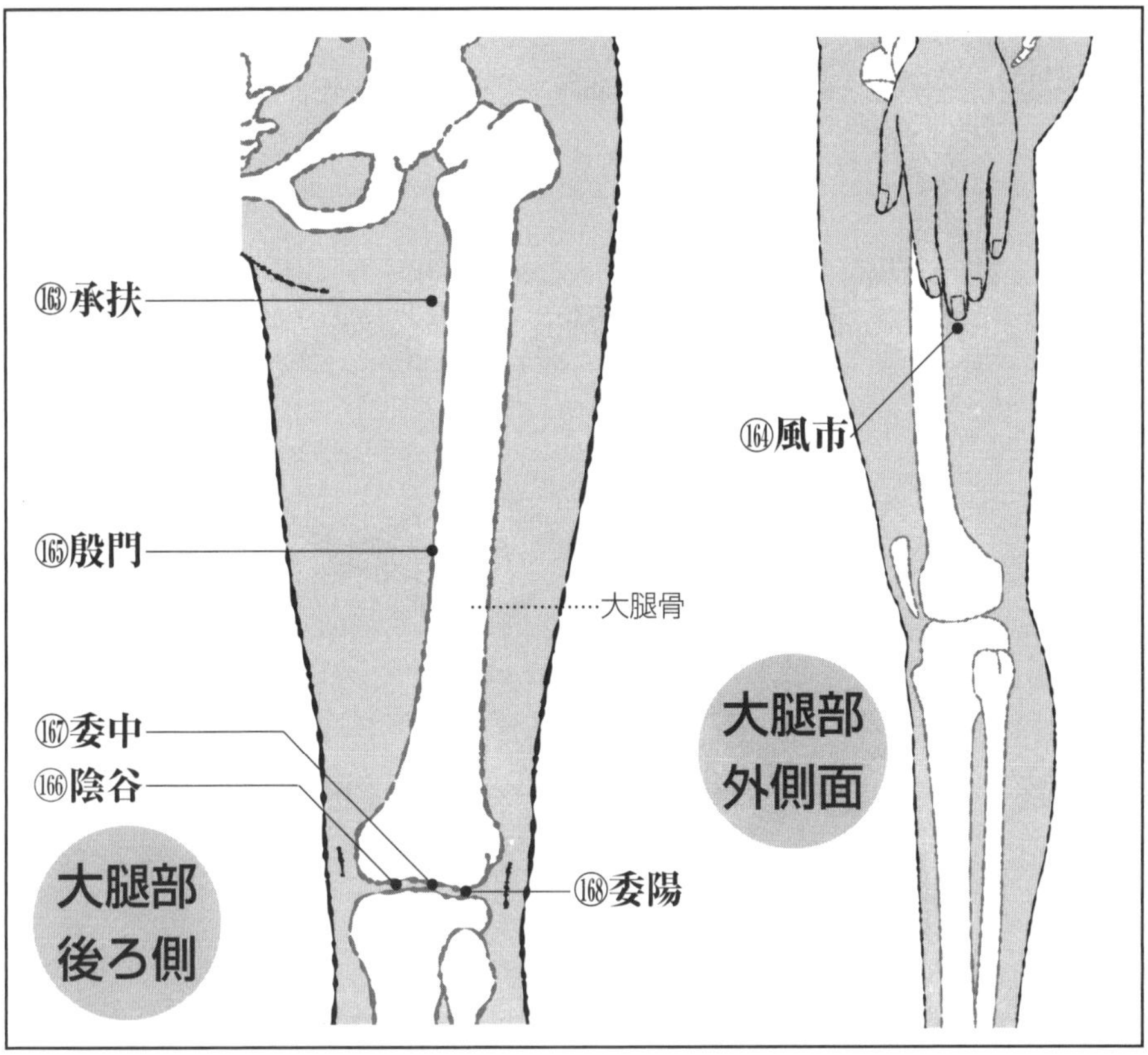

合やインポテンツなど、男女の性器の疾患に有効です。大腿部の肉離れ、ひざの関節炎、関節リウマチ、腎機能の低下、精力減退などの治療にもよく使用します。

非常に驚いたりすると、からだの力が抜けて、崩れるように座り込むことがあります。腰を抜かすといった状態ですが、これは腰ではなくて、ひざの力が抜けてしまうことによって起こります。このようなときに陰谷を刺激すると効果があります。

そのほか、鼠径《そけい》ヘルニア、男性の下腹部や陰嚢《いんのう》・陰部のはれ、女性の下腹部の張り、月経不順、不正出血などの症状に効果があります。

167 委中（いちゅう）

「委《い》」には、「ゆだねる・まかす・曲がる」といった意味があり、「中《ちゅう》」には「中央・真ん中」という意味があります。つまり、このツボ名は「曲がるところの真ん中」を示します。

その名前が示す意味のとおり、このツボは、ひざの関節の曲がり目の中央に位置しています。

ツボの見つけ方　うつぶせになって寝たときに、ひざの関節の後ろ側にできる横じわの、ちょうど中央にあります。触れると脈の拍動を感じます。

治療の効果　足の痛みをとり除く効果が高いツボで、足の痛みやしびれ、こむら返りなどに著効を示します。腰痛や座骨神経痛などで、足腰から殿部《でんぶ》にかけて痛みや疲れがある場合などにも、症状をやわらげるのに効果的です。

治療のコツ　ひざを伸ばした姿勢で、ゆっくりと力を加えていきますが、力を入れすぎないように注意してください。なでる程度の力で十分です。

168 委陽（いよう）

「委《い》」は、「ゆだねる」から転じて、「従う・曲がる」などの意味があります。「陽《よう》」は、陰《いん》陽《よう》の陽です。東洋医学では、からだの外側を陽、内側を陰としています。つまり委陽は、ひざの後ろの曲がり目の、外側に位置するツボというわけです。

ツボの見つけ方　うつぶせに寝てひざを伸ばします。委陽は、ひざの後ろにある横じわ（膝窩《しっか》横紋《おうもん》）の外側の端にあります。この部分には、大腿部の筋肉につながる腱《けん》（大腿二頭筋腱）があり、委陽は、その内へりに位置しています。

治療の効果　背中や腰が痛い、ひざの後ろ側が痛む、尿が出にくいといったときに効きます。また、大腿部の肉離れやけいれん性の痛み、坐骨《ざこつ》神経痛、膀胱《ぼうこう》炎などにも、すぐれた効きめがあります。とくに、中高年者に多く、ひざの関節の老化からくる変形性膝《しつ》関節症には、このツボがよく用いられます。

治療のコツ　お灸《きゅう》を併用すると、より効果が高まります。

169 曲泉（きょくせん）

「曲《きょく》」は曲がるという意味で、ひざの関節の曲がり目を指しています。「泉《せん》」は「泉・水源」を指し、ここでは気血《きけつ》が湧き出てくるツボという意味で使われています。

つまり、曲泉は、ひざの曲がり目のくぼみにあって、心身の活力が湧き出るツボなのです。

ツボの見つけ方　ひざを軽く曲げると、ひざの後ろに横じわ（膝《しつ》窩横紋《かおうもん》）ができます。

曲泉は、この膝窩横紋の内側の端で、その部分で最もはっきりと触れられる腱《けん》（半腱・半膜様筋腱）の内側のくぼみにあります。

治療の効果　水分や血液など、体液に関連した症状にすぐれた効果を発揮するツボです。下痢によく効くのもそのためで、また、膀胱《ぼうこう》炎や尿道炎、淋病などによる排尿困難や頻尿、排尿痛にもよく効きます。

夜尿症の治療にも、しばしば使われます。

血液の循環をよくするという点からは、月経に関連するいろいろな症状、たとえば月経不順や月経痛、不正出血などに有効です。不妊症に対する効果もあります。

そのほか、足に起こる痛みやだるさにも有効で、大腿部の内側から鼠径《そけい》部にかけての痛みや、すねの痛みなどによく用いられます。

精力減退や鼻血にも、効果があります。

170 足三里（あしさんり）

「足」は、足にある三里を意味しています。三里は手と足にあり、手三里《てさんり》と区別するために、足三里と呼びます。「三」は、このツボが犢鼻《とくび》の下三寸の位置にあることを示すものです。「里《り》」は「居どころ・道のり」を意味します。

つまり。犢鼻から三寸の位置にあるツボという意味で、場所をあらわしています。

また、足三里の「里」は、古くは「理」に通じ、「おさむ（治）・ととのえる（整）」を意味し、このツボが腹部の上・中・下の三部の諸症状を治すことから、名づけられたともいわれています。

ツボの見つけ方　ひざの皿（膝《しつ》蓋骨《がいこつ》）の下の外側の犢鼻《とくび》（→P235）から、親指の幅三本分下がったところにあります。犢鼻と足首の前面中央のくぼみにある解渓《かいけい》（→P249）を線で結び、犢鼻から親指の幅三本分下がったところです。

治療の効果　足三里は、昔から無病長寿のツボとして知られ、指圧やお灸《きゅう》が盛んに行なわれてきました。胃腸などの内臓機能をととのえ、体力を回復・向上させる効果があるだけでなく、非常に広範囲にわたる効果が期待できるツボの一つです。

慢性胃炎や食欲不振、吐き気、二日酔いなどのほか、乗り物酔い、太りすぎ、やせすぎ、のぼせ、冷え、尿もれ、しみ・そばかすなどの治療に用いても、すぐれた効果を発揮します。

また、全身の調和をととのえて活力をつけるツボでもあるため、だるい・疲れやすいといった全身症状の改善には、とくに効果的です。したがって、高血圧症などで引き起こされる倦怠感や、うつ状態など心の症状が原因で起こるだるさ、老化によって起こる疲れやすさなどを改善したい場合に有効です。

治療のコツ　このツボにお灸をすえるのも効果的です。症状によっては鍼《はり》治療が非常に効果的

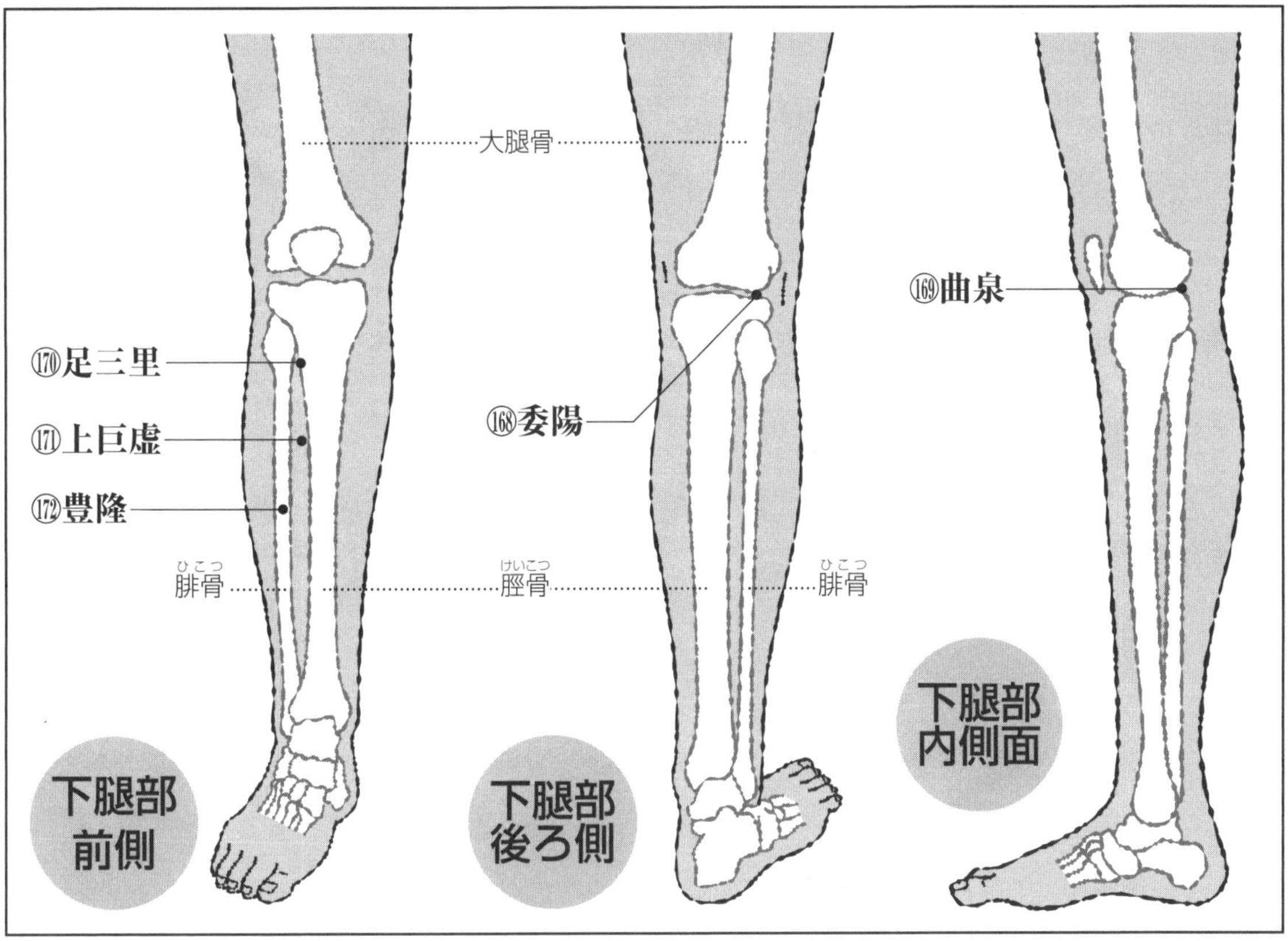

ですが、必ず専門家の治療を受けるようにしてください。

171 上巨虚（じょうこきょ）

「巨虚《こきょ》」は「大きな間隙《かんげき》」という意味で、下腿部の脛骨《けいこつ》と腓《ひ》骨《こつ》の間の大きなすき間のことをさします。「上《じょう》」は、その大きなすき間の上方という意味です。

したがって、上巨虚は下腿部の前面で、脛骨と腓骨の間にできた間隙の上方にあるツボという意味になります。

ツボの見つけ方　膝蓋骨《しつがいこつ》の下の外側のくぼみにある犢鼻《とくび》から、親指の幅六本分下がったところにあります。この部分は、脛骨と腓骨の間にある筋肉（前脛骨筋）の上にあたり、足三里《あしさんり》を基準にすれば、親指の幅三本分下がったところになります。

治療の効果　便秘、下痢、食欲不振、腹鳴《ふくめい》、腹痛など、胃腸のいろいろな症状に効果があります。足・ひざ・腰のだるさや痛み、下肢の脱力やまひ、むくみなどにも活用されます。

172 豊隆（ほうりゅう）

「豊《ほう》」は大きい、「隆《りゅう》」は盛んという意味です。したがって、豊隆は、筋肉が豊満で隆起しているところにあるツボということになります。

ツボの見つけ方　足の内側を上げるように曲げると、下腿部の大きな骨（脛骨《けいこつ》）の横にある筋肉（前脛骨筋）が収縮してかたくなります。豊隆は、この前脛骨筋の外縁のくぼみで、外くるぶしの上から、親指の幅八本分上がったところにあります。この位置は、膝窩《しっか》と外くるぶしの最も高いところを結ぶ線上の、中間点になります。

治療の効果　せき、たんをおさえる効果があります。のどの痛み、しゃっくり、胃痛、下痢、便秘の際にも用います。

また、頭痛、めまい、貧血、不眠、耳鳴り、難聴や、下肢の筋肉がなえたような感じで力が入らないとき、または痛むときにも効果があります。

173 陰陵泉（いんりょうせん）

「陰《いん》」は陰陽《いんよう》の陰です。東洋医学の人体区分では、人体の外側（表側）を陽、内側（裏側）を陰としています。足についていえば、向こうずねなどは陽とされ、内側面は陰とされます。このツボはひざの下の内側にあるため、ツボ名に陰という字がつけられました。

「陵《りょう》」は丘のように盛り上がった場所、「泉《せん》」は気血の湧き出るところを意味します。

つまりこのツボ名は、ひざの下の内側の筋肉の盛り上がった場所にあり、気血《きけつ》が湧き出るところをあらわしているわけです。

ツボの見つけ方　向こうずねの筋肉のない骨（脛骨《けいこつ》）のきわを指でさぐり、上方にたどっていくと、脛骨の出っぱり（脛骨内側顆《か》）にいきあたります。この部分が、脛骨内側顆の下へりと脛骨の後へりが接するところになります。

陰陵泉は、この脛骨の後へりの角《かど》のくぼみにあります。

治療の効果　広い範囲の症状に効果を発揮します。

主に使われるのは、足・ひざ・腰の疾患、胃腸障害、あるいは泌尿器や生殖器の病気です。

たとえば、手足の冷えやひざの痛み、腹痛、下痢、食欲不振、脇腹の重苦しさ、遺尿《いにょう》症、尿量の減少、のぼせなどに、すぐれた効果を発揮します。また、婦人病と呼ばれる女性特有の症状は、ほとんどが治療対象になります。このほか、糖尿病や腰痛、湿疹、息切れなどにも、このツボがよく効きます。

なお陰陵泉は、陰という文字が示すように、からだの冷えによる症状によく効くツボです。一方、陰陵泉と表裏一体の関係にある陽陵泉《ようりょうせん》（↓P246）は、熱感をともなう症状に効果があり、日射病などに用いられます。

治療のコツ　ゆっくりと、五〜一〇回指圧をくり返します。痛みがひびくツボなので、強く押しすぎないように注意しましょう。お灸《きゅう》も効果的です。

ツボの話　臓腑と経絡は水道とホース

気血《きけつ》が流れる道すじである経《けい》絡《らく》（経水《けいすい》）は、正経《せいけい》一二経に任《にん》脈《みゃく》と督脈《とくみゃく》を合わせて一四経あります。そして、それぞれの経絡には、いくつものツボ（正確には経穴《けいけつ》）が並んでいます。

また、各経絡には、からだの機能を調整するための固有の働き・性質があり、個々のツボは経絡の働きに応じた役割を果たしています。

●経絡は水道につないだホース

気血と経絡、ツボの関係は、水道につないだホースで、花に水をやるようなものです。

水道から流れてくる水は、ホースに異常がなければ勢いよく流れ続けます。しかし、ホースの一部を押さえてしまえば、そこから先へは水が流れません。そのまま押さえ続ければ、ホースが破れてしまいます。その結果、思わぬ場所から水が噴き出し、花に十分な水をやることができません。

つまり、ホース（経絡）の異常は水流（気血）の異常を呼び、噴出や停滞となってホースの一部（ツボ）にあらわれるわけです。ツボ療法は、長い歴史のなかでホースのどこが破れやすいかを研究し、その部分を補修することで健康を維持する医学といえます。

●気血の異常はツボにあらわれる

気血が順調に流れていればツボには何の異常もあらわれませんが、もしも異常が生じれば、そこに、さまざまな反応があらわれます。

いいかえれば、ツボに生じた異常から気血の流れ、ひいては健康状態を判断するのが東洋医学であり、ツボを刺激することで気血の流れを正常化させるのがツボ療法なのです。

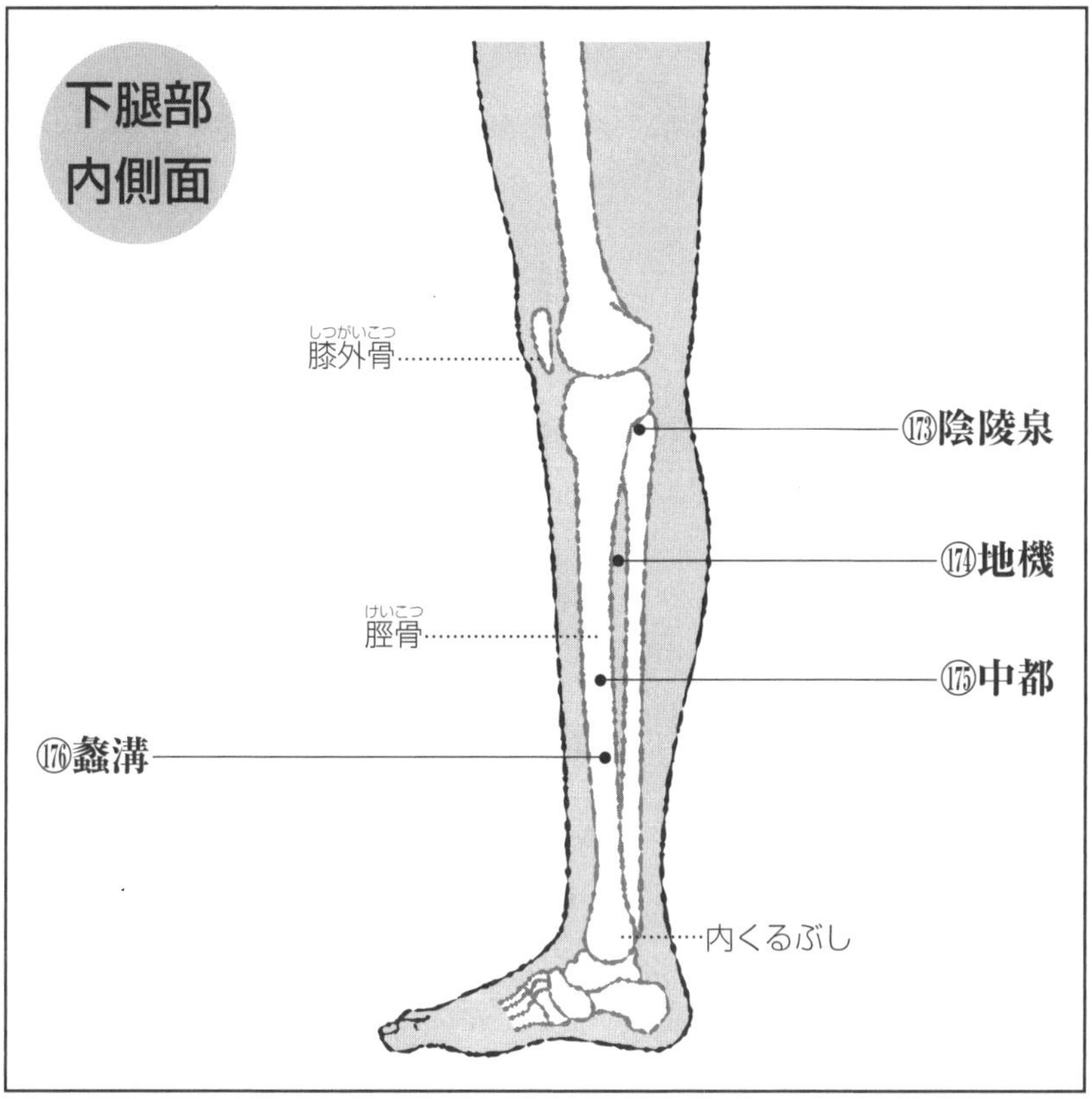

174 地機（ちき）

「地《ち》」は「土地・土」を意味し、土は東洋医学でいう五行《ごぎょう》の脾《ひ》の臓・胃の腑《ふ》のことをあらわします。「機《き》」は「からくり・変化・重要なこと」という意味です。

つまり、消化器病など、内臓の働きに異常が起きたときに、重要な働きを果たすツボという意味になります。

ツボの見つけ方 内くるぶしの最も高いところ（内果尖《ないかせん》）と、ひざの皿の下端（膝蓋骨《しつがいこつ》尖）を結ぶ線上で、膝蓋骨尖から三分の一の脛骨《けいこつ》の内へりにあります。陰陵泉からは、親指の幅三本分下がったところになります。

治療の効果 精力減退、大腿部の神経痛、下肢のまひ、脚気《かっけ》、下腿のむくみ、ひざの関節炎などの治療に用いられ、効果があります。また、消化不良や急性胃炎、胃潰瘍《かいよう》、胃酸過多、糖尿病などの治療にも、よく用いられます。

そのほか食欲不振、尿が出ない、腰痛、脇腹のはれ、心身症、女性の腹部にできるかたいしこり、股《また》からひざにかけての痛み、といった症状にも効果があります。

175 中都（ちゅうと）

「中《ちゅう》」は中央を、「都《と》」は集まることを意味します。下腿内側の中央付近にあって、気血が集まるツボであることをあらわしています。

ツボの見つけ方 内くるぶしの最も高いところ（内果尖《ないかせん》）と、ひざの皿の下端（膝蓋骨《しつがいこつ》尖）を結ぶ線上の中間点を基準として、親指の幅半分が下った向こうずねの筋肉のない骨の内側面（脛《けい》骨《こつ》内側面）にあります。内果尖からは、親指の幅七本分上がったところになります。

治療の効果 慢性の腸の病気や、腹部にしこりがあって痛むような場合に効果があります。また、このツボは生殖器系の病気にも効果があります。とくに女性の場合、出産後に出血やおりものが続いて止まらない、子宮や卵巣の病気で出血が止まらないといった場合に、止血の特効ツボとして用いられることがあります。ひざの痛みが、足の下のほうまでひびくようなときにも有効です。

176 蠡溝（れいこう）

「蠡《れい》」は木を食べる虫のことをあらわします。「溝《こう》」は、溝のように細長くて狭いくぼみを意味しています。つまり、下腿部の脛骨《けいこつ》上で、虫が食ったような溝にあるという、ツボの位置をあらわしています。

ツボの見つけ方　内くるぶしの最も高いところ（内果尖《ないかせん》）から、親指の幅五本分上がった、向こうずねの筋肉のない骨の内側面（脛骨《けいこつ》内側面）にあります。

治療の効果　前立腺炎《ぜんりつせん》や前立腺肥大《ひだい》症などで、尿が出ない・出にくい、反対に頻繁に尿意を感じる、あるいは会陰《えいん》部が痛むといった場合に用いられます。腹部のさし込むような痛み、インポテンツにも効果があります。

また、月経不順や帯下《たいげ》（おりもの）の異常など、婦人科系の疾患にもたいへんよい効果を示します。そのほか蠡溝への刺激は、肝臓の機能や胆嚢《たんのう》の機能を高める働きもあります。

177 承筋（しょうきん）

承筋とは、文字どおり筋肉を受けるところという意味です。

このツボはふくらはぎの筋肉が盛り上がった場所のすぐそばにあり、その筋肉を受け止めるかのような位置にあることから、このように名づけられたといわれています。

ツボの見つけ方　うつぶせに寝たとき、ひざの後ろの横じわ（膝窩横紋《しっかおうもん》）の中央から、親指の幅五本分下がったところにあります。盛り上がったふくらはぎの筋肉の間です。

治療の効果　承筋は、こむら返りのツボとして、よく知られています。海水浴などで、泳いでいるときにこむら返りが起こるとついあわてがちですが、落ち着いてこのツボを指圧すれば、しだいに痛みがおさまってくるはずです。

こむら返り以外には、腰から背中にかけての痛みやこり、足のだるさ、嘔吐《おうと》、下痢、便秘、痔《じ》などに用いられます。

治療のコツ　軽めの指圧を、ゆっくりとくり返します。痛みが強い場合は、軽くなでさするようにします。こむら返りはくせになりやすいので、症状がおさまったあとでも、マッサージや指圧、お灸《きゅう》などで十分治療しておくことが大切です。

178 承山（しょうざん）

「承《しょう》」は受ける、「山《ざん》」は盛り上がった場所を意味します。ふくらはぎの筋肉の盛り上がったところにあり、そのふくらみを受け止めるかのような位置にあることから名づけられました。

ツボの見つけ方　ふくらはぎの筋肉の下端中央にあるツボです。かかとからひざ裏のほうへ向かって、アキレス腱《けん》を指で押し上げるようにたどっていくと、腱がやわらかいふくらはぎの筋肉に変わるところに当たって指が止まります。

この腱と筋肉の境目が承山です。押すと痛みを感じます。

治療の効果　足の痛みをとり除く効果の高いツボで、足の痛みやしびれ、こむら返りなどに著効を示します。

腰痛や坐骨《ざこつ》神経痛などで、足腰から殿部《でんぶ》にかけて痛みや疲れがある場合や、半身まひ、痔《じ》、便秘などの症状をやわらげるのに効果的です。

治療のコツ　軽めの指圧を、ゆっくりとくり返します。痛みが強い場合は、軽くなでさするようにします。

179 飛揚（ひよう）

「飛《ひ》」は「とぶ・高い」という意味が、「揚《よう》」は「勢いよく上がる」という意味があります。

また、このツボは絡穴《らくけつ》（経脈《けいみゃく》から絡脈《らくみゃく》が分かれるところ。全身に一五個ある）であり、飛揚から出た絡脈は足の少陰腎経《しょういんじんけい》に向かいます。したがって、飛揚という名は、連絡している少陰腎経に向かって、気血《きけつ》が飛ぶように素早く流れていくことをあらわしています。

ツボの見つけ方　下腿部の後ろ側で、外側のふくらはぎの筋肉（腓腹筋《ひふくきん》の外側）が、アキレス腱《けん》に移行するところにあります。崑崙《こんろん》（→P244）を基点にすると、親指の幅七本分上がったところです。

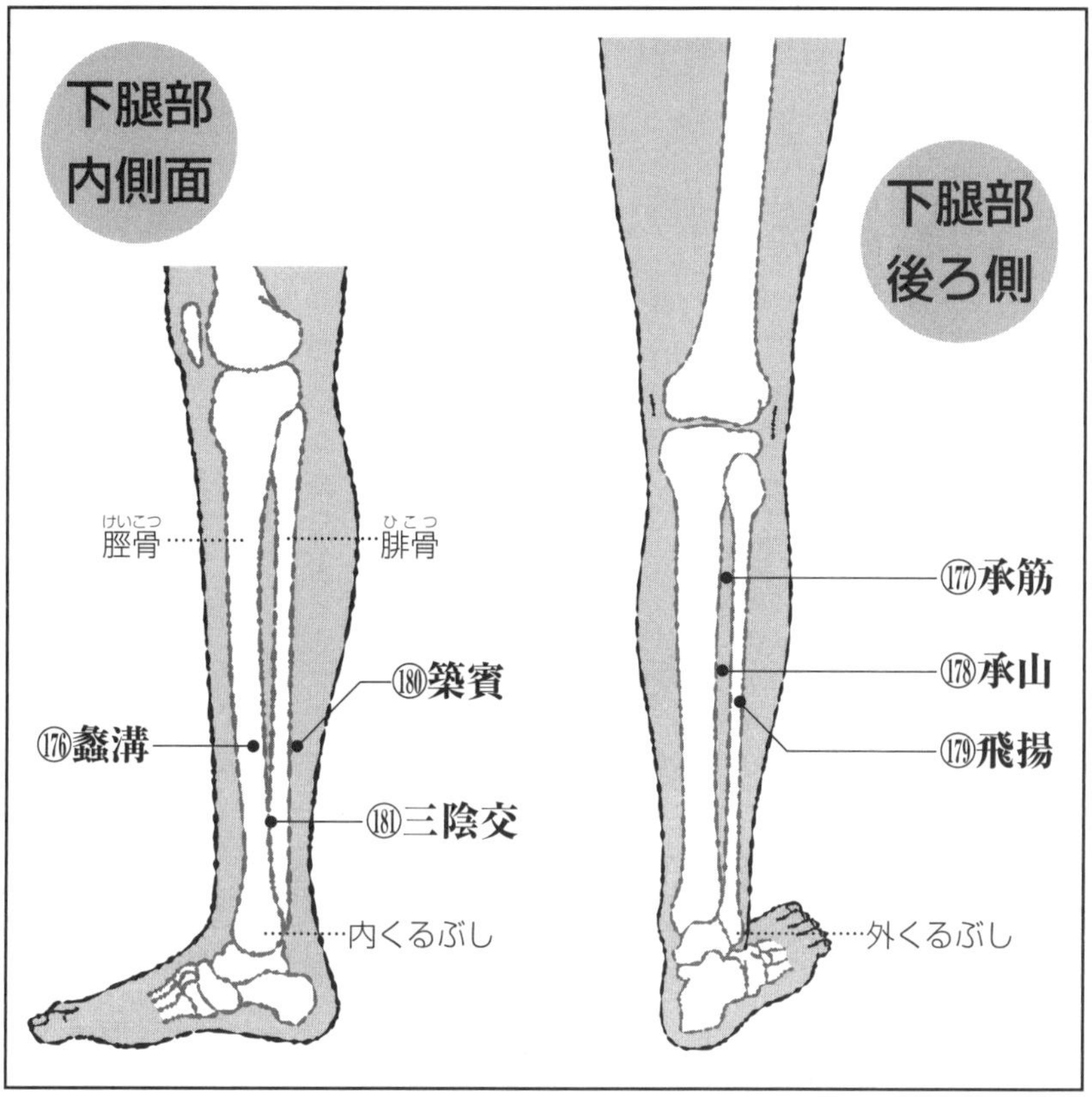

治療の効果 下肢の疾患・症状に、効果があるツボとして知られています。たとえば、脚気《かっけ》による足のしびれ、すねやひざの痛みなどのほか、足の指を曲げたり伸ばしたりできないときにも効きめがあります。

また、めまいやのぼせ、鼻づまり、鼻水などの症状にも、効果が期待できます。

東洋医学ではおへそより上にある病気はおへそより下のツボを用い、おへそより下にある病気はおへそより上のツボを用いて治療することがあります。

これは、人間の上半身と下半身は相反する機能を持っていて、コントロールし合っていると解釈しているためです。飛揚が足のツボでありながら、のぼせや鼻づまりなど、上半身の病気にもよく効くのはそのためです。

180 築賓（ちくひん）

「築《ちく》」は「築き上げる」の意味をもち、「賓《ひん》」は「大切な客人」を意味します。つまり、築賓は、足の働きを築き上げる大切な筋肉（下腿三頭筋）にあるツボという意味になります。

ツボの見つけ方 下腿部の後ろ内側で、ヒラメ筋とアキレス腱《けん》の間にあります。内くるぶしの最も高いところ（内果尖《ないかせん》）から、親指の幅五本分上ったところになります。蠡溝《れいこう》（→P241）と同じ高さに位置しています。

治療の効果 このツボは、むくみの特効ツボとしてよく治療に用いられます。古くは解毒のツボとしても知られていました。

また、こむら返りなど、足の症状の改善に用いられることもあります。

181 三陰交（さんいんこう）

東洋医学では、人間のからだの中に、生命を維持するのに必要な生体エネルギーが循環する道すじ（経絡《けいらく》）が、いくつもあると考えています。

そのうちの陰経の、非常に重要な三つの経絡が交わる場所がこのツボであるといわれ、ツボの名前に「三」と「交」の字がつけられました。「陰《いん》」は陰陽《いんよう》の陰をあらわしています。

ツボの見つけ方 下腿部の内側で、足の内くるぶしから親指の幅三本分上がった、向こうずねの筋肉のない骨のきわ（脛骨《けいこつ》内縁）にあります。

治療の効果 非常に広範囲の症状に効くツボです。

全身症状では、めまい・立ちくらみ、低血圧症、太りすぎ・やせすぎ、のぼせる・冷える、むくみなどがあげられます。また、イライラなど気分が落ち着かない状態にも有効です。
　とくに女性特有の症状には著効を示し、ダイエット、月経にともなう不快感（月経痛・月経不順）、更年期障害・自律神経失調症、つわりなどさまざまな症状を改善します。痔《じ》、尿失禁などにもよく効きます。

治療のコツ　慢性的な症状には、お灸《きゅう》も効果的です。

182 太渓（たいけい）

「太《たい》」は「大きい」を、「渓《けい》」は渓谷のようにくぼんだところを意味します。湧泉《ゆうせん》から湧き出た腎水の流れが、このツボに至って渓谷のような大きな流れになることをあらわしています。

ツボの見つけ方　内くるぶし（内《ない》果尖《かせん》）の後ろ下、内果尖とアキレス腱《けん》の間のくぼみで、アキレス腱付着部の内側前方のくぼみにあります。

治療の効果　応用範囲が広いツボです。こむら返りや痛み・冷えといった足の症状に効果があるほか、全身のさまざまな症状に、すぐれた効きめを発揮します。主なものとしては、頭痛・頭重感、めまい・立ちくらみ、中耳炎、排尿障害、月経の異常、夜尿症などがあげられます。

183 復溜（ふくりゅう）

「復《ふく》」は「帰る・戻す」を、「溜《りゅう》」は「流れる」という意味をあらわしています。
　足の少陰腎経《しょういんじんけい》の流れは、太渓《たいけい》に入ってから下に向かい、内くるぶし（内果《ないか》）の後下方で小さくグルリと回って再び上に向かい、復溜に入ります。つまり、復溜という名前は、内果の後下方を回ってきた経絡《けいらく》の流れが、再び帰る場所ということをあらわしています。

ツボの見つけ方　下腿部の後ろ内側、アキレス腱《けん》の前へりで、内くるぶしの最も高いところ（内果尖《せん》）から、親指の幅二本分上がったところにあります。

治療の効果　女性の場合、冷えて下腹部が張るといったような症状があるときに用いると効果があります。
　したがって、月経痛がひどい場合や冷え症の治療に効果的です。また、このような婦人病に効くことから、不妊症の治療にも用いられます。
　耳の痛みや、歯の痛みなどをやわらげる効果があります。また、手足のむくみがある場合にも有効です。

184 崑崙（こんろん）

　崑崙は、中国の伝説上の山、崑崙山《こんろんざん》から命名されたツボです。
　外くるぶしの大きな隆起を崑崙山にたとえ、そのすぐふもとにあたる外くるぶしの後ろのくぼみにあるツボという意味になります。
　崑崙山は古代の中国において人々の厚い崇拝を集めた伝説上の神山《しんざん》です。しかも、地上ではなく天上に属する聖域とされ、天帝の居所は崑崙山のすぐ上空にあるといわれていました。崑崙山は天上への通路であり、黄《こう》河《が》はここを源としていると信じられていました。

ツボの見つけ方　外くるぶしの上端に指を当て、後方にずらしていくと、アキレス腱《けん》の手前にくぼみが見つかります。崑崙はそのくぼみの中にあります。

治療の効果　坐骨《ざこつ》神経痛、足の関節炎、リウマチ、捻挫《ねんざ》、アキレス腱炎、足の痛みと冷え、めまい、吐き気、頭痛、子どものひきつけ、鼻血、目の痛みなど、さまざまな症状によく効きます。
　その他の症状としては、かかとのはれや筋肉の硬直性けいれん、鼻水、鼻づまり、子どもの発熱・下痢などがあげられます。

185 申脈（しんみゃく）

「申《しん》」は「伸ばす・伸びる」を、「脈《みゃく》」は経脈《けいみゃく》を意味しています。
　東洋医学では経絡《けいらく》を、経脈と絡脈《らくみゃく》に分けています。前者はからだの中を縦に走る道、後者は横につながる道すじです。申脈の脈は、この経脈（血脈・筋脈）のことを意味しています。

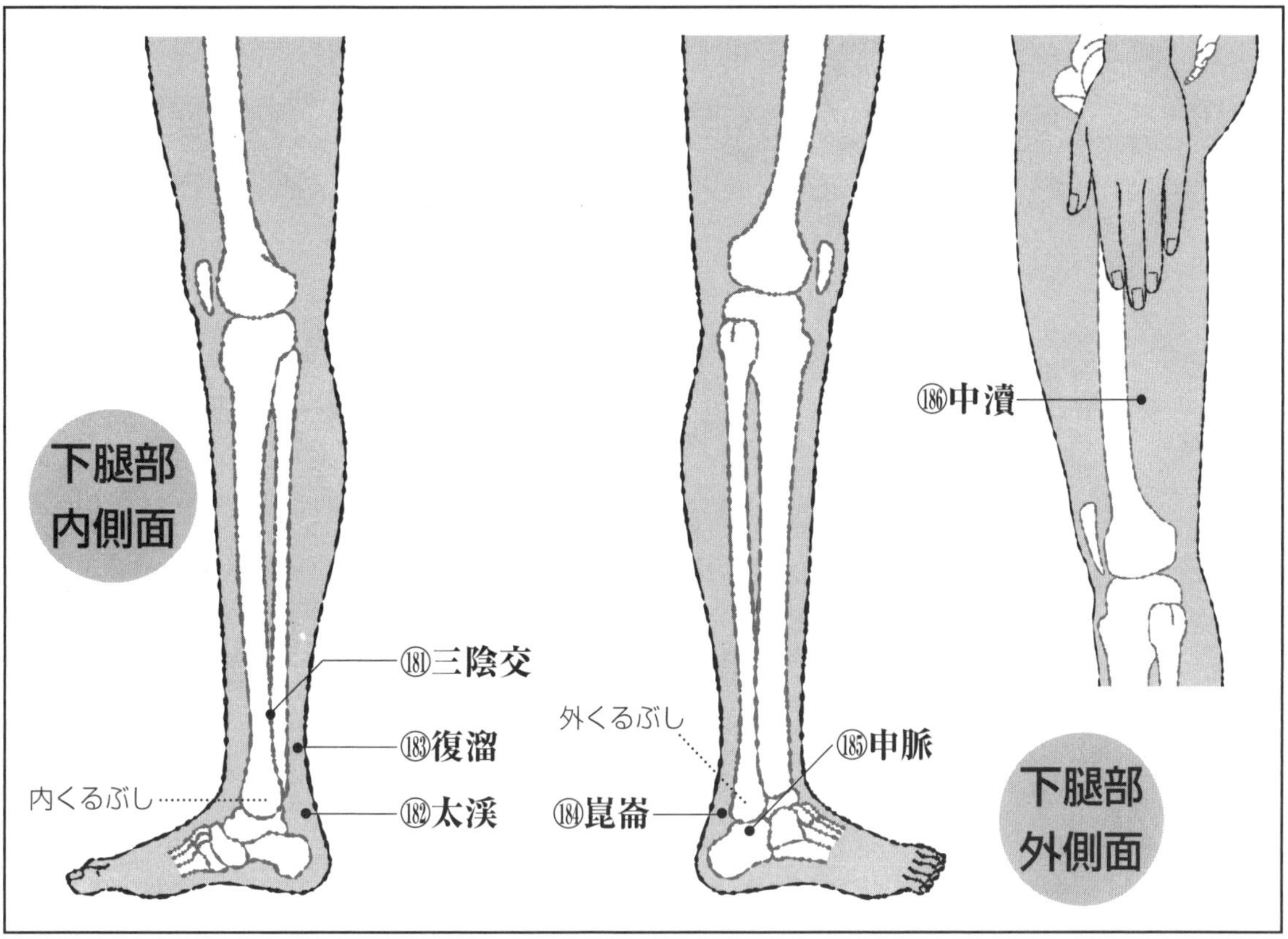

したがって、申脈という名前は、血脈の流れをよくして、筋脈を伸ばすという意味をあらわしています。

ツボの見つけ方 外くるぶしのすぐ下で、指で押すとくぼむところにあります。

治療の効果 水分、血液など、体液と関係する症状に効果を示すツボです。腸炎などの消化器疾患や、尿道炎、膀胱《ぼうこう》炎、淋病などの泌尿器疾患によく用いられます。

消化器疾患では水っぽくゆるい便が出る下痢のときに、泌尿器疾患では、股間《こかん》に痛みがあるとき、頻繁に尿意があるときなどに、すぐれた効果をみせることで知られています。

また、血液の循環に関する症状として、のぼせや鼻血などの場合にも用いられます。ことに女性の月経に関係する症状にも効果があり、月経不順や経血の量の異常を治療する場合にも用いられます。

そのほかにも、太ももの内側から股《また》へかけての痛み、すねの痛み、足が動かしにくいといった症状や、精力減退の治療に用いると効果的です。

186 中瀆（ちゅうとく）

「中《ちゅう》」は「なか」を意味し、「瀆《とく》」は溝をあらわしています。

したがって、中瀆は、大腿部の外側で、腸脛靱帯《ちょうけいじんたい》と大腿二頭筋の間にできる溝（くぼみ）の中に、このツボがあることをあらわしています。

ツボの見つけ方 大腿部の外側、直立して腕を横に垂らし、手のひらを太ももにつけたときに、中指の先端が当たるところにある風市《ふうし》（→P236）の下方にあります。

ひざの後ろの横じわ（膝窩横《しっかおう》紋《もん》）から、親指の幅七本分上がったところになります。

治療の効果 一般的な筋肉痛をはじめ、坐骨《ざこつ》神経痛、腓骨《ひこつ》神経痛など、足の病気全般に用いられ、すぐれた効果があります。

そのほかの症状としては、高血圧症や脚気《かっけ》、中風《ちゅうふう》（脳卒中後

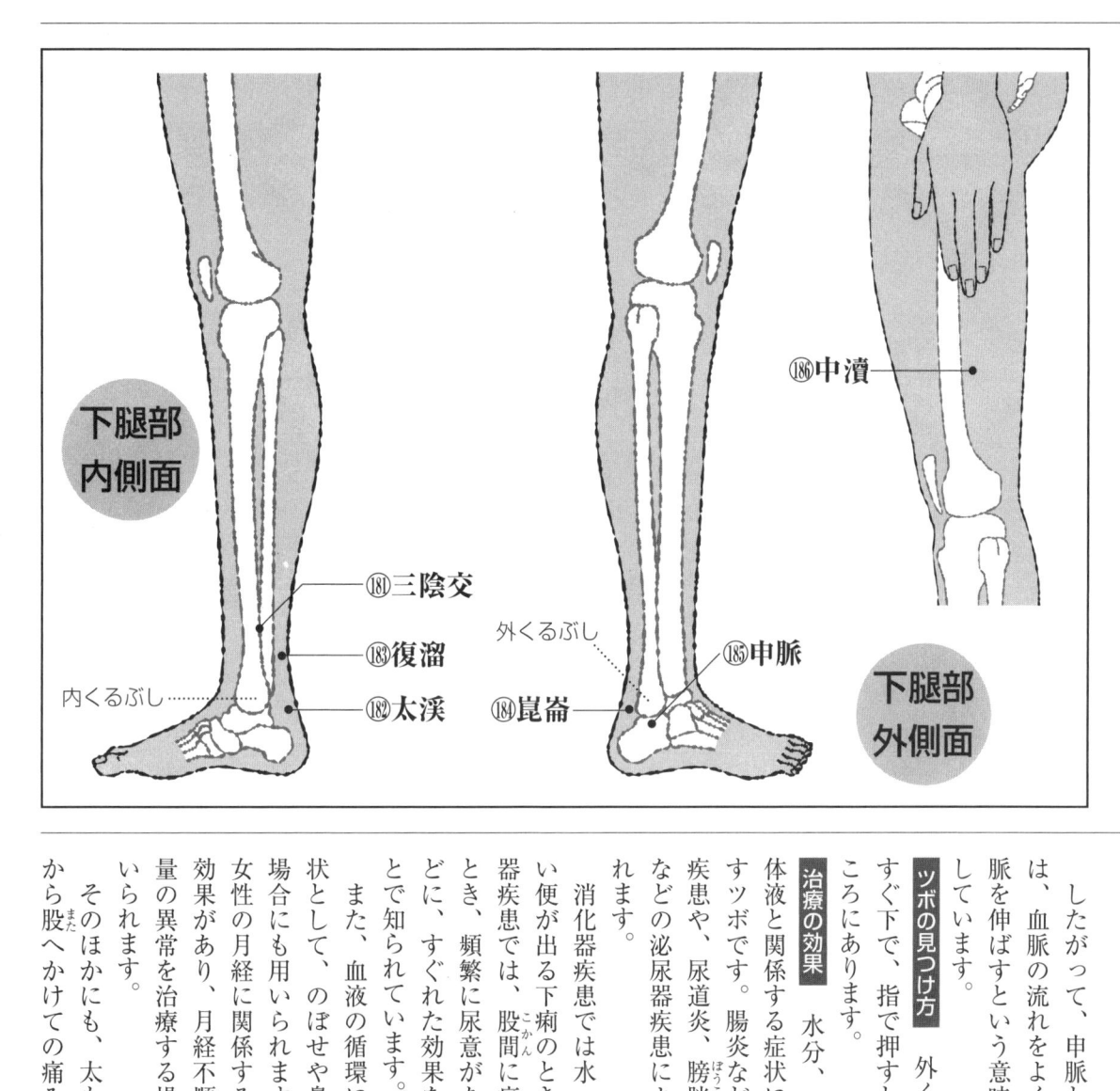

遺症）による片まひ、小児まひ、みぞおちの痛み、腰痛、湿疹などに用いられます。

187 陽陵泉（ようりょうせん）

「陽《よう》」は陰陽《いんよう》の陽です。東洋医学では、足の正面側や外側面を陽、内側面を陰《いん》としています。このツボは足の外側面にあるため、ツボ名に陽という字がつけられました。

「陵《りょう》」は丘のように盛り上がった場所を意味し、ここでは腓《ひ》骨頭《こっとう》をさしています。「泉《せん》」は「いずみ」で、ここでは腓骨頭前下方のくぼみをさします。

したがって陽陵泉という名前は、このツボが下腿部外側で、腓骨頭の前下方のくぼみにあることをあらわしています。

ツボの見つけ方 外くるぶしからひざに向かって真上になで上げていくと、ひざの下に突出した骨の隆起（腓骨頭）があります。陽陵泉は、この腓骨頭の前下方のくぼみにあります。

治療の効果 ひざの関節の機能をととのえ、ひざ周辺の血行を促進します。そのため、このツボを治療するとひざの痛みがやわらぎ、ひざを動かすのが楽になります。筋肉の引きつりをやわらげるので、こむら返りにも効果的です。このほか、足の症状全般によく効きます。坐骨《ざこつ》神経痛、高血圧症、小児まひ、湿疹などにも有効です。

治療のコツ 痛みがひびくツボなので、強く押しすぎないよう注意しましょう。

188 光明（こうめい）

「光《こう》」は、「ひかり・輝く・照る」などの意味で、「明《めい》」は「明らか・明るい・明ける」などの意味です。

一方、このツボは絡穴《らくけつ》（経脈《けいみゃく》から絡脈《らくみゃく》が分かれるところ。全身に一五個ある）であり、光明から出た絡脈は足の厥陰肝経《けついんかんけい》の蠡溝《れいこう》に連絡し、肝経は上にあがって目に連絡します。このため眼疾患には、このツボがよく用いられます。

光明という名は、眼疾患を治し、目が明るくなるツボであることをあらわしています。

ツボの見つけ方 下腿部の外側、腓骨《ひこつ》の前方で、外くるぶしの最も高いところ（外果尖《がいかせん》）から、真上に親指の幅五本分上がったところにあります。

治療の効果 熱があるのに汗が出ないとき、熱が体内にこもったとき、頭部に症状があるときなどに効果があるツボです。

また、白内障《はくないしょう》や視力の減退といった目の症状、足の痛みやしびれなどにも用いられます。

そのほか、精神を落ち着かせる作用もあり、興奮や不安感、焦燥《しょうそう》感をしずめます。

189 懸鐘（けんしょう）

「懸《けん》」は、つり下げるという意味で、「鐘《しょう》」は文字通り鐘《かね》のことです。昔、中国で子どもや踊り子が鐘の形をした鈴を、このツボがある場所につけていたことに由来する名前です。

ツボの見つけ方 下腿部の外側、腓骨《ひこつ》の前方で、外くるぶしの最も高いところ（外果尖《がいかせん》）から、真上に親指の幅三本分上がったところにあります。

腓骨の上に位置していて、筋肉には触れず、じかに骨を感じます。

治療の効果 腹部の膨満《ぼうまん》感や胃のむかつき、食欲不振などの消化器症状に用いられます。また、足や背中の痛みやまひ、中風《ちゅうふう》（脳卒中後遺症）による片まひなどにもよく効きます。

そのほか、脚気《かっけ》による足のだるさ、痔《じ》や鼻血、脳内出血などの止血、頸部《けいぶ》のこわばりなどに用いられることもあります。

190 丘墟（きゅうきょ）

「丘《きゅう》」は小高く盛り上がった場所を「墟《きょ》」は「跡」の意味で、城跡のように建物がなくなりへこんだ跡地を意味します。つまり丘墟という名前は、外くるぶしの骨の盛り上がりのすぐそばの、へこんだ跡地のような場所にあることをあらわしています。

ツボの見つけ方 外くるぶしの最も高いところ（外果尖《がいかせん》）の、前下方にある腱《けん》（長指伸筋腱《ちょうししんきん》）の外側のくぼみにあります。長指伸筋腱は、足を抵抗にさからって思い切り曲げると、外くるぶしの前下方に明瞭にあらわれます。このツボの場所を指で強く押すと、痛みが走ります。

治療の効果 痛みやしびれなど足の症状をやわらげる効果の高いツボで、筋肉の引きつりを改善し、こむら返りなどに著効を示します。

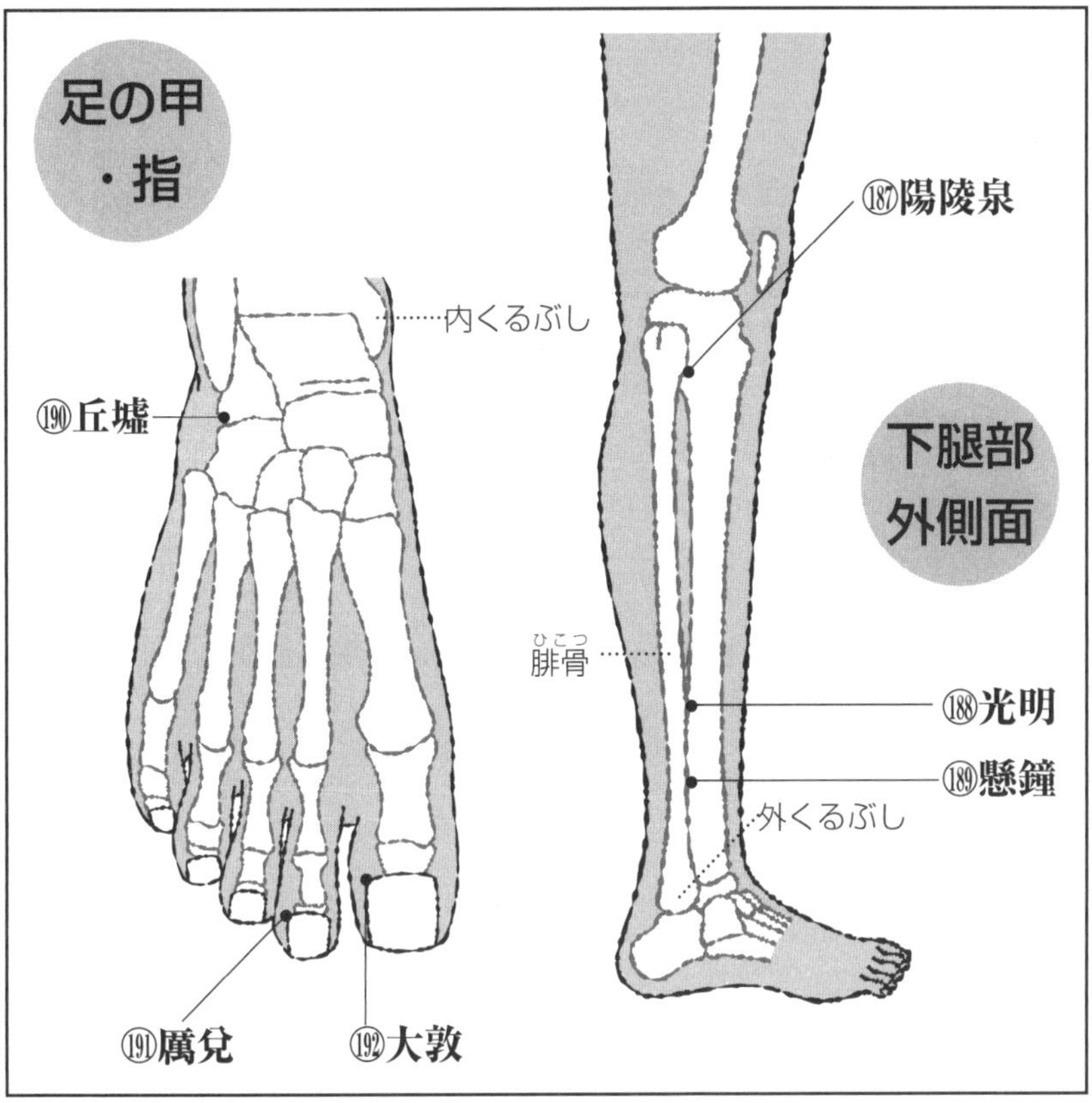

また、足の筋肉が衰えて血行が悪い、さらに、その結果として、一度座ってしまうと立ち上がるのがつらい、股関節が痛む、といった症状にも効果を発揮します。

下肢以外の症状では、頸部《けいぶ》のこわばりや腰痛、胸部や胃の痛み、立ちくらみなどにも効きめがあります。そのほか、胆経《たんけい》に属するツボなので、胆嚢《のう》炎や胆石症にも効くといわれています。

治療のコツ 強く押すと痛みが増すので、指圧は軽めにじんわりと数回くり返します。

191 厲兌（れいだ）

「厲《れい》」は「激しい・厳しい・早し・忙し」という意味をあらわしています。

「兌《だ》」は、「沢《たく》」を意味し、水の集まる場所をさしています。

一方、このツボは井穴《せいけつ》（手足の先端にあり、一二経絡《けいらく》に一つずつある）であり、経気《けいき》の流れ出るところとされています。

したがって、厲兌という名前は、胃の急性病のときは、水が集まり、流れ出るこのツボを治療する、ということをあらわしています。

ツボの見つけ方 足の第二指（親指の隣の指）の爪のつけ根にあります。

治療の効果 いろいろな症状に用いて効果があるツボです。みぞおちから腹部にかけて張りがあり重苦しい、吐き気がする、といった胃腸の症状をはじめ、むくみがある、寒けがして食欲がない、足が痛む、のどから上の歯にかけて痛むなどの症状に効果があります。

さらに、黄疸《おうだん》、腹膜炎による腹水、糖尿病、顔面神経のまひ、扁桃腺肥大《へんとうせんひだい》などの治療に使用してもよく効きます。

192 大敦（だいとん）

「大《だい》」は大きいという意味で、ここでは足の親指をさしています。「敦《とん》」は厚いという意味で、この部分がほかの指よりも分厚いことをあらわしています。

したがって大敦というツボ名は、このツボが、足の親指末端の分厚いところにあることを示しています。

ツボの見つけ方　足の親指の爪のつけ根にあります。

治療の効果　側腹部から下腹部あるいは下腿部内側にかけての痛み、胸痛、てんかん、みぞおちの痛み、精巣《せいそう》の痛みやはれ、失禁、子どものひきつけ、夜尿症など、さまざまな症状に効果があります。

さらに子宮からの出血や子宮脱など婦人科系の病気、いろいろなけいれんの救急治療にも用いられ、効果があります。

また、精神を落ち着かせる働きもあり、不安や焦燥《しょうそう》感などの解消にも役立ちます。

193 内庭（ないてい）

「内《ない》」は、「内・中」という意味です。「庭《てい》」は「庭・空き地」などの広い場所を意味します。

したがって内庭は、足の親指の隣の第二指と次の第三指の内側（間）で、指を開くと庭のように広くなっているところという、ツボのある場所をあらわしています。

ツボの見つけ方　ツボ名にみるように、足の甲で、第二指と第三指の分かれ目にあたるところにあります。

治療の効果　足やひざの痛み、まひ、けいれんなどの症状に用いられます。また、脚気《かっけ》、熱の出る病気などにも効果があります。消化器系の症状にも効き、胃腸が弱っているときの腹部膨《ぼう》満《まん》感や下痢、胃痛、口内炎などの治療にも使われています。

そのほか、頭痛や顔面神経まひ、歯痛、手足の冷えなどによく効きます。

治療のコツ　慢性の病気のときには、お灸《きゅう》で治療を行なうとたいへん効果があります。

194 太衝（たいしょう）

「太《たい》」は「大きい」の意味です。「衝《しょう》」は「動く・動かす」を意味し、ここでは動脈（足背《そくはい》

ツボの話

正しくツボ療法を利用するために

東洋医学のさまざまな概念と、長い歴史、数多くの臨床経験が生み出したツボ療法は、正しい知識のもとに行なってこそ効果があげられます。

臓腑《ぞうふ》と経絡《けいらく》の関係や、それぞれの病気と症状に対応してどんなツボを用いるか、現代ではツボごとに詳しくわかっています。

●相互作用が卓越した効果を生む

ただし、東洋医学の基本は、全身のさまざまな機能を総合的に調整することで、病気を克服し、健康を維持することにあります。

したがって、一つのツボだけを刺激すれば治ってしまう、という病気や症状はありません。また、ある病気と症状にだけ用いて、ほかの病気と症状には一切用いないというツボも存在しないのです。

いくつものツボが相互作用で効果をあらわしたり、一見、患部と無関係と思われる部位を刺激したら、実は経絡がつながっていて効果をあげたりする……。これがツボ療法の奥の深いところなのです。たとえば消化器系の病気の治療で、背中や腰の緊張をほぐす指圧を加えたりするのも、ツボの相互作用を狙ったものなのです。

●大切なのはオーダーメイド療法

また、一つの病気や症状に対して、効果的なツボがいくつもありますが、必ずしもすべてのツボに治療を行なう必要はありません。患者さんのからだの反応が出るツボをよく選び、その人に合った治療を行なうことが大切なのです。

ツボ療法においては、正しい知識を得ることと同じくらいに、個人個人の差を、的確に把握することが重要です。

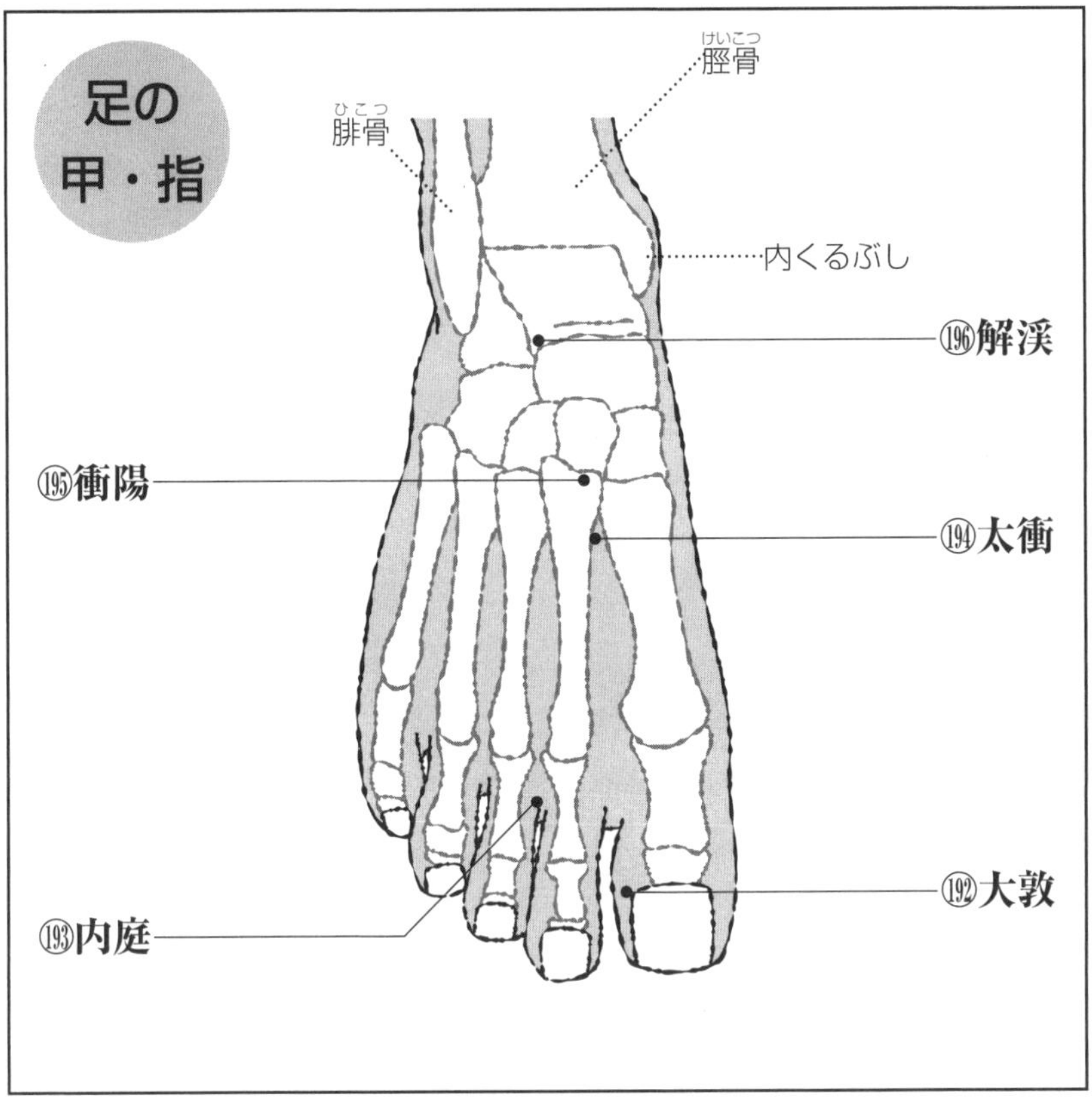

動脈）の拍動をさしています。

したがって、太衝は、大きな拍動を触れるところという場所をさしています。

東洋医学では、脈拍を感じるツボに衝の字が使われており、このツボもその一つです。

ツボの見つけ方　足の背面で、足の親指の骨（第一中足骨《ちゅうそくこつ》）とその隣の指の骨（第二中足骨）の間にあります。

足の甲に沿って、指で押し上げていくと、二本の骨がくっついて、小高くなっているところです。この部分を指で押さえると、動脈の拍動を感じます。

治療の効果　精神的な症状によく効くツボで気分をやわらげ、不眠症などに効きます。また、生殖器や泌尿器の病気によく用いられ、下腹部痛などに効果を発揮します。そのほか、肋間《ろっかん》神経痛、足の痛みや冷え、めまい、難聴、耳鳴り、視力の低下、腰痛、湿疹などにも有効です。

195 衝陽（しょうよう）

「衝《しょう》」は、は、「動く・動かす」という意味で、ここでは動脈（足背《そくはい》動脈）の拍動をさしています。皮膚の上から指で触れたときに、脈拍を感じるツボを、衝の文字であらわしていることにも由来しています。

「陽《よう》」は東洋医学の陰陽《いんよう》論で、からだの表側を陽、裏側を陰《いん》としていることに由来し、このツボが足の甲にあることから使われています。

つまり、この衝陽は、足の甲で脈拍を感じるツボなのです。

ツボの見つけ方　足の甲を足先からなで上げていくと、なだらかな傾斜が少し急になるところがあります。この部分が、足の甲の二番目の骨の底部（第二中《ちゅう》足骨《そくこつ》底部）と足の根元の骨（中間楔状骨《けいじょうこつ》）の間になります。衝陽は、この部分にあります。

静かに指で触れたときに、動脈（足背動脈）の拍動を感じるはずです。

治療の効果　食欲不振や胃の調子が悪いとき、下痢などによく効くツボです。

また、かぜなどによる寒けや発熱、歯の痛み、顔面神経まひ、足や背中のむくみなどにも効果を発揮します。

そのほか、中風《ちゅうふう》（脳卒中後遺症）による片まひ、坐骨《ざこつ》神経痛などの治療にも使われることがあります。精神を落ち着かせる効果もあります。

196 解渓（かいけい）

「解《かい》」は、「解く・ほどく」の意味、「渓《けい》」は「谷・谷川」を意味しています。

したがって解渓は、下腿部と足部の境界にあって、谷間のようにへこんだところにあるツボをあらわしています。

ツボの見つけ方　足首の前面中央のくぼみにあります。足首をすねの前面に向けて曲げると、二本の腱《けん》（長母指伸筋《ちょうぼししんきん》腱と長指伸筋腱）があらわれます。解渓は、この長母指伸筋腱と長指伸筋腱の間にあります。

治療の効果　応用範囲の広いツボの一つです。

とくに足の関節に関連した症状によく効き、ねんざや関節炎、関節リウマチなどにしばしば用いられます。

そのほか、息切れやせき、眼精疲労による視力の低下、視野狭窄《きょうさく》、顔のむくみ、頭痛、ぎっくり腰、ふくらはぎのこわばりなどにも効果があります。

また、胃けいれんや腹痛、便秘といった消化器症状にも使われますし、冷え症やめまい、てんかん、情緒不安定などにも有効です。

197 商丘（しょうきゅう）

「商《しょう》」は「降《くだ》る」を意味しています。「丘《きゅう》」は、「隆起したところ・盛り上がったところ」の意味で、ここでは内くるぶしをさしています。

したがって商丘は、内くるぶしを降ったところにあるというツボの場所をあらわしています。

ツボの見つけ方　内くるぶしの前面下方、足の根元の骨（舟状《しゅうじょう》骨粗面《こつそめん》）と、内くるぶしの最も高いところ（内果尖《ないかせん》）を結んだ線の、中間点のくぼみにあります。

このくぼみは、内くるぶしの前へりからまっすぐ下におろした垂線と、内くるぶしの下へりから引いた水平線とが交わるところです。

治療の効果　商丘は、脾《ひ》の臓と肺の臓の両方の症状に効果があります。ただし、東洋医学の脾の臓は、現代医学でいう脾臓ではなく、膵臓を意味しています。

よく用いられる症状としては、消化不良や便秘、嘔吐《おうと》、食欲不振といった消化器症状があります。たとえば、大腸の機能が低下すると、便意があるのに排便ができず、おなかがゴロゴロ鳴ることがあります。これは「しぶり腹」といわれる症状で、商丘は、こうした場合にもよく効きます。

そのほか、心臓病や胸膜炎、頭痛、せき、全身倦怠感、子どものひきつけなどにも効果があります。

また、婦人科系の症状、精神のリラックスにも、よい効きめがあります。

198 照海（しょうかい）

「照《しょう》」は、明るく輝く光（光明）のことを意味しています。「海《かい》」は広く大きいさまをあらわし、多くの渓流が流れ込むところを意味しています。ここでは、深いくぼみをさしています。

一方、照海は眼疾患の治療によく用いられ、視力を向上させます。

したがって照海は、内くるぶし下方の深いくぼみにあり、視力を向上させ、明るくするツボということをあらわしています。

ツボの見つけ方　足の内側で、内くるぶしの最も高くなったところ（内果尖《ないかせん》）から、親指の幅一本分だけ、まっすぐ下におりたところにあります。

治療の効果　目の充血や痛み、はれなど、眼疾患の治療に高い効果を発揮します。

また、婦人科系の症状、とくに月経不順や月経痛など、月経に関連した症状にすぐれた効きめをみせます。月経不順によるイライラや頭痛にも有効です。

そのほか、冷え症や不眠症、吐き気、下腹部の張り、腰の痛み、手足のだるさといった症状にもよく効きます。子宮内膜症や、子宮の位置の是正などに用いられることもあります。

のどの渇きや便秘、扁桃《へんとう》炎にもよく効くといわれています。

治療のコツ　足三里《あしさんり》や太渓《たいけい》などのツボを併用すると、効果がより高くなります。

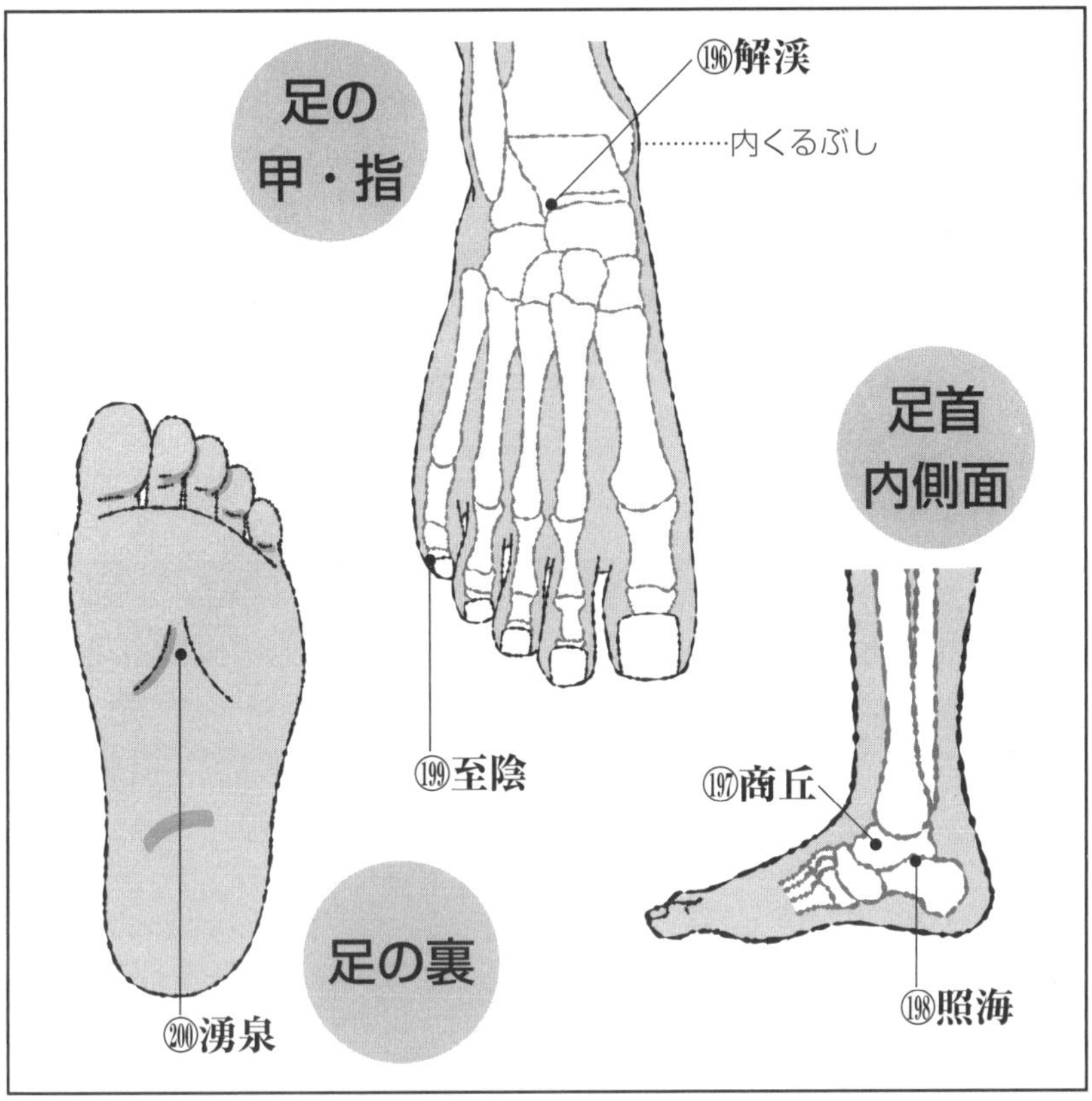

199 至陰（しいん）

「至《し》」は「到る・届く」などの意味です。「陰《いん》」は足の太陽《たいよう》経《けい》の経気《けいき》がこのツボで終わり、ここから下って少陰経《しょういんけい》に到ることをあらわしています。

したがって至陰は、足の太陽経の経気が終わることを示し、少陰経に到るということをあらわしています。

ツボの見つけ方 足の小指の外側で、爪のつけ根のきわにあります。

治療の効果 足のほてりや冷え、胎児の位置の異常、分娩《ぶんべん》障害、頭痛・頭重感、鼻づまり、鼻水、胸部や脇腹の痛み、排尿困難、夜尿症、インポテンツ、便秘、肩こりなど、幅広い症状に効果があるツボです。

とくに、泌尿器系の症状によく効きます。また、腎臓に障害が起こると、足の小指がかたくなり、もむと痛むことがあります。そのような場合に、至陰をよくもみほぐすと、腎機能が回復して、症状が改善されます。

そのほか、中風《ちゅうふう》（脳卒中後遺症）による片まひにも、用いられることがあります。

200 湧泉（ゆうせん）

人間が生まれながらにしてもっている、生きるためのエネルギー（気血《きけつ》）が湧き出るツボということから、湧泉と名づけられました。

ツボの見つけ方 足の裏で、足の指の二番目と三番目の分かれ目のみずかき状のところと、かかとを結んだ線上にあるツボで、みずかきから三分の一のところに位置しています。

治療の効果 体調をととのえ、体力とスタミナをつける効果があります。そのため、だるい、疲れやすいといった症状には、この湧泉をよくもむと、たいへん効果があります。

気分が動揺しているときも、このツボを指圧すると落ち着くことができ、気がたかぶったり、ストレスで眠れないときに有効です。また、発作性の動悸《どうき》、絶えず丸い球状のものが胸を上下する感じがするようなとき（ヒステリー球）、のどが痛むときなどにも効果があります。むくみやめまいにも効果があります。

そのほか婦人科系の疾患にもよく効きます。

湧泉への刺激は血行をととのえるので、いろいろな病気が原因となる冷えやのぼせによく効きます。したがって、冷えやのぼせがあらわれやすい高血圧症、貧血などにもよく用いられます。

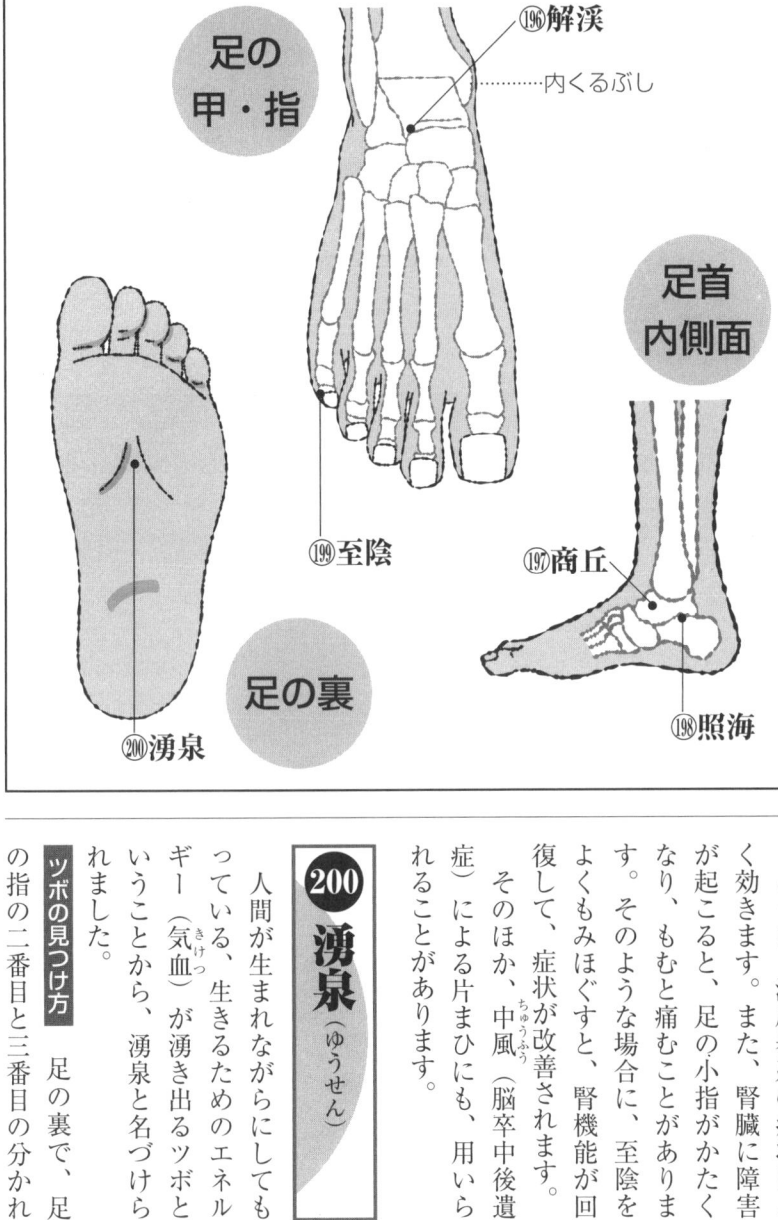

天柱（てんちゅう）㉕……**36**,40,42,44,**46**,48,**49**,52,**53**,56,57,58,60,**62**,**68**,69,71,73,74,75,78,80,84,85,88,90,**91**,92,94,95,125,**132**,137,140,**141**,146,151,154,155,**160**,**172**
天鼎（てんてい）㉒ ……44,**45**,59,78,**79**,89,94,100,160,**171**
天突（てんとつ）㉔ ……76,78,**79**,**84**,86,88,89,120,**151**,**171**
天牖（てんゆう）㉚ ……90,**175**
天容（てんよう）⑬ ……56,58,**94**,**167**
天髎（てんりょう）(125) ……78,90,92,**217**

と

瞳子髎（どうしりょう）㊱ ……**60**,**62**,65,146,**178**
犢鼻（とくび）(162) ……98,**105**,**108**,**235**

な

内関（ないかん）(138) …36,44,46,48,52,74,95,100,**101**,102,123,124,137,138,**143**,146,**224**
内膝眼（ないしつがん）(160) ……98,108,**234**
内庭（ないてい）(193) ……61,106,124,126,156,**248**

に

乳根（にゅうこん）(54)……**158**,**185**
乳中（にゅうちゅう）(55)……**158**,**186**

は

肺兪（はいゆ）(84) …48,**72**,78,80,82,84,85,86,88,90,**96**,**136**,137,138,**139**,140,144,**151**,**198**
魄戸（はっこ）(89) ……81,85,92,100,**200**

ひ

臂臑（ひじゅ）(132) ……92,**93**,100,**101**,**221**
百会（ひゃくえ）① **40**,42,**44**,46,**47**,**52**,**56**,57,58,62,68,71,73,86,**130**,132,137,**140**,146,149,150,154,155,**162**
脾兪（ひゆ）(98) ……38,46,**48**,50,52,54,**61**,72,76,82,98,100,118,**119**,120,122,123,124,125,126,128,139,143,144,146,**147**,150,154,155,157,160,**204**
飛揚（ひよう）(179) ……**71**,**242**

ふ

風市（ふうし）(164) ……70,112,136,**236**
風池（ふうち）㉖ ……40,**41**,**42**,56,**57**,58,60,62,**64**,65,66,**67**,68,69,70,71,**72**,73,78,**79**,85,**86**,90,92,94,95,140,146,154,155,**172**
風府（ふうふ）㉗……56,**58**,73,86,**87**,**173**
風門（ふうもん）(83) …85,86,**87**,136,150,**198**
伏兎（ふくと）(157)……108,110,**232**
復溜（ふくりゅう）(183)……64,**69**,114,**115**,125,134,146,154,155,157,**244**
腹結（ふっけつ）(76)……125,**194**
附分（ふぶん）(88) ……90,100,**200**
不容（ふよう）(60) ……50,52,76,82,120,**122**,123,**187**

ほ

胞肓（ほうこう）(113) 54,118,135,137,153, 154,**155**,156,**157**,**212**
膀胱兪（ぼうこうゆ）(112) ……42,48,106,**111**,132,**133**,134,135,**149**,**153**,155,156,157,**211**
豊隆（ほうりゅう）(172)……61,70,146,**239**

め

命門（めいもん）(103) 114,138,139,148,150,152,153,154,157,**207**

ゆ

湧泉（ゆうせん）(200) ……36,**37**,42,44,**45**,54,108,111,132,149,156,157,**251**
兪府（ゆふ）㊿ ……46,85,86,88,**184**

よ

陽渓（ようけい）(151) ……69,70,74,78,98,100,102,103,**230**
陽谷（ようこく）(153) ……66,100,103,**230**
膺窓（ようそう）(56)……158,**159**,**186**
陽池（ようち）(152) ……36,46,98,100,**103**,104,112,137,138,139,140,149,154,**230**
陽白（ようはく）㊲ ……**59**,60,65,**178**
陽陵泉（ようりょうせん）(187) ……66,67,96,106,112,123,137,**246**
養老（ようろう）(143) ……69,139,**226**

り

梁丘（りょうきゅう）(161) ……**105**,110,120,**122**,123,126,160,**234**
梁門（りょうもん）(62)……122,160,**188**

れ

蠡溝（れいこう）(176)……153,**241**
厲兌（れいだ）(191) ……50,**51**,**123**,**247**
列欠（れっけつ）(139)……102,**224**
廉泉（れんせん）⑲ ……**76**,**169**

顖会（しんえ）⑰ ……56,**169**
人迎（じんげい）㉑ ……42,44,60,73,**78**,88,151,**170**
身柱（しんちゅう）(87) ……36,46,58,73,78,88,120,140,**141**,**148**,149,**150**,158,**199**
神庭（しんてい）⑱ ……56,60,**169**
神堂（しんどう）(92) ……**81**,96,**97**,**201**
神封（しんぽう）(58) ……**82**,158,**186**
申脈（しんみゃく）(185) ……98,**244**
神門（しんもん）(145) ……46,**47**,**80**,95,100,**104**,128,**129**,**143**,144,146,**147**,152,**226**
心兪（しんゆ）(85) ……40,**41**,42,44,46,**80**,81,82,**83**,84,88,96,**97**,118,125,142,143,**144**,**146**,149,151,155,156,158,**198**
腎兪（じんゆ）(101) ……36,**37**,40,42,44,**45**,46,48,**54**,61,62,64,67,**69**,70,75,76,81,84,**85**,88,90,92,96,**97**,98,106,**107**,108,**114**,**116**,118,120,123,**125**,126,130,**131**,132,**133**,**134**,135,137,**138**,139,140,142,143,146,**147**,**148**,**149**,**150**,151,**152**,153,154,155,156,157,**206**

す

頭維（ずい）⑩ ……57,60,65,**165**
水道（すいどう）(80) ……48,132,**133**,134,135,153,**196**
水突（すいとつ）㉓ ……78,**79**,**171**
水分（すいぶん）(70) ……48,132,**133**,134,135,**149**,150,**192**

せ

睛明（せいめい）㉟ ……**59**,60,62,**63**,**64**,65,**66**,**67**,71,146,**177**
前頂（ぜんちょう）⑪ ……71,154,**166**

た

太淵（たいえん）(147) ……72,98,**99**,100,**103**,138,140,**227**
大赫（だいかく）(78) ……152,153,**195**
太渓（たいけい）(182) ……40,**41**,42,44,46,54,61,**68**,69,88,96,98,**99**,100,105,111,112,114,**115**,118,125,130,132,134,136,137,138,146,149,152,153,154,155,157,**244**
大迎（たいげい）㊺ ……60,74,**75**,76,**182**
大巨（だいこ）(77) ……36,42,**43**,44,46,48,**49**,54,98,118,**119**,123,**125**,126,**127**,128,132,137,138,139,149,154,155,156,**194**
大杼（だいじょ）(86) ……82,86,90,96,**199**
太衝（たいしょう）(194) ……40,46,66,112,137,**142**,**153**,154,157,**248**
大腸兪（だいちょうゆ）(104) ……36,54,106,108,114,**115**,116,**117**,118,**119**,120,125,**126**,128,**129**,135,137,156,**207**
大椎（だいつい）㉘ ……**73**,76,86,**88**,90,95,100,125,126,**127**,130,**131**,**137**,138,**139**,140,148,**150**,151,**174**
大敦（だいとん）(192) ……66,143,149,**247**
帯脈（たいみゃく）(67) ……154,**190**
太陽（たいよう）㉛ ……62,**63**,**66**,67,126,146,**176**
大陵（だいりょう）(146) ……95,98,**99**,100,**102**,103,144,**227**

膻中（だんちゅう）(53) ……36,42,**43**,44,46,54,78,**80**,**82**,88,137,**138**,142,143,144,**145**,151,156,158,**185**
胆兪（たんゆ）(97) ……48,50,52,54,82,118,120,**121**,122,123,125,126,**204**

ち

地機（ちき）(174) ……38,48,52,54,160,**241**
築賓（ちくひん）(180) ……36,42,**43**,50,52,**53**,126,132,153,154,155,160,**243**
地倉（ちそう）㊵ ……59,60,**74**,76,**77**,**179**
中脘（ちゅうかん）(63) 36,38,**39**,40,42,44,46,48,50,52,54,75,76,**81**,82,88,89,90,98,**118**,120,122,123,**124**,125,126,**127**,**128**,132,135,136,137,138,139,140,142,143,146,148,150,154,157,158,**160**,**188**
中極（ちゅうきょく）(74) ……42,132,**133**,134,135,149, 152,**153**,154,157,**193**
中都（ちゅうと）(175) ……154,157,**241**
中瀆（ちゅうとく）(186) ……106,**245**
中府（ちゅうふ）(52) …78,81,82,**83**,84,85,86,**87**,**88**,92,100,137,138,139,140,**151**,158,**185**
中髎（ちゅうりょう）(109) ……42,135,137,153,154,155,156,157,**210**
中膂兪（ちゅうりょゆ）(114) ……152,153,**212**
聴宮（ちょうきゅう）⑨ ……60,68,69,**70**,**165**
長強（ちょうきょう）(116) ……130,**131**,**213**

つ

通天（つうてん）⑯ …56,**58**,71,140,**141**,**168**

て

手三里（てさんり）(135) ……40,44,48,69,**75**,76,**85**,**100**,102,**104**,112,**120**,122,126,128,137,**222**
天渓（てんけい）(57) ……158,**159**,**186**
天枢（てんすう）(71) …38,42,48,**49**,50,**51**,52,54,75,76,82,**85**,88,90,98,118,120,**121**,124,**125**,126,**128**,130,137,148,150,154,156,**192**
天井（てんせい）(133) ……78,84,100,**221**
天窓（てんそう）⑫ ……78,82,**167**
天宗（てんそう）(124) ……92,**93**,100,158,**217**

曲鬢（きょくびん）④……57,62,**163**
魚際（ぎょさい）(148)……126,143,**228**
曲骨（きょっこつ）(79)……153,**195**
居髎（きょりょう）(68)
……36,**37**,**106**,108,116,**190**

け

迎香（げいこう）㉜……**71**,**72**,**73**,75,**176**
下関（げかん）㊽……59,60,74,75,76,**183**
郄門（げきもん）(137)
…46,80,81,82,**83**,**95**,100,**101**,144,**145**,**223**
厥陰兪（けついんゆ）(90)
……36,44,46,**47**,48,80,**81**,
84,90,96,**97**,100,125,144,155,156,158,**200**
血海（けっかい）(159)
105,**108**,110,118,**136**,137,**154**,**155**,157,**234**
欠盆（けつぼん）㊾…82,**83**,88,100,**101**,**184**
下髎（げりょう）(110)
……135,137,153,**154**,155,156,**210**
肩外兪（けんがいゆ）(122)……90,**216**
肩髃（けんぐう）(119)
……92,**93**,**95**,100,**112**,137,**214**
懸鐘（けんしょう）(189)……57,106,112,**246**
肩井（けんせい）(118)
…40,42,44,46,56,57,58,59,60,62,**63**,78,86,
87,88,90,**91**,**92**,**94**,95,100,**137**,149,155,**214**
肩中兪（けんちゅうゆ）(121)……62,90,**216**
顴髎（けんりょう）㉞……59,**60**,**65**,**177**
肩髎（けんりょう）(123)……90,92,100,**216**

こ

膏肓（こうこう）(91)
……81,84,85,90,94,96,158,**201**
合谷（ごうこく）(150)
36,40,42,44,**45**,46,52,54,57,58,59,64,65,67,
69,72**73**,74,**75**,76,78,**79**,86,88,95,100,**101**,
102,103,112,122,123,124,125,126,128,130,
132,136,137,138,**139**,140,149,154,156,**229**
孔最（こうさい）(136)……74,
78,**84**,85,86,**88**,130,137,140,144,151,**222**
光明（こうめい）(188)……57,106,**246**
肓兪（こうゆ）(72)……36,38,**39**,40,42,
46,**47**,48,69,75,78,82,88,118,120,123,126,
132,137,138,139,150,153,155,156,157,**192**
巨闕（こけつ）(61)……44,50,
51,52,54,80,81,82,84,**89**,118,**120**,122,125,
126,128,132,137,138,139,142,144,146,**188**
腰陽関（こしようかん）(111)……114,**211**
五枢（ごすう）(69)……**106**,**191**
後頂（ごちょう）㉙……56,57,154,**174**
巨髎（こりょう）㉝…59,**65**,73,74,75,76,**176**
崑崙（こんろん）(184)…52,**71**,105,112,114,**244**

さ

三陰交（さんいんこう）(181)
……36,42,44,46,48,**49**,52,54,61,64,
78,100,114,118,**119**,122,123,125,126,**127**,
128,130,132,134,136,137,140,142,**143**,144,
146,**147**,149,152,154,155,156,1**57**,160,**243**
三焦兪（さんしょうゆ）(100)……36,42,**43**,
54,61,76,85,106,114,**115**,116,118,120,126,
128,130,132,135,137,138,139,154,156,**205**
攅竹（さんちく）㊶
……60,62,64,65,66,**67**,126,**180**

し

至陰（しいん）(199)……132,**251**
志室（ししつ）(102)
……36,42,88,106,**107**,108,114,
116,125,132,137,149,**152**,154,155,156,**206**
絲竹空（しちくくう）㊷……57,60,62,**65**,**180**
日月（じつげつ）(65)……122,**189**
四白（しはく）㊴
……**59**,60,64,65,**66**,67,**74**,86,**179**
耳門（じもん）⑧……68,**69**,**70**,**165**
尺沢（しゃくたく）(130)
……78,85,92,95,**98**,100,104,137,143,**219**
臑会（じゅえ）(131)……92,**93**,**220**
至陽（しよう）(96)……132,**204**
少海（しょうかい）(128)……95,100,144,**218**
照海（しょうかい）(198)
……42,**43**,46,**47**,105,**134**,154,**250**
上関（じょうかん）㊻……74,**182**
商丘（しょうきゅう）(197)……118,125,**250**
承筋（しょうきん）(177)……**111**,**242**
上巨虚（じょうこきょ）(171)……106,108,**239**
承山（しょうざん）(178)
…54,**55**,106,108,**109**,111,116,**117**,156,**242**
承漿（しょうしょう）㊳……60,75,76,**77**,**178**
少衝（しょうしょう）(144)……80,**226**
少沢（しょうたく）(154)……80,**231**
小腸兪（しょうちょうゆ）(105)
……54,111,126,128,**129**,**208**
承扶（しょうふ）(163)……106,**110**,130,**235**
章門（しょうもん）(64)
……52,120,122,143,155,**189**
衝門（しょうもん）(156)……156,**232**
商陽（しょうよう）(149)……123,126,**229**
衝陽（しょうよう）(195)……38,**39**,123,126,**249**
上髎（じょうりょう）(107)
……**116**,**135**,137,153,154,155,156,**208**
承霊（しょうれい）⑭……140,**168**
次髎（じりょう）(108)……114,
116,**135**,137,149, 153,154,155,**156**,157,**209**

ツボ名さくいん

※配列は五十音です。各ツボについて、とくに詳しく解説されているページを太文字で表示しました。ツボ名の末尾にある数字は本書で統一したツボの番号です。

あ

足三里（あしさんり）(170) ……36,**37**,38,**39**,40,44,46,48,50,**51**.52,54,**61**,72,88,100,106,**107**,108,**109**,**111**,112,116,118,120,**121**,122,123,**124**,125,126,128,**129**,130,**131**,132,135,136,137,142,143,146,149,152,157,**238**

頭竅陰（あたまきょういん）⑦ ……40,**41**,52,**53**,68,69,**164**

い

彧中（いくちゅう）(51) ……85,86,**184**

委中（いちゅう）(167) ……54,96,106,108,**109**,111,114,156,**237**

胃兪（いゆ）(99) ……**38**,46,48,50,**51**,52,54,76,**77**,82,84,90,96,98,100,118,120,122,123,**124**,125,126,137,**160**,**205**

委陽（いよう）(168) ……108,**110**,**237**

陰郄（いんげき）(140) ……81,144,**224**

陰交（いんこう）(81) ……54,138,148,**196**

陰谷（いんこく）(166) ……108,**110**,152,**236**

印堂（いんどう）(43) ……72,126,**181**

殷門（いんもん）(165) ……36,**37**,106,**107**,110,111,**236**

陰陵泉（いんりょうせん）(173) ……46,48,108,**109**,111,124,126,134,**135**,137,154,155,157,**240**

陰廉（いんれん）(155) ……154,**232**

う

雲門（うんもん）(117) ……81,84,85,92,**93**,100,**214**

え

翳風（えいふう）② ……40,52,59,**60**,68,69,**70**,**74**,78,90,**91**,**162**

会陽（えよう）(115) ……130,**131**,**212**

お

温溜（おんる）(141) ……73,104,126,**225**

か

外関（がいかん）(142) ……58,67,69,70,102,112,137,**225**

解渓（かいけい）(196) ……52,98,**99**,105,106,**107**,**112**,116,**117**,122,124,136,**249**

膈関（かくかん）(94) ……90,96,**203**

角孫（かくそん）③ ……40,**56**,**68**,69,**162**

膈兪（かくゆ）(93) ……44,46,50,52,**61**,82,**89**,90,96,**97**,120,122,**123**,124,125,144,**145**,150,155,157,158,**202**

禾髎（かりょう）㊹ ……71,72,75,**182**

頷厭（がんえん）⑤ ……56,**57**,**58**,68,**163**

関元（かんげん）(73) ……42,44,48,54,**55**,61,114,**115**,118,**119**,124,125,126,132,**134**,135,137,140,**141**,148,149,**152**,153,154,155,157,**193**

関元兪（かんげんゆ）(106) ……114,**115**,116,**117**,134,**208**

完骨（かんこつ）⑥ ……40,52,56,57,58,69,90,**95**,**164**

肝兪（かんゆ）(95) 36,**38**,40,44,48,50,52,**53**,54,**64**,66,67,75,76,**77**,82,90,96,98,100,122,123,132,137,139,**142**,146,148,150,153,154,155,157,160,**203**

き

気海（きかい）(75) 61,118,124,132,134,152,154,155,157,**194**

気舎（きしゃ）⑳ ……38,42,**50**,52,56,78,**89**,90,94,100,120,**121**,160,**170**

気衝（きしょう）(82) ……**156**,**197**

期門（きもん）(66) ……36,38,44,46,50,52,**53**,54,118,120,122,123,125,126,135,137,138,139,140,**142**,154,155,157,160,**190**

箕門（きもん）(158) ……110,**233**

丘墟（きゅうきょ）(190) ……40,**57**,66,70,**105**,**246**

鳩尾（きゅうび）(59) ……40,52,82,89,122,144,146,**148**,160,**187**

頬車（きょうしゃ）㊼ ……59,60,69,74,**183**

侠白（きょうはく）(127) ……82,84,85,88,100,104,151,**218**

曲垣（きょくえん）(120) ……56,58,60,62,86,**90**,92,**94**,95,**215**

曲差（きょくさ）⑮ ……56,71,**168**

極泉（きょくせん）(126) ……90,100,**218**

曲泉（きょくせん）(169) ……64,66,135,149,157,**238**

曲沢（きょくたく）(129) ……95,98,**99**,100,104,144,**219**

曲池（きょくち）(134) ……36,40,44,46,48,**49**,**56**,58,67,69,72,74,75,76,88,95,96,98,100,**101**,**102**,**104**,**112**,122,126,**127**,130,132,**136**,137,140,149,156,**222**

参考文献

「定本経穴図鑑」（主婦の友社）「芹沢勝助の絵で見る特効ツボ」（主婦と生活社）「図解鍼灸臨床手技マニュアル」（医師薬出版）「WHO/WPRO標準経穴部位－日本語公式版－」（医道の日本社）

●●●

● 【カバー・本文デザイン】
宮嶋まさ代

● 【カバーイラスト】
岡部哲郎

● 【本文イラスト】
小野寺美恵

● 【編集】
黒坂　潔
木村芳世

● 【編集協力】
㈱章英館
成田　潔
遠藤よしえ
高橋淳一

● 【本文レイアウト・DTP】
木村光春

最新版　よくわかる
ツボ健康百科

Ⓡ本書を無断で複写複製（電子化を含む）することは、著作権法上の例外を除き、禁じられています。本書をコピーされる場合は、事前に日本複製権センター（JRRC）の許諾を受けてください。また、本書を代行業者等の第三者に依頼してスキャンやデジタル化をすることは、たとえ個人や家庭内の利用であっても一切認められておりません。
JRRC（https://jrrc.or.jp　Eメール：jrrc_info@jrrc.or.jp　電話：03-6809-1281）

万一、落丁、乱丁がありましたら、お買い上げになった書店か、小社生産部へお申し出ください。お取り替えいたします。

編　者——株式会社　主婦と生活社
発行者——倉次辰男
印刷所——大日本印刷株式会社
製本所——株式会社若林製本工場
発行所——株式会社　主婦と生活社
〒104-8357　東京都中央区京橋3-5-7
販売部……TEL 03-3563-5121
編集部……TEL 03-3563-5136
生産部……TEL 03-3563-5125
振替00100-0-36364
ホームページ　https://www.shufu.co.jp/

©SHUFU-TO-SEIKATSUSHA　2009Printed in Japan　J

ISBN978-4-391-13773-6